眼整形美容外科图谱

第 2 版

主　编

李冬梅

特邀主编

Don O Kikkawa

编者（以姓氏拼音为序）

Bobby S Korn	Don O Kikkawa	艾立坤	陈　涛
陈志远	丁静文	侯志嘉	李　洋　李冬梅　刘静明
陆　楠	宋维贤　孙　华	王乙迪　吴　晓　谢斌羽
辛　月　张　丽　张　越　赵士春　赵艳青　周　军

编写秘书

陆楠　辛月

人民卫生出版社

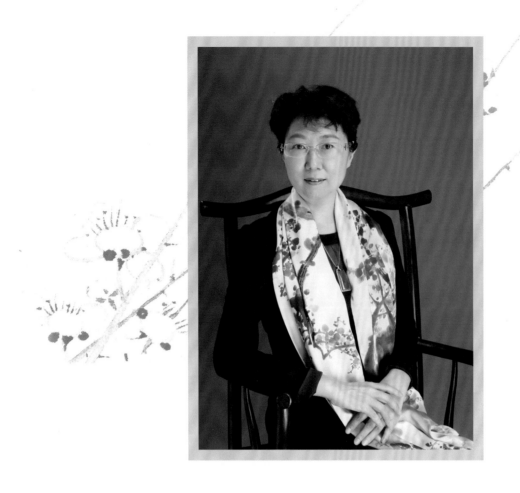

主编简介

李冬梅　首都医科大学附属北京同仁医院眼科中心眼整形科主任,教授、主任医师,硕士研究生导师

教育背景及工作经历

1987 年毕业于中国医科大学医学系,此后一直工作于北京同仁医院眼科

2000 年获首都医科大学硕士学位

1998～1999 年日本医科大学形成外科研修

2010 年 9～12 月美国 Shiley 眼科中心访问学者

　1993 年始专门从事眼整形及美容外科临床及科研工作,专修眼整形专业。在临床工作中积累了数万例手术经验,对眼睑、眼窝和眼眶整形有较深入的研究,目前在国内外眼整形专业中有较大的影响。每年受邀于国内外各大型会议作有关眼整形的专题讲座。

主要学术兼职

中华医学会眼科分会眼整形眼眶病学组　副组长

亚太眼整形学会　前任副主席

中国医师协会眼科女医师协会　委员

美国眼整形学会　委员

《中华眼科杂志》《中华眼科医学杂志(电子版)》《临床眼科杂志》《实用防盲技术》等多家杂志编委

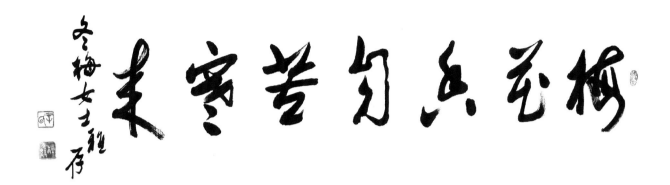

主要教育项目

国家级继续教育项目（2004~   ）：成功举办了12届全国眼整形美容手术进展学习班，培训了近2000名学员

眼整形研究生培养（2006~   ）

主要研究成果及专利

"严重眶窝及眶颧颞区畸形的综合整复"，2006年北京市科技进步奖三等奖，第一完成人

先天性小眼球扩张器，国家实用新型专科（ZL201220321437.1 2013.03.20），第一完成人

"FOXL2基因突变导致先天性小睑裂综合征的分子机制"，北京市自然基金（7102032，2010），课题负责人

"中国人小眼球/无眼球眼眶发育干预策略的建立与评价"北京市科技计划"首都特色应用研究"专项重点项目（Z131107002213002，2013），课题负责人

主要论著

《眼整形外科》主译　李冬梅，人民卫生出版社，2003

《眼睑病》原卫生部医学CAI教材，主编　李冬梅，人民卫生出版社，2005

《眼睑手术图谱》，主编　李冬梅，北京科技出版社，2006

《眼科外眼手术》，主编　李冬梅，中华医学会电子音像出版社，2006

《眼部整形美容手术图谱》，主编　李冬梅，人民卫生出版社 2008

《眼科外眼手术》第二版，主编　李冬梅，中华医学会电子音像出版社，2012

《头颈整形外科学》主译　李冬梅，人民卫生出版社，2013

《眶面部整形手术视频图谱》主译　李冬梅，人民卫生出版社，2014

发表第一作者及责任作者论文70余篇，其中SCI收录12篇。

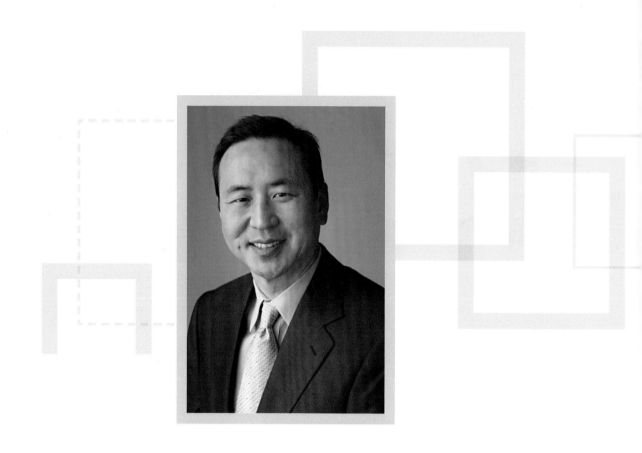

特约主编简介

Don O. Kikkawa，医学博士，美国外科医师协会会员，现任美国加州大学圣迭戈分校（UCSD）眼科和 Shiley 眼科研究所眼整形外科主任，教授，副主席，同时于 UCSD 整形外科任职临床外科教授。美国眼科学会会员，美国外科学院会员，2014 年曾任美国眼整形外科学会（ASOPRS）主席，负责管理美国眼整形外科学会（ASOPRS）认证奖学金。由 Woodward and White 评为"美国最佳医生"，Castle Connolly 评为"顶级医生"，圣迭戈杂志（*San Diego Magazine*）评为"优质医生"。协同管理美国加州大学圣迭戈分校（UCSD）甲状腺眼病中心，为美国加州大学圣迭戈分校（UCSD）眼科实习的前任负责人。每年受邀于许多国家和国际会议并作发言，著述发表多篇文章，编写多部书籍的章节内容，同时参与编写了眼部整形手术视频图谱。

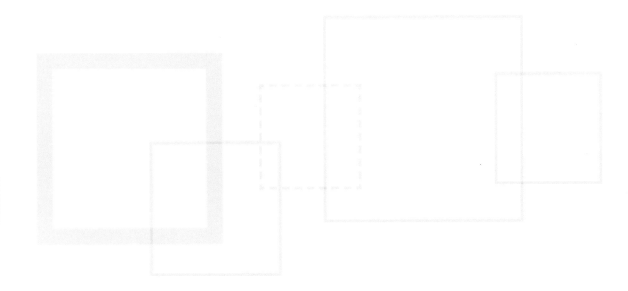

Don O. Kikkawa, M. D. , FACS

Don O. Kikkawa, MD, FACS is Professor and Chief of the Division of Ophthalmic Plastic and Reconstructive Surgery, and Vice Chairman at the University of California at San Diego (UCSD) Department of Ophthalmology and Shiley Eye Institute in La Jolla. He also holds a joint appointment as Professor of Clinical Surgery in the UCSD Division of Plastic Surgery. He is a Fellow of the American Academy of Ophthalmology, the American College of Surgeons and was the 2014 President of the American Society of Ophthalmic Plastic and Reconstructive Surgery (ASOPRS). Dr. Kikkawa is director of an ASOPRS accredited fellowship and has been elected to Woodward and White's "Best Doctors in America," Castle Connolly "Top Doctors" and *San Diego Magazine*'s "Physicians of Exceptional Excellence." He co-directs the UCSD Thyroid Eye Center and is a former program director of UCSD's ophthalmology residency. He has given many named lectures, has been an invited speaker at numerous nation and international meetings. He has authored numerous articles, textbook chapters and served as co-edited of an oculoplastic surgical video atlas.

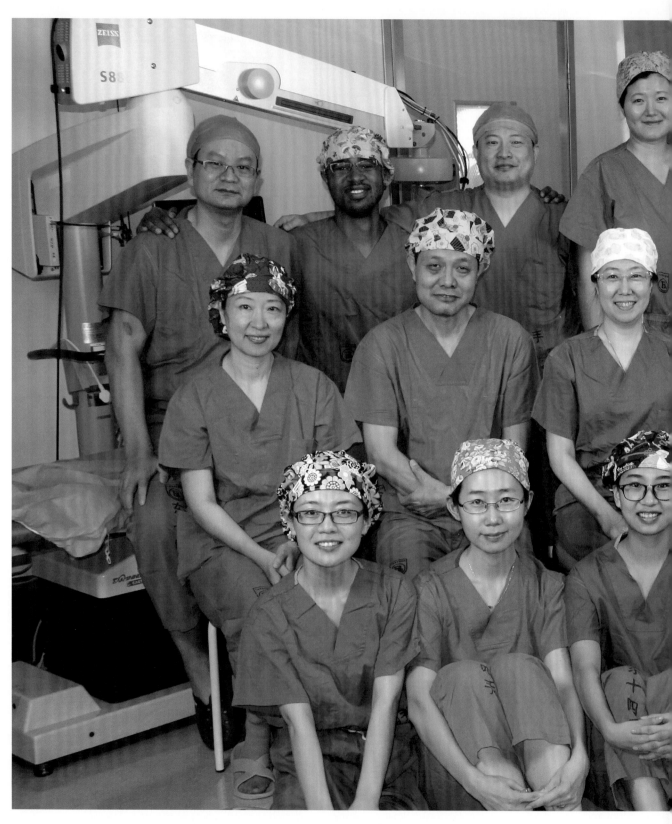

拍摄——北京同仁医院耳鼻咽喉头颈外科　周兵教授

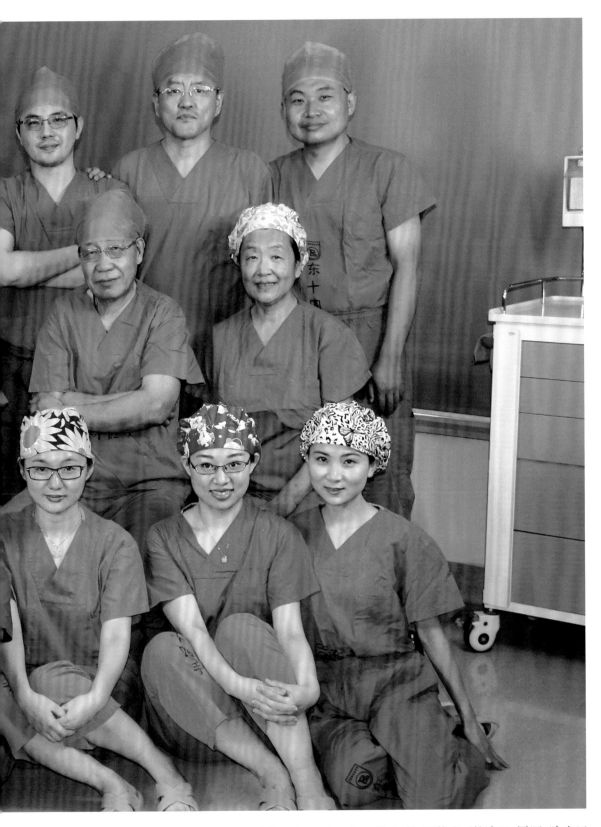

孙华, Alvaro Laurino, 侯志嘉, 丁静文, 谢斌羽, 周军, 陈志远

陈涛, 刘静明, 李冬梅, 宋维贤, 赵颖

辛月, 陆楠, 周文嘉, 李洋, 张越, 张丽

第 2 版前言

第一版《眼部整形美容手术图谱》于 2008 年出版至今,整整八年时间。八年来恰逢眼整形处于蓬勃发展时期,不论材料学还是现代诊疗设备技术皆带动了眼整形的发展,专业眼整形队伍也较之前有了较大的增长,眼科医生对于眼整形的学习热情也日益高涨。正是基于此种情形,第一版图谱受到广大眼整形学习者的推崇,连年加印。而作者于此八年中,不论于理论还是实践皆有新的感悟,因此愿意修订图谱,与读者分享眼整形美容技术的进展和感悟。

在此八年中,眼整形美容外科治疗范畴较前有明显扩大,凡涉及眼及附属器官和毗邻部位形态异常和畸形、功能改善和修复以及美学改善皆成为目前眼部整形美容的治疗范畴。而内镜技术的应用使眼整形外科进入了一个微创手术的时代,通过人体的微小切口进行切开、剥离、电凝、冲洗、缝合等操作完成眼部重建,内镜眉上提术是第一个得到普及的美容外科手术,眼眶手术及视神经管减压术等皆进入了内镜的微创时代。微创整形美容外科技术,尤其是非手术注射美容技术,包括肉毒素、玻尿酸、胶原蛋白、自体脂肪注射美容术等达到前所未有的关注。3D 打印技术的发展使得眼窝及眼眶重建进入精准时代。近年来泪道阻塞性疾病的治疗取得了较大进展,包括激光泪道成形、泪道置管、鼻内镜下泪囊造孔术,泪道内镜下泪道病变定位与治疗。多科的合作也促进了眼整形的大力发展,眼鼻相关技术,颌面修复及口腔种植技术皆在眼整形中得以应用。因此在第二版的修订中都已将此进展囊括之中。

近十年中,眼整形学科国际交流日趋增多,因此在第二版图谱中特邀请美国眼整形学会主席 Kikkawa 教授主笔,使图谱囊括内容更全面,也可以使国内读者分享一些国际交流经验。

眼整形美容手术不同于一般眼科手术,它没有固定的手术模式和程序,既要遵循整形特有的原则,又要具有计划性和创造性。它是运用医学审美与外科技术相结合的手段来矫正和改善病理缺陷及生理不足,是科学与艺术的完美结合。因此第二版图谱仍沿用第一版的方式,以手术实图来"一步步"演示手术操作步骤,从眼整形美容手术的设计到手术操作技巧及注意事项,以浅显易懂的教学方法将手术步骤进行一步步的演示,期望给人以身临其境之感,并能使读者体会出眼整形手术的创造性和灵活性,力图使初学者读后就能付诸实践。书中对如何避免和处理术后并发症进行了较为详尽的介绍,让读者直接汲取这些经验。

本书共五篇,42 章,手术图片近 2000 张,示意图 200 余张,囊括了眼睑、眼窝、结膜、泪器及眼眶的解剖及整复手术,全面实用。此版增加了眼整形基本手术操作视频资料,使静态与动态信息完美结合。

但作为从事眼整形美容工作作者的经验积累和介绍,本书并非眼整形外科手术大全,因此必有其局限性,而且由于作者水平所限,谬误之处在所难免,祈盼读者和同道批评指正。

致　谢

　　首先仍要感谢同仁,她一直是我成长的沃土,医学征途上的酸甜苦辣皆有她的相伴,感谢师长和同道近三十年来对我的教诲和关爱。

　　感谢每一位作者的辛勤笔耕,感谢他们能毫无保留地传授其经验,让读者分享他们的技术。感谢所有我的学生及同仁眼整形科医生们在本书出版过程中所付出的艰辛。感谢所有二十年来拍摄图片的医生们,正是你们精益求精的坚持才得以保留了如此珍贵的资料。

　　本书除秦利群女士精心绘制第一版示意图外,赵显辉先生又绘制增加了第二版示意图,及第二版版面的设计,对其辛勤付出表示衷心感谢。

　　在本书编写中引用了相关的文献,这些文献使我们在编写过程中自身亦得以提高,在此向原作者衷心致谢。

　　感谢我的家人,感谢你们让我的生活充满意义,感谢你们的爱,感谢你们对我工作的支持和鼓励。

　　感谢我所有诊治病人的理解和厚爱,正是你们不断提高的需求和理解才使得我在眼整形领域不断攀登和进取。

　　最后也是最重要的,感谢人民卫生出版社在第一版图谱及本书的编辑和出版上给予了热情鼓励和支持,特别是刘红霞主任所给予的鼓励和指导,使得本书一直保持其特有的风格:科学与艺术,功能与美学相结合。在此真诚感谢人民卫生出版社每一位编辑、设计者的辛勤奉献。

首都医科大学附属北京同仁医院

李冬梅

2015 年 9 月

目　录

第一篇　眼整形美容外科基础

第一章　眼整形美容外科学概述（李冬梅） ················· 1
　第一节　整形外科的发展概况 ··············· 2
　第二节　眼整形美容外科的治疗范围 ··············· 3
　第三节　眼整形美容外科的特点 ··············· 4
　第四节　眼整形美容手术的术前准备 ··············· 6
　第五节　眼整形美容手术的术后处理 ··············· 9

第二章　眼整形美容的基本原则和技术（李冬梅） ················· 11
　第一节　眼整形美容外科的基本原则 ··············· 12
　第二节　眼整形美容外科的基本技术 ··············· 12

第三章　眼整形美容外科的组织移植技术（李冬梅） ················· 21
　第一节　皮片移植技术 ··············· 22
　第二节　皮瓣移植技术 ··············· 28
　第三节　其他组织移植 ··············· 34

第四章　眼整形美容外科的生物材料（周　军　侯志嘉） ················· 41
　第一节　概述 ··············· 42
　第二节　常用的生物材料 ··············· 43
　第三节　新型材料研究进展 ··············· 50

第二篇　眼睑、眉

第五章　眼睑的临床解剖（李冬梅） ················· 53
　第一节　眼睑的一般结构 ··············· 54
　第二节　眼睑的组织结构 ··············· 56
　第三节　眼睑的悬吊系统 ··············· 64
　第四节　睑结膜 ··············· 64

第五节　眼睑的血管、淋巴和神经 ……………………………………………………………… 66

第六章　美容性重睑成形术（李冬梅）……………………………………………………………… 71
　第一节　眼睛的美学 …………………………………………………………………………… 72
　第二节　重睑的形成机制 ……………………………………………………………………… 74
　第三节　重睑的临床分型及术前评估 ………………………………………………………… 76
　第四节　美容重睑手术技术 …………………………………………………………………… 78
　第五节　老年性眼睑松弛矫正术 ……………………………………………………………… 92
　第六节　美容重睑术常见并发症及修复 ……………………………………………………… 94

第七章　美容性下睑成形术（李冬梅）……………………………………………………………… 101
　第一节　概述 …………………………………………………………………………………… 102
　第二节　美容性下睑成形术 …………………………………………………………………… 104
　第三节　下睑袋整复并发症及处理 …………………………………………………………… 112

第八章　眼睑松弛症（李冬梅）……………………………………………………………………… 117
　第一节　概述 …………………………………………………………………………………… 118
　第二节　术前评估 ……………………………………………………………………………… 120
　第三节　手术治疗 ……………………………………………………………………………… 120
　第四节　并发症处理 …………………………………………………………………………… 128

第九章　睑内翻及倒睫（李冬梅）…………………………………………………………………… 131
　第一节　概述 …………………………………………………………………………………… 132
　第二节　老年退行性睑内翻 …………………………………………………………………… 132
　第三节　瘢痕性睑内翻 ………………………………………………………………………… 140
　第四节　倒睫 …………………………………………………………………………………… 148

第十章　睑外翻（李冬梅）…………………………………………………………………………… 151
　第一节　老年退行性眼睑外翻 ………………………………………………………………… 152
　第二节　麻痹性眼睑外翻 ……………………………………………………………………… 156
　第三节　瘢痕性眼睑外翻 ……………………………………………………………………… 162

第十一章　急诊眼睑外伤（李冬梅）………………………………………………………………… 171
　第一节　眼睑外伤一期处理原则 ……………………………………………………………… 172
　第二节　单纯眼睑裂伤的缝合 ………………………………………………………………… 174
　第三节　伴眼睑组织缺失的裂伤修复 ………………………………………………………… 178
　第四节　内、外眦韧带断裂修复 ……………………………………………………………… 188
　第五节　提上睑肌断裂的修复 ………………………………………………………………… 190

第十二章　上睑下垂（李冬梅）……………………………………………………………………… 193
　第一节　概述 …………………………………………………………………………………… 194
　第二节　上睑下垂的病因及分类 ……………………………………………………………… 196
　第三节　上睑下垂的术前评估 ………………………………………………………………… 200
　第四节　利用提上睑肌力量的手术方法 ……………………………………………………… 204
　第五节　利用额肌力量的手术方法 …………………………………………………………… 212

第六节 上睑下垂术后并发症的原因及处理 ··· 220

第十三章 眼睑退缩（李冬梅）··· 225
第一节 概述 ·· 226
第二节 眼睑退缩的术前评估 ·· 228
第三节 上睑退缩的手术治疗 ·· 230
第四节 下睑退缩的手术治疗 ·· 238
第五节 眼睑退缩并发症及处理 ··· 246

第十四章 常见先天性眼睑畸形（李冬梅）··· 249
第一节 内眦赘皮 ·· 250
第二节 先天性下睑内翻及下睑赘皮 ··· 258
第三节 先天性小睑裂综合征 ·· 264
第四节 先天性眼睑缺损 ··· 276
第五节 双行睫 ·· 282

第十五章 眦角畸形（李冬梅）··· 285
第一节 概述 ·· 286
第二节 内眦韧带离断、畸形的矫正 ··· 286
第三节 外眦畸形 ·· 298

第十六章 眼睑肿瘤（李冬梅）··· 303
第一节 眼睑上皮性肿瘤 ··· 304
第二节 眼睑腺体和附件肿瘤 ·· 308
第三节 眼睑黑色素细胞性肿瘤 ··· 310
第四节 眼睑错构瘤 ··· 312
第五节 眼睑黄色瘤及黄色瘤病 ··· 314
第六节 眼睑肿瘤切除术前评估 ··· 314
第七节 冰冻切片监控性眼睑恶性肿瘤切除 ·· 316

第十七章 眼睑肿物切除及眼睑缺损修复（李冬梅）··· 319
第一节 概述 ·· 320
第二节 眼睑缺损修复重建原则及术前评估 ·· 321
第三节 小于等于1/4眼睑全长的眼睑缺损重建 ··· 322
第四节 大于1/4、小于1/2眼睑全长的眼睑缺损重建 ··· 328
第五节 大于等于1/2眼睑全长的眼睑缺损重建 ··· 342
第六节 累及内外眦部的眼睑缺损重建 ··· 364

第十八章 眉畸形矫正（Don O Kikkawa 李冬梅）·· 369
第一节 眉部应用解剖 ·· 370
第二节 眉下垂矫正手术 ··· 372

第十九章 A型肉毒素治疗眼睑及面肌痉挛（吴 晓 艾立坤）······································· 381
第一节 眼睑和面肌痉挛的分类 ··· 382
第二节 A型肉毒素的临床应用 ··· 384

第三节　A 型肉毒素在其他肌肉痉挛性疾病中的应用 ……………………………………… 392

第二十章　眼周注射美容(Bobby S. Korn　李　洋)…………………………………… 397
第一节　肉毒素注射 ………………………………………………………………………… 398
第二节　软组织填充注射 …………………………………………………………………… 404

第三篇　结　膜

第二十一章　结膜解剖(陈　涛)……………………………………………………………… 409
第一节　结膜的应用解剖 …………………………………………………………………… 410
第二节　结膜的组织学 ……………………………………………………………………… 412
第三节　结膜腺体、血管、神经及淋巴 ……………………………………………………… 412

第二十二章　睑球粘连(李冬梅)……………………………………………………………… 417
第一节　概述 ………………………………………………………………………………… 418
第二节　睑球粘连手术的术前评估 ………………………………………………………… 420
第三节　部分性睑球粘连分离术 …………………………………………………………… 422
第四节　广泛性睑球粘连分离术 …………………………………………………………… 426
第五节　闭锁性睑球粘连手术 ……………………………………………………………… 432

第二十三章　结膜松弛症(李冬梅　张　越)………………………………………………… 437
第一节　概述 ………………………………………………………………………………… 438
第二节　结膜松弛症术前评估 ……………………………………………………………… 440
第三节　结膜松弛症手术治疗 ……………………………………………………………… 442

第二十四章　结膜变性及结膜肿瘤(李冬梅　张　丽)……………………………………… 447
第一节　结膜淀粉样变性 …………………………………………………………………… 448
第二节　结膜皮样脂肪瘤 …………………………………………………………………… 454
第三节　结膜色素痣 ………………………………………………………………………… 456
第四节　结膜黑色素瘤 ……………………………………………………………………… 458

第二十五章　美容性全角膜结膜瓣遮盖术(李冬梅)………………………………………… 461
第一节　全角膜结膜瓣遮盖术的术前评估 ………………………………………………… 462
第二节　全角膜结膜瓣遮盖术 ……………………………………………………………… 463
第三节　并发症 ……………………………………………………………………………… 466

第四篇　泪　器

第二十六章　泪器系统解剖(李冬梅)………………………………………………………… 469
第一节　泪器的分泌系统 …………………………………………………………………… 470
第二节　泪器的排出系统 …………………………………………………………………… 474

第二十七章　泪点及泪小管异常(李冬梅)…………………………………………………… 479
第一节　泪点狭窄 …………………………………………………………………………… 480
第二节　泪点外翻矫正术 …………………………………………………………………… 482
第三节　先天性泪囊瘘管切除术 …………………………………………………………… 484
第四节　泪小管断裂吻合术 ………………………………………………………………… 486

第二十八章　先天性泪道排出系统阻塞（Don O Kikkawa　丁静文）……………………… 493
　第一节　概述 ………………………………………………………………………… 494
　第二节　先天性泪道发育异常 ……………………………………………………… 495
　第三节　先天性鼻泪管阻塞 ………………………………………………………… 496

第二十九章　获得性泪道排出系统阻塞（孙　华　Don O Kikkawa）……………………… 501
　第一节　概述 ………………………………………………………………………… 502
　第二节　上泪道系统阻塞 …………………………………………………………… 508
　第三节　下泪道系统阻塞 …………………………………………………………… 510
　第四节　球囊扩张技术 ……………………………………………………………… 518
　第五节　内镜下联合 Jones 管植入的结膜鼻腔泪囊吻合术 ……………………… 522

第五篇　眼窝、眼眶

第三十章　眼眶的解剖（李冬梅　王乙迪）………………………………………………… 527
　第一节　眼眶骨壁 …………………………………………………………………… 528
　第二节　眶壁间的裂和管 …………………………………………………………… 530
　第三节　眼眶的血管和淋巴 ………………………………………………………… 531
　第四节　眼眶的神经 ………………………………………………………………… 534
　第五节　眼眶的骨膜、筋膜组织 …………………………………………………… 538
　第六节　其他眼眶内容物 …………………………………………………………… 540

第三十一章　先天性小眼球及无眼球（李冬梅）…………………………………………… 543
　第一节　概述 ………………………………………………………………………… 544
　第二节　先天性小眼球或无眼球 …………………………………………………… 546
　第三节　自膨胀水凝胶眶内植入手术 ……………………………………………… 550
　第四节　先天性小眼球或无眼球发育期后整复 …………………………………… 558

第三十二章　结膜囊缩窄（李冬梅）………………………………………………………… 561
　第一节　概述 ………………………………………………………………………… 562
　第二节　轻度结膜囊缩窄的治疗 …………………………………………………… 564
　第三节　部分及全结膜囊成形术 …………………………………………………… 566

第三十三章　义眼台眶内植入（李冬梅）…………………………………………………… 573
　第一节　概述 ………………………………………………………………………… 574
　第二节　义眼台眶内植入的术前评估 ……………………………………………… 575
　第三节　羟基磷灰石义眼台眶内植入手术 ………………………………………… 576
　第四节　羟基磷灰石眶内植入术的并发症及其处理 ……………………………… 582

第三十四章　义眼的定制与佩戴（赵士春　赵艳清　辛　月）…………………………… 599
　第一节　义眼的种类及定制适用范围 ……………………………………………… 600
　第二节　制作义眼的材料 …………………………………………………………… 602
　第三节　义眼的制作工艺 …………………………………………………………… 604
　第四节　赝复体的制作工艺 ………………………………………………………… 610
　第五节　佩戴义眼需要注意的问题 ………………………………………………… 614

第三十五章 眶面裂及隐眼（李冬梅 李 洋 谢斌羽）…………………………… 619
　第一节 眶面裂 …………………………………………………………………… 620
　第二节 先天性隐眼症 …………………………………………………………… 632

第三十六章 神经纤维瘤病（李冬梅 陆 楠）………………………………………… 637
　第一节 概述 ……………………………………………………………………… 638
　第二节 神经纤维瘤病的术前评估 ……………………………………………… 640
　第三节 神经纤维瘤的手术治疗 ………………………………………………… 642

第三十七章 甲状腺相关眼病（Don O Kikkawa 丁静文）……………………… 649
　第一节 概述 ……………………………………………………………………… 650
　第二节 患者评估 ………………………………………………………………… 651
　第三节 非手术治疗 ……………………………………………………………… 652
　第四节 手术治疗 ………………………………………………………………… 653

第三十八章 眶壁骨折修复（宋维贤 周 军 侯志嘉）…………………………… 661
　第一节 概述 ……………………………………………………………………… 662
　第二节 爆裂性眶壁骨折（单纯性爆裂性眶壁骨折）整复术 ………………… 668
　第三节 非爆裂性骨折（复合性眶壁骨折）整复术 …………………………… 682

第三十九章 颌面部骨折（刘静明 陈志远）………………………………………… 689
　第一节 颌面部组织解剖 ………………………………………………………… 690
　第二节 面中部复杂骨折的治疗 ………………………………………………… 694
　第三节 颧骨复合体骨折伴颅骨缺损的手术治疗 ……………………………… 709

第四十章 眶颧颞区骨塌陷及缺损（李冬梅）……………………………………… 719
　第一节 眶颧颞区骨塌陷及缺损重建的术前评估 ……………………………… 720
　第二节 眶颧颞区骨塌陷及缺损修复与重建的原则 …………………………… 720
　第三节 眶颧颞区骨塌陷及缺损整复手术技术 ………………………………… 724

第四十一章 游离皮瓣修复严重眶内容缺失及眼窝闭锁畸形（李冬梅）………… 737
　第一节 严重眶内容缺失及眼窝闭锁畸形的修复原则 ………………………… 738
　第二节 游离皮瓣眼窝成形 ……………………………………………………… 739
　第三节 游离皮瓣眼窝成形手术技术 …………………………………………… 744

第四十二章 骨整合植入式眶赝复体技术（李冬梅）……………………………… 757
　第一节 概述 ……………………………………………………………………… 758
　第二节 骨整合植入支撑眶赝复体技术 ………………………………………… 759
　第三节 骨整合植入手术 ………………………………………………………… 760

参考文献 …………………………………………………………………………… 764

索引 ………………………………………………………………………………… 808

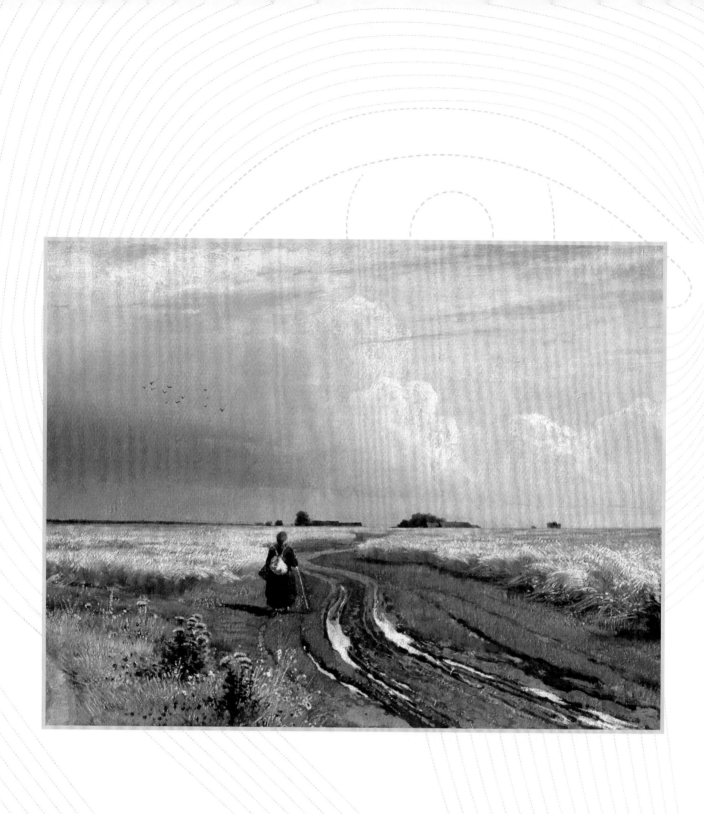

第一篇　眼整形美容外科基础

第一章　眼整形美容外科学概述

路漫漫其修远兮,吾将上下而求索。——《屈原·离骚》

整形外科是一门新兴学科,作为一门专业学科也只有近一个世纪的历史,但一个世纪来颌面外科及显微外科的发展极大促进了整形外科的进展。

而眼整形美容外科却是应用了整形外科学及眼科学一切先进成果,对眼部进行雕塑,从而达到外形及功能上的完美恢复和重建。因此对于眼整形医师有着更高的要求,其既要有扎实的眼科理论知识和实践经验,又要具备一般整形外科的理论基础和操作技巧,除掌握医学知识及技能外,对美学亦应有深刻的认识,只有具备丰富的医学知识和技能,又具有广博的美学修养的人,才能成为一名较全面的眼整形美容外科医师。

追求没有止境,探索的脚步同样不会停止!

第一节 整形外科的发展概况

眼整形美容外科学的定义

整形美容外科学（plastic surgery）是外科学的一个分支，又称为整复外科、修复重建外科及成形外科等。它是以整形外科基础理论和现代美学等理论和观点为指导，运用医学美学及外科技术相结合的手段来改善人体的生理形态不足和病理缺陷，达到功能的重建及形态的改善和美化。

眼整形美容外科学（ophthalmic plastic surgery）既是眼科学中重要专业分支，也是整形美容外科学的重要组成部分。它是以眼科学、整形外科学基础理论及现代美学理论为指导，采用外科手术方法或组织移植手段，对眼部生理形态不足和各种原因所致的眼部畸形进行矫治，从而恢复功能和增进形态美。

整形外科发展简史

整形外科是一门新兴学科，只有近一个世纪的历史，但体表缺陷的整复技术早在公元前就有记载，公元前6世纪印度即有鼻再造的记载，我国在公元前3世纪晋书中就已有关于唇裂的记录。7世纪罗马人曾做过鼻骨及颌骨骨折的整复。

19世纪从事整形外科工作者日益增多，整形手术范围不断扩大，此间出现的皮片移植技术及20世纪初的皮管移植技术是近代整形外科发展的基础。第一次和第二次世界大战期间，颌面部损伤及四肢创伤的修复技术得到了发展，在颌面骨骨折固定、植骨术、面部软组织伤的后期修复等方面均有创新。

20世纪60年代以来出现了重大进展，在皮瓣设计方面进入以正确的血管解剖学为主，在此基础上轴型皮瓣、肌皮瓣和筋膜皮瓣的出现是一个重大进步，尤其是显微外科手术技术的出现使得整形外科发生了划时代的变化。

我国整形外科作为一门专业学科开始于40年代末期。抗美援朝战争期间对大量伤残病员的救治对于我国整形外科事业发展起了很大的推动作用。在50年代初，一些医学院校开始成立整形外科，北京协和医科大学的宋儒耀教授于50年代后期组建了中国第一个整形外科医院和整形外科研究所，为新中国培养了最早的一批整形外科专家。这期间朱洪荫编著了《整形外科学概论》，宋儒耀编著了《唇裂与腭裂的修复》、《手部创伤的整形外科治疗》，张涤生编著了《整复外科学》、《显微修复外科学》及《实用美容外科学》等。另外，汪良能编著了《整形外科学》，这些都在整形外科学界产生了广泛的影响。他们的成就对中国整形外科的建立和发展起到了强大的推动作用。

眼整形美容外科的发展

我国的眼整形美容作为专业学科开展较晚，只有近30年的历史。以赵光喜、徐乃江教授为首的眼科专家一直致力于眼整形美容事业的发展，一些眼整形专家在全国各地举办了各种形式的眼整形美容手术学习班，培训了一批专科人员，此间也发表了一批专业著作。但从整体来看眼整形专业医师仍很缺乏，专业知识不够普及，仍有待眼科同道共同努力。

第二节　眼整形美容外科的治疗范围

在临床医学中,学科的范围是以人体解剖部位来划分的,从眼部解剖来划分主要涉及眉部、眼睑、眦角、睫毛、结膜、眼球、泪器、眼眶及眼部的邻近部位,包含所有眼部组织和器官。由此凡涉及眼及附属器官和毗邻部位形态异常和畸形、功能改善和修复以及美学改善皆为眼整形美容范畴。

眼部的先天性缺损和畸形

眼部先天性畸形主要是由于胎儿发育过程中或在成长过程中发生的眼部形态和功能的缺陷,如上睑下垂、先天性小睑裂、眦角畸形、眉畸形及眼睑缺损畸形、眶骨发育畸形以及泪器畸形等。

外伤所致眼部缺损和畸形

由于切割伤、挤压伤、热烧伤、化学伤、爆炸伤等所导致的眼部组织器官的缺损和畸形。如瘢痕性睑内、外翻,眦角移位、眼睑及眉毛缺损,睑球粘连、眼窝闭锁、眶骨及颌面骨折,眼球的缺失及各种泪道损伤等畸形。

眼部肿瘤切除术后所致畸形

眼睑、球内及眶内肿物切除术后畸形,如眼睑色素痣、血管瘤、神经纤维瘤及眼睑恶性肿瘤术后眼睑各种缺损的修复。眼球摘除及眶内容摘除术后的眼窝及眶窝再造等。

医源性畸形

主要为手术操作不当或不可避免的损伤所遗留的眼部畸形,如睑内翻术后的眼睑外翻,睑袋切除术后眼睑退缩或眼睑外翻,切口的瘢痕等。脑部肿瘤术后眼睑闭合不全、下睑外翻等。

眼部感染性损伤

由于眼部感染造成眼部组织器官破坏所遗留的畸形,如感染所致的眼睑内、外翻、眶骨髓炎后眶骨缺损等,结膜的感染性疾病所致睑球粘连,以及泪道的炎症性阻塞等。

眼部美容性手术

对于正常人体可以通过整形美容外科技术和艺术化的重塑,使眼部更加俊美,从而改善人们的生活、生存价值。眼部美容手术主要有重睑成形术、睑袋切除术、眼睑皮肤松弛矫正术、眉下垂矫正手术等。

微创美容

微创美容外科按治疗范围分为手术和非手术两种方式。手术微创美容可以在身体各个部位应用,如微创除皱术、眼部微创手术等;非手术方式主要包括仪器美容和注射美容。仪器美容为激光美容术、光子美容术、电离子美容术、射频美容术、冷冻美容术等。注射美容是目前开展最为广泛的微创美容技术,主要有肉毒素、玻尿酸、胶原蛋白注射美容以及自体脂肪注射美容。

第三节 眼整形美容外科的特点

眼居五官之首,是人体容貌最显露的器官,是容貌美的重点和中心部位。眼主司视觉功能,眼部器官具有特殊的生理功能,由此眼整形美容外科的目的不仅为解除眼部的异常形态、改善眼部外观,而且对维护眼部视功能亦具有非常重要的意义。因此眼整形美容外科与整形外科不完全相同,从事眼整形医师,既要有扎实的眼科理论知识和实践经验,又要具备一般整形外科的理论基础和操作技巧,因此眼整形具有更高、更细致的要求。

功能与形态的和谐统一

在眼部组织器官畸形修复重建中,良好外形的重建才是获得正常功能的最佳解剖学恢复的基础,功能和形态是辩证统一的。眼部是颜面部最显露和醒目的部位,其形态的美丑对人体整体影响极大,因此在临床工作中只注重功能障碍的修复而轻视外形的矫正是不符合眼整形美容外科学的宗旨。如眼球摘除术后,仿真义眼的安装,虽不能恢复患者的视功能,但尽可能恢复和改善外观,从而使患者恢复自信,此即为形态矫正的重要性。但只重视形态而忽略功能恢复同样是不可取的,如在上睑下垂矫正术式选择中,既要考虑上睑形态的完美,更应考虑眼睑闭合及瞬目功能的尽早恢复。眼整形美容外科学不同于普通眼外科,它不单是一种技术,它也是一门艺术,是美学外科学,它是外科技术与美学的完美结合。

治疗的计划性与疗效的关系

眼部外伤所致畸形往往都是多部位多种类的畸形,整形外科医生应根据病情决定整复手术的先后,制订最优的手术治疗方案。缺乏良好的治疗规划可能会使患者失去治疗的最佳时机,从而失去功能和外形修复的可能性。如在面部复合伤病例中,对眼球的保护性修复应放在第一位,而其他畸形的整复则在其后。某些先天性疾病,如先天小睑裂综合征患儿应先行睑裂开大,二期行上睑下垂矫正手术,反之则影响手术效果。

眼整形美容外科医师的职业素养

眼整形美容外科是集科学性、艺术性、严肃性于一体的专业性学科,它不完全等同于全身整形外科及普通眼外科,而是有着更高、更细致的要求,也由此要求眼整形美容外科医师要具有更高的职业素养。

良好的职业道德和高度的职业责任感

由于眼部是全身最醒目和显露的部位,对整个人体容貌的影响最大,因此凡要求行眼整形及美容的患者都会有较高的期望。手术成败可能会直接影响患者的工作和生活,手术成功可以使患者恢复外观或更加美丽,从而使其恢复生活的自信;手术失败则使患者痛苦,甚至抱恨终生。尤其是眼部美容手术的失误甚至可以造成毁容。因此要求眼整形医师应有博爱之心,应尽一切努力,用伤痛最小、费时最短、费用最少、疗效最好的方法诊治所有就诊者。要具有良好的职业道德和责任感,认真对待每一个手术,做好术前准备工作,计划周密合理。

广博的学科基础理论知识

眼整形美容外科涉及范围广,手术貌似简单,实则情况复杂,每一个手术几乎都没有固定的模式,而求治者的期望都较高,因此必须保证万无一失。这就要求眼整形美容医师要具有扎实的眼科及全身整形美容外科的理论和实践经验,还要有相关学科的基本知识和临床技能。

熟练精巧的外科操作技术

眼科手术一向以精巧细致著称,而为恢复容貌所行的眼整形手术同样要求精巧,在貌似简单的眼整形手术中,一刀一剪、一针一线都要遵循一定的手术原则,要做到步步准确到位。

丰富的美学知识及较高的心理学修养

眼整形美容外科是应用外科学及眼科学一切先进成果,对眼部进行雕塑,从而达到外形及功能上的完美恢复和重建。因此整形医师除了掌握医学知识及技能外,对美学应有深刻的认识,而这些认识不仅来自于临床医学及基础医学,还来自于美术、雕塑、人文科学等方面的知识。只有具备丰富的医学知识和技能,又具有广博的美学修养的人,才能成为一名较全面的眼整形美容外科医师。

良好的职业形象

眼整形美容外科所施治对象的特殊性决定了对从事此项工作医师职业形象的更高要求。整形外科医师应是给人身体和心灵带来完美、带来欢悦的美的使者。整形医师应有端庄整洁的仪表、热情和蔼稳重大方的举止言谈、认真负责的工作态度,整形医师应以丰富的医学知识、熟练的外科技巧、深刻的艺术修养,以及高尚的人格,塑造人们所企盼的艺术形体。

善于总结经验不断提高

眼整形美容外科专业性极强,它要求从医者具有广博的知识和熟练的技能,不仅要掌握眼科学专业基本知识和显微外科操作技术,而且要掌握相关学科,如颌面外科等的基本知识和技能。眼整形美容外科近二十年来虽已广泛开展,但仍有很多问题有待不断总结和提高。眼整形美容外科学习入门似乎容易,但成熟艰难。每个整形医师都应努力学习,勤于实践,经历 10 年甚至 15 年的临床工作方可成为一名成熟的眼整形医师。

第四节　眼整形美容手术的术前准备

　　任何一种手术都需要有术前准备,周密而全面的检查,完美的术前设计和完善的治疗方案,以及术前医患之间的良好沟通,这些都是保证术后效果和术后满意度的关键。由于眼整形美容手术的多样性及个体性以及受术者人群的特殊性,术前所做的工作则更为重要。

病史的询问

　　仔细询问病史可以提供关于病因的重要信息,在询问目前疾患病史时,确定发病时间,症状持续时间,晚间症状是否加重,是否合并异物感,慢性结膜炎或者眼睑沉重感等对治疗都是很有帮助的。有无合并外伤、眉弓疼痛或者视野缺损、有无相关的头痛,这些可能与视神经的损伤有关;确定眼睑损害是否有凹陷、出血,新近出血的增长或者颜色的改变是非常重要的。晚间症状加重和全身疲劳支持重症肌无力,腱膜性上睑下垂的患者可以表现为全天的症状加重,并合并有前额头痛。异物感支持倒睫、内翻或者眼睑退缩引起的暴露性角膜炎。询问既往病史可发现胶原血管性疾病、重症肌无力、甲状腺疾病、恶性肿瘤、附属器损伤以及面部或眶周组织的放射治疗等。硬性角膜接触镜的使用可以引起腱膜性上睑下垂,对胶原血管病患者,最好不要进行上睑下垂矫正术或眼睑成形术,以免术后发生干燥性角膜炎。眼睑和附属器的放射治疗可以影响手术方式的选择。肺尖和颈部的肿瘤可以引起 Horner 综合征。既往手术史的了解是非常重要的,可能通过前次手术史确定是否有先前的眼睑肿瘤、上睑下垂手术、眼内手术或者外伤等,仔细分析先前手术不能满意的原因,并判断再次手术可能达到的效果;是否患者的治疗计划尚未完成,如果不慎重考虑不但打乱了原治疗计划,而且也不可能取得满意的治疗效果。

　　家族史可以排除进行性眼外肌麻痹(PEO)、甲状腺疾病,类风湿关节炎、恶性肿瘤,或威胁生命的情况如恶性高热等。在伴有其他合并症,例如 bleph-arophimosis 综合征或 Down 综合征的先天性上睑下垂患者中,遗传咨询是必需的。患有上睑下垂和吞咽困难可能是眼咽肌肉营养不良疾病的一部分,是进行性眼外肌麻痹(PEO)的变异。必须询问患者的用药,包括抗凝剂,阿司匹林等制品。这些必须在术前停药以避免术中术后的并发症。必须确定是否有对药物的过敏反应,以及季节性过敏等。术前对患者血糖及血压进行控制是十分必要的。

术前检查

全身检查

　　尽管我们所要进行的只是眼整形手术,但全身的常规性体格检查仍是必要的,术前应常规进行血尿常规、肝肾功能、凝血机制、血糖等检查,为避免医源性感染大多医院术前对受术者进行梅毒、艾滋病的排查。术前应排除肝肾疾患、血液病、糖尿病、高血压等。先天性眼部畸形患者中还要注意是否有其他全身的异常,如先天性心脏疾患等。在一般体检中要注意患者是否为瘢痕性体质。总之,术前全面检查以排除不宜手术的某些隐患。

眼部常规检查

　　眼整形美容手术的焦点在眼部,因此术前眼部常规检查是必不可少的。首先进行视功能检查,既作为术前术后对照,亦可避免术后不必要的医疗纠纷。然后检查眼睑情况,注意有无内翻外翻等;眼球运动及眼位检查;结膜状况检查;泪器检查,术前常规行泪道冲洗,了解泪道是否通畅,并避免慢性泪囊炎所致的术后感染。最后进行眼前节及眼后节的常规检查。

与眼部畸形有关的特异性检查

　　眼部畸形是多样的,因此每一种疾病都应有其特异性的检查,如上睑下垂、小睑裂综合征等。这些将在后面的章节中详细阐述。与眼部畸形有关的全身性检查也是必需的,如眼睑退缩病例中,首先应行甲状腺相关性检查,在疑有眼眶骨折病例中应进行 CT 检查。由于眼部解剖的特殊性,很多眼部外伤所致畸形多涉及颌面外科及耳鼻喉科等相关学科,术前需查明与其他相关结构的关系,这与手术方案的制订有极其密切的关系。

手术时机的选择和手术的计划性

任何一个外科手术其手术时机的选择都是至关重要的,不恰当的手术时机不仅影响手术效果,甚至可能导致手术失败。眼整形美容手术大部分为择期手术,如外伤所致畸形,应在外伤 6 个月后瘢痕软化时进行。如外伤或肿瘤术后致神经性损伤,亦应观察半年以上,如不能自行恢复方考虑整复手术。有些手术则为限期手术,如小儿上睑下垂矫正手术,如存有弱视患儿应在 3 岁左右手术,以便术后尽早行弱视训练。如眼球摘除术后的患者应在一个月内安装义眼,以防结膜囊缩窄的发生。在眼整形美容手术中偶有紧急手术,如外伤致眼睑的完全缺损,为保护角膜的暴露则需尽早行整复手术。眼整形美容手术病例中大多为一些复杂的先天或后天性畸形,可能涉及多部位及多种类的手术,因此手术需分期进行。如颌面的复合外伤中,先行骨性修复,二期再行眼窝及眼睑的整复手术。如小睑裂综合征患儿则需多次分期手术整复。因此要求整形医师应有一个全面而周密的计划性,在尽量缩短手术疗程及手术次数和减低手术费用的前提下保证手术的成功。

治疗方案的设计

周密而完善的治疗方案是手术成功的关键。眼整形美容手术范围广,而且每个患者情况都各不相同,因此手术方案则需根据每个患者的具体情况来设计和制定。如行重睑成形术者,需根据患者的年龄、职业(此点非常重要,也是有别于其他外科手术之一)、面形、睑裂大小及眼睑松弛程度等来确定重睑的高度和宽度。如上睑下垂矫正手术,则需根据提上睑肌肌力情况,在全面考虑形态与功能的统一后制定出手术方案。而涉及颌面外科相关的手术则需与相关科室共同商讨后制订合理的手术方案。

医学照相的重要性

医学照片是记录患者手术情况的重要辅助内容,是一种极为珍贵的教学科研资料,它可以表达文字所不能完全表达的内容,并可协助制订手术计划,也可与术后结果对比说明手术效果。医学照相完全不同于生活照相,医学照相是要突出患者的畸形部位及特点,而生活照相则要修饰遮盖其生理的不足。为能准确地表达眼部的病理改变,可能需行不同体位的及不同眼睑开闭状态的多张连续拍摄。

眼部照相应注意的问题

一般眼整形患者术前及术后多采用正位、眼睑正常开睑状态拍摄,如有眼睑闭合不全情况存在时则要拍摄其眼睑自然闭合状态相片。

在有眼球后陷及眼眶骨性损伤时可加拍侧位片,在伴有鼻畸形及眼球后陷者仰视位更能表现其畸形的状况。

在眼部照相中,一般不要有背景存在,只拍摄其全面部或单纯的双外眼相,大多照片上方达发际,下方达鼻翼下缘即可,这样既可满足眼部外观的完全显露又能适当保护患者的隐私。

术中照相时,应先清理手术野,去除手术野的血污及不必要的手术器械,并铺置绿色手术巾为宜。必要时要刻意突出某一个手术设计。

对所有的医学图片要定期整理,分类别保存备份。所有的整形医师都应掌握数字化照相技术,并学会图像处理软件,对每一张图片进行处理也是非常重要的。当然这种处理不是修饰手术效果,而是将不需要的场景去除,并将图片修饰而使其具有更好的可视效果。

眼整形美容患者的心理分析

美容整形手术不同于一般外科手术,其患者群的心理状态和求医动机亦不同于一般的外科手术患者。

在眼科手术病患中，都有一个明确的目的就是要解除肉体痛苦和恢复光明，但眼整形美容患者不仅有肉体痛苦，更多的常伴有精神上的苦恼。因此了解、分析、研究患者的心理是眼整形美容医师必须重视的问题，是直接关系到治疗效果、减少失误和术后纠纷的重要环节。

先天性眼部畸形患者的心理状态

常见眼部先天性畸形如小睑裂综合征、上睑下垂、眼睑缺损、先天小眼球等，由于此种畸形为生后即存在，患者从小受到周围环境的压力，尤其是学龄期及青春期，外界的议论和歧视使其心理及人格发育受到极大影响，此类患者多为性格内向甚至于有自闭症，对其社会交往、职业选择和婚姻恋爱都有极大影响。此类患者大多对于术后不可能达到正常人一样的效果都能理解，但有少数人期望值过高，往往认为术后可达到正常甚至比正常者更漂亮。对于先天性畸形患者，整形医师首先应从心理上给予鼓励，术前进行良好的沟通，并努力完善手术设计和操作以达到满意效果。

后天性眼部畸形患者的心理状态

主要是由于外伤或肿瘤术后所造成的后天性眼部畸形。这类患者是由正常变成畸形，尤其是车祸等外伤致使患者面貌全非，患者难以接受这种瞬间的巨大变化，因此有的表现为忧郁消沉、有的表现为性情暴躁，很多患者不切实际地期望通过手术能使其恢复到伤前状况，加之影视片的不良宣传，个别患者以为术后会没有一点痕迹而变成"双面佳人"。对此类患者，整形医生应抱有极大的同情和理解，对其鼓励和安慰，同时要把病情、手术方案及术后可能达到的效果实事求是地告诉患者，以取得其理解和配合。

眼部美容患者的心理状态

眼部美容手术是在正常的眼部进行手术，通过重睑、睑袋、除皱等手段达到"锦上添花"的效果。美容患者的心理状态更为复杂，大多数只单纯追求美容目的，这类患者求医动机明确，要求比较合理，只要术前解释清楚，手术设计合理，均能获得满意效果。对于特殊职业需求者，如影视演员、节目主持人等，这些人群对手术期望值较高，但其自身素质较高，只要医生热情给予恰当的解释，告之术后可能达到的效果并打消其不切实际的期望，一般术后不会产生不必要的纠纷。

但有少部分眼部美容的受术者，其要求不切实际，盲目地将自己与影视明星比较，并要求医生按此标准进行手术。更有一些青年将恋爱失败及工作的不如意都归于眼部外观不良，而抱着极大期望来求医。对于这些患者术前要耐心地做好解释工作，要反复交代术后可能的不良效果，对于过于挑剔者应慎重考虑是否对其进行手术。对于少数心理不健康的患者应劝其先进行心理治疗。

术前与患者的沟通

术前医生与患者的良好沟通在当今的医疗行为中尤显重要，尤其是眼整形美容的特殊性更需要术前医患间的良好交流。术前应根据不同职业、年龄、不同文化层次的患者具体情况，恰当地向其说明手术效果及可能出现的意外及并发症，要取得患者的良好配合，共同努力争取好的手术效果。通过谈话，患者对手术效果能采取切合实际的态度后，即行术前签字手续。术前医患的良好沟通是手术成功的关键，更是避免不必要医疗纠纷的重要步骤。

第五节　眼整形美容手术的术后处理

眼整形美容手术术后处理与手术效果有着直接的关系。由于手术方式不同术后处理亦不完全相同。大致有如下原则：

术后镇痛

一般眼睑手术后患者无明显的不适感，但眶内植入手术后患者会出现短期的疼痛，特别是眼眶骨折整复或眶减压手术者。对于此类手术引起的术后不适，术者或主管医生在术前应告知患者，患者与麻醉医师沟通后可于术后 48～72 小时内给予止痛泵。如无止痛泵者可于术后给予止痛剂。对于眼睑手术者术后 24～48 小时内给予冰敷，可起到止血、止痛及消肿的效果。

加压包扎和固定

眼整形美容手术术后创口的包扎和固定对创口愈合、防止出血和感染有重要的作用。不同手术包扎时间不相同，如美容重睑及睑袋手术原则上只包扎 24 小时即可，而上睑下垂、眼窝填充手术则应包扎 72 小时左右，眼睑及眼窝内的游离移植手术术后则应包扎固定 5 天以上。皮瓣转位手术创口亦应包扎 3～5 天，以利于皮瓣的固定和成活。

预防感染

目前不主张预防性抗生素治疗，除非眶内植入物手术及感染性伤口外，一般一类切口者术后不给予口服或静脉抗生素预防感染。

术后观察

眼整形美容手术大多与视功能密切相关，因此术后的观察至关重要。眼眶手术后定时观察视力是非常必要的。上睑下垂矫正术后都有不同程度的眼睑闭合不全，为防止暴露性角膜炎的发生，应嘱患者睡前于结膜囊内涂用抗生素眼膏。对于切口瘢痕明显的患者在术后早期应给予抗瘢痕药物治疗。

术后换药和拆线

根据手术的不同，术后首次换药时间也不相同。一般重睑术及内外翻矫正手术可在术后 24 小时换药，对于术后需加压包扎者应在术后 48 小时换药。而植皮患者则可在术后 5 天第一次换药，如敷料渗血较多可在术后 48 小时只更换外层敷料。目前结膜的缝合多采用可吸收缝线，因此不必拆线。眼睑皮肤缝线 5～6 天拆除，睑缘缝线 8 天拆除，额部缝线 8 天拆除，对于供皮区有张力的切口需在术后 10 天拆除，游离植皮包堆应在术后 12 天左右拆除并拆除植皮缝线。泪道手术尤其是鼻内镜手术者术后处理有其特殊性，此部分将在泪器手术章节中描述。

（李冬梅）

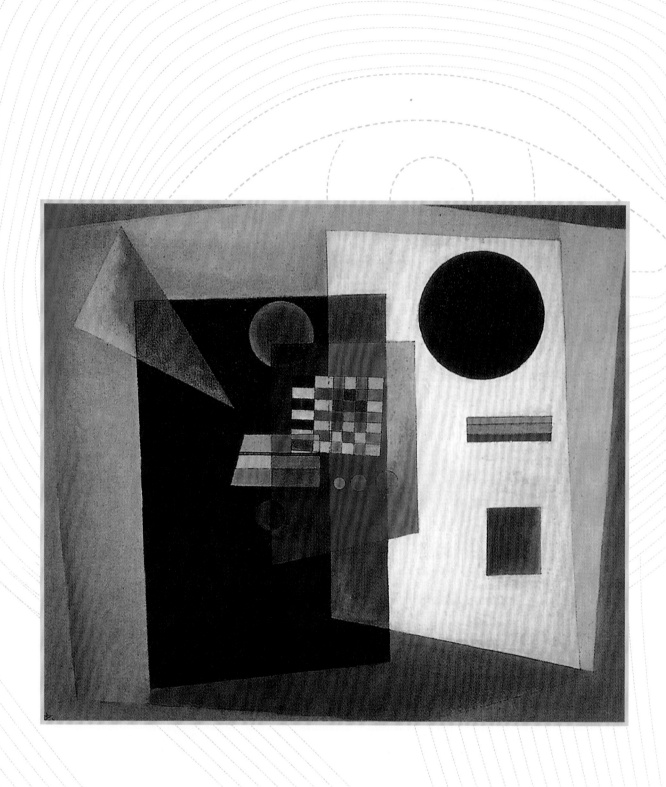

第二章　眼整形美容的基本原则和技术

不以规矩,不成方圆。——孟子《离娄上》

千年古训告诉我们一个最简单亦是最重要的道理:做任何事都要有规则,懂规则而守规则,否则将一事无成。

作为一名以血肉之躯重塑美的医师,掌握和遵循眼整形美容基本原则尤显重要。看似简单的每一个切口、每一种缝合技术中的一招一式都蕴藏着眼整形的基本规则和技术,每一个细节都将决定手术的最终成败。

大礼不辞小让,细节决定成败!

第一节　眼整形美容外科的基本原则

无菌操作

任何外科手术均应遵守无菌操作,眼整形美容手术更应严格执行无菌操作,术中的无菌操作是防止术后感染的重要措施,而任何感染都会直接影响手术效果。眼整形美容手术是一项精细的技术操作,手术复杂,手术时间相对较长,手术野较广泛,有时还会涉及两个以上的手术野,因此创面暴露机会较多,感染的机会也就增加。尤其在组织移植手术中,不仅有两个以上的手术部位,而移植的组织在成活前其抗感染能力较低,一旦感染则造成手术失败,不仅移植的组织感染坏死,而且受区也受到了破坏,从而使患者失去了仅有的整复机会。

无菌操作涉及手术的各个方面,每一个参与手术者和手术器械物品的准备者都应严格遵守和执行无菌操作规程。

无创操作技术

外科手术的任何操作过程都可能对组织造成一定的损伤和破坏,手术的每一个动作都可能使细胞组织受到损伤,而损伤坏死的组织将成为细菌的培养基,即使没有发生感染,至少在组织愈合过程中将形成瘢痕组织。无创技术就是将这种损伤降低到最低程度。眼整形美容外科手术应是更加精细的操作过程,在手术过程中应避免对组织的过度夹持、挤压、摩擦、牵拉以及用干燥或过热纱布压敷创面等,手术操作要做到稳、准、轻、快,在眼整形美容手术中更要提倡使用无损伤缝针和缝线。在手术过程中,创面的暴露时间不宜过长,应及时用湿生理盐水纱布将创面覆盖起来。眼整形美容外科的无创操作技术应是每一个从事眼整形医师所要学习的第一课,是保证手术成功的第一步。

第二节　眼整形美容外科的基本技术

眼整形美容手术切口

眼整形美容外科理想的手术切口应是以最小、最隐蔽的切口而达到最大视野的暴露。

眼部皮肤自然皱褶线

当面部肌肉收缩时,其表浅的皮肤即形成一系列的皱纹,尤其在面部表情丰富时更为明显,这就是著名的 Langer 线(Langerlines)(图 2-1)。开睑时(提上睑肌收缩之际),与睑板上缘相对应处眼睑有一显著的水平线,即上睑皱襞(图 2-2)。下眼睑有三条标志线;下睑皱襞、颧骨皱襞、鼻颧皱襞(图 2-3)。下睑皱襞和上睑皱襞比较不明显,与下睑板下缘相对应。鼻颧皱襞位于下睑皱襞内侧面下方。颧骨皱襞起自外眦外下方,向内下方延伸至下睑缘中央下方 15mm 处与鼻颧皱襞相接。

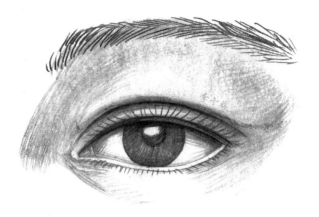

图 2-2　上睑皱襞

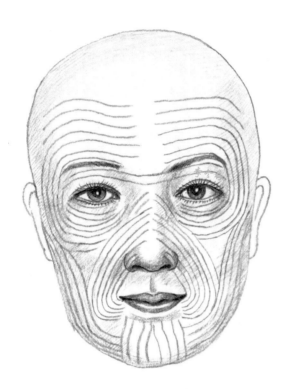

图 2-1　显示面部自然皱褶线-Langer 线

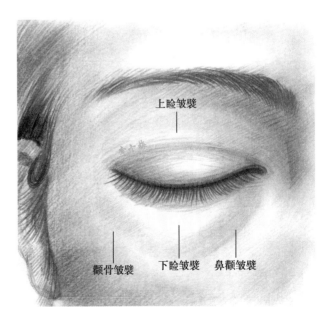

图 2-3　眼睑的四条标志线

眼整形美容手术的切口选择

在眼整形美容手术中应采用自然皮肤皱襞切口,这样可使瘢痕隐藏于自然皱襞中。皮肤真皮层弹力纤维的方向与皱褶线方向一致,顺皮肤皱襞所做的切口切断的弹力纤维少,术后瘢痕小。而且眼轮匝肌的收缩方向与皮纹方向一致,这样肌肉收缩方向与切口一致,切口张力小,不易哆开。因此,眼睑皮肤切口多采用重睑线切口、下睑袋切口、Langer线、眉下皱襞切口等(图2-4)。除顺皮纹切口外,眼整形手术常采用沿发际、皮肤黏膜交界处、耳前轮廓线等隐蔽部位作切口,既有利于创口愈合,减少术后瘢痕,而且瘢痕隐蔽(图2-5,图2-6)。而目前很多采用结膜切口的手术,使皮肤无任何瘢痕,如眶壁骨折整复、眶减压等。还有鼻内镜辅助的经鼻泪囊鼻腔吻合术等,皮肤亦无切口。

切开方法

眼整形手术常采用11号尖刀、15号球形刀。作切口时要用锋利的刀片,一次切透皮肤全层,忌反复拉锯式切开,形成不整齐切口线。刀片应与皮肤垂直,这样切口缝合后形成细小而平坦的线状瘢痕,使用刀刃并与组织面呈45°~60°角来切开皮肤,在切口两端及转角处使用刀尖部行皮肤切开。也有整形医生喜欢使用射频针做眼睑切口,这样可以减少切开时的出血,而射频刀并不影响伤口愈合和增加皮肤瘢痕。

剥离

分为锐性及钝性两种,钝性剥离是以手术剪或血管钳张开时的张力将组织分离,其对组织损伤较大,因此在眼睑手术中应以锐性剥离为主。在剥离时要注意组织层次,以免损伤过大及出血,尤其是皮瓣剥离时,如颞浅筋膜瓣剥离时应于颞浅与颞深筋膜间以轻推剥离法进行组织分离。

止血

压迫止血

在眼睑整形手术中,由于眼睑血供丰富,手术中出血较多,但除睑缘动脉弓出血外皆为弥漫性渗血,因此多可采用压迫止血方法即可达到止血目的。用温湿盐水纱布压迫,可使毛细血管闭合而凝结止血,一般需压迫3分钟左右。

注意

肾上腺素液虽可使血管收缩达到止血的效果,但只是暂时性的,一段时间后血管重新扩张而反弹性出血,造成术后的血肿,因此应慎用。

结扎止血

在眼睑手术中较少应用结扎止血,除非较大血管出血方采用结扎止血,如行颞浅动脉皮瓣移植时分支动脉的结扎等。不必要的结扎止血可因过多结扎而致组织坏死,引起不必要的反应,及过多的线结而致肉芽组织增生等。

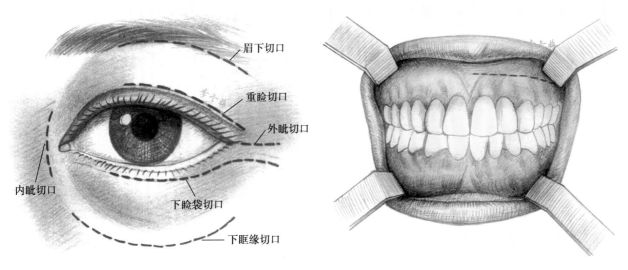

内眦切口

眉下切口

重睑切口

外眦切口

下睑袋切口

下眶缘切口

图 2-4　眼睑手术皮肤切口设计

图 2-5　口内切口示意图

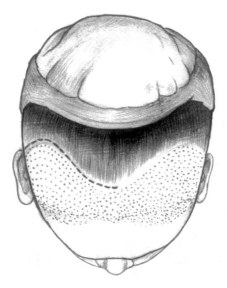

图 2-6　沿发际的冠状切口示意图

双频射频止血

以往所用电凝止血,是通过电热作用而凝结小血管,此方法使小块组织炭化,可能会影响伤口的愈合及术后瘢痕的增加。

双频射频止血仪采用射频电波,可选择不同形状发射板定向发出,目标组织内的水分子在电波作用下瞬间振荡气化,引起细胞破裂蒸发,实现止血功能。发射极不发热,无组织炭化,采用双极镊止血定位精确,止血效果确凿,为微创止血方法(图2-7,图2-8)。

创面清洗

在眼整形美容外科手术中,有一些较大而深在的创面,如眶壁整复手术及颌面骨折复位手术等,在缝合前应进行创面的清洗,可先用1.5%过氧化氢溶液冲洗,然后再用抗生素生理盐水进行冲洗。

引流

在眼整形美容外科手术中,尤其是眼睑整形手术大多都不需放置引流,但如创面不能加压时如颞浅动脉皮瓣的蒂部及吻合血管游离皮瓣移植的血管蒂等部位,则需放置引流。在眼整形中多采用橡皮条引流。

眼整形缝合技术

眼整形缝合的基本要求

外科皮肤切口的缝合可用缝线缝合,也可用皮夹、胶布等将切口对位即可达到切口愈合。而整形外科则要求切口线平整呈线状,没有增生突起或不规则的异形愈合瘢痕,一个整形手术通过良好的设计、切开等操作后,最终要靠缝合来完成组织的准确对位、塑形和再造,因此缝合技术在整形外科中是一项重要而技巧性极强的操作。

采用细小缝针及细线分层确切对位缝合。缝合应按组织层次严密而正确对合,勿留死腔或空隙。缝合皮下组织应先由一侧自内向外,再由对侧由外向内缝合,线结向下。缝合皮肤时两侧所包含的组织厚度应相等,进针应与皮肤表面垂直,缝线结扎松紧适度,使创缘对位平整或略外翻。如创缘一侧不稳定时应从不稳定一侧进针,由稳定侧穿出,如内眦部切口,缝针由颞侧进针而从鼻侧出针。两侧创缘厚度不一致时,应由厚侧穿入,薄侧穿出,并将线结打在薄侧。

眼部缝合常用缝线及缝针

眼部缝合采用的缝线及缝针要根据伤口的部位和组织类型、伤口是否有张力等来选择。缝线大致分为可吸收和不可吸收两大类。根据材质可进一步分为天然和合成缝线,根据结构分为单股纤维(单丝)和多股纤维(编织线)。不可吸收缝线组织反应比可吸收线轻,常用于皮肤缝合。眼整形手术缝线的规格通常为4-0到8-0,0的个数越多,缝线越细。总之,选择缝线的基本原则:细而抗张强度大;组织反应轻;易于结扎,能形成牢固的线结;缝合创伤小。

常用的缝合针类型有:角针、反角针、铲形针和圆针。角针的针尖及针体截面均呈三角形,切割性好,易于穿透坚韧组织,但损伤相对较大,多用于缝合皮肤、筋膜及瘢痕组织。反角针的针刃位于弧度外侧,与角针相比,其对组织的切割更少,因而更有利于组织愈合。铲针具有铲形针尖及薄而扁平的针体,在缝合睑板和巩膜时具有优势。圆针穿透力小,主要用于皮下组织缝合。根据弧度不同,又可分为1/2、1/4、3/8弧度等,弧度大者多用于深部或手术空间局限的组织,如1/2弧度特别适用于眼睑眦部和泪道手术。

一般眼睑皮肤多采用5-0、6-0丝线或6-0、8-0无损伤线,睑板及皮下组织采用6-0可吸收线,内眦韧带修复采用钛钉或钛板等(图2-9)。

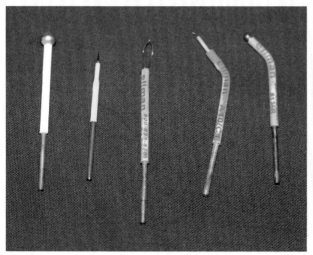

图 2-7　射频针

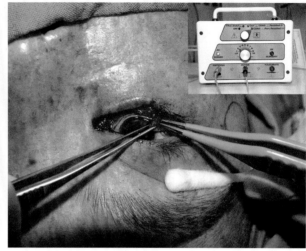

图 2-8　Ellman 双极止血镊

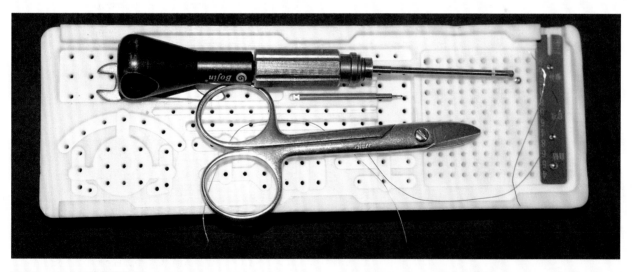

图 2-9　内眦韧带复位器械

眼部缝合基本方法

间断缝合

多用于皮肤、睑板、结膜的缝合,是最基本及常用的缝合方法,间断缝合的针距一般为3～4mm,进出针距切口缘约1.5～2mm(图2-10,图2-11)。此方法简单、牢固、切口平整、术后瘢痕小。

连续缝合

单纯连续缝合适用于张力不大的线性切口,此方法不仅可节省缝合时间,而且可减少因间断缝合时缝线结扎张力不均所致的切口瘢痕。在下睑成形术、泪道手术及结膜伤口的闭合时常用,但采用此方法时要注意切口的对合(图2-12)。此方法虽可节省时间,但一旦有一针缝线的切口裂开,整个切口的对合将受到影响。

皮内缝合

多以6-0可吸收线行连续皮内缝合,适用于无张力和边缘较厚的皮肤切口,可减少切口瘢痕形成。因眼部皮肤真皮层较薄,在眼整形手术中皮内缝合技术较少应用,多用于额部、眉部及近鼻侧的皮肤切口的缝合(图2-13)。

皮瓣尖角缝合

为避免三角形皮瓣尖端血液循环不良和撕裂,缝合时采用穿过三角形皮瓣尖端皮下组织的方法缝合。方法为:先将缝线穿过一侧皮肤切口,然后穿过三角形皮瓣尖端的皮下组织,再将缝线穿出另一侧皮肤创口(图2-14,图2-15)。

褥式缝合

分为水平褥式及垂直褥式,用在张力较大的切口缝合,如睑缘的全层切口、提上睑肌的缝合等。此方法的优点:可使切口边缘外翻及创面紧密闭合、缓解切口的张力。睑缘切口不可采用间断缝合方法,应采用外翻褥式缝合方法,使睑缘缝合呈凸角状,愈合后则变为平坦,否则术后将形成凹角畸形(图2-16,图2-17),一般睑缘采用水平褥式缝合法。

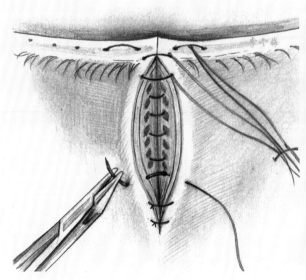

图2-10　眼睑皮肤的间断缝合方法

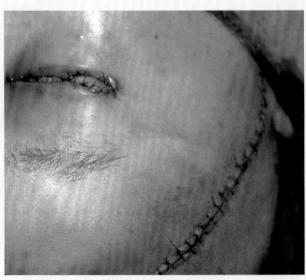

图2-11　颞浅动脉皮瓣供区头皮的间断缝合

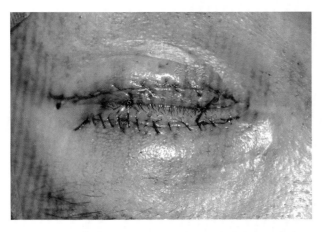

图2-12　眼睑连续缝合方法（此图为上下睑皮肤切口连续缝合）

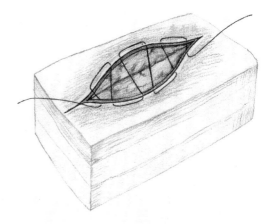

图2-13　连续皮内缝合法（显示在缝合推进时，每针要有重叠）

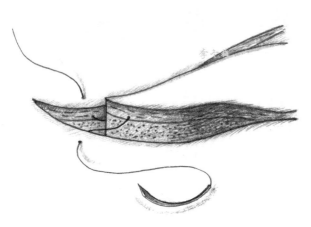

图2-14　皮瓣尖角缝合示意图

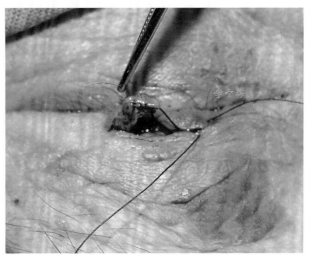

图2-15　皮瓣尖角缝合方法（将缝线穿过皮瓣尖端的皮下组织）

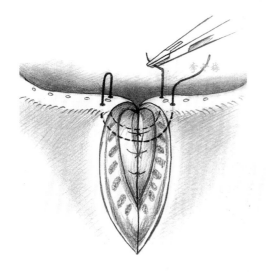

图2-16　睑缘的水平褥式缝合方法

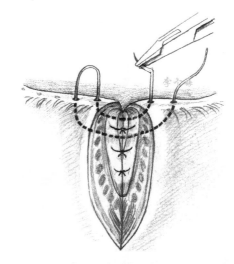

图2-17　睑缘的垂直褥式缝合方法

（李冬梅）

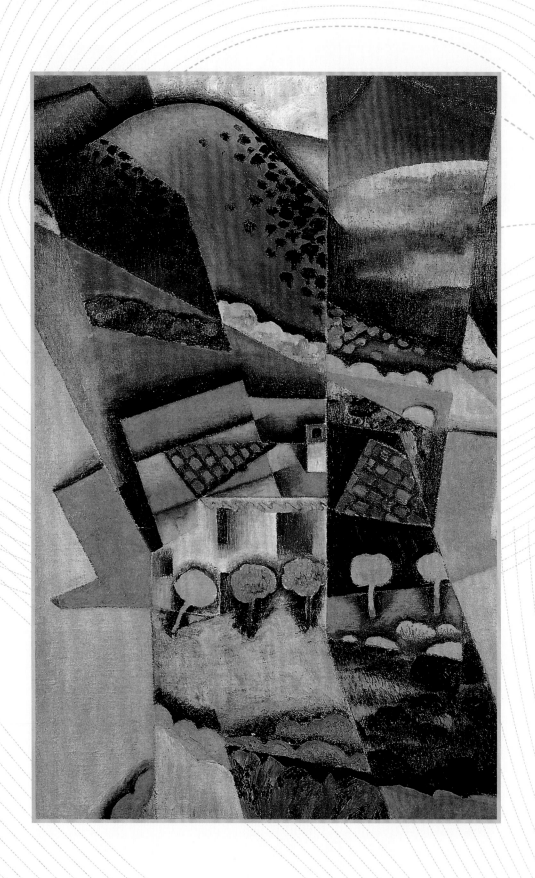

第三章 眼整形美容外科的组织移植技术

磅礴万物以为一——《庄子》

虽然我们从事的是眼整形美容,但来源于自体及异体所能为眼部利用的组织却是如此之丰富,善于灵活应用这些组织对眼部进行雕琢重塑,方可使我们体会出"心游万仞"之愉悦。

眼整形美容医师如只将眼界禁锢于所谓"方圆五平方厘米",而不能磅礴万物以为一,不能取他山之石为己所用,这样的医生怎可称其为一名真正的眼整形美容医师。谨记:

他山之石,可以攻玉!

第一节　皮片移植技术

自体皮肤游离移植是通过手术方法,切取自体某部位的部分厚度或全层厚度的皮片,完全分离移植到自体的另一处缺损部位,使之重新建立血液循环,并保持活力,从而修复缺损。

皮肤的解剖和组织学

皮肤由表皮、真皮、皮下组织及附属器组成(图3-1),它覆盖人体表面,是人体最大的器官。人体不同部位的皮肤厚薄不一,一般为 0.5～4mm,女性皮肤比男性薄,眼睑皮肤为全身最薄者,仅为 0.5～1mm。皮肤色泽主要取决于人种,并与遗传、生活环境、营养和职业有关。

表皮

表皮分为基底细胞层、棘细胞层、颗粒细胞层、透明层、角质层。基底细胞是人体最具分裂和代谢活性的细胞,表皮最下层的基底细胞在向上移动过程中合成角蛋白,在细胞形态、大小、内容、排列等方面发生演变,先后产生棘细胞、颗粒细胞,而颗粒细胞层以上的细胞死亡后成为不断脱落的角质层,此过程需时 2 个月左右。

真皮

真皮位于表皮与皮下组织之间,由胶原、网状和弹力纤维及皮肤附属器构成,分为上部的乳突层和下部的网状层。

乳突层

真皮的结缔组织向表皮隆起形成乳突,扩大了真皮与表皮的接触面。乳突中有丰富的毛细血管和感受器。来自毛细血管的组织液透过基膜与表皮内的组织液相交通。毛细血管的收缩和扩张有助于体温调节,感受器受纳皮肤的外界刺激。

网状层

网状层是致密的结缔组织,胶原纤维交织成网状,外绕弹力纤维及网状纤维,平行于皮面排列。这些组织结构坚韧,增强了皮肤的屏障作用。在真皮层内分布着能合成胶原组织的成纤维细胞,还有肥大细胞、巨噬细胞、浆细胞、淋巴细胞等。

皮下组织

主要由脂肪组织和疏松结缔组织构成。胶原纤维束形成小梁将脂肪组织分隔成小叶,纤维小梁中富有血管、纤维、神经、淋巴管等。皮下脂肪的厚度取决于性别、年龄、营养状态和内分泌的状况,皮下脂肪组织不仅有隔热和缓冲外力的作用,也是人体营养储藏所在。

皮肤附属器

毛发

人体体表的95%有毛发分布,但各部位毛发的长短、粗细、疏密不一。按照毛发的特征可分为:长毛、短毛、毳毛、胎毛。毛发的结构分为毛干、毛根、毛囊,毛囊位于皮下深层。毛发的生长具有周期性,有生长期、退行期、休止期,不同部位其生长周期不同。头发生长期2～5年,甚至可达25年;眉毛生长期30～60天;腋毛、阴毛生长期为4个月。

皮脂腺

　　呈分叶泡状腺体,通常有毛囊处即有皮脂腺,构成毛发-皮脂腺单位。皮脂腺开口于毛囊管的中上1/3交界处,当立毛肌收缩时,将毛囊拉向浅层,挤压皮脂腺排出皮脂。

汗腺

　　是单管状腺,分泌部为管状,直接延伸为导管。导管经真皮、表皮开口于皮肤表面或与毛囊管一同开口。

指(趾)甲

　　位于指(趾)甲末端,终身生长,有保护皮肤的作用并有精细触觉。甲床血供丰富,能调节微细血管舒缩的球体分布,也是观察人体微循环的窗口。

游离皮片移植技术

游离皮片的分类

　　根据皮片移植的解剖学分为刃厚皮片、中厚皮片、全厚皮片及含真皮下血管网皮片(图3-2)。

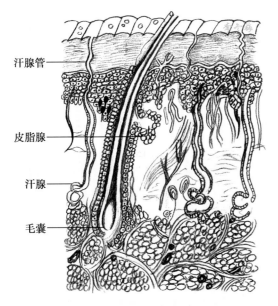

图 3-1　皮肤组织学结构示意图

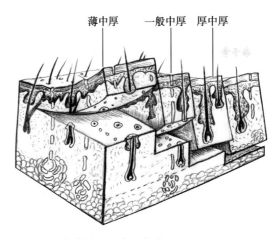

图 3-2　皮片切取深度示意图

刃厚皮片

刃厚皮片仅包括皮肤表皮层及少许真皮乳头层的皮片,厚度0.2~0.25mm。此皮片易于成活,可用于感染创面及大面积的皮肤缺损,而且其供皮区于取皮后10天左右可自行愈合,不需特殊处理。但因皮片所含弹力纤维少,成活后挛缩较重,收缩率可达40%,而且易于色素沉着、抗磨损性差,因此由于眼睑血运丰富,一般眼整形中不需要采用刃厚皮片移植术。

中厚皮片

中厚皮片也称为断层皮片,又分为薄中厚皮片及厚中厚皮片,相当于皮肤1/3~3/4厚度,约0.3~0.6mm,包括皮肤表层和较厚的真皮层。其优点为移植后收缩较小,柔软、耐磨,薄中厚皮片供皮区亦可自行愈合。但也存在收缩问题,收缩率介于刃厚皮片与全厚皮片之间。一般眼整形如全眼窝成形中多采用厚中厚皮片移植。

全厚皮片

全厚皮片包括皮肤的表层和真皮层,但不含皮下脂肪组织,其质地柔软,收缩性小,色泽改变较小,眼整形中应用最多,尤其是眼睑皮肤缺损的修复。其缺点为:皮片厚,对受区创面要求高,必须新鲜无菌、血运丰富的创面才可应用。供区不能自行愈合,须用缝合方法才能闭合。

含真皮下血管网皮片

含真皮下血管网皮片包括表皮、真皮和真皮下血管网及少许脂肪组织。含真皮下血管网皮片要求植床条件及移植技术较高,而且成活率不稳定,因此较少应用于眼整形。

游离皮片的切取

供皮区选择与术前准备

越邻近眼睑的部位,皮片的色泽、厚度及功能与受区越相似,因此眼部皮片移植选择原则为尽量邻近眼睑部位及少毛区域。眼睑部缺损皮片移植的最理想供区为对侧或同侧眼睑皮肤,其次为耳后、锁骨上区、上臂内侧(图3-3,图3-4),眼窝等部位皮片移植需皮量较大,因此耳后供区皮量不足,一般多取上臂内侧或大腿内侧,尽量不取腹部作为供区,腹部供皮移植术后色泽多变为浅棕色或深棕色而且多毛。术前准备:术前1天供区备皮剃毛,如取上臂内侧皮者需剃腋毛,用肥皂水清洗并用酒精消毒后无菌纱布包扎待用。

游离皮片切取方法

切皮刀或切皮机取皮法:适用于较大面积刃厚皮片或中厚皮片的切取,眼睑及眼窝皮肤移植中较少应用。

徒手取全厚皮片方法:首先用纱布或绸布作好缺损印模,切取范围应比受区大10%,在供区画线,在取皮边界处注入适量麻药(不含肾上腺素液),既达到止痛作用,又可使皮肤胀起,更易取皮。作牵引线,然后以左手食指将皮片顶起,右手持刀将画线内的全层皮肤取下,修剪其下的脂肪组织(图3-5)。也可连同皮下组织一同取下,然后将皮下组织及脂肪修剪干净。

供区处理

刃厚皮片及中厚皮片因创面保留有真皮,可由毛囊和皮脂腺的上皮组织增生逐渐覆盖创面,因此创面只盖油纱即可。全厚皮片供区多采用创缘松解后拉拢缝合(图3-6)。

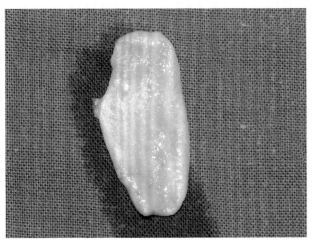

图 3-3　显示切取的全厚皮片

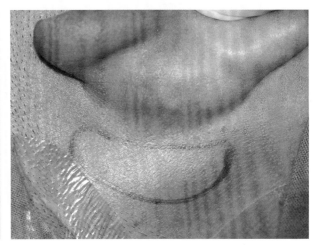

图 3-4　眼睑皮肤移植常用耳后供皮区

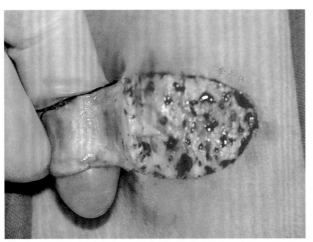

图 3-5　徒手切取全厚皮片方法(上臂内侧供区)

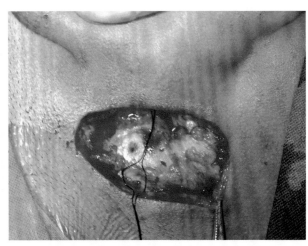

图 3-6　供区松解后拉拢缝合

游离皮片的固定

皮片移植后应与创面紧密贴合才能成活,因此合理而有效的固定方法是皮片成活的关键。眼睑部游离皮片移植:采用缝合打包固定法,先将植片与受区创缘以5-0丝线间断缝合,每隔一针留长线,然后在皮片上放置凡士林纱布,在其上覆盖碎纱布条或棉纱条,用底层的油纱将碎纱条打包,将预留长线数根分为一束,对应结扎:即皮片的包堆固定法(图3-7,图3-8)。最后在其上置无菌纱布,绷带轻加压包扎。眼窝内皮片移植:以6-0可吸收线将植皮与残存结膜缘缝合。

皮片收缩及对抗收缩措施

皮片切取后,立即出现收缩,称为初期收缩,是由于真皮内含有的弹力纤维所致,此收缩为可逆的,通过牵拉缝合即能恢复到原来大小。在皮片成活过程中,皮片与创面之间有大量的纤维结缔组织生成,这些结缔组织成熟过程的收缩称为晚期收缩。晚期收缩开始于术后2周,6个月基本稳定。皮片越厚收缩越少,一般全厚皮片收缩率约为10%,中厚皮片约为30%,而刃厚皮片可达到40%以上。因此在行游离皮片移植后应有对抗收缩的措施,眼睑缺损修复皮片移植后应行睑粘连术,术后半年再行睑缘切开(图3-9)。眼窝内皮片移植者,皮片缝合固定后,置入透明眼模,将皮片平铺,然后行上下睑缘中2/3睑缘粘连术(图3-10)。

皮片的成活过程及生长后特征

血管再生与血运重建

皮片移植后24小时内,皮片借助于纤维蛋白黏附于植床上,在术后24~48小时内,皮片从植床汲取体液,此为血浆营养期。此后血管芽在皮片与植床间活跃生长,在术后4~5天内,植床的血管芽长入皮片,同时也有植床血管和皮片内血管直接吻合形成新的血管网,至此皮片重新血管化并建立循环。此为皮片血管再生与循环建立期,此时皮片色泽明显转红(图3-11)。

皮片生长后特征

皮片的收缩

分为早期收缩和晚期收缩,早期收缩与皮片中所含弹力纤维多少有关。皮片越厚回缩性越大,这种早期回缩可通过对皮片的拉张而使其恢复到原来面积。晚期收缩是受区创面收缩而非皮片收缩,皮片的表面积永久性缩小。晚期收缩与皮片厚度、受区坚硬性及皮片成活的情况有直接关系。在眼整形游离皮片移植后必须采用良好的抗收缩措施。

皮片的色泽改变

越邻近眼部的皮肤成活后其色泽与眼部越接近。取自腹部皮片成活后,皮肤则变为棕色。而且皮片越薄,其色泽越深。

移植皮片的附属器结构

皮片移植如不包括或部分包括皮肤附属器(毛囊、皮脂腺、汗腺等),则附属器不可能再生,只有全厚皮片移植后,与皮片一同移植的皮肤附属器可继续发挥功能,保留毛发生长、皮脂及汗液分泌的功能。

移植皮片的感觉

当神经末梢长入受区皮片后,皮片才稳定下来。植皮后3周感觉开始出现,痛、触、热、冷感觉与受区一致,1.5~2年后恢复到最佳状态。

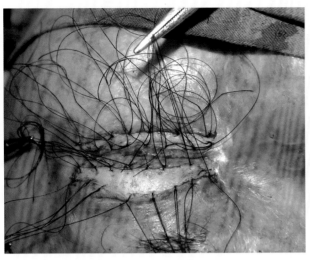

图 3-7 皮片固定法(预留长线数根为行皮片包堆固定)

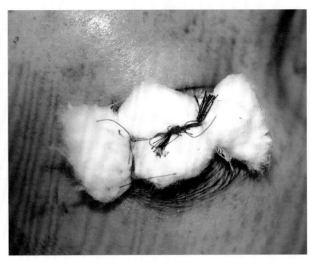

图 3-8 皮片固定法皮片包堆固定

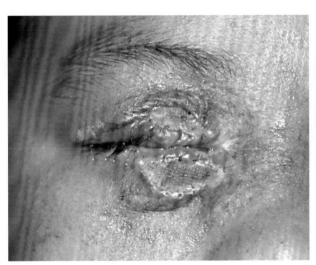

图 3-9 睑缘粘连以对抗皮片收缩

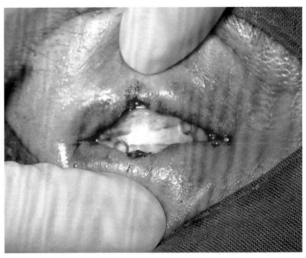

图 3-10 眼窝内置入透明眼模

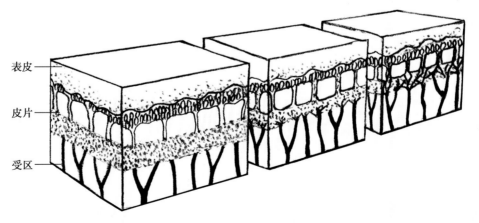

图 3-11 皮片移植成活过程示意图

第二节　皮瓣移植技术

皮瓣的定义

皮瓣具有一个与机体相连的蒂,皮瓣依靠蒂部的血供而成活,此蒂可以是全层皮肤,也可为含有皮下组织的皮下蒂或包括知名血管的血管蒂。

皮瓣移植的适应证

眼部任何皮肤与软组织的缺损修复都可采用皮瓣移植,而且皮瓣移植重建的效果最好。皮瓣自身有血供,并有一定厚度,在大多情况下适合于眼睑前层及眼窝重建,而且眼部皮瓣多取自眼周,愈合后皮肤的色泽和质地与眼睑相近。

皮瓣的分类

目前采用以血液供应类型为主导,并结合转移方式及皮瓣组成的综合分类方法。

随意型皮瓣

也称为任意型皮瓣,在皮瓣中不含轴型血管,仅有真皮层血管网、真皮下层血管网或皮下层血管网,但没有携带轴心血管。

局部皮瓣(邻接皮瓣)

滑行推进皮瓣
旋转皮瓣
交错或易位皮瓣

邻位皮瓣

远位皮瓣

轴型皮瓣

皮瓣内含有知名动脉及伴行静脉,并以此血管为皮瓣的轴心,与皮瓣长轴平行。

一般轴型皮瓣

岛状皮瓣

肌皮瓣

游离皮瓣

在眼整形中常用的皮瓣移植主要有:局部皮瓣、旋转皮瓣、岛状皮瓣及游离皮瓣等。

皮瓣移植

局部皮瓣

皮瓣取自缺损周围正常皮肤,皮瓣与缺损区之间无正常皮肤间隔,是利用缺损区周围皮肤及软组织的弹性和可移动性,在一定条件下重新安排局部皮肤的位置,以达到修复组织缺损的目的。因皮瓣的色泽、质地、厚度与受区一致,并可一次转位,不需断蒂,因此为眼整形中首选皮瓣。多分为推进(滑行)、旋转、交错皮瓣等。

滑行皮瓣

利用缺损区周围皮肤的弹性和可移动性,在缺损区的一侧或两侧设计皮瓣,经切开和游离后形成一个单侧皮瓣,向缺损区滑行延伸以封闭创面(图 3-12,图 3-13)。如皮瓣两侧皮肤出现皱褶,可切除一块三角形皮肤即可消除皮肤皱褶。在皮肤较紧部位滑行距离受限,可从两个方向设计两个单侧皮瓣,称为双蒂滑行皮瓣或双侧滑行皮瓣(图 3-14,图 3-15)。

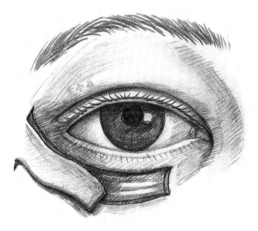

图 3-12　单侧滑行皮瓣

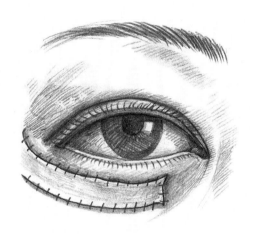

图 3-13　单侧滑行皮瓣缝合后

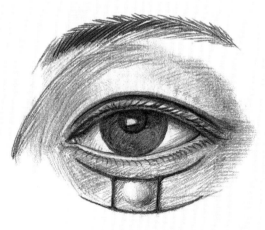

图 3-14　双侧滑行皮瓣设计

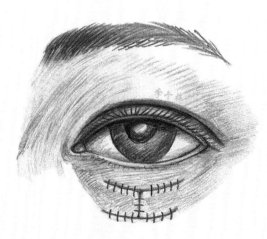

图 3-15　双侧滑行皮瓣修复创面后

旋转皮瓣

旋转皮瓣是在缺损区外缘形成一个局部皮瓣,按顺时针或逆时针方向旋转一定角度至缺损部位。较适用于三角形或圆形的皮肤缺损。皮瓣操作:皮瓣旋转弧形切口的长度应为缺损区宽度的4倍,皮瓣的长度(相当于旋转半径)应较创缘略长20%(图3-16,图3-17)。

在转移过程中如发现皮瓣尖端张力较大,可采用逆切口或延长切口的方法减少张力(图3-18),在操作中要注意观察蒂部血液循环,不要损伤主要供血动、静脉。

交错皮瓣

交错皮瓣又称为对偶三角皮瓣或"Z"成形术,是应用纵轴线两侧皮肤和皮下组织的弹性,通过皮瓣交错易位,使原瘢痕纵轴线得以延长,从而缓解瘢痕组织的牵拉,而且改变了瘢痕方向使之与皮纹一致,从而达到改善外观的作用。适用于蹼状、条状、索状瘢痕挛缩畸形。两个三角形皮瓣的角度与延长轴线的角度有关系,数学计算为30°角能延长25%,45°角可延长50%,60°角则可延长75%,但实际上60°角仅能延长约30%。

交错皮瓣操作:以眼睑条索状瘢痕为例,以条状瘢痕为轴线,两边设计三角形皮瓣,其角度根据挛缩程度及需延长的长度而定。按画线切开,沿皮下分离将皮瓣剥离并掀起,两皮瓣换位缝合(图3-19～图3-21)。当条索状瘢痕较长,而四周软组织面积不够宽大、松动性有限时,则可采用两个或多个三角易位皮瓣。

"Y-V"与"V-Y"成形术

为一种局部滑行皮瓣,利用切口周围皮肤弹性来解除瘢痕牵拉畸形。

"V-Y"成形术是将皮肤切口切成"V"形,经皮下分离松解后,再将皮肤缝成"Y"形,从而延长了"Y"长轴方向的组织,多用于上下睑瘢痕牵拉所致的轻度睑外翻畸形矫正(图3-22,图3-23)。

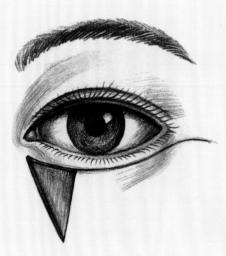

图3-16　旋转皮瓣设计示意图

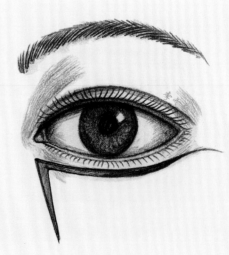

图3-17　皮瓣旋转修复创面

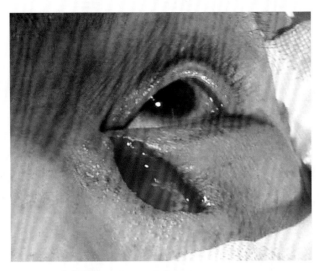

图 3-18　下睑缺损颞侧旋转皮瓣修复

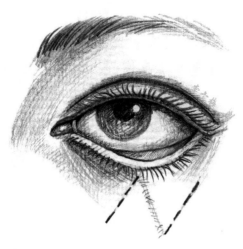

图 3-19　"Z"成形皮瓣设计

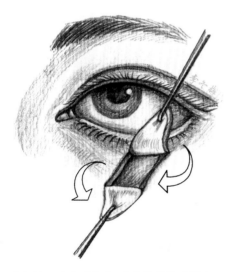

图 3-20　沿皮下分离，两皮瓣换位后缝合

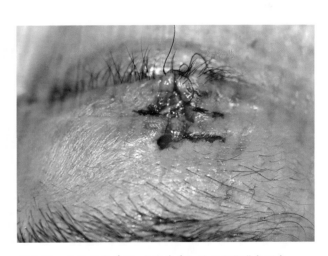

图 3-21　上睑成角畸形，皮瓣瘢痕切除后行"Z"成形术

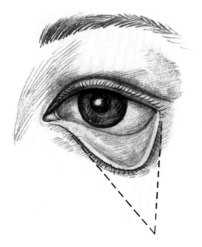

图 3-22　"V-Y"成形切口设计

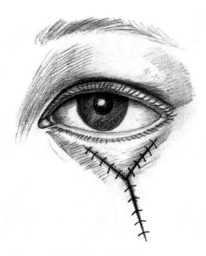

图 3-23　皮肤缝合呈"Y"形

"Y-V"成形术则是将皮肤切口切成"Y"形,然后缝合成"V"形,从而增加"Y"长轴方向的皮肤张力,用于矫正内翻畸形,或用于眦角畸形的矫正(图3-24,图3-25)。

易位皮瓣(邻位旋转皮瓣)

皮瓣与创面间隔有正常皮肤,皮瓣以顺时针或逆时针方向转移至缺损区来修复创面。眼整形中常用颞部椭圆形皮瓣、眉上皮瓣、上下睑旋转皮瓣等(图3-26,图3-27)。

轴型皮瓣

轴型皮瓣又称动脉性皮瓣,即皮瓣内含有知名动脉及伴行静脉,并以此血管为皮瓣的轴心,与皮瓣长轴平行。此皮瓣血供可靠,可携带皮肤、筋膜、肌肉甚至骨骼,为一种复合组织瓣,用于修复眼睑、眼窝及眶区的组织缺损,眼整形中最常用颞浅动脉岛状皮瓣(图3-28)(详见眼睑缺损章)。

游离皮瓣移植

游离皮瓣移植是20世纪70年代随着显微外科技术发展而出现的皮瓣移植技术,是通过血管吻合将皮瓣的血管与缺损部位邻近的血管吻合,可完好地解决皮瓣血运问题,一次完成移植。眼部常用游离皮瓣为前臂皮瓣、上臂外侧皮瓣及肩胛皮瓣等,主要用于修复严重眶内容缺失及眼窝闭锁畸形(图3-29)。详见游离皮瓣眼窝成形术章。

注意

制作旋转皮瓣时在操作中要注意观察蒂部血液循环,不要损伤主要供血动、静脉。

制作交错皮瓣时,基部要宽,皮瓣蒂部不宜有瘢痕,皮瓣尖角缝合要采用三角皮瓣尖角缝合法。

一般任意型易位皮瓣长宽比例不宜超过2:1,但由于眼周血液循环良好,眼周皮瓣长宽比可达5:1,如超过此长宽比,皮瓣尖端可能会因缺血而坏死。

易位皮瓣旋转角度不宜超过90°,以免皮瓣过度扭曲而影响血供。

易位皮瓣剥离层次应位于真皮下,因真皮内及真皮下有较丰富的血管网,因此皮瓣剥离时位于真皮下或保留薄薄一层脂肪层。

旋转后的皮瓣蒂部可能会存在小的组织隆起,俗称为"猫耳",一般不能一期修复"猫耳",否则皮瓣蒂部变窄而影响整个皮瓣的血供。小的"猫耳"术后多可自行消失,如不消失者可于术后2~3周皮瓣血运重建后再行皮瓣"猫耳"的整复。

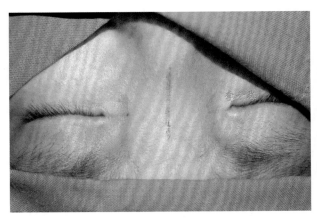

图 3-24　"Y-V"成形切口设计

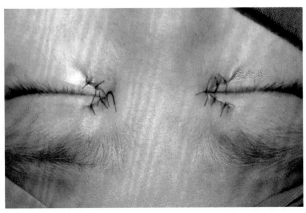

图 3-25　皮肤缝合成"V"形

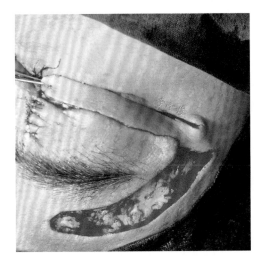

图 3-26　眉上旋转皮瓣

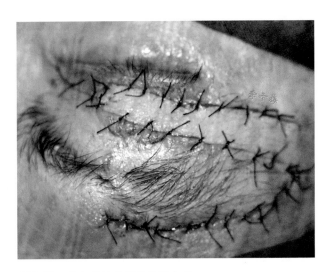

图 3-27　眉上旋转皮瓣转位缝合后

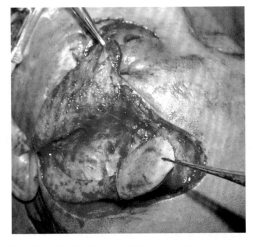

图 3-28　颞浅动脉皮瓣修复下睑缺损

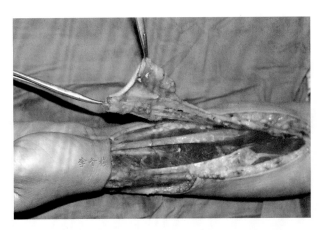

图 3-29　前臂游离皮瓣移植(图中示前臂皮瓣的切取)

第三节　其他组织移植

真皮及真皮脂肪移植

移植组织不包括皮肤及脂肪层,仅为真皮层者为真皮移植,如包括脂肪组织则为真皮脂肪移植。多用于修复眼部的凹陷畸形,如上睑沟凹陷、眼球后陷、颞区凹陷等(图3-30)。真皮组织结构致密、坚韧而富有弹性,毛细血管丰富,移植后易于成活,吸收率远较脂肪低,约为20%～30%。而游离脂肪移植由于重建血运困难,所以术后缺血性坏死的几率多,吸收率高达40%～50%。因此临床上多采用真皮脂肪移植或带蒂脂肪瓣移植。

切取方法:一般从下腹部及臀部切取,切取体积较实际需要大1/3,用切皮刀按设计形状切取一块刃厚皮片,皮片蒂部不切断而翻向一旁,然后沿深筋膜表面取下真皮脂肪块,用剪刀修剪成形后准备移植。将掀起的皮片翻转回原位缝于深筋膜表面。小的真皮脂肪移植切取后,供区可直接拉拢缝合(图3-31)。

黏膜移植

黏膜缺损则需行黏膜移植,在眼部结膜小的缺损可采用滑行、旋转、"Z"成形等方式或对侧、同侧结膜及羊膜移植等修复,但大面积缺损则需行游离的黏膜移植。黏膜与皮片移植有相似之处,具有较强的抗原性,因此只能进行自体移植。黏膜移植片的成活过程也分为血浆营养期和血管营养期。在组织学上各种黏膜有相当大的差别,只同一口腔内不同部位黏膜在组织学上亦有大的区别,我们根据不同部位修复需要而选用适宜的黏膜组织,眼整形中常用黏膜移植为唇黏膜及硬腭黏膜(图3-32,图3-33)。具体切取方法见后面的章节。

筋膜移植

筋膜组织致密而薄,富有弹性和伸展性,为坚韧的结缔组织。眼整形中常用筋膜移植多采用自体筋膜-自体阔筋膜,也有用同种异体或异种筋膜。众多研究表明,贮存的同种异体筋膜移植其效果与自体移植无大差别。筋膜移植可作为上睑下垂、下睑外翻的悬吊材料,也可作为上睑凹陷、睑缘灰线缘间等的充填材料。

阔筋膜的切取:一般取自大腿外侧阔筋膜。切取方法为直接切取法及抽取法。

直接切取法

于大腿外侧作纵切口长约10cm(图3-34),深达脂肪层,钝性分离后即可显露出白色的阔筋膜。按所需的长度和宽度作两条平行切口,在筋膜与肌肉之间钝性分离后将筋膜上下两端剪断(图3-35)。剪除筋膜上的脂肪组织并修剪后备用(图3-36)。阔筋膜缝合(图3-37),皮下、皮肤分层缝合。

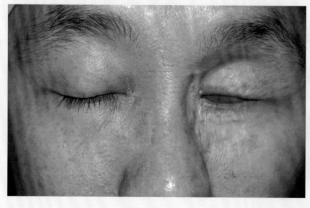

图3-30　上睑沟凹陷(患者为义眼台植入术后残存上睑沟凹陷)

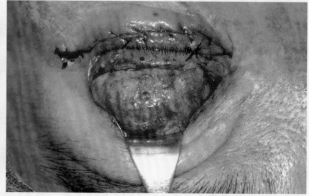

图3-31　真皮脂肪移植(上睑沟凹陷真皮充填)

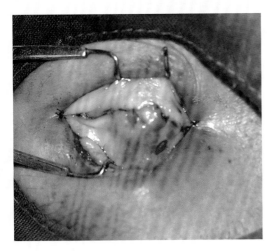

图 3-32　睑球粘连分离唇黏膜移植

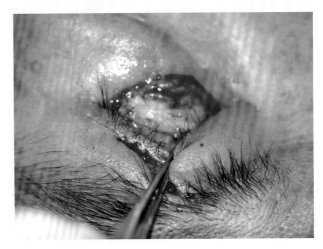

图 3-33　硬腭黏膜修复下睑后层缺损

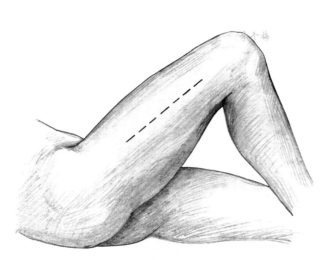

图 3-34　切取阔筋膜示意图

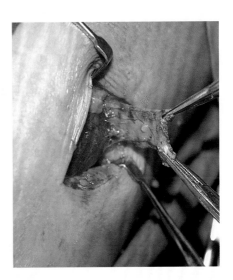

图 3-35　切取阔筋膜,于大腿外侧做纵切口

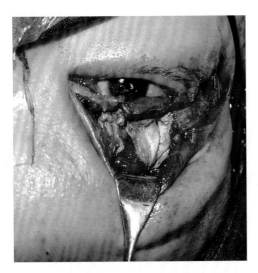

图 3-36　阔筋膜悬吊,上睑下垂矫正术

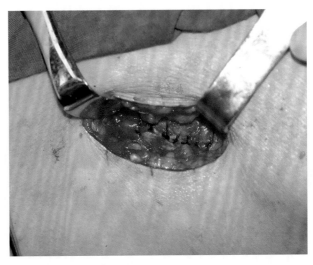

图 3-37　筋膜层缝合

阔筋膜抽取法

1945 年由 Gallie 发明的一种筋膜抽取器,可以方便快捷地行束条状阔筋膜的切除,并免除大腿外侧皮肤大切口的缺点。方法为:在拟切取筋膜部位下端皮肤做一个约 2cm 小切口,暴露阔筋膜并向上、下分离,切出所需的筋膜宽度,然后切断远侧端,将筋膜条分离出 2~3cm 长,将断端从内套管小窗中穿出(图 3-38),用血管钳夹住后,将抽取器伸入切口内,一手拉钳,一手将抽取器向上推进至所需的筋膜长度,然后旋转抽取器将筋膜上端剪断,取出筋膜条(图 3-39)。缝合皮肤切口。

注意
阔筋膜切取后,阔筋膜层应缝合,如阔筋膜不闭合,术后病人行走时可能会有肌疝而疼痛

异体巩膜移植

材料特点

巩膜由致密相互交错的纤维组成,坚韧且有弹性,与睑板结构相似。其血管较少,代谢缓慢。异体巩膜来源丰富,保存简便,可任意剪裁,临床上不引起明显的炎症和排斥反应,不需常规应用免疫抑制剂。

保存后的巩膜组织学免疫研究

保存的巩膜复水后再固定切片,光镜下见巩膜组织层次分明,实质层结缔组织束和弹力纤维排列整齐,相互间隙因组织水肿略有开大,未见病理性改变,与新鲜巩膜在光镜下无明显变化。保存巩膜可引起细胞免疫反应,但反应程度轻,且逐渐停止,不足以引起排斥反应。

异体巩膜的取材与保存

取材

异体巩膜来源较广泛,取自除外恶性肿瘤、传染性疾病及眼部的急慢性炎症而摘除的眼球。采取的巩膜用生理盐水冲洗 3 遍,再用抗生素生理盐水冲洗。剪刀去掉角膜,用棉棒尽量去除附在巩膜内面的色素组织,修剪巩膜上的筋膜组织而保留单纯的巩膜组织再用生理盐水冲洗并用无菌纱布吸干表面的水分。

保存

无水酒精脱水保存:上述步骤处理后巩膜置于 95% 酒精中 3 天,换 75% 酒精 4℃ 冰箱保存。

甘油脱水保存:无菌处理的巩膜放进经高压灭菌的医用纯甘油瓶中,48~72 小时后再将其移到另一甘油瓶中,放在 -20℃(有些是 4℃)可长期保存,时间超过 1 年,可更换新的甘油。

无水氯化钙干燥保存法:无菌处理的巩膜放置在特别干燥器内脱水,干燥器底层有无水氯化钙和分子筛(分子筛是一种合成的水杨酸钠钙沸石,惰性,不溶于水,有吸水能力),24~48 小时后,将巩膜转移至有分子筛和变色硅胶氢链霉素小瓶内,加盖密封保存备用。

异体巩膜在眼整形中的应用

可作为理想的睑板重建材料,也是较理想的悬吊材料,多用于眼睑缺损睑板的修复(图 3-40)、上睑沟凹陷的充填、上下睑退缩的矫正、睑内翻的灰线充填及义眼台包裹材料等(图 3-41)。使用时经生理盐水复水 15 分钟后再修剪成所需形状及大小后使用。

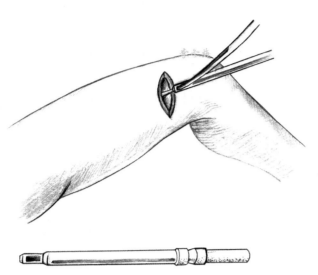

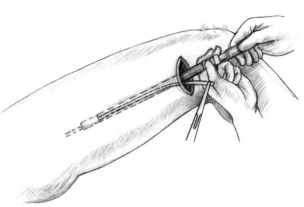

图 3-38　阔筋膜抽取法（将筋膜条从内套管小窗中穿出）　　图 3-39　阔筋膜抽取法（旋转抽取器将筋膜条上端剪断，取出筋膜条）

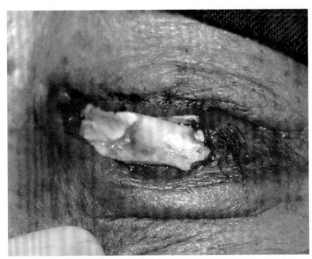

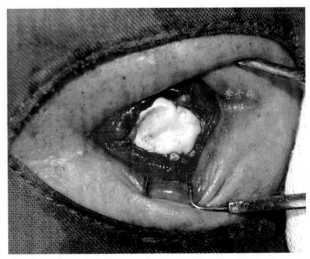

图 3-40　异体巩膜移植（图中为用于睑板修复的异体巩膜）　　图 3-41　覆盖于义眼台表面的异体巩膜

羊膜移植

各种化学烧伤或眼部创伤均可能损伤结膜和角膜,导致结膜大部缺损或睑球粘连形成,角膜上皮缺损反复不愈合,影响眼表泪液分泌和角膜光学等功能,在疾病早期采用羊膜覆盖可以减轻损伤程度,促进伤口愈合,是目前得到广泛应用的治疗手段。

羊膜的特性

羊膜是胎盘的最内层,构成胎盘的胎儿部分。它是胚胎时期羊膜囊扩大的囊壁,附着于绒毛膜表面的透明薄膜。至妊娠晚期,羊膜与绒毛膜紧密相贴,但能与平滑绒毛膜完全分开。羊膜光滑,无血管、神经及淋巴,具有一定的弹性。

正常羊膜厚约 0.02~0.5mm,是人体中最厚的基底膜。羊膜自内向外分为 5 层:上皮细胞层(为单层无纤毛立方上皮细胞)、基底膜、致密层、成纤维细胞层和海绵层。临床上一般仅将羊膜粗略分为上皮面和基底膜面。

羊膜的特性:①容易获得、无限使用,保存在 -80℃,生物活性维持 6~12 个月;②不表达 HLA-A,B 或是 DR 抗原,移植后不发生排异反应;③抗感染,抑制微生物生长;④抗成纤维细胞活性;⑤具有抗胶原酶活性;⑥延长上皮细胞生存时间,刺激上皮细胞的增殖和分化。刺激杯状细胞的分化,抑制 b-TGF 的信号传递,抗细胞凋亡;⑦在眼表逐渐吸收(大约 2~4 周)。

羊膜保存方法

保存方法包括:4℃甘油保存、-80℃低温保存(DMEM:甘油=1:1)、-80℃ DMSO 保存、-196℃液氮冷冻保存(程序降温)、新鲜羊膜直接使用等,一般临床上采用 -80℃低温保存,具体方法为:

材料:正常剖宫产获取的新鲜人羊膜,硝酸纤维素膜(NC 膜),PBS 液(青霉素 500U/ml,链霉素 500mg/ml、两性霉素 B2.5mg/ml、新霉素 100mg/ml),50ml 容量瓶,细胞培养基 DMEM,纯甘油,DMSO。

保存方法

冻存羊膜保存方法:新鲜获取的人羊膜无菌条件下 PBS 液中反复清洗干净、剥下羊膜。钝性刮出残存的绒毛组织,PBS 液洗 3 次;羊膜贴附于已消毒的 NC 膜,绒毛面朝向 NC 膜,将 NC 膜裁剪为 5mm×5mm 大小,置 DMEM:甘油=1:1 溶液中,直接保存于 -80℃(图 3-42)低温环境中;

脱水干燥保存:同前取得黏附于 NC 膜上的羊膜,将羊膜直接放入 100% 纯消毒甘油中 4℃保存;

其他保存方法:黏附于 NC 膜上的羊膜,依次采用 0.5M,1.0M 和 1.5M DMSO 冲洗,最后保存在 1.5M DMSO(-80℃)中。

羊膜使用

贴附于 NC 膜上的羊膜在含抗生素的生理盐水中复水 30 分钟后使用(图 3-43)。

安全性检测

处理前的监测:对获取羊膜的孕产妇产前进行血清学检测抗 HIV-1、2,HBsAg,抗-HCV,抗梅毒抗体等检查。

处理后的监测:保存的羊膜进行常规微生物学检测排除细菌、真菌污染。

羊膜移植重建眼表的理论基础

保存人羊膜可以调节成纤维细胞表达细胞因子的水平,促进正常结膜上皮化,防止广泛性结膜下纤维化瘢痕形成。羊膜中含有Ⅳ型胶原、整合素、板层体等多种成分,可以作为结膜上皮化的合适附着物。在这种意义上,羊膜移植可看作"底物移植"。

羊膜在眼整形中的应用

重建结膜表面:翼状胬肉切除术后、假性胬肉、睑球粘连分离、化学烧伤病变结膜切除术后(图 3-44,图 3-45),Stevens-Johnson 综合征、瘢痕性类天疱疮、肿瘤切除术后结膜表面的缺损。

重建角膜上皮:角膜上皮剥脱、角膜溶解、大泡性角膜病变、神经营养性角膜溃疡、病毒性角膜炎溃疡形成、角膜穿孔(<5mm)等。

软骨移植

软骨移植主要用于再造器官的支架用,来修复眶骨、睑板等硬组织的凹陷缺损。新鲜软骨含有活力的软骨细胞,移植后易于成活,吸收较少,但可发生弯曲变形。眼部常用于睑板缺损修复、眶骨修复等。小片状软骨多取自耳软骨,体积大者则取自肋软骨。近年来人工材料的广泛开发和应用,使软骨移植渐被人工材料所替代。

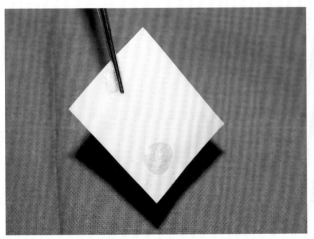

图 3-42　黏附于 NC 膜上的羊膜

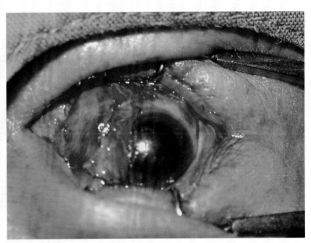

图 3-43　角膜创面覆盖羊膜

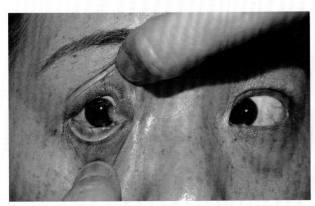

图 3-44　睑球粘连术前

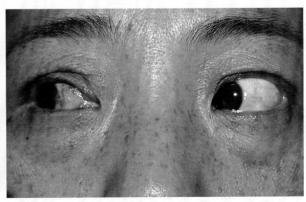

图 3-45　睑球粘连分离羊膜移植术后半年像

(李冬梅)

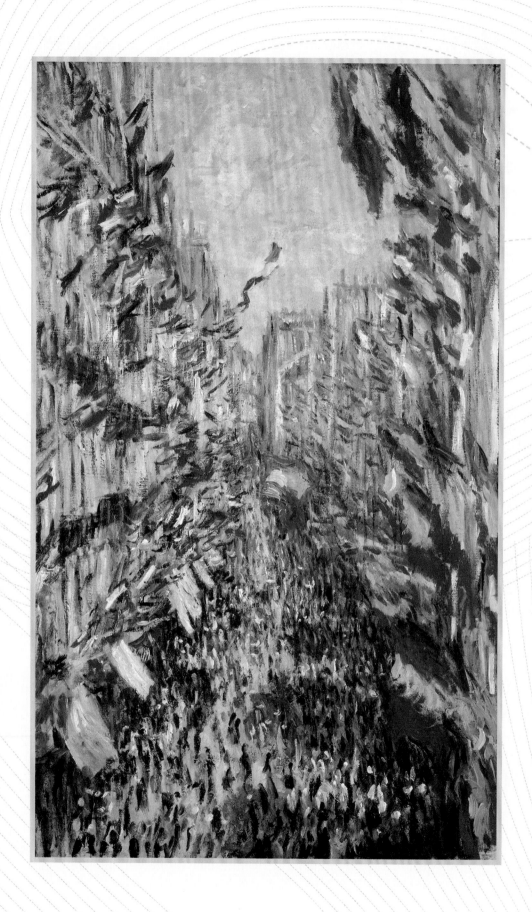

第四章　眼整形美容外科的生物材料

数风流人物,还看今朝! ——毛泽东《沁园春·雪》

今日的世界确实是如此绚丽,最尊贵羊"多利"的出生曾如此震荡了整个世界,基因和克隆曾震撼了20世纪的科学界,当今的科学确有"欲与天公试比高"之气概。

眼整形美容外科中的生物材料是生物医学材料学中的一个重要组成部分,是采用工程学和生物科学的原理、技术和方法来研究眼组织结构、生理功能和与生物修复材料的相互关系,以利用生物材料来替代和修复各种眼组织损伤后的组织重建,以达到改善外观和恢复生理功能的目的。基因工程与组织工程的结合使得眼整形生物材料取得了很大进展,也为创伤修复奠定了良好的基础。

日新月异的世界令我们目不暇接,探索和追求使我们永远年轻。正是:

俱往矣,数风流人物,还看今朝!

第一节　概　　述

　　在人的生命活动中,由于多种先天及后天疾病、各种意外伤害等原因可造成眼球、眼睑及眼眶等眼附属器的损伤,包括发育不良、各种缺损及骨折等,可导致功能障碍和外观的缺陷。另外,随着生活水平的提高,人们对美容修复的要求也越来越多。这些均需要采用各种眼整形美容外科手术来修复,除了采用组织移植外,各种生物材料是眼整形美容外科手术中的主要修复材料。

　　生物材料也称生物医学材料,是指以医疗为目的,用于与人活体组织接触以形成功能的无生命的材料。眼整形美容外科中的生物材料是生物医学材料学中的一个重要组成部分,是眼整形美容外科学与生物材料医学的交叉学科,采用工程学和生物科学的原理、技术和方法来研究眼组织结构、生理功能和与生物修复材料的相互关系,以利用生物材料来替代和修复各种眼组织损伤后的组织重建,以达到改善外观和恢复生理功能的目的。

　　眼整形美容外科修复的历史悠久,但在过去的一个多世纪里,对各种原因造成的组织缺损,主要采用自体和异体组织移植来修复。自体组织无免疫反应等问题,临床效果满意,但存在自身健康供体部位的组织创伤缺损,且自体组织移植的来源也有限,限制了自体移植在临床的应用范围。同种异体或异种异体组织移植克服了自体移植来源有限的主要缺点,但存在免疫排斥反应及感染等问题尚不能完全克服,同时受医学伦理学方面的限制,至今临床应用不广泛。寻找一种理想的生物材料一直是学者们努力的方向,随着20世纪80年代组织工程学的开创和发展,生物材料取得了很大进展。

生物材料的分类

　　按材料的性质分为:单一成分材料和复合材料,前者主要包括医用高分子材料、陶瓷材料、金属材料。

　　按材料的降解性质分为:非生物降解型和生物降解型材料两种。

　　按材料的形态分为:实体型、多孔型、颗粒型、复合型、载药型以及固定装置。

生物材料的性能要求

　　良好的生物相容性:生物修复材料与修复组织的活体细胞及生物系统直接结合,因此要求材料对细胞和组织无刺激性,不引起机体的免疫反应。材料一般采用化学结构稳定、无毒性的惰性物质,无热源反应,无致癌及致畸性。

　　具有符合修复组织器官要求的生物力学强度和良好的生物机械性能:眼整形修复材料必须要有足够的强度、弹性、可塑性等力学性能,才能有效地发挥功能,同时材料应耐疲劳、耐老化、耐磨损,能长期保持组织行使功能所需的物理性能。

　　良好的生物稳定性:非生物降解型材料应能在组织内长时间保持稳定的结合状态,不降解。

　　生物降解型材料应具有适宜的降解性和适当的降解速度,在一定时间内被组织替代且不影响组织的修复强度。

　　具有诱导再生性:修复材料应具有诱导再生性,通过自身或添加诱导因素,刺激和诱导组织生长。

　　三维孔隙-网架结构要有合适的三维孔隙-网架结构,有利于营养物质和氧的渗透交换,为新生血管及其他组织长入提供通道,并可作为生长因子缓释剂的载体。

　　材料来源广泛:材料应来源广泛,价格低廉,材料的外形色泽应与周围组织近似,具有审美性,同时材料应具有可塑性、易加工性和可消毒性。

第二节 常用的生物材料

医用生物高分子材料

用作眼整形美容外科的生物材料,可以是人工合成,也可以是天然产物。按材料的降解性质可分为:非生物降解型和生物降解型材料。

非降解型生物高分子材料

非降解型生物高分子材料主要包括硅橡胶、聚乙烯、聚丙烯、聚丙烯酸酯、聚四氟乙烯等。材料能在机体生物环境中长期保持稳定,不发生降解,同时具有良好的生物学性能和力学性能。

硅橡胶

硅橡胶是一种高分子的硅氧烷的聚合物——聚二甲基硅氧烷。单纯的硅橡胶属于惰性材料,具有较好的组织相容性,无毒性,可塑性好,曾被广泛应用于鼻、耳廓、眼眶部的修复,是我国早期进行缺损及凹陷畸形、眼球缺损修复的主要材料之一。但硅橡胶是实体型材料,植入体内仅形成纤维包裹,与组织无直接的结合,且其强度较差,包膜收缩可致植入物移位、变形,甚至脱出(图4-1)。近年多已不再选择单纯硅橡胶作为眼整形修复替代材料。

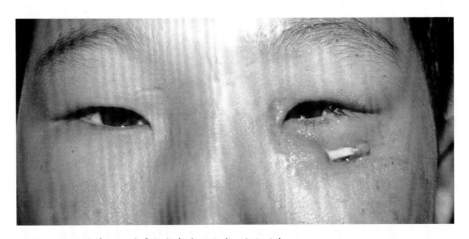

图4-1 硅胶材料行眶壁骨折整复术后2年,硅胶脱出

线性高密度多孔聚乙烯（porous ultra-high densitypolyethylene，商品名 Medpor）

聚乙烯作为植入物材料已被应用近三十多年，它具有可塑性好、无毒性等优点。单纯的实体型聚乙烯如同硅橡胶一样，它仅通过纤维包裹与组织结合，临床应用有一定缺陷。Medpor 是由线性高密度聚乙烯材料合成，具有开放和相互交通的孔隙，孔径超过 $100\mu m$，孔隙率为 50% 以上。作为聚乙烯生物材料的衍生物，它具有良好的生物相容性，而它具有的多孔结构，在植入人体内后 1~3 周可有纤维结缔组织和新生毛细血管长入其孔隙内，从而与受区周围组织形成紧密结合。

Medpor 材料具有良好的可塑性，可根据骨折和组织缺损的情况，选用不同大小及形状的产品（图 4-2）。将 Medpor 材料放入约 90℃ 左右盐水中，即可弯曲塑形，成形后在体温状态下不再变形，并可被切割和缝合。修复眶壁骨折的 Medpor 板状材料有不同厚度，强度也有差别，术者可根据骨缺损的大小及眼球内陷的程度选取不同型号材料经修剪后植入眶内。为了材料固定稳固，在部分型号材料内设置了插槽，以利于将条状钛板插入并用钉固定于眶缘。部分型号材料位于眶内面改为光滑面，以防止材料与眶内软组织形成粘连。在计算机辅助下，材料还可以进行个性化定制。鉴于以上的优点，Medpor 被广泛用于颌面整形手术。除板状材料用于眶壁骨折整复外，Medpor 眶缘材料用于眼眶塌陷缺损的修复，Medpor 义眼台用于矫治无眼球后的眼眶凹陷畸形，Medpor 插片用于矫治眼睑缺损及下睑退缩等均取得良好的效果。Medpor 材料在术后影像上显示欠佳，仅在 CT 软组织窗上显示为低密度影（图 4-3），对术后疗效观察带来一定困难。

Medpor/钛外科种植体（titanium/PE composite implant，商品名 Medpor Titan）是含有内嵌于聚乙烯生物材料的钛合金网片，可制备成片状及预成型形状，材料保留了单纯 Medpor 材料的可修剪性及可塑性，同时由于钛网的存在增加了强度，并解决了单纯 Medpor 材料显影效果较差的缺点。相比单纯钛网材料，改善了单纯钛网较薄对眶容积缩小不足及修剪后的钛网边缘锋利植入困难的缺点。预成型 Medpor 钛外科种植体还可应用于内下壁联合骨折的整体整复（图 4-4）。

聚四氟乙烯（PTFE，商品名 Teflon）

聚四氟乙烯生理及化学性质稳定，可耐受高压蒸汽灭菌，易于塑形，生物相容性好，在医学领域应用广泛，如制作缝线、各种引流管和插管、人工血管、人工输尿管及修补室间隔缺损等。Teflon 曾作为眶壁骨折修复材料，然而随着多孔材料的发展，目前已较少应用。膨体聚四氟乙烯（ePTFE，商品名 Gore-Tex）是由聚四氟乙烯分散树脂经过特殊工艺制成，化学结构为被氟原子包裹的碳原子长链，理化性质极其稳定，有一定弹性及柔韧性，其微孔结构可让组织长入。ePTFE 可做成人工血管、各种补片及缝线，被广泛应用于血管外科、血管内介入、普通外科、心胸外科、口腔与整形外科。在整形外科领域可用作鼻成形、面瘫患者软组织悬吊、眶壁骨折修复等。有报道将片状膨体聚四氟乙烯用于上睑下垂患者行额肌悬吊术，其远期效果仍待进一步观察。

自膨胀水凝胶

自膨胀水凝胶又称渗透压依赖性自行膨胀眶内植入物，是一种高度亲水性的聚合物，成分为乙烯基吡咯烷酮和甲醇异丁烯酸（N-vinyl pyrrolidone and methylmethacrylate），该成分多用来制造角膜接触镜和人工晶体，组织相容性好。水凝胶依靠渗透压差吸收水分而膨胀，在干燥、脱水、收缩的状态下置入眶内或结膜囊内，数周内可以达到体积最大的状态（最初体积的 7~12 倍），其膨胀率在生产时就可以预先精确控制。Wiese KG 于 1999 年首次报道将自膨胀水凝胶用于先天性无眼球患儿扩张结膜囊及刺激眼眶发育，取得良好效果。2001 年自膨胀水凝胶获美国 FDA 认证，目前作为扩张材料已被广泛应用于整形外科、口腔科及眼整形科。目前所用产品为德国 Osmed 公司生产，眼科产品有半球形、球形及可注射植入的柱状体三种类型（图 4-5），用于扩张结膜囊及填充、扩张眼眶。其应用范围包括发育期的先天性无眼球/小眼球、儿童眼球摘除术后眼窝填充及成人眼球摘除术后综合征等。关于其在先天性小眼球及无眼球方面的应用见第三十一章先天性小眼球及无眼球。

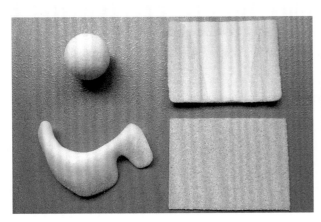

图 4-2　Medpor 材料

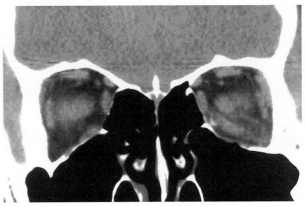

图 4-3　左侧眶下壁骨折术后 CT 显示植入的 Medpor 材料为低密度条状影

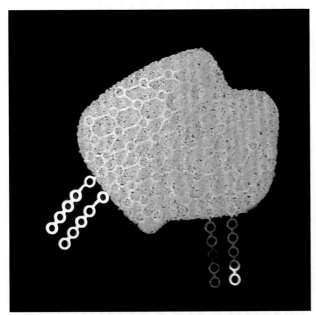

图 4-4　Medpor/钛复合材料

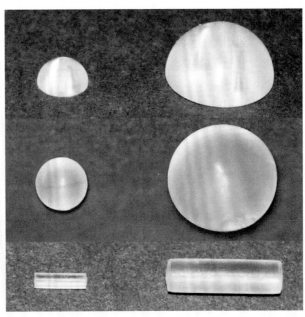

图 4-5　半球形、球形及柱状体自膨胀水凝胶(膨胀前后)

可降解型生物材料

可降解型生物材料也称可吸收生物材料。既往使用的修复材料主要是不可吸收材料,存在应力遮挡作用、腐蚀、二次取出等问题。为了克服不吸收材料的缺点,自20世纪六七十年代开始研究可吸收材料,这类材料常被用做暂时支架材料。可吸收材料在一定的时间内在体内逐渐降解成小分子化合物,由代谢排出体外。在降解过程中材料强度逐渐下降,应力转移到修复部位,达到完全为新生组织替代的目的。按来源可吸收生物材料分为合成型和天然生物型。

合成型可降解生物材料主要包括聚乳酸(polylacticacid,PLA)及其衍生物、聚对二氧环己酮(polydioxanone,PDS)、聚乙交酯(polyglycolicacid,PGA)等数十种。天然可降解型生物材料主要包括胶原蛋白、明胶、纤维蛋白、甲壳素和纤维素衍生物等,通过采用脱细胞基质技术制备出。

单一成分聚合物的生物特性往往难以满足临床需要,如聚左旋乳酸(poly L-lactide,PLLA)为疏水性不易降解,而PGA为亲水性易降解,将二者结合做成PLLA/PGA共聚物就可得到理想的强度和降解时间;而PLA的降解时间可通过改变PLA左旋和右旋的比例来调控。早期可降解型生物材料在降解时,可能出现不同程度的迟发性炎症反应。随着材料制备的组织工程技术的逐步提高,其炎症反应问题基本解决,近来国内外报道材料应用于眶骨折修复中炎症反应均不明显。

可降解型生物材料的优点在于先作为一种修复材料封闭眶腔,材料周围结缔组织长入形成一个纤维组织桥接,在逐渐降解吸收同时为骨组织生长替代,因此无需二次手术取出从而避免了相关的手术风险和医疗费用,不会影响青少年骨骼的生长发育。因此,可降解型生物材料在眼眶骨折尤其是儿童眼眶骨折中应用越来越多。但是,随着眶壁缺损面积的扩大,要求植入材料对眶内容物的支撑作用也随之增强。而可降解型生物材料随时间降解吸收,对眶内容物的支撑作用逐渐下降,难于承受一定的重力,修复较大面积的眶底缺损时,容易发生塌陷,引起继发性眼球内陷。因此国外许多学者认为可吸收材料可以用于眶壁重建,但不适用于比较大的眶壁缺损,尤其眶内下壁联合缺损。可吸收材料放射影像显影效果欠佳,与Medpor材料类似,在CT片上可显示出低密度影,可结合眼外肌等眶组织情况综合判断植入效果。优点是植入后对影像学诊断和放射治疗无影响。

目前北京同仁医院使用的可降解生物材料成分为85∶15(L-丙交酯-Co-乙交酯)的聚合物(图4-6),眶底板厚0.5mm。8周后眶底板能够保持初始弯曲强度的80%,大约12个月后植入物被完全吸收。使用过程中眶底板需先在水浴锅中加热变软,再进行弯制塑形,室温冷却后可迅速定型,塑形不满意可多次加热重新塑形。

陶瓷材料

陶瓷类材料包括生物活性陶瓷和生物惰性陶瓷。生物惰性陶瓷主要是指化学性能稳定、生物相容性好的陶瓷材料,如氧化铝、氧化锆等,这类陶瓷材料的结构都比较稳定,分子中的键合力较强,而且都具有较高的强度、耐磨性及化学稳定性。氧化铝生物陶瓷由于强度高,耐磨耐压,性质稳定,多被用作人工骨、关节等,20世纪90年代后期出现了多孔的氧化铝义眼台,于2000年获得美国FDA批准,目前在国内已有应用。生物活性陶瓷包括表面生物活性陶瓷和生物吸收性陶瓷,具有骨传导性,可诱导新骨生长,包括羟基磷灰石陶瓷、生物活性玻璃、磷酸三钙陶瓷等,眼整形美容外科常用的主要为人工合成及天然珊瑚材料的羟基磷灰石(hydroxyapatite,HA)。

自1975开始HA已广泛应用于临床,目前已能够制造出纯的多孔材料,多孔结构可使纤维结缔组织和新生血管长入孔隙中,并促进骨的矿化组织进入多孔结构中。人体骨组织中无机质的主要成分是羟基磷灰石结晶,由人工合成及由天然珊瑚制备的羟基磷灰石在化学组成、结构上与人体骨组织中的羟基磷灰石一致,植入人体后能通过新陈代谢途径置换出Ca、P,并且羟基通过氢键与人体组织键达到完美结合,有极好的生物相容性、骨传导性和骨结合的能力、不易发生排斥反应、不被机体吸收且无毒副作用。

　　研究证明多孔的羟基磷灰石材料允许纤维组织及骨组织长入，羟基磷灰石孔径大于 $100\mu m$，新生骨组织可长入，小于 $20\mu m$ 将会抑制，一般认为材料合适的孔径为 $90\sim500\mu m$，多孔羟基磷灰石材料可促进血管化和成骨细胞的黏附、增生、分化(图 4-7)。常用的是孔径为 $200\sim500\mu m$ 的珊瑚骨，具有类似骨的微孔结构，孔隙相互连通，有利于细胞与体液流动，有助于组织代谢。多孔羟基磷灰石义眼台矫治眼球摘除后的眼眶凹陷畸形，可有效改善外观，材料无排斥反应，已被广泛应用于临床(图 4-8，图 4-9)。

　　单纯羟基磷灰石材料的生物力学性能较差，其强度同松骨质相似，且缺乏弹性，质脆，易碎，故单纯的羟基磷灰石材料一般较少用于承受应力多的部位(如爆裂性眼眶骨折)，而多用于填充承受应力较少

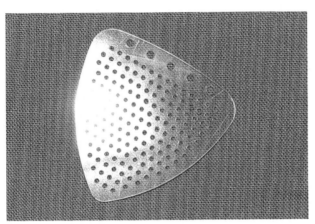

图 4-6　可吸收眶底板材料

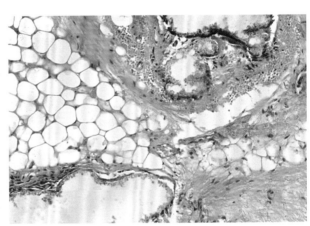

图 4-7　HA 植入兔眶内 12 周血管化图

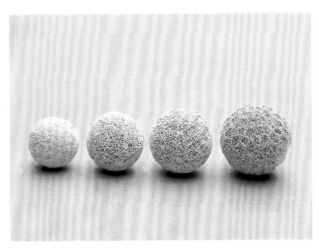

图 4-8　羟基磷灰石义眼台

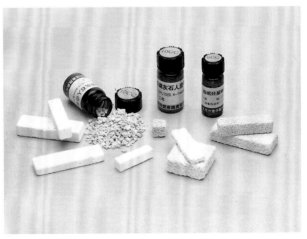

图 4-9　羟基磷灰石骨块和颗粒材料

的部位(如眶缘骨缺损)。羟基磷灰石/聚乙烯复合材料(HA/PE composite material),其作为类骨材料由 Bonfield 教授于 20 世纪 80 年代提出,羟基磷灰石/高密度聚乙烯复合材料于 1988 年开始被应用于临床作为眶底骨折植入物。研究表明,40% 体积的羟基磷灰石与聚乙烯制成的复合材料,可得到力学和生物学性能的最佳组合,其延展性在皮质骨范围内,断裂韧性优于骨。现在国内使用的羟基磷灰石/聚乙烯复合材料,其中层为高分子聚乙烯板,两侧喷涂为羟基磷灰石,有垂直的孔隙,其改善了单纯羟基磷灰石的生物力学性能及可塑形性较差的缺点,同时克服了单纯聚乙烯材料强度不足,影像显影欠佳的缺点,可应用于单纯眶内、下壁骨折修复,材料弯曲修剪后也可整体修复内下壁联合骨折,矫正眼球内陷效果良好(图 4-10)。

金属材料

20 世纪 20 年代后,不锈钢和其他耐腐蚀的合金及金属(钛)等被逐渐用于人体硬组织的替代。作为医用金属,必须满足对人体的适应性、耐腐蚀性、适当的机械强度、表面生物相容性 4 个最基本条件。常用的金属材料有不锈钢、钛和钛合金、Co-Cr 合金、镍钛形状记忆合金及一些贵金属材料。眼整形美容外科主要应用钛和钛合金材料。钛和钛合金具有以上特点且比重小,钛不但可与骨组织直接接触形成物理性结合,也可与骨组织产生化学性结合,钛合金是为了加强钛的强度而制成的,生物相容性不如钛,但比纯钛强度高。金属材料植入人体后,首先接触生物体的是材料表面,因此人体对生物材料的最初反应取决于材料的表面性质。现在可以通过各种改性和修饰技术,改变材料的表面性能,以从整体上提高金属材料的生物相容性,减少并发症,延长使用寿命。

自 20 世纪 90 年代开始,临床上开始应用钛网于眶壁骨折的修复。钛网具有磁性弱、强度高、可修剪、易塑形、固定方便及显影好的特点,术中可根据骨缺损形状大小修剪,用钛钉固定于眶缘,可以达到很好的解剖复位,在临床中的应用越来越多(图 4-11,图 4-12)。在计算机辅助下按照眼眶解剖结构制作的预成型钛网,不需术者在术中修剪塑形,避免了修剪后的钛网形成锋利边缘而导致的植入困难,还可减少对眶组织的切割损伤等并发症,修复更加准确,主要应用于大范围骨折尤其是内下壁联合骨折的修复(图 4-13)。钛网在修补骨折时方便可靠,但由于其厚度有限,在矫正眼眶骨折后眼眶容积的增加方面存在不足,往往造成眼球内陷不能完全矫正,对于严重的眼球内陷患者往往须联合其他材料共同修复(4-11)。

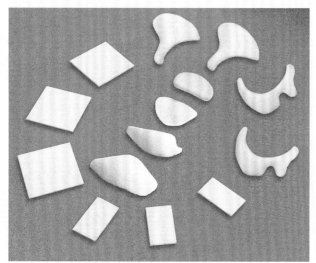

图 4-10　羟基磷灰石/聚乙烯复合材料

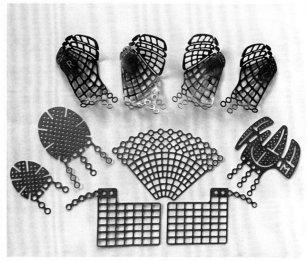

图 4-11　不同型号钛网材料

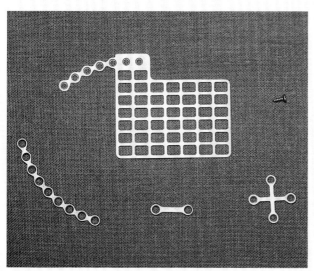

图 4-12　钛钉及微板材料

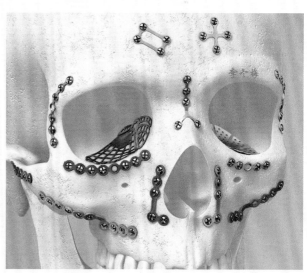

图 4-13　用于眶面部修复的钛金属材料

第三节　新型材料研究进展

近 20 年来,随着细胞、分子生物学的深入研究和生物工程材料科学以及生物技术的飞速发展,组织工程学的提出及应用,医用修复材料有望取得突破性的进展。

纳米材料

纳米技术是指在小于 100nm 的量度范围内对物质或结构进行制造的技术。当物质小于 $1 \sim 100$nm ($10^{-9} \sim 10^{-7}$m)时,由于其量子效应、物质的局域性及巨大的表面与界面效应,使物质的很多性能发生质变。现在应用的羟基磷灰石是微米级的,而人体骨内的羟基磷灰石是以 $65 \sim 80$nm 针状结晶体的形式存在。羟基磷灰石的生物学特性与颗粒大小密切相关,用纳米技术制成的羟基磷灰石材料可塑性好,韧性提高,能与人体骨骼组织形成化学键合实现植入材料在体内早期固定的目的,同时纳米材料具有很高的生物活性和成骨能力,并可产生降解反应,有望成为下一代骨修复材料。

由于自然骨是由纳米羟基磷灰石和聚合物组成的天然复合材料,制备综合性能优越生物仿生材料成为当今研究的热点。研究主要有两个方向:①纳米 HA 与天然生物材料胶原、壳聚糖和藻酸盐等复合;②纳米 HA 与人工合成聚合物的复合,如高密度聚乙烯丙烯酸甲酯、聚甲基、聚乳酸、聚酰胺、聚乙醇酸等。利用不同性质的材料复合而形成的复合生物材料,不仅可以兼具组分材料的性质,而且可以得到单组分材料不具备的新性能。动物实验表明材料复合后可提高聚合物的力学强度、降低纳米 HA 的脆性,而且具有良好的生物相容性和降解性(图 4-14,图 4-15)。

组织工程生物材料的研究应用

组织工程是应用生命科学与工程学的原理与技术,研究和开发用于修复、维护、促进人体各种组织或器官损伤后的功能和形态的生物替代物的一门新兴学科。基本原理和方法是将分离获得的正常组织细胞在体外扩增培养,种植于一种天然或人工合成的、并可被机体降解吸收的生物材料(细胞外基质)中,然后将细胞—生物材料植入人体组织器官病损部位,在生物材料逐步降解吸收的同时,种植的细胞不断增殖、分化,形成新的组织,达到形态、结构及功能与原组织一致的组织器官的永久性置换及替代。现在组织工程在骨及软骨组织、肌组织、周围神经组织、皮肤及实质器官等方面研究均取得了明显的进展。

应用组织工程技术构建组织工程骨是骨替代材料研究的方向,种子细胞、支架材料和生物因子是构建组织工程骨的三大环节。支架材料作为细胞、药物、基因或蛋白等生物因子的载体,形式上主要有典型的三维立体多孔聚合物、纳米纤维聚合物、热敏溶-凝胶过渡凝胶、多孔微球等,材质包括天然高分子材料(如藻朊酸盐,胶原蛋白,动物明胶)、合成高分子材料(如聚乙烯醇,聚乙醇酸交酯)、生物陶瓷(如纳米羟基磷灰石,磷酸三钙)、经特殊处理的异种骨等。支架材料作为种子细胞外基质的替代物要求具有良好的生物相容性、骨传导性、可降解性、三维立体多孔结构以及一定的机械强度,其作用主要是为组织细胞的修复活动提供适宜的微环境抵挡来自周围组织的压力,用于承重部位暂时行使部分功能等。在组织工程骨研究中目前常采用干细胞作为种子细胞。骨髓基质干细胞是最常用的细胞,其异质性小,成骨分化能力强,但其增生有限;脂肪干细胞获取容易,患者痛苦小,诱导方法简单,但诱导效率有待进一步提高。另有研究采用脐带间充质干细胞和脐带血间充质干细胞均具有良好的成骨效果。在构建组织工程骨的过程中一些与骨组织修复有关的生长因子和细胞因子被载入修复材料,如骨形态发生蛋白(BMP)、血管内皮生长因子(VEGF)、成纤维细胞生长因子(FGF)、转化生长因子-β(TGF-β)、血小板衍生生长因子(PDGF)、骨衍生性因子(BDGF)等。其中 BMP 是一种疏水多肽因子,广泛存在于脊椎动物的骨组织中,其主要生物学效应是诱导未分化的间充质细胞分化形成软骨和骨。随着对 BMP 的分子生物学特性研究的深入,已克隆出数十种 BMP 的基因。

支架材料-种子细胞/生长因子复合物是组织工程骨构建的基本形式,通过支架材料与细胞或/和生长因子的复合构建得到基础形式的组织工程骨,在此基础上组织工程骨经历了从单种支架材料-单种细胞/因子到多种材质复合支架-多种细胞/因子的发展过程。

基因工程与组织工程的结合

生长因子在创伤修复的过程中起着重要的作用,但由于外源生长因子存在来源有限、生物活性较低、半衰期短、所需浓度较高和不易反复加入等缺点,影响了其生物学效应的发挥。近年来探索将基因治疗与组织工程技术相结合,除了可以将天然生长因子进行分离、纯化外,将生长因子基因转入缺损部位附近组织内或直接导入组织工程种子细胞内,通过表达内源性生长因子,以自分泌和旁分泌方式有效而稳定地作用于自身和周围细胞,其表达产物活性更高,调控细胞分化增殖更有效,其结果势必加速组织再生,最终完成组织缺损的修复与重建。

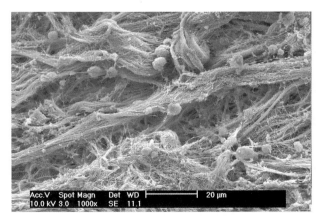

图4-14　纳米羟基磷灰石材料孔隙内胶原纤维

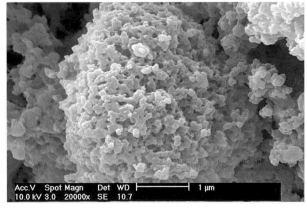

图4-15　纳米羟基磷灰石扫描电镜图

（周　军　侯志嘉）

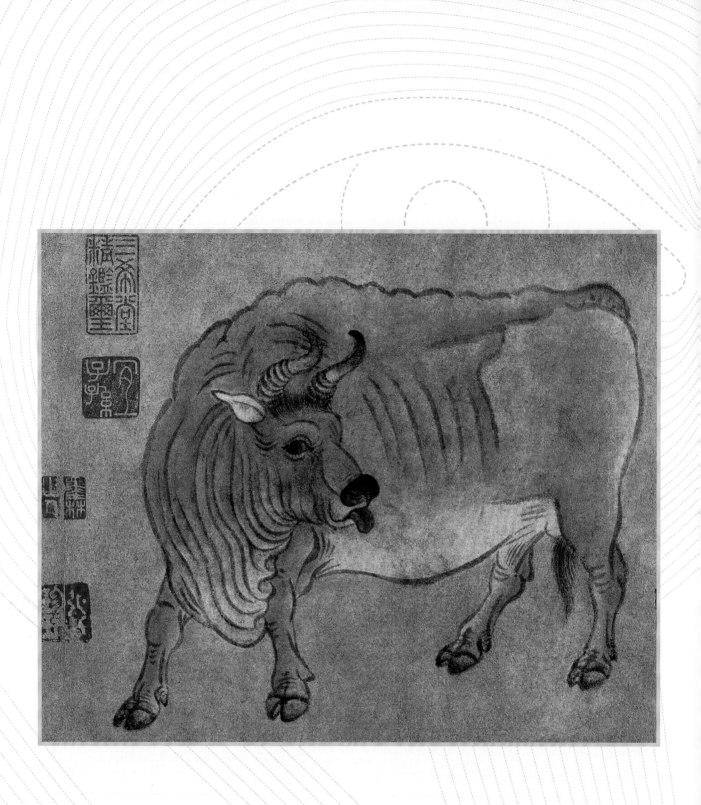

第二篇　眼睑、眉

第五章　眼睑的临床解剖

恢恢乎其于游刃必有余地矣……——庄子《内篇·养生主》

在庄子·养生主中,庖丁为文惠君解牛:其动作合于桑林之舞,乃中经首之会。而庖丁对其技艺告曰:"臣之所好者道也,进乎技矣。……依乎天理,批大郤,道大窾,因其固然。……彼节者有间,而刀刃者无厚;以无厚入有间,恢恢乎其于游刃必有余地矣……。"文惠君曰:吾闻庖丁之言,得养生焉!

每读庖丁解牛之篇,何止于养生而为养心矣。从我们进入医学院的第一年即开始学习人体解剖学,人体之微妙精致使我们每一名医学生叹为观止。虽不能把我们的外科手术与解牛相提并论,但却有着共通之处吧。

真正熟谙眼睛各部位解剖,如果我们的每一步操作都能"依乎天理,因其固然",则必可达到"恢恢乎其于游刃必有余地矣"之境界,那么我们的手术则成为一场表演,亦为一个漂亮的行为艺术。

第一节　眼睑的一般结构

眼睑

眼睑分为上睑和下睑,它是眼球的保护屏障,能避免外来损伤,阻挡光线和灰尘,润泽清洁角膜。眼睑疾病使其对眼球的保护功能受损。眼睑的解剖关系是眼睑疾病诊断和眼睑手术的重点,其与临床密不可分。

眼睑是两片能活动的皮肤皱襞,是眼球的保护屏障,并帮助调节进入眼内的强光免受其刺激。平常眼睑是睁开状态,只在瞬目及睡眠时眼睑才闭合。

眼睑的界限:上睑上缘以眉为界,可与额部皮肤清晰分开,下睑下缘延伸于面颊部皮肤,无明显分界,相当于下眶缘处可有两条皱襞,鼻颧皱襞及颧骨皱襞。此二条皱襞可作为眼睑疏松组织和颊部致密组织的分界(图 5-1)。

睑裂

开睑时,上下睑缘之间的裂隙称为睑裂(图 5-2)。

内、外眦

为上下眼睑内外接合处。内眦和外眦在相应内外接合处成角。外眦角略锐,平均 30°~40°,外眦位于眶外缘内侧 5~7mm,距颧额缝约 10mm。内眦角略圆钝(图 5-2)。

正常成人睑裂高度指睁眼原位注视时,上、下睑缘中点间的距离,男性平均数为 7.66mm,女性平均为 7.44mm,总平均为 7.54mm。睑裂长度指从内眦到外眦的距离,正常成人水平睑裂长度男性平均为 28.33mm,女性平均为 27.14mm,总平均约为 27.88mm。双内眦间距平均为 33.29mm,双外眦间距平均为 88.34mm(图 5-2)。

睑裂形状一般内侧较外侧宽,大部分人的睑裂呈水平状态,但也有例外者。内眦部低于外眦部即向外上倾斜者约占 13.23%,内眦部高于外眦部者约占 4.71%。

内眦与眼球之间隔以泪湖,泪湖的鼻侧可见一个椭圆形的肉样隆起称为泪阜(图 5-3)。泪阜为一块变态的皮肤组织,其中含有变态的汗腺和皮脂腺,腺体开口于泪阜表面细毛的毛囊。泪阜外侧一红色的半月形皱襞,称为结膜半月皱襞,相当于低等动物第三眼睑,是退化组织(图 5-3)。

原位注视时:儿童上睑缘位于角膜上缘,成人较之略低 1~2mm;下睑缘位于 6 点位角膜缘。上眼睑轻微弯曲,最高点位于瞳孔鼻侧。下眼睑的最低点在瞳孔稍颞侧(图 5-4)。

睑缘

为上、下睑的游离缘,即皮肤和睑结膜交接处。上下睑缘约 2mm 厚,有前后两唇,前唇钝圆,后唇呈直角,紧贴眼球,有利于泪液在眼球表面正常流动进入泪道。前后两缘之间称为缘间部,其间有一浅灰色线称为灰线,此线将眼睑劈分为一个由皮肤和眼轮匝肌构成的前层和由睑板和结膜构成的后层(图 5-5)。

睫毛

正常睫毛于上、下睑的前唇长出,为 2~3 排粗硬短毛,上睑约 100~150 根,长约 8~10mm,向正前方注视时角度约为 110°~130°。下睑睫毛约 50~70 根,长约 6~8mm,正前方注视时角度约为 100°~120°(图 5-2)。

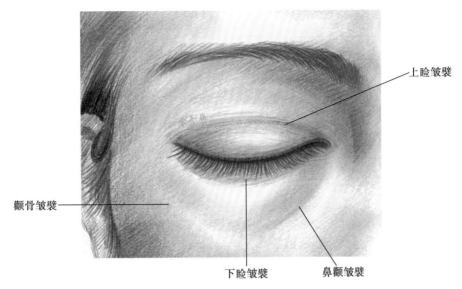

图 5-1　眼睑局部皮肤解剖(可见上睑皱襞和下睑皱襞、鼻颧皱襞及颧骨皱襞)

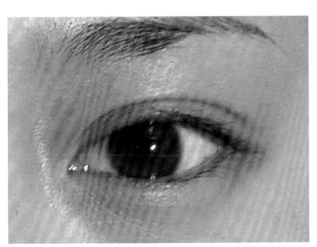

图 5-2　显示睑裂及内外眦角形态

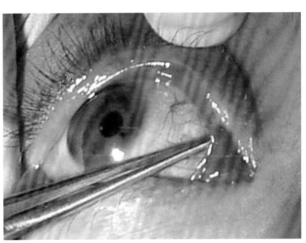

图 5-3　结膜半月皱襞及泪阜(图中镊子所示为结膜半月皱襞)

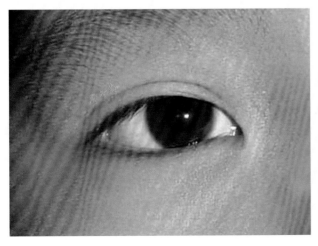

图 5-4　儿童眼睑状态

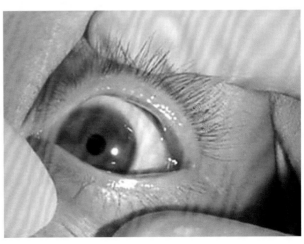

图 5-5　显示上下睑缘及灰线(睑缘中央浅灰色发亮的线即为灰线)

第二节　眼睑的组织结构

眼睑由前向后分为七层:皮肤、皮下组织层、肌层(眼轮匝肌、提上睑肌和 Müller 肌)、纤维层(睑板和眶隔)、睑结膜。

皮肤

眼睑皮肤是全身皮肤中最薄的部位,厚度约 1mm。眼睑富有弹性且仅含有相当少的脂肪组织。随着每一次瞬目,眼睑肌肉收缩和舒张。此运动使得眼窝旁的皮肤形成一些自然动态的局部解剖标志。

下眼睑有三条标志线:下睑皱襞、颧骨皱襞、鼻颧皱襞。下睑皱襞和上睑皱襞比较不明显,与下睑板下缘相对应。鼻颧皱襞位于下睑皱襞内侧面下方。颧骨皱襞起自外眦外下方,向内下方延伸至下睑缘中央下方 15mm 处与鼻颧皱襞相接(图 5-1)。

上睑沟是上睑皱襞与上眶缘之间的区域。随着年龄的增长或在摘除眼球后,由于缺乏软组织支撑,上睑沟凹陷明显(图 5-6)。当眶脂肪突出时上睑沟凸出。

开睑时(提上睑肌收缩之际),与睑板上缘相对应处眼睑有一显著的水平线,即上睑皱襞(重睑,俗称双眼皮,图 5-2)。在亚洲人中,上睑皱襞可以缺如(单睑,俗称单眼皮,图 5-7)。

Langer 线位于上下眼睑和内外眦区域,由真皮网状层中的胶原纤维、网状纤维和弹性纤维所形成(图 5-8)。眼睑手术切口多选择在此线上切开而减轻瘢痕。

皮下组织

由疏松结缔组织构成,不含或含有少量的脂肪。临床上,水肿易聚集在疏松的眶前和眶隔前皮肤下。

眼轮匝肌

眼轮匝肌是一薄层横椭圆形、围绕睑裂向心分布的肌肉纤维,覆盖眼睑和眶周区域。肌肉与下面的睑外侧缝、内眦区、上下眼睑缩肌附着处、眶上嵴、鼻眶沟和颧骨皱襞紧密粘连。分为眶部轮匝肌、眶隔前轮匝肌和睑板前轮匝肌(图 5-9,图 5-10)。

眶部轮匝肌较宽大,深部起于内侧眶缘,浅部起于内眦韧带。一部分向上延伸至眉弓,与额肌和皱眉肌交错。在内侧,肌肉从眶上切迹弧形延伸跨过鼻侧,向下到达眶下孔,继续沿眶下缘走行,外侧延伸到颞肌。功能上,眶部轮匝肌在眼睑随意闭合(瞬目)和主动闭合中有着重要的作用。

眶隔前轮匝肌覆盖眶隔。浅头起于内眦韧带前缘,深头起于泪囊隔膜,二者之间是一层向上与眉弓脂肪垫相连续的纤维脂肪层。功能上,眶隔前轮匝肌使眼睑随意闭合(瞬目)和不随意闭合(眨眼)。

睑板前轮匝肌浅头起于内眦韧带前支和泪前嵴,在睑板前环形向外侧走行,止于睑外侧水平缝。深头(Horner 睑板张肌)起于泪后嵴上部 2/3,内侧附着处在上下眼睑睑板上。功能上,睑板前轮匝肌收缩向内向后拉动眼睑,使睑缘贴近眼球表面。另外,它在泪囊隔膜外侧的收缩在泪囊中产生一个负压使得泪液从泪小管流入泪囊。

Horner 肌和 Jones 肌对正常的泪囊泵功能是重要的。内侧后方的深层纤维对正常眼睑眼球的相对位置至关重要。在外侧,眶部和眶隔前轮匝肌纤维在颧骨上混合形成睑外侧缝。睑板前轮匝肌的深层纤维则加入外眦韧带上下脚,附着在外眶缘后 3~4mm 的 Whitnall 结节上。

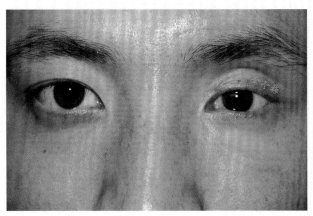

图 5-6　眼球摘除术后上睑沟凹陷

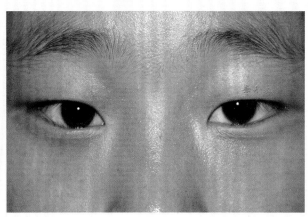

图 5-7　儿童单睑

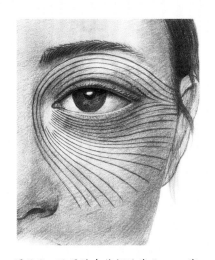

图 5-8　眼周的自然褶皱线-Langer 线

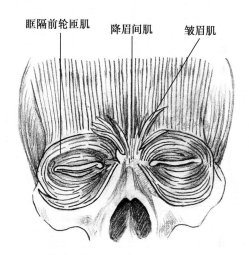

眶隔前轮匝肌　降眉间肌　皱眉肌

图 5-9　显示眼轮匝肌走行

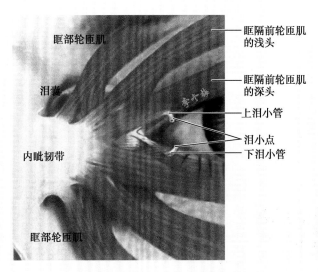

眶部轮匝肌

泪囊

内眦韧带

眶部轮匝肌

眶隔前轮匝肌的浅头

眶隔前轮匝肌的深头

上泪小管

泪小点

下泪小管

图 5-10　眼轮匝肌的深浅两个起点示意图

眼睑缩肌

每一个眼睑都有两条张开睑裂的缩肌。上睑有动眼神经支配的提上睑肌和交感神经支配的 Müller 肌。下睑有睑筋膜囊和交感神经支配的下睑板肌。

上睑缩肌

上睑主要的缩肌是提上睑肌,由横纹肌构成。提上睑肌起自眶尖肌肉总腱环之上方,于眶顶和上直肌之间沿眶上壁向前行走,于上眶缘水平处逐渐呈扇形散开,形成提上睑肌腱膜,附于睑板上缘,其扩张部延伸到睑板中 1/3 或下 1/3 交界处。肌肉全长约 50～55mm,腱膜长 20～22mm。于上眶缘处,于眼球水平,提上睑肌扇形分散成腱膜前,肌肉表面的筋膜增厚形成灰白色的"Whitnall 韧带",即节制韧带,其对提上睑肌收缩有一定的限制作用,距上睑板约 10～15mm,宽约 5mm。节制韧带内侧,止于滑车及其后的眶骨,外侧,穿过泪腺止于外侧眶缘(图 5-11～图 5-15)。

提上睑肌腱膜中央止于睑板上缘,两侧内角向鼻侧扩展的部分止于后泪嵴,与内眦韧带相连续。外角为颞侧扩展的部分,止于眶上侧缘的颧结节,将眶部泪腺分成深浅两部分。提上睑肌运动由动眼神经(第 Ⅲ 脑神经)上支支配,此神经于距其起点 10mm 处进入提上睑肌下表面。提上睑肌正常运动幅度为 14～15mm。

Müller 肌

起始于提上睑肌下表面的平滑肌,位于节制韧带水平下方,附着于睑板上缘。长约 12mm,宽约 15mm,上方肌与结膜松散附着,但在近睑板处附着紧密(图 5-16)。Müller 肌由交感神经支配。临床上,增加交感神经刺激,如在 Graves 病中所见,是引起甲状腺性眼睑退缩的一个因素(图 5-17)。Müller 肌的运动幅度为 2mm 左右。

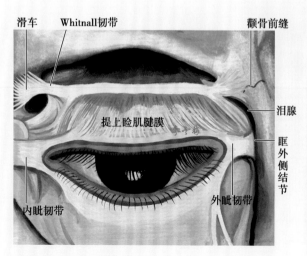

图 5-11 提上睑肌解剖图

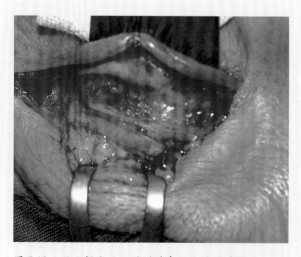

图 5-12 显示提上睑肌腱膜前表面及腱膜前脂肪

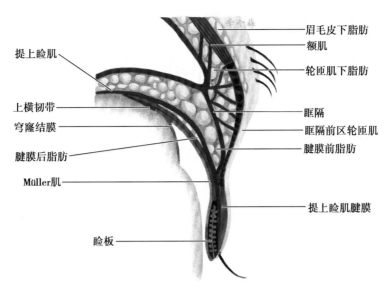

眉毛皮下脂肪
额肌
轮匝肌下脂肪

提上睑肌

上横韧带
穹窿结膜
腱膜后脂肪

Müller肌

睑板

眶隔
眶隔前区轮匝肌
腱膜前脂肪

提上睑肌腱膜

图 5-13 上睑截面图(显示 Müller 肌与提上睑肌的关系)

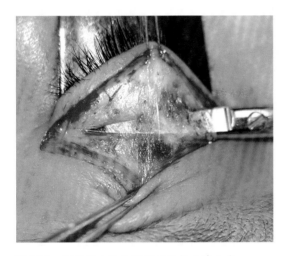

图 5-14 显示提上睑肌腱膜从睑板上缘分离

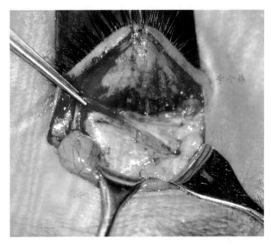

图 5-15 打开多层眶隔,暴露提上睑肌腱膜前表面及节制韧带

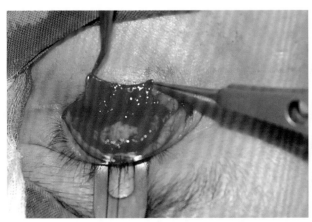

图 5-16 显示 Müller 肌(图中为上睑退缩矫正手术中行 Müller 肌切除术)

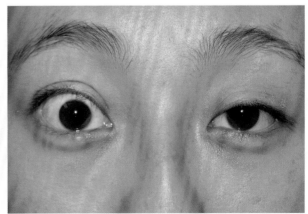

图 5-17 Graves 眼病上睑退缩

下睑缩肌

下直肌于眼球后方发出的纤维性伸展部称为下直肌的睑囊头。它包绕下斜肌,外面部分称为睑筋膜囊,相应的内面含有平滑肌的部分称为下睑板肌。这两层在下斜肌前混合形成一致密的纤维结构,称为眼球的 lockwood 悬韧带。睑筋膜囊的外层纤维与下眶隔内纤维在下睑板下 4~5mm 处混合,共同形成一单层结构前行附着在下睑板下缘(图 5-18)。

发育不完善不连续的下睑板肌由平滑肌束所构成,这些平滑肌束由于邻近下睑板而纤维化。下睑板肌与睑筋膜囊的粘连较下睑板肌与结膜的粘连更紧密,因此,睑筋膜囊和下睑板肌被归为一类命名为下睑缩肌(图 5-18)。下睑缩肌在下睑手术中作为一个解剖单元进行处理。

下睑板肌由交感神经支配。Horner 综合征中,张力缺乏的肌肉可以允许下睑最大抬起 1mm。在甲状腺相关眼病中,下睑可以由于交感神经紧张性增加而退缩。

纤维层

分为睑板和眶隔。

睑板

睑板由对眼睑提供结构支撑的增厚致密纤维结缔组织、丰富的弹力纤维和大量睑板腺组成,上下睑各一块,是眼睑的支架,其保持眼睑的形状和坚韧度。睑板两端与内、外眦韧带相连,固定于眶缘骨膜上(图 5-19)。

上睑板

上睑板较宽大,中央部男性高 7~9mm,女性高 6~8mm,水平宽约 29mm,厚约 1mm,睑板向内外侧逐渐变细。近睑缘的边缘平坦,远离睑缘的边缘弯曲,其弧度恰好与眼球表面弧度相适应。每一个上睑板中有 30~40 条垂直走向的 Meibomian 腺(图 5-20)。这些腺体分泌泪膜的外脂层。Meibomian 腺的开口刚好位于黏膜皮肤连接处前方的睑缘处。

下睑板

下睑板高 3~5mm,水平长 25~30mm。分别向内外侧逐渐变细。每一下睑板中有 20~30 条垂直走向的 Meibomian 腺。这些 Meibomian 腺的开口位于下睑黏膜皮肤连接处的前方。

睑板跨过连接眼球的眶前开口。闭眼时,下睑较上睑覆盖眼球表面的区域略小。睑板的后表面由结膜覆盖。

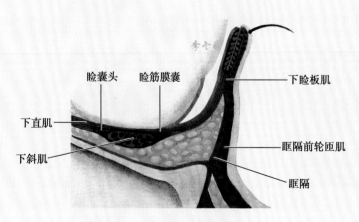

图 5-18 下睑解剖图(可见下睑缩肌的解剖关系)

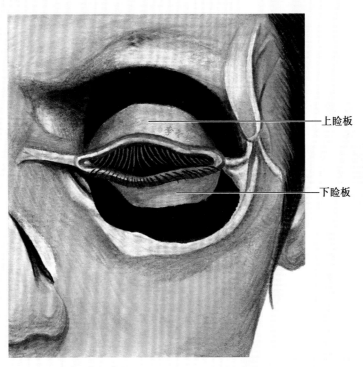

图 5-19　显示上下睑板

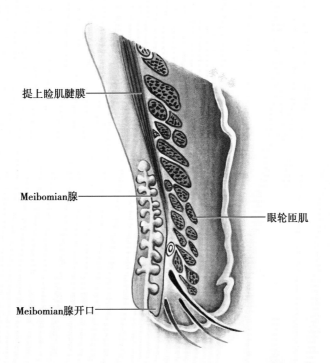

图 5-20　Meibomian 腺(图中见上睑板中垂直走向的 Meibomian 腺)

眶隔

上睑眶隔

上睑眶隔是薄而富于弹性的纤维结缔组织多层结构(图5-21),在眶缘与眶骨骨膜相连续,上睑眶隔部分与提上睑肌腱膜融合,外侧与外眦韧带和眼轮匝肌部分纤维融合,内侧覆盖泪前嵴。

上睑眶隔和提上睑肌腱膜在上睑板上缘上方2~5mm处汇合。在外侧眶缘弓处最厚,在下睑内侧最薄。后眶隔层被附着在泪后嵴的睑板前区轮匝肌向后牵拉,前眶隔纤维跨过泪囊窝,与泪囊筋膜粘连,到达泪前嵴。临床上,此区域眶隔脆弱可引起内上眼睑突出,在老年人中可以见到,是由于内侧脂肪垫通过脆弱的眶膈疝出所致(图5-22)。

下睑眶隔

下睑眶隔较薄,从下眶缘发出,由骨膜和眶骨骨膜缩合而成。内侧被睑板前轮匝肌(Horner肌)向后牵拉,附着在泪后嵴。外侧被轮匝肌的附着点向深部牵拉。

上下睑眶隔由许多进出眼眶的血管和神经穿过。它形成眶隔前结构和眼眶结构之间的解剖屏障。眶隔前部的感染过程较那些眶隔后的感染预后要好。

脂肪垫

眼眶及眼附属器内的脂肪是眼球运动的保护性缓冲垫(图5-23)。

上睑脂肪垫

上睑有两个脂肪垫:由滑车分隔开较大的中央和较小的内侧两个脂肪垫,内侧脂肪垫较中央含有更多的纤维略呈白色,中央脂肪垫由于含有较少的纤维组织略呈黄色(图5-24)。内侧脂肪垫由于眼睑血管弓匍行穿过脂肪垫,因而含有较多的血管。在眼睑美容术中切除内侧脂肪垫时要特别注意止血。

下睑脂肪垫

下睑有三个脂肪垫,即内侧脂肪垫、中央脂肪垫及颞侧脂肪垫(图5-25)。

下睑脂肪垫与深部的眼眶外周脂肪直接相连。临床上,在下睑手术中过多牵拉可以传至眶深部,导致术中术后的眼眶出血。经结膜入路的下睑成形手术中,内侧脂肪垫不易脱垂,牵拉时应注意避开刚好起源于骨性鼻泪管外侧的下斜肌(图5-23)。

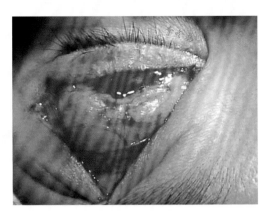

图 5-21　上睑眶隔（可见薄的纤维结缔组织隔膜，表面有细小血管）

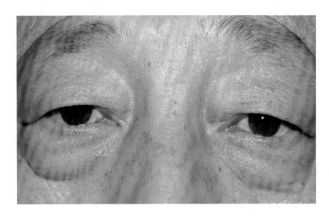

图 5-22　眶隔松弛后上下睑眶隔内脂肪膨隆（可见上下睑袋）

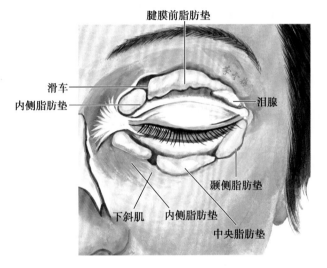

腱膜前脂肪垫

滑车

内侧脂肪垫

泪腺

颞侧脂肪垫

下斜肌　内侧脂肪垫

中央脂肪垫

图 5-23　眼睑脂肪垫示意图

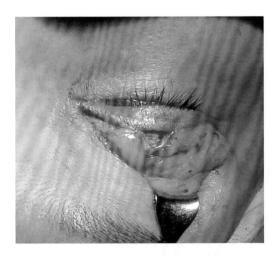

图 5-24　上睑脂肪垫（可见上睑两个脂肪垫）

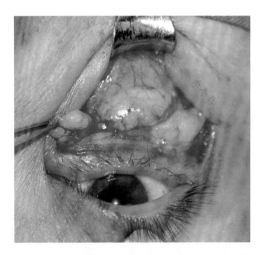

图 5-25　下睑脂肪垫（下睑袋术中打开下眶隔可见下睑三个脂肪垫）

第三节 眼睑的悬吊系统

Whitnall 韧带-上横韧带或节制韧带

Whitnall 上横韧带有三个功能：上睑主要的悬韧带；提上睑肌复合体的节制韧带；对上穹窿结膜提供悬吊作用（图 5-26）。

Whitnall 上横韧带的悬吊功能和支点作用由眼球的弧度协助完成，眼球的弧度对提上睑肌提供支点和支撑作用。Whitnall 上横韧带从内侧的滑车眶骨膜延伸到外侧的颧骨前缝。在这里，它与 Whitnall 结节附着薄弱，Whitnall 韧带最显著的外侧附着在颧骨前缝。在睑板上缘上 15～20mm 可发现 Whitnall 上横韧带，在此处提上睑肌增厚形成一个白色、光滑、有光泽的结构。临床上，这是上睑下垂手术遇到的重要结构。

Lockwood 韧带

下睑的 Lockwood 韧带较上睑的 Whitnall 韧带发育不完全。它像是眼球的吊床，而且还是下结膜穹窿的固定点。由增厚的 Tenon 氏囊、肌内隔、节制韧带、发自下直肌鞘的纤维和下睑缩肌所构成。内外侧分别与内外眦韧带相连。

临床上，在外眦切开或眼睑松解手术中需将外眦韧带的下支和上支从睑板上分离开（图 5-27）。

内眦韧带

内眦韧带又称为内眦腱，支撑眼睑和协助泪泵功能。内眦韧带有两个组成部分，前支和后支。前支为宽的纤维结构，附着眼睑于上颌骨前突和泪前嵴上，抬高睑板前轮匝肌浅端（图 5-28）。内眦韧带后支附着在泪后嵴和泪囊筋膜上。后支较前支薄弱，但与睑板前轮匝肌和眶隔前轮匝肌深头一起矢量力向后牵拉眼睑内侧部分，对维持眼睑与眼球良好内侧相对位置是必需的，外伤等导致内眦韧带撕脱可使内眦部移位、变形（图 5-29）。

第四节 睑 结 膜

睑缘部

为皮肤与结膜的移行部分（图 5-5），起自睑缘后缘，睑缘后缘向后 3mm 处为睑板下沟（图 5-30），此沟内易存留异物。

睑板部

睑板部结膜薄而透明，睑板部结膜与其下的睑板紧密连接（图 5-31）。

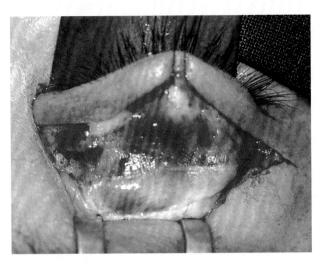

图 5-26　Whitnall 上横韧带

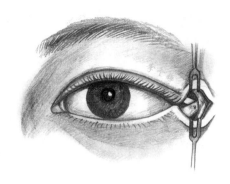

图 5-27　外眦韧带上下支示意图

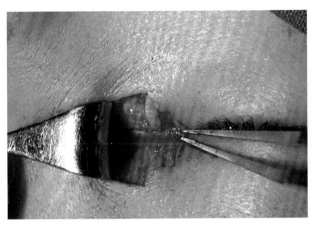

图 5-28　显示内眦韧带(睑裂开大术中拟行内眦韧带折叠)

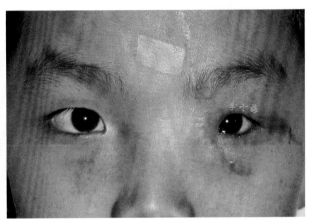

图 5-29　远内眦畸形(患者,12 岁,外伤致内眦韧带撕脱,内眦向颞侧移位)

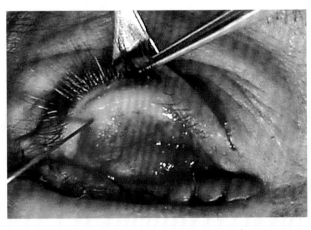

图 5-30　显示睑板下沟位置(此图为睑内翻矫正术中拟行睑板下沟切断)

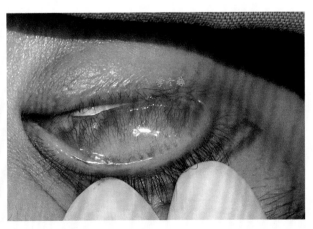

图 5-31　显示睑板部结膜

第五节　眼睑的血管、淋巴和神经

动脉系统

眼睑主要由颈内动脉和颈外动脉吻合的血液供应。颈内动脉的一条分支-眼动脉,在眶尖部位于视神经外侧,发出四条分支穿过眶隔供应上睑,为:泪腺动脉;眶上动脉;额动脉;鼻背动脉。泪腺动脉终止于睑外侧动脉,供应泪腺、结膜和上睑外侧面。眶上动脉穿过眶上孔供应上睑、头皮、前额、提上睑肌。额动脉随滑车上神经供应额中部皮肤。鼻背动脉终末于睑内侧动脉,供应鼻梁皮肤和泪囊(图5-32)。

睑内、外侧动脉在上睑内形成两个动脉弓-睑缘动脉弓和周围动脉弓。睑缘动脉弓位于距睑缘2～3mm的睑板前面,周围动脉弓平行于睑板上缘上方,在提上睑肌后方和Müller肌的前方。下睑周围动脉弓有时缺如。

颈外动脉发出三个分支供应眼睑(图5-33),分别为:①面动脉;②颞浅动脉;③眶下动脉。面动脉通过下颌上行至内眦部形成内眦动脉,与眼动脉的鼻背支吻合,供应内眦、泪囊与附近的下睑。颞浅动脉(图5-34)是颈外动脉的终末支,位于颞浅筋膜内,分出三支供应眼睑:①额支,向上越过颞部供应额肌和眼轮匝肌,与泪腺动脉和眶上动脉吻合;②颞眶支,沿额突上缘走行,供应上睑和前眶区;③面横支,在额突下方走行,供应颧骨区域和下睑外侧。眶下动脉出眶下孔后分布于下睑、泪囊。

静脉系统

分为深、浅两个系统,深层静脉系统由眼上静脉和眼下静脉构成,位于睑板之后,眶部回流于海绵窦;面深部回流入海绵窦和面深部静脉内,最后汇入内眦静脉。内眦静脉距内眦角8mm处,由额静脉和眶上静脉汇合而成,从面部下行成为面前静脉,过下颌,汇合下颌后静脉(面后静脉)的前支,形成面总静脉,最后注入颈内静脉(图5-35)。浅层静脉系统由内眦静脉、面静脉和颞浅静脉构成(图5-36)。

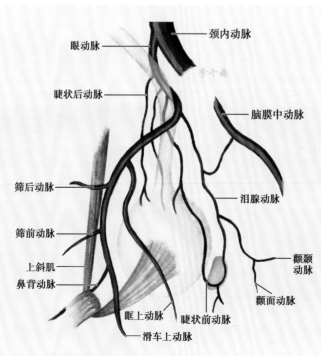

图5-32　眼睑深层动脉系统

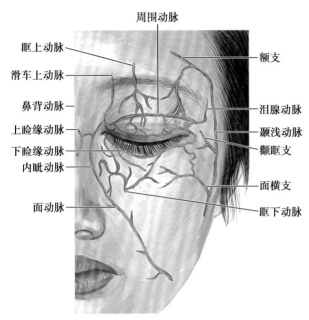

图 5-33　眼睑浅层动脉系统

周围动脉

眶上动脉

滑车上动脉

鼻背动脉

上睑缘动脉

下睑缘动脉

内眦动脉

面动脉

额支

泪腺动脉

颞浅动脉

颧眶支

面横支

眶下动脉

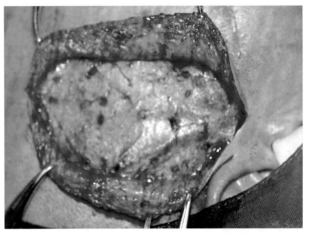

图 5-34　显示颞浅动脉及颞浅静脉（行颞浅动脉岛状皮瓣移植术中显露颞浅动脉及平行静脉）

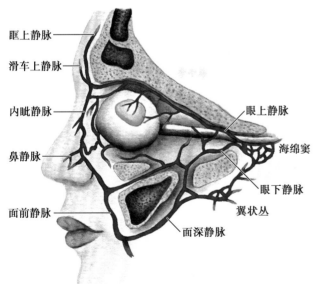

图 5-35　眼睑深层静脉系统

眶上静脉

滑车上静脉

内眦静脉

鼻静脉

面前静脉

眼上静脉

海绵窦

眼下静脉

翼状丛

面深静脉

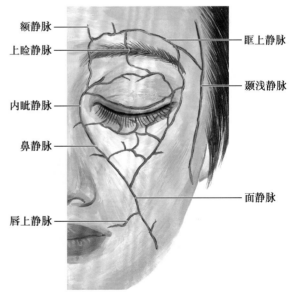

图 5-36　眼睑浅层静脉系统

额静脉

上睑静脉

内眦静脉

鼻静脉

唇上静脉

眶上静脉

颞浅静脉

面静脉

眼睑的淋巴系统

分为深、浅两个系统。上睑大部分、下睑外三分之一和外眦部淋巴回流入耳前和腮腺深部淋巴结，最后汇入颈内静脉附近的颈深淋巴结。上睑的内侧、内眦、下睑内三分之二和结膜的淋巴经内眦静脉和面静脉引流入下颌下淋巴结，最终汇入颈内静脉（图 5-37）。

眼睑的神经

眼睑的神经分为：运动神经：面神经和动眼神经。感觉神经（图 5-38）：三叉神经的第 1 支和第 2 支及交感神经。

面神经：分支较深，其颞支位于眶外上方，沿眶上缘走行，支配部分眶轮匝肌、皱眉肌和额肌。颧支沿颧突下缘走行，支配眼轮匝肌下部（图 5-39）。

动眼神经：从大脑脚内侧中脑底发出，经眶上裂入眶前分成上下两支，上支在 Zinn 环前走行 15mm，支配上直肌，于上直肌内侧走行，继续支配提上睑肌。其下支在视神经下方走行，向内直肌和下直肌发出分支。

三叉神经：有三个分支：①眼神经；②上颌神经；③下颌神经。眼神经又分出泪腺神经、眶上神经、滑车上下神经，上颌神经分出眶下神经、颧面神经和颧颞神经。上睑主要由眶上神经支配，下睑主要由眶下神经支配。神经的主支走行于眼轮匝肌和睑板间，向前分支达皮肤，向后分支至结膜与睑板。

交感神经：为颈交感神经的分支，分布于血管及肌、皮肤的各种腺体。

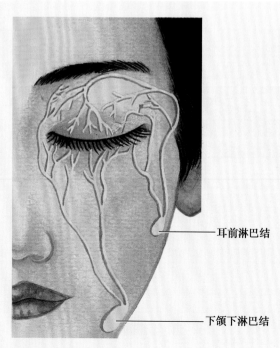

耳前淋巴结

下颌下淋巴结

图 5-37　眼睑淋巴系统

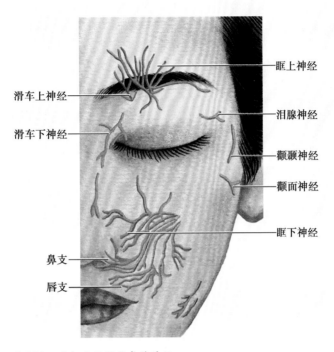

图 5-38 面部及眼周的感觉神经

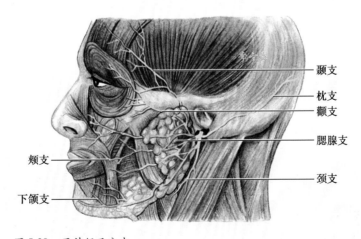

图 5-39 面神经及分支

（李冬梅）

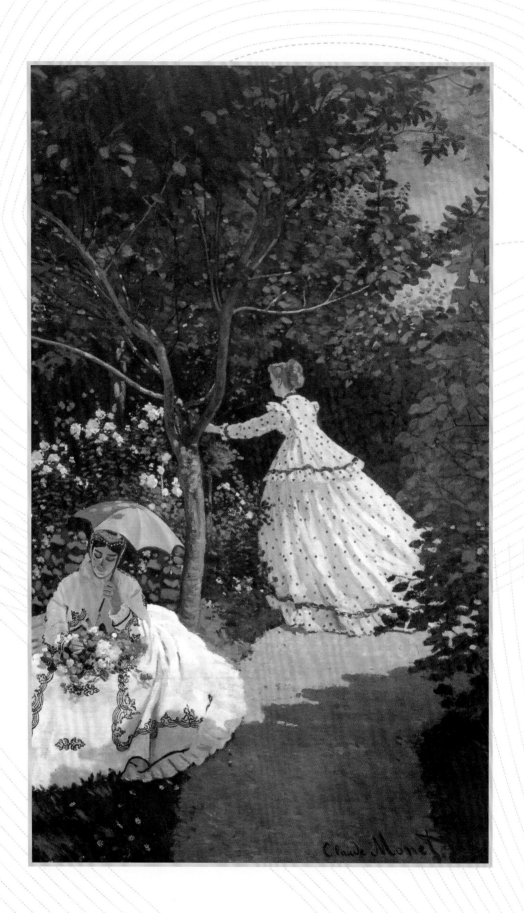

第六章　美容性重睑成形术

美是一种意境,是一种感悟——康德

和谐统一为美,却又有不对称美之谓,因此对美的理解确实是因人的意境而变化。眼部有一定的美学基准,生活中的人不可能都恰好符合于"三庭五眼",而真正的重睑成形手术设计亦不可能完全依据此基准而定,重睑成形设计中更多考虑的是人本身因素——受术者整个面部特征、职业、年龄等。

王安石《明妃曲》:"意态由来画不成,当时枉杀毛延寿。"美人的意态确实是难以画出,东施效颦西施尚且失败,作为眼整形医生更无法做到完全的东施效颦,因此重睑成形术前医患间的良好沟通对于术后的满意度至关重要。

第一节　眼睛的美学

眼的美学位置

眼睛美学不是单纯以睑裂大小和重睑有无作为标准,而是要有一定的美学基准,也就是眼球和睑裂的比例、睑裂的长度和高度、内外眦角的形态、睑缘与眉间距、眉毛形态和位置、睫毛的排列和疏密以及眼睛与面部器官之间的比例协调。

双眼位于面部中央,其位置符合"三庭五眼"则被认为美。"三庭"为将人脸长度分为三等份,眼部位于中庭上方。"五眼"则为人脸的宽度在眼水平线上可等分为五个睑裂宽度,即睑裂宽度、内眦间距、外眦至耳距大致相等(图6-1)。

眼与眉、鼻的关系

眼位于眉之下,内眦角位于眉头正下方,两眉头间距与两眼内眦间距相近。从鼻翼经外眦角向上引延长线交于眉梢处。两眼原位注视时从鼻翼经瞳孔外缘连线的延长线与眉交点为眉峰位置(图6-2)。

眼部美学参考数值

眉相关数值

上睑缘与眉弓间距,东方民族大于高加索民族,约为20mm。眉头在内眦角上方稍偏内。

眼眶相关数值

眶口高度:34.9～47.9mm,眶口宽度:35.5～39.8mm。两眼眶外侧缘距离:平均为94.2mm。两眼眶内侧缘距离:平均20.8mm。眶容积:27.4～29.2mm。

眼睑有关数值

东方成年人睑裂长约27～30mm,高约8～10mm。内眦间距与睑裂长度近于相等认为是理想值(图6-3)。两眼外眦间距为90～100mm。内眦角圆钝,外眦呈锐角。睑裂倾斜度:内、外眦角连线和水平线的夹角东方民族以10°左右为美(图6-4)。上睑皱襞的位置,最高点位置从内眦计算应保持在5.5mm。

睫毛相关数值

上下睑睫毛2～3排,100～150根,长约8～12mm,上睑睫毛角度为110°～130°,下睑睫毛50～80根,长6～8mm,下睑睫毛倾斜度:90°～120°。

东方民族眼睑解剖学特点

睑板宽约7～9mm。约50%的人缺少提上睑肌肌纤维伸展至睑板前方的皮肤面。上睑脂肪丰富,存在于上睑皮下、眶隔膜内、眼轮匝肌下及睑板前。约50%的东方人于内眦部有垂直向并部分掩盖泪阜的皮肤皱褶-内眦赘皮。东方型内外眦倾斜角大于西方民族。眉弓低平及鼻梁低平。

东方民族多半上睑肥厚,约50%缺少上睑皱襞。睑裂细小,有内眦赘皮。两眼内眦间距较宽,睫毛角度较平,睑缘与眉弓间距较远。

西方民族眼睑解剖学特点

睑板宽约 10 ~ 12mm,睑裂长约 30 ~ 34mm。提上睑肌有垂直和放射形肌纤维附着于睑板上缘并穿过眼轮匝肌附于睑板前的皮肤中。眶隔紧密,眶隔内脂肪少。多缺乏内眦赘皮,内外眦倾斜角约为 5° ~ 8°。西方民族眉弓隆突鼻梁高耸。

大多数有明显而宽大深在的上睑皱襞。睑裂大、眼睑薄、上眶区凹陷。睫毛角度上翘。内眦间距小,睑缘与眉弓间距较近。

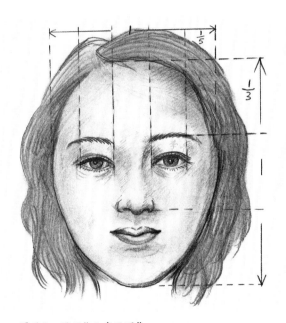

图 6-1 显示"三庭五眼"

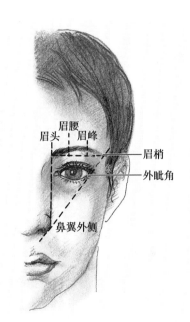

图 6-2 示眼与眉鼻的关系

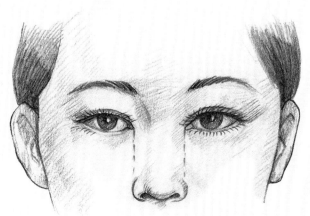

图 6-3 眼睛各部位比例

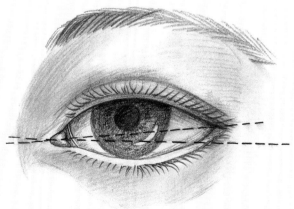

图 6-4 显示睑裂倾斜度

第二节　重睑的形成机制

单睑与重睑的遗传规律

西方人中少见单睑者,而在东方人中比较常见。具有重睑的眼睑外形给人以灵活、明媚、清秀之感,而单睑则多使人感觉眼睛较小、无神,这就是较多人尤其是年轻人要求行重睑手术的原因,正是如此的原因使得美容性重睑术成为国内整形美容外科开展最广泛、最普及的手术之一。

国内胡诞宁等人进行了大组双生子调查,徐自生等人以 477 个汉族家系中 2035 名一级亲属成员上睑外形调查并运用遗传学方法推论,最后得出:国人汉族人群中单睑为常染色体显性遗传,双重睑遗传方式为常染色体隐性遗传。

重睑形成机制

重睑形成解剖因素

提上睑肌自眶尖总腱环发出,在上直肌上方沿眶上壁向前走行,至上眶缘处呈扇形展开为提上睑肌腱膜,提上睑肌腱膜有 4 个附着点:主要附着于睑板上缘,其扩张部延伸到睑板中 1/3 或下 1/3 交界处(图 6-5);在高加索民族有大股垂直、放射形纤维穿过眼轮匝肌附着于上睑皮下,睁眼时提上睑肌收缩,附着线以下的皮肤被牵引向上张力增大,而附着线以上皮肤则悬垂向下折成皮肤皱襞,外观上形成重睑(俗称双眼皮)(图 6-6)。而东方民族大部分人缺乏这样的纤维附着;提上睑肌的肌鞘附着在上穹窿的结膜;提上睑肌向眶外侧延伸形成其内外角。前两点与重睑的形成有密切关系。

如果提上睑肌部分纤维未能穿过眼轮匝肌而附于上睑皮下,或者提上睑肌力量不够(如上睑下垂患者多为单睑),当睁眼时提上睑肌纤维主要牵拉睑板向上,而上睑皮肤不被牵引,因此外观上呈单睑(图 6-5)。

眶隔与提上睑肌腱膜融合部位亦决定重睑的形成,眶隔与提上睑肌腱膜融合部位在睑板上缘上方,这样腱膜前间隙的眶脂肪向下扩展受到限制,不影响提上睑肌腱膜纤维穿过眶隔及眼轮匝肌而附于上睑皮下,从而形成重睑(图 6-6)。反之,眶隔与提上睑肌腱膜的融合部在睑板前面,或接近睑缘,因此眶脂肪下垂至睑板前从而影响了提上睑肌腱膜与上睑皮下的联系,从而形成了单睑。

美容术形成重睑的原理

通过手术使提上睑肌腱膜纤维或睑板与上睑重睑线处皮肤粘连固定,当睁眼时,提上睑肌收缩将睑板与粘连线以下的皮肤提起,而粘连线以上的皮肤则松弛下垂并折叠形成皱襞,出现重睑(图 6-7,图 6-8)。在切开法重睑成形术中切除眼轮匝肌及处理眶隔脂肪都是基于重睑形成理论而设计。

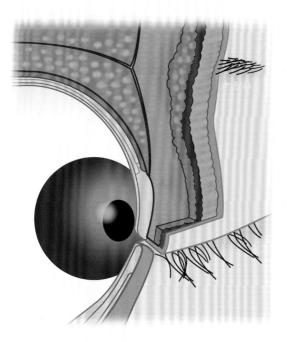 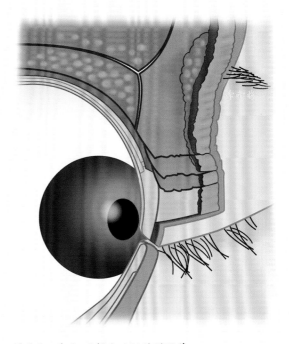

图 6-5　单睑,示提上睑肌腱膜附着

图 6-6　重睑,示提上睑肌腱膜附着

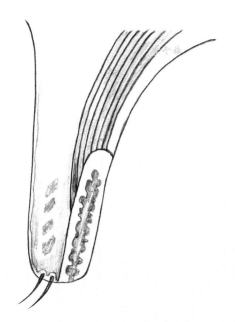 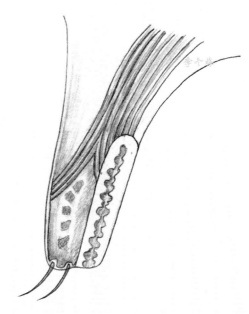

图 6-7　单睑示意图(提上睑肌腱膜未能穿过眼轮匝肌而附于上睑皮下)

图 6-8　重睑形成示意图(下视图)

第三节　重睑的临床分型及术前评估

重睑的临床分型

眼睑形态因人而异,上睑皱襞走行、宽窄、深浅、长度等各不相同,在临床中根据重睑形态多分为三型,美容重睑成形术也多以此三型为依据来设计重睑形态。

平行型

内、中、外侧重睑高度大致相同,上睑皱襞走行与睑缘平行。

新月型

上睑皱襞在内、外眦部较低,而在中间部较高,形如弯月状。

开扇型

上睑皱襞自内向外侧逐渐抬高离开睑缘,呈扇形。

美容重睑术的术前评估

美容重睑手术术前检查

全身检查

全身常规查体,了解其是否有糖尿病等病史,肝肾功能、凝血机制等检查。术前控制血糖及血压。

眼部常规检查

双眼视功能、眼前节、眼后节检查。眼位及眼球运动情况检查。

泪液分泌功能的检测

随着干眼症发病率的增加,众多的"健康人群"存在不同程度的干眼症状。重睑特别是老年性眼睑皮肤松弛术后可能会有短暂的眼睑闭合不全,从而加重干眼症状,因此术前常规行 Schirmer 检测是十分必要的。如存在明显的干眼症,手术应保守,术后亦应加重护理。

眉部情况判定

首先检查前额和眉部,额部水平深陷的皱纹表明额肌过强或有眉下垂。术前判定是否有眉下垂对于眼睑松弛手术很关键,如有明显的眉下垂者,在眼睑松弛矫正手术中应同时行眉下垂的矫正,否则眼睑松弛皮肤切除后会导致眉下垂的加重。

眼睑特征的检查

术前应了解眼睑的形态、眼睑的位置、上睑皮肤弹性、松弛程度,尤其要判定是否伴有上睑下垂,在一些病例中由于眼睑皮肤过于松弛而表现为假性上睑下垂,因此术前要判断清楚是否有上睑下垂的存在,如伴有上睑下垂者单纯行眼睑松弛矫正而未能行上睑下垂矫正,术后上睑下垂反而加重。要判定是否存在内眦赘皮、内眦间距增宽、眼睑闭合不全等。

泪腺情况判定

术前要了解是否有泪腺脱垂,老年性眼睑松弛一般不伴有泪腺脱垂,如伴有泪腺脱垂者在睑皮松弛矫正手术中应行泪腺复位。

患者特征的了解

患者的年龄、职业、性格特征及性别等对于重睑的设计都有直接的影响,如演员等可能要求一个宽而高的重睑。一般男性多设计为较窄的重睑线,而女性尤其是经常化妆的女性则多希望有一个较明显的重睑线。注意患者脸型、眉型、眼型、睑裂大小、眉睑间距,这些对于重睑的设计都有重要意义。

术前了解患者的要求,并共同讨论可能达到的预期效果。

重睑的设计原则

重睑的宽度、长度和弧度

重睑宽度:东方人上睑板宽度约 7~9mm,故重睑不宜做得太宽,重睑的宽度一般女性多为 7~8mm,男性取 5~6mm,此为适中型,术后形成的重睑较自然故适合多数患者。特殊职业者,如演员等,重睑皱襞多设计得较高,一般为 8~10mm,此型也适合于长方脸型、眉睑间距宽者。而睑裂短小、眉睑间距窄者,重睑线多在 5mm 或以下,术后重睑较窄,甚至成为内双的重睑。

重睑长度:重睑线从内眦至外眦有一定的长度,应超出外眦 4~5mm,以超过外眦切迹为宜。

重睑形态设计

据调查统计国人重睑形态以开扇型居多,占 60%~70%,平行型次之,约占 30%,因此在行美容重睑成形术中多设计为开扇式重睑,或平行型重睑。

重睑线设计通常定三点,分别位于中央线、内侧线、外侧线上。中央线:指通过瞳孔中央垂线。内侧线:指距中央线 10mm 内侧垂线。外侧线:指距中央线 10mm 外侧垂线。重睑线最高点,实际并不在中央线上,而是位于偏中内 1/3 处,最为理想的设计是在整个重睑线的黄金分割点上。一般中央线处定点高度与内侧线处定点高度相差 1~3mm 为宜。中央线处高度与外侧线高度相等或相差 1~2mm。设计重睑线画线时,须嘱患者眼球下视,上睑微闭,将上睑皮肤轻轻抚平,不可将上睑皮肤过于紧绷或在上睑皮肤过于松弛状态进行定点画线,否则易引起误差。

第四节　美容重睑手术技术

重睑成形手术方式有数十种之多，但总体来讲分为两大类：埋线法和切开法。

埋藏缝线法重睑成形术

利用缝线将提上睑肌腱膜或睑板与皮下组织结扎粘连固定而形成重睑。适用于上睑薄，眶脂肪少，而且上睑皮肤无松弛者，特别是年轻人及一侧单睑者。

其优点为：操作简单，术后无明显皮肤瘢痕，而且如果术后效果不理想可改用其他术式修正，线头埋于皮下术后不需拆线。

缺点：适用范围窄，有的重睑术后可自然消退，个别患者可发生线结外露或线结反应性肉芽肿等（图6-9），因而目前我们多采用可吸收线或尼龙线行重睑埋线术。

手术操作

重睑设计：嘱患者轻闭眼，于上睑画出重睑线（一般为开扇型），定出内、中、外，c～d，a～b，e～f三组六点位置，每组两点之间距离约为2～3mm（图6-10）。

麻醉：睑缘处皮下及穹窿处结膜下2%利多卡因及0.75%罗哌卡因（1∶1混合，含1∶100 000肾上腺素）浸润麻醉。

皮肤切口：于a～b、c～d、e～f点上作三个短而浅的皮肤切口（图6-11）。

缝合

缝合方式一：用6-0可吸收缝线双针的一针从a点结膜面穿入（图6-12，图6-13），自相应皮肤面穿出（图6-14）；缝线的另一针再由结膜面穿入点进针（图6-15），在结膜下潜行约3mm长度后穿出结膜面，与b相对应；再由出针点穿入，自皮肤面b点穿出（图6-16）。

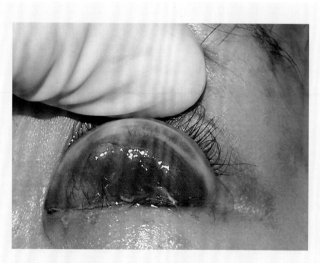

图6-9　埋藏缝线后线结外露并有肉芽增生

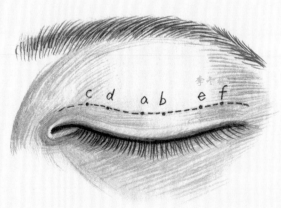

图6-10　埋藏缝线重睑设计

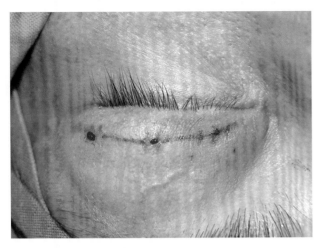

图 6-11 重睑埋藏缝线法皮肤切口设计

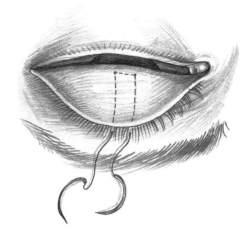

图 6-12 第一对缝线穿行示意图

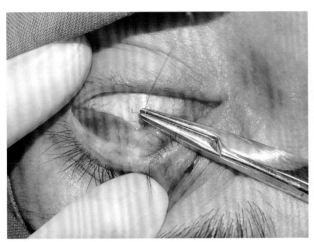

图 6-13 第一对缝线,图示从结膜面进针

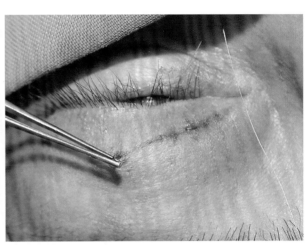

图 6-14 第一对缝线,图示为从皮肤面出针

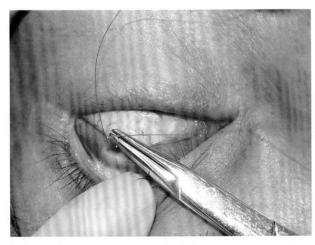

图 6-15 从结膜面穿入点进针潜行 3mm 后出结膜面,同点穿入由皮肤面出针

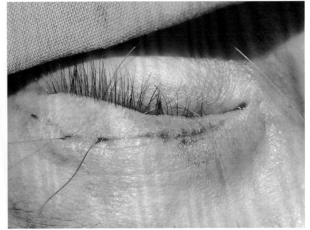

图 6-16 示缝线已穿出皮下

　　缝针再由 b 点穿入,在皮下潜行并穿过睑板浅层由 a 点出针,然后结扎缝线并埋藏于皮下(图 6-17,图 6-18)。如此共做三对埋藏缝线。皮肤面切口无需缝合。

　　缝合方式二:用双针 3-0 丝线或 8-0 尼龙线(目前我们多采用 6-0 可吸收线行重睑埋藏缝线)的一针从 a 点进针,穿过睑板上缘的浅层或提上睑肌腱膜,在 b 点出针(图 6-19);再用双针的另一针从 b 点进针(图 6-20),穿过皮下组织由 a 点穿出(图 6-21,图 6-22),然后在 a 点将缝线结扎,线结埋于皮下(图 6-23)。如此做三对埋藏缝线,皮肤切口不需缝合(图 6-24)。

　　术后处理:眼垫覆盖双上睑,次日打开,清洁消毒,继续用抗生素眼药水 7 天(该患者术前、术后像见图 6-25,图 6-26)。

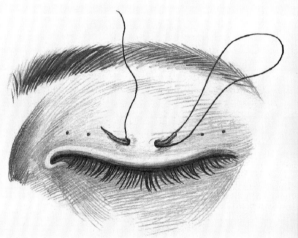

图 6-17　缝针于皮下潜行示意图

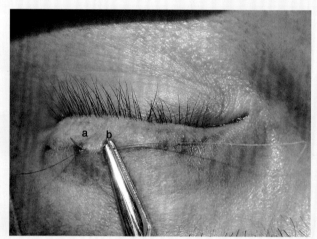

图 6-18　皮下潜行并穿过睑板浅层由 a 点出针,由此完成第一对褥式缝线

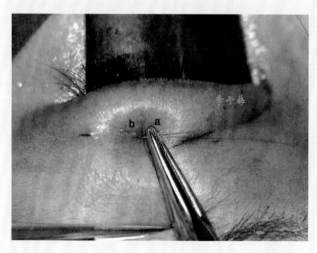

图 6-19　双针的第一针从 a 点进针,b 点穿出

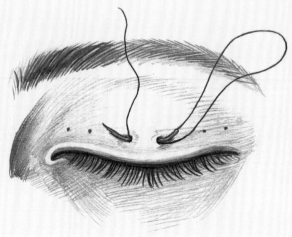

图 6-20　缝针皮下穿行示意图

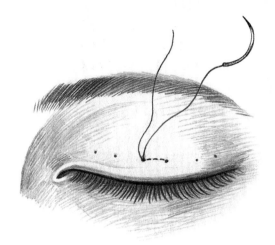

图 6-21　第一对褥式缝线示意图

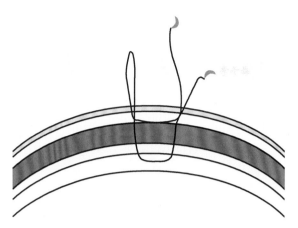

图 6-22　埋藏缝线穿入组织层次示意图

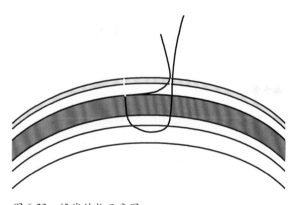

图 6-23　缝线结扎示意图

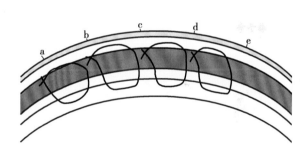

图 6-24　所有缝线结扎术毕

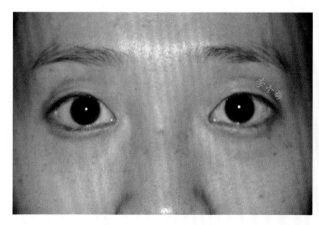

图 6-25　埋线重睑术前

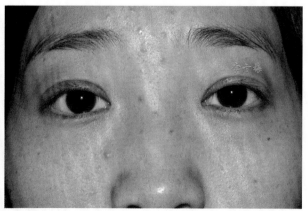

图 6-26　埋线重睑术后

切开法重睑成形术

切开法包括单纯切开法和需同时处理皮肤、眶脂肪等方法,切开法术后形成的重睑可靠、稳定、保持时间长久。

完全切开法重睑成形术

重睑设计嘱患者轻闭眼,按设计重睑高度画出重睑线(一般为开扇型)。采用三点定位法画出重睑线(图6-27 ~ 图6-29)。如皮肤松弛拟行皮肤切除者切口设计:将上睑皮肤轻轻绷紧,于第一条重睑线处用平镊夹起松弛皮肤,以睫毛微翘、无眼睑闭合不全为度,画出第二条切口线与第一条线相连,两线间的距离即为拟切除的皮肤量(图6-30,图6-31)。

麻醉:睑缘皮下及穹窿结膜下2%利多卡因及0.75%罗哌卡因(1:1混合,含1:100 000肾上腺素)浸润麻醉。

切口:11号尖刀沿设计线切开皮肤。并切除画线内皮肤及部分眼轮匝肌(图6-32)。

分离:用镊子提起切口下缘,在肌肉和皮下组织之间分离,两侧达内、外眦,下方至睑板上缘3mm左右位置。在皮肤切口下剪除一条睑板前轮匝肌,宽约3 ~ 5mm(图6-33),修剪内、外眦角皮下组织。

去脂:去除眼轮匝肌后即暴露眶隔(图6-34),如眶脂肪饱满则行眶脂肪切除,于切口上缘处平行睑缘剪开眶隔(图6-35),向后上方轻压眼球使眶脂肪疝出,用血管钳夹住疝出的眶脂肪,切除眶脂肪后止血(图6-36)。

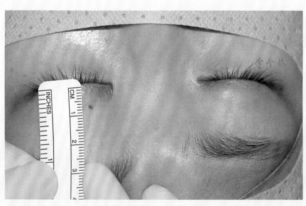

图6-27 中内1/3处定重睑高度

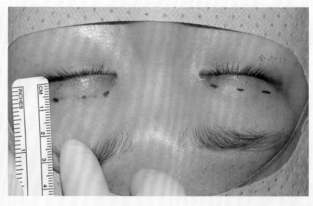

图6-28 重睑三点定位

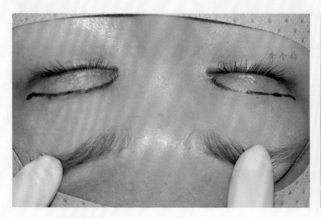

图6-29 重睑画线

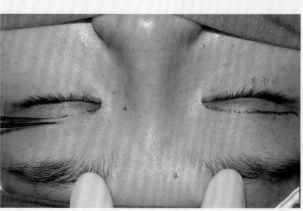

图6-30 估测切除皮肤量

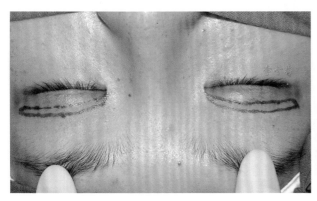

图 6-31　重睑画线

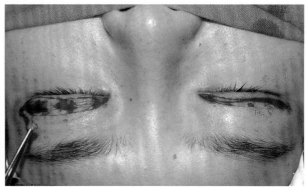

图 6-32　切除皮肤轮匝肌

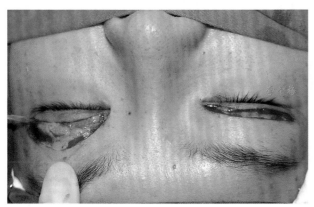

图 6-33　剪除睑板前一条轮匝肌

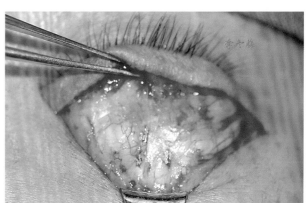

图 6-34　暴露眶隔

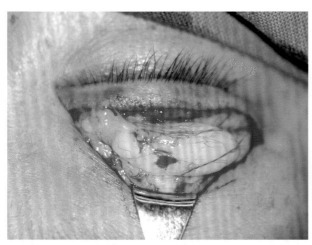

图 6-35　打开眶隔，暴露眶脂肪

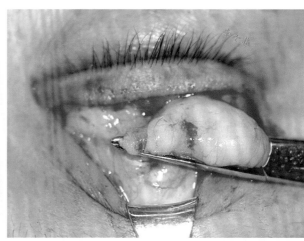

图 6-36　切除眶脂肪并止血

缝合

以6-0尼龙线或聚丙烯线或8-0尼龙线行重睑切口的闭合。

首先缝合重睑弧度最高点,先行皮下缝合,自切口下缘皮下进针继而带缝睑板前筋膜或提上睑肌腱膜,再从皮肤切口上缘对应的皮下位置出针,满意后打结,观察重睑高度及睫毛上翘情况。以同法做内、外两针缝线(图6-37,图6-38)。然后再行皮肤缝合,皮肤缝合方法:自切口下缘进针同样带缝睑板前筋膜或提上睑肌腱膜,再从皮肤切口上缘对应位置出针,基本定型后再于三针间加缝数针(图6-39,图6-40)。

术后处理

切口处涂抗生素眼膏,加压包扎1天。术后48小时内可以冰敷,术后5~6天拆线(患者术前、术后像见图6-41~图6-44)。

注意

为弥补完全切开法术后肿胀时间长的不足,对于不需处理多余皮肤的病例可以采用小切口重睑成形术。

不可切除皮肤过多,以眉睑间距不小于20mm为宜,否则会造成或加重眉下垂,严重者可造成眼睑闭合不全。

切口下缘分离不要过于近睑缘,以免损伤毛囊及睑缘动脉弓。在剪除睑板前轮匝肌时,要保留近睑缘处3~5mm的眼轮匝肌,因为此部位轮匝肌内包含有睑缘动脉弓,而且其有闭睑及使睑缘贴附眼球的功能。

眶隔脂肪与球后脂肪相通,眶隔膜上有较多细小血管,如不行止血,眶隔膜血管退入球后可造成球后出血,作者曾见重睑术后球后出血而致失明者。切除眶隔脂肪不宜过多,否则可造成术后上眶区凹陷畸形。

切除眶脂肪后上睑眶隔不需缝合。

皮肤经切开分离后有一定的收缩,缝合时应将下缘皮肤轻轻绷紧,缝合睑板位置应于切口下缘皮缘上0.5mm为宜,这样重睑高度方能达到术前所设计高度,睫毛角度方能适度。重睑皮肤切口缝合对于重睑的永久形成非常重要,因此先行皮下固定缝合后再行皮肤缝合。在外眦部皮肤固定缝合,此部位无睑板组织,因此将缝线穿过外侧眶骨膜后结扎。

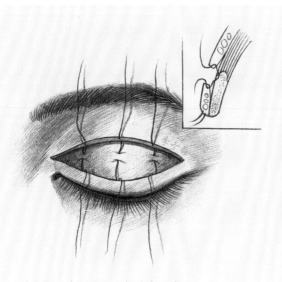

图6-37 皮下固定睑板缝合示意图

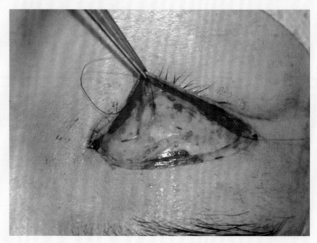

图6-38 皮下固定睑板缝合

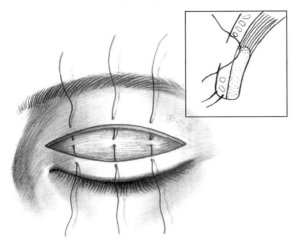

图 6-39　重睑成形皮肤缝合方法示意图

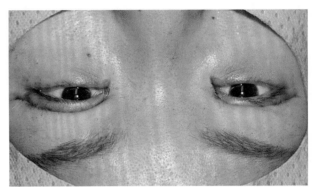

图 6-40　重睑术毕

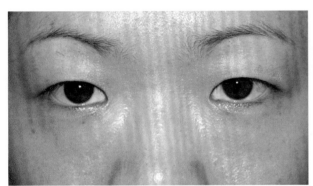

图 6-41　重睑术前像

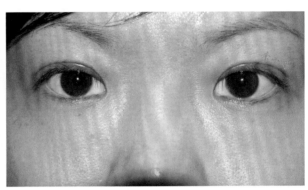

图 6-42　重睑术后 2 个月像

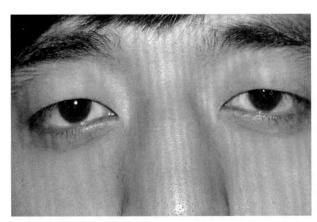

图 6-43　重睑术前

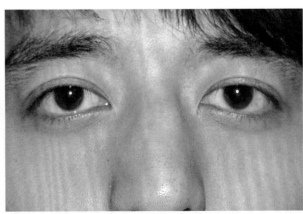

图 6-44　切开法术后 1 年

小切口重睑成形术

适用于不需行皮肤切除的病例。

三点式小切口重睑成形术

手术操作

重睑设计:重睑线设计同完全切开重睑成形术,沿设计的重睑线做3个约3mm的皮肤切口(图6-45)。

麻醉:同前。

切口:切开三个小的皮肤切口(图6-46),于小切口下切除眼轮匝肌(图6-47)。

去脂:打开眶隔,去除眶隔内脂肪(图6-48)。

缝合:以6-0尼龙线固定睑板和皮下缝合,每个小切口缝合一针(图6-49)。皮肤固定睑板缝合(图6-50)。

术后处理:同完全切开方法(该患者术前、术后像见图6-51,图6-52)。

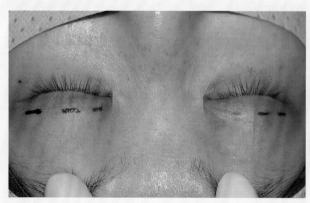

图6-45　皮肤切口设计

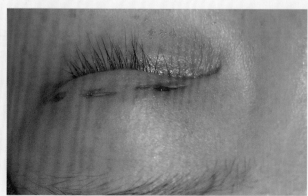

图6-46　沿画线做三个小皮肤切口

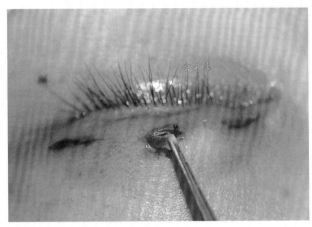

图 6-47 小切口下切除眼轮匝肌

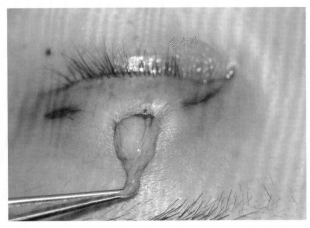

图 6-48 去除眶隔内脂肪

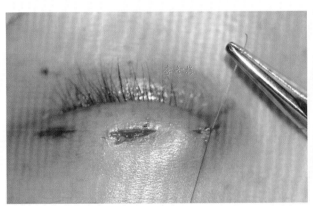

图 6-49 固定睑板及皮下缝合

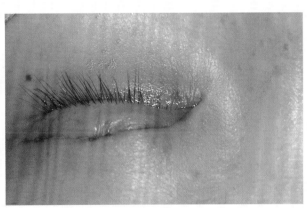

图 6-50 皮肤缝合

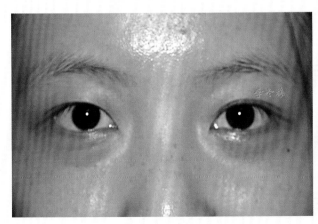

图 6-51 小切口重睑术前

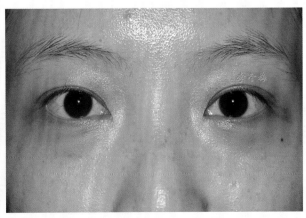

图 6-52 术后 3 个月

中央小切口重睑成形术

手术操作

重睑设计:重睑线设计同完全切开重睑成形术,沿设计的重睑线中央做一个 10mm 长的皮肤切口(图 6-53)。

麻醉:麻醉同前。

切口:切开皮肤切口,于小切口下切除眼轮匝肌,并打开去除眶隔内脂肪。

缝合、术后处理:皮肤缝合同前。术后处理同前。

注意

中央小切口重睑成形术由于切口仅在中央部故形成的重睑形态欠佳,或者重睑弧度不良(图 6-54)。因此本文作者并不倡导采用中央小切口术式。

伴有内眦赘皮的切开法重睑成形术

重睑成形术适用于内眦赘皮,或内眦间距增宽,而需行重睑成形手术者。手术方法众多,本文仅介绍常用的几种方式。

内眦水平切开内眦固定联合重睑成形术

适用于内眦间距无明显增宽,非反向内眦赘皮者。

手术操作

切口设计:首先画出鼻中线,定出新内眦点。从原内眦角至新内眦点画一条水平线。设计重睑高度,画出第一条切口线,与原内眦点相连。估测拟切除皮肤量(同前述),画出第二条切口线,第二条切口线与新内眦点相连(图 6-55,图 6-56)。

切开:沿画线切开皮肤,并切除画线内的皮肤和轮匝肌。

分离:适当分离内眦部皮下组织,以 6-0 尼龙线或聚丙烯线皮下组织向深部固定缝合一针,使原内眦点与新内眦点重叠(图 6-57)。

皮肤缝合:内眦部皮肤修剪后缝合,首先内眦角固定缝合一针(图 6-58)。

重睑缝合:重睑缝合同切开法重睑成形术。

术后处理:涂抗生素眼膏,加压包扎 1 天。术后 48 小时内可以冰敷,术后 5～6 天拆线。

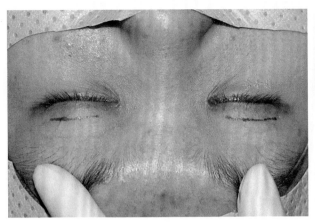

图 6-53　中央小切口画线

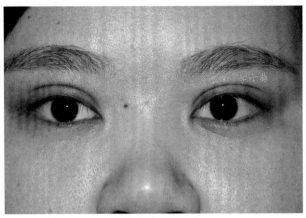

图 6-54　中央小切口重睑术后,外侧重睑形成不良

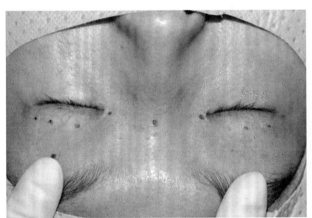

图 6-55　定出新内眦点及重睑三点定位

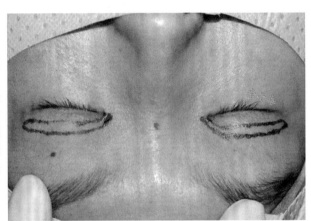

图 6-56　重睑及内眦切口线

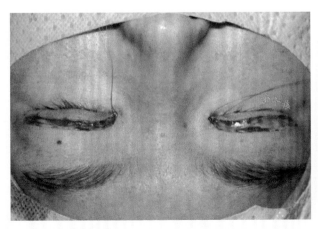

图 6-57　内眦部固定缝合

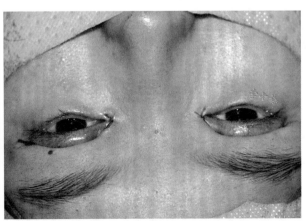

图 6-58　内眦部缝合及重睑缝合

内眦部箭头状皮肤切除联合重睑成形术（内眦部"V"形皮肤切除术）

适用于内眦间距增宽，非反向内眦赘皮者。

手术操作

切口设计：麻醉前用手捏起内眦部皮肤，观察内眦角形态，以确定箭头的角度、切口长度和去皮量。箭头的尖端应为理想的新内眦点（图6-59，图6-60）。

切开：沿设计切口线切开皮肤，并切除切口线内的皮肤，去除睑板前一条轮匝肌（图6-61）。

皮下固定：适当分离内眦部皮下组织，皮下组织缝合一针使箭头的前端与末端重叠（图6-62）。

缝合、术后处理：缝合同上。术后处理同上。

内眦部 Z 成形联合重睑成形术

适用范围同前。

手术操作

切口设计：将上睑和鼻根部皮肤向内上方轻轻牵拉使内眦部展平。A点：泪湖最内侧点在皮肤表面上相对应的点；B点：内眦赘皮与下睑内侧皮肤相交点；C点：正常新内眦点；D点：泪湖最内侧点；E点：与C点连线上的点，与重睑切口线相连（图6-63）。

切开：沿画线切开皮肤及皮下组织，在皮瓣下分离。并切除内眦韧带前的部分轮匝肌，松解皮瓣。切除皮瓣EAC，B与C点换位，去除多余皮肤（图6-64）。具体见第15章内眦赘皮节。

缝合：重睑缝合同前（该患者术前、术后像见图6-65，图6-66）。

注意

内眦赘皮及内眦间距增宽者，重睑成形术同时行内眦成形确可达到明显的睑裂开大作用，并使眼部的轮廓有明显的改善。但此联合手术较单纯重睑术有更高的要求，因此术前要充分评估患者的状况。

所述内眦成形的几种手术方法并没有太大的区别，皮瓣修剪后内眦部皆为半弧状，如手术图片所示。最主要的是皮瓣要修剪得当，不要随意延长下睑皮肤切口，以免形成瘢痕。

内眦部皮下固定缝合时视内眦间距情况来判定是否需行内眦韧带折叠，及折叠的量，不要过多折叠，内眦间距过短，外观更加不良。

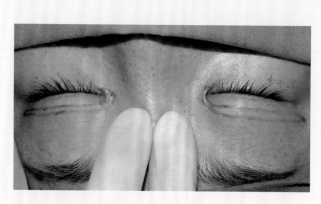

图6-59　重睑及内眦矫正切口设计

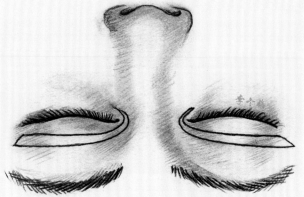

图6-60　内眦部箭头样皮肤切除（联合重睑成形切口设计示意图）

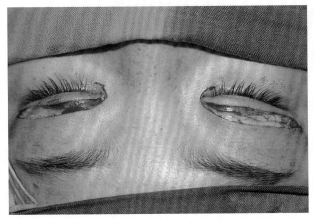

图 6-61　切除切口内皮肤轮匝肌

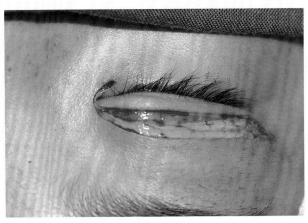

图 6-62　内眦部已固定

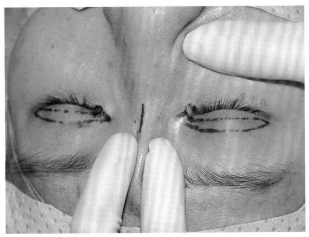

图 6-63　内眦Z成形切口与重睑切口设计

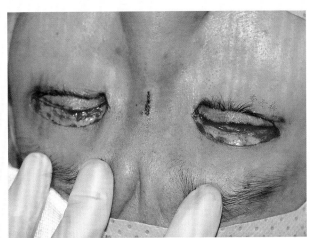

图 6-64　去除多余皮肤轮匝肌

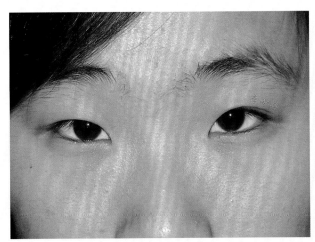

图 6-65　内眦成形联合重睑成形术前

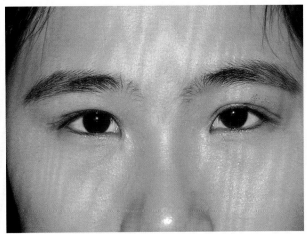

图 6-66　内眦成形联合重睑成形术后

第五节　老年性眼睑松弛矫正术

老年眼睑松弛的临床特征

眼睑松弛是与年龄相关的眼睑退行性变,一般50岁后缓慢发展。表现为:皮肤弹性丧失、变薄、粗糙、皮肤渐松弛;眼轮匝肌变性、松弛;眶隔松弛,眶脂肪疝入眼睑内,形成眼睑的囊袋样肿胀"睑袋";眼周部皱纹增多,外眦部鱼尾纹增多、加深;多数患者伴有程度不等的眉下垂及眼睑皮肤下垂。

眼睑松弛矫正手术

手术适应证:上睑皮肤松弛;上睑皮肤松弛伴眶脂肪膨隆者;眼睑皮肤松弛伴有轻度内翻倒睫者。

手术方法

切口设计:将上睑皮肤轻轻绷紧,按拟形成的重睑高度(一般设计高度为5~6mm)画出第一条切口线,第一条切口线于外眦部以120°角斜向上延长约5mm,再于第一条重睑线处用平镊夹起松弛皮肤,以睫毛微翘、无眼睑闭合不全为度,画出第二条切口线与第一条线相连,两线间的距离即为拟切除的皮肤量(图6-67,图6-68)。

麻醉:睑缘处皮下及穹窿处结膜下2%利多卡因及0.75%罗哌卡因(1:1混合,含1:100 000肾上腺素)浸润麻醉。

切口:用11号尖刀按画线切开皮肤并剪除所需切除的皮肤(图6-69)。

去除轮匝肌:在皮肤切口下剪除一条睑板前轮匝肌,宽约3~5mm,修剪内、外眦角皮下组织。

去脂:同美容性重睑成形术。

缝合(图6-70):同美容性重睑成形术(该患者术前、术后像见图6-71,图6-72)。

注意

不可切除皮肤过多,以眉睑间距不小于20mm为宜,否则会加重眉下垂及导致眼睑闭合不全。

外眦部切口线应斜向上延伸,不可与下睑切口线相交,否则术后外眦部瘢痕明显,而且可能引起外眦部粘连、外眦角圆钝等畸形。

外眦部缝合切除眶脂肪要适度,轻压眼球行疝出的脂肪切除,不可过于牵拉脂肪导致切除脂肪过多,造成术后上眶区凹陷畸形。

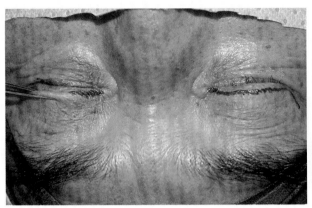

图 6-67　拟切除的皮肤量

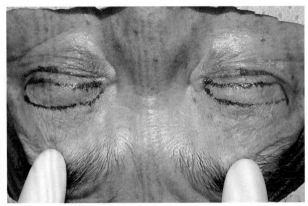

图 6-68　两条切口线设计

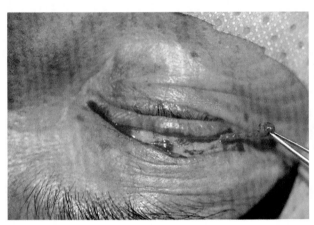

图 6-69　剪除画线内的皮肤轮匝肌

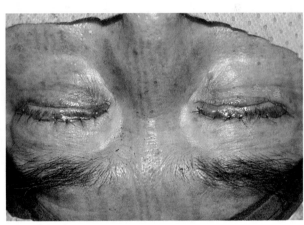

图 6-70　以重睑方式缝合

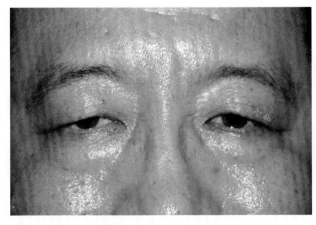

图 6-71　眼睑皮肤松弛术前

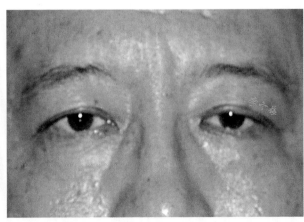

图 6-72　眼睑皮肤松弛术后

第六节　美容重睑术常见并发症及修复

双侧重睑外形不对称

原因:设计重睑线时眼睑皮肤牵拉不一致,去除眼轮匝肌组织多少不一致,或缝合时固定在睑板上位置双眼高低不一致。重睑线设计误差或手术时缝线深浅不合适,致术后一侧松解,重睑线变短而致重睑线长度不对称。双侧缝线松紧不一致重睑皱襞深浅不一。

处理:皱襞高度不对称者,3~6个月双上睑肿胀完全消退后再次手术切开调整(图6-73,图6-74)。

重睑线过短者可在过短处加针缝扎或切开分离至足够深度,如外眦部重睑形成不良者可将缝线穿过外侧眶骨膜结扎。

上睑凹陷或上眶区凹陷畸形

原因:主要原因是眶脂肪切除过多所致,此外眶隔与其前面组织粘连也加重上睑凹陷程度。临床表现为上睑失去丰满度呈塌陷状,显得面容苍老。

处理:轻者可不必处理。畸形明显者则需手术矫正。

手术方法

切开:沿原切口线切开,并适当切除原瘢痕(图6-75)。

上眶区充填:打开眶隔,将眶隔与皮肤粘连分离,将眶脂肪释放出来垫于凹陷区(图6-76)。

但较多病例中上眶隔没有足够的脂肪残存,可取自体对侧眶隔脂肪,然后将眶脂肪切成约 $1mm^3$ 的脂肪颗粒进行充填。也可采用切取下睑袋内的脂肪充填于上眶凹陷处(图6-76~图6-78)。

缝合:皮肤以重睑成形方式缝合(该患者术前、术后像见图6-79,图6-80)。

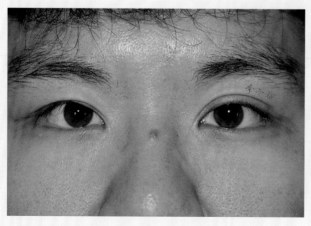 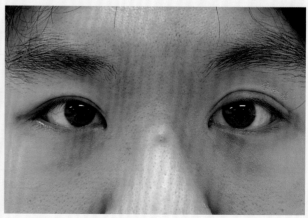

图6-73　重睑及内眦成形术后半年,双眼不对称　　　　图6-74　重睑调整术后2个月

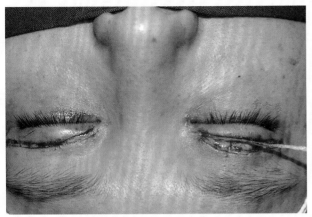

图 6-75　重睑切口

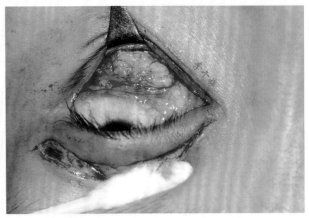

图 6-76　切取下眶隔脂肪

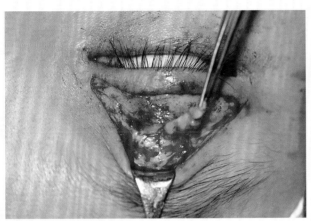

图 6-77　下眶隔脂肪充填于上睑沟凹陷区

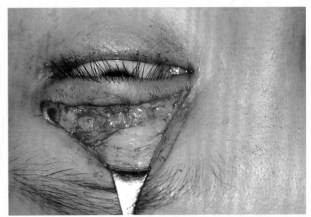

图 6-78　将脂肪切成 $1mm^3$ 颗粒充填,同时释放原上眶隔内残存脂肪

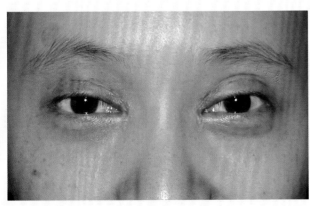

图 6-79　重睑术后上睑沟凹陷畸形

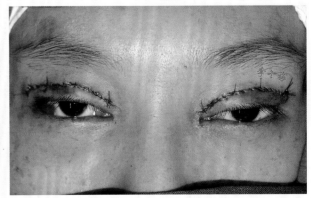

图 6-80　术毕

上睑皱襞过高畸形

原因:切开法手术重睑线设计高度过高,或缝线重睑成形术时睑板上缘、提上睑肌腱膜与皮肤间形成由内上至外下的斜向粘连过多所致,从而限制提上睑肌的活动。临床表现为重睑皱襞过高,睑裂相应狭小并伴轻度上睑下垂。

手术方法

距睑缘 6～7mm 处做与睑缘平行的皮肤切口,切开眼轮匝肌,彻底松解轮匝肌和提上睑肌腱膜之间索条状纤维组织粘连,至睁眼时皮肤皱襞消失。

松解眶脂肪,横向剪断轻度纤维化的眶隔,松解出眶脂肪组织,以其下缘可抵重睑皮肤切口上缘为度。皮肤间断缝合。

切开法致重睑皱襞过高手术矫正:

沿原重睑线切开。

重睑线下缘皮下分离,切除重睑线下缘皮肤,切除量视上睑皮肤松弛度及重睑高度而定(图 6-81,图 6-82)。

重睑术后三重睑畸形

原因:术中去除眶隔脂肪过多,使重睑上方皮肤失去眶脂肪隔断而与眶隔发生粘连形成了三重睑畸形。或者重睑线上缘皮下组织及眼轮匝肌切除而使重睑线上方皮肤发生粘连形成。

处理:沿原重睑线切开,打开眶隔,将眶脂肪释放于皮肤粘连处,皮肤以重睑成形方式缝合(该患者术前、术后像见图 6-83,图 6-84)。

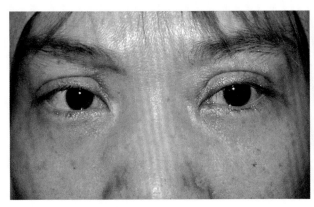

图 6-81　双侧重睑皱襞过高(11mm)

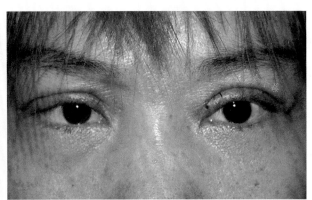

图 6-82　重睑高度调整术后 1 周,已切除 3mm 皮肤

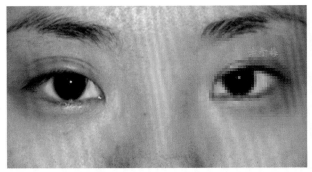

图 6-83　重睑术后右眼三重睑畸形

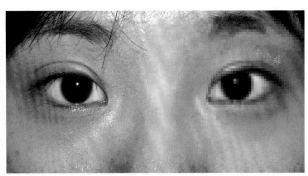

图 6-84　三重睑畸形矫正术后 2 个月

眼睑闭合不全

原因:主要是由于上睑皮肤切除过多,切除眼轮匝肌过多或损伤严重,或上睑瘢痕增生收缩明显造成(图6-85)。

处理:轻度可嘱患者按摩,待自行恢复,重者可术后半年考虑手术松解瘢痕矫正。

上睑下垂

原因:①术中损伤了提上睑肌腱膜,尤其是行重睑再修复手术时,由于前次手术已使提上睑肌腱膜与重睑线处皮肤紧密粘连,因此切开皮肤时即有可能切断提上睑肌腱膜;②一些要求行重睑术的病例本身存在轻度的上睑下垂,而术前并没有判定出,重睑术后不但重睑不形成,上睑位置则更为下降(图6-86,图6-87)。因此术前应进行仔细的评估,如存在上睑下垂者术中则需行提上睑肌的部分前徙术(图6-88～图6-91)。

处理:如损伤了提上睑肌腱膜者,术后2周内发现者,则打开切口找到提上睑肌断端进行缝合固定。如术后晚期发现,则于术后3～6个月后按腱膜性上睑下垂手术治疗。

注意

有时术后早期上睑下垂的发生可能与手术操作过于粗暴,或术后眼睑肿胀明显所致,患者可能表现为上睑下垂外观,此时不要急于处理,术后1～2周肿胀消退再视情况处理。

球后出血

原因:切除眶脂肪时未能彻底止血,术后残端退缩至眶内而致眶内出血,严重者可致失明。一旦发生难于处理,重在预防,术中切除眶脂肪要止血。

处理:常规止血措施,应用高渗剂等降低眶压。如症状渐加重者,应拆除缝线,引出积血。

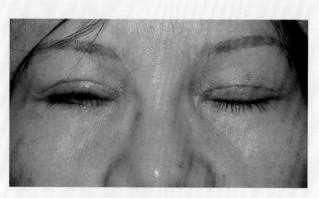

图6-85　重睑术后眼睑闭合不全

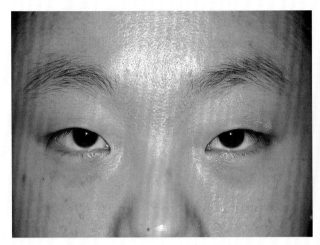

图 6-86　重睑术前

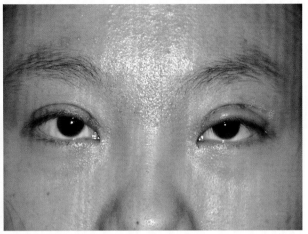

图 6-87　术后可见明显的上睑下垂

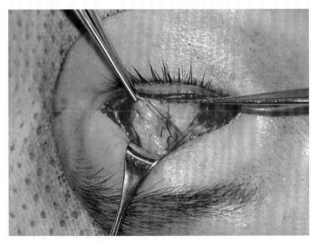

图 6-88　提上睑肌腱膜前徙

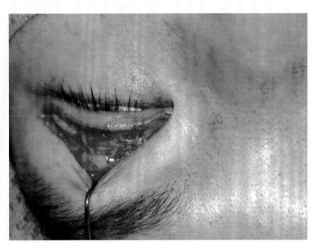

图 6-89　提上睑肌腱膜与睑板上缘缝合

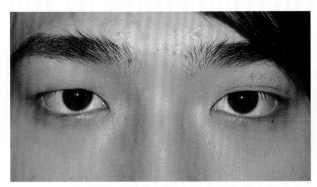

图 6-90　拟行重睑术前，轻度上睑下垂

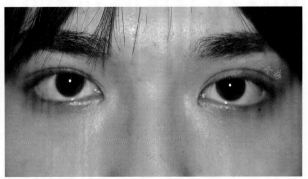

图 6-91　提上睑肌前徙重睑成形术后

（李冬梅）

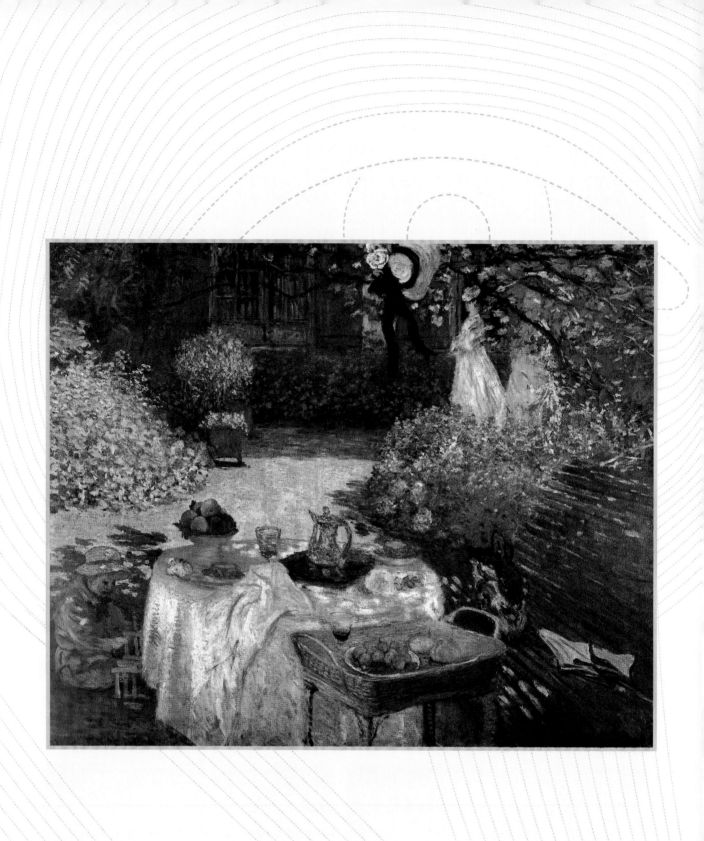

第七章　美容性下睑成形术

子在川上曰:逝者如斯夫! 不舍昼夜。——《论语·子罕》

古往今来,光阴之叹是我们最多的感慨,虽有"发愤忘食,乐以忘忧,不知老之将至云尔!"但岁月之流逝必将于我们的身体刻上无法磨灭的烙印。

衰老退变而形成了下睑袋,当然遗传因素亦占部分原因。留住时光的脚步,而行睑袋整复。下睑袋整复手术不论内路、外路法,手术都较为简单而规范,没有太多的设计与创新,但其所涉及的解剖则较重睑成形手术要复杂得多,如处理不妥当则会出现对美观影响极大的并发症。

第一节　概　　述

下睑袋临床表现

下睑袋概念：由于下睑皮肤、眼轮匝肌、眶隔退变松弛、眶脂肪移位脱垂等病理改变导致下睑皮肤松弛、堆积，眶脂肪脱出垂挂形如袋状的异常表现，通常称为下睑眼袋，眼袋或眼睑脂肪袋等（图7-1，图7-2）。除下睑臃肿、膨隆和下垂之外，还可表现有外眦位置下移、下睑缘与眼球贴合不紧密、下泪点外移等。

下睑袋形成原因

下睑眼袋形成主要有两个因素。

衰老退变

多发生于40岁以上的中老年人，正常情况下眶内脂肪容量与下睑支持结构可维持平衡状态，随年龄增长，下睑皮肤及眼轮匝肌弹性减弱，而眶内脂肪堆积过多，眶隔退变松弛，眶内脂肪突破下睑的限制而突出于眶外，下睑组织呈现出不同程度的臃肿、膨隆或下垂，即形成下睑袋。而且随年龄增长，眼轮匝肌渐向下方移行，在颧部形成弯形的隆起，眼轮匝肌下脂肪（SOOF）和浅层腱膜（SMAS）也渐移向内下侧，使鼻唇沟和鼻颧沟加深。

上睑也可发生睑袋，广义的眼袋也包括上睑眼袋，其发生机制与下睑相似，但一般临床上所称眼袋多指下睑眼袋。

遗传因素

有些年轻人也可有下睑袋，多与家族遗传有关，为下眶隔膜松弛，眶脂肪膨隆所致。还有一种为假性眼袋，表现为近下睑缘处睑板前隆起，是由于下睑局部轮匝肌肥厚所致，俗称之为"卧蚕"（图7-3）。此应与睑袋区别，睑袋是位于颧骨皱襞即眶下缘处（图7-4）。眼轮匝肌肥厚者为紧贴下睑缘处的臃肿和膨隆，在笑态时，眶下缘处睑袋的臃肿有减轻，而眼轮匝肌肥厚者紧贴下睑缘处的臃肿会加重。

下睑袋术前评估

常规全身及眼部检查。

下睑位置

术前要记录下睑位置，原位注视时下睑相对下方角膜缘的位置。

下睑松弛度

如术前下睑松弛，术后也可能会出现下睑退缩，那么术中可能需作相应的处理。

眶脂肪突出情况

嘱患者向上注视来判定眶脂肪疝出的大小和部位。

睑袋处理原则及术式选择

从下睑袋发生机制和解剖学特征来决定下睑袋的处理原则，应从加固修复"睑袋前壁"（皮肤、肌肉和眶隔膜）和处理"睑袋内容物"（眶脂肪）两方面进行。

下睑袋整复手术方法主要有经皮肤入路（外路法）和经结膜入路（内路法）两大类。对于轻度睑袋，其前壁改变轻者，可选择单纯处理眶脂肪的术式，即选择内路法。对于中重度眼袋前壁病理改变程度大，眶脂肪显著膨出者，应选择同时处理睑袋前壁和睑袋内容物的方法，即选择外路法睑袋整复术。

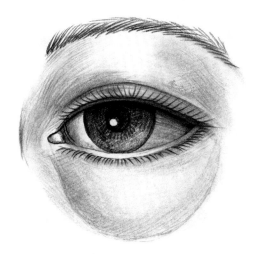

图 7-1　下睑袋解剖示意图

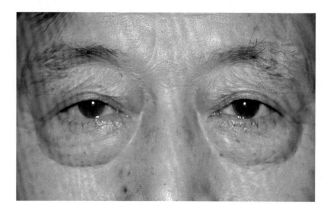

图 7-2　典型的下睑袋表现

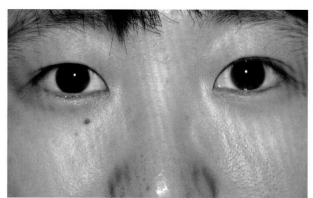

图 7-3　睑缘轮匝肌肥厚——"卧蚕"

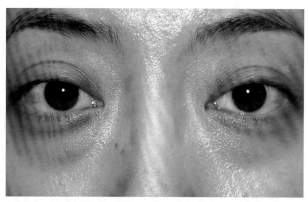

图 7-4　下睑袋

第二节　美容性下睑成形术

经皮肤切口入路法

适用于中老年下睑袋伴有皮肤松弛、眶脂肪膨隆者，或年轻人眶脂肪膨隆且伴有皮肤松弛者。

禁忌证：患有严重全身性疾病患者；对手术期望值过高而不切实际者。

优点：可同时处理睑袋皮肤、轮匝肌、眶隔膜和眶脂肪，适应证广，术后效果可靠。

缺点：要求设计准确，皮肤切除量要适度，术后皮肤遗留瘢痕，如操作不当易发生并发症。

手术方法

皮肤切口线设计：经典下睑袋切口线：距下睑缘下 1.5～2mm 处，由下泪小点下方开始，平行于下睑缘自内向外，直达外眦角部，然后以 120° 角转向外眦角外下方，顺鱼尾纹方向延伸约 5～8mm（图 7-5）。

麻醉：睑缘处皮下 2% 利多卡因及 0.75% 罗哌卡因（1∶1混合，含 1∶100 000 肾上腺素）浸润麻醉。

分离：按画线切开皮肤，沿眼轮匝肌深面与眶隔之间向眶下缘处分离，直到眶下缘下 1cm 处。如无眼轮匝肌肥厚者不必行轮匝肌切除，需行轮匝肌切除者亦应保留近睑缘 3mm 处的轮匝肌，否则术后下睑缘与眼球贴附不紧密而呈现下睑缘轻度外旋的外观。

去脂：翻转下睑剥离的肌皮瓣，暴露眶隔膜（图 7-6），于睑板下缘处剪开眶隔膜，即可见眶脂肪自行疝出（图 7-7）。轻压上睑使眶脂肪疝出，用血管钳夹住疝出的多余脂肪团，剪除眶脂肪，电凝止血（图 7-8）。脂肪切除量一般以轻压眼球时自动疝出的脂肪为度。6-0 可吸收线缝合眶隔（图 7-9）。

去除松弛皮肤：复位翻转的肌皮瓣，用有齿镊夹住皮瓣外上角，然后将肌皮瓣向外上方牵拉，嘱患者向上方注视，画出皮瓣与睑缘切口上缘重叠处的投影线，超过此线以上的皮肤即为拟切除的皮肤量（图 7-10）。

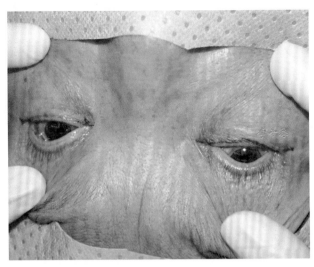

图 7-5　下睑袋切口

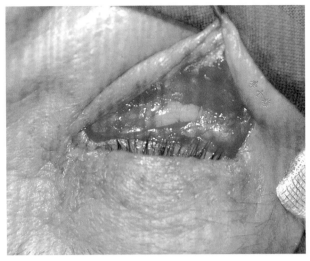

图 7-6　显示翻转的肌皮瓣,并暴露眶隔膜

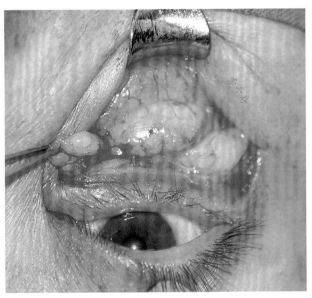

图 7-7　打开眶隔(轻压上睑眶脂肪疝出,可见下眶隔三个脂肪团)

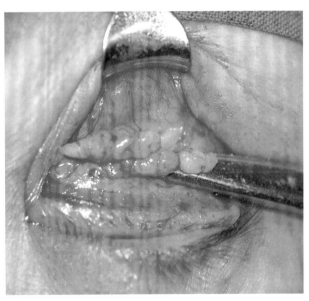

图 7-8　切除疝出眶脂肪后止血

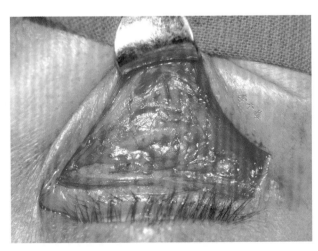

图 7-9　眶隔缝合

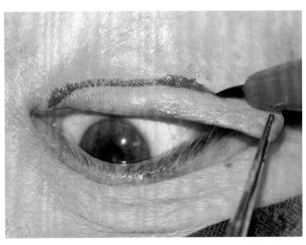

图 7-10　画出拟切除的皮肤量

皮肤切除：切除多余皮肤，并修剪外眦部三角区多余皮肤（图7-11），6-0尼龙线间断或连续缝合（图7-12）。

术后处理：切口处涂抗生素眼膏，加压包扎24小时，术后第5天拆除皮肤缝线（图7-11，图7-12）（该患者术前、术后像见图7-15，图7-16）。

眶颧韧带悬吊

对于下眶区松弛者，下睑袋成形术中联合眶颧韧带悬吊可以有效提升面中部。

手术操作

用电烧沿着眶缘下外侧分离来切断眶颧韧带的附着，钝性分离外侧眶缘的其余附着处（图7-13）。齿镊夹取SOOF。直接从上方穿过将SOOF缝合固定于额颧缝的骨膜上（图7-14）。

注意
在内侧操作时一定要小心仔细，因为该处是下斜肌的起点，不要因为疏忽而切断下斜肌。 采用水平褥式缝合将脂肪蒂固定于眶下缘的骨膜上。在沿着眶下缘行固定前，可以用棉棍钝性分离眶下缘以形成骨膜前区域。 下睑袋去脂一定要保守，不要去除过多而造成下眶区凹陷。 眶颧悬吊术只作为下睑袋成形术中的辅助方法。

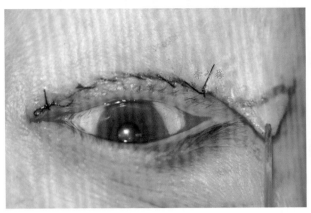

图 7-11　剪除颞侧多余的三角形皮肤

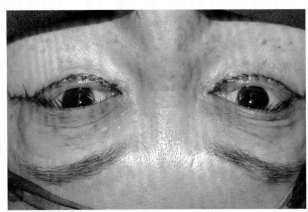

图 7-12　皮肤切口连续缝合

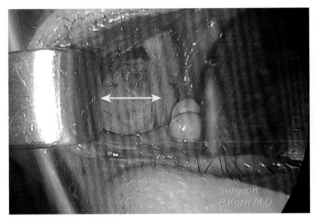

图 7-13　分离眶颧韧带

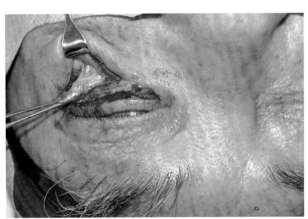

图 7-14　SOOF 缝合

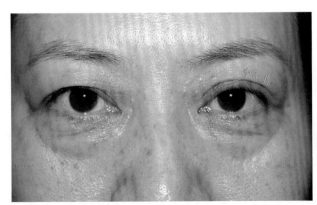

图 7-15　下睑袋术前

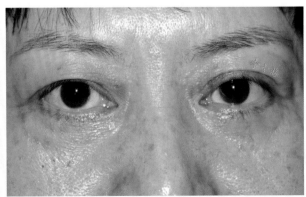

图 7-16　下睑袋术后

经皮肤入路脂肪重置的下睑成形术

用于下眶区脂肪膨隆但下眶沟存在凹陷者。目前下睑成形术中多采用脂肪部分切除,脂肪重新分布(脂肪重置)的方法。

手术方法

切口、皮瓣分离:切口及分离同前(图7-17)。

眶前区分离:皮瓣分离后于眶前区域作钝性分离。在相对无血管区可以采取锐性分离或用小棉球分离(图7-18)。

固定脂肪垫:部分分离眶隔,使眶脂肪疝入手术野。鼻侧、中央部和颞侧脂肪垫各自脱垂,6-0可吸收线固定(图7-19,图7-20)。

松解眶隔:当脂肪重置完成,在较高的平面将眶隔水平打开(图7-21,图7-22)。这有助于松解眶隔与眶下缘的束缚,并且最大程度地减少术后发生下睑退缩的可能性。

缝合:切除多余皮肤后连续缝合。

术后处理:术后处理同前(该患者术前、术后像见图7-23,图7-24)。

部分病例面中部松弛下垂明显,可经皮肤切口联合眶颧韧带悬吊以此支撑面中部,这样可以尽可能地减轻术后发生的下睑退缩,并有效提升面中部。

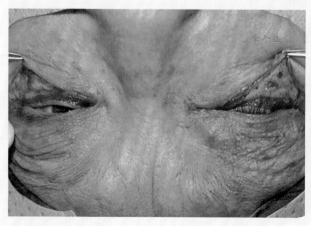

图7-17　皮瓣分离

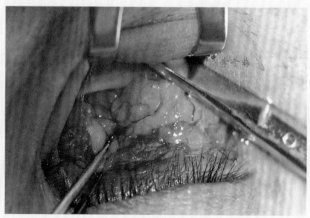

图7-18　眶前区分离至眶下缘下

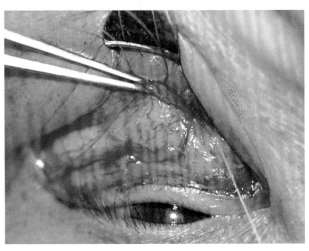

图 7-19　将脂肪垫固定缝合于下眶缘骨膜上

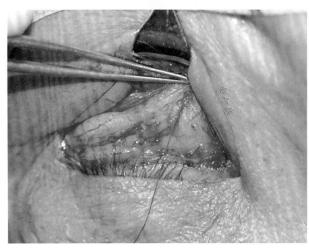

图 7-20　内侧眶脂肪垫固定缝合于下眶缘骨膜

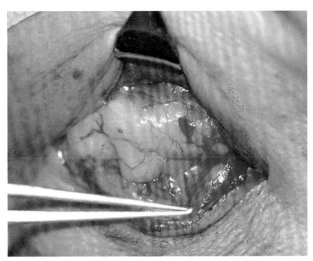

图 7-21　完全打开眶隔，充分暴露眶脂肪

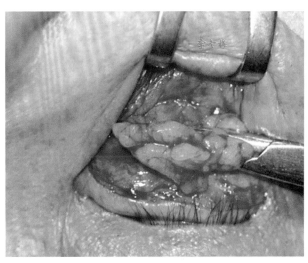

图 7-22　去除多余疝出的眶脂肪

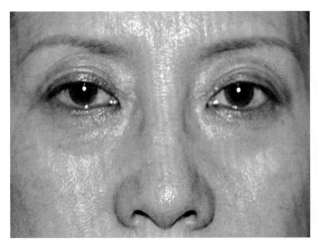

图 7-23　下睑袋术前

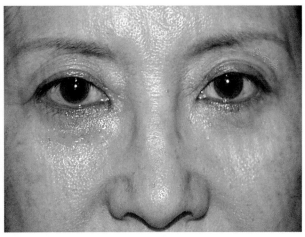

图 7-24　脂肪重置下睑袋术后 3 个月

下睑袋内路法整复术

适用于单纯眶脂肪移位膨出或眶脂肪过多、而无皮肤松弛的年轻人或仅有轻度皮肤松弛而不愿遗留下睑皮肤瘢痕的下睑袋者。

手术方法

麻醉：结膜囊表面麻醉,2%利多卡因及0.75%罗哌卡因(1:1混合,含1:100 000肾上腺素)穹窿部结膜下浸润麻醉。

暴露：用眼睑拉勾或牵引缝线翻转下睑,暴露下睑穹窿结膜。

切口：于下睑睑板下缘结膜处横行切开　结膜长约5~10mm(图7-25,图7-26),并切开下睑缩肌(图7-27),然后沿眶隔浅面向眶下缘方向钝性分离,暴露眶隔膜并可见其中央部眶脂肪团,可适当将结膜切口向两边扩大。

去除眶脂肪：剪开眶隔膜暴露眶脂肪后,分离其包膜,眶脂肪球即自动脱出,继而提起并剪除(图7-28)。于同一切口内侧剪除内侧脂肪团,在内侧下斜肌将脂肪袋分成中部和内侧两个部分,术中要确认保护好下斜肌,否则术后将出现复视。外侧脂肪垫有较多的结缔组织间隔覆盖,暴露和切除较困难,首先切除其浅层脂肪可使后部脂肪较易暴露,如不切除此侧脂肪,术后外侧将出现膨隆。下睑眶隔脂肪为三个脂肪团,切除之眶脂肪量,以轻压眼球时残余眶脂肪团与眶下缘平齐程度即可(图7-29,图7-30)。

缝合：用7-0可吸收缝线连续缝合结膜切口,缝合时要将结膜和下睑缩肌一并缝住。

术后处理：术毕时结膜囊内涂抗生素眼膏,加压包扎24小时,不需拆线(该患者术前、术后像见图7-31,图7-32)。

注意

内切口无皮肤瘢痕,无下睑外翻、下睑退缩及睑球分离等并发症发生。操作简单,组织损伤小,出血少。但不能同时去除松弛的皮肤,因此不适用于伴皮肤松弛的睑袋者。术者需熟悉下睑及眼球的解剖,否则可能会造成下斜肌的损伤。

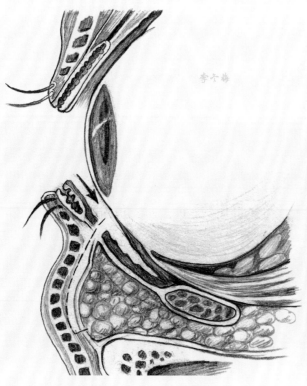

图7-25　下睑袋内路整复术入路示意图

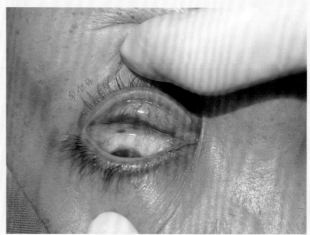

图7-26　下睑袋结膜切口

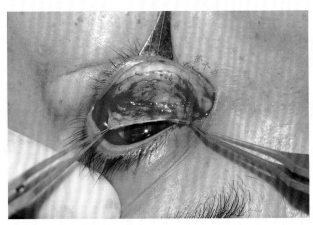

图 7-27　切开下睑缩肌

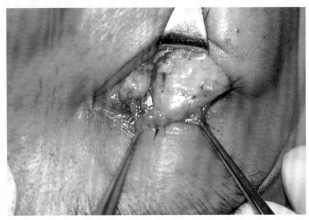

图 7-28　分离眶隔暴露眶脂肪

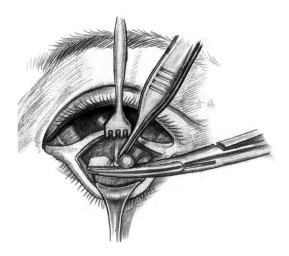

图 7-29　切除眶脂肪示意图

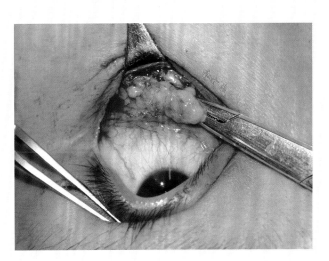

图 7-30　去除下眶隔脂肪

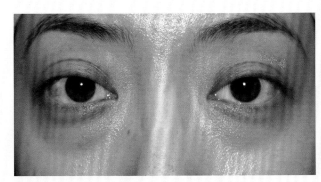

图 7-31　下睑袋术前像

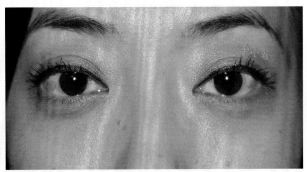

图 7-32　术后 1 个月像

第三节 下睑袋整复并发症及处理

下睑外翻

下睑外翻是下睑袋整复术较常见并发症。

原因:皮肤、轮匝肌切除量过多;术前存在水平向的眼睑松弛;切口感染瘢痕形成,而牵拉下睑。老年人由于眼轮匝肌过于松弛睑板弹性减弱术后也可发生轻度外翻。

处理:术后发生眼睑外翻和睑球分离,一般均不急于手术处理。轻者可给予理疗、按摩等处理,待肿胀消退,一般于术后多能渐渐自行缓解恢复。对于重度不可逆性睑外翻和睑球分离,保守治疗3~6个月后再依情况采取适当手术矫正。

手术方法

下睑全层楔形切除(V-Wedge)矫正术:(同第十章第一节老年退行性眼睑外翻)于下睑中央或中外1/3处切除一个基底向睑缘的楔形全层眼睑组织,切除长度为能使睑缘贴附眼球为度(图7-33~图7-36)。

下睑阔筋膜悬吊联合睑板条悬吊矫正下睑外翻:下睑袋原切口切开,分离使下睑复位。做下睑外侧睑板条悬吊(图7-37)(方法见睑内翻章)。阔筋膜条固定缝于下睑板下缘,4-0丝线以褥式缝合方式将阔筋膜缝于内、外眦韧带上(图7-38)。余操作见睑外翻章(该患者术前、术后像见图7-39,图7-40)。

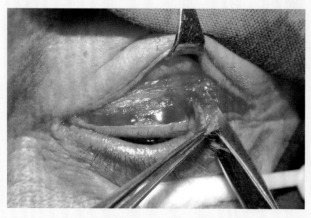

图7-33 下睑中外1/3处楔形下睑全层组织切除

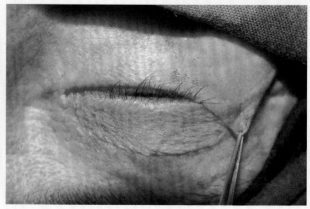

图7-34 去除颞侧多余三角形皮肤

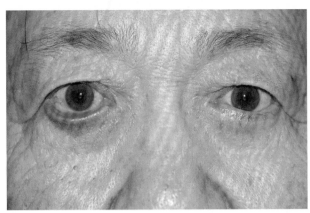

图 7-35　下睑袋术后下睑外翻

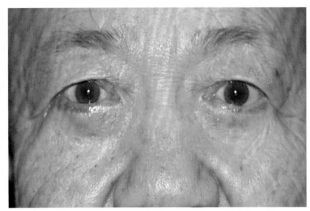

图 7-36　下睑外翻矫正术后

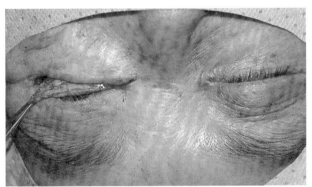

图 7-37　睑板条悬吊

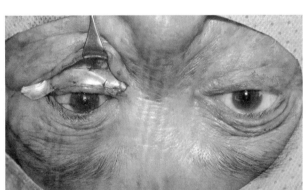

图 7-38　阔筋膜悬吊

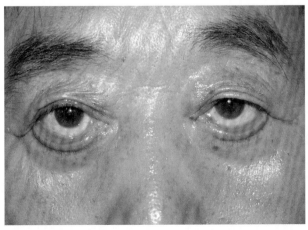

图 7-39　眼袋术后下睑外翻

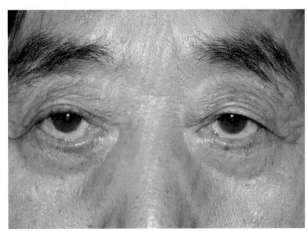

图 7-40　术后半年

结膜水肿

下睑袋术后结膜水肿是一种源自结膜的浸润性水肿。由于炎症反应使液体聚集增加,淋巴回流受阻,或存在眼睑闭合不全等原因,在角膜的周边形成一个肿胀的红边。在我们的研究中,结膜水肿是最常见的并发症(占所有患者的6%)(图7-41)。特别是行外眦成形术者。

处理:结膜水肿一般3~4周内可以自愈。轻度者早期一周内可使用激素类滴眼液每日两次,以及人工泪液。如较严重者可加压包扎2天(图7-42)。

如2周仍无好转可考虑放液,也有病例可持续数月不愈,如存在眼睑闭合不全者要矫正。

下眶区塌陷

原因:主要由于眶脂肪去除过多引起;或组织损伤严重致术后眶脂肪部分吸收引起。

处理:轻者不必矫正。重者术后3~6个月后采取游离脂肪或真皮脂肪移植填充,可采用上睑眶脂肪充填于下睑凹陷区。

下睑退缩

原因:下睑皮肤切除过多;术前存在的下睑松弛;手术操作粗暴,软组织损伤较重,术后在眶隔下睑缩肌层次上的粘连、收缩从而牵拉下睑退缩。

处理:很多病人术后1个月至3个月内存在不同程度的下睑退缩,多可自行恢复(图7-43,图7-44)。早期可嘱患者按摩,观察至术后半年左右如仍存在严重的下睑退缩可考虑手术。

手术方法见下睑退缩章。可采用下睑缩肌后徙术,如严重病例采用下睑真皮充填矫正下睑退缩。

术后瘢痕显露或明显

原因:下睑缘下切口过低或外眦切口延长过多,术后切口显露而致瘢痕明显;切口对位不良或缝线太粗;皮肤切除过多,缝合时切口张力过大,术后瘢痕明显。

处理:拆线后切口处可酌情应用抗瘢痕类药物,以尽量减轻瘢痕。如瘢痕明显而患者又迫切要求改善者,可于术后6个月视局部条件行瘢痕切除。

斜视复视

原因:在下睑内侧下斜肌将脂肪袋分成中部和内侧两个部分,在切除中部及内侧脂肪时如过于向深处掏剪,就有可能损伤下斜肌。而下直肌与下斜肌腱膜相延续,因此亦有可能损伤下直肌。

处理:①一旦发生复视近期不应急于处理,短暂性复视可能因为术后组织水肿或眶内出血而致,对症治疗后可自行恢复;②若3~6个月不恢复者应行眼肌专科检查后决定是否对症手术治疗。

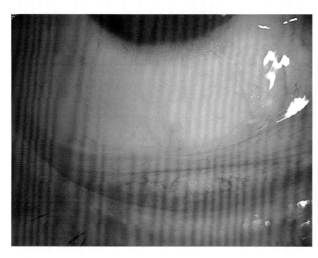

图 7-41　下睑袋术后 1 个月结膜水肿

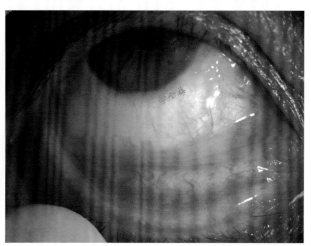

图 7-42　治疗后 1 周明显好转

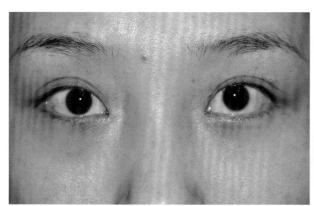

图 7-43　下睑退缩

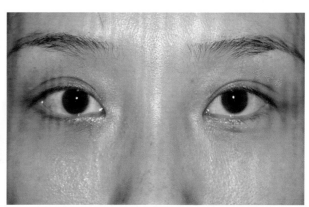

图 7-44　未经手术,半年后自行恢复

（李冬梅）

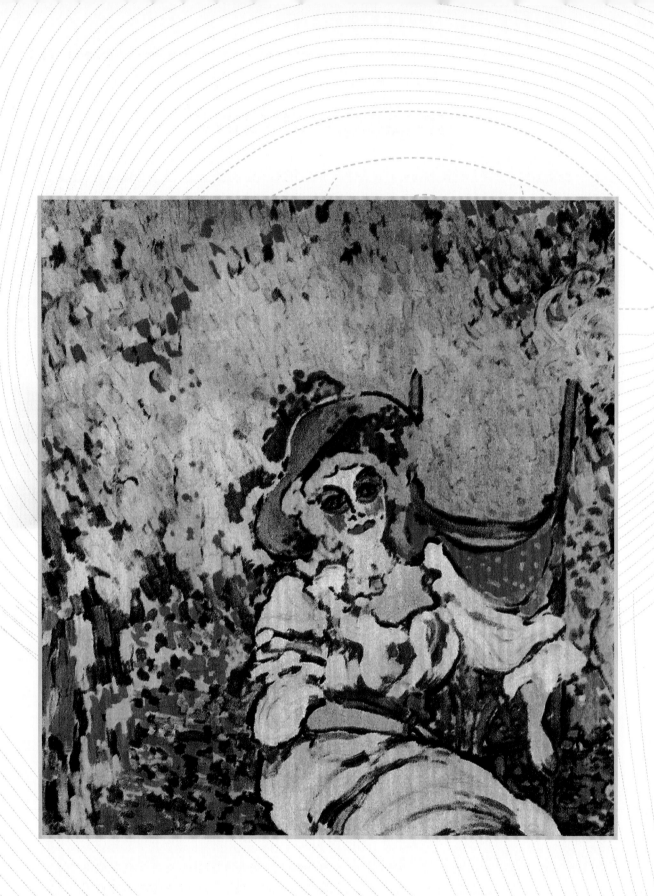

第八章　眼睑松弛症

人生美好,把美留住!——题记

昙花的美丽、礼花的绚烂、蜃楼的迷蒙,都是太阳的杰作却又被太阳吝啬地删除,留住美好才是永恒。

由于年龄衰老退变致眼睑松弛,虽为无奈,但手术矫正眼睑松弛确可达到妙笔生花之功力。但那些发生于青春期不明原因的睑皮松弛症者,其手术却不能达到完全满意之效果。此眼睑松弛症者可伴有泪腺脱垂,并可有上睑下垂及外眦圆钝等畸形,一般于青春期后病情渐趋于稳定,可于此时行手术切除松弛上睑并复位脱垂泪腺,如伴有上睑下垂者则行上睑下垂矫正手术。

第一节 概 述

临床表现

眼睑松弛症(blepharochalasis)是以反复发作的无痛性、无红斑形成的慢性进展性眼睑水肿为特征的疾病。

1807 年第一次由 Beers 报道此病,1896 年正式由 Fuchs 命名为眼睑松弛症。男女患病几率相同,多发于青春期前,可 10 岁左右发病,多累及双眼全眶周(图 8-1),也可侵及单眼或局限性的眼睑组织(图 8-2)。初起时上睑间歇性、无痛性水肿,持续 1 至数日,皮肤微红、水肿,似血管神经性眼睑水肿。后渐发作频繁而持久,上睑肿胀如袋状,皮肤变薄皱缩,皮肤下垂甚至越过睫毛。随年龄增加,发病频率减低,大多患者青春期后渐趋稳定而进入一个相对静止期。然而眼睑反复水肿和缓慢进展的病情造成眼睑组织的不可逆改变。眼睑皮肤变得松弛菲薄、多皱褶,皮下有时可见毛细血管,皮肤呈古铜色(卷烟纸色)等。另外由于筋膜结构的松弛,可牵拉眶部泪腺至眶缘外,致泪腺脱垂。有些病例侵及提上睑肌使提上睑肌腱膜变薄或断裂而致上睑下垂(图 8-3),还有部分病例可同时侵及外眦部或仅侵及外眦部致外眦角圆钝(图 8-4)。

病因及发病机制

目前尚不明了,可能与下列因素有关:

内分泌、激素水平

一些患者伴随其他身体异常,如:Ascher syndrome(双层唇和良性甲状腺肿大)(图 8-5,图 8-6)。

免疫机制

有些患者血清 IgG、IgM、IgE 含量升高,皮肤活检可见受损皮肤区域 IgA 的聚积。一些自身免疫疾病同原发性皮肤松弛有关。有些患者发病与过敏有关。

血管神经因素

结膜下或皮下大量血管增生,术中可见提上睑肌腱膜后部血管的增生。

遗传因素

可能与遗传有关。本疾病的诊断需要与引起眼睑水肿的全身及局部疾病相鉴别。如老年性的皮肤松弛、肾病引起眼睑改变等。

皮肤组织学改变

皮肤全层普遍萎缩,胶原退行性变及弹力组织断裂、丧失,血管供养增加,毛细血管内皮增殖并有淋巴细胞浸润,呈慢性低度炎症状态。

有些学者将眼睑松弛症分为增生期和萎缩期两个发病阶段。有些患者无增生期直接进入组织萎缩阶段。增生期为反复发生的眼睑水肿导致眶隔薄弱、眼眶脂肪疝。萎缩期眼睑皮肤萎缩、松弛、变色;鼻上方眼眶脂肪萎缩,可形成假性内眦赘皮;韧带松弛可导致外眦畸形;提上睑肌腱膜变薄或断裂是导致上睑下垂的常见原因。两期内均可能发生泪腺脱垂。

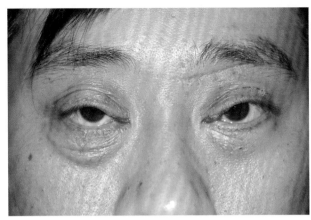

图 8-1　眼睑松弛症侵及全眶周

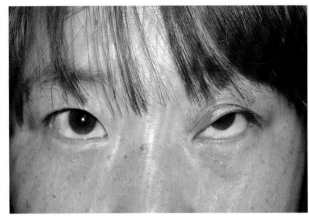

图 8-2　单侧眼睑松弛症-上睑下垂

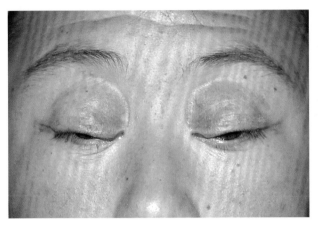

图 8-3　眼睑松弛症-上睑下垂

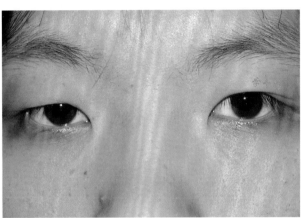

图 8-4　仅侵及外眦部致外眦角圆钝

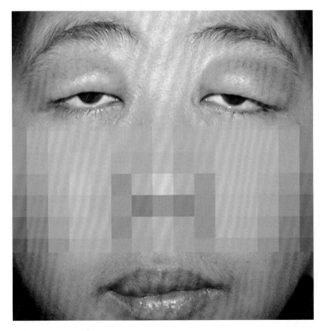

图 8-5　Ascher syndrome

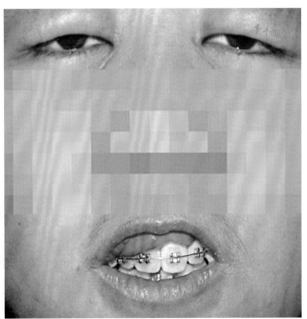

图 8-6　双层唇

第二节 术 前 评 估

全身及眼部常规检查

全身常规查体。双眼视功能、眼前节、眼后节检查。眼位及眼球运动情况检查。

眼睑特征的检查

术前应了解眼睑的形态、眼睑的位置、上睑皮肤弹性、松弛程度,尤其要判定是否伴有上睑下垂,下睑退缩及内外眦的形态。

泪腺情况判定

术前要了解是否有泪腺脱垂,是否伴有泪腺的肿大及炎症。必要时需行 MRI 检查。

第三节 手 术 治 疗

上睑皮肤松弛矫正泪腺脱垂复位术

适应证:病情稳定者,眼睑皮肤松弛伴有泪腺脱垂者。

手术方法

皮肤切口设计:将上睑皮肤轻轻绷紧,按拟形成的重睑高度画出第一条切口线,第一条切口线于外眦部以 120°角斜向上延长约 3mm,再于第一条重睑线处用平镊夹起松弛皮肤,以睫毛微翘、无眼睑闭合不全为度,画出第二条切口线与第一条线相连,两线间的距离即为拟切除的皮肤量(图 8-7)。

麻醉:睑缘处皮下及穹窿处结膜下 2% 利多卡因及 0.75% 罗哌卡因(1∶1 混合,含 1∶100 000 肾上腺素)浸润麻醉。

切开:切开皮肤并剪除所需切除松弛的皮肤,在皮肤切口下剪除一条睑板前轮匝肌,宽约 3~5mm。

暴露:脱垂泪腺打开眶隔并暴露眶脂肪,于外侧眶缘处可见淡粉色、质韧、有腺体样组织的脱垂眶部泪腺组织(图 8-8)。

泪腺复位:以 0 号丝线或 4-0 固定线将泪腺前缘及泪腺筋膜以荷包缝合或褥式缝合,然后再将缝线固定缝合于泪腺窝的眶骨膜上,从而达到泪腺复位(图 8-9)。

眶隔处理:为加强泪腺前方的张力,可行眶隔缝合,以 6-0 可吸收线行眶隔缝合(图 8-10)。

皮肤缝合:皮肤以重睑成形方式缝合。

术后处理:术后加压包扎 48~72 小时,48 小时内冰敷,7 天拆除皮肤缝线。术后 1 个月进行第 1 次随访,此后每 3 或 6 个月随访(该患者术前、术后像见图 8-11,图 8-12)。

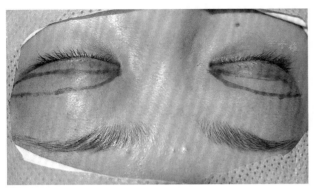

图 8-7　皮肤切口设计

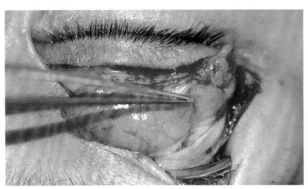

图 8-8　打开眶隔暴露脱垂的泪腺组织（镊子夹住者）

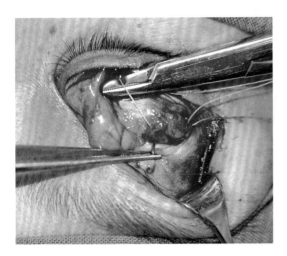

图 8-9　缝合复位脱垂泪腺

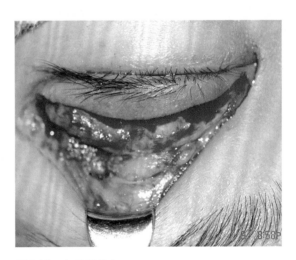

图 8-10　行眶隔缝合

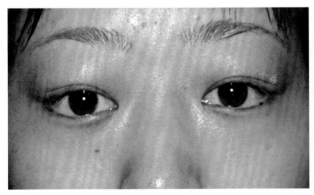

图 8-11　眼睑松弛症伴泪腺脱垂术前像

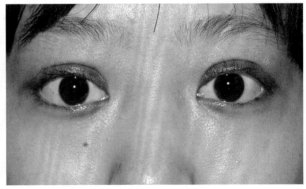

图 8-12　术后 3 个月像

注意

为防止去眶脂肪时误将泪腺切除,可于泪腺复位后再切除眶脂肪。但有时眶脂肪过多妨碍泪腺复位的操作,也可先行部分眶脂肪切除,此时一定要注意辨别泪腺组织。

此类病人眶隔及眶脂肪多萎缩,因此尽量保留眶脂肪,否则术后上睑更为凹陷。

眼睑皮肤松弛及上睑下垂矫正术

适用于眼睑松弛症伴有上睑下垂者。

手术方法

切口设计:皮肤切口设计同眼睑皮肤松弛手术。

麻醉:下睑缘处皮下,下眶缘及穹窿处结膜下2%利多卡因及0.75%罗哌卡因(1:1混合,含1:100 000肾上腺素)浸润麻醉。

切开:切开皮肤并剪除所需切除松弛的皮肤,在皮肤切口下剪除一条睑板前轮匝肌,宽约3~5mm。

提上睑肌腱膜折叠或缩短:暴露并打开眶隔,沿此层次向上分离,直到可见一条白色的横行韧带即为节制韧带。完全暴露节制韧带。

提上睑肌腱膜折叠:3-0丝线穿过该韧带及提上睑肌腱膜,再缝合固定于睑板上缘,行3针褥式缝线。调整上睑位置于角膜缘下0.5~1.0mm,结扎缝线(图8-13,图8-14)。

提上睑肌缩短:于睑板上缘分离提上睑肌及Müller肌,打开眶隔将提上睑肌完全暴露清楚。断内、外角及节制韧带,用3-0丝线于睑板上缘处缝合睑板板层3针,然后将此缝线缝于拟定缩短提上睑肌的量处,形成3针褥式缝线。于缝线上缘剪除提上睑肌调整上睑位置于角膜缘下0.5mm处,结扎缝线。

皮肤缝合:皮肤以重睑成形方式缝合。

术后处理:术后加压包扎48~72小时,48小时内冰敷,注意角膜护理,7天拆除皮肤缝线。术后1个月进行第1次随访,此后每3或6个月随访(该患者术前、术后像见图8-15,图8-16)。

注意

眼睑松弛症伴上睑下垂者,多表现为中度或重度的下垂,而且所有病例在术前评估提上睑肌功能时,测量提上睑肌肌力皆小于4mm,但此类上睑下垂属于腱膜性上睑下垂,虽测量的提上睑肌力较差,但实际上提上睑肌功能尚好,因此应选择利用提上睑肌力量的手术方式行上睑下垂矫正。

此类患者术后出现更多的是过矫,因此术中应注意调整眼睑的高度以免过矫。

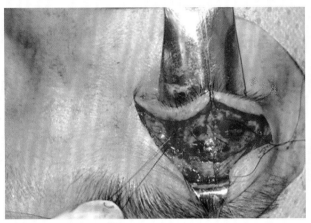

图 8-13 行提上睑肌折叠术

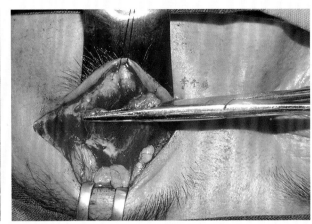

图 8-14 示提上睑肌

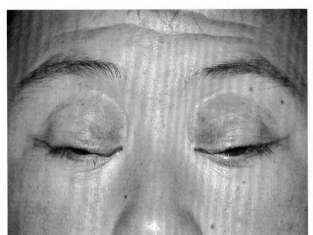

图 8-15 双眼睑松弛症上睑下垂术前

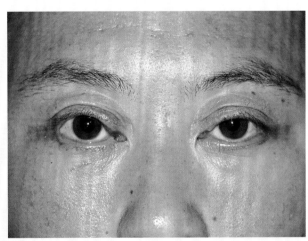

图 8-16 上睑下垂术后 1 年

下睑退缩矫正

适用于中重度下睑退缩者。

手术方法

切口设计:皮肤切口设计同下睑袋皮肤切口。

麻醉:同前。

切开:按画线切开皮肤,于皮下分离至下睑板下缘,保留睑板前的全部轮匝肌。

Medpor 插片植入(图8-17):于睑板下缘处打开下眶隔,将眶脂肪向下推压至下眶缘。于睑板下缘处将下睑缩肌部分分离并后徙(图8-18)。用6-0可吸收线将 Medpor 植片固定缝合于下睑板的下缘,植片上方固定后,用手术剪依据下睑的退缩量及下睑的轮廓行植片的修整(图8-19)。

伤口闭合:6-0可吸收线将植片前轮匝肌密闭缝合,皮肤连续缝合。

术后处理:术后加压包扎48~72小时,48小时内冰敷,7天拆除皮肤缝线(该患者术前、术后像见图8-20,图8-21)。

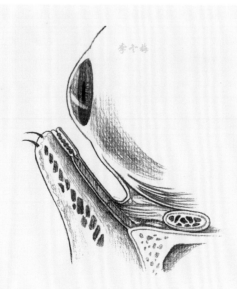

图8-17　下睑插片植入位置示意图

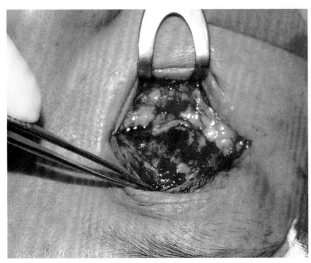

图 8-18 下睑缩肌部分后徙

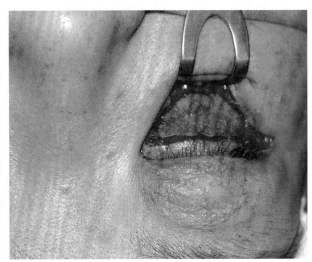

图 8-19 Medpor 植片固定缝合

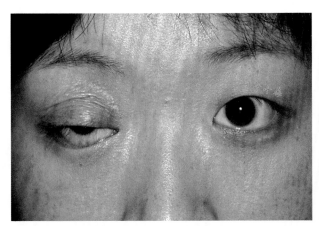

图 8-20 眼睑松弛症上睑下垂下睑退缩

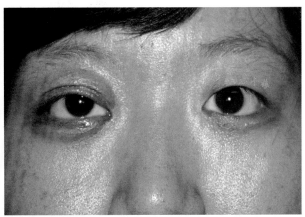

图 8-21 上睑下垂、下睑退缩矫正术后

外眦部眶骨膜瓣转位外眦畸形矫正术

适应证:病情稳定,眼睑松弛症患者伴有外眦畸形移位者。

手术方法:

皮肤切口设计:设计新外眦点,采用外眦部"Y"形切口,"Y"的末端即为新外眦点(图8-22)。

麻醉:2%利多卡因及0.75%罗哌卡因(1:1混合,含1:100 000肾上腺素)上下睑缘及外眦部皮下浸润麻醉,不合作者采用全身麻醉。

切开:切开皮肤、皮下,分离暴露颞侧眶缘骨膜,并暴露上下睑外眦部睑板组织,将睑板颞侧向外牵拉,测量其距离,此距离即可决定眶缘骨膜瓣的长度(图8-23)。

骨膜瓣:做基底位于眶缘的眶骨膜瓣,宽度为10～15mm,骨膜瓣中央水平切开,上下两叶分别拉向上、下睑板面(图8-24,图8-25),按设计睑裂大小将睑裂向外牵拉睑板颞侧端,将骨膜上下叶缝合于睑板颞侧端适当部位,与睑板面重叠2mm。

皮肤缝合:皮肤修剪后,以7-0尼龙线"V"形缝合(该患者术前、术后像见图8-26,图8-27)。

注意

一般主张分期手术,先行外眦圆钝矫正,术后3～6个月再行上睑下垂矫正。

外眦畸形为病变侵及外眦韧带而致其变性,因此外眦韧带无力量,所以单纯行缝线缝合固定后很容易复发致外眦再移位及圆钝畸形。而采用外侧眶骨膜瓣来代替变性的外眦韧带,则效果更为良好。大多亚裔人外眦与内眦呈水平状,但约20%的人其外眦较内眦稍向上倾斜约5°角,因此采用术中设计外眦稍高于内眦的方式,这样术后更美观。骨膜瓣分离时应于颧额缝下缘平行于外眦角,并与内外眦连线呈5°角来分离,骨膜瓣分离至眶缘,而不要再向下后方分离,此处眶骨膜瓣与眶骨紧密粘连,如向下后方分离可将骨膜瓣撕脱。

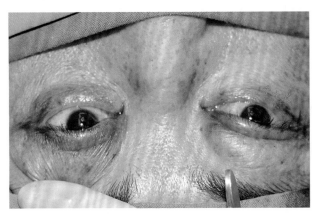

图 8-22　切口设计

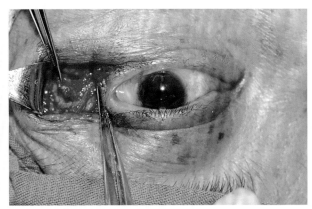

图 8-23　分离暴露颞侧眶缘骨膜

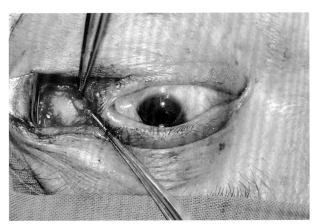

图 8-24　眶骨膜与上下睑板缝合

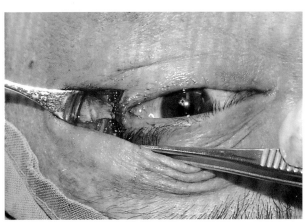

图 8-25　眶骨膜瓣与上下睑板缝合

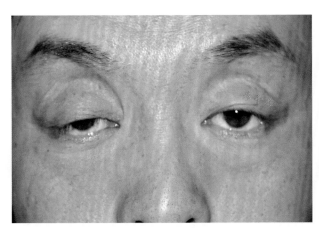

图 8-26　眼睑松弛症外眦圆钝上睑下垂

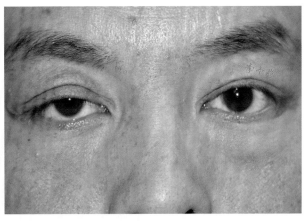

图 8-27　外眦畸形矫正及上睑下垂术后

第四节　并发症处理

泪腺脱垂复发

有文献报道泪腺复位采用眶骨打孔钢线固定,本章介绍的手术方法皆采用丝线牢固固定,在以往我们总结的 37 例病例发生 2 例泪腺脱垂复发(复发率约 5%)。只要固定缝合正确,较少有复发。

如果泪腺脱垂复发,可于术后 3 个月后再次行泪腺复位术(图 8-28,图 8-29)。

矫正过度

此为眼睑松弛症伴上睑下垂术后较为常见并发症,虽术前患者表现为中重度上睑下垂,并且提上睑肌肌力测量肌力多小于 4mm,但其提上睑肌功能尚好。这就是腱膜性上睑下垂的特征性表现,因此我们在行提上睑肌折叠或缩短时要充分考虑此点。如发生过矫,则需手术重新调整提上睑肌缝线(图 8-30 ~ 图 8-32,见上睑下垂章)。

矫正不足

皮肤松弛矫正不足或上睑下垂欠矫,因此类患者上睑皮肤菲薄,缺乏弹性,所以在松弛量估计时有可能有偏差,如松弛量较大可于术后 1 周左右或术后 3 个月再次手术矫正。

如上睑下垂欠矫可于术后 1 周调整。

下睑退缩矫正的并发症

下睑退缩矫正不足,这种较为常见,所以在本章中介绍了用 Medpor 插片方法。

Medpor 插片有移位、脱出等情况发生,原因及处理见眼睑退缩章节。

外眦回退

外眦移位矫正如采用丝线外眦韧带固定,容易复发致外眦再移位及圆钝畸形(图 8-33)。因此种外眦畸形为病变侵及外眦韧带而致其变性,外眦韧带无力量,所以采用外侧眶骨膜瓣来代替变性的外眦韧带。如外眦回退,可考虑再次固定。

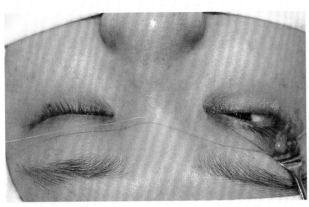

图 8-28　外侧重睑线小切口行泪腺脱垂复位

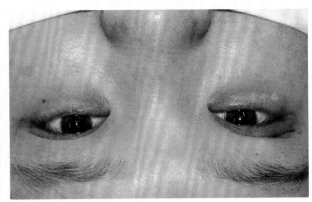

图 8-29　重睑切口缝合

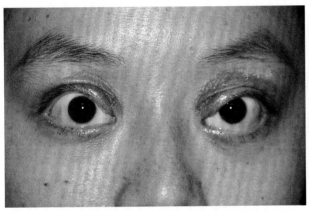

图 8-30　上睑弧度及高度不佳

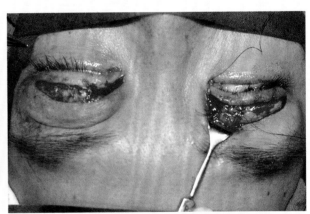

图 8-31　提上睑肌缝线调整

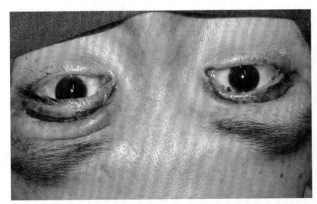

图 8-32　皮肤缝合前

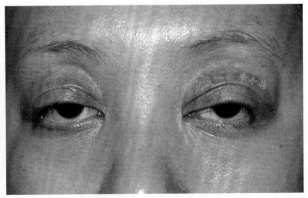

图 8-33　右眼外眦回退

（李冬梅）

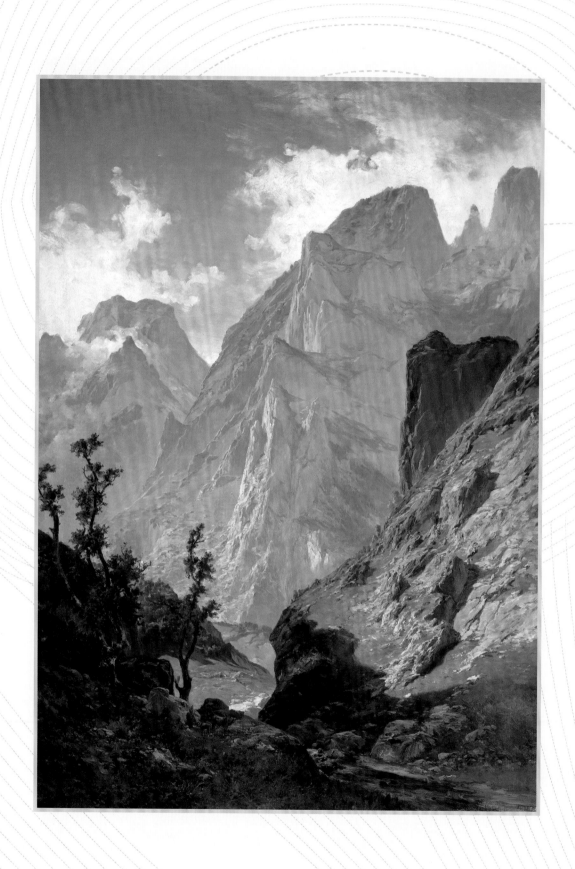

第九章　睑内翻及倒睫

老子言：天下大事必作于细，天下难事必作于易……

大事必从小事开始，难事必从容易的做起。海尔总裁曾说过：把简单的事做好就是不简单，伟大来自于平凡。

我们当住院医师的第一年即开始学习眼睑内翻的手术，作为住院医师所需掌握的常规手术。在目前又有多少医生能真正将其做到尽善尽美呢？除掌握手术原则和技巧之外，更为重要的是要重视这种常规手术——看似简单的手术。很多医生都认为能做好白内障、玻璃体手术等才能称之为一代名家，殊不知：

泰山不拒细壤，故能成其高；江海不择细流，故能就其深！

第一节 概 述

睑内翻为眼睑特别是睑缘向眼球方向翻转的异常状态。眼睑内翻使睫毛刺激眼球引起异物感、疼痛，角膜上皮可以脱落，也可继发角膜溃疡，愈后可为角膜白斑。

倒睫是睫毛位置异常，表现为睫毛生长方向指向球结膜与角膜并产生刺激症状。倒睫不一定有睑内翻，而睑内翻必然有倒睫。

根据不同发病原因，眼睑内翻主要分为：先天性睑内翻；慢性痉挛性睑内翻；急性痉挛性睑内翻；瘢痕性睑内翻。先天性睑内翻将在先天性眼睑畸形一章中阐述。

第二节 老年退行性睑内翻

病因

内眦韧带、外眦韧带拉伸或松弛致使水平方向眼睑松弛。

下睑缩肌腱膜断裂或薄弱破坏睑板与睑缘之间的平衡，致使垂直方向眼睑松弛。

皮肤、眶隔前眼轮匝肌及眶隔组织松弛，致使眶隔前眼轮匝肌骑跨至眶隔前，多表现为垂直方向眼睑松弛。

随年龄增长，睑板发生退行性变，下睑位置不稳定程度进一步加重。

临床表现

症状

角膜刺激，畏光，异物感，烧灼感，流泪（图9-1）。

体征

眼睑及睫毛内翻，水平方向眼睑松弛，眶隔前眼轮匝肌骑跨，结膜充血。

可能并发角膜不同程度损害：磨损，溃疡，感染，穿孔。

术前评估

常规眼部及全身情况检查

全身常规查体，了解其是否有糖尿病等病史，肝肾功能、凝血机制等检查。术前控制血糖及血压。眼部常规检查包括双眼视功能、眼前节、眼后节检查。眼位及眼球运动情况检查。

随着干眼症发病率的增加，众多的"健康人群"存在不同程度的干眼症状。内翻矫正术后可能加重干眼症状，因此术前常规行 Schirmer 检测是十分必要的。如存在明显的干眼症，手术应保守，术后亦应加重护理。

眼睑松弛判定

诱发试验

若可疑睑内翻,患者立位无明显体征,可嘱患者仰卧位,闭眼,眼眶软组织后移可诱发睑内翻。

水平方向眼睑松弛试验

牵拉试验:抓住下睑皮肤向远离眼球方向牵拉,若眼球到睑缘的距离超过8mm,可判定水平方向眼睑松弛(图9-2)。

复位试验:抓住下睑皮肤向下牵拉,松手后正常眼睑可于1~2秒内恢复其解剖位置。若眼睑不能迅速回复到紧贴眼球的位置,可判定水平方向眼睑松弛(图9-3)。

垂直方向眼睑松弛试验

以食指于下睑缘中央向上轻推下睑,正常下睑应不越过角膜上缘,如下睑较容易越过上方角膜缘则表明下睑垂直方面眼睑松弛(图9-4)。

眼轮匝肌骑跨试验

将内翻眼睑置于正常位置后,嘱患者闭眼可见眶隔前眼轮匝肌上移。

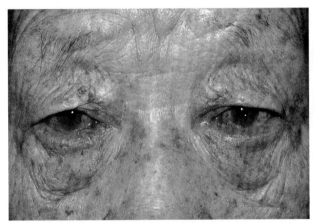

图9-1　双眼退行性下睑内翻

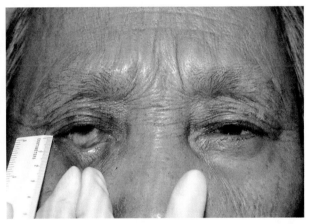

图9-2　水平向眼睑松弛判定-牵拉度

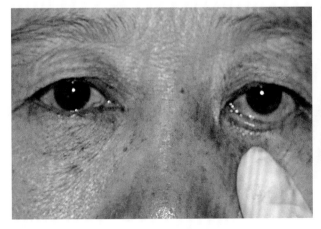

图9-3　复位试验

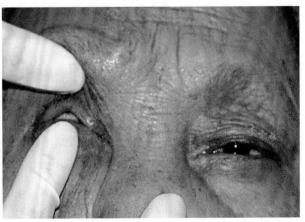

图9-4　垂直向眼睑松弛试验

手术治疗

适应证:明显的刺激症状或角膜有损伤,或者为改善外观者。

皮肤轮匝肌切除联合眼轮匝肌缩短(wheeler 法)术

通过皮肤和肥厚轮匝肌的切除及缩短,增加皮肤张力和轮匝肌张力,阻止轮匝肌超过睑缘,同时矫正下睑水平向松弛,用于矫正老年退行性下睑内翻。

手术步骤

麻醉前用画线笔根据皮肤切除量画出 2 条线,在下睑缘睫毛根部下方 2mm 处,从泪小点颞侧直至外眦角后画线标记第一条切口;无牙镊夹起睑缘皮肤,确定拟去除松弛皮肤距离,以睑缘复位无内翻为度,画线标记第二条切口(图 9-5)。

睑缘局部 2% 利多卡因 2~4ml(含 1:100 000 肾上腺素)浸润麻醉。

距下睑缘 2mm 做皮肤切口,并切除画线内的皮肤。

分离眼轮匝肌瓣暴露其下的睑板前轮匝肌,分离宽约 5mm 睑板前轮匝肌至内眦端使其形成轮匝肌瓣(图 9-6,图 9-7)。

眼轮匝肌缩短:视眼睑水平松弛度行眼轮匝肌瓣缩短,将肌瓣剪断 3~5mm,然后以 6-0 可吸收线行断端缝合,或以 5-0 可吸收线将肌瓣向上方约 2mm 处悬吊式缝于外侧眶骨膜上(图 9-8,图 9-9)。

以 6-0 可吸收缝线将皮肤-眼轮匝肌与睑板缝合 3~4 针,然后以 7-0 尼龙线连续缝合皮肤切口(图 9-10)。

术毕结膜囊内涂抗生素眼膏,加压包扎 48 小时,6 天拆除皮肤缝线(该患者术前、术后像见图 9-11,图 9-12)。

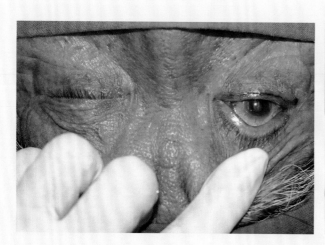

图 9-5　皮肤切口设计

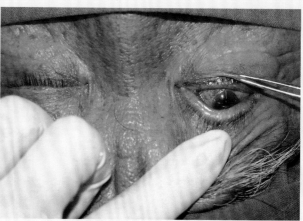

图 9-6　估测去皮量

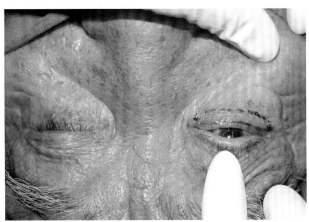

图9-7　两条切口线

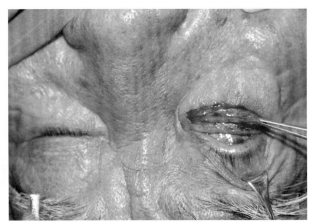

图9-8　预制轮匝肌瓣

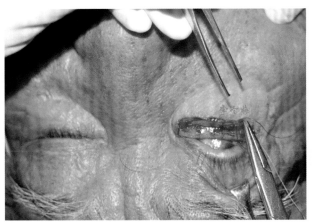

图9-9　轮匝肌瓣固定缝合于外侧眶缘骨膜

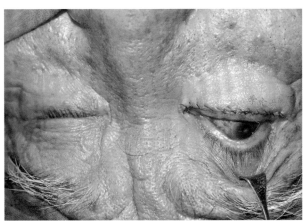

图9-10　皮肤连续缝合

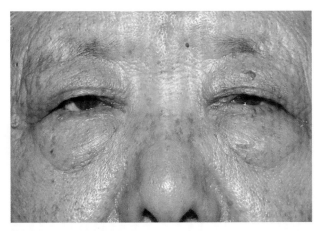

图9-11　老年下睑内翻术前像

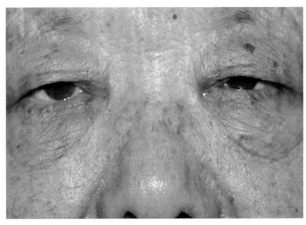

图9-12　老年下睑内翻术后半年

皮肤轮匝肌切除联合外侧睑板条悬吊

用于矫正下睑水平向明显松弛的老年性退行性下睑内翻。

手术步骤

皮肤切口设计画线同上。

睑缘局部 2% 利多卡因 2～4ml（含 1:100 000 肾上腺素）浸润麻醉。

距下睑缘 2mm 做皮肤切口，并切除画线内的皮肤。暴露其下的睑板前轮匝肌，去除部分睑板前眼轮匝肌。

做外眦切口，长约 6～8mm（图 9-13）。将眼睑拉到外侧眶缘上方，以确定需剪除的组织量。去除多余的皮肤、前面的睑板前眼轮匝肌、上方的黏膜皮肤边缘、后面及下方的结膜分离得到睑板条（图 9-14～图 9-16）。

睑板条固定缝合外侧睑板条以 4-0 丝线 2 针间断或 1 针垂直褥式缝合固定于眶缘外缘骨膜。外眦最好位于内眦水平上方 1～2mm 处（图 9-17）。

修剪切口下缘，切除少量皮肤及眶隔前眼轮匝肌，以 7-0 尼龙线连续缝合皮肤切口，外侧睑缘缝合（图 9-18）。

术毕涂抗生素眼膏，绷带加压包扎 48 小时，6 天后拆除皮肤缝线，8 天拆除外侧睑缘缝线（该患者术前、术后像见图 9-19，图 9-20）。

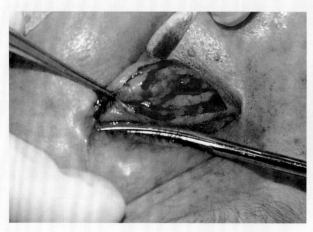

图 9-13 外眦切口

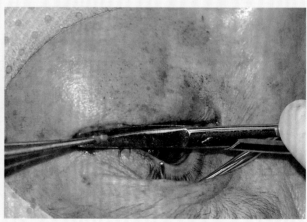

图 9-14 去除睑缘

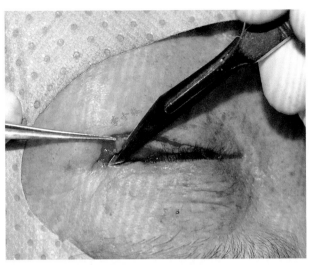

图 9-15　去除结膜

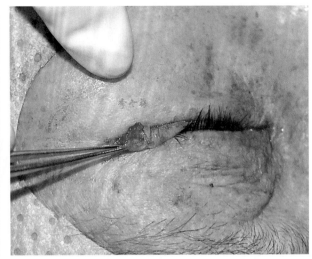

图 9-16　获取睑板条

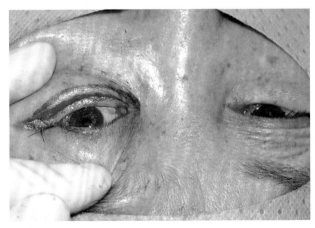

图 9-17　睑板条固定，下睑去皮

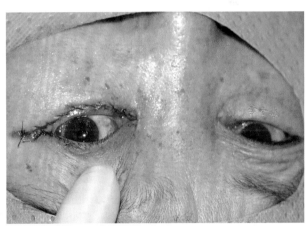

图 9-18　皮肤连续缝合

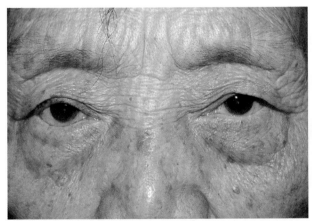

图 9-19　老年下睑内翻术前像

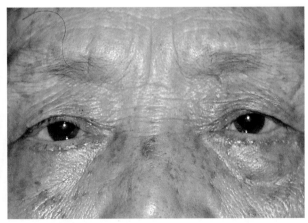

图 9-20　双眼术后 1 个月

皮肤轮匝肌切除联合下睑缩肌前徙术

用于矫正下睑垂直向松弛的老年性退行性下睑内翻。

手术步骤

前三个步骤同上。

切除睑板前部分轮匝肌后,分离至眶隔前,轻压眼球使眶脂肪突出以充分暴露眶隔(图9-21)。

切开眶隔,直至脂肪向前膨出,内侧外侧分别切断眶隔使其与下睑缩肌游离。

睑板下缘3mm处以无牙镊夹起下睑缩肌,用剪刀或高温电灼器小心将其与结膜分离(图9-22)。

切除数毫米下睑缩肌,将其边缘上提至睑板下缘,以6-0可吸收线将下睑缩肌缝于睑板下缘(图9-23,图9-24)。

以7-0尼龙线连续缝合皮肤切口。

术后处理同前(该患者术前、术后像见图9-25,图9-26)。

注意
下睑皮肤轮匝肌去除时,要保留距睑缘3mm的轮匝肌,因为此段轮匝肌有闭睑功能。 在眼轮匝肌缩短术式中,轮匝肌缩短长度取决于眼睑松弛程度(通常为3～4mm)。 睑板条悬吊中睑板条长度以下睑良好贴附眼球为度,不可过长,以免将下泪点拉离泪湖而引起术后溢泪。 外眦与内眦角度应在5°,因此外侧睑板条缝合时应高于内眦水平1～2mm美容效果更好;下睑缩肌切除量亦取决于下睑垂直向松弛程度,一般切除2～3mm。

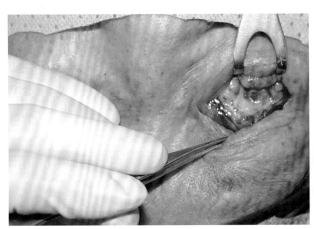

图 9-21 打开眶隔暴露下睑缩肌

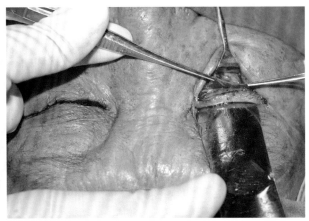

图 9-22 分离下睑缩肌

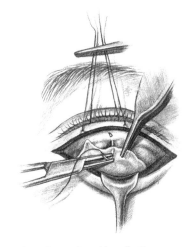

图 9-23 下睑缩肌缝于睑板下缘示意图

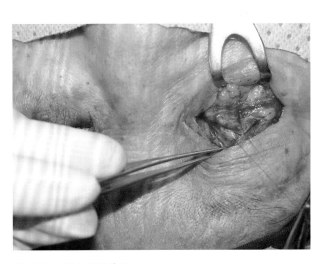

图 9-24 下睑缩肌前徙

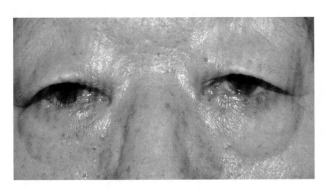

图 9-25 退行性下睑内翻术前像

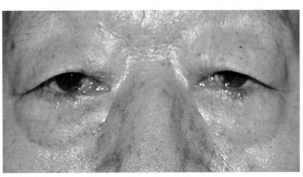

图 9-26 退行性下睑内翻术后像

第三节　瘢痕性睑内翻

病因

由于睑结膜及睑板瘢痕性收缩引起,也可为睑板外伤后引起的后层缩短所致。以往常见于沙眼后,目前更多见于结膜自身免疫性疾病如结膜天疱疮,炎症性疾病如 Stevens-Johnson 综合征。结膜面手术也可造成。外伤如酸碱,热烧伤等。结膜外伤、结膜天疱疮等病之后也可发生。

临床表现

因内翻的睫毛刺激角膜,患者有畏光、流泪、异物感和眼睑痉挛等症状,睫毛摩擦角膜而致角膜上皮脱落,如继发感染,可发展为角膜溃疡,愈后遗有角膜白斑,也可有新生血管长入,使角膜失去透明,而导致严重的视力障碍。

术前评估

常规眼部及全身情况检查

同老年退行性睑内翻。

瘢痕性睑内翻的评估

睑板轻度瘢痕收缩

此种情况可行睑板面切断而矫正睑内翻。

睑板增厚

如睑板明显增厚则需行睑板楔形切除术。

眼睑后层缩短

瘢痕性睑内翻可能存在眼睑后层的缩短,此种则需行眼睑后层延长术。

睑缘

伴有睑缘内翻或睫毛乱生者,可能需行睑缘层间充填术,以使内翻矫正效果更好。

手术方法

睑板切断术

从睑结膜面切断睑板通过缝线牵引而使结膜面睑板切口裂开使睑缘恢复正常位置。适用于睑板肥厚、变形不甚严重的瘢痕性睑内翻,上下睑均可应用。

手术步骤

眼睑皮肤及穹窿部结膜下 2% 利多卡因 2～3ml 浸润麻醉。

用眼睑拉钩翻转眼睑,沿睑板下沟处作一个与睑缘平行的从内眦到外眦的睑板切口,直至切断睑板,暴露眼轮匝肌(图 9-27)。

用带 4-0 丝线的双针从距切口后缘 1mm 的睑结膜面进针,穿过睑板前轮匝肌,从距睑缘前唇 1～2mm 处皮肤面出针,同一根线的另一针在第一针旁 2mm 处以同样方式穿出皮肤,完成一对缝线(图 9-28,图 9-29)。

在眼睑中央、中内、中外 1/3 交界处共作 3 对缝线,垫以小棉卷后(或塑料管)结扎缝线,使睑缘轻度外翻(图 9-30)。

7 天拆线,如过矫可提前拆线(该患者术前、术后像见图 9-31,图 9-32)。

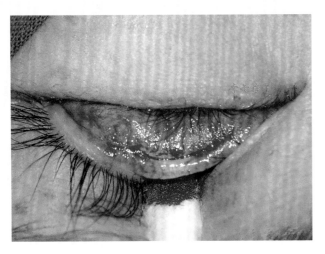

图 9-27 睑板切断

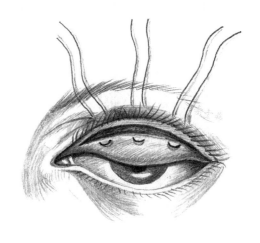

图 9-28 睑板切断手术三针褥式缝线示意图

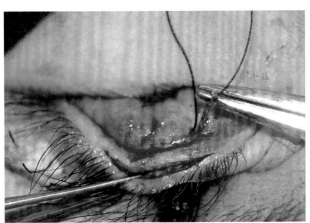

图 9-29 睑板切断手术褥式缝线

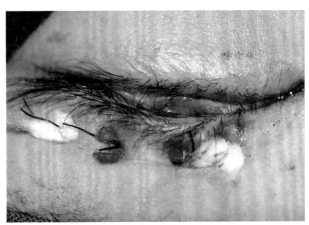

图 9-30 垫以小棉卷后结扎缝线

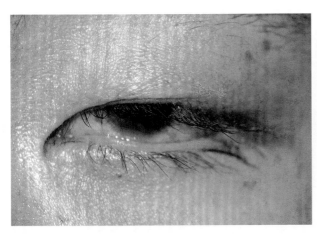

图 9-31 碱烧伤后上睑内翻术前像

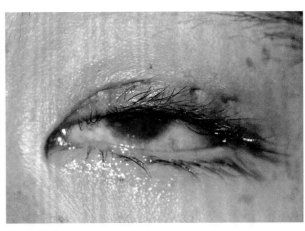

图 9-32 睑板切断内翻矫正术后

睑板楔形切除术（HOTZ）

手术切除部分肥厚的睑板以恢复睑缘的位置，对沙眼性结膜瘢痕和肥厚睑板引起的睑内翻效果较好。主要用于上睑，下睑板窄而薄，一般不采用此术式。

手术步骤

麻醉前用画线笔根据皮肤切除量画出 2 条线，距睑缘 3 ~ 4mm 画一条与睑缘平行和等长的皮肤切口线（按重睑成形方式），如皮肤松弛则根据皮肤切除量画出第二条线（图 9-33）。

眼睑皮肤及穹窿部结膜下 2% 利多卡因 2 ~ 3ml 浸润麻醉。

切开皮肤，如皮肤松弛则按设计切除松弛皮肤。剪除一条睑板前轮匝肌暴露睑板。

用睑板托一端插入穹窿，另一端轻下压，将上睑撑起。

近睑缘部（睫毛毛囊根部后 0.5 ~ 1mm）作尖端向结膜面的睑板楔形切除，长度近睑板全长。切除宽度视内翻程度而定，一般为 2 ~ 3mm（图 9-34，图 9-35）。

6-0 可吸收线在眼睑中央、中外、中内 1/3 处至少作 3 根皮下固定缝线。由皮肤切口的下唇皮下穿入，在睑板切口上缘横穿一针，再由皮肤切口上唇皮下穿出，结扎固定缝线（图 9-36，图 9-37）。皮肤缝合同老年性睑内翻。

术毕结膜囊内涂抗生素眼膏，加压包扎 2 天，7 天拆线（图 9-38）（该患者术前、术后像见图 9-39，图 9-40）。

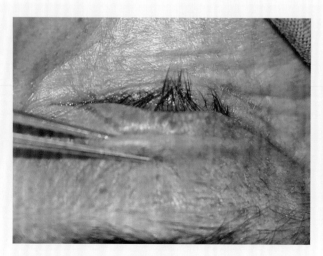

图 9-33　HOTZ 术皮肤切除量估测

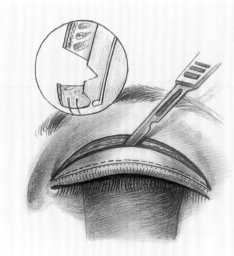

图 9-34　睑板楔形切除示意图

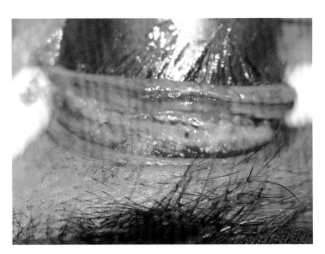

图 9-35　HOTZ 术中睑板楔形切除

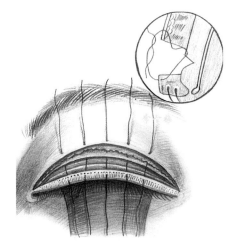

图 9-36　睑板固定缝线示意图

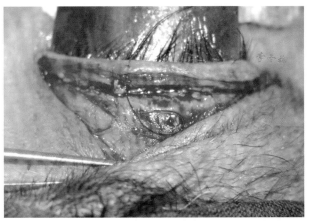

图 9-37　皮肤切口缝合,睑板固定缝线

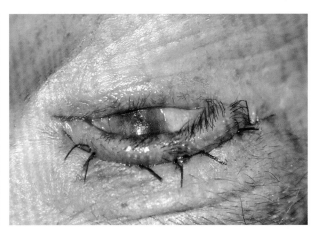

图 9-38　HOTZ 术毕

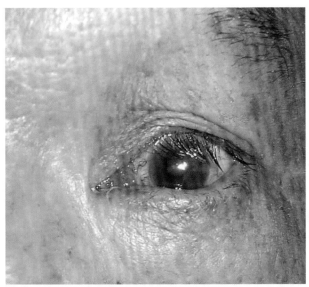

图 9-39　瘢痕性上睑内翻术前像

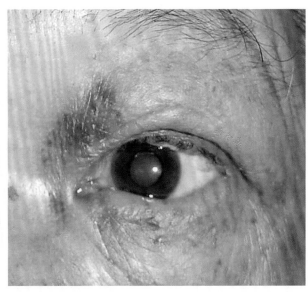

图 9-40　术后 1 个月像

灰线切开睑缘充填术

该手术尤其适用于内翻程度在整个睑缘不一致的病例,及已行其他内翻手术仍残存部分内翻者,可与其他瘢痕性睑内翻矫正术同时施行,也可单独施行。置入物一般为保存的角膜、巩膜、阔筋膜、切下的睑板等。植入后可使该处睑缘略显肥厚,使内卷的睫毛离开眼球表面。

手术步骤

松弛皮肤切除,去皮量及切口设计同前(图9-41,图9-42)。

行睑板楔形切除(图9-43),然后行内翻处的睑缘灰线切开,约深2mm。切口应超过残留内翻的两端,在内侧应距离泪点至少2mm。

以HOTZ术中切下的睑板组织,嵌入灰线切口(图9-44),6-0可吸收线作连续缝合,缝线应穿过植入物的创口缘,将线头结扎在睑缘前唇,以免触及角膜及结膜,也可作间断缝合。也可取一条宽约1.5mm,长与灰线切口长度相等的植入物(异体巩膜)(图9-45),修剪成楔形充填于睑缘灰线。

皮肤固定睑板缝合(图9-46),术后7天拆线(该患者术前、术后像见图9-47,图9-48)。

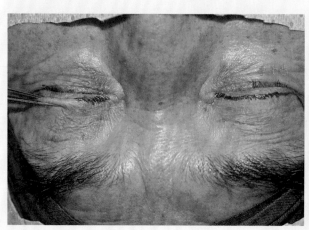

图9-41　去皮量的估测

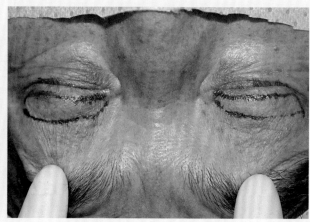

图9-42　皮肤画线

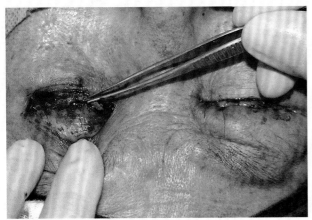

图 9-43 睑板楔形切除后的条形组织

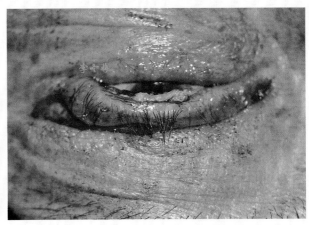

图 9-44 以切下的睑板组织行睑缘充填

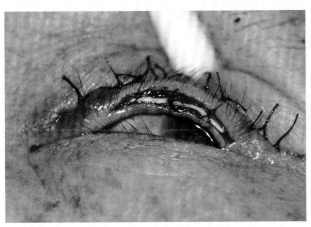

图 9-45 异体巩膜行睑缘间充填

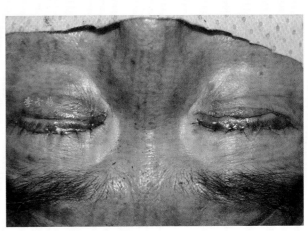

图 9-46 睑缘充填术毕

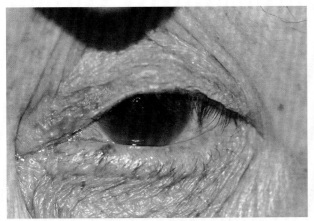

图 9-47 瘢痕性上睑内翻睑缘内翻

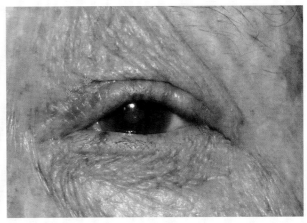

图 9-48 HOTZ 睑板切除睑缘层间充填术后 3 个月

眼睑后层延长术

适用于睑板面的重度瘢痕等致睑板层缩短者(图 9-49)。通过植入物移植来延长眼睑后层。植入物可为异体巩膜、异体睑板、硬腭或鼻中隔黏膜等。

手术步骤

眼睑皮肤及穹窿部结膜下 2% 利多卡因 2~3ml 浸润麻醉。

沿睑板下沟切开,切开深及眼轮匝肌层,长度为超过睑板层缺损长度 2mm(图 9-50)。

取保存的异体巩膜,复水并修剪后置于缺损区,以 7-0 可吸收线进行间断或连续缝合(图 9-51)。

皮肤面做重睑切口,行松弛皮肤切除。

皮肤及皮下固定睑板缝合(该患者术前、术后像见图 9-52~图 9-54)。

注意

硬腭及鼻中隔黏膜可刺激角膜,如正常角膜存在时应慎用。

移植物大小与缺损区比例应为 1.5:1。

一般单纯行眼睑后层延长不能完全矫正眼睑内翻,多需要行松弛皮肤切除及皮肤睑板缝合固定。

并发症及处理

矫正不足

睑板切除过窄或深度不够,应重新加宽或加深睑板的切除。

睑缘缝线位置过低,如位于睑板切口下缘,应重新调整缝线位置。

睑缘外翻或过矫

多由于睑板楔形切除过宽,可睑板切口上缘过高,可重新调整缝线位置。

睑缘角状畸形

睑板切口参差不齐,或缝线高低不一致或结扎缝线力量不均匀所致,应修正睑板切口或重新调整缝线结扎的松紧度并发症及处理。

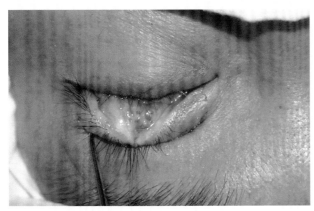

图 9-49　示睑板瘢痕

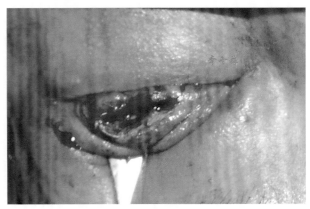

图 9-50　睑板面切口

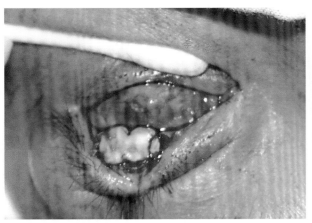

图 9-51　异体巩膜修复眼睑后层缺损

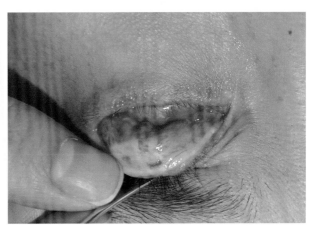

图 9-52　术后 2 个月异体巩膜已完全血管化

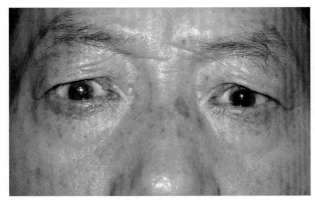

图 9-53　瘢痕性上睑内翻术前像

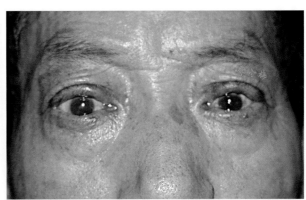

图 9-54　术后像

第四节 倒 睫

倒睫是一种获得性的睫毛生长方向错乱,表现为睫毛生长方向指向球结膜与角膜并产生刺激症状(图9-55)。倒睫不一定有睑内翻,而睑内翻必然有倒睫。用于治疗倒睫的方法通常取决于乱生睫毛的分布方式(节段性或弥散性)和受累眼睑后层的情况。如果合并有眼睑内翻,倒睫的治疗首先应该是矫正睑内翻。

机械性拔除

在裂隙灯下用镊子拔除乱生睫毛是治疗倒睫的先行方法。由于睫毛的再生周期是 3~4 周,此方法只是暂时缓解刺激症状,并非为有效的治疗方法。重新长出的短睫毛较成熟的长睫毛对角膜的机械性刺激作用更强。

电解法

标准电解法目前仍用于治疗倒睫,然而这种方法不仅复发率很高,而且会损伤邻近的正常睫毛,并会导致周围睑缘组织的瘢痕形成而使病情更加复杂。

冷冻疗法

一氧化氮探针可以用于治疗节段性的倒睫。冷冻疗法是只需要局部浸润麻醉的门诊手术,其方法是将倒睫区域冷冻大概 20 秒后解冻,再冷冻 20 秒(双冷冻-解冻技术),就可以使用镊子机械拔除乱生睫毛了。冷冻疗法的缺点有持续数日的眼睑水肿,皮肤色素的缺失,睑缘小凹形成以及杯状细胞功能的破坏。

射频消融法

高频射频针头可以对每根倒睫的睫毛进行治疗。将部分绝缘的射频针顺睫毛体插入睫毛根部,然后在切割模式下以较低的能量放射高频信号,持续大约 1 秒,即可以彻底破坏睫毛囊。当针头拔除时,被破坏的睫毛应该附着在针头上。单次治疗成功率约为 60%,通常需要进行重复治疗(图9-56)。

此种方法是目前治疗单纯倒睫较为有效的方法,采用部分绝缘射频针可以只破坏睫毛根部,而不似电解方法产生睑板的大范围破坏。

手术治疗

全厚切除倒睫处的部分睑缘可以用于治疗局限于眼睑某一节段的倒睫。当同时合并睑内翻时,治疗取决于睑内翻的性质及程度。

"Z"瓣睫毛移位法

仅适用于眼睑局限性倒睫者。

手术步骤

以眼睑局限性倒睫为例,在相应的睑缘上方设计一个"Z"形皮瓣,"Z"皮瓣的尖角应与唇间切口相连。于睑缘灰线作切口,长度应略长于内翻范围 1mm,并沿画线切开皮肤,向上剥离作成前、后两叶。

分离切口间皮肤,作成两个小的舌状皮瓣,皮瓣要有足够厚度,将睫毛毛囊包括在内。皮瓣宽度约 2~3mm(图9-57)。

两皮瓣互换位置,将带有睫毛的皮瓣移向上方(图9-58)。

缝合时用 6-0 丝线先固定两个皮瓣的尖角(图9-59),再缝合各创缘(图9-60)。

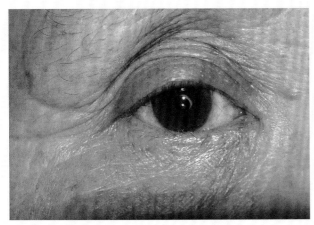

图 9-55　示老年患者右眼下睑中央有数根倒睫

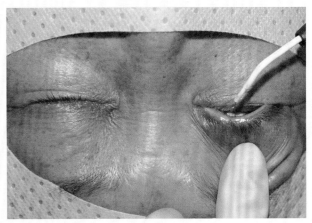

图 9-56　射频消融法

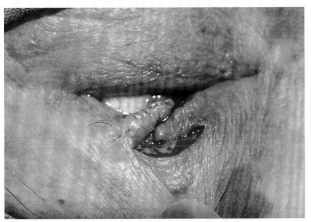

图 9-57　行皮瓣分离

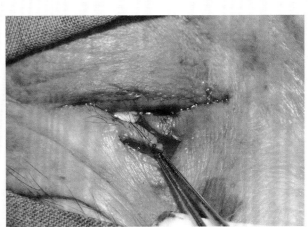

图 9-58　两皮瓣互换位置

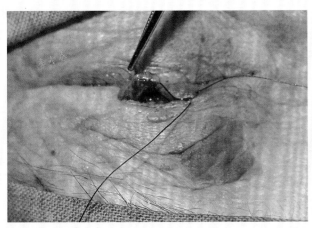

图 9-59　"Z"瓣尖角缝合

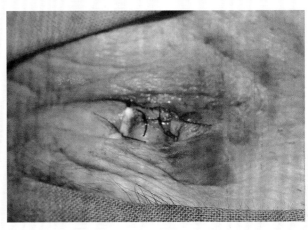

图 9-60　各创缘缝合

（李冬梅）

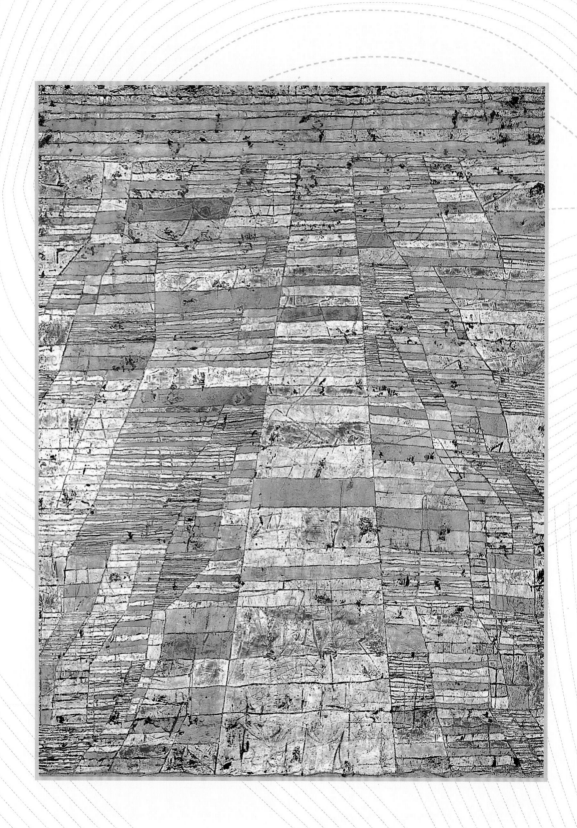

第十章 睑外翻

是以圣人终不为大,故能成其大。是以圣人犹难之,故终无难矣——老子《道德经》

天下的大事都是从细小的地方一步步做起,因此"圣人"不直接去做大事,所以能够成就大的功业。做任何事情既需要有宏大的顶层设计,但绝不是好高骛远,而是脚踏实地从小事做起,积少成多,积沙成塔,最终所有的难题都可以迎刃而解。

眼睑外翻手术治疗应是眼科基本的外眼手术,但并不是说此手术简单。眼睑外翻的术前评估非常重要,不同原因导致的眼睑外翻其临床表现不同,尤其是麻痹性和瘢痕性眼睑外翻进行评估,评估眼睑水平向松弛,或垂直向松弛,或眼睑前层的缺失,根据不同的表现选择相应的手术方式,方可达到满意的效果。

第一节 老年退行性眼睑外翻

概述

眼睑外翻:睑缘向外翻转,睑缘离开眼球的异常状态,常引起眼睑闭合不全、泪溢,睑结膜干燥、肥厚、充血,角膜干燥、溃疡等。

发病机制

老年人眼轮匝肌功能减弱,下睑的重量作用使之下坠引起。

内、外眦韧带松弛使睑缘不能紧贴眼球,致泪小点外翻和泪溢,这些患者为擦去眼泪而频繁擦拭眼睑,从而进一步牵拉眦部韧带而加重病情。

下睑缩肌的松弛或断裂可引起垂直方向的松弛,导致睑缘稳定性下降。

以上因素的联合作用导致退行性睑外翻的发展。

临床表现

仅限于下睑,轻者仅有睑缘离开眼球导致溢泪,部分患者有泪小点外翻,重者部分或全部睑结膜暴露在外,睑结膜干燥粗糙,高度肥厚角化,严重睑外翻致眼睑闭合不全、暴露性角膜炎或角膜溃疡。

术前评估

常规眼部及全身情况检查

全身常规查体,了解其是否有糖尿病等病史,肝肾功能、凝血机制等检查。术前控制血糖及血压。眼部常规检查包括双眼视功能、眼前节、眼后节检查。眼位及眼球运动情况检查。

眼睑松弛判定

水平方向眼睑松弛试验

抓住下睑皮肤向远离眼球方向牵拉,若眼球到睑缘的距离超过8mm,可判定水平方向眼睑松弛,同老年性睑内翻。

垂直方向眼睑松弛试验

以食指于下睑缘中央向上轻推下睑,正常下睑应不越过角膜上缘,如下睑较容易越过上方角膜缘则表明下睑垂直方面眼睑松弛,同老年性睑内翻。

眼睑前层状态

长期的下睑外翻可导致下睑前层收缩而致前层缺失,术前应判定是否存在眼睑前层的缺损。

泪道

术前要常规进行泪道检查,老年睑外翻患者常伴有泪点的闭锁或泪道的引流不畅。内眦韧带松弛可导致下泪点外翻,长期泪点外翻或老年因素皆可致泪道阻塞。

老年性睑外翻矫正手术

增强眼睑水平向张力,下睑水平向缩短手术矫正老年退行性睑外翻(图 10-1)。

手术方法

下睑全层楔形切除(V-Wedge)矫正术

麻醉前画线,采用经典下睑袋切口,下睑缘下 2mm 的皮肤切口,至外眦切迹处以 120°角转向下,延伸约 1cm(图 10-1)。

睑缘及穹窿部结膜 2% 利多卡因及罗哌卡因 2ml 浸润麻醉。

沿设计线切开皮肤,皮下分离使睑缘复位(图 10-2)。

于下睑中央或中外 1/3 处切除一个基底向睑缘的楔形全层眼睑组织,切除长度为能使睑缘贴附眼球为度(图 10-3,图 10-4)。

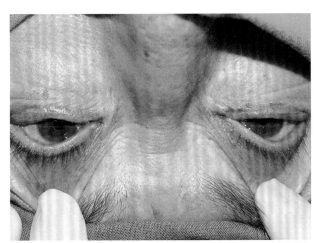

图 10-1 老年睑外翻矫正术切口设计

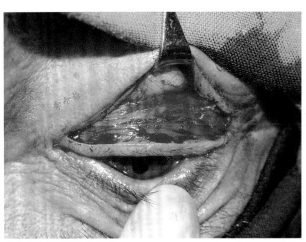

图 10-2 皮肤切开后沿皮下分离使睑缘复位

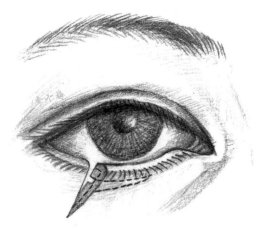

图 10-3 下睑全层楔形切除示意图

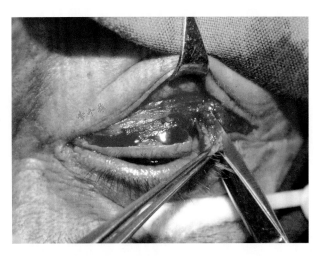

图 10-4 下睑全层楔形切除

将皮肤向颞上方牵拉,去除颞侧多余的三角形皮肤(图10-5)。

眼睑分层缝合,睑板缝合:以6-0可吸收线,2/3板层间断缝合。睑缘缝合:采用外翻褥式缝合法(图10-6)。

术后加压包扎2天,皮肤缝线7天拆除,睑缘线8～10天拆除(该患者术前、术后像见图10-7,图10-8)。

外侧睑板条悬吊术矫正老年性下睑外翻

皮肤切口及麻醉同上。

外侧睑板条悬吊,同第九章老年退行性睑内翻。

将皮肤向颞上方牵拉,去除颞侧多余的三角形皮肤,以6-0尼龙线连续缝合皮肤切口,外侧睑缘缝合(图10-9)。

术后加压包扎2天,皮肤缝线7天拆除,睑缘线8～10天拆除(该患者术前、术后像见图10-11,图10-12)。

外翻褥式缝合法矫正下睑外翻

麻醉同前。

以双针4-0缝线于穹窿进针,于下眶缘出针,垫以棉垫后结扎(图10-10)。

缝线8～10天拆除。

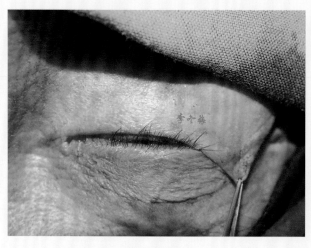

图10-5 去除颞侧多余的三角形皮肤

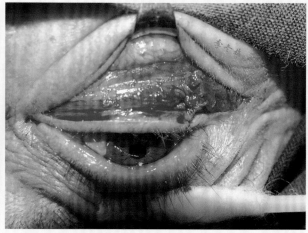

图10-6 睑缘缝合

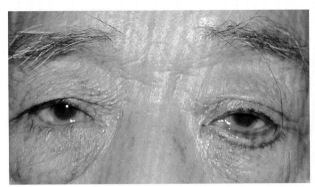

图 10-7 老年睑外翻术前

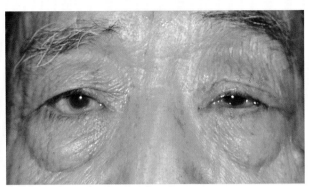

图 10-8 术后 3 个月像

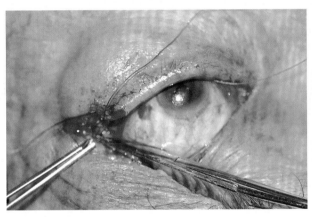

图 10-9 睑板条悬吊

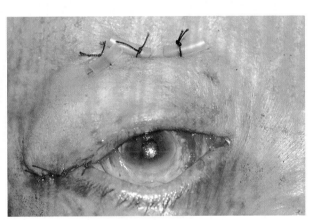

图 10-10 下穹窿三针褥式缝合

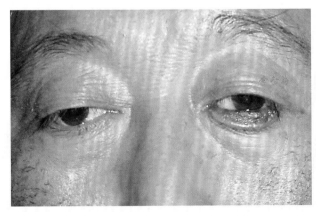

图 10-11 老年下睑外翻术前

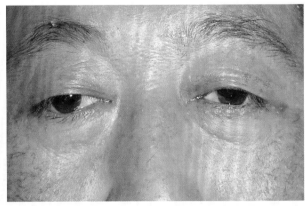

图 10-12 术后半年像

第二节　麻痹性眼睑外翻

病因及临床表现

麻痹性睑外翻常由于面神经麻痹而致,常见于听神经瘤、腮腺肿瘤、面部外伤等致面神经的麻痹,眼轮匝肌缺乏神经支配而使肌肉紧张性下降,致下睑缘下垂。

轻者仅有睑缘离开眼球导致溢泪,重者部分或全部睑结膜暴露在外,睑结膜干燥粗糙,高度肥厚角化,严重睑外翻致眼睑闭合不全、暴露性角膜炎或角膜溃疡。

术前评估

眼部及全身常规检查

同老年退行性睑内翻。

眼睑状态评估

水平向松弛则需行水平向力量增强或缩短术,如内眦或外眦悬吊术,睑板条悬吊术。
垂直向松弛则需植入下睑支撑物。
眼睑前层的缺失则需行皮瓣或皮片移植术。

麻痹性下睑外翻矫正手术

首先去除病因,如病因无法去除,角膜暴露者可行上下睑缘的临时性或永久性缝合术。必要时在病情稳定半年后行睑外翻的矫正手术。

下睑阔筋膜悬吊联合下睑楔形切除(或睑板条悬吊)

适用于矫正下睑水平向松弛。

手术步骤

采用经典下睑袋切口(图 10-13)。
睑缘及穹窿部结膜 2% 利多卡因及罗哌卡因 2ml 麻醉。
沿设计线切开皮肤,皮下分离使睑缘复位。
做下睑外侧睑板条悬吊,方法见老年退行性睑内翻章节(图 10-14)。
切取阔筋膜条,方法见第三章。
修剪阔筋膜,将其下面的脂肪组织去除。
以 6-0 可吸收线将阔筋膜条固定缝于下睑板下缘(图 10-15)。
用 4-0 号丝线以褥式缝合方式将阔筋膜缝于内、外眦韧带上。
将皮肤向颞上方牵拉,去除颞侧多余的三角形皮肤。
以 7-0 尼龙线行外眦切口缝合,下睑皮肤切口连续缝合(图 10-16)。
术后加压包扎 2 天,皮肤缝线 7 天拆除,睑缘线 8 ~ 10 天拆除(该患者术前、术后像见图 10-17,图 10-18)。

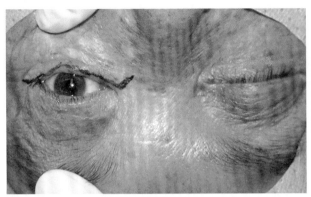

图 10-13 下睑袋切口

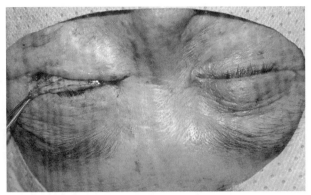

图 10-14 外侧下睑睑板条

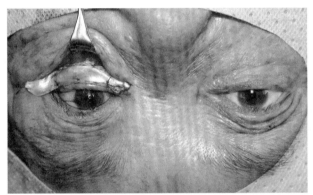

图 10-15 阔筋膜与睑板下缘缝合

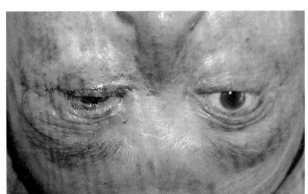

图 10-16 皮肤缝合

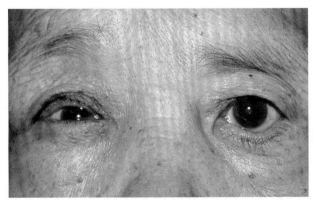

图 10-17 麻痹性下睑外翻术前

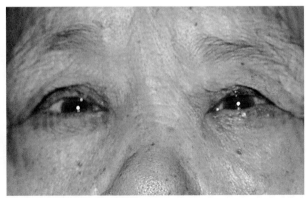

图 10-18 患者术后 3 个月像

Medpor 下睑插片植入

用于矫正下睑垂直向松弛。

手术步骤

麻醉:全部病例采用局麻手术(因术中需坐位观察下睑位置),2%利多卡因及 0.75%罗哌卡因等量混合(含 1:100 000 肾上腺素)行下睑缘皮下及下穹窿结膜下浸润麻醉。

切口设计:采用下睑袋皮肤切口。

分离层次:于皮下分离至下睑板下缘,保留睑板前的全部轮匝肌,于睑板下缘处打开下眶隔,将眶脂肪向下推压至下眶缘。

分离下睑缩肌:于睑板下缘处将下睑缩肌部分分离并后徙(图 10-19)。

Medpor 下睑插片植入(图 10-20):将灭菌的植入物置于妥布霉素盐水中待用。避免置于纤维织物或其他有可能污染有线头和小分子物质的材料上。

植片固定:用 6-0 可吸收线将植片固定缝合于下睑板的下缘,间断缝合 3~5 针(图 10-21,图 10-22)。

植片上方固定后,用手术剪依据下睑的退缩量及下睑的轮廓行植片的修整。

关闭切口:下眶隔闭合缝合,植片前轮匝肌密闭缝合,要避免植片与皮肤伤口直接接触,皮肤间断缝合。

术后处理:加压包扎 3 天,术后 6 天拆线(该患者术前、术后像见图 10-23,图 10-24)。

注意
术中仅行下睑缩肌部分后徙,保留一定厚度的下睑缩肌可防止植入物于结膜面的暴露。 在植入物修剪及固定前,嘱患者坐位来观察下睑位置,避免因重力作用而致下睑位置的变化。 因组织分离层次所限制,植片多自行附于下眶骨缘的前缘,因此植片下方可不予缝合。 伤口应分层缝合,尤其应将睑板前轮匝肌层缝合紧密,以防植入物于睑缘部位的暴露。

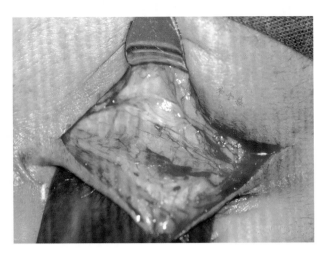

图 10-19 下睑缩肌部分后徙

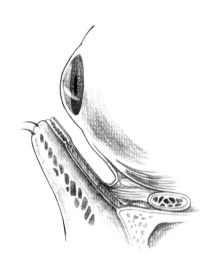

图 10-20 Medpor 固定位置示意图

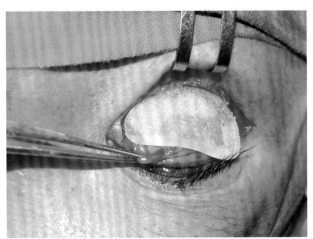

图 10-21 下睑 Medpor 插片植入

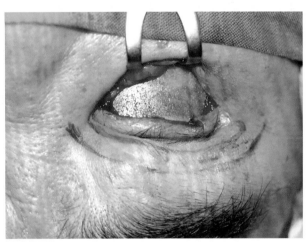

图 10-22 植片固定

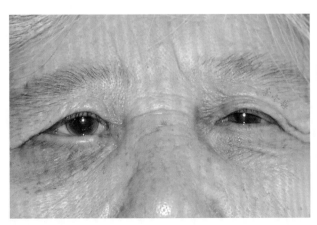

图 10-23 麻痹性睑外翻术前

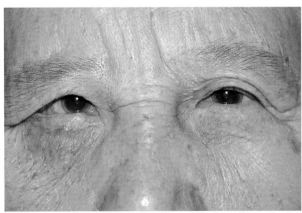

图 10-24 Medpor 植入术后半年

上睑双蒂皮瓣修复下睑前层缺损

适用于下睑皮肤缺损面积呈狭长型,而上睑皮肤较松弛者。

手术步骤

上睑双蒂皮瓣的设计,按下睑缺损面积从上睑重睑线(或上睑缘上5mm)处用平镊夹起计划切取的上睑皮肤范围,注意是否有睑裂的闭合不全,一般上睑皮瓣应比下睑缺损区宽10%左右,用亚甲蓝画出皮肤二条弧形的切口线,近睑缘的切口线与下睑切口线相连(图10-25,图10-26)。

按标记线作上睑的两个皮肤切口,分离两切口的皮下组织,形成双蒂桥状皮瓣(图10-27),然后将皮瓣转位至下睑(图10-28,图10-29)。

6-0尼龙线或聚丙烯线首先缝合下睑中央部和内外两端,其他部位皮肤创缘间断缝合(图10-30)。

上睑以重睑成形术方式缝合,如不拟行重睑术,则以7-0尼龙线连续缝合(该患者术前、术后像见图10-31,图10-32)。

注意

在很多病例中同时存在下睑的水平向及垂直向松弛,所以需同时行水平向及垂直向张力增强术,如下睑插片植入同时行下睑板条悬吊,或前层缺损同时行水平向张力增强术。亦或下睑前层缺损同时存在下睑水平向或垂直向松弛,因此可能在行前层皮瓣修复的同时行下睑插片植入术,或前层皮瓣转位同时行睑板条悬吊术。

上睑的双蒂皮瓣切取时应带上薄层的轮匝肌组织,即为皮肤轮匝肌瓣,这样皮瓣的收缩小,而且皮瓣血运较单纯的皮肤瓣要好。

皮瓣切取时注意内外眦角处的处理,良好的设计可避免术中"猫耳"的形成。

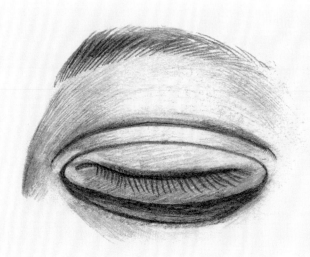

图10-25 上睑双蒂皮瓣设计

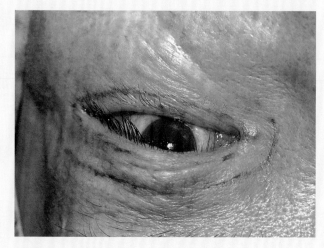

图10-26 双蒂瓣设计

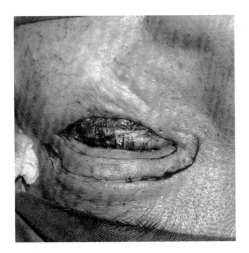

图 10-27　皮瓣切取

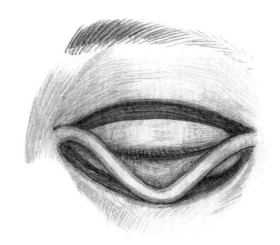

图 10-28　上睑双蒂皮瓣转位示意图

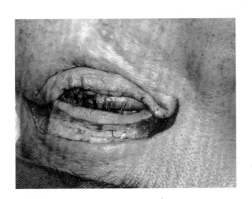

图 10-29　皮瓣转位至下睑

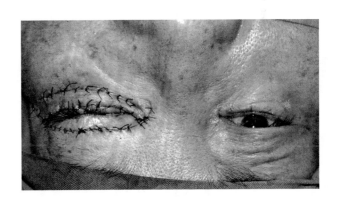

图 10-30　皮瓣缝合

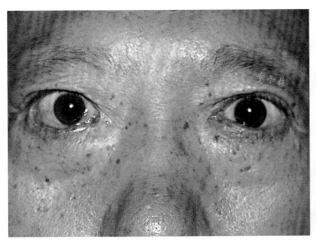

图 10-31　麻痹性下睑外翻

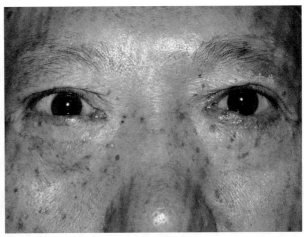

图 10-32　术后 1 年像

第三节　瘢痕性眼睑外翻

病因

主要为受损上睑或下睑垂直方向的缩短有关。病因包括外伤，机械性外伤和热烧伤，眼睑的化学伤、爆炸伤；肿瘤切除及眼睑手术操作不当等遗留瘢痕；眼睑的各种疖肿感染等。缩短前层的皮肤疾病，如皮肤癌、带状疱疹、结节病、Stevens-Johnson综合征、鱼鳞癣和硬皮病，均可以导致瘢痕性睑外翻。瘢痕收缩牵引使睑缘离开眼球，睑结膜部分或全部向外翻转。

术前评估

在外伤及术后半年瘢痕软化后，行瘢痕切除及松解手术，如瘢痕切除后皮肤缺损较大应同时行皮肤的游离移植或皮瓣转位术。

瘢痕性睑外翻矫正术

瘢痕性睑外翻手术的目的首先要考虑恢复眼睑的正常解剖位置，保护眼球及视功能，另外患者的眼睑皮肤必须在垂直方向上延长。

"V-Y"成形术

适用于下睑中央部的轻度瘢痕性睑外翻。

手术步骤

于外翻的下睑下方瘢痕两侧做"V"形标记，宽度应稍宽于外翻部分的睑缘长度（图10-33）。

局部麻醉后沿画线切开皮肤，分离皮下组织达睑缘。尽可能切除创面内的瘢痕组织条索，使睑缘复位。

潜行分离创缘四周的皮下组织，将切口缝合成"Y"型（图10-34）。

加压包扎24小时，7天拆线。

"Z"成形术

适用于睑缘垂直条索状瘢痕牵拉引起的睑外翻。

手术步骤

沿瘢痕牵拉方向画出主轴线，在主轴线的两端各做一条互相平行、等长的斜线，斜线与主轴线夹角以60°为宜（图10-35）。在特殊情况下，两斜线可以不等长，两夹角也可不相等。如瘢痕牵拉严重，可行多个"Z"改形。

沿画线切开皮肤，切除皮下瘢痕组织，将"Z"皮瓣换位后缝合（图10-36）。

术后加压包扎48小时，7天拆线（该患者术前、术后像见图10-37，图10-38）。

注意
深层及广泛瘢痕或者皮瓣基部有瘢痕穿过，不宜选择"Z"成形术，以免血供受到影响，造成尖端坏死。 如瘢痕较长，可做多对"Z"形皮瓣予以矫正。 皮瓣的角度越大，长度增加也越大。但角度超过70°，皮瓣转位会发生困难，而且还易形成较大的"猫耳"。

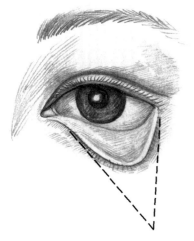

图 10-33 下睑下方瘢痕两侧"V"形标记

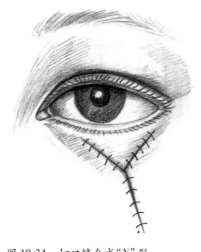

图 10-34 切口缝合成"Y"形

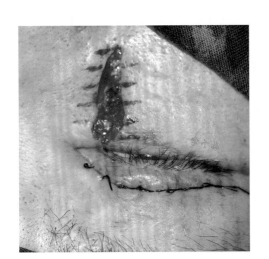

图 10-35 "Z"形皮瓣设计

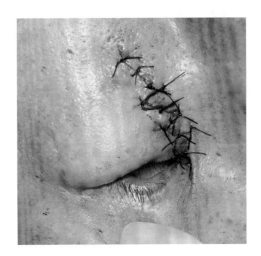

图 10-36 皮瓣换位缝合

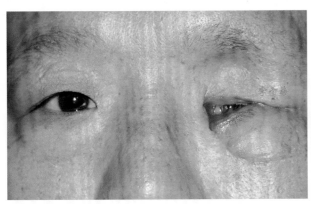

图 10-37 下睑瘢痕性外翻

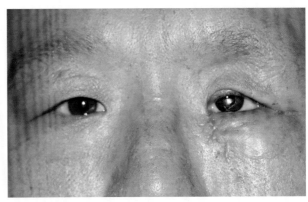

图 10-38 "Z"成形术后 2 个月佩戴义眼像

带蒂皮瓣转位矫正瘢痕性睑外翻（旋转皮瓣术）

将缺损邻近区域的皮肤经分离后旋转移植于缺损部位，以达到矫正外翻的目的。最常用的方法有上睑外翻矫正颞部皮瓣转位，下睑外翻除可用颞部皮瓣外，还可用上睑皮瓣和颧部皮瓣。如外翻局限在下睑内侧，皮肤缺损不大，也可选用鼻颊沟皮瓣旋转矫正等。

鼻颊沟皮瓣转位矫正下睑外翻

适用于下睑内侧 1/2 范围内的限局性眼睑及泪小点的外翻矫正。

手术步骤

于下睑瘢痕外侧、下睑缘下 2mm 设计皮肤切口，至外眦切迹后以 120° 角斜向颞下延伸约 1cm。

局部浸润麻醉后，按设计的切口线切开皮肤，沿皮下分离并切除皮下瘢痕组织使睑缘复位。

根据下睑内侧的缺损长度和宽度，于鼻根部设计与缺损一致的鼻颊沟瓣，一般皮瓣宽度比缺损范围大 10%（图 10-40，图 10-41）。

沿画线切开后皮下分离，然后将皮瓣剥离后转位于缺损区（图 10-42，图 10-43）。

然后沿颞侧切口线作延长切口，延长切口设计为：外眦切迹处以 120° 角斜向下方发际方向延长，以使下睑皮瓣能无张力滑行于鼻颊沟区为度。

皮肤以 6-0 丝线或尼龙线间断缝合（图 10-44）。

术后加压包扎 48 小时，7 天拆除皮肤缝线（该患者术前、术后像见图 10-45，图 10-46）。

注意

下睑内侧眼睑瘢痕性外翻多伴有下泪小管的断裂，此时应吻合泪小管，吻合泪小管的目的：一为泪道的再通，二有利于下睑内眦部外形的恢复。如不将泪小管复位，下睑内眦部位很难与眼球弧度吻合，也就是说下睑内眦部易呈悬浮状态（图 10-39）。

颞侧皮肤延长切口可视具体情况延长至近发际。

上下睑缘的临时缝线有利于皮瓣的平铺。

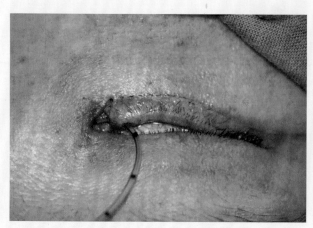

图 10-39 下睑皮肤切口，已行下泪小管断裂吻合术

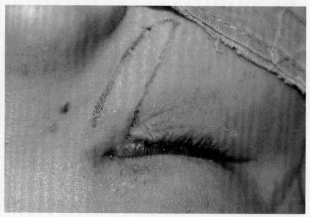

图 10-40 下睑外翻鼻颊沟瓣设计

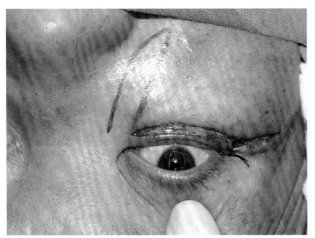

图 10-41 鼻颊沟瓣设计

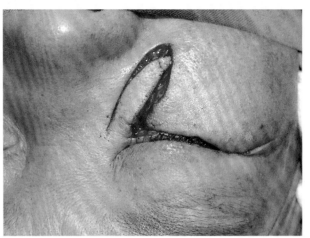

图 10-42 鼻颊沟瓣切取

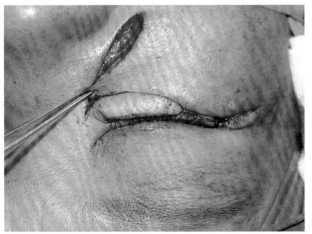

图 10-43 下睑外翻鼻颊沟瓣转位

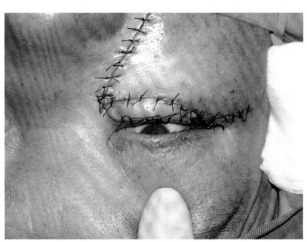

图 10-44 下睑外翻鼻颊沟瓣转位缝合后

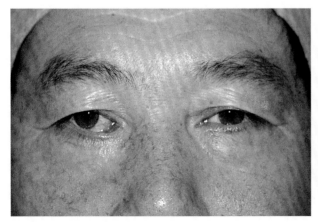

图 10-45 下睑皮外翻、泪点外翻

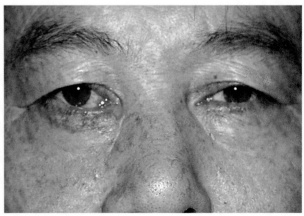

图 10-46 术后半年像

上睑双蒂皮瓣(桥状皮瓣)转位矫正下睑外翻

适用于下睑瘢痕性外翻,皮肤缺损面积呈狭长型,而上睑皮肤较松弛者。

手术步骤

切口设计同第二节。

局部浸润麻醉后沿画线切开皮肤,沿皮下分离并切除皮下瘢痕组织以使睑缘复位,如下睑松弛者则行下睑缩短。行上睑双蒂瓣转位修复下睑前层缺损,余同第二节(图 10-47,图 10-48)。

上睑皮瓣转位修复下睑外翻

适用于下睑外侧皮肤缺损范围不大的下睑外翻。

手术步骤

局部浸润麻醉后于下睑缘下 2mm 作与下睑等长及平行的皮肤切口。

沿皮下分离并切除皮下瘢痕组织以使睑缘复位。

于上睑外侧重睑线处作第一个切口线,自外眦角向颞侧约 4mm 处向下与下睑切口相连,然后按下睑缺损面积从上睑重睑线(或上睑缘上 5mm)处用平镊夹起计划切取的上睑皮肤范围,注意是否有睑裂的闭合不全,一般上睑皮瓣应比下睑缺损区宽 10% 左右,画出 2 条弧形的切口线(图 10-49)。

按设计切口线自鼻侧开始切开上睑皮瓣,分离皮瓣并连带薄层轮匝肌组织,将上睑皮瓣转位于下睑(图 10-50)。

首先以 6-0 尼龙线缝合皮瓣尖角部位,其他部位皮肤创缘间断缝合。上睑皮肤间断或连续缝合。

上下睑缘临时缝线 2 针。

术后加压包扎 48 小时,皮肤缝线 7 天拆除,睑缘临时缝线可 2 周拆除(该患者术前、术后像见图 10-51,图 10-52)。

注意

一般不能用下睑皮瓣修复上睑,因下睑皮肤一般较紧张,如掌握不好易导致下睑的外翻。

由于眼周的血供丰富,眼周带蒂皮瓣长宽之比可增到 1:5,超过此限度,皮瓣尖端可因缺血而坏死。

皮瓣旋转角度不应超过 90°,以免组织过度扭曲影响血供。

旋转后蒂部近侧可出现"猫耳",不要即刻修整,以免影响蒂部宽度而至皮瓣尖端血供不足。一般小的"猫耳"可自行变平,不必修整,如需修整者,可待术后 2 周皮瓣完全成活后再行"猫耳"的修整。

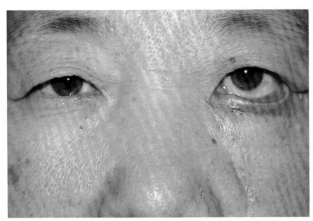

图 10-47　睑外翻术前像

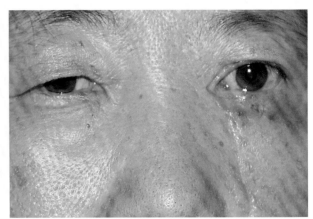

图 10-48　术后半年像

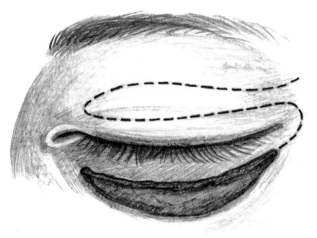

图 10-49　上睑皮瓣设计

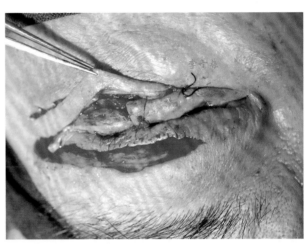

图 10-50　上睑皮瓣转位于下睑缺损区

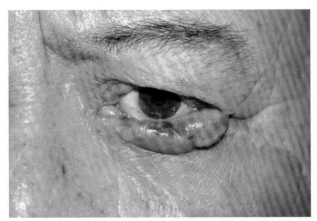

图 10-51　下睑外翻

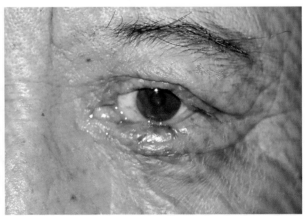

图 10-52　术后半年像

游离植皮术

适用于各种机械性外伤、热烧伤、化学伤、爆炸伤、肿瘤切除及眼睑术后皮肤缺失过多而形成的瘢痕性睑外翻。

手术步骤

供皮区备皮此项非常重要,皮片感染势必导致手术失败,失败后瘢痕收缩则致外翻更加严重。

上下睑缘皮下浸润麻醉。

距睑缘2~3mm处平行睑缘作鱼嘴状皮肤切口(图10-53),切开皮肤后彻底松解切除瘢痕,创缘周围潜行分离,使睑缘恢复正常位置。松解创面基底部瘢痕组织所致的牵引力量,切口要比瘢痕长些,皮下的瘢痕组织要一并切除。

睑缘粘连术:在上、下睑中央2/3长度的睑缘灰线切开,深约2mm,将切开的灰线后唇上皮去除,以6-0可吸收缝线行3~4针褥式缝合(图10-54)。

皮片的切取:以消毒纱布贴在受皮区的创面上,印上皮肤缺损面的血印剪下。在供皮区画线作为取皮区面积,供皮范围比缺损范围大约20%。切取皮片后剪除皮下脂肪组织,置于妥布霉素盐水中待用。供皮区拉拢缝合。

缝合游离皮片:将取下的皮片,贴敷在受皮区的创面上,皮片边缘自然和受皮区创缘对合。用6-0丝线先缝合两对角处,然后作间断缝合,缝线中留数对长线以留作打包处理(图10-55)。

压出皮片下的积血,于皮片表面垫以油纱,油纱表面垫上棉纱或棉垫,再以恰当的压力加压包扎(图10-56)。

术后加压包扎,术后不宜过早换药,如无渗液、渗血等可于术后5天第一次换药。术后10~14天拆除包堆并拆除皮肤缝线。睑缘粘连要待术后半年行睑裂切开(图10-57~图10-60)。

注意

面部严重烧伤,要待瘢痕软化后才宜手术,一般需要6个月或更多的时间。若外翻严重,眼睑闭合不全使角膜暴露,角膜溃疡者,可提前手术,以保护视功能。

为了使色泽、弹性更接近眼睑皮肤,供皮区以上睑、耳后、锁骨上区为佳。如大面积植皮也可用上臂内侧,一般不选用腹部皮片,腹部皮片移植后色泽和质地与眼睑相距甚远。

眼睑植皮一般采用全厚皮片,如瘢痕涉及面部而需做大块游离植皮时,也可用中厚皮片。

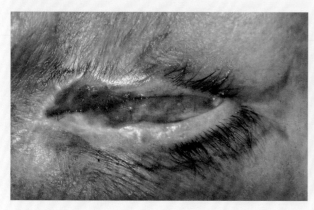

图10-53 皮肤切口设计

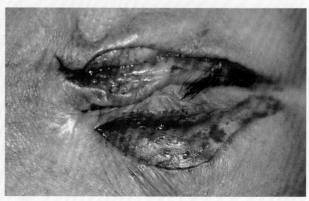

图10-54 睑缘粘连缝合

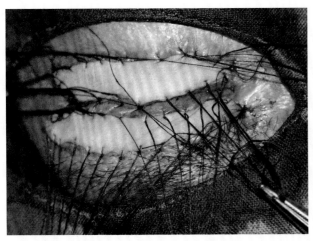

图 10-55　皮片缝合,预留长线以备打包

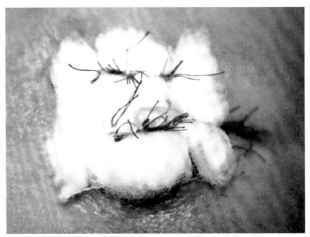

图 10-56　皮片打包固定

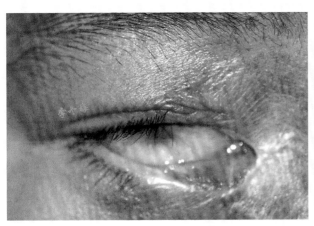

图 10-57　上下睑外翻

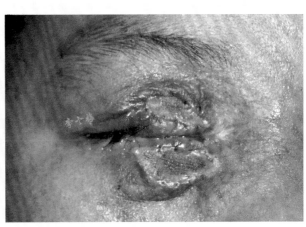

图 10-58　睑缘粘连半年

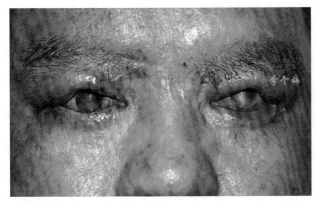

图 10-59　上下眼睑外翻术前像

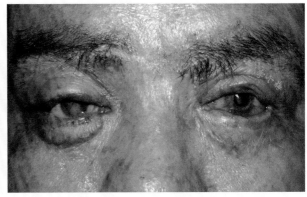

图 10-60　患者术后 1 年像

（李冬梅）

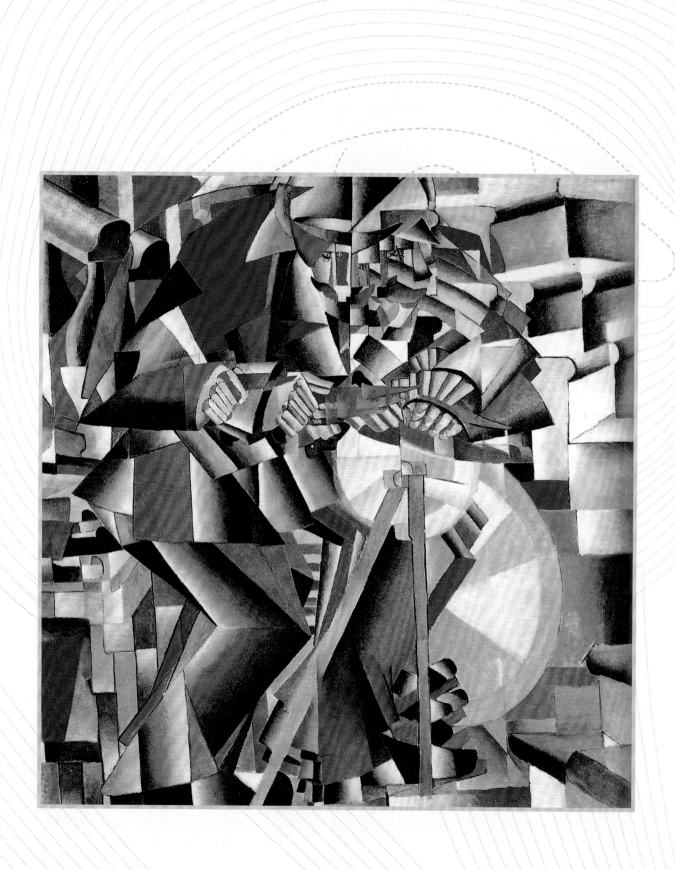

第十一章　急诊眼睑外伤

不要以为机会会第二次敲门——桑弗

眼睑外伤使其对眼球的保护功能受损,眼睑损伤的处理不当会导致晚期并发症,轻则影响美容,重则影响视力,而且晚期处理的满意程度远不如及时恰当的一期处理。眼睑损伤可能波及眼睑的每一个解剖单元,因此其修复原则和方法为眼整形技术的综合体现,也就是说我们应有足够眼睑手术技巧的积累,方可对眼睑损伤进行完美的一期修复。

君子博学而日参省乎己,则知明而行无过矣。

第一节　眼睑外伤一期处理原则

眼睑外伤的评估

全身状况评估

眼睑损伤常伴有多发性的创伤,首先确定患者是否有颅脑、颌面及全身损伤,必须先处理威胁生命的创伤而暂缓处理眼部损伤,待无生命危险后再行眼部损伤的处理,或在颅脑及颌面外伤处理同时进行眼部外伤手术。

眼球外伤判定

即使很轻微的眼睑损伤也可能伴随眼球的破裂伤,因此修复眼睑损伤之前须进行全面的眼科检查,如伴有眼球损伤时,应先处理眼球外伤,然后处理眼睑外伤。

眼睑损伤判定

检查眼睑伤口确定是否有睑板及睑缘受累。确定有无眼睑组织的缺失。确认提上睑肌是否受累。确定内眦韧带的损伤以及泪小管损伤的判定(具体细节在后续节中阐述)。

眼睑外伤处理原则

止血

眼睑血运丰富,眼睑的轻微损伤可自行凝血而止血,眼睑止血采用压迫法即可,如有出血点可用血管钳钳夹止血或烧灼止血,尽管少用或不用缝线结扎止血,以免造成线结反应。

抗感染

开放性损伤者要在 48 小时内肌注破伤风抗毒素,如伤前半年内注射过者可免注射。全身应用抗生素 3 天。

清创

清洗去污

分清洗皮肤和清洗伤口两步。

清洗皮肤:用无菌纱布覆盖伤口,再用汽油或乙醚擦去伤口周围皮肤的油污。术者洗手、戴手套,更换覆盖伤口的纱布,用软毛刷蘸消毒肥皂水刷洗皮肤,并用冷开水冲净。然后换另一只毛刷再刷洗一遍,用消毒纱布擦干皮肤(图 11-1)。

清洗伤口:去掉覆盖伤口的纱布,以生理盐水冲洗伤口,用消毒镊子或小纱布球轻轻除去伤口内的污物、血凝块和异物(图 11-2)。

清理伤口

局部麻醉或全身麻醉。用安尔碘消毒皮肤,铺盖消毒手术巾准备手术。术者重新刷手,穿手术衣,戴手套后即可清理伤口。

浅层伤口,切面止血,消除血凝块和异物,将所有异物取出,尤其是木质异物残留,更易导致眶内感染。去除污秽组织至创面可见新鲜出血点(图11-3,图11-4),但要尽量保留破碎的、细小的眼睑组织,因眼睑血运丰富,即使眼睑细小皮片已呈紫色,只要对位缝合都可成活,因此清创时尽量不要切除眼睑组织。

为了处理较深部伤口,有时可适当扩大伤口和切开筋膜,创面较深或污秽者要用过氧化氢液清洗后再以生理盐水冲洗,直至比较清洁和显露血循环较好的组织。

如同时有眶骨粉碎性骨折,应尽量保留骨折片,已与骨膜游离的小骨片则应予清除。

动物咬伤的处理

一旦动物咬伤要在伤后48小时内注射狂犬疫苗,伤口开放72小时后进行一期修复。因眼睑为功能性器官,不应开放3个月,仅开放72小时即可。但在伤后应即进行伤口的清创,然后再等待修复。

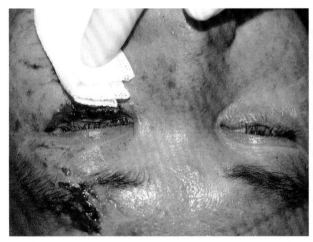

图11-1 无菌纱布覆盖伤口,清洗皮肤

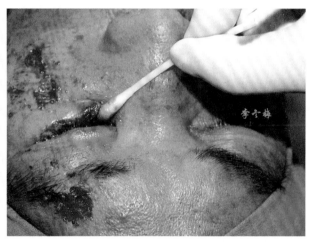

图11-2 清洗伤口

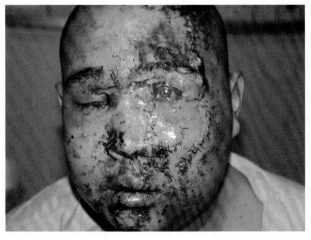

图11-3 车祸后3天

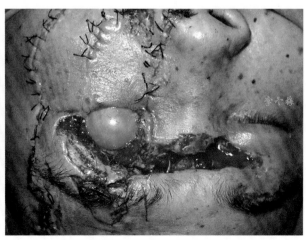

图11-4 清创后可见新鲜创面

眼睑外伤一期修复原则

眼睑外伤修复应越早越好,以伤后 8～48 小时进行效果最好,但因眼睑血运丰富,抗感染力强,即使伤后达 72 小时也可一期缝合修复,在我们临床病例中有伤后 5～7 天眼睑外伤一期修复者,经彻底清创及抗感染治疗,术后效果良好。大而深的伤口,在一期缝合时应放置引流条。

急诊一期眼睑缺损修复原则与肿瘤术后眼睑缺损修复相同,在急诊行眼睑损伤修复时重要的是:不要看到满目的血迹而惊慌,要仔细分辨组织层次,然后将眼睑分层分结构进行缝合复位,伴组织缺损者则需行眼睑的重建。如只是单纯眼睑裂伤则行间断缝合即可,如涉及睑缘裂伤则注意睑缘的缝合。

如果伴有眼睑组织缺损者,小于等于眼睑全长 1/4 的缺损可直接拉拢缝合,必要时可行外眦切开以松解眼睑,如缺损较大可行局部滑行皮瓣或转位皮瓣、游离皮片等修复。大于眼睑全长 1/4 的眼睑缺损则采用眼睑重建技术,如为前层缺损可采用滑行皮瓣、颞侧旋转皮瓣修复及眉上、颞部皮瓣等修复方法或行游离皮片移植修复等。如为眼睑全层缺损则需行眼睑前、后层的重建(具体手术技术参照第十七章眼睑缺损修复)。

内眦部的损伤都可能有内眦韧带的断裂,此时眼睑向颞侧移位、睑裂缩短、内眦角圆钝,检查时可向外侧牵拉眼睑以估计内眦韧带的损伤,内眦韧带断裂者则应一期行内眦韧带的缝合固定。

如有上睑的横行裂伤时应高度怀疑提上睑肌的损伤,眼睑的水肿也可造成上睑下垂,与提上睑肌损伤有着相似的症状,可通过上睑皱襞是否存在及提上睑肌的功能检查来确定。检查时嘱患者睁眼,如上睑可略提起,说明提上睑肌可能部分损伤或无损伤,如上睑不能提起,则提上睑肌损伤可能性极大。如有提上睑肌损伤在一期伤口缝合应进行提上睑肌的修补缝合术。

近内眦部的眼睑裂伤都须注意有无泪小管的裂伤,以探针探查泪小管来确定其是否损伤,如有泪小管断裂应一期时行泪小管吻合术。具体操作见第二十七章泪点及泪小管异常。

第二节　单纯眼睑裂伤的缝合

单纯眼睑皮肤裂伤缝合

不伴有眼睑组织缺损,可直接拉拢缝合(图 11-5,图 11-6)。

手术步骤

麻醉 2% 利多卡因及 0.75% 罗哌卡因(1:1 混合,含 1:100 000 肾上腺素)局部浸润麻醉。

6-0 尼龙线采用间断缝合法行单纯眼睑皮肤裂伤的缝合(该患者术前、术后像见图 11-7,图 11-8)。

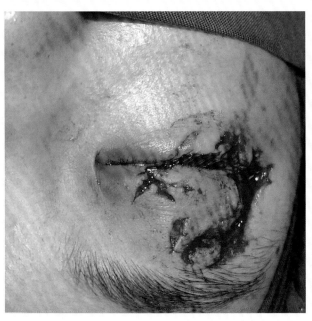

图 11-5　清创后

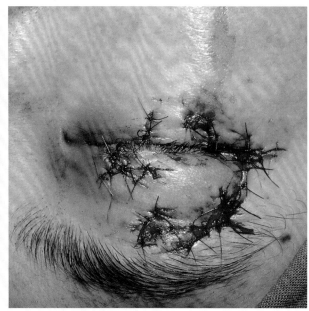

图 11-6　直接拉拢缝合

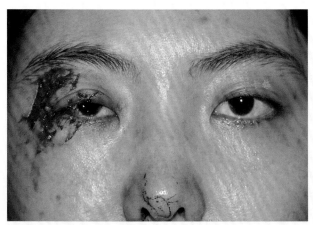

图 11-7　玻璃扎伤

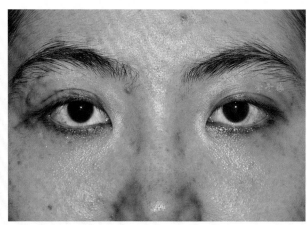

图 11-8　术后半年

累及睑缘的眼睑全层裂伤缝合

手术步骤

麻醉:2%利多卡因及0.75%罗哌卡因(1:1混合,含1:100 000肾上腺素)局部浸润麻醉,儿童患者采用全麻。

修剪两侧创缘。

睑缘对合:睑缘切口不可采用间断缝合方法,否则术后将形成凹角畸形,应采用褥式缝合方法,一般采用水平褥式缝合法,以此方法可使切口边缘外翻及创面紧密闭合、缓解切口的张力(图11-9,图11-10)。

睑板缝合:以小钩拉开皮肤伤口暴露睑板,以6-0可吸收线行2/3睑板板层间断缝合(图11-11)。不必缝合睑结膜,因睑结膜与睑板紧密附着,睑板对合后睑结膜则自动对合。

皮肤以6-0尼龙线间断缝合,于睫毛后2mm处行皮肤间断缝合,将睑缘缝线埋于皮肤缝线之下(图11-12)。

术后处理:加压包扎48小时,6天拆除皮肤缝线,8~10天拆除睑缘线(该患者术前、术后像见图11-13,图11-14)。

注意

在很多急诊眼睑外伤中,接诊医生往往认为伴有眼睑组织缺损者,但经清创后可以直接拉拢缝合(如图11-5~图11-8所示),其实是因为眼睑水肿,组织裂开,给人以组织缺损的假象。

睑缘的正确对合是眼睑全层裂伤缝合的关键,如睑缘对位不正确则会出现睑缘成角、切迹、睫毛乱生、倒睫或缺损等畸形。

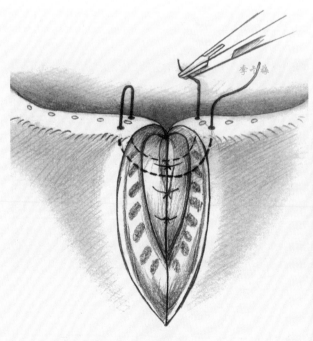

图11-9 睑缘水平褥式缝合

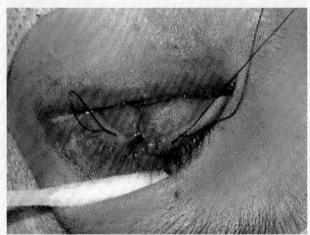

图11-10 睑缘褥式缝合

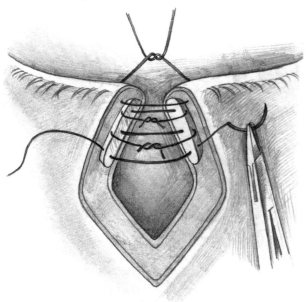

图 11-11　睑板层的缝合

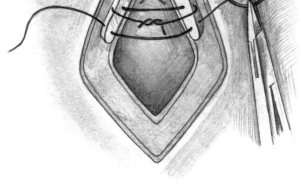

图 11-12　皮肤间断缝合

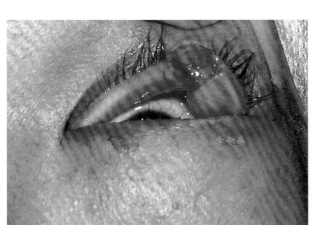

图 11-13　左上睑全层裂伤

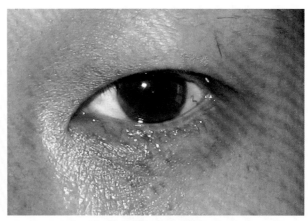

图 11-14　全层裂伤缝合术后 3 周像

第三节　伴眼睑组织缺失的裂伤修复

眼睑前层缺损修复

滑行皮瓣修复眼睑前层缺损

适用于缺损范围小而缺损周围皮肤较松弛者。

手术步骤

局部浸润麻醉。

设计双侧滑行皮瓣,皮肤及眼轮匝肌切开,形成双侧的眼轮匝肌皮瓣(图11-15,图11-16)。

皮瓣滑行至缺损区,以6-0丝线间断缝合(图11-17,图11-18)。

术后处理加压包扎24小时,5天拆除皮肤缝线(该患者术前、术后像见图11-19,图11-20)。

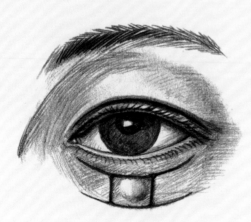

图 11-15　双侧滑行皮瓣示意图

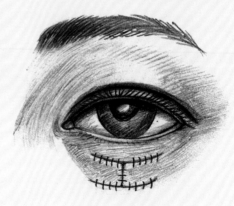

图 11-16　双侧滑行皮瓣缝合后

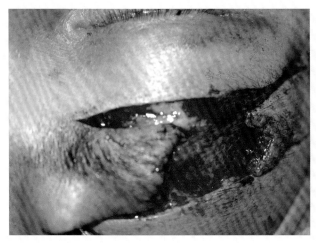

图 11-17　双侧滑行皮瓣

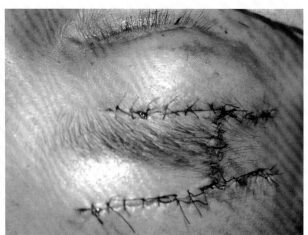

图 11-18　术毕

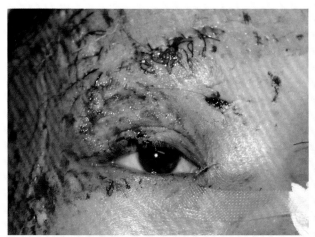

图 11-19　上睑缺损

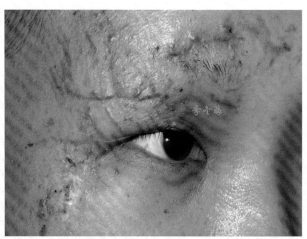

图 11-20　双侧滑行皮瓣术后 3 周

颞侧旋转皮瓣修复眼睑缺损

手术步骤

局部浸润麻醉。

沿缺损区边缘向颞侧作延长切口,切口长度以皮瓣可以无张力旋转至颞侧缺损区为度(图 11-21)。

皮瓣旋转至缺损区,皮肤间断缝合(图 11-22)。

术后处理同前(该患者术前、术后像见图 11-23,图 11-24)。

游离皮片移植

眼睑前层缺损而无法采用局部皮瓣修复者。

手术步骤

清创见上、下眼睑及额部皮肤缺损(图 11-25),额部缺损采用局部滑行皮瓣修复(图 11-26,图 11-27)。

取大腿内侧全厚皮片,将皮片修剪后置于妥布霉素盐水中待用,供区拉拢缝合。

将皮片分成两片,分别与上、下眼睑缺损边缘缝合,预留长线,包堆加压(图 11-28)。

睑缘粘连,上、下睑缘外侧 1/2 灰线后唇作创面,行睑缘粘连术。

术后处理加压包扎 5 天,10 天拆除眼睑缝线,额部及大腿供区缝线 8 天拆除(该患者术前、术后像见图 11-29,图 11-30)。

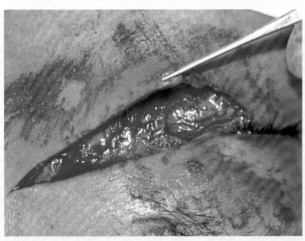

图 11-21 颞侧旋转皮瓣

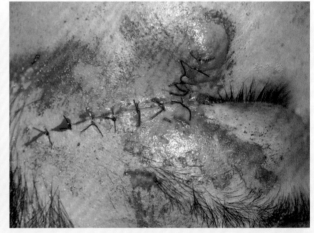

图 11-22 皮瓣转位修复缺损

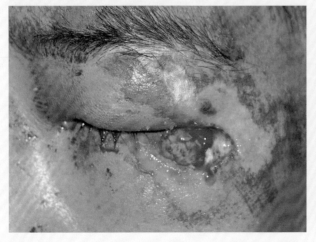

图 11-23 外伤眼睑缺损,图示为下睑颞侧皮肤缺损

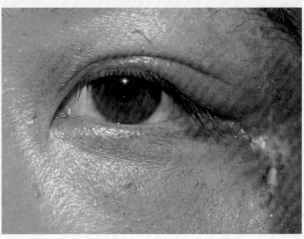

图 11-24 患者术后两周像

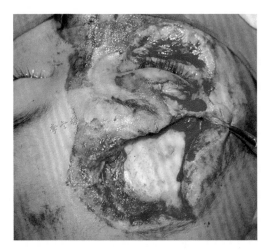

图 11-25　清创后上下眼睑前层缺损

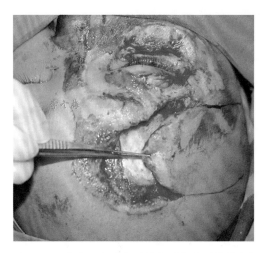

图 11-26　患者额部缺损区局部滑行皮瓣修复,滑行皮瓣设计

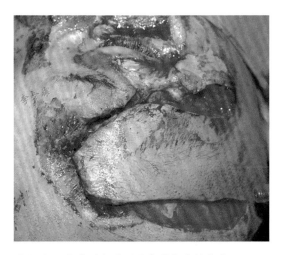

图 11-27　额部缺损采用局部滑行皮瓣修复

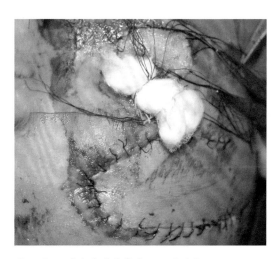

图 11-28　游离皮片修复上下眼睑缺损

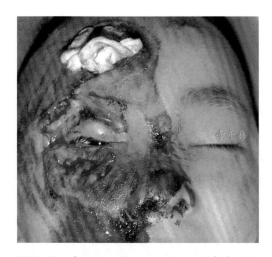

图 11-29　车祸伤后 48 小时,眼睑及额部皮肤缺损

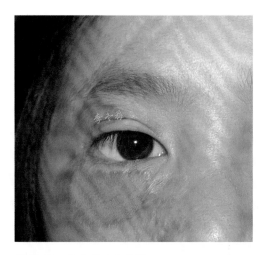

图 11-30　患者术后 1 年像

眼睑全层缺损修复

眼睑全层缺损修复异体巩膜代睑板修复后层缺损

手术步骤

麻醉：局部浸润麻醉。

清创。

结膜滑行瓣：上方穹窿结膜作滑行结膜瓣修复结膜缺损（图11-31～图11-34）。

睑板缺损修复：取眼库保存异体巩膜置入妥布霉素盐水中复水15分钟，按眼睑缺损大小修剪巩膜，以双层或单层异体巩膜替代睑板缺损，异体巩膜鼻侧与睑板残端缝合，颞侧缝于外侧眶骨膜上，上方与提上睑肌缝合，下方作下睑对应灰线后唇创面，异体巩膜与下睑后唇缝合（图11-35）。

皮肤缺损修复：皮肤缺损采用局部滑行皮瓣修复（图11-36）。

术后处理：加压包扎3天，7天拆除皮肤缝线。术后2个月行睑缘切开（患者术前、术后像见图11-37，图11-38）。

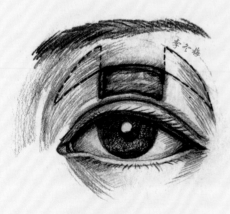

图11-31　上睑局部滑行皮瓣设计示意图

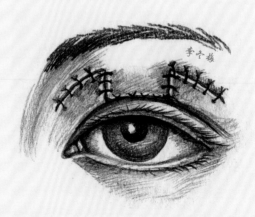

图11-32　上睑滑行皮瓣修复上睑前层缺损缝合后示意图

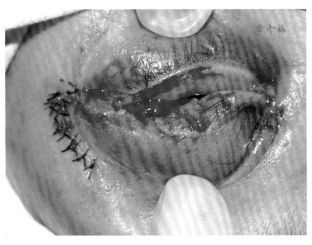

图 11-33　示缺损范围

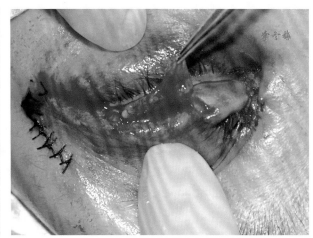

图 11-34　滑行结膜瓣修复结膜缺损

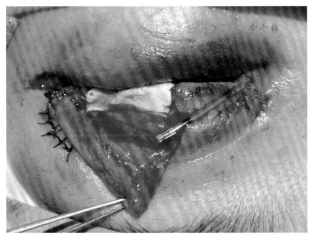

图 11-35　异体巩膜修复睑板缺损

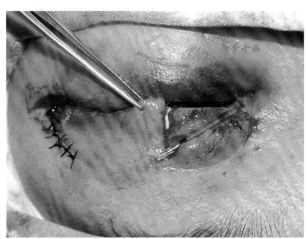

图 11-36　皮肤滑行瓣修复眼睑前层缺损

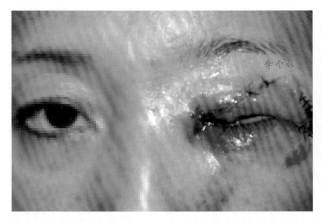

图 11-37　外伤后 12 小时,上睑外侧 1/2 眼睑全层缺损

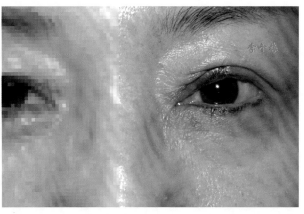

图 11-38　患者术后 1 年,眼睑成角畸形矫正术后 2 个月像

睑板结膜前徙瓣行下睑全层缺损再造术（Hughes 方法）

手术步骤

麻醉和清创。

将下睑缺损两侧向中央牵拉以确定缺损的宽度及高度。

以眼睑拉钩翻转上睑，距睑缘 3～4mm 处水平切开结膜及睑板，其宽度与下睑缺损宽度一致（图11-39）。

于切口两侧做两个垂直的睑板睑结膜切口至上穹窿，将睑板上缘的提上睑肌腱膜分离，并将此瓣的结膜与 Müller 肌和提上睑肌腱膜分离至上穹窿部，使睑板结膜瓣易于向下移至下睑缺损处（图11-40）。

睑板结膜瓣滑行于下睑缺损区，以 6-0 可吸收线将睑板与睑板、睑结膜与下穹窿结膜缝合。

设计上睑眉上皮瓣修复下睑缺损：在眉毛上方约 5mm，按缺损区的形状和大小画出将切取皮瓣的范围。沿画线切开皮瓣，切取全厚皮瓣。将皮瓣转位于下睑修复下睑前层缺损（图11-41，图11-42）。

术后加压包扎 3 天，6 天拆除眼睑皮肤缝线，8 天拆除眉上皮肤缝线（该患者术前、术后像见图11-43，图11-44）。

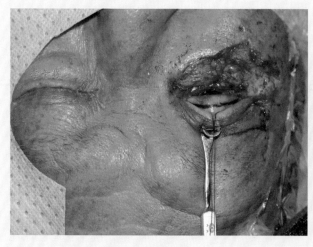

图 11-39　清创后，设计上睑睑板瓣

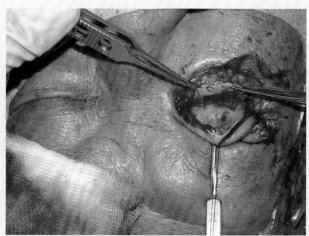

图 11-40　结膜睑板滑行瓣

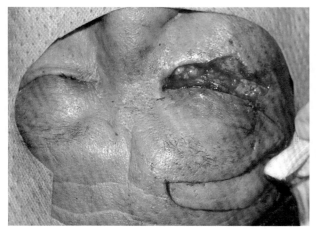

图 11-41　设计眉上皮瓣

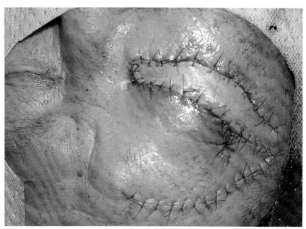

图 11-42　眉上皮瓣位

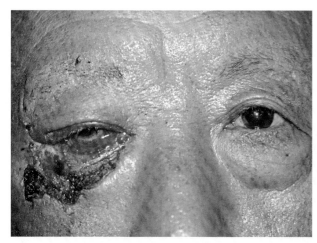

图 11-43　车祸伤后 3 天,下睑全层缺损

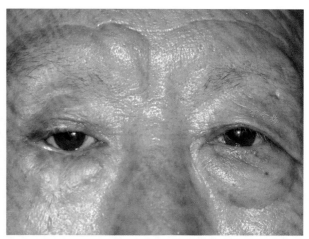

图 11-44　术后半年,眼球萎缩,佩戴义眼后

眶上血管蒂皮瓣修复眼睑前层硬腭黏膜移植修复眼睑后层

适用于大于眼睑全长 1/2 的眼睑全层缺损,而且结膜缺损较多无法行结膜瓣修复结膜缺损者。

手术步骤

麻醉和清创同前(图 11-45)。

切取眶上血管蒂皮瓣:以眶上血管为蒂设计额正中皮瓣。

以下睑结膜瓣滑行修复上睑结膜缺损。

异体巩膜修复上睑睑板缺损,异体巩膜双层缝于内侧缺损睑板腺,外侧与眶骨膜固定缝合(图 11-46)。

设计眶上血管蒂皮瓣,以眶上动、静脉为带皮瓣切取及转位(图 11-47 ~ 图 11-49)。

皮瓣转位于上下睑缺损区,并与缺损皮肤缘缝合(图 11-49,图 11-50)。

术后加压包扎 3 天,7 天拆除眼睑缝线,8 ~ 10 天拆除额部缝线。3 个月行睑裂切开,待瘢痕软化后再行整复(该患者术前、术后像见图 11-51,图 11-52)。

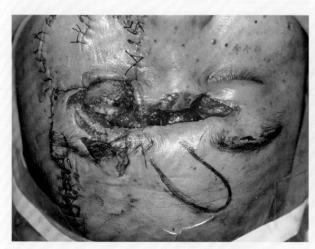 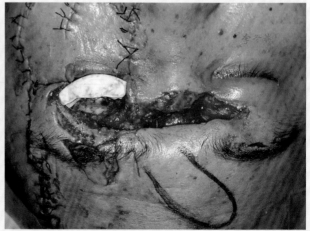

图 11-45　清创后,下睑结膜瓣滑行修复上睑结膜缺损　　　　图 11-46　异体巩膜修复睑板缺损,眶上皮瓣设计

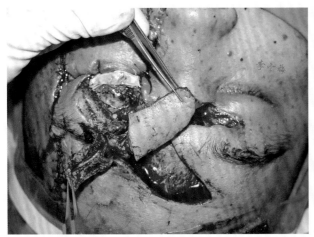

图 11-47　眶上血管蒂皮瓣切取

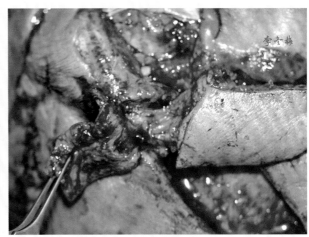

图 11-48　显示眶上血管蒂

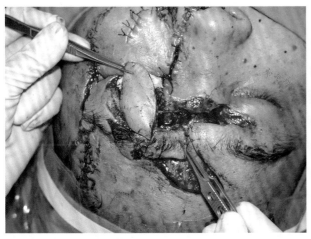

图 11-49　眶上血管蒂皮瓣转位

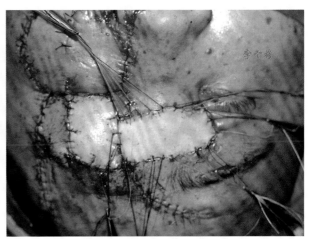

图 11-50　术毕图

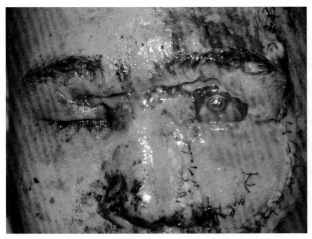

图 11-51　车祸后 3 天眼睑全层缺损术前像

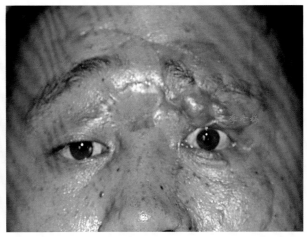

图 11-52　术后半年

第四节 内、外眦韧带断裂修复

内眦韧带断裂修复

手术步骤

清创,尤其是清理深部伤口,清除深部异物,并用双氧水充分清洗(图11-53)。

如伴鼻骨骨折者应先行骨折复位,如伴泪小管断裂者则先行泪小管吻合。

寻找内眦韧带断端,尽可能找到内眦韧带的下支断端,然后用0号丝线将两断端缝合。如内眦韧带已从泪后嵴骨膜撕脱,可将内眦韧带的断端缝于上颌骨额突相当于泪前嵴偏后方的骨膜上(图11-54,图11-55)。如泪前、后嵴骨膜不完整,或局部有骨折者则按内眦韧带复位手术方式,以钛钉及钛板固定内眦韧带,具体技术见第十五章眦角畸形。

皮肤以6-0尼龙线间断缝合(图11-56)。

术后加压包扎3天,7天拆除皮肤缝线。3个月拔出泪小管插管(该患者术前、术后像见图11-57,图11-58)。

外眦韧带断裂修复

外眦韧带断裂较内眦韧带离断发生率低,外眦部的切割伤可损伤外眦韧带,外眦韧带断裂可致睑裂变短、变形、外眦圆钝。

如内、外眦韧带同时损伤则应先行内眦韧带复位及泪小管手术,然后再行外眦韧带复位术。但外眦韧带断裂时较难见到断端,一般只是将外眦韧带内侧端或睑板的外侧缘固定于外眶缘内侧骨膜深层(图11-59,图11-60)。

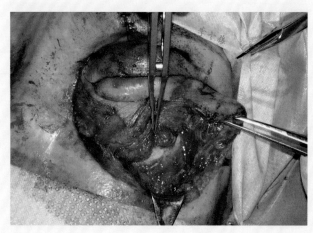

图11-53 清创

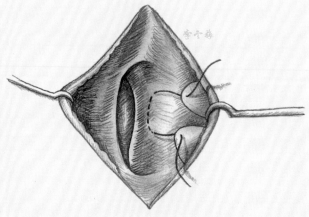

图11-54 内眦韧带断端缝合固定示意图

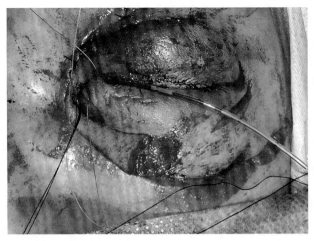

图 11-55　内眦韧带固定缝合

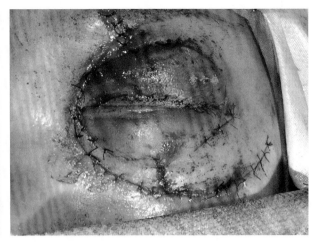

图 11-56　皮肤缝合

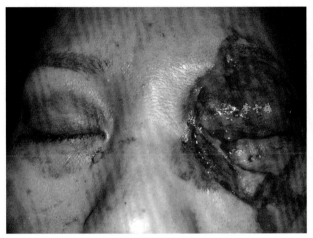

图 11-57　爆炸伤后 2 天

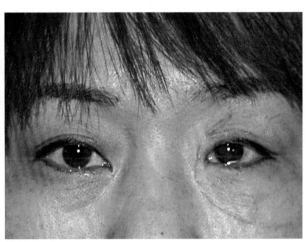

图 11-58　术后半年

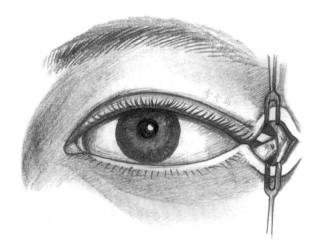

图 11-59　外眦韧带固定示意图

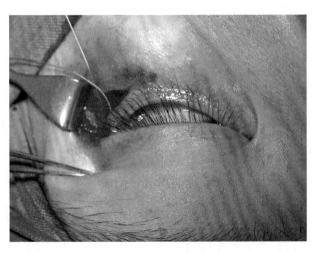

图 11-60　外眦韧带固定缝合

第五节　提上睑肌断裂的修复

手术步骤

尽可能在局部麻醉及患者配合下一期修复提上睑肌的损伤。

寻找提上睑肌：拉开皮肤伤口，暴露眶隔，于近眶缘的脂肪后方行伤口探查。当提上睑肌损伤后，提上睑肌会向上收缩，用有齿镊夹位提上睑肌，嘱患者向上注视，如夹住确为提上睑肌则会感到向上的牵拉力，以 6-0 可吸收线将提上睑肌重新缝合于睑板上缘，或将两断端缝合（图 11-61，图 11-62）。

皮肤缝合：眶隔不必缝合，皮肤以 6-0 尼龙线或丝线间断缝合。

术后处理：加压包扎 48 小时，术后 6 天拆除皮肤缝线（该患者术前、术后像见图 11-63，图 11-64）。

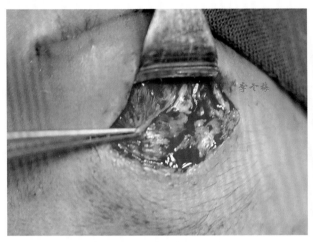

图 11-61　于近眶缘处寻找提上睑肌断端

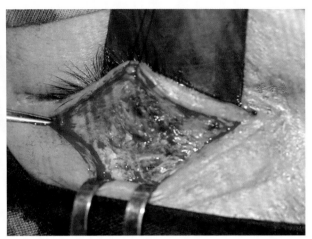

图 11-62　外伤上睑下垂可见提上睑肌腱膜断裂

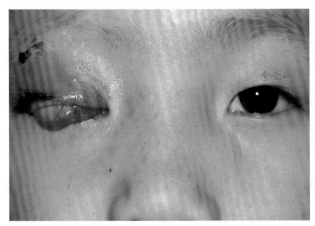

图 11-63　眉弓部上睑皮肤裂伤 1 周,上睑下垂、结膜脱垂

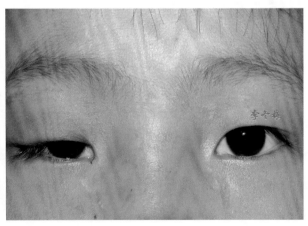

图 11-64　提上睑肌腱膜修复后 3 个月,仍残有轻度上睑下垂

（李冬梅）

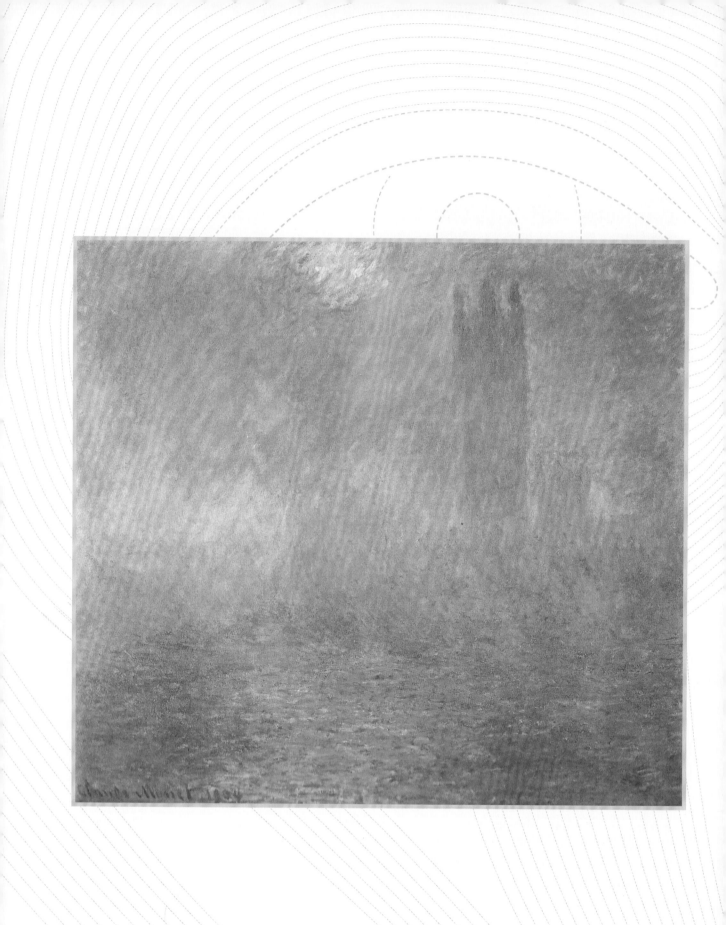

第十二章　上　睑　下　垂

总为浮云能蔽日,长安不见使人愁。——李白《登金陵凤凰台》

上睑下垂是眼整形美容中最常见的病种之一,它不仅影响眼部外观,而且下垂的上睑遮挡了视轴,使得大部分患儿存在着弱视。不论从外观还是治疗弱视考虑,上睑下垂手术矫正是其唯一选择。上睑下垂手术操作相对简单,而术后效果较好,因此不论眼科医生或整形美容医师都在极力开展此类手术,但对于上睑下垂手术时机及术式选择却是仁者见仁,智者见智,有着较大的争议和分歧。

本章对于上睑下垂手术时机选择有着详细的阐述,主张要在合适的时机选择恰当的手术方式行上睑下垂矫正手术,并大力倡导利用提上睑肌的术式来行上睑下垂矫正手术。

第一节　概　　述

概念

正常人双眼平视,上睑位于角膜缘下 $1 \sim 2mm$,各种原因致上睑位置低于此界限者即为上睑下垂。上睑下垂不仅影响眼部外观,重度者常影响视功能。而且患者为摆脱下垂上睑的干扰,常利用额肌的收缩或采用仰头视物,从而造成过多额纹形成,重者可造成脊柱的畸形(图 12-1)。

提上睑肌及 Müller 肌的解剖和生理

提上睑肌的走行

提上睑肌起自眶尖肌肉总腱环之上方,上直肌上方,提上睑肌与上直肌发生于相同的上间叶细胞。提上睑肌沿眶上壁向前行走,逐渐呈扇形散开,形成提上睑肌腱膜,附着于睑板上缘,其扩张部延伸到睑板中 $1/3$ 或下 $1/3$ 交界处(图 12-2)。部分腱膜纤维穿过眼轮匝肌附着于上睑皮下,当提上睑肌收缩时其腱膜与皮下发生联系的部位即形成一个皱襞——重睑(俗称双眼皮)。

提上睑肌长度

提上睑肌肌肉全长约 $50 \sim 55mm$,腱膜长 $20 \sim 22mm$。

节制韧带(上横韧带)

在上眶缘处,于眼球水平,提上睑肌扇形分散成腱膜前,肌肉表面的筋膜增厚形成灰白色的"Whitnall韧带",即节制韧带。它对提上睑肌收缩有一定的限制作用。距上睑板约 $10 \sim 15mm$,宽约 $5 \sim 10mm$(图 12-3)。内侧:止于滑车及其后的眶骨。外侧:穿过泪腺止于外侧眶缘。

提上睑肌腱膜的内外角

提上睑肌中央部分止于睑板上缘,两侧内角:为向鼻侧扩展的部分,止于后泪嵴,与内眦韧带相连续。外角:为向颞侧扩展的部分,止于眶上侧缘的颧结节,提上睑肌外角将眶部泪腺分成深浅两部分(图 12-2)。

提上睑肌神经支配

提上睑肌由横纹肌构成,提上睑肌运动由动眼神经(第Ⅲ脑神经)上支支配,此神经于距其起点 10mm 处进入提上睑肌下表面。提上睑肌正常运动幅度为 $14 \sim 15mm$。

Müller 肌

Müller 肌起始于提上睑肌下表面的平滑肌,位于节制韧带水平下方,附着于睑板上缘。长约 12mm,宽约 15mm,上方与结膜松散附着,但在近睑板处附着紧密(图 12-4)。Müller 肌由交感神经支配。临床上,增加交感神经刺激,如在 Graves 眼病中所见,是引起甲状腺性眼睑退缩的一个因素。Müller 肌的运动幅度为 $2 \sim 3mm$。

额肌的解剖

额肌起自帽状腱膜,向前下方止于眉部皮肤,部分肌纤维和眼轮匝肌相交织,内侧有部分纤维止于鼻根部,下部与对侧额肌相毗邻,外侧缘可一直跨过额骨颧突。于额肌下端和眼轮匝肌交界处,即眉弓上下缘处有一厚约 0.5mm,宽约 10mm 的额肌腱膜组织,其腱膜向下至眶上缘下与眶隔相延续,向上与额肌相接(图 12-5)。额肌为横纹肌,神经支配为面神经的颞支。

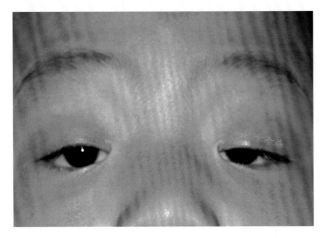

图 12-1　患儿,3 岁,双眼上睑下垂,其抬眉仰头视物

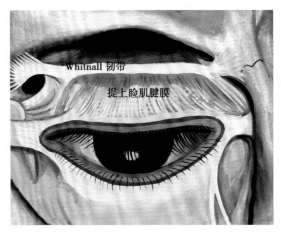

图 12-2　提上睑肌解剖图(显示提上睑肌出眶后的解剖关系)

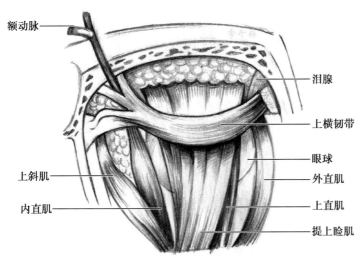

图 12-3　提上睑肌解剖图(显示提上睑肌与节制韧带关系)

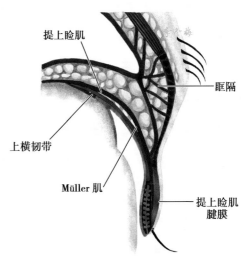

图 12-4　上睑截面图(示 Müller 肌与提上睑肌解剖关系)

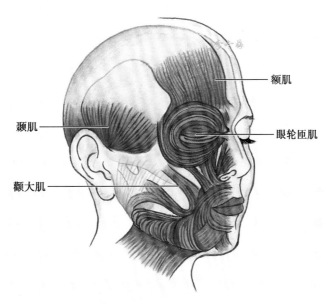

图 12-5　额肌解剖示意图

第二节 上睑下垂的病因及分类

上睑下垂分类

上睑下垂有多种分类方法,有按病因分类,也有按上睑下垂的程度分类。国内一般教材多分为先天性及后天性两大类,此分类方法简便,但忽略了致病原因。近来国外部分文献及国内某些学者根据病因来分类,总之各种分类方法各有其优缺点,在此我们采用基于病因的分类方法。

肌源性上睑下垂

由于提上睑肌发育不良所致,肌源性上睑下垂可以是先天性,也可以是后天性的。

先天性上睑下垂

大多数先天性上睑下垂是由于提上睑肌发育不全,或因支配提上睑肌的中枢性和周围性神经发育障碍所致。单侧发病占75%,其人群发病率约为0.12%。可以单独存在也可伴有其他眼部异常。

单纯性上直肌正常,最多见,约占先天性上睑下垂的77%(图12-6)。

上睑下垂合并眼外肌麻痹约占先天性上睑下垂的12%,常伴有上直肌及下斜肌功能障碍。眼外肌麻痹多为中枢神经系统发育障碍所致。

合并其他畸形如内眦间距增宽,小睑裂综合征等(图12-7)。

后天性肌源性上睑下垂

后天性肌源性上睑下垂是由于局部或弥漫的肌肉疾病所致。

慢性进行性眼外肌麻痹是在幼儿或青少年时发生的双侧进行性上睑下垂,伴有眼外肌侵犯。

眼咽综合征发生于中年人伴有吞咽困难。

重症肌无力是以变化性和易疲劳性为特征,为神经肌肉连接处的乙酰胆碱受体缺乏所致(图12-8)。多为双侧,表现为晨轻晚重,肌肉注射新斯的明症状可缓解,有诊断意义。

腱膜性上睑下垂

各种原因引起提上睑肌腱膜裂孔或者断裂而导致的上睑下垂。病因多为:

自发性或退行性改变如老年性上睑下垂。

外伤性钝挫伤、锐器伤。

内眼手术后如抗青光眼、视网膜脱离等术后由于术中牵拉上直肌或过于牵拉眼睑而造成。

佩戴硬性角膜接触镜病史。

临床表现

提上睑肌功能正常,肌力多在8mm以上。

上直肌功能正常。

上睑皱襞不明显或提高(图12-9)。

病理表现

提上睑肌腱膜变长、出现裂孔、部分或全部从睑板表面断裂,提上睑肌变性及纤维化改变等。

神经源性上睑下垂

全身病及肿瘤

全身病及肿瘤造成动眼神经损害,受损部位可以是中枢性的也可以为周围性的。多数病例除上睑下垂外常伴有其他眼外肌麻痹表现(图12-10,图12-11)。

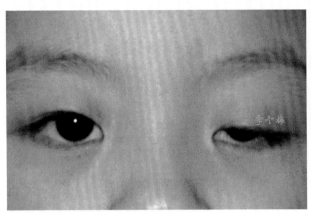

图 12-6　先天上睑下垂

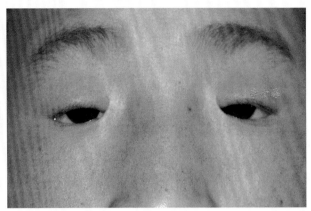

图 12-7　小睑裂综合征,双眼重度上睑下垂

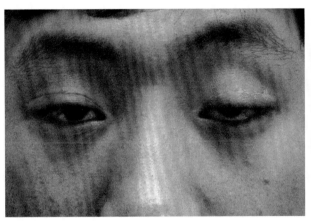

图 12-8　重症肌无力性上睑下垂

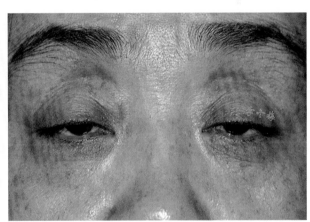

图 12-9　老年腱膜性上睑下垂

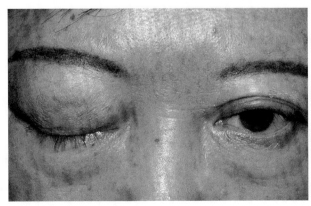

图 12-10　动眼神经麻痹上睑下垂

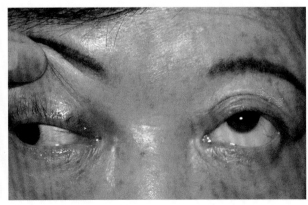

图 12-11　显示右眼处于外转位,上转不能

Marcus-Gunn（下颌-瞬目综合征）

Marcus-Gunn 综合征又称为下颌-瞬目综合征、Jaw-Winking 综合征、下颌闪动现象、颌动性瞬目、翼外肌-提睑肌伴随运动及 Gunn 综合征。本病较为罕见，多为单侧发病。典型改变为张口或使下颌移向对侧、咀嚼等动作时，单眼上睑上提、瞬目、眼球瞬动、睑裂扩大为特征，可伴有先天性上睑下垂、牙釉发育不良、缺指、隐睾和癫痫等，一般以男性多见（图 12-12，图 12-13）。

本综合征病因未明，有家族遗传倾向，为不规则常染色体显性或常染色体隐性遗传，但大多数为散发性。也有后天获得者，如脑外伤、脑瘤和脑出血等。发病机制可能是由于先天异常或病理情况，翼外肌和提上睑肌的神经支配（Ⅲ或Ⅴ脑神经）发生中枢性或神经核下性神经纤维连接异常所致，或者三叉神经与动眼神经之间在周围运动支发生了异常联系。本综合征的症状多数持续终身，偶有呈一过性或成年后逐渐消失者。

Rodin 将此病分为 4 型：

先天性上睑下垂型；

先天性上睑下垂兼有眼外肌麻痹型；

后天性上睑下垂型；

上睑下垂兼有内眦赘皮型，此型中偶见眼外肌不全麻痹。

目前没有较理想的治疗方法，理论上可切除三叉神经根、运动三叉神经第 3 支注入酒精、患侧三叉神经切断、三叉神经压挫、将翼外肌切除等方法，但临床上很难做到对异常联系神经的切除。

Horner 综合征

同侧交感链损伤所致，主要为交感神经支配的肌麻痹。

假性上睑下垂

眼球后陷、小眼球或无眼球等眼睑失去支撑，也可由于眼轮匝肌痉挛使睑裂变小，显示"上睑下垂"外观。下斜视时，斜视眼注视时表现上睑下垂，斜视手术后上睑下垂消失。此类上睑下垂通过病因治疗上睑下垂即可消失（图 12-14，图 12-15）。

机械性上睑下垂

多为单侧，外伤后眼睑的瘢痕增厚，沙眼所致睑板肥厚及睑板浸润而致上睑重量增加，从而引起上睑下垂。

还有上睑神经纤维瘤病及结膜淀粉样变性，肿瘤及变性侵及提上睑肌腱膜，或致提上睑肌腱膜变性也可称为机械性上睑下垂（图 12-16，图 12-17）。

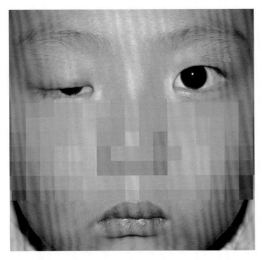

图 12-12 下颌瞬目综合征上睑下垂

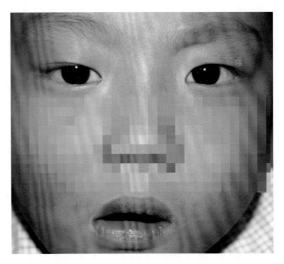

图 12-13 患儿咀嚼及下颌运动时,右眼上睑抬起至近正常

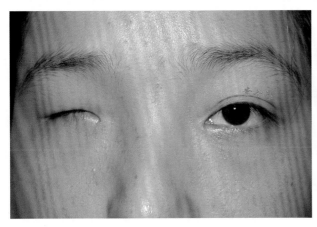

图 12-14 先天性小眼球,眼睑缺乏支撑而呈现出假性上睑下垂

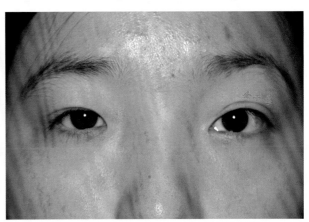

图 12-15 行睑裂开大并佩戴义眼后上睑下垂外观消失

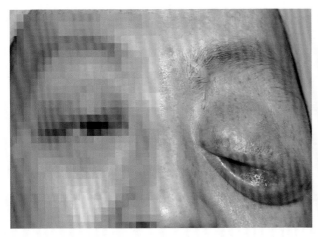

图 12-16 机械性上睑下垂(神经纤维瘤病而致上睑下垂)

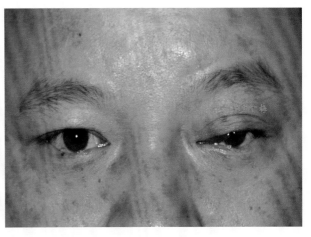

图 12-17 结膜淀粉样变性,上睑下垂

第三节 上睑下垂的术前评估

术前评估

眼部常规检查

视功能检查、屈光状态测定。尤其儿童患者术前一定要行验光检查以判断屈光状态。

眼前节及眼后节常规检查,角膜结膜检查:除外角膜的疾病及泪液分泌的异常。

上睑下垂病因判定

通过询问病史,结合临床表现及检查一般情况下可确诊上睑下垂的类型,对某些病史不明确的病例可行一些特殊检查。新斯的明试验除外重症肌无力。

上睑下垂程度测量

睑缘-映光点距离 MRD1 及 MRD2(Margin-reflex distance):目前国际通用的上睑下垂测量皆采用 MRD1 及 MRD2 测量方法,MRD1 为上睑至角膜映光点的距离,MRD2 为下睑至角膜映光点的距离。由此判定上睑下垂的程度(图 12-18,图 12-19)。国内一直沿用的为上睑遮盖瞳孔程度方法,轻度:为上睑遮瞳孔 1/3,中度为上睑遮瞳孔 1/2,重度为上睑遮瞳孔 2/3 以上。

睑裂高度测定:用拇指压迫眉弓部,测量双眼平视、上视及下视时睑裂的高度(mm)(图 12-20)。

提上睑肌肌力测定:平视后压额肌(眉弓处),然后令患者下视,米尺零点对准上睑缘,再嘱其上视,测量上睑可提起的高度,即为提上睑肌的肌力(图 12-21,图 12-22)。正常肌力 13~16mm,中等 4~7mm,弱 0~3mm。一般情况下,肌力越差,下垂越重,但腱膜性上睑下垂患者,上睑下垂较重但肌力却很好,而肌源性上睑下垂患者中,往往下垂并不严重,但肌力较差。

眼外肌情况:双眼位及眼球运动的测量。在一些先天性上睑下垂中常伴有上直肌麻痹或伴有下斜肌功能不全,以致 Bell 征消失,此种情况则需尽可能减轻术后的眼睑闭合不全,而且更应加强术后护理。

Bell 征:Bell 征是一种正常生理保护现象,即当双眼闭合时,眼球自动向上或向外上方偏斜(图 12-23)。

额肌肌力的测量:令患者下视,在眉弓下缘中央部做一标记点,将尺子的"0"点对于标记点,然后令患者上视,测量额肌的活动幅度。额肌活动幅度平均值为 7.92mm±2.74mm。

下颌瞬目判定:嘱患者张口或下颌移向对侧,如睑裂明显开大,则可确认为 Marcus-Gunn 综合征。术前下颌瞬目症状的判定非常重要,有些患者存在轻度下颌瞬目,因此家长或患者本人没有注意到,如术前没有正确诊断而行提上睑肌截除术,术后下颌瞬目症状会加重。

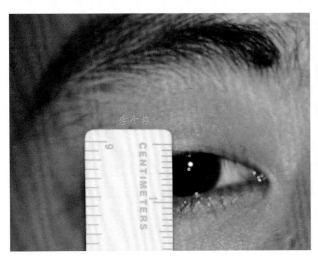

图 12-18 MRD1 测量

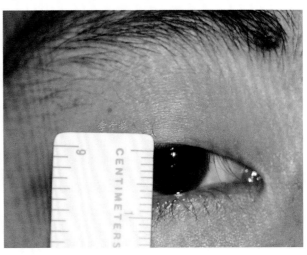

图 12-19 MRD2 测量

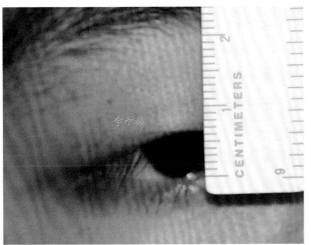

图 12-20 测睑裂高度

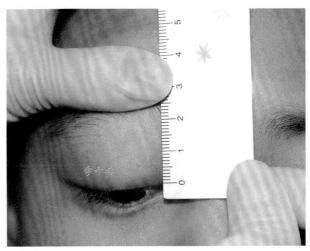

图 12-21 提上睑肌肌力测量(压眉弓部,嘱患者下视,米尺零点对准上睑缘)

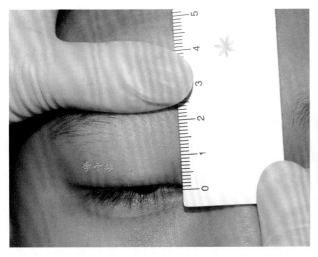

图 12-22 提上睑肌肌力测量(同上,嘱患者上视,测量上睑可提起的高度)

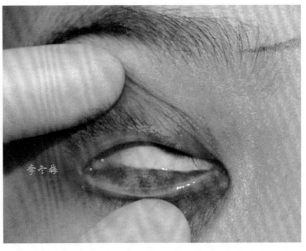

图 12-23 上睑下垂前检查 Bell 征是否存在(嘱患者似睡眠状,可见其眼球向上偏斜)

上睑下垂手术时机

单眼先天上睑下垂

在单侧上睑下垂儿童患者中,由于单眼视轴的完全或不完全性的遮盖可导致患儿弱视形成,从理论上应越早手术对于患儿的视功能改善越好,国内外一些学者主张在1岁内即手术,但幼儿提上睑肌和额肌都没有完全发育成熟,因此过早手术必然影响手术效果。所以应综合判定视功能影响程度以及提上睑肌、额肌发育情况来决定手术最佳年龄,目前国内有学者选择在患儿1岁左右手术,但总体趋向于在3岁左右视觉可塑高峰期手术,如患儿有弱视存在者,术后亦可尽早进行弱视治疗,从而达到较好的视功能恢复。而在双侧者完全性上睑下垂,患儿多采取仰头视物,虽不存有遮盖性弱视的发生,但由于患儿长期仰头视物可造成脊柱后弯畸形,因此为避免其脊柱发育畸形,此类患儿可考虑学龄前手术。

而中度或轻度上睑下垂,瞳孔未被完全遮挡,视力可较好,如已存在遮盖性弱视者可在3~5岁时手术,如无弱视的患儿可考虑在其能接受局麻手术后再行手术矫正。但由于外观不良,可影响患儿人格心理发育,故如家长有手术要求也可在学龄前进行手术。再者由于下垂的上睑压迫角膜,使得角膜存在不规则散光者,也可早期进行手术治疗。

先天性伴有眼部其他异常者

如小睑裂综合征者,应先矫正内眦赘皮、小睑裂等畸形,二期再行上睑下垂手术。如伴有眼外肌麻痹或共同性斜视者,应先矫正斜视再行上睑下垂矫正手术。

Marcus-Gunn 综合征

有学者认为此种患者随年龄增长下颌瞬目症状可能减轻或消失,可以待青春期后再手术。但根据我们的临床观察 Marcus-Gunn 综合征者,随年龄增长上睑下垂程度及下颌瞬目症状没有减轻,因此如患儿合并有弱视者手术可提前于学龄前进行。

外伤性及神经源性上睑下垂

如动眼神经麻痹者,6个月内有恢复可能,首先针对病因给予综合治疗,如不缓解可在6个月后再手术。外伤性上睑下垂需提上睑肌功能恢复于稳定阶段及局部瘢痕软化后,一般为伤后半年至1年后再手术。重症肌无力者,如药物治疗效果不佳,病情稳定1年以上可考虑手术治疗。

上睑下垂手术原则

手术理想标准

上睑下垂手术矫正目的是抬高下垂的上睑,恢复正常的睑裂高度,使视轴摆脱下垂上睑的干扰,防止弱视。既要达到美容目的,又要达到生理功能的恢复。在很多情况下尤其是非眼科医师在行上睑下垂矫正手术时只关注眼睑的外形而忽视眼睑正常功能的恢复,而作为眼科医生在手术术式选择时除考虑美容外更要关注功能恢复。

形态:两睑裂要高度、宽度、轮廓、皮肤皱褶以及睫毛角度对称。

功能:保持正常眼睑开闭、瞬目反应及配合眼球运动,且无复视或斜视。

手术方式选择

上睑下垂手术方式众多,由于其发病原因的不同,不可能用一种术式来矫正所有的上睑下垂,另外对于同一患者也可能用不同的手术方法而获得同样良好的效果。因此在手术方式选择上须结合患者的具体情况及术者的经验来选择最佳的手术方式。

不论多少种手术方式,从原理可归纳为如下两大类。

利用提上睑肌力量的手术

提上睑肌为提举上睑的主要肌肉,也是引起上睑下垂的主要原因,因此利用提上睑肌的力量,如提上睑肌缩短、前徙或折叠等方法来增强提上睑肌力量,无论从解剖还是生理来讲都是更为理想和符合生理的。因此只要提上睑肌功能尚未完全消失的中、轻度上睑下垂应首选加强提上睑肌力量手术。对于某些重度上睑下垂也可试用加强提上睑肌力量的手术方式,笔者经验在成年患者中除小睑裂综合征及极重度先天性上睑下垂等外,大多都可采用利用提上睑肌力量的手术方式来矫正其上睑下垂(图12-24)。

利用额肌力量的手术

主要为利用额肌的力量提拉上睑,从而矫正上睑下垂。

手术分为两类:①直接利用额肌的力量,如采用额肌组织瓣或额肌腱膜瓣等方法直接提拉上睑;②间接利用额肌的力量,采用中间物将额肌与上睑发生联系,如丝线、阔筋膜、硬脑膜或异体巩膜等提吊方法。

利用额肌力量手术的优点

对于提上睑肌功能极差的重度上睑下垂或外伤等原因造成提上睑肌损伤严重者,只要额肌功能完好,采用利用额肌的手术方法可达到较好的效果。在学龄前儿童因提上睑肌未发育成熟,因此多采用利用额肌力量的手术,这样没有损伤提上睑肌可以保证提上睑肌的发育,又可改善患儿外观及尽早行弱视治疗,如患者成年后因外观不满意或仍存在眼睑闭合不全者,可将额肌瓣放回原位再次行提上睑肌缩短术。

利用额肌力量手术的缺点

因利用额肌收缩抬举上睑是呈直线向上提举,与正常的提上睑肌上提眼睑向后上方提起运动方法不符,因而不符合生理。而且额肌手术会出现较长时间的上睑迟落及眼睑闭合不全,在部分行额肌瓣悬吊术特别是行阔筋膜悬吊者可能会残存终生的眼睑闭合不全,患者年龄较轻时无明显不适感,但随年龄增长其干眼症状将渐加重,因此利用额肌的手术是不得已而为之,如能采用利用提上睑肌力量的手术则不要利用额肌力量手术。

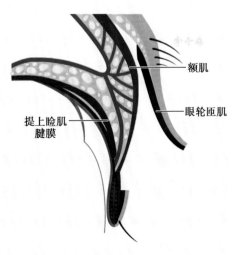

图 12-24　利用额肌力量手术示意图

第四节　利用提上睑肌力量的手术方法

提上睑肌腱膜折叠或前徙术

提上睑肌腱膜折叠+节制韧带悬吊术

适应证:轻度先天或后天上睑下垂;各种腱膜性上睑下垂。

手术步骤

麻醉:2%利多卡因与0.75%罗哌卡因1:1混合,用4号针头紧贴上穹窿部结膜下注射少许(图12-25),上睑皮下浸润麻醉。不合作儿童采用全身麻醉。

沿重睑线切开皮肤、轮匝肌,去除松弛皮肤及一条睑板前轮匝肌。在上睑缘中央做牵引线。

暴露并打开眶隔,沿此层次向上分离,直到可见一条白色的横行韧带即为节制韧带,将此韧带完全暴露清楚(图12-26)。

以5-0可吸收线穿过节制韧带及其提上睑肌腱膜(勿穿透结膜),再缝于睑板上缘,行三针褥式缝线(图12-27)。先打活结观察上睑位置及弧度,一般以上睑位于角膜缘下0.5mm为宜。上睑位置满意后结扎缝线(图12-28)。

皮肤以7-0尼龙线按重睑成形方式缝合。

术后加压包扎48~72小时,7天拆线,术后要密切注意角膜情况,每晚涂眼膏以保护角膜(该患者术前、术后像见图12-29,图12-30)。

注意

腱膜性上睑下垂虽症状较重,看似重度上睑下垂,但提上睑肌肌力则较好,因此多可采用提上睑肌腱膜折叠或提上睑肌缩短手术方法。

经皮肤入路的手术方法,术野范围大,解剖层次清楚,能充分暴露提上睑肌腱膜,便于行提上睑肌的折叠或切除,术后重睑形态美观。

所谓的节制韧带悬吊即为折叠缝合位置位于节制韧带上。

穹窿部注射麻药,既起到麻醉的作用,又利用麻药将Müller肌与穹窿部结膜水化分离。

理论上提上睑肌折叠5mm矫正1mm下垂,前徙2mm,矫正1mm下垂。但通常还是以术者的经验来判断。

术后以轻度过矫为宜,术后第一周内上睑可回落1~2mm。

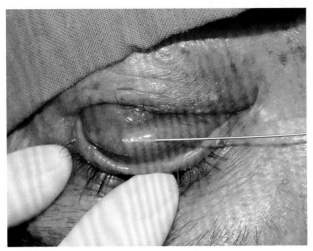

图 12-25　提上睑肌折叠手术结膜下浸润麻醉

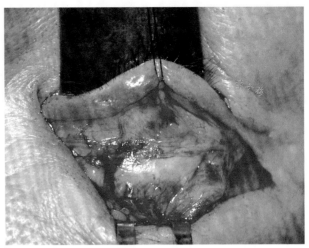

图 12-26　打开眶隔,暴露提上睑肌腱膜前表面,并可见节制韧带

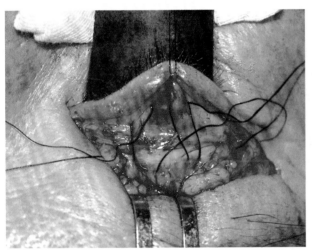

图 12-27　提上睑肌腱膜折叠三针褥式缝线

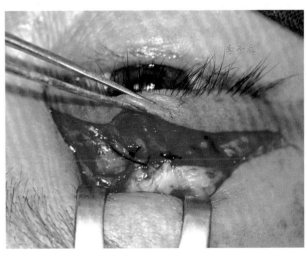

图 12-28　结扎缝线(上睑位置满意后,将三针褥式缝线结扎)

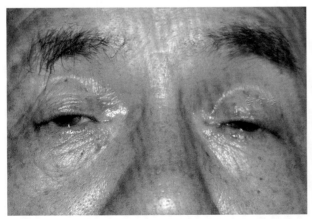

图 12-29　老年性腱膜性上睑下垂

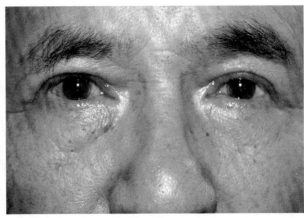

图 12-30　患者术后 3 个月像

提上睑肌折叠腱膜修复术

适用于各种腱膜性上睑下垂,尤其是外伤性腱膜上睑下垂。

手术步骤

麻醉、切开、暴露节制韧带同前述提上睑肌折叠术。

于显微镜下找到提上睑肌腱膜断裂处(图 12-31),将提上睑肌腱膜修复(图 12-32)。如提上睑肌腱膜断裂端不明显则按提上睑肌折叠方法将腱膜折叠。

余步骤同上(该患者术前、术后像见图 12-33,图 12-34)。

提上睑肌腱膜部分前徙术

适用于轻度先天性上睑下垂,尤其单睑伴轻度上睑下垂拟行重睑者。

手术步骤

按重睑设计切口线。具体见重睑章。

麻醉同前。

去除皮肤轮匝肌后,沿睑板上缘分离提上睑肌腱膜(图 12-35)。

视下垂程度行提上睑肌前徙,以 5-0 可吸收线将分离的提上睑肌腱膜缝于睑板上缘,并可前徙 2mm(图 12-36)。

皮肤以重睑成形方式缝合。

术后处理同前(该患者术前、术后像见图 12-37,图 12-38)。

注意

不论上睑下垂多轻,不涉用提上睑肌的术式皆无效,以重睑矫正轻度上睑下垂是错误的;

重睑术前应判断患者是否存在上睑下垂,如伴有轻度上睑下垂者,不涉及提上睑肌的术式,术后不但重睑不形成,反而加重上睑下垂。

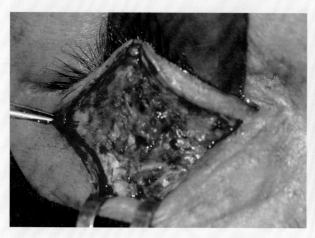

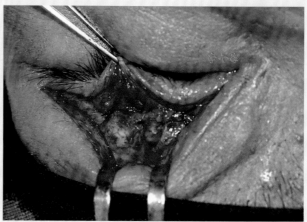

图 12-31　外伤上睑下垂(术中可见提上睑肌腱膜断裂)　　图 12-32　3-0 丝线缝合提上睑肌腱膜断裂端

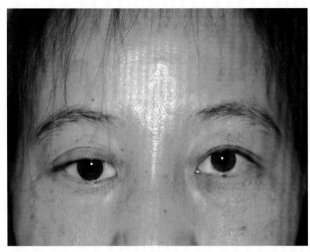

图 12-33 外伤上睑下垂

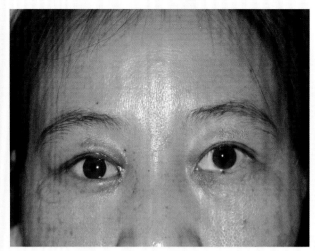

图 12-34 提上睑肌折叠术后

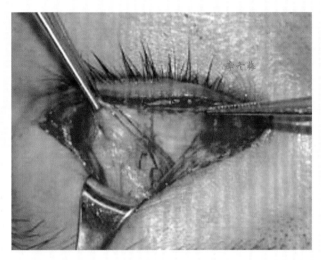

图 12-35 分离提上睑肌

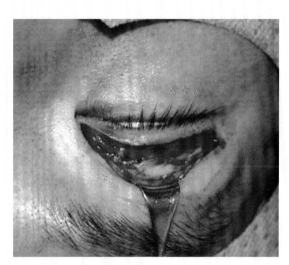

图 12-36 行提上睑肌腱膜前徙

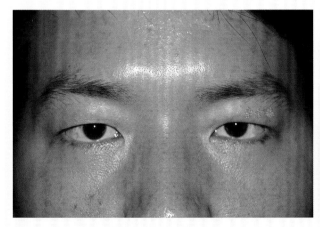

图 12-37 轻度上睑下垂,重睑术前

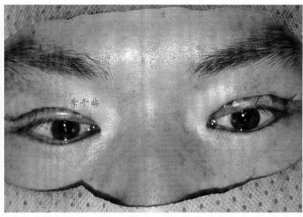

图 12-38 术毕

提上睑肌切除+前徙术

适应证:中度上睑下垂、提上睑肌肌力在中等以上的先天性及后天性者。

手术操作

切口设计:沿重睑线画线,应与对侧上睑皱襞对称。重睑高度一般为 5~6mm,如健侧有重睑,患侧重睑线应较健侧低 0.5~1mm(图 12-39)。

麻醉:2% 利多卡因与 0.75% 罗哌卡因 1:1 混合(含 1:100 000 肾上腺素),用 4 号针头紧贴上穹窿部结膜下注射少许,上睑皮下浸润麻醉。小儿手术采用全麻。

沿重睑线以 15 号尖刀切开皮肤及皮下组织,分离眼轮匝肌,并切除睑板上缘中 1/3 处睑板前轮匝肌,充分暴露睑板上缘(图 12-40)。

在睑板中外 1/3 或中内 1/3 处做一牵引线,或在切口前唇皮下做一牵引线。置入睑板压板(HOTZ板)(图 12-40)。

分离提上睑肌:于睑板上缘近内眦部(或外眦部)用直剪切断小部分提上睑肌,然后将直剪伸入提上睑肌下面将提上睑肌完全分离,然后剪断其与睑板上缘的联系(图 12-41)。

分离 Müller 肌:由睑板上缘 8~10mm 处分离 Müller 肌,将其与提上睑肌之间的联系切断(图 12-42)。

打开多层的眶隔膜,将眶脂肪上推或烧灼止血后部分去除,在眶隔下将提上睑肌完全分离暴露清楚(图 12-44)。此时提上睑肌上表面及下方均已得到分离。

注意

笔者的经验:成年患者即使重度上睑下垂,术前测量提上睑肌肌力在 2mm 或以下者,也可考虑行提上睑肌腱膜切除术,大多病例都可达到满意效果。

经皮肤入路的手术方法,术野范围大,解剖层次清楚,能充分暴露提上睑肌腱膜,便于行提上睑肌切除,术后重睑形态美观。如果患者原有重睑存在者,或不想形成重睑者,可考虑行结膜入路,但对于无经验的医生,其解剖层次更难于掌握。

Müller 肌分离时不要将位于颞侧穹窿结膜下的睑部泪腺掀起,否则在行提上睑肌切除时可能会将睑部泪腺切除掉(图 12-43)。

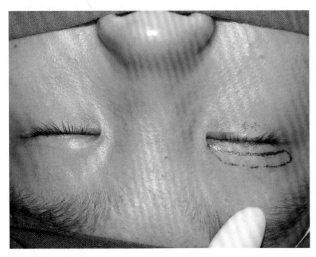

图 12-39 皮肤切口设计

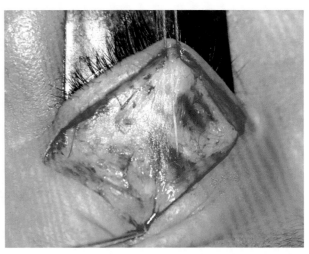

图 12-40 暴露睑板上缘(剪除睑板前一条轮匝肌后暴露睑板上缘,并缝合牵引线)

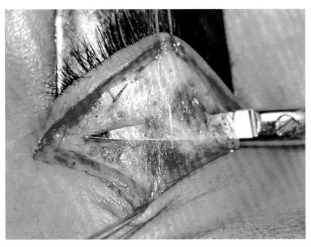

图 12-41 分离提上睑肌腱膜(于睑板上缘,以直剪分离提上睑肌腱膜)

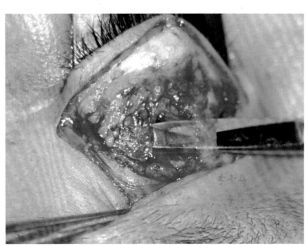

图 12-42 分离 Müller 肌(自睑板上缘 8mm 左右位置将 Müller 肌自结膜面分离)

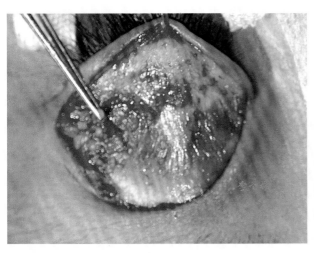

图 12-43 显示睑部泪腺(提上睑肌腱膜缩短术中注意勿损伤睑部泪腺)

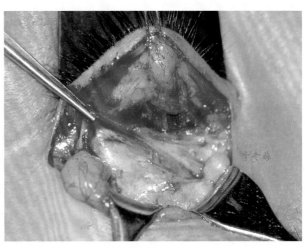

图 12-44 暴露提上睑肌腱膜前表面(打开多层眶隔后暴露提上睑肌腱膜前表面及节制韧带)

断内、外角及节制韧带：用直剪顺提上睑肌腱膜两侧向上伸，剪开内、外角及节制韧带，此时可感觉提上睑肌向外松动，然后用手指顺提上睑肌两侧伸入，无索条物表明节制韧带已完全断离（图12-45）。

缝合提上睑肌：以大血管钳钳住提上睑肌，以5-0可吸收线于睑板上缘（或前徙2～3mm）处缝合睑板板层三针，然后将此缝线缝于拟定缩短提上睑肌的量处，形成三针褥式缝线（图12-46，图12-47）。先打活结，嘱患者平视（如全麻患者先将眼球拉于正视位置）观察上睑的高度、弧度及兔眼大小，如矫正不满意，则需行调整，然后结扎缝线。在缝线上2mm处剪除提上睑肌（图12-48），如眶隔脂肪较多可切除部分多余的脂肪（图12-49）。术毕时上睑位于角膜缘下0.5～1mm为最佳（图12-50）。

皮肤缝合：以重睑成形术方式缝合，6-0可吸收线先行皮下固定缝合三针，再以7-0尼龙线皮肤固定睑板缝合三针后再行间断或连续缝合。

术后处理：包扎3天，每日换药，每天涂用抗生素眼膏，6天皮肤拆线（该患者术前、术后像见图12-51，图12-52）。

注意

如果提上睑肌肌力过弱或过于菲薄时，可不打开眶隔，在眶隔前分离，这样可以借助眶隔的一部分力量以增强提上睑肌的厚度和力量。

剪开内侧角时勿过于近眶缘或眼球，否则有伤及滑车和上斜肌的可能。剪开外侧角时不能过于靠近眶缘，否则有伤及泪腺的可能。

理论上：提上睑肌缩短5mm，可矫正1mm下垂，前徙1mm，可矫正1mm下垂。同样术者的经验更为重要。

皮肤缝合时要注意睑缘位置、弧度及睫毛方向。

术后皆有不同程度和持续不同时间的眼睑闭合不全，因此每次换药时一定要查看角膜情况，如角膜过于干燥或有暴露的倾向，可行下睑牵引缝线协助闭睑，或佩戴绷带镜保护角膜。

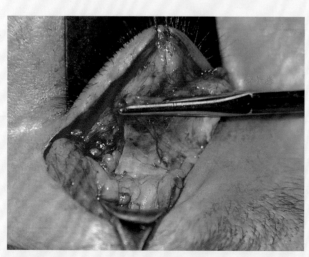

图12-45　断节制韧带及提上睑肌内、外角，此时提上睑肌腱膜已松解

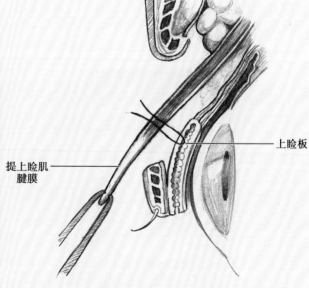

提上睑肌腱膜

上睑板

图12-46　提上睑肌腱膜缩短缝合示意图

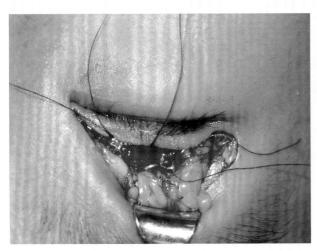

图 12-47 三针褥式缝合

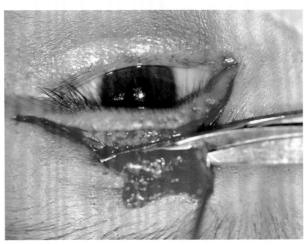

图 12-48 结扎缝线行提上睑肌腱膜的截除(先打活结观察上睑位置)

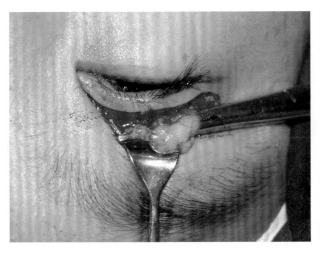

图 12-49 切除部分眶脂肪

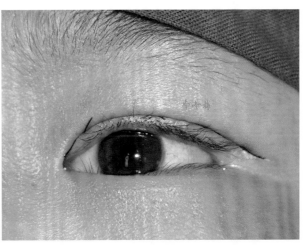

图 12-50 术毕上睑位于角膜缘下 0.5mm 为宜(皮肤以重睑成形方式缝合)

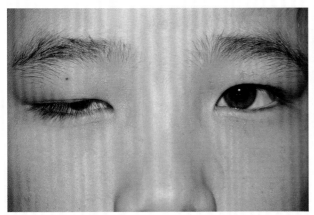

图 12-51 患者 16 岁,右眼重度上睑下垂

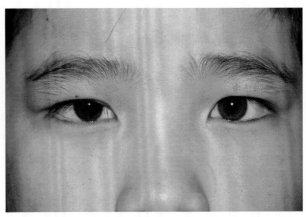

图 12-52 患者术后 8 个月像

第五节 利用额肌力量的手术方法

直接利用额肌力量手术——改良额肌腱膜瓣悬吊术

适应证：重度上睑下垂提上睑肌无肌力者、外伤、神经源性；下颌-瞬目综合征；额肌有肌力者。

手术步骤

小儿采用全麻，合作者采用局部浸润麻醉。上睑缘皮下及眉弓部皮下浸润麻醉。

按重睑成形术方法绘出重睑线，重睑线高度一般设计为 3～4mm。手术分离范围如图示：鼻侧避开滑车，自滑车向颞侧宽为 15mm，高度为眉弓上 10mm（图 12-53）。

切开皮肤及皮下组织，分离眼轮匝肌，并切除睑板上缘中 1/3 处睑板前轮匝肌，暴露睑板上缘。

在眶隔前轮匝肌下用组织剪向上潜行分离至眉弓下缘时（图 12-54），穿过肌层至皮下，紧贴皮下向上分离至眉弓上 10mm，两侧不超过标志线（图 12-55），压迫数分钟止血。

将额肌腱膜向下牵引到睑板上缘（图 12-56），用 4-0 丝线或 5-0 可吸收线于睑板上缘和额肌腱膜下缘褥式缝合三针（图 12-57）。先打活结，观察上睑的位置，以上睑缘位于角膜上缘下 0.5mm 为度，并注意睑缘弧度。

皮肤切口以重睑成形术方式缝合（图 12-58），如术后兔眼较大可行下睑临时缝线一针，将缝线吊于上睑眉弓上。

术后包扎 3 天，每日换药，每天涂用抗生素眼膏及眼药水，6 天皮肤拆线（该患者术前、术后像见图 12-59，图 12-60）。

注意

所谓改良是较之以往的额肌瓣手术而言，以往术式要于眉弓上缘做切口，术后眉弓上缘有瘢痕，而且手术操作相对复杂。本术式仅采用重睑一个切口，而且利用额肌腱膜瓣而非额肌肌肉瓣，手术效果稳定。

因采用额肌提拉上睑，加之患者提上睑肌肌力不佳，术后部分患者重睑将消失，因此重睑线不要设计过高，否则重睑不形成者则留有上睑明显的瘢痕。

皮肤切口缝合时一定要采用皮下固定缝合（具体参照重睑章），并注意睫毛角度，术毕时上睑睫毛角度以 90° 为宜，术后方可恢复至 120° 左右。尤其是内 1/3 处术后易发生倒睫，缝合时更要注意。

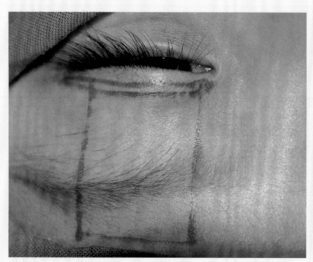

图 12-53 额肌腱膜瓣手术切口设计

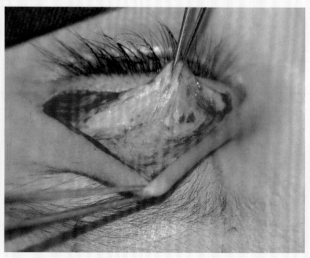

图 12-54 眶隔前轮匝肌下分离

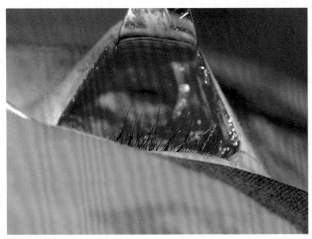

图 12-55　皮下分离

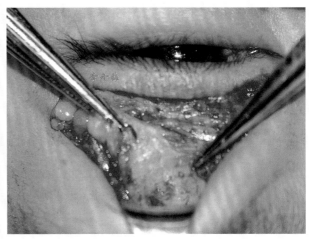

图 12-56　下拉额肌腱膜

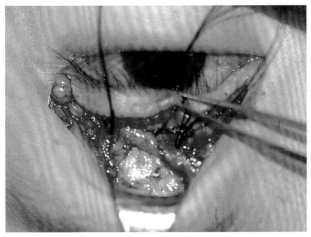

图 12-57　缝合额肌腱膜

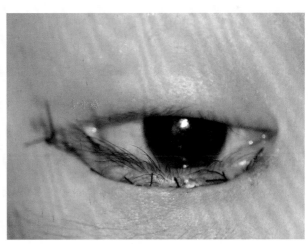

图 12-58　皮肤缝合

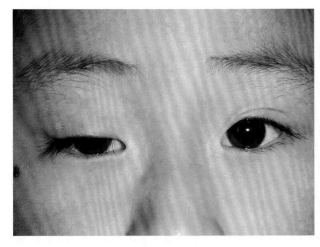

图 12-59　患者 6 岁,右眼重度上睑下垂

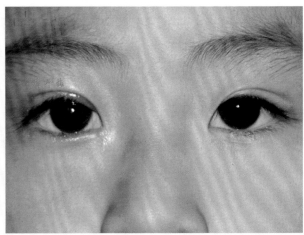

图 12-60　患者术后半年像

间接利用额肌力量的手术方法

双方形缝线额肌悬吊术

适应证:提上睑肌无肌力的先天性及后天性上睑下垂。

手术步骤

经典术式为 Friedenwald-Guyton 法。

麻醉:小儿为全麻下手术。

眉上切口:于眉弓上缘中内 1/3、中央部、中外 1/3 处做三个小皮肤穿刺口,长约 2mm,深达额肌。

切口设计:重睑线,一般高度为 3mm。在与眉上切口对应的上睑缘重睑线上做三个皮肤切口,长约 3mm,深达睑板表面。

双方形缝线:用带 0 号白丝线的大号弯针自眉上内侧切口插入,带上额肌腱膜,向下穿行于眼轮匝肌和提上睑肌之间,从内侧睑缘皮肤切口穿出(图 12-61);

重新将针插入内侧睑缘皮肤切口并穿过板层睑板,然后于中央睑缘切口穿出,再将针插入中央睑缘切口,从中央眉部切口穿出(图 12-62);

最后重新将针插入中央眉上切口带上额肌腱膜并从最初的内侧切口穿出,由此完成第一个方形缝线(图 12-63)。同法完成外侧切口的缝线,即第二个方形缝线(图 12-64)。

调整眼睑高度,通过调整缝线的张力来调整睑缘的高度,使上睑位于角膜缘下 1mm。结扎缝线。

皮肤切口缝合:7-0 尼龙线以重睑成形方式缝合皮肤。

术后处理:包扎 3 天,每日换药,每天涂用抗生素眼膏及眼药水,6 天皮肤拆线(该患者术前、术后像见图 12-65,图 12-66)。

注意

术毕上睑应过矫 2mm 左右,因术后多有 2mm 以上的回退。

本手术方式多只起到一种临时性的上睑提吊作用,术后多为欠矫。因此主要应用在 1 岁左右的单侧完全性上睑下垂患儿,术后患儿瞳孔可外露,因而可防止弱视加重。患儿多不配合验光等检查,无法进行弱视训练。但一定要关注患儿的视力情况,及时进行弱视训练。

所有采用额肌力量手术者术后眼睑闭合不全持续时间较长,而且兔眼较大,因而注意涂用眼膏保护角膜。

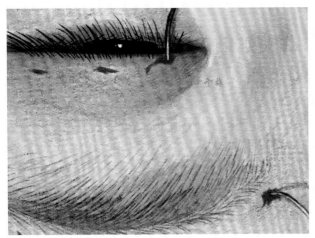

图 12-61 额肌固定(缝线从近睑缘的内侧切口穿出)

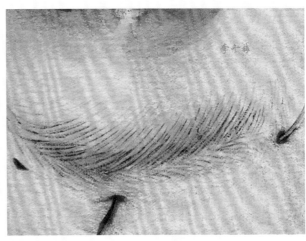

图 12-62 额肌固定(缝针插入中央眼睑缺口,再从中央眉部切口穿出)

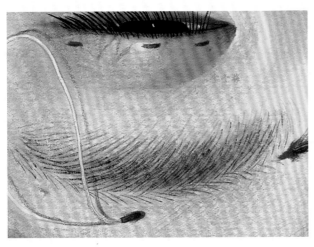

图 12-63 额肌固定(缝针插入中央眉部切口,从鼻侧眉部切口穿出)

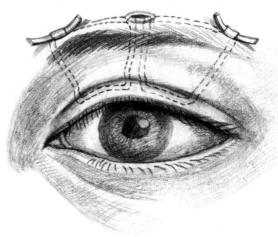

图 12-64 显示双方形缝线

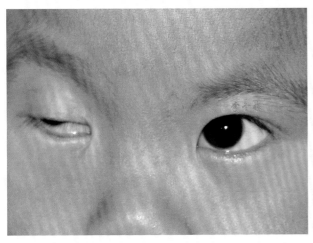

图 12-65 术前像(患儿,2 岁,右眼重度上睑下垂)

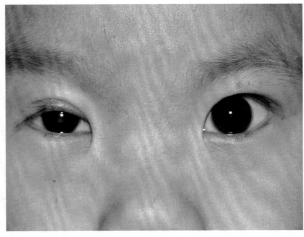

图 12-66 患儿术后半年像

阔筋膜悬吊术

适应证：重度上睑下垂提上睑肌无肌力者；外伤、神经源性上睑下垂；下颌-瞬目综合征。

手术步骤

麻醉：小儿采用全麻，合作者采用局部浸润麻醉。上睑缘皮下及眉弓部皮下浸润麻醉。

上睑切口：于重睑线位置中内1/3及中外1/3处作长约4~5mm皮肤切口，深及睑板面。

眉上切口：同方形缝线法，作内、中、外三个长约4~5mm切口，深及额肌（图12-67）。

切取阔筋膜：局麻下于大腿外侧上中部作长约8~12cm皮肤切口，达阔筋膜表面，分离暴露阔筋膜。剪下长8~12mm，宽3mm的筋膜条（图12-68）。筋膜及皮肤切口间断缝合。

"W"形筋膜条悬吊将长8mm，宽3mm的筋膜条穿入筋膜引针，将引针从眉部中央切口穿入，经皮下从上睑切口穿出，把筋膜条从眉上切口引出（图12-69）。再将筋膜引针从眉上内侧切口穿入至上睑同侧切口穿出，将筋膜条另一端从眉上内侧切口处引出（图12-70）。如此使二条筋膜呈"W"形，然后将"W"形两尖端缝于上睑切口处的睑板上（图12-71）。

调整眼睑高度通过眉上切口牵拉筋膜条来调整睑缘的高度，使上睑位于角膜缘水平，如上直肌功能不全者，上睑位置应略低。缝线穿过筋膜，将筋膜条固定缝合于眉上缘切口的额肌深部，如额肌无肌力者则将筋膜固定缝合于眶骨膜上，结扎缝线。

皮肤切口缝合，下睑作牵引缝线闭合睑裂。

术后处理包扎3天，每日换药，每天涂用抗生素眼膏及眼药水，6天皮肤拆线。

注意

作者倾向于提上睑肌无肌力，而额肌亦无肌力者方才采用阔筋膜悬吊术，如图12-73病例为神经纤维瘤病，已行额部肿瘤切除，目前额肌已被切除，提上睑肌腱膜也已被肿瘤侵及。术中行眼睑重建后直接将阔筋膜一端与睑板上缘固定缝合，另一端则与眉弓部眶骨膜固定缝合（图12-72~图12-74）。

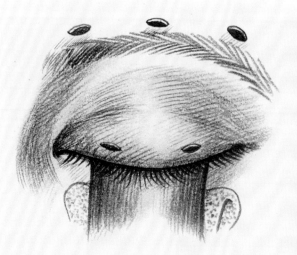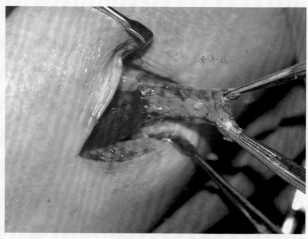

图12-67　眉上切口（于眉上作三个长约4mm、深及额肌的皮肤切口）　图12-68　切取阔肌膜（切取长约12mm，宽3mm筋膜条）

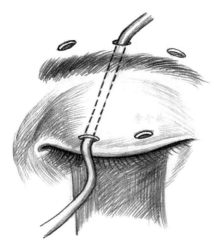

图 12-69　筋膜条从眉上切口穿出

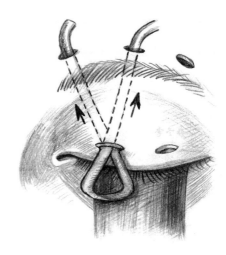

图 12-70　再将筋膜另一端从眉上内侧切口引出

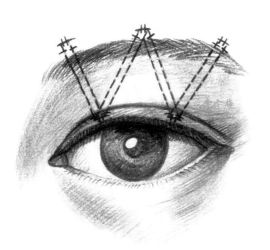

图 12-71　"W"形固定

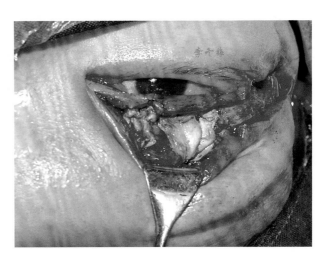

图 12-72　术中眼睑成形后以阔肌膜悬吊上睑

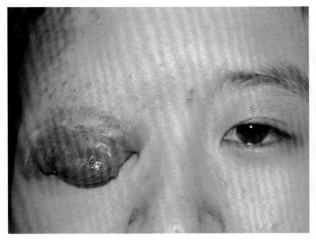

图 12-73　神经纤维瘤并上睑下垂术前像

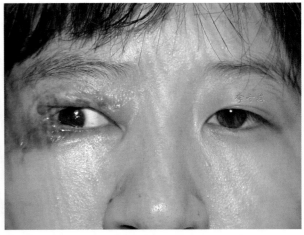

图 12-74　患者术后 5 个月像,拟行斜视矫正术

Marcus-Gunn 综合征手术治疗

术前评估

上睑下垂常规检查。

上睑下垂程度的评估,可采用遮盖瞳孔多少判断,或采用 MRD 方法。

下颌瞬目程度的评估:嘱患者做咀嚼运动或下颌向对侧开口运动,测量闭口及开口时上睑抬起的高度即为下颌瞬目的程度,小于 3mm 为轻度,3～5mm 为中度,大于 5mm 为重度。

Marcus-Gunn 综合征手术

适用于中度以上上睑下垂伴中度下颌瞬目者。

手术操作

切口设计:按额肌腱膜瓣悬吊术切口设计。

首先行提上睑肌腱膜切断:提上睑肌腱膜分离方法同前,在节制韧带处将提上睑肌腱膜节段切除(图 12-75,图 12-76)。

额肌腱膜瓣悬吊:再沿眶隔前轮匝肌下用组织剪向上潜行分离,行额肌腱膜瓣悬吊术,同前(图 12-77,图 12-78)。

术后处理同前(该患者术前、术后像见图 12-79～图 12-82)。

注意

目前还不能测出其异常神经支配位点,从而难以做到对异常神经支配的准确切除,因此临床上只能通过提上睑肌腱膜节段切除来消除颌动瞬目症状,然后再通过额肌悬吊来提吊上睑。此手术方法虽然从理论上解决了此种患者的两个问题,笔者认为此方法并非一种理想的手术方法,还是谨慎选择手术适用范围。一般只应用于中度上睑下垂伴中度以上下颌瞬目症状的病例中。

虽然手术可以同时解决患者的两个症状,但术后上睑形态远不及正常眼,因此对于仅有下颌瞬目症状而不伴有上睑下垂的病例不建议行此手术方法。

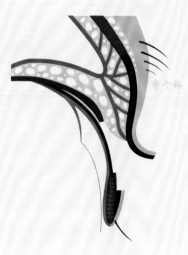

图 12-75　行提上睑肌腱膜切除

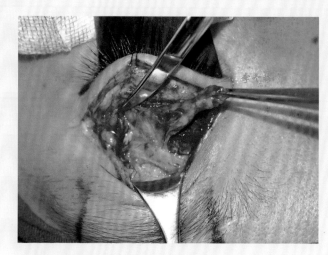

图 12-76　术中行提上睑肌腱膜切断

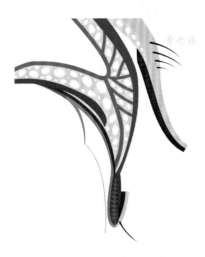

图 12-77 额肌瓣悬吊示意图

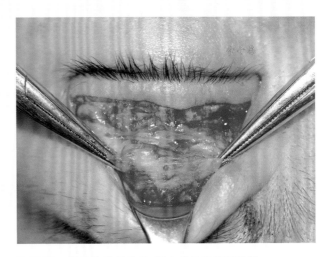

图 12-78 额肌腱膜瓣悬吊,图中示拉下额肌腱膜

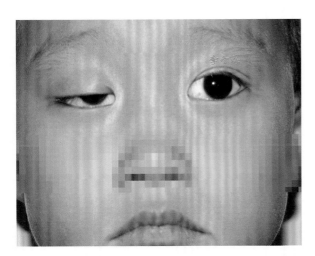

图 12-79 Marcus-Gunn 综合征术前闭口像

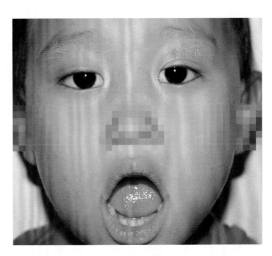

图 12-80 Marcus-Gunn 综合征术前开口像

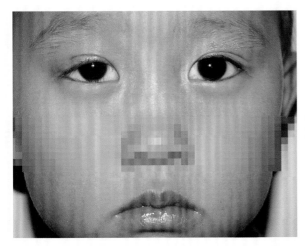

图 12-81 Marcus-Gunn 综合征术后 2 年闭口像

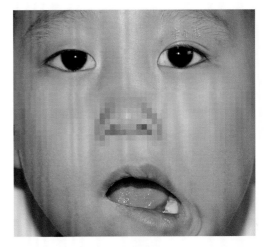

图 12-82 Marcus-Gunn 综合征术后 2 年开口像

第六节 上睑下垂术后并发症的原因及处理

矫正不足

是最常见并发症,原因多为术式选择不当或术中操作不当。

处理

利用提上睑肌力量的术式

如术中上睑高度适中者,不要急于处理,因为此种术后的欠矫可能为局部肿胀或者提上睑肌的暂时性"休克"所造成的,待局部消肿后,肌肉功能会渐增强,上睑高度有提高的可能,因此可待眼睑肿胀减轻后,术后 7 天左右调整,或术后 3~6 个月后重新调整,相当于重新行提上睑肌切除术(图 12-83,图 12-84)。

利用额肌力量的术式

如术后发现欠矫,上睑一般无再次抬高的可能则需早期进行调整。如疑为缝线松脱、移位或额肌固定位置不当所致,可在 7 日内切开伤口进行调整。

矫正过度

术后上睑缘位于角膜上缘或以上者为矫正过度,表现为上睑退缩症状。

原因:丝线悬吊缝线牵拉过度造成;额肌腱膜瓣悬吊时,分离额肌腱膜位置过高,腱膜瓣下移不够与睑板勉强缝合造成过矫;提上睑肌切除量过多或前徙过多所致。

处理:轻度过矫如 1mm 左右,可于术后 1~2 周时用手向下用力按摩上睑,或闭眼后用手压住上睑,再努力睁眼,多可见效。利用额肌力量的术式,多半可自行缓解。如过矫严重者如大于 2mm,应于术后一周内打开切口重新调整。如早期没有处理,可于术后 3 个月按上睑退缩行提上睑肌延长术(图 12-85,图 12-86)。

上睑内翻倒睫

术后上睑内翻倒睫,加之术后眼睑闭合不全,患者不仅畏光流泪,而且易导致角膜炎(图 12-87)。

原因:不论是提上睑肌的术式还是额肌手术,多为术中睑板前徙过多,过于牵拉睑缘造成;或皮肤切口缝合时位置不当造成,尤其是近内眦部皮肤缝合没有固定睑板所致;以及上睑皮肤过于松垂挤压睑缘可导致倒睫。

处理:术中缝合时一定要注意睫毛的角度,如发现有内翻倾向要调整缝线;术中切除过于松弛的皮肤。

额肌悬吊的病例则需尽早处理:打开原切口,必要时需行额肌重新固定,然后再行皮下固定睑板缝合以调整睫毛角度。如皮肤松垂,则需切除。皮肤层再以重睑成形方式缝合(图 12-88)。

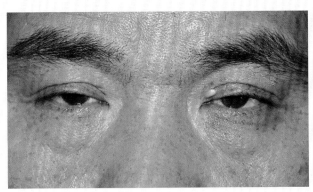

图 12-83　上睑下垂术后欠矫

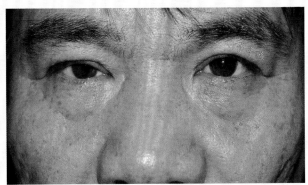

图 12-84　再次行提上睑肌腱膜缩短术后 3 个月像

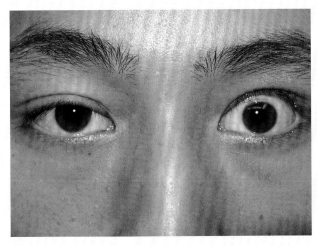

图 12-85　上睑下垂术后过矫

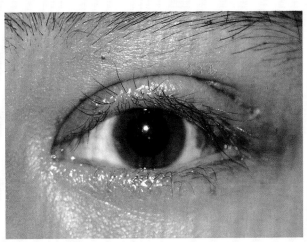

图 12-86　提上睑肌延长术后 1 周

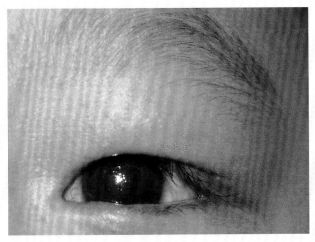

图 12-87　额肌术后上睑内翻倒睫

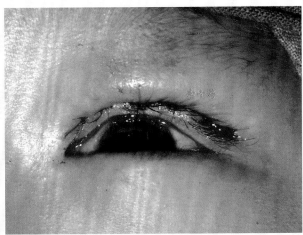

图 12-88　术毕睫毛角度适宜

穹窿结膜脱垂

主要发生于提上睑肌切除术(图 12-89,图 12-90),偶有见于额肌术式者。

原因:①提上睑肌切除术中穹窿结膜分离过高,切除提上睑肌过多,使穹窿结膜失去支持而致脱垂。②利用额肌手术中操作过多而致结膜水肿脱垂。

处理:术中发现可行缝合回纳,以 0 号丝线双针从穹窿进针,皮肤切口缘两侧出针,一般缝合 2 ~ 3 针即可(图 12-91)。术后发现较轻者可加压包扎待其自行复位,如较重者术后 7 日内亦可缝合复位。上述处理无效或发现过晚,可于术后 2 周行脱垂的结膜剪除,结膜不必缝合(图 12-92,图 12-93)。

斜视复视发生

罕见发生,一旦发生则难以处理。

原因:一般发生于提上睑肌缩短术式中,提上睑肌在出眶前与上直肌筋膜相连,提上睑肌分离时误伤上直肌,或提上睑肌截除过多对上直肌过于牵拉则可出现术后的下斜视及复视发生。此外在切断提上睑肌内角及节制韧带内侧时过于靠近上眶缘及眼球,从而误伤上斜肌或滑车而造成术后复视。

处理:如为提上睑肌切除过多所致,术后早期将提上睑肌重新复位,改用额肌瓣悬吊术。如疑为上斜肌或滑车损伤,可保守治疗 6 个月,如无好转,则行眼肌术前全面检查后对症处理。

暴露性角膜炎

多发生于术后一周内,表现为术眼畏光、流泪,检查见轻者为角膜点片状浅层浸润,重者可发展为角膜溃疡(图 12-94),如继发感染可导致前房积脓。重度者痊愈后角膜可残存有斑翳。

原因:眼睑闭合不全,如术后护理不当或病人 Bell 征阴性,角膜外露而致角膜干燥上皮脱落,导致角膜继发感染;结膜高度水肿,局部循环受阻。或结膜脱垂后影响眼球上转,从而增加角膜暴露的危险。

处理:如术毕时眼睑闭合不全较重者,可做下睑缘临时缝线牵引闭合眼睑,术后加强护理,每晚涂眼膏保护角膜;如已发生暴露性角膜炎,轻度者除加强护理外,可行上下睑临时缝合。如非常严重者,则需将上睑重新放回原位,待角膜炎痊愈后 3 ~ 6 个月再考虑是否行上睑下垂矫正手术。

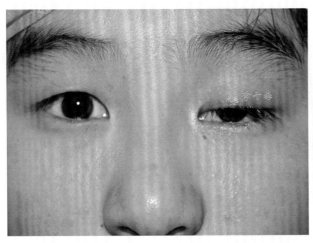

图 12-89 上睑下垂术前像

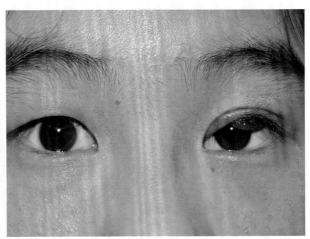

图 12-90 患者术后 2 周，术后 6 天发现结膜脱垂

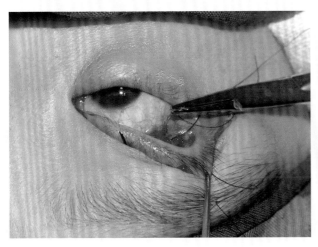

图 12-91 术中发现结膜脱垂，褥式缝合两针将脱垂结膜复位

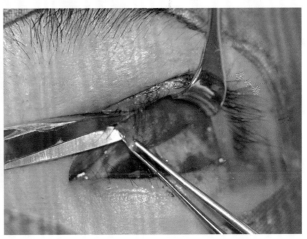

图 12-92 脱垂结膜剪除（将脱垂结膜自穹窿褶皱处剪除，结膜不必缝合）

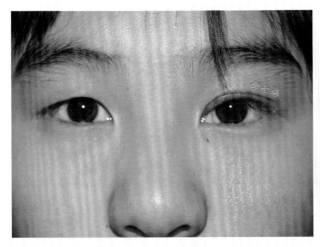

图 12-93 图 12-90 患者脱垂结膜剪除术后 2 周像

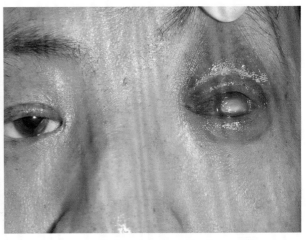

图 12-94 暴露性角膜炎，角膜溃疡

（李冬梅）

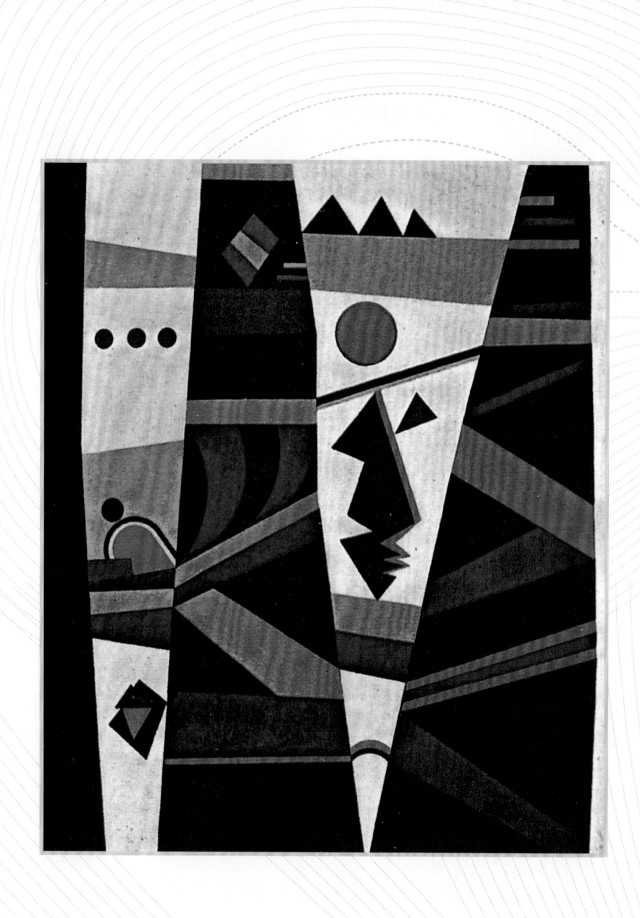

第十三章　眼　睑　退　缩

过则匡之,失则革之……——《春秋·左传》

90%的眼睑退缩是由于 Graves 病所致,为甲状腺相关性眼睑退缩,亦有神经性、先天性、机械性等因素,但其真正病因并未清楚。眼睑退缩发生后,由于睑裂的增大,呈现出"眼球突出样"外观,不仅对容貌造成严重影响,而且可造成角膜和结膜暴露、干燥、角膜上皮脱落,甚至造成角膜浸润。因此眼睑退缩的治疗不单纯为改善外观,对保护角结膜的功能亦有重要意义。

第一节　概　　述

概念

眼睑退缩多发生于上睑,也可发生于下睑或上睑下睑同时发病,可单眼或双眼同时发生。眼睑退缩由于睑裂明显增大,呈现出"眼球突出样"外观,对容貌造成严重影响,而且可造成角膜和结膜暴露、干燥、角膜上皮脱落,甚至造成角膜浸润。

上睑退缩:正常人双眼平视时上睑位于角膜缘下 1~2mm,如上睑位置高于此界限,上睑高于角膜上缘而致巩膜部分外露者。

下睑退缩:正常双眼平视时下睑位于角膜下缘,由于各种原因而致下睑缘位置下降,下方巩膜部分暴露者。

发病原因

上睑退缩的发病原因

上睑退缩主要是由于 Müller 肌或提上睑肌功能过强所致,主要分为以下几类。

肌源性

最常见者为甲状腺相关性眼病性眼睑退缩,90% 的眼睑退缩是由于 Graves 病所致(图 13-3)。Graves 病为自身免疫性疾病,促甲状腺免疫球蛋白附着于甲状腺的受体位点并常导致甲状腺功能异常(常为甲状腺功能亢进),同样的免疫球蛋白与眼眶内的不同组织有交叉反应,继之造成眶部病变的症状和体征(眼球突出、眼外肌病变、眼睑退缩),眼外肌是眶内自身免疫主要靶器官,病理学上可发现淋巴细胞、浆细胞浸润及肌纤维的增生。成纤维细胞被认为是眼睑内另一种可能的靶细胞,当免疫反应刺激眶内成纤维细胞时,可产生葡糖胺聚糖,吸收水分而导致眶组织水肿及突眼。本病女性多发,发病比例女性与男性之比约为 4:1,大多数 Graves 病患者有甲状腺功能亢进症状,眼眶病变可出现在该症状之前、之中或之后。但其中约 10% 的患者甲状腺功能正常,称为眼型 Graves 病。临床上除上睑退缩外,还有上睑迟落、眼睑水肿、眼球突出、睑裂开大、眼球活动障碍、眼外肌受累、视神经病变及继发暴露性角膜病变等表现。

其他肌源性上睑退缩可见于先天性提上睑肌和上直肌纤维化等所致,少见于肌强直营养不良、家族性肌强直性周期麻痹等。

神经性上睑退缩

交感神经或颈交感神经节受刺激时发生眼睑退缩。偶见于先天性眼睑退缩,可能为中脑背侧综合征。

机械性眼睑退缩

由眼睑外伤、炎症、肿瘤,上直肌、下直肌或提上睑肌手术后使提上睑肌缩短致机械性眼睑退缩(图 13-1),高度近视、水眼、机械压迫等亦引起眼睑退缩。

下睑退缩发病原因

常由于下睑后层下睑缩肌和下睑交感神经肌肉引起的相对或绝对缩短所致。最常见病因为甲状腺相关性眼睑退缩,90% 的下睑退缩是由于 Graves 眼病所致,相对后层缩短及交感神经紧张性增加导致。患者可伴有或不伴有甲状腺功能异常,约 10% 的患者甲状腺功能正常,此型称为眼型 Graves 病。也可能为下睑松弛,包括下睑轮匝肌力量减弱及下眶隔的松弛等,可为先天性(图13-4)或为后天性下睑退缩。高度近视、水眼等眼球突出引起相对性下睑后层缩短。眼睑外伤、眼睑错位、机械压迫等下睑后层缩短都可引起下睑退缩(图13-2)。医源性损伤后,如下直肌术后及美容性下睑袋成形术后可能造成在下眶隔与下睑缩肌之间的瘢痕收缩,从而导致下睑退缩。

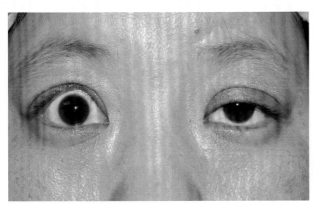

图13-1　提上睑肌缩短术后过矫致上睑退缩

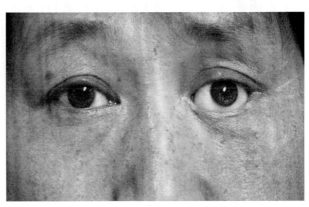

图13-2　佩戴厚重义眼近20年,机械压迫致下睑退缩

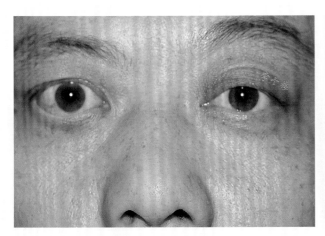

图13-3　甲亢后上、下眼睑的退缩性改变

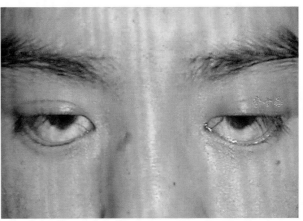

图13-4　先天性双眼下睑退缩,双眼上睑下垂

第二节　眼睑退缩的术前评估

眼睑退缩的手术时机

眼睑退缩的手术目的主要为维持视功能及保护角膜,其次是恢复外观。手术应在停止药物或其他保守治疗,眼睑退缩稳定半年以上进行。甲状腺相关性眼病,常需要一种以上的手术,首先要行眶减压术,减压后眼眶及眼球的相对位置常会改变。如有垂直斜视者,应先行斜视矫正,因下直肌的后退可导致下睑位置改变,因此眼睑退缩手术应于眶减压及斜视手术后进行。外伤或眼睑手术后引起者亦应稳定半年后进行。

眼睑退缩术前评估

常规实验室检查

甲状腺有关检查。

眼部常规检查

视功能检查、屈光测定、角膜结膜检查及眼底检查。眼部 B 超和 MRI 检查。

眼睑退缩量的测量

上睑退缩;原位注视时上方巩膜暴露 1~2mm 为轻度,3~5mm 为中度,5mm 以上为重度。下睑退缩;原位注视时下方巩膜暴露 1~2mm 为轻度;3mm 为中度;3mm 以上重度。

眼外肌情况

双眼位及眼球运动的测量,斜视存在与否,尤其是垂直斜视。上睑迟落的测定。

眼球突出情况的判定

睑裂闭合情况

术前检查需记录如下情况:
眼睑位置,第一眼位时下睑缘位于 6 点位角膜缘的位置,上睑缘位于角膜上缘位置;
下睑是否有内翻或外翻的存在;
眼睑闭合不全情况;
是否有眼睑组织缺损;
角膜暴露情况。

眼睑退缩的手术原则

上睑退缩手术

矫治目的是减弱和缓解提上睑肌和 Müller 肌的作用,以使上睑恢复至正常位置。因此所有的减弱上睑缩肌的方法皆可采用,Müller 肌切除、切断术,提上睑肌延长、后徙术,板层睑板联合提上睑肌后徙术等,但有时单纯一种方法不能使上睑下降至理想位置,可同时两种或多种方法联合应用。

下睑退缩的手术选择

手术要依据下睑每个层次所存在的问题针对进行。

眼睑前层缺失

需行眼睑前层的修补,如皮片移植或皮瓣。见瘢痕性睑外翻章。

眼睑中间层的缩短或瘢痕

如下直肌后退术后或下睑袋术后者,可行下睑缩肌后徙或切除术。

眼睑后层缺失

则需行黏膜移植,如硬腭黏膜移植术。

下睑垂直向松弛者

则需行较坚硬的植入物支撑下睑。增加下睑缩肌长度的不同"连接体"方法近十年来受到广泛的重视,各种"连接体"材料应运而生。大量的下睑植入物已被应用,包括自体组织移植,如硬腭黏膜、自体睑板、耳软骨、真皮等。异体组织如异体巩膜、异体睑板、筋膜等,人工材料如聚四氟乙烯、聚乙烯薄板、聚酯网等植入物。

理想的下睑植入物

有足够的垂直高度;
要有充分的硬度来支撑眼睑于正常位置;
可塑性,塑形后不再变形;
良好的组织相容性和组织整合性;
无吸收,易于获取而没有疾病传播的可能。

常用下睑植入物

异体巩膜:植入人体后很容易血管化,但缺乏充分的硬度来支撑下睑,因此作为下睑植入物并不理想。

硬腭黏膜:自体硬腭黏膜易于获取,并有足够的硬度来支撑下睑,但硬腭黏膜为角化上皮,并有黏液分泌,有正常眼球存在的患者很难耐受其早期的不适感和分泌物的增多,因此有正常眼球存在的患者较少考虑应用。

耳软骨:相对易于获取,并有足够的硬度,但其较厚,而且过于僵硬,因此并不适宜作为下睑植入物。

高分子材料:目前最常选用高密度多孔聚乙烯(High-density Porous Polyethylene,商品名:Medpor),具有开放的多孔结构,有良好的组织相容性及可塑性,并有充分的硬度来支撑下睑。

自体组织移植虽然组织相容性好,材料易于获取,但取材时可造成供区的附加损伤。而且自体组织有一定的吸收率,从而影响术后效果。在正常眼球存在的病例中,硬腭黏膜的角化上皮在术后较长时间内都有黏液角质蛋白性分泌物,而且角化上皮对结膜亦有一定的刺激,因而有正常眼球存在的病例中较少选用硬腭黏膜移植术。而异体组织移植,虽然疾病传播的可能性很小,但移植后异体组织的吸收和纤维化可造成下睑退缩的复发,而且异体巩膜等缺乏足够的硬度来支撑下睑于正常位置。

第三节   上睑退缩的手术治疗

Müller 肌切除术

适应证:适用于轻度上睑退缩,单纯 Müller 肌切除可矫正 2mm 上睑退缩。

手术步骤

2% 利多卡因及 0.75% 罗哌卡因等量混合(含 1∶100 000 肾上腺素),上穹窿部结膜下浸润麻醉。

翻转上睑并作睑缘牵引线。

于睑板上缘作结膜切口,贯穿睑板全长(图 13-5)。

以显微弯剪将结膜与其附着紧密的 Müller 肌分离,直至穹窿部(图 13-6)。

将 Müller 肌自睑板上缘附着点处剪开,Müller 肌与提上睑肌附着较疏松,因此很容易剪开(图 13-7,图 13-8)。

以肌肉镊夹住 Müller 肌,然后将其剪除(图 13-9,图 13-10)。

嘱患者坐位检查上睑位置,观察上睑高度及弧度。如仍矫正不足,可行提上睑肌部分切断。

结膜以 8-0 可吸收线间断或连续缝合。

术后加压包扎 24～48 小时,结膜可吸收线不必拆除(该患者术前、术后像见图 13-11,图 13-12)。

注意

麻醉时,麻药要紧贴结膜注入,以达到水化分离结膜与 Müller 肌的作用。

术中应取坐位观察眼睑位置,观察眼睑的外观、弧度、高度等,及有无内眦或外眦抬高。

术中应过矫 2～3mm,术后眼睑位置多上升 2mm 左右。

单纯行 Müller 肌切除术者,作者建议做结膜切口入路。

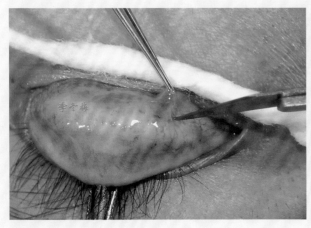

图 13-5   于睑板下缘作结膜切口

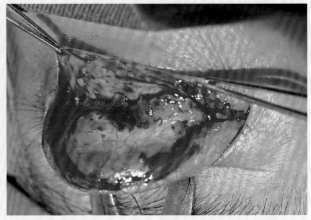

图 13-6   结膜与 Müller 肌分离

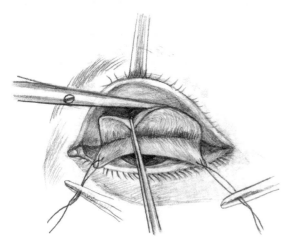

图 13-7　分离 Müller 肌示意图

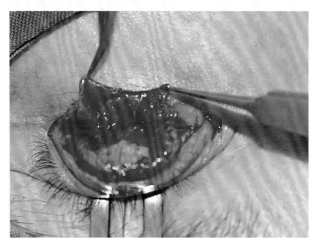

图 13-8　示 Müller 肌已分离

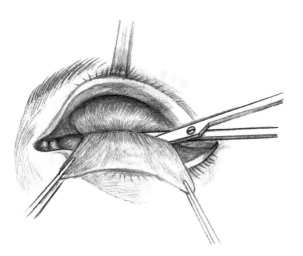

图 13-9　Müller 肌剪除示意图

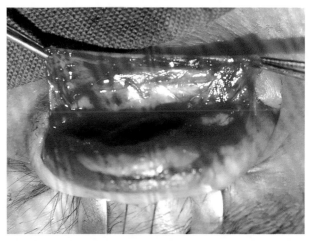

图 13-10　近穹窿部行 Müller 肌剪除

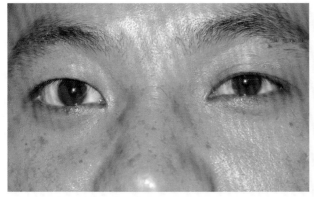

图 13-11　左眼上睑退缩 2mm

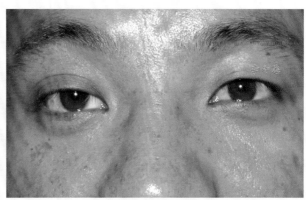

图 13-12　术后 3 个月

提上睑肌中央腱膜切断术

适应证:适用于轻度上睑退缩,退缩在 2～3mm 左右者。

手术步骤

2% 利多卡因及 0.75% 罗哌卡因等量混合(含 1∶100 000 肾上腺素)行上睑皮下及上穹窿结膜下浸润麻醉。

以重睑切口切开皮肤,切除睑板前一条轮匝肌。

打开眶隔,将眶脂肪上推后暴露提上睑肌腱膜前表面(图 13-13)。

自上睑板缘切断提上睑肌-Müller 肌复合体中央部分,保留两侧角的完整(图 13-14,图 13-15)。切断的程度以临床观察上睑位置为标准(图 13-16,图 13-17)。此手术方式可预测性较差,嘱患者坐位,观察上睑位置及弧度,应过矫 2mm 左右。如矫正不足,则可再行提上睑肌腱膜的切断术(图 13-18),或者将中央切口向内或外侧扩大,必要时应切断提上睑肌外角。

皮肤以重睑成形方式缝合。眶隔不用缝合。

术后处理同上,6 天拆除皮肤缝线(该患者术前、术后像见图 13-19,图 13-20)。

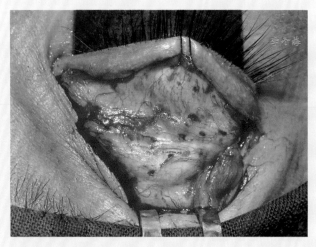

图 13-13　暴露提上睑肌腱膜前表面

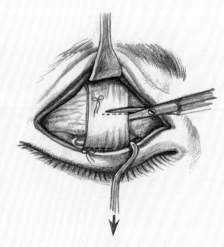

图 13-14　提上睑肌-Müller 肌中央部分切断示意图

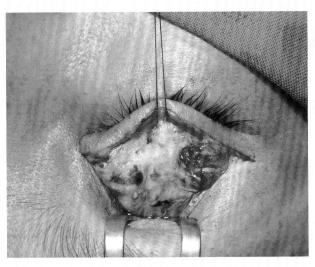

图 13-15 自睑板上缘行提上睑肌-Müller 肌复合体中央部分切断

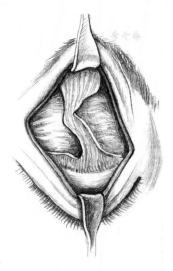

图 13-16 提上睑肌-Müller 肌复合体中央部分切断后示意图

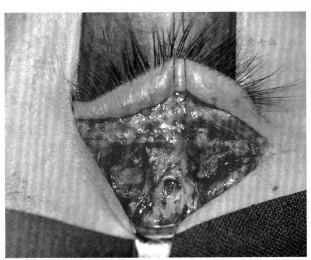

图 13-17 已行提上睑肌-Müller 肌复合体部分切断

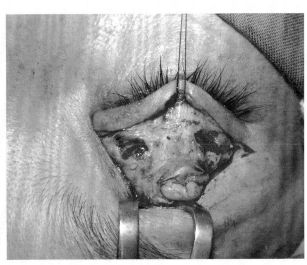

图 13-18 提上睑肌腱膜中央切断

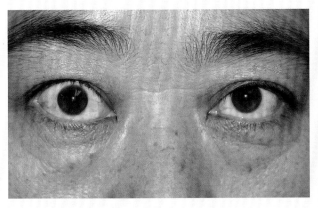

图 13-19 患者,女性49岁,右眼上睑退缩

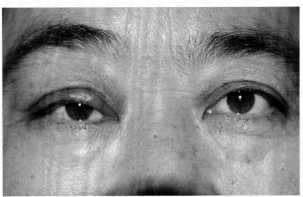

图 13-20 术后 1 个月像

提上睑肌-Müller 肌延长术

适应证:适用于中、重度上睑退缩(≥4mm)者(图13-27)。

手术步骤

麻醉前画出切口线,采用重睑切口,如健眼为重睑则以其为标准画线,如健眼无重睑者,可考虑行患侧上睑退缩手术同时行健眼的重睑手术。

2%利多卡因及0.75%罗哌卡因等量混合(含1∶100 000 肾上腺素)行上睑皮下及上穹窿结膜下浸润麻醉。

沿重睑切口切开皮肤,切除睑板前宽约3mm的一条轮匝肌。

打开眶隔,将眶脂肪上推或将眶脂肪烧灼后部分切除,暴露提上睑肌腱膜前表面(图13-23)。

测量睑板上缘处提上睑肌腱膜的宽度,将其分成三部分,中央部分占1/2,两侧各占1/4,以亚甲蓝标记。中央部分的高度以退缩量而定,即保留2mm矫正上睑退缩1mm(图13-21,图13-22)。

沿画线部分剪断提上睑肌腱膜(图13-24),将两端的肌肉缝于提上睑肌中央部分上端(图13-25,图13-26)。

嘱患者坐位,观察上睑位置及弧度。

皮肤以重睑成形方式缝合。

术后加压包扎48小时,应用止血药3天,7天拆线(该患者术前、术后像见图13-27,图13-28)。

注意

最好采用局麻手术。因眼睑受重力作用的影响,在卧位和坐位时眼睑位置有差异,必要时术中可行坐位观察。

术中提上睑肌腱膜中央部分要恰好位于中央,否则可能会影响上睑弧度。

术中应将提上睑肌内外角切断,以防上睑两侧畸形。

术毕应过矫2mm,上睑应位于角膜缘下3mm左右。

如为双眼患者可双眼同时手术。

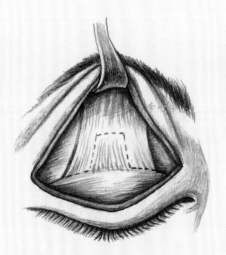

图13-21 将提上睑肌腱膜分成三部分,图示为切开前标志线

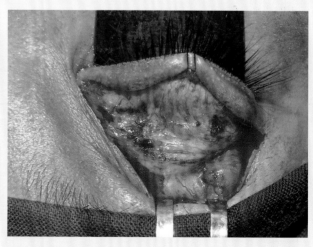

图13-22 提上睑肌腱膜中央部分高度以退缩量而定,切开前作出标志线

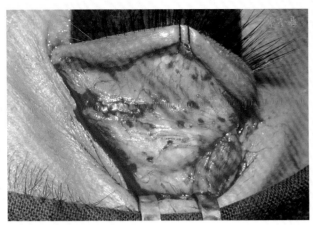

图 13-23 暴露提上睑肌腱膜前表面

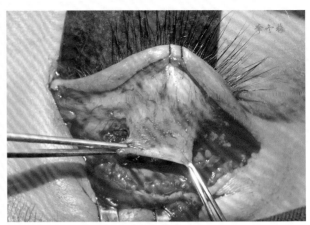

图 13-24 沿画线剪断提上睑肌腱膜

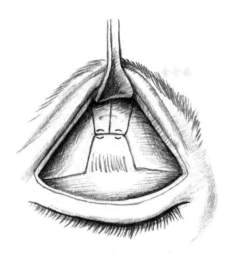

图 13-25 提上睑肌腱膜再缝合示意图

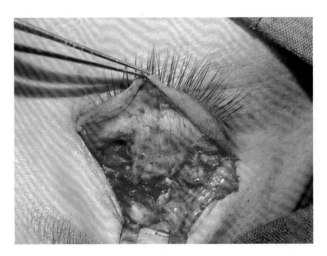

图 13-26 将两端肌肉缝于提上睑肌腱膜中央部分上端

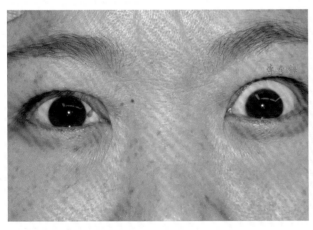

图 13-27 患者女性,45 岁,病因不明,左眼上睑退缩 4mm

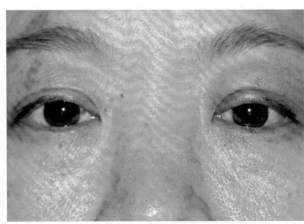

图 13-28 患者术后 3 个月像

提上睑肌-Müller 肌切断异体巩膜移植延长术

适应证:适用于大于 2mm 的中、重度上睑退缩(图 13-33)。

手术步骤

2% 利多卡因及 0.75% 罗哌卡因等量混合(含 1∶100 000 肾上腺素)行上睑皮下及上穹窿结膜下浸润麻醉。

以重睑切口切开皮肤,切除睑板前一条轮匝肌。

在睑板中外 1/3 或中内 1/3 处做一牵引线,或在切口前唇皮下作一牵引线。置入睑板压板(HOTZ 板)。

分离提上睑肌腱膜于睑板上缘近内眦部(或外眦部)用直剪切断小部分提上睑肌,然后将直剪伸入提上睑肌下面将提上睑肌完全分离,然后剪断其与睑板上缘的联系(图 13-29)。

分离 Müller 肌,由睑板上缘处分离 Müller 肌,将其与提上睑肌之间的联系切断。

打开眶隔,将眶脂肪上推或烧灼止血后部分去除,在眶隔下将提上睑肌完全分离清楚。此时提上睑肌 Müller 肌复合体已自睑板和结膜面分离。

断内、外角及节制韧带,用直剪顺提上睑肌两侧向上伸,剪开内、外角及节制韧带,此时可感觉提上睑肌向外松动。此时以肌肉镊夹住提上睑肌 Müller 肌复合体待用(图 13-30)。

移植物准备,常用异体巩膜作为移植物,将眼库保存的巩膜置于含有妥布霉素的生理盐水中复水 15 分钟。移植 2mm 的移植物可矫正 1mm 的上睑退缩。

将异体巩膜修剪成长条状,宽度为提上睑肌的全缘宽度。以 6-0 可吸收线将异体巩膜一端缝于睑板上缘,另一端缝于提上睑肌-Müller 肌复合体边缘(图 13-31,图 13-32)。

嘱患者坐位,观察上睑位置及弧度。

将眶脂肪重新置于异体巩膜表面。

皮肤以重睑成形方式缝合。

术后处理同上(该患者术前、术后像见图 13-33,图 13-34)。

注意

此手术为提上睑肌的延长,有可预测性。但由于上睑皮肤较薄,术后于移植物的表面形成薄而宽的重睑,影响术后外观,因此术中去除眶脂肪一定要保守,或不去除,异体巩膜缝合后将眶脂肪重置于异体巩膜上,这样可避免形成薄而宽的重睑。

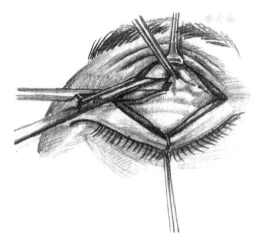

图 13-29　于睑板上缘分离提上睑肌腱膜

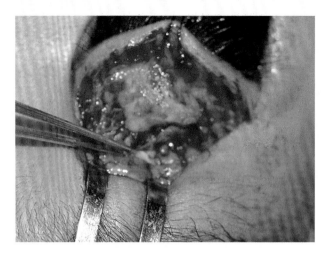

图 13-30　提上睑肌腱膜延长后徙

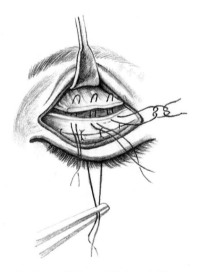

图 13-31　异体巩膜缝合示意图

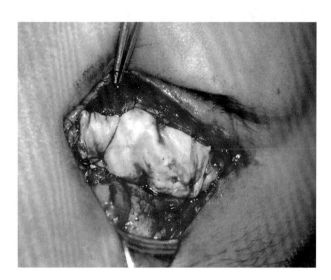

图 13-32　异体巩与睑板上缘及提上睑肌腱膜缝合

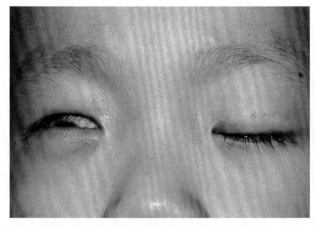

图 13-33　先天性上睑退缩、内翻

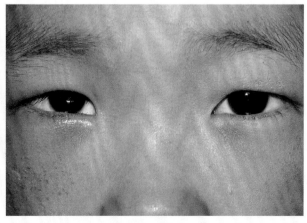

图 13-34　异体巩膜移植提上睑肌延长术后 3 个月

第四节　下睑退缩的手术治疗

下睑缩肌后徙、切断术

适应证:适用于轻、中度下睑退缩,一般可矫正2mm的下睑退缩(图13-39)。

手术步骤

切口设计:麻醉前画线,采用经典下睑袋切口。

麻醉:尽量采用局麻,以便术中观察。(因下睑受重力作用影响较大,在卧位和坐位时下睑位置有明显差异,必要时术中可行坐位观察。如为双眼患者可双眼同时手术。)2%利多卡因及0.75%罗哌卡因等量混合(含1∶100 000肾上腺素)行下睑缘皮下及下穹窿结膜下浸润麻醉。

去除轮匝肌:按设计的皮肤切口切开皮肤,去除下睑板下缘处一条轮匝肌宽约2mm,于睑板中央置下睑牵引线。

暴露下睑缩肌:打开下眶隔,将眶脂肪向下推,此时可暴露下睑缩肌的前表面(图13-35)。

分离下睑缩肌:沿下睑板下缘处分离下睑缩肌,将下睑缩肌完全分离直至下穹窿。此时下睑缩肌已游离(图13-36)。

下睑缩肌后徙:将下睑缩肌后徙缝合于下穹窿处结膜面(图13-37),或将下睑缩肌于穹窿水平处切除(图13-38)。此时嘱患者坐位以观察下睑位置,以下睑位于下方角膜缘上0.5mm为宜。

眶隔缝合:以6-0可吸收线缝合眶隔。

皮肤缝合:皮肤以7-0尼龙线间断或连续缝合。

术后处理:术后加压包扎24或48小时,术后抗炎、止血治疗,6天拆除皮肤缝线(该患者术前、术后像见图13-39,图13-40)。

注意
本手术可采用内路和外路两种方法。理论上此术式仅可矫正2mm的下睑退缩,但对于下直肌术后或下睑袋术后眼睑中间层瘢痕造成的下睑退缩,一般下睑退缩多超过2mm,但行下睑缩肌后徙或切除相当于行瘢痕的松解,因此可矫正大于2mm的下睑退缩。

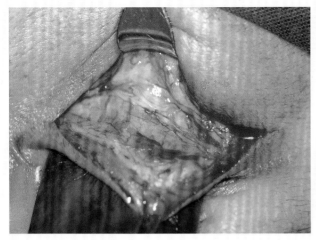

图 13-35 打开眶隔后将眶脂肪下拉即可暴露下睑缩肌

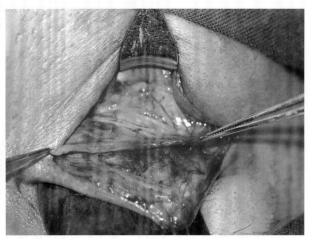

图 13-36 自睑板下缘处分离下睑缩肌,将其完全分离

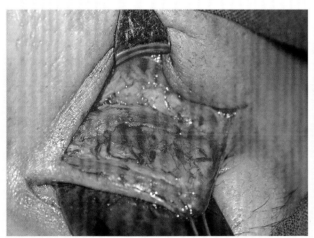

图 13-37 下睑缩肌后徙

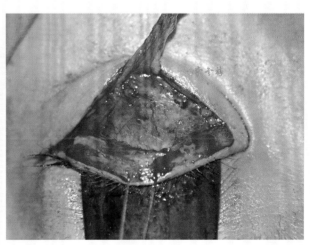

图 13-38 下睑缩肌切除

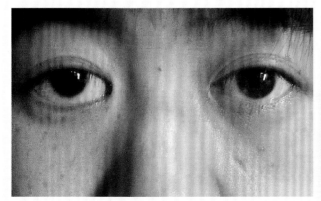

图 13-39 右眼先天性下睑退缩,右眼退缩3mm,左眼退缩1mm

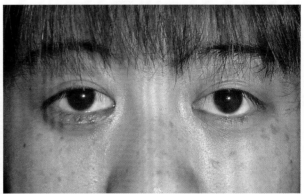

图 13-40 术后半年像(因要与左眼对称,右眼残存1mm欠矫)

增加下睑缩肌长度的"连接体"方法

Medpor 下睑插片植入矫正下睑退缩

Medpor 材料是由线性高密度聚乙烯制成,材料内部具有开放和相互交通的孔状结构,孔径在 $100\mu m$,孔隙率为 50%,植入体内后,新生血管和纤维结缔组织可长入其微孔内。其材料还具有良好的可塑性,可用手术刀或剪任意切割,而且加热至 $88 \sim 100℃$ 时可任意塑形,成形后不再变形。鉴于其诸多的优点,该材料在近二十年来已被广泛应用于颌面外科的整复中。

Medpor 作为下睑植入物来矫正下睑退缩为一种新兴的方法。1999 年 Morton AD 将 Medpor 材料制成薄的下睑插片进行动物下睑的植入手术,随访 $14 \sim 17$ 周植入物无移位及脱出,组织学显示 Medpor 在下睑植入后很快即完全血管化。至此 Medpor 材料被引入作为下睑植入物用来矫正下睑退缩。Wong JF 等报告 38 例患者 50 只眼行 Medpor 下睑插片植入矫正下睑退缩,随访 $18 \sim 32$ 个月,所有患者的下睑位置都有提升,95% 达到理想效果,仅 1 例患者植入物于下睑缘处暴露。

适应证:适用于中、重度下睑退缩(图 13-45)。

手术步骤

麻醉:全部病例采用局麻手术(因术中需坐位观察下睑位置),2% 利多卡因及 0.75% 罗哌卡因等量混合(含 $1:100\ 000$ 肾上腺素)行下睑缘皮下及下穹窿结膜下浸润麻醉。

切口设计:采用下睑袋皮肤切口。

分离层次:于皮下分离至下睑板下缘,保留睑板前的全部轮匝肌,于睑板下缘处打开下眶隔,将眶脂肪向下推压至下眶缘。

分离下睑缩肌:于睑板下缘处将下睑缩肌部分分离并后徙。保留后层睑结膜及部分下睑缩肌有利于植片的血管化并防止植片于结膜面暴露。

Medpor 下睑插片的植入:将灭菌的植入物置于妥布霉素盐水中待用。避免置于纤维织物或其他有可能污染有线头和小分子物质的材料上。

植片固定:用 6-0 可吸收线将植片固定缝合于下睑板的下缘,间断缝合 $3 \sim 5$ 针(图 13-41,图 13-42)。植片上方固定后,用手术剪依据下睑的退缩量及下睑的轮廓行植片的修整(图 13-43)。因组织分离层次所限制,植片多自行附于下眶骨缘的前缘,因此植片下方可不予缝合。如为了更好地防止植片的脱出或移位可将植片下缘与下眶骨缘的前缘骨膜固定缝合二针(图 13-44)。

关闭切口:下眶隔闭合缝合,植片前轮匝肌密闭缝合,要避免植片与皮肤伤口直接接触,皮肤间断缝合。无眼球的患者,术毕结膜囊内置入眼模。

术后处理:加压包扎 3 天。术后 7 天拆线。定期随访,如需配制义眼者,术后 $3 \sim 4$ 周行义眼配制(该患者术前、术后像见图 13-45,图 13-46)。

注意

术中仅行下睑缩肌部分后徙,保留一定厚度的下睑缩肌可防止植入物于结膜面的暴露。

在植入物修剪及固定前,嘱患者坐位来观察下睑位置,避免因重力作用而致下睑位置的变化。

伤口应分层缝合,尤其应将睑板前轮匝肌层缝合紧密,以防植入物于睑缘部位的暴露。

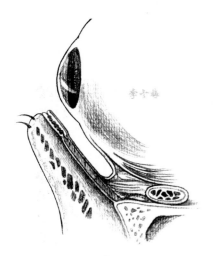

图 13-41　下睑插片植入位置示意图

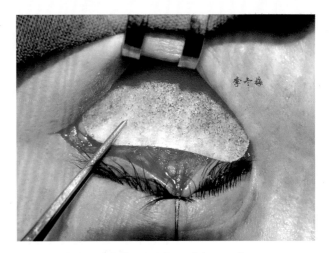

图 13-42　将下睑插片置于睑板下缘与眶下缘之间

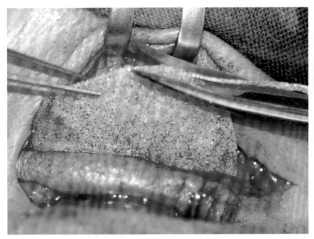

图 13-43　修剪下睑插片

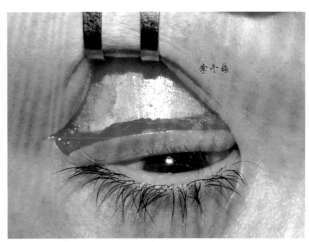

图 13-44　下睑插片固定缝合

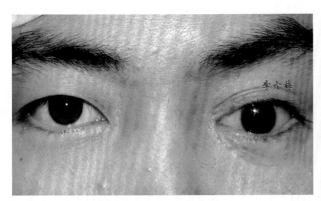

图 13-45　左眼下睑退缩，左侧义眼

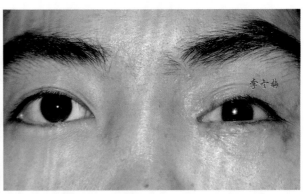

图 13-46　患者术后 2 个月像

硬腭黏膜移植矫正下睑退缩

适应证:中、重度下睑退缩,尤其是长期佩戴厚重义眼而致机械压迫性下睑退缩伴下穹窿浅者(图13-53)。

手术步骤

采用局麻或全麻手术,2%利多卡因及0.75%罗哌卡因等量混合(含1:100 000肾上腺素)行下穹窿结膜下浸润麻醉。

翻转下睑并于睑板中央置牵引线。

于下睑板下缘处切开结膜及下睑缩肌复合体至下睑板全长,用有齿镊夹住下睑缩肌边缘,断开与上方的全部粘连以造成下睑缩肌结膜复合体的完全后退(图13-47)。

硬腭黏膜的切取,洗必泰消毒口腔,患者张大口。2%利多卡因(含1:100 000肾上腺素)注射于供体部位。

用镰状刀平行于前磨牙及磨牙,并于其内侧约7mm处切开硬腭黏膜,向前长约25mm。第二切口位于中线旁,长度与第一切口相同,然后将硬腭黏膜切取(图13-48)。(如需提高下睑2mm,所需移植片的宽度应为3mm)

供区创缘处以0号丝线缝合4~6针,创面覆以碘仿纱条,缝线结扎将碘仿纱条固定(图13-49)。

修剪硬腭移植片下面的脂肪。用6-0可吸收线将移植片的下缘缝于结膜下睑缩肌复合体上,上缘则与上方的睑板下缘缝合(图13-50,图13-51)。无眼球者结膜囊内置入透明眼模。

上、下睑缘中央2/3后唇作创面,行睑缘粘连术(图13-52)。

术后加压包扎48小时,每日以洗必泰漱口共3周,口腔内碘仿纱条10天拆除。术后3个月行睑裂切开后配制义眼(该患者术前、术后像见图13-53,图13-54)。

注意

硬腭黏膜为复合组织的移植,对于下穹窿浅的患者,既可矫正下睑退缩,又能加深下穹窿。但硬腭黏膜为角化上皮,并有黏液分泌,有正常眼球存在的患者很难耐受其早期的不适感和分泌物的增多,因此有正常眼球存在的病人较少考虑应用。

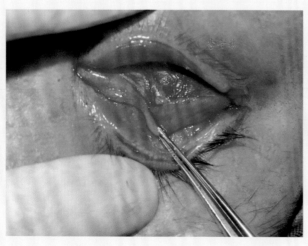

图13-47 睑板下缘切开,并分离结膜及下睑缩肌复合体

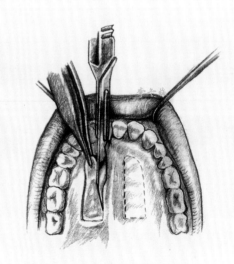

图13-48 硬腭切取示意图

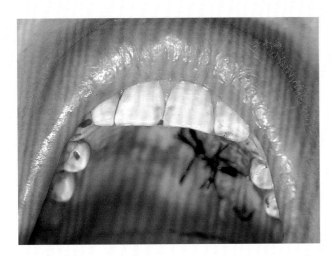

图 13-49 供区碘仿纱条固定

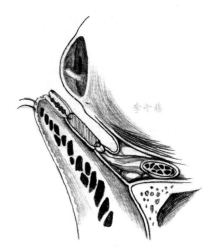

图 13-50 硬腭黏膜固定位置示意图

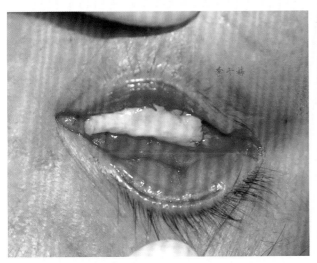

图 13-51 硬腭黏膜缝合固定,上缘与睑板下缘缝合,下缘与下睑结膜复合体缝合

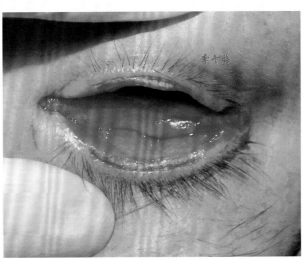

图 13-52 上、下睑缘中央 2/3 后唇作创面,行睑缘粘连术

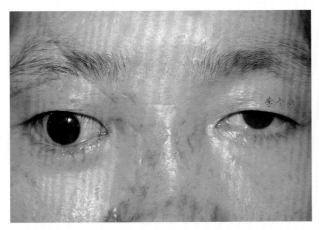

图 13-53 长期佩戴厚重义眼右眼下睑退缩伴下穹窿浅

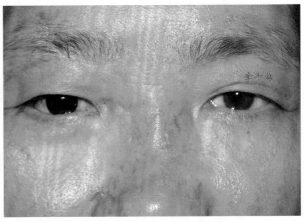

图 13-54 患者行硬腭黏膜移植术后半年像

真皮移植矫正下睑退缩

适应证:适用于中、重度下睑退缩,正常眼球存在伴下穹窿浅者。

手术步骤

麻醉及手术切口同硬腭黏膜移植。

于下睑板下缘处切开结膜及下睑缩肌复合体至下睑板全长,用有齿镊夹住下睑缩肌边缘,断开与上方的全部粘连以造成下睑缩肌结膜复合体的完全后退(图 13-55)。

于腹部切取真皮组织,切取大小长度为全下睑长,高度则视下睑退缩量而定。供区拉拢缝合。

用 6-0 可吸收线将移植片的下缘缝于结膜下睑缩肌复合体上,上缘则与上方的睑板下缘缝合(图 13-56)。必要时行下睑条悬吊术(图 13-57)。

术后加压包扎 72 小时,不必拆线(该患者术前、术后像见图 13-58 ~ 图 13-60)。

注意
真皮切取,切取比例为 1∶1.5,即所需高度为 1mm,则需切取 1.5mm 真皮。 一般真皮移植同时需行下睑水平向松弛矫正,因此多行下睑板条悬吊术(具体手术操作见睑内翻及睑外翻章)。 仅为真皮移植,真皮下脂肪应去除。 真皮移植后早期下睑稍肿胀,3 个月后多会自行消退。

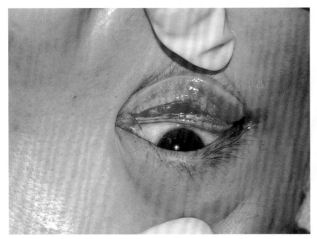

图 13-55　结膜切口及下睑缩肌结膜复合体后徙

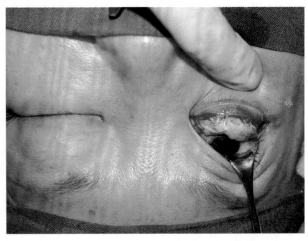

图 13-56　真皮缝于睑板下缘与下睑缩肌复合体

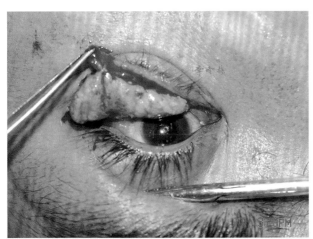

图 13-57　同时行下睑板条悬吊术

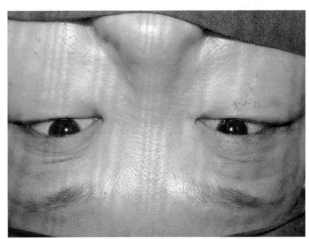

图 13-58　术毕图

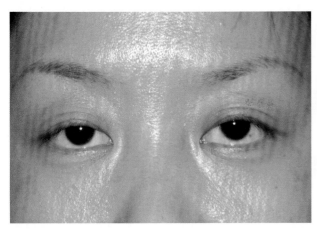

图 13-59　先天下睑退缩

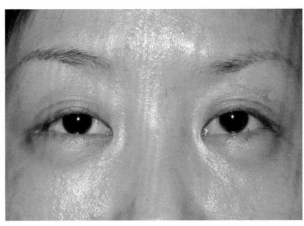

图 13-60　术后 1 个月

第五节　眼睑退缩并发症及处理

矫正不足

此为眼睑退缩最常见的并发症。术中应取坐位观察眼睑位置,应过矫 2mm 左右(图 13-61)。术后 1 周内眼睑可看似过矫,但 2 周后水肿消退后,眼睑会渐升高(图 13-62)。

矫正过度(上睑下垂)

比残存眼睑退缩少见。如术中发现明显的上睑下垂,应寻找提上睑肌进行修复。如术后 1 周内发现可调整,否则要待术后 3 个月后按提上睑肌折叠或缩短手术处理。

眼睑轮廓异常

多表现为眼睑内侧下垂,而外侧后退,睑缘变平或两眼的重睑不对称等。术中取坐位仔细观察,如发现眼睑轮廓异常需调整提上睑肌或 Müller 肌切除、后徙量。过度后徙鼻侧眼睑缩肌可引起上睑弧度变平。如术后仍存在眼睑轮廓异常者,则于术后 3~6 个月行上睑调整,如图 13-65 患者则重新行切口打开,内侧提上睑肌折叠术(图 13-63~图 13-65)。

下睑退缩过矫

少见,多为欠矫。术中应根据情况调整下睑缩肌后徙量及植入物的宽度。

植入物移位或脱出

下睑 Medpor 植入常可发生植入物移位,偶有植入物脱出者。植入物移位严重者需重新沿原切口切开,打开眶隔,行植入物重新固定术(图 13-66)。

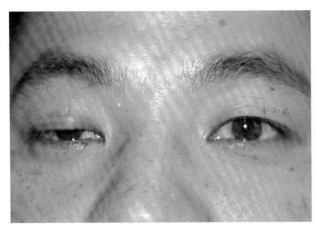

图 13-61 上睑退缩 Müller 肌切除术毕图

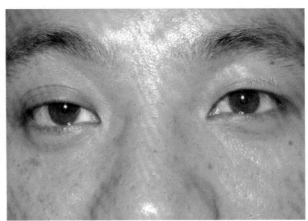

图 13-62 术后 3 个月

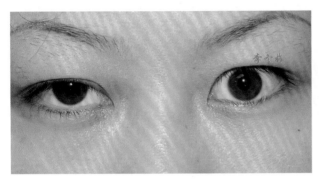

图 13-63 左上睑退缩

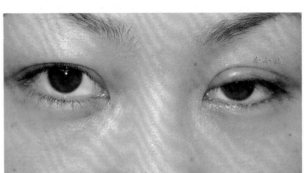

图 13-64 上睑退缩术后 3 个月,内侧下垂

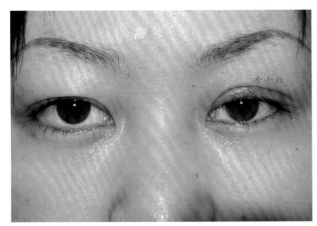

图 13-65 重新调整后 1 个月

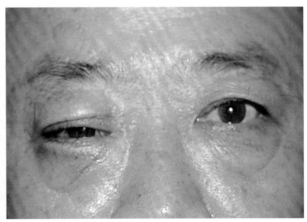

图 13-66 Medpor 插片移位

（李冬梅）

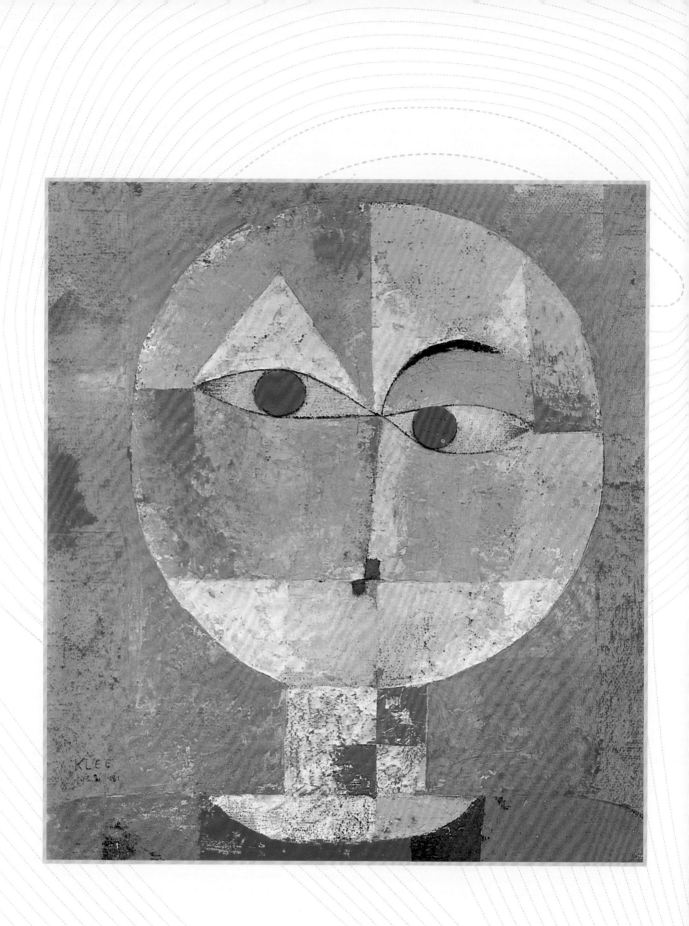

第十四章　常见先天性眼睑畸形

用生命的力量去化解遗憾！——于丹心语

"死生有命,富贵在天",虽然个人无法决定或左右其命运,但我们在承认现实中不足的同时,应通过努力去改变这种不足。

先天性眼睑疾病多为遗传性疾病或胚胎发育异常所致,目前仍无法进行产前检测或基因治疗,因此只能在出生后的适当时机给予手术治疗以改善外观及恢复和保护视功能。当然我们最终努力的方向应是寻找其真正的致病原因,来根除疾病的发生。

第一节　内眦赘皮

概述

内眦赘皮是内眦部一种纵向弧形的皮肤皱襞,凹面朝向内眦部。正常人两侧外眦间距平均为88.98mm,内眦间距平均为33.9mm。一般内眦间距恰好等于两瞳孔间距的1/2或一个睑裂长度,而双眼内眦间距恰好等于一个鼻翼宽度(图14-1,图14-2)。内眦赘皮患者内眦间距明显增宽,内眦部可见一半月形皮肤皱襞,多由上睑向下延伸,少数由下睑向上伸展,常可遮住泪阜及半月皱襞。

分类

内眦赘皮广义上可分为先天性及后天性两类,先天性内眦赘皮在东方民族较常见,尤其在蒙古人种中常见,故有称为蒙古皱襞。

先天性不伴有眼部其他异常者称为单纯性内眦赘皮,伴有小睑裂、上睑下垂等者称为小睑裂综合征,伴有眉畸形者称为睑眉综合征,亦有伴小眼球及其他眼部先天发育异常者。

后天性者多是由于外伤、炎症、肿瘤等累及眦角所致,形态不规则,一般为单侧性,并常伴有邻近组织损伤和畸形。

根据先天性内眦赘皮皮肤皱襞起始部位分类

眉型内眦赘皮

由眉部开始向下止于内眦部皮肤,在国人内眦赘皮中居第二位(图14-3)。

睑型内眦赘皮

由上睑睑板上缘向眶下缘延伸,可与鼻颧皱襞融合(图14-4)。

睑板型内眦赘皮

起自上睑皱襞止于内眦角,国人以此型内眦赘皮为多(图14-5)。

反向型内眦赘皮(逆向型内眦赘皮)

起于下睑皮肤向上移行于上睑内眦角,多伴有小睑裂和上睑下垂(图14-6)。

根据内眦赘皮程度分类

轻度

内眦皱襞宽约1~1.5mm,遮住泪阜小于1/2。

中度

内眦皱襞宽约1.5~2mm,遮住泪阜1/2~2/3。

重度

内眦皱襞宽超过2.5mm,几乎完全遮住泪阜。

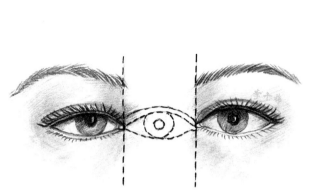

图 14-1　正常内眦间距应为一个睑裂长度

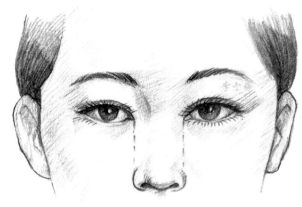

图 14-2　内眦间距等于鼻翼宽度

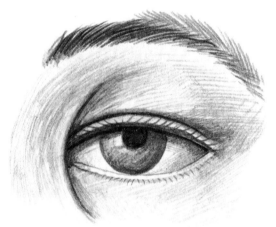

图 14-3　眉型内眦赘皮

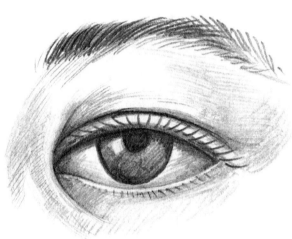

图 14-4　睑型内眦赘皮

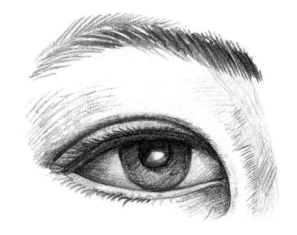

图 14-5　睑板型内眦赘皮

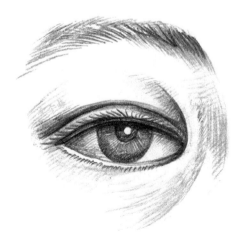

图 14-6　反向型内眦赘皮

内眦赘皮的发病机制

内眦赘皮的解剖成因

眼轮匝肌异常学说

国内赵宏武等解剖观察尸体头颅标本,眼睑内眦部,特别是眼轮匝肌纤维的起点、组成、分布、走向及其与皮肤的关系。结果证实:内眦部眼睑皮肤的形态分布是由于眼轮匝肌肌纤维的走向决定,内眦赘皮是由于上下眼睑轮匝肌于内眦韧带起始处错位、错构所致,而且伴皮下组织增厚。

内眦部垂直向皮肤紧张学说,由于内眦部垂直向皮肤张力过大,牵拉而使内眦部产生皱襞所致。

内眦赘皮形成的种族及遗传因素

内眦赘皮的形成已有证实为常染色体显性遗传。其发生亦与种族有密切关系,白种人及黑种人一般没有或极少存在,黄种人中较为常见,尤其在蒙古人种更为常见。我国人群中睑板型内眦赘皮多见,属正常生理变异,不影响美观,一般不需手术矫正。

内眦赘皮形成的发育因素

各个种族在胚胎发育期第3~6个月时都有内眦赘皮的存在,但出生后白种人及黑种人中内眦赘皮则趋于消失。黄种人中内眦赘皮发生率较高,但随年龄增长,内眦赘皮可渐减轻。

术前评估

术前检查

常规眼部检查

视功能、屈光状态、眼位、眼球运动及裂隙灯、眼底检查。

眼部特征性检查

睑裂大小的测定,包括睑裂长度及宽度。

内眦状态检查。

双眼内眦间距测定及内眦点距鼻中线距离测定。

内眦赘皮的程度及类型判断(图14-7,图14-8)。

是否伴有其他眼睑畸形:如上睑下垂,小睑裂综合征(图14-9,图14-10)等。

手术时机

内眦赘皮多见于婴幼儿及儿童,随着年龄增长和鼻面骨的发育,可以减轻甚至消退,因此手术一般在青春期后,但需视其内眦赘皮程度和患者的需要考虑手术时间。

单纯性内眦赘皮程度比较轻,外貌影响不大者,可不考虑手术。

重症严重影响外观者如需要可在青春期后考虑手术。

合并小睑裂综合征者内眦赘皮不会随年龄增长而消失,所以多主张尽早分期或联合手术,可提前于2岁左右手术。一般应先矫正内眦赘皮、小睑裂等畸形,3~6个月后,局部解剖关系稳定后再行上睑下垂矫正手术。

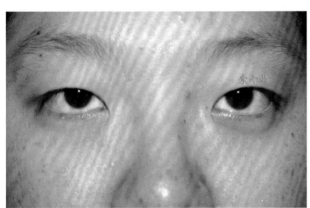

图 14-7　睑型内眦赘皮

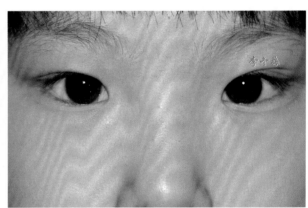

图 14-8　睑板型内眦赘皮

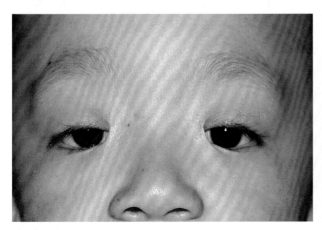

图 14-9　上睑下垂反向内眦赘皮

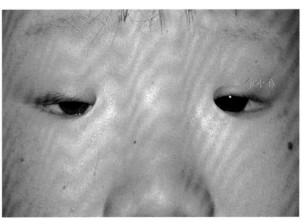

图 14-10　小睑裂综合征反向内眦赘皮

内眦赘皮手术方法

先天性内眦赘皮矫正手术通常与重睑成形术同时进行,手术方法见第六章美容性重睑成形术,小睑裂综合征内眦成形术见本章第三节。

"Z"瓣成形术

是目前较常用的内眦赘皮矫正方法,通过加大垂直向皮肤长度,缓解垂直方向张力来矫正内眦赘皮,适用于正向型的轻、中度内眦赘皮。

Stallars"Z"成形术

手术步骤

切口设计:沿内眦赘皮全长画线,此为"Z"中轴线,在此中轴线上作一与上睑缘大致垂直的皮肤切口,然后在内眦赘皮下方4mm处画一斜向鼻上方的皮肤切口。"Z"瓣两臂长度及中轴线间角度视具体情况而定(图14-11)。

麻醉:采用2%利多卡因及0.75%罗哌卡因1:1混合(含1:100 000肾上腺素)局部皮下浸润麻醉。不合作者采用全麻。

沿画线切开皮肤及皮下组织(图14-12),在皮瓣下分离(图14-13)。

将两个方向相反的三角形皮瓣互相交错换位,并适当修整,使切口缘对合平整。

6-0尼龙线间断皮肤缝合,注意皮瓣尖角的缝合(图14-14)。

术后结膜囊内涂抗生素眼药膏,加压包扎24小时,隔日换药,术后7天拆线。

注意
单纯内眦"Z"成形由于未切除多余赘皮,矫正效果不满意,术后瘢痕明显,目前较少应用; 多采用改良式"Z"成形术,见 Park Z 成形。

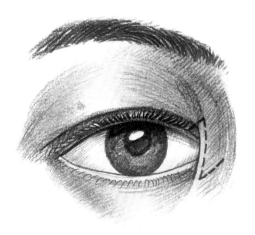

图 14-11　内眦赘皮矫正"Z"成形皮肤切口

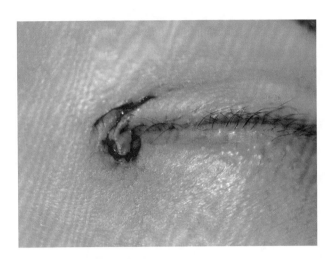

图 14-12　沿画线切开皮肤

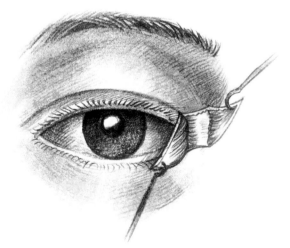

图 14-13　沿皮瓣下分离后两皮瓣换位

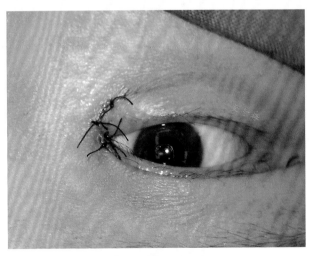

图 14-14　内眦"Z"成形及重睑成形术毕图

Park Z 成形术

手术步骤

切口设计:将上睑和鼻根部皮肤向内上方轻轻牵拉使内眦部展平。A 点:泪湖最内侧点在皮肤表面上相对应;B 点:内眦赘皮与下睑内侧皮肤相交点;C 点:正常新内眦点;D 点:泪湖最内侧点;E 点:与 C 点连线上的点,与重睑切口线相连(图 14-15 ~ 图 14-17)。

麻醉:同上。

沿画线切开皮肤及皮下组织,在皮瓣下分离。并切除内眦韧带前的部分轮匝肌,松解皮瓣。切除皮瓣 EAC,B 与 C 点换位,去除多余皮肤(图 14-18)。

如内眦间距增宽者则加行内眦韧带折叠术(图 14-19)。

B 点和 C 点,A 点和 D 点以 7-0 尼龙线间断缝合(图 14-20)。

术后处理同上(该患者术前、术后像见图 14-21,图 14-22)。

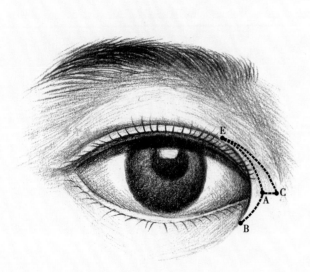

图 14-15　Park Z 成形术的切口设计

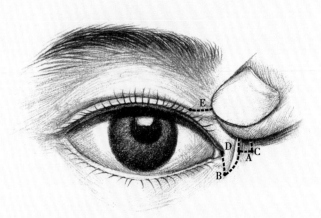

图 14-16　用手指提起皮肤显露 D 点

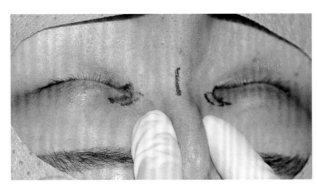

图 14-17 Park Z 成形切口设计

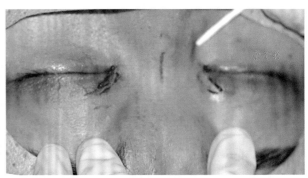

图 14-18 去除多余皮肤

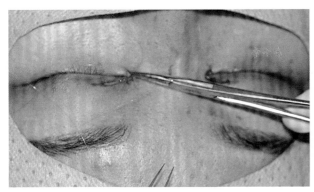

图 14-19 内眦韧带折叠 2mm

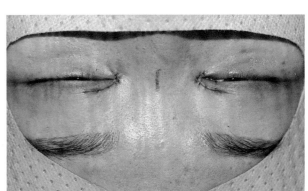

图 14-20 皮肤切口缝合

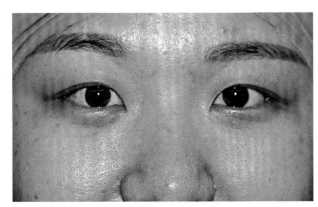

图 14-21 内眦赘皮术前

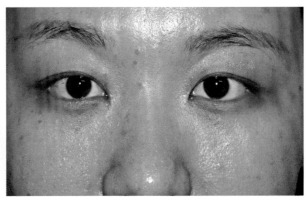

图 14-22 术后半年

第二节　先天性下睑内翻及下睑赘皮

概述

先天性睑内翻是下睑向眼球方向旋转的状态,先天性睑内翻的发病率较低,仅为 0.02%。

而下睑赘皮是指下睑水平方向的皮肤皱褶覆盖睑缘,使得睫毛内翻,摩擦眼球。上下睑均可发生,常见于下睑。一般而言,随年龄增长下睑赘皮逐渐消失。少部分人群中并不消失,内翻的睫毛刺激角膜,导致角膜炎等。

先天性下睑赘皮与先天性睑内翻的鉴别:下睑赘皮向下轻拉睑缘皮褶,可见睑缘和睑板的位置正常,而先天性睑内翻的睑缘及睑板内翻。

多数情况下较难于区别,因此在很多书中都将先天性下睑赘皮诊断为先天性下睑内翻。

发病机制

眼睑缩肌腱膜与眼睑前层缺乏纤维连接,使睑板前皮肤和眼轮匝肌向前跨越覆盖睑缘。

亚洲人的眶隔比较薄弱,其与睑囊筋膜的融合也很薄弱,甚至缺如,导致眶脂肪向上延伸至睑板下缘。眶隔和睑囊筋膜的融合缺如和下睑脂肪的延伸共同造成下睑肿胀,并阻碍了睑囊筋膜延伸至皮下组织,而这种皮下延伸可以对下睑形成一个外翻的力量。

亚洲人眶隔附着点过高(在下睑赘皮)或过低(在上睑赘皮)阻碍了眼睑缩肌腱膜延伸至眼睑皮下组织。

鼻梁和中面部骨骼发育不良,鼻梁低平者易患睑赘皮,随年龄增长,鼻梁及面部骨骼发育,睑赘皮多可自行缓解。

其他如肥胖(体重指数增高)和睫毛的形态也会影响睑赘皮的发病和程度。

术前评估及手术时机

术前评估

同内眦赘皮。

手术时机

轻者可随年龄增长而自愈,患儿鼻根部发育饱满后可自行缓解,如保守治疗无效者可考虑手术治疗,可 3 岁后手术。

手术方法

缝线矫正法

利用缝线牵拉的力量,将睑缘向外牵拉(图 14-23)。其优点为手术简单,不损伤眼睑组织,对小儿眼睑发育无影响。适用于轻度先天性睑内翻不伴明显下睑赘皮者。

手术步骤

睑缘及穹窿部结膜 2% 利多卡因 2ml 浸润麻醉。儿童患者全麻。

4 号丝线双针从穹窿进针,穿过筋膜、眶隔至睑板前,从距睑缘 2～3mm 处皮肤面出针,将另一针在第一针旁穹窿部进针,穿过同样的组织,在第一针旁皮肤面出针,完成一对褥式缝线(图 14-24,图 14-25)。

在睑中央、中外 1/3、中内 1/3 交界处作三对褥式缝线。每对缝线垫以塑料管后分别结扎(图 14-26)。

术毕以轻度过矫为宜,视过矫程度于术后 7～10 天拆线。

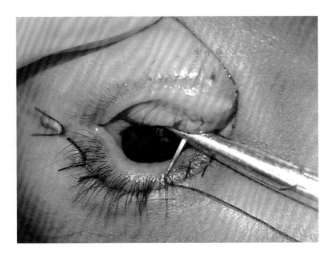

图 14-23 下睑缝线第一针

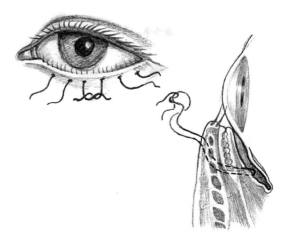

图 14-24 下睑缝线内翻矫正原理示意图

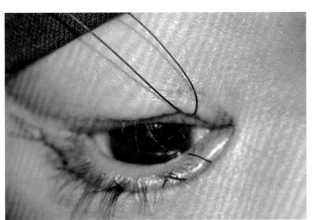

图 14-25 完成一对褥式缝线

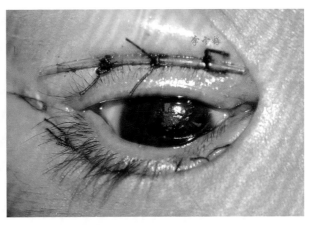

图 14-26 三对褥式缝线垫以塑料管后分别结扎

皮肤轮匝肌切除术联合翻转缝线法

通过皮肤和肥厚轮匝肌的切除,增加皮肤张力,阻止轮匝肌超过睑缘,矫正保守治疗无效刺激症状重的下睑内翻。

手术步骤

麻醉前根据皮肤切除量画出 2 条线,第一条线为下睑缘下 2mm(图 14-27),第二条线设计为:以平镊轻轻夹起睑缘皮肤,以睑缘复位无内翻为度,由此画出第二条线,使切除的皮肤呈新月形(图 14-28,图 14-29)。

睑缘局部 2% 利多卡因 2～4ml(含 1:100 000 肾上腺素)浸润麻醉。儿童患者全麻。

距下睑缘 2mm 做皮肤切口,并切除画线内的皮肤(图 14-30)。暴露其下的睑板前轮匝肌,切除一条轮匝肌。

翻转缝合:以 7-0 可吸收线首先缝合近睑缘端皮下组织,再固定睑板的适当位置后结扎,使下睑缘翻转(图 14-31)。

皮肤切口用 7-0 尼龙线连续缝合(图 14-32)。

术毕结膜囊内涂抗生素眼膏,加压包扎 2 天,7 天拆线(该患者术前、术后像见图 14-33,图 14-34)。

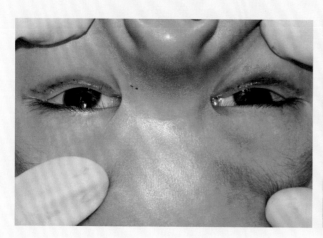

图 14-27　下睑缘皮肤切口

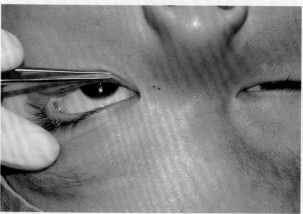

图 14-28　切除皮肤量估测

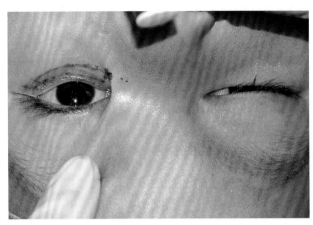

图 14-29　下睑新月形皮肤切除

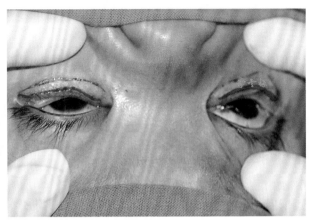

图 14-30　切除画线内的皮肤及部分轮匝肌

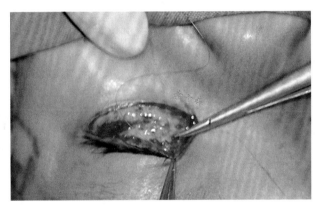

图 14-31　皮下固定睑板缝合

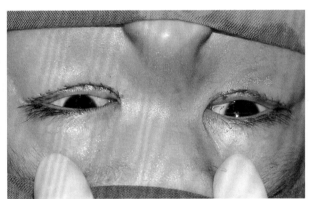

图 14-32　皮肤连续缝合

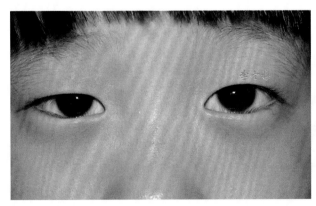

图 14-33　双眼下睑内翻术前

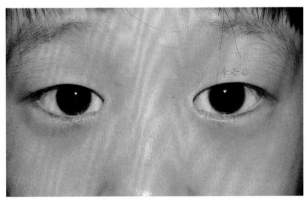

图 14-34　术后半年

"L"形皮肤切除术

适用于反向型内眦赘皮及反向内眦赘皮伴有下睑内侧内翻倒睫者。

手术步骤

麻醉:局部皮下浸润麻醉。儿童患者全麻。

切口设计:先标出正常内眦点:双眼平视时瞳孔中点与鼻中线连线的中点。从内眦赘皮上端距下睑缘睫毛下 2mm,作斜向下睑的切口,平行延伸至下睑中央,将下睑内眦部切口上缘皮肤向鼻下方牵拉,至下睑赘皮消失,睫毛恢复至正常位置,标记出此点(图 14-35)。

皮肤切口同上,以平镊轻轻夹起下睑缘皮肤,以睑缘复位无内翻为度,由此画出拟切除皮肤量,然后向上、向外延伸做皮肤切口,向上延伸线近于垂直,并与皮肤切口两端相连,由此画出"L"形皮肤切口(图 14-36,图 14-37)。

沿画线切开,并切除此"L"形范围内皮肤组织(图 14-38)。

暴露其下的睑板前轮匝肌,切除一条轮匝肌。如内眦间距增宽者则加行内眦韧带折叠术。

以 7-0 可吸收线首先缝合近睑缘端皮下组织,再固定睑板的适当位置后结扎,使下睑缘翻转(图 14-39)。

皮肤切口用 7-0 尼龙线连续缝合(图 14-40)。

术后结膜囊内涂抗生素眼膏,加压包扎 24 小时,7 天拆除皮肤线(该患者术前、术后像见图 14-41,图 14-42)。

注意

对于下睑赘皮或反向内眦赘皮的患者如单纯行缝线内翻矫正法术后短期即可能复发,必须同时矫正下睑或内眦赘皮。

我们采用翻转缝线法为皮下固定,这样减少了皮肤固定睑板缝合术后皮肤瘢痕。而皮下固定为永久固定缝合,因此不必似缝线内翻矫正方法要在术毕时下睑呈过矫状态。

矫正过度多由于切除皮肤过多造成,可提前拆线并按摩,观察 6 个月,如无好转可考虑手术矫正。

矫正不足多为皮肤轮匝肌切除量不足所致,可重复手术或选择其他方法修复。

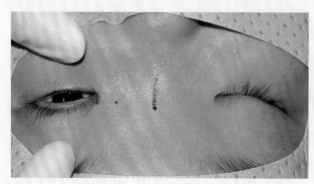

图 14-35　第一个切口

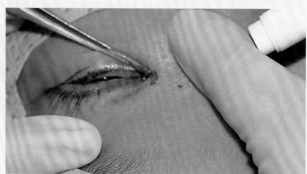

图 14-36　皮肤切除量估测

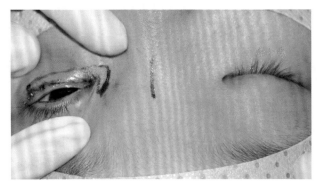

图 14-37 L 形切口设计

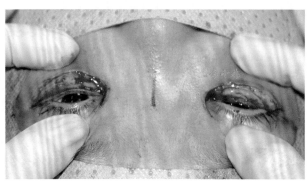

图 14-38 切除画线内皮肤轮匝肌

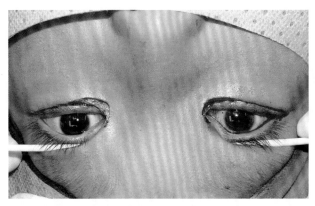

图 14-39 下睑皮下翻转缝合矫正下睑内翻

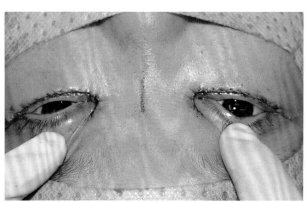

图 14-40 皮肤连续缝合

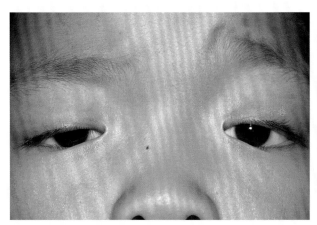

图 14-41 反向内眦赘皮，内眦间距增宽，上睑下垂

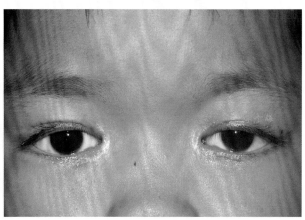

图 14-42 "L"形皮肤切除术及上睑下垂术后半年

第三节　先天性小睑裂综合征

概述

先天性小睑裂综合征俗称睑裂狭小征,指睑裂长度及宽度均较正常缩小,是一种先天性眼睑异常。它包括 Kohn-Romato 及 Komoto 综合征。Kohn-Romata 综合征又称眼睑四联征。1921 年 Kohn 和 Romato 最先描述本病特征。1875 年 Galerowsk 首先报告 Komoto 综合征,而 1921 年 Komoto 做了详细描述。Kohn-Romato 和 Komoto 具有相近的特征,都具有上睑下垂、小睑裂、反向型内眦赘皮、内眦间距增宽等特征,同时部分病例伴有全身异常。

本病国外少见,而国内较常见。本病命名目前并不统一,有称小睑裂综合征、睑四联征、Komoto 综合征及 Vignes 综合征等,但较通用的名称为先天性小睑裂综合征。

发病机制

遗传方式

先天性小睑裂综合征是一种常染色体显性遗传病,多发生于自发的基因突变,表现有家族性。根据其遗传方式可分为两型:Ⅰ型:普通型,由父亲传代,女性患者伴有不孕症,外显完全,外显率为100%。Ⅱ型:父、母亲传代机会相等,不完全外显,外显率约为96.5%。

染色体异常

Harrsr 等人(1995 年)用标记物 U3S1238、D3S1309、D3S196、D3S1237 对两个先天性小睑裂综合征的家系(呈常染色体显性遗传分布)作全血的细胞连锁分析推断本病的基因位点可能在 3q,并得出发生率为万分之一,完全外显。

Crisponi 等(2001 年)用定位克隆方法发现小睑裂综合征的致病基因是位于染色体 3q23 的 *FOXL2* 基因,同时用原位杂交方法观察 *FOXL2* 的表达,发现在小鼠发育状态下的眼睑和成熟卵巢具有选择性高表达。Baere 等人(2001 年)多国临床和基础研究人员通过对包括荷兰、美国、意大利、中国、日本等国家的 BPES Ⅰ型、Ⅱ型家族,难以分型的 BPES 家族及散发病例的 *FOXL2* 基因进行突变分析,发现 *FOXL2* 上 21 个相关突变点及 1 个微小缺失,而 200 位正常人和家系中的非患病者则没有这些突变。因而确定了 *FOXL2* 基因与本病相关。

患病率

先天性小睑裂综合征在我国较为常见,胡诞宁教授报告上睑下垂 20 个家系中,5 个家系为本病,占 25%。北京同仁医院收治先天性上睑下垂病人 125 例,小睑裂综合征占 6.6%。协和医院曾报告过 7 年收治的小睑裂综合征 21 例,5 例具有两代遗传史。国外发病率约占先天性上睑下垂的 3.5%。

临床表现

眼部特征(图 14-43,图 14-44)

双侧性

双眼睑裂明显狭小。正常国人睑裂长度为 25～35mm,睑裂高度为 7～12mm,此病症者睑裂长度仅为 20mm 或小于 20mm。

上睑下垂

提上睑肌功能明显缺乏,提上睑肌无力,常表现为重度完全性上睑下垂,患者视物常借助于皱额、耸眉、昂头来完成,故形成畸形外观。

内眦赘皮

伴有内眦间距增宽,内眦赘皮多为反向型,由下睑向上延伸,与下睑连成一线,呈新月形,向下止于上睑的睑板部。

其他眼部表现

屈光不正和弱视:由于完全性重度上睑下垂、睑裂狭小,患者视力发育受影响,多数有屈光不正及弱视。

下睑外翻:患者上下睑皮肤皮下脂肪增厚,缺乏弹性,皮肤不足而下睑外翻。

睑板短小,泪小蹼外移,偶有泪小点闭锁。

无重睑:此类患者都无重睑。

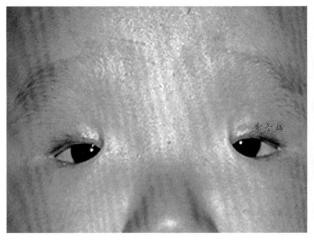

图 14-43　小睑裂综合征

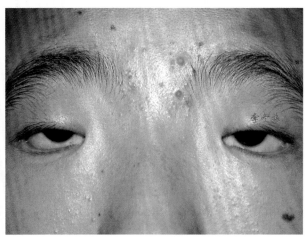

图 14-44　小睑裂综合征伴下睑外翻

全身特征

侏儒症

半侧颜面发育不良。

鼻耳畸形

高颧弓,鼻梁发育差,鼻背塌陷。可有耳畸形,包括低耳、垂直耳、反旋耳、耳廓畸形等。

智力障碍

一般智力正常,偶有轻度智力发育障碍。

女性不孕症

偶发于Ⅰ型者。

术前评估

术前一定要追问其家族史,除患儿检查外,必要时家族成员亦需检查。

全身检查

除常规儿科查体、肝肾功能外,还要注意检查耳、鼻畸形情况及患儿智力状况。

眼部检查

眼部常规检查

包括视功能,裂隙灯及眼底检查,并检查患者眼外肌情况及屈光状况。

眼部主要特征检查

睑裂大小测量,包括双侧睑裂长度及宽度测量。
双侧内眦点测量,内眦间距测量。
内眦赘皮程度及类型判定。
上睑下垂情况判定:包括提上睑肌肌力测量,上睑下垂程度测量。

眼部其他异常判定

下睑外翻是否存在,外翻程度测量。泪小点情况判定。

治疗原则

手术时机

先天性小睑裂综合征严重影响患儿面部外观,由于其视功能低下,对儿童生活亦有很大影响。小睑裂综合征的手术时机是存在争议的,如从弱视角度考虑,早期手术可以更好的阻止形觉剥夺性弱视,但由于患儿过小组织发育不成熟,如果过早手术多造成术后复发及矫正不足,从而影响手术效果。晚期手术则可获得更为稳定的手术效果,及上睑下垂矫正术的更好预测。所以需综合考虑其解剖生理发育情况及其对视功能的影响程度,可以选择在患儿 3 岁左右行睑裂开大术,如重度上睑下垂及重度反向型内眦赘皮者则可提前于 2 岁左右进行,首先行内、外眦成形术以开大睑裂并矫正内眦赘皮,此术后 3~6 个月局部情况稳定后再行上睑下垂矫正手术。

手术方式的选择

小睑裂综合征的整复涉及睑裂水平向及垂直向的开大,以及反向内眦赘皮的矫正,大多学者主张分期手术治疗。但也有少数报道一期整复,包括反向内眦赘皮及上睑下垂的矫正,认为这样可以避免患者的多次住院治疗,儿童患者则减少其反复的全麻。诚然,一期整复所有的畸形不但节省时间,也节约了巨大的费用,这也正是患者家长和医生的共同愿望。但没有真正考虑手术效果,此类患者其水平向睑裂明显短小,水平向张力大,行内眦开大术中必然明显增加其水平向张力,而如果同时行垂直向开大,则水平向及垂直向张力同时加大,可想而知,双向效果将有抵消,从而严重影响手术效果。因此多数作者主张分期手术,一期先行反向内眦赘皮、远内眦间距的矫正。待一期手术 3~6 个月后水平向张力减小,再行二期上睑下垂矫正。

Mustardé 法是经典的内眦成形方法,不仅可以矫正反向内眦赘皮,缩短内眦间距,还可同时开大睑裂,对于重度反向内眦赘皮及内眦间距增宽者更为适用,其缺点为术后皮肤瘢痕较明显,但在年龄小的儿童患者中经过 1~2 年恢复瘢痕将逐渐减小。而 Y-V 内眦成形方法则多用于矫正轻中度的内眦赘皮及内眦间距增宽,其睑裂开大也较 Mustardé 四瓣成形方法作用小,但其优点为操作相对简单,术后瘢痕相对较少,因此为多数医生所采用。

在少数病例中如果内眦成形后睑裂开大效果不满意,则可考虑二期再行外眦开大术。

对于上睑下垂的矫正手术,由于此类患者提上睑肌发育不良,提上睑肌功能差,学者们一致认为应采用额肌悬吊手术方式,可行额肌腱膜瓣悬吊,额肌瓣或阔筋膜悬吊。

术前、术后视功能评估的重要性

由于多数家长和医生都不了解此疾病对视功能的影响,只关注术后美容效果,从而错过了最佳的视功能干预时机。对此类儿童术前术后屈光状态一定要有明确了解,教育家长关注其视功能的恢复,术后要让患儿散瞳验光,如存在弱视即尽早进行弱视训练治疗,并根据不同的弱视类型指导其进行个性化的训练治疗,定期复查以保证弱视训练效果,必要时需调整训练方案,直至弱视治疗完成,只有这样才真正完成了小睑裂综合征患者的完整整复治疗。

手术方法

包括睑裂开大、内眦赘皮矫正及上睑下垂矫正术。

内眦成形、睑裂开大加内眦赘皮矫正术

先天性小睑裂综合征患者内眦赘皮多为反向型，并伴有内眦间距增宽，因此在小睑裂综合征病例中内眦成形及睑裂开大多选用"Y-V"成形术、Stallard 双"Z"成形术及 Mustardé 内眦成形术。

"Y-V"成形术

适用于较严重的内眦赘皮及内眦间距增宽者。

手术步骤

麻醉：同前。

首先标出正常内眦点：双眼平视时瞳孔中点与鼻中线连线的中点。

在内眦部做与上、下睑缘平行的"Y"形皮肤切口，"Y"的长轴在内眦平面，"Y"的末端为正常内眦点（图 14-45，图 14-46）。

沿画线切开皮肤（图 14-47），并于皮下分离，以弯血管钳向鼻根部方向钝性分离，直至暴露内眦韧带（图 14-48），用"0"号丝线褥式缝合内眦韧带，折叠内眦韧带。

将"Y"形切口缝合成"V"形，缝合前先在皮下缝合一针，以减少皮肤张力（图 14-49）。

术后加压包扎 24 小时，7 天拆线（该患者术前、术后像见图 14-50 ~ 图 14-52）。

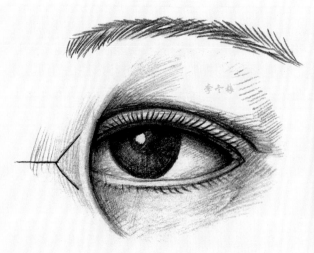

图 14-45 "Y-V"成形切口设计示意图

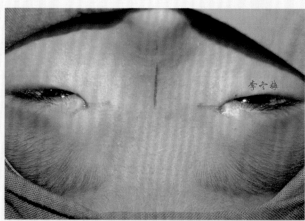

图 14-46 "Y-V"成形皮肤切口设计

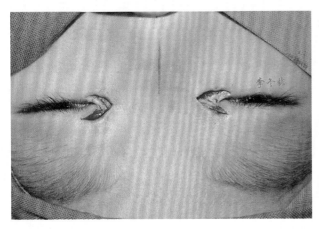

图 14-47　皮肤切开

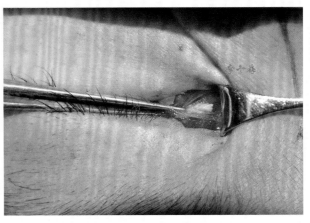

图 14-48　沿画线切开皮肤后，皮下分离暴露内眦韧带

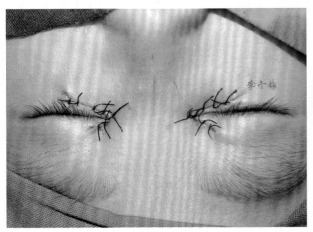

图 14-49　皮肤"V"形缝合术毕

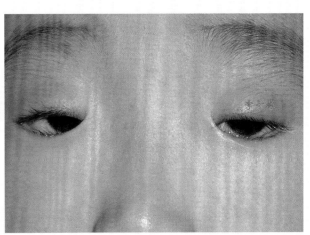

图 14-50　小睑裂综合征患儿，3 岁

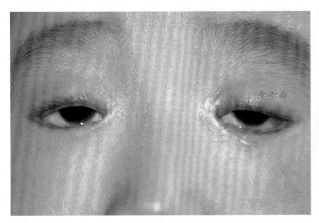

图 14-51　患儿"Y-V"成形术后 3 个月像

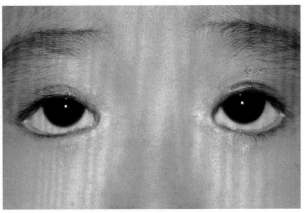

图 14-52　内眦开大及上睑下垂术后 1 年

Mustardé 内眦成形术

适用于中、重度内眦赘皮、内眦间距增宽者。

手术步骤

麻醉:多为儿童患者,因此大多采用全身麻醉。

Mustardé 内眦成形切口设计:

定出新内眦点 a',a 为实际内眦点;

做 aa'连线,取其中点 o 点,从 o 点向外上、外下方做与 aa'成 60°的直线 bo 与 b'o 线,长度比 aa'短 1mm。

再做与 bo 线呈 45°的 bc 线及 b'c'线。于 a 点内眦赘皮皮嵴处做 ad 及 ad'线,平行于 bo 线(四皮瓣的长度都相等(图 14-53,图 14-54)。

沿所设计之切口线切开皮肤、皮下组织,沿皮下组织分离,深至轮匝肌层(图 14-55)。

用弯血管钳向鼻根部方向钝性分离至暴露内眦韧带,以 0 号丝线折叠内眦韧带,将 a 点缝至 a'点,一端缝于近内眦部,另一端缝于鼻根部内眦韧带附着点处。结扎缝线前要测量内眦间距是否达到正常,如欠矫,则需调整缝线(图 14-56)。

内眦韧带折叠后四皮瓣自然换位(图 14-57),修剪皮瓣,将皮瓣平铺后缝合,注意皮瓣尖角的缝合(图 14-58)。

术后加压包扎 48 小时,7 天拆线(该患者术前、术后像见图 14-59,图 14-60)。

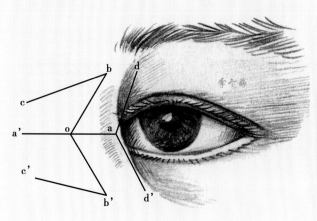

图 14-53　Mustard 内眦成形手术切口设计示意图

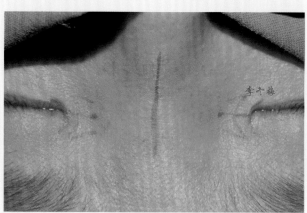

图 14-54　Mustard 内眦成形手术切口

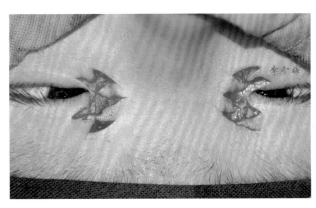

图 14-55　沿画线切开皮肤及皮下组织

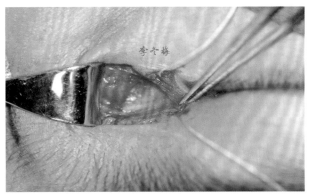

图 14-56　行内眦韧带折叠

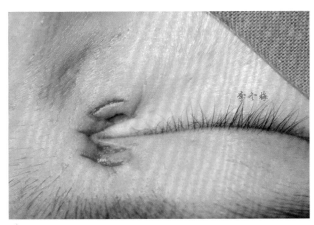

图 14-57　内眦韧带折叠后四个皮瓣自然换位

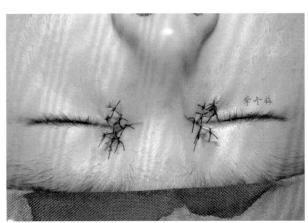

图 14-58　皮瓣修剪后缝合

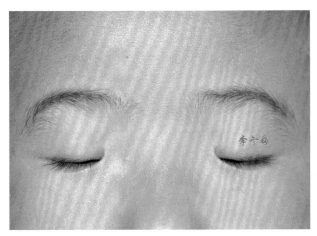

图 14-59　小睑裂综合征术前

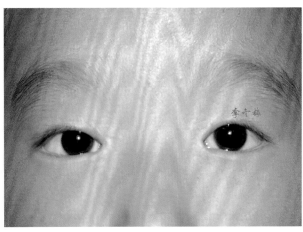

图 14-60　内眦开大上睑下垂术后 2 年

外眦成形术

Imere"Z"外眦成形术

适用于睑裂短小,拟外眦开大术者。

手术方法

麻醉:同前。

切口设计:于外眦部向颞上做与上睑缘大致垂直的皮肤切口形成 AB 线,长约 1cm。在切口远端 B 点处做 60°角的 BC 线,长约 2cm。于 C 点向颞上做第三个切口线 CD,夹角亦为 60°长约 1cm(图 14-61,图 14-62)。

沿画线切开皮肤、皮下组织(图 14-63)。

潜行分离两个皮瓣,切除上下两个三角形皮瓣尖端部分,约 7mm(图 14-64)。

切断外眦韧带或行外眦韧带折叠(图 14-65),拉拢两个三角形皮瓣的创缘,间断缝合(图 14-66)。

上下睑的眼睑扩大部分各做一对褥式缝线,球结膜与皮肤创缘间断缝合。

术后处理:加压包扎 48 小时,7 天拆线(该患者术前、术后像见图 14-67,图 14-68)。

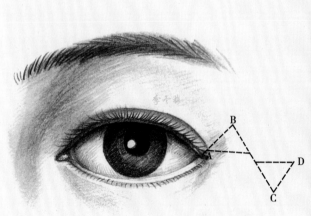

图 14-61　Imere"Z"外眦成形切口设计示意图

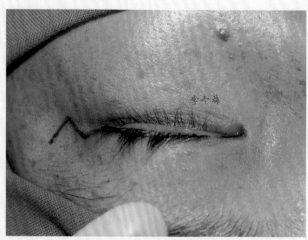

图 14-62　Imere"Z"外眦成形切口设计

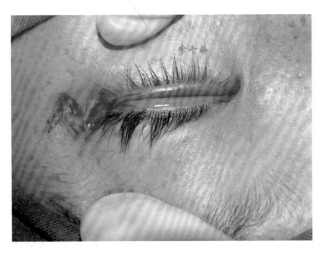

图 14-63　沿画线切开皮肤及皮下组织

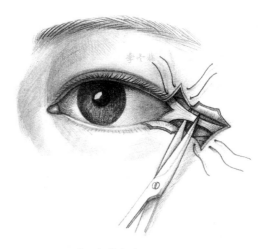

图 14-64　外眦韧带切断

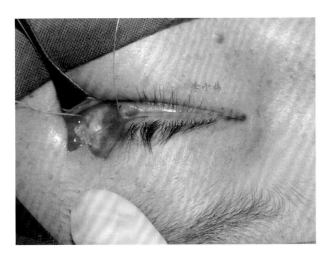

图 14-65　外眦韧带折叠

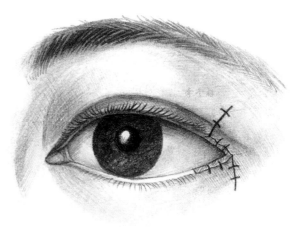

图 14-66　拉拢两个三角皮瓣缝合

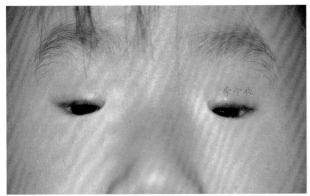

图 14-67　患儿 2 岁半，小睑裂综合征

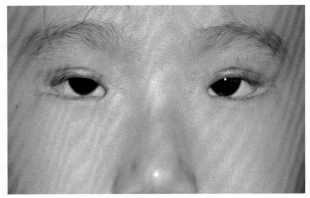

图 14-68　Mustardé 内眦成形，外眦开大及上睑下垂矫正术后两年

Fox 外眦成形术

适应证同上。

手术方法

麻醉:儿童患者采用全麻。

切口设计:首先定出实际外眦点 aa',距实际外眦点 4~6mm 外做新的外眦点 b。沿上睑缘的弧度向外下约 4mm 处定出 c 点,连接 aa'c 及 cb(图 14-69,图 14-70)。

沿灰线劈开上、下睑缘外 1/4,将切口向外下延伸,切开 aa'c 及 cb。

沿切口线边缘区域内潜行分离,分离区不超过外眦点 b。充分分离后,行外眦韧带折叠,将 c 点向 a 点退缩(图 14-71)。

分离外侧穹窿部及球结膜,将结膜切除与皮肤切缘缝合。3-0 丝线于外侧结膜做褥式缝合,至外眦旁皮肤引出形成外侧穹窿。

缝合 ca 两点,将 a' 点与 b 点缝合(图 14-72)。

术后处理:同前(该患者术前、术后像见图 14-73,图 14-74)。

注意

在我们所行病例中多采用外眦韧带折叠而非外眦韧带切断,这样外眦开大作用可能更好一些。

单纯行外眦部切开术,仅将外眦角剪开,无论缝合与否均很快恢复原状,如欲永久开大睑裂,则需行外眦成形术。

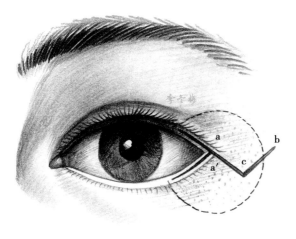

图14-69　FOX外眦开大切口设计示意图

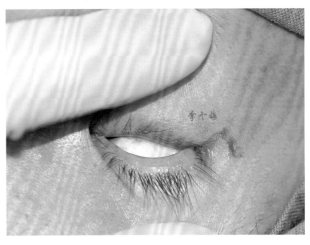

图14-70　FOX外眦开大切口设计

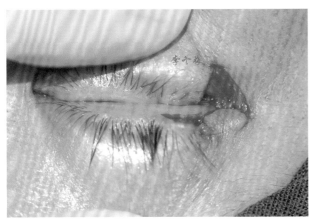

图14-71　皮下分离后行外眦韧带折叠

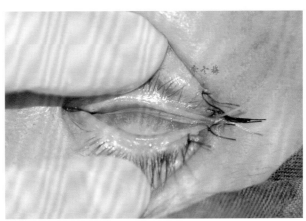

图14-72　FOX外眦成形皮肤缝合

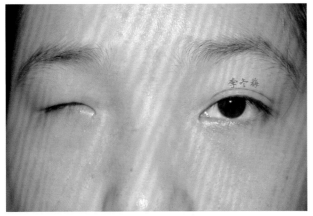

图14-73　患者,21岁,先天小眼球小睑裂

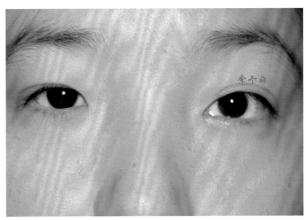

图14-74　外眦开大术后半年直接佩戴义眼像

第四节　先天性眼睑缺损

概述

先天性眼睑缺损是一种少见的先天眼睑全层结构缺损畸形，女性多见，多单眼受累，也可累及双眼，但双眼睑缺损程度往往不同，多见于上睑缺损，偶见于下睑及上下睑同时受累者。缺损部位以中央偏内侧为多，其缺损形状多为三角形，范围可从小切迹状至大于 1/2 眼睑的缺损。

发病原因不明，可能为多种原因导致的胚胎发育期内，角膜上下方的外胚叶组织发育不全所致。亦可能为遗传性疾病，患儿可伴有染色体异常。

眼部合并畸形：多数患儿伴有眉畸形，包括眉毛位置异常、眉毛缺失、眉毛与发际相连等畸形。大部分患儿伴有程度不等的睑球粘连，眼睑缺损部皮肤呈条索状向角膜移行。可伴有角膜皮样肿及角膜混浊等，或合并先天性小角膜、小眼球及虹膜脉络膜缺损等。可伴有泪点缺如或闭锁。

全身合并畸形：可合并有兔唇，头部及耳鼻畸形，如杯状耳畸形，智力发育延迟等。

先天眼睑缺损不仅严重影响外观，而且可以造成角膜损害，手术整复既可达到美容，兼可达到对眼球的保护。

先天性眼睑缺损的整复

先天性眼睑缺损不仅严重影响患儿的外观，而且最大的潜在危害是患儿的角膜损害，此疾病没有自行愈合的可能，所以手术治疗是唯一的选择。有所争议的是手术时机的选择，大多数学者主张早期手术，以防止角膜损害，手术可提早在 1~3 个月内施行。但是过早手术由于患儿视功能发育不完善可能会因手术原因而诱发弱视，所以在家长完全配合及医生密切观察下，手术可推迟至患儿 1~2 岁左右再施行。在我们临床所观察 20 余例 8 岁前的病例中，术前及术后随访中都无角膜损害情况发生，因为患儿代偿能力强，一般早期不易发生暴露性角膜炎（但也有报告 12 岁的患者角膜浑浊），而且鉴于患儿的眼睑发育情况及全麻的承受能力，手术宜在患儿 6 个月~2 岁之间完成。过早手术眼睑组织细小，脆弱，给手术带来一定困难。过晚手术，如在 3 岁后，如果已有弱视或手术诱发弱视，可能会有再矫正的困难，而 2 岁前手术，即使手术诱发弱视或术前存在的弱视，术后都便于行弱视训练。

小于眼睑全长 1/4 或切迹样缺损的修复

小于眼睑全长 1/4 或呈切迹样的先天性眼睑缺损多可以拉拢缝合。

手术步骤

手术皆在全麻下进行。如为双眼眼睑缺损者，两眼手术间隔约 1 个月。

沿缺损两侧创缘画线，沿画线切开，将睑板睑结膜层与皮肤层分离开（图 14-75，图 14-76）。

皮肤缺损两边缘修剪，行睑板与皮肤的"Z"成形（图 14-77）。皮瓣及睑缘以 7-0 尼龙线缝合（图 14-78）。

缺损区上下睑缘做临时缝线一针。

术后加压包扎，7 天拆除皮肤缝线，睑缘临时缝线一般 2 周拆除（该患者术前、术后像见图 14-79，图 14-80）。

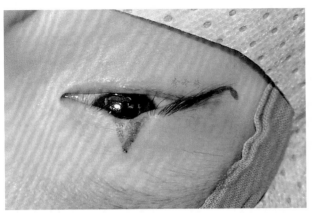

图 14-75　切口设计

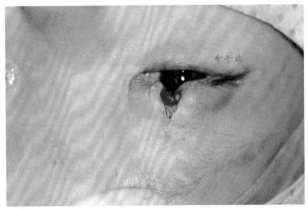

图 14-76　沿缺损边缘切开

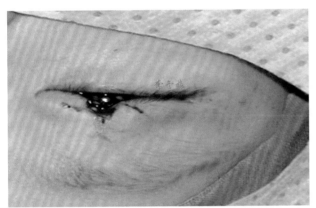

图 14-77　皮肤与睑板行 Z 成形

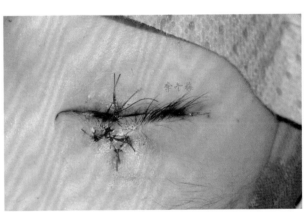

图 14-78　皮瓣缝合术毕

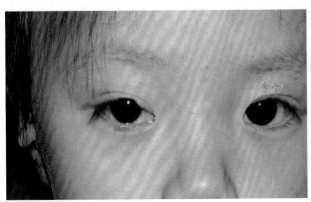

图 14-79　先天眼睑缺损伴副耳

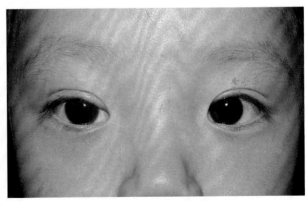

图 14-80　术后半年像

大于眼睑全长1/4缺损的修复

由于眼睑缺损为全层缺损,因此需行睑板结膜面及皮肤缺损的修复。

手术步骤

手术在全麻下进行。

沿缺损两侧边缘灰线切开,将睑板睑结膜层与皮肤层分离开(图14-81)。

结膜面的修复:无睑球粘连者,设计结膜滑行瓣代替缺损的睑结膜(图14-82)。然后用6-0可吸收线将结膜瓣与两缺损边缘缝合。

睑板面的修复:将眼库保存的异体巩膜复水15分钟,并以妥布霉素盐水浸泡后,对比缺损面积切取异体巩膜,将异体巩膜双层覆盖缺损区,上方与提上睑肌缝合,两侧与缺损边缘睑板缝合(图14-83)。

皮肤面的修复:沿缺损两侧边缘皮肤纵向延长切口,并向鼻侧及鼻根部做半弧形延长切口,将此皮瓣旋转推进后与缺损边缘皮肤缝合(图14-84)。将缺损区上下睑缘作临时缝合,以利于上方皮瓣及异体巩膜平复。

术后处理:术后6天拆除皮肤缝线,上下睑缘临时缝线10天拆除,双眼遮盖以防健眼弱视形成(该患者术前、术后像见图14-85,图14-86)。

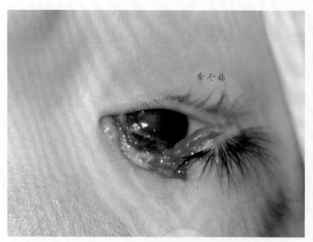

图14-81　沿缺损两侧灰线切开将眼睑劈分为两层

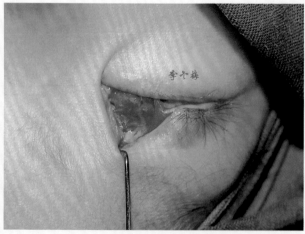

图14-82　颞侧结膜滑行瓣修复结膜缺损

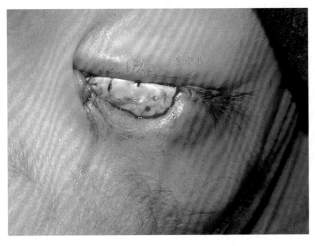

图 14-83 异体巩膜代替睑板组织,将异体巩膜缝于两侧缺损边缘

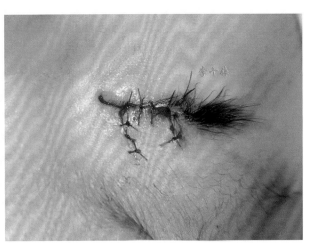

图 14-84 皮肤滑行瓣修复术毕

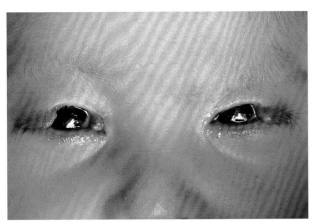

图 14-85 患儿 8 个月,先天双上睑缺损

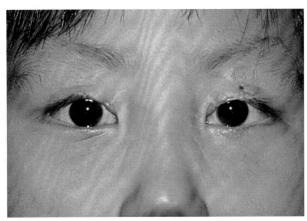

图 14-86 术后 6 年

眼睑缺损修复睑球粘连分离术

手术步骤

麻醉及皮肤切口同上。

在手术显微镜下分离睑球粘连,缺损处皮肤与上方角膜缘粘连者,分离粘连后上方穹窿结膜缺失,行颞侧穹窿结膜瓣转位来代替上方缺损的睑结膜及穹窿结膜(图14-87,图14-88)。

以羊膜覆盖角膜创面(图14-89)。

异体巩膜修复睑板缺损,皮肤滑行瓣修复(图14-90)。

术后处理同上(该患者术前、术后像见图14-91,图14-92)。

注意
如眼睑缺损较大则行缺损部位上下睑缘粘连术,其目的为:有利于皮瓣的平铺及眼睑弧度的良好形成;有利于异体巩膜血管化。但因恐造成医源性弱视,因而多数患儿仅行眼睑临时性缝线,1～2周拆除。

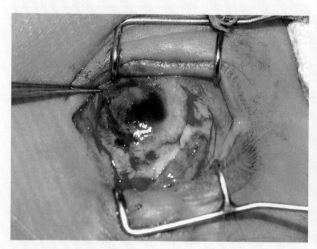

图14-87　睑球粘连分离

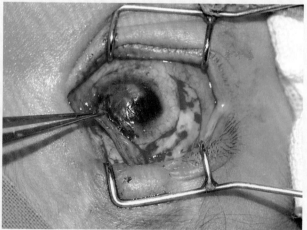

图14-88　颞侧结膜瓣转位

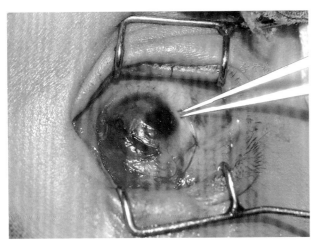

图 14-89　羊膜修复角膜创面

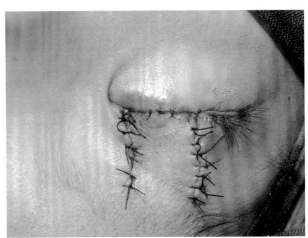

图 14-90　皮肤滑行瓣

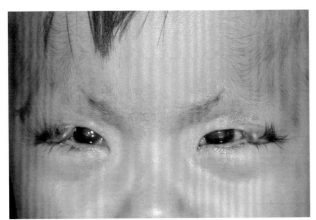

图 14-91　患儿 1.5 岁,双上睑缺损睑球粘连

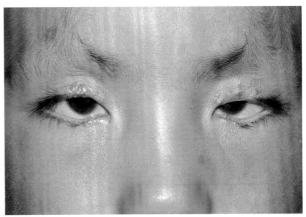

图 14-92　双上睑缺损修复术后 5 年

第五节　双　行　睫

病因

双行睫是睫毛发育异常,有学者认为此乃返祖征象,因此现象在动物中较为常见。大多数双行睫为先天性,常染色体显性遗传。偶可由于类天疱疮、严重化学伤及 Stevens-Johnson 综合征及眼部过敏等原因导致睫毛异常生长而呈双行睫表现者。

临床表现

在正常睫毛后方,相当于睑板腺开口处另长出一排睫毛(副睫毛),在裂隙灯下可见睑板腺开口处为睫毛代替。多见于双眼上下眼睑,也有只发生于双眼下睑或上睑者。后排睫毛排列规则,方向直立或向内倾斜,多为十余根至数十根不等,或为 20~30 簇(有时每一个睑板腺开口中长出 2~3 根)。先天性双行睫的后排睫毛多偏内,即靠近睑缘后唇,而大多后天因素而致者,其双行睫毛可能偏向外侧,即位置接近正常外面的一排睫毛。这里应区别有些由于沙眼等引起的睫毛乱生,这时后排睫毛不是整齐地长于睑板腺开口处,而是不规则地长于前排睫毛的后方。

由于婴幼儿睫毛较软,因此刺激症状并不严重,多到 5~6 岁儿童才有明显的角膜刺激症状,检查见结膜充血,角膜上皮粗糙或点、片状缺失,严重者有角膜浸润及斑翳形成。

如仅为 3~5 根者可行电解疗法。广泛的双行睫因其毛囊位置深度不一,因此无法确定电极针刺入的准确位置,而且过多的电解还可造成睑缘的畸形,只能通过手术治疗。

以往较多书籍中介绍切除异常睫毛和睑板腺的眼睑后唇,用口唇黏膜或硬腭黏膜覆盖眼睑后唇缺损区,或采用睑板结膜前徙瓣方法修复后唇。此方法可引起睑缘不规则畸形、眼睑内翻、倒睫或眼睑外翻等畸形,虽这些医源并发症可在术中及术后矫正,但更重要的是切除异常睫毛的同时将睑板腺组织切除。虽有文献报道此类患者睑板腺缺如,但我们通过患者术前术后泪液镜检查,发现术后其泪膜脂质层质量有改善。因此在去除异常睫毛的同时尽可能保留睑板腺的正常功能应是我们努力的方向。目前较多学者采用直视下破坏异常睫毛毛囊的方法。

手术方法

这里仅介绍直视下破坏异常睫毛毛囊方法。

麻醉:儿童患者采用全麻手术,成人采用局部麻醉。2% 利多卡因及 0.75% 罗哌卡因睑缘肌层及睑板上缘穹窿结膜下浸润麻醉。

暴露毛囊:在显微镜下,以睑板夹夹住所要手术的眼睑,翻转眼睑使睑缘呈倾斜状。以尖刀沿灰线切开,一般切开长度超过双行睫毛 2mm,但内侧要在泪点外 2mm。切开深度视睫毛生长情况而定,一般多在 6mm 左右。

直视下破坏毛囊

由于毛囊并不完全在同一层次或平面中,因此要在显微镜下顺着副睫毛查寻毛囊根部,然而逐个破坏毛囊。可有多种方法:

用线状刀在毛囊周围逐个切割,毛囊即松动,而后连同副睫毛一并摘除(图 14-93);

冷冻法,用细小的冷冻头行毛囊部冻融数次,至可轻触即可拿掉睫毛;

射频针破坏毛囊法,用射频针先以低能量轻刺毛囊,并渐增大能量,至轻触即可去除睫毛(图 14-94)。射频的原理为使组织的气化而达到组织的破坏,而非电解等方法使组织凝固,因此其对局部组织损伤小,可使睑板腺组织及眼睑后唇的损伤减至最小。

睑缘处理：将睑缘前后唇对合复位，不需缝合睑缘可自行对合。

术后处理：加压包扎48～72小时，术后滴用消炎眼药水及眼膏2周左右（该患者术前、术后像见图14-95，图14-96）。

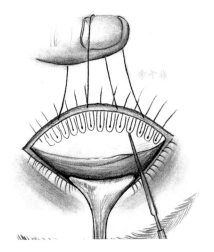

图14-93　逐个毛囊摘除

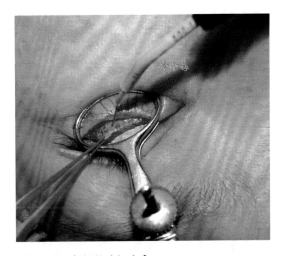

图14-94　射频针破坏毛囊

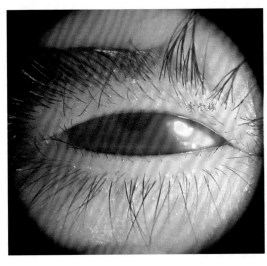

图14-95　双行睫术前

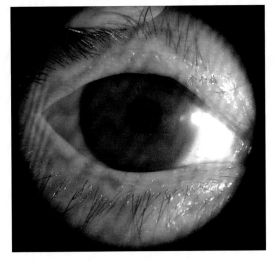

图14-96　患者术后1个月像

（李冬梅）

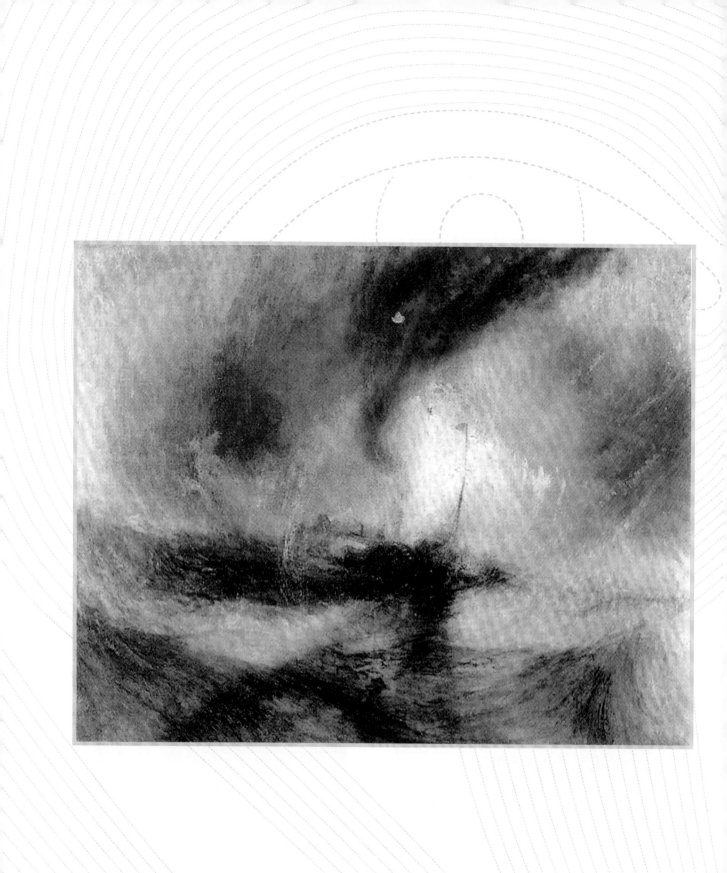

第十五章　眦角畸形

安知千里外,不有雨兼风? ——唐·李峤《中秋月》

世上之事物千差万别,千变万化,正如诗之意:此处皓月当空,他处却可能风雨交加。风云之变幻,难为人力所及。

眼睑、眼窝及眼眶之畸形对面部形态及功能影响极大,而睑裂和眦角形态及位置对颜面容貌同样有较大影响,而且影响眼面部正常生理功能。虽然外伤、炎症、肿瘤及先天等因素所造成的睑裂及眦角畸形,无法防患于未然,但通过手术可以矫正其畸形并恢复功能。眦角手术最重要之处在于完美的手术设计和完善的术式选择,只有做好这些方可恢复眦角的形态和功能。

第一节　概　　述

　　睑裂是由内、外眦角和上下睑缘围合而成。睑裂的长度和宽度,常因性别、年龄、眼别、种族等因素有所差别。国人睑裂高度平均为 7~12mm,睑裂宽度平均为 25~30mm。睑裂形状一般内侧较外侧宽,大部分人的睑裂呈水平状态,但也有例外者。内眦部低于外眦部即向外上倾斜者约占 13.23%,内眦部高于外眦部者约占 4.71%(图 15-1)。

　　睑裂的游离缘称为睑缘,上下睑缘结合处形成的角,构成了内、外眦角。内眦角呈钝圆角,一般为 45°~55°,外眦角呈锐角,平视时约 30°~40°,睁大眼时可达 60°~70°。内、外眦韧带是上下睑板两端汇合形成的结缔组织带。内侧称为内眦韧带,是一束很宽的结缔组织带,分为深浅两部分,深部附着于后泪嵴,浅部附着于前泪嵴与上颌骨额突。外侧者即为外眦韧带,附着于颧骨眶结节上。内外眦韧带对维持睑裂及内外眦角的形态和位置起着非常重要的作用(图 15-2)。

　　睑裂与眦角的形态及位置对颜面容貌影响极大,亦影响其正常生理功能。因外伤、炎症、肿瘤及先天等因素造成的睑裂及眦角畸形,对容貌外观及生理功能都产生一定的影响,应通过手术予以矫正。

　　本章主要讲述外伤性眦角畸形的矫正,先天性眦角畸形矫见第十五章。

第二节　内眦韧带离断、畸形的矫正

概述

　　内眦韧带是一束很宽阔的致密结缔组织带,质硬而坚固。起自上颌骨额突,分为上、下股及前后两叶,上、下股分别与上、下睑板相联系。前叶位于泪囊窝前方,与睑筋膜相连,附着于泪前嵴与上颌骨额突,是眼轮匝肌起点之一,后叶较薄弱,位于泪囊窝后方,附着于后泪嵴,与睑板张肌混合在一起,有牵引睑板向后的力量(图 15-1)。所以正常眼睑近内眦角处,先略呈后凹再向前凸。

发病原因

　　内眦韧带离断常见于颜面部的锐器切割伤、钝挫伤及其他复合性损伤,可致内眦韧带中央部或分叶断离,内眦韧带附着处撕脱或附着处的眶骨骨折移位和肌肉损伤等,同时可伴有邻近器官的损伤。

临床表现

　　内眦韧带断离或内眦韧带附着处发生骨折,内眦角失去牵拉,故内眦向外下移位,内眦间距增宽。

内眦部畸形

内眦移位

　　内眦部向颞侧或向下方移位,正常人内眦距离平均为 16~18mm(内眦部距鼻中线距离),一般内眦韧带离断患者内眦距离可增宽 6~8mm(图 15-3)。内眦部可向下方移位,偶有向上方移位者。

内眦窝变浅或消失

　　正常人内眦窝深度男性约为 12mm,女性约为 11mm。内眦韧带后叶离断,睑板失去向后牵拉的力量,因此内眦窝变浅甚至消失。如同时伴有骨折片错位愈合及瘢痕过度增生则内眦可隆起,使内眦畸形更明显(图 15-4)。

内眦角圆钝、睑裂变短

　　由于内眦韧带离断后,外眦韧带牵拉眼睑,内眦向外移位,睑裂变短,同时内眦角较正常圆钝。

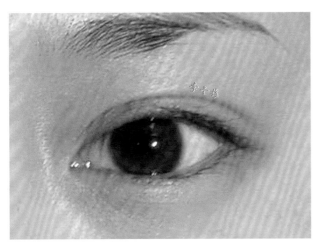

图 15-1 显示睑裂与眦角形态

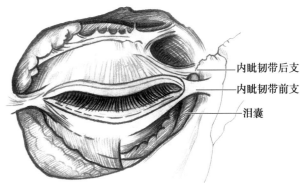

图 15-2 内外眦韧带的解剖

内眦韧带后支
内眦韧带前支
泪囊

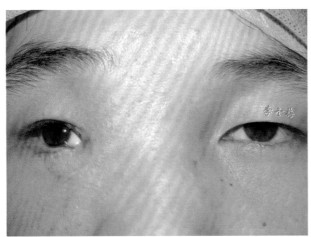

图 15-3 内眦窝消失内眦移位

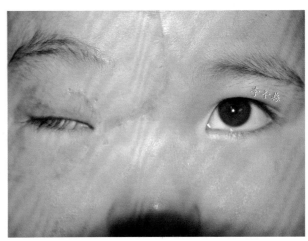

图 15-4 右侧额部皮肤撕脱伤致内眦韧带撕裂

邻近器官及组织损伤

泪道损伤

内眦韧带离断常伴有鼻泪管的损伤,伴有泪小管及泪囊损伤,因而导致泪道功能丧失,出现泪道阻塞及慢性泪囊炎而致溢泪或溢脓等。

伴有眼睑及眼窝畸形

外伤性内眦畸形患者往往伴有外伤性上睑下垂、眼睑外翻、眼球内陷、眼位偏斜、眼球运动受限甚至眼球破裂等。

鼻眶部骨折

鼻部及内眦部的创伤,往往伴有鼻骨、上颌骨额突、泪骨和筛骨的骨折和移位。其中眶内壁骨折最常见,若早期未整复,可遗留骨错位愈合等。

术前评估

眼部常规检查

包括视功能、裂隙灯、眼底检查等。

内眦畸形的检查

内眦间距测量

双眼内眦距离测量

测量双眼内眦距鼻中线距离。

双眼睑裂长度及宽度测量

双眼内眦角水平位置测量

患眼内眦角在水平方向上是否移位,移位程度测量。

伴随畸形及损伤的检查及测定

泪道功能检查

术前常规冲洗泪道,必要时行泪囊造影检查。

鼻眶情况检查

术前行 X 线平片或 CT 检查鼻眶是否有骨折。

眼睑及眼窝异常检查

确定眼睑及眼窝异常情况。

手术原则

颜面部及头皮大面积撕脱伤往往伴有内眦韧带撕脱,条件允许情况下最好同时缝合复位,此时解剖层次清楚,内眦部畸形尚未稳定,术后效果理想。但在外伤急救时多注意挽救生命,而忽略重新缝合内眦韧带。如果外伤当时未固定缝合内眦韧带,则应在伤后半年瘢痕软化后再行内眦韧带复位术。

手术原则为尽量使内眦韧带解剖复位,就是要将断裂的内眦韧带睑板端固定在近似原始位置的骨壁附近,使内眦间距恢复正常,内眦窝重现。内眦韧带固定复位手术中如单纯用丝线骨膜固定缝合,术后瘢痕收缩牵拉可使内眦畸形复发,因此大多情况下采用金属丝行内眦韧带的泪崤部固定,效果才能持久可靠。

内眦韧带缝合复位术

适用于单纯轻度的内眦韧带前叶离断。表现为内眦部仅向颞侧移位而无内眦窝的消失。

手术步骤

首先画出鼻正中线,定位患眼的新内眦点,要与健眼内眦等距离并位于同水平线。

麻醉:眶上神经、滑车上及滑车下神经阻滞麻醉,及内眦窝局部皮肤的浸润麻醉。

于内眦部作弧形切口,长约 10mm。钝性分离,切除皮下瘢痕组织,并分离暴露泪前嵴。

寻找断裂的内眦韧带残端,以 0 号丝线(或 3-0 尼龙线)将两断端缝合(图 15-5,图 15-6)。如鼻侧断端消失,也可将内眦韧带近内眦端缝于鼻根部骨膜上。缝线结扎前要测量内眦距离,矫正不满意则需调整缝线。

皮肤、皮下分层缝合。

单眼加压包扎 48 小时,隔日换药,术后 7 天拆皮肤线(该患者术前、术后像见图 15-7、图 15-8)。

注意

此方法虽操作简单,但因内眦韧带粗大,用丝线的力量将其重新固定于鼻侧骨膜上,则难以维系内眦的形态和位置,多数患者术后出现回退,因此目前多不主张应用。

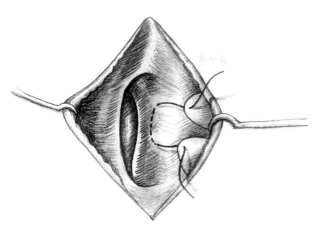

图 15-5　内眦韧带缝合示意图

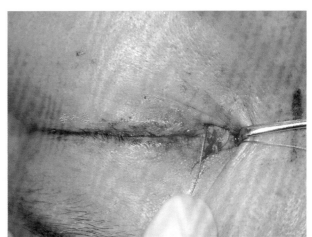

图 15-6　丝线缝合固定内眦韧带

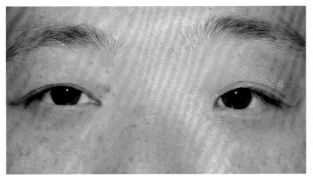

图 15-7　内眦轻度移位

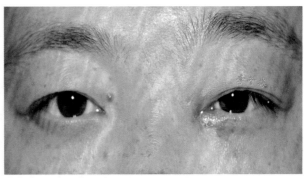

图 15-8　术后 1 个月像

内眦韧带复位钛钉钛板固定术

适用于内眦间距明显增宽,内眦窝变浅或消失者。

手术步骤

首先定出鼻正中线,定位患眼的新内眦点,要与健眼内眦等距离并位于同水平线。

麻醉:眶上神经、滑车上及滑车下神经阻滞麻醉,内眦窝局部皮肤浸润麻醉。

切口无鼻骨骨折错位愈合病例,直接沿内眦角外缘及其鼻侧水平线切开皮肤,切口呈水平的"Y"字形(图15-9),"Y"的末端为新内眦点。

钝性分离皮下组织直至鼻骨,彻底清除瘢痕、碎骨片等,充分暴露泪前嵴,如有残存破裂的泪囊组织可一并清除,要解除一切牵拉力量。

原内眦韧带残端多数无法找到,需行内眦韧带骨固定。参照术前的定位点牵拉内眦角使其复位,确保与对侧眼内眦角在同一冠状线和水平线上(可过矫1~2mm),而后在相应位置较为牢固的泪前嵴骨壁上拧入钛钉(自攻型钛钉无需提前钻孔)(图15-10)。

将口腔结扎丝一端缠绕于钛钉上,另一端穿过内眦角处内眦韧带的残端或眦角部位鼻侧,拉近结扎丝两端,拧紧,尽可能地使内眦角紧靠骨壁,而后将钛钉全部旋入骨内(图15-11,图15-12)。

再次查看内眦角的位置,确定两侧对称后,将钢丝剪断,而后将断端朝下深埋于组织内(图15-13)。

切除外侧过多的软组织和皮肤,分层间断缝合(图15-14)。

术后加压包扎48小时,隔日换药,术后7天拆皮肤线(该患者术前、术后像见图15-15,图15-16)。

注意

在众多书籍中均介绍内眦韧带复位术中应将内眦韧带重新固定于泪后嵴。内眦韧带分为前后两支,内眦形态的维持固然是其后支起主要作用,但泪后嵴是由泪骨和筛骨组成,骨组织薄弱,无法钻孔或固定金属丝、钛钉等。因此内眦韧带复位中只能将内眦韧带残端固定于泪前嵴后方相对应位置,也可达到同样效果;

金属丝固定内眦韧带有组织切割作用,在固定内眦韧带时采用内眦韧带残端捆扎法来减小其对组织的切割。

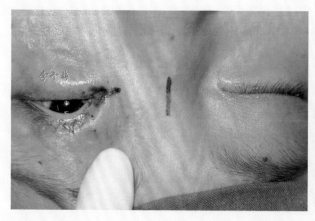

图15-9　皮肤"Y"形切口

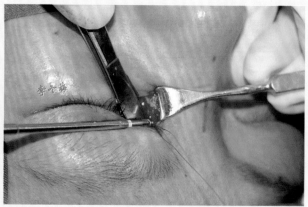

图15-10　自攻钛钉拧入泪前嵴后缘

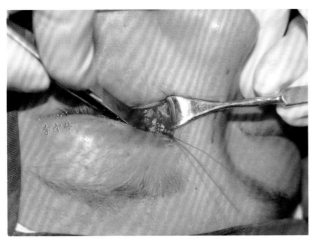

图 15-11 钛钉及结扎丝固定于泪前嵴后缘

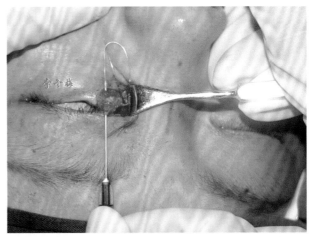

图 15-12 结扎丝穿过内眦韧带残端

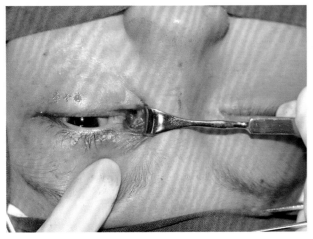

图 15-13 将结扎丝断端向下深埋到组织内,并同时行泪道插管术

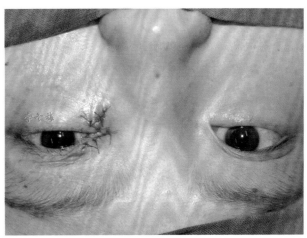

图 15-14 皮肤修剪后 V 形缝合,内眦向下移位行 Z 瓣转位术

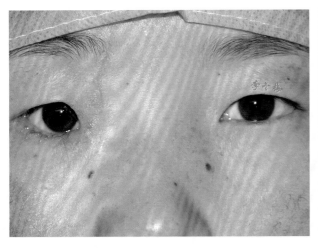

图 15-15 内眦韧带离断远内眦畸形,伴慢性泪囊炎

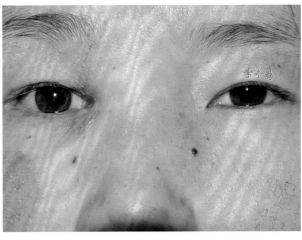

图 15-16 内眦复位同时行泪囊鼻腔吻合术,术后泪道通畅

钛钉联合钛板内眦韧带固定术

适用于泪前嵴骨折严重或有骨缺如时,无法在泪前嵴固定钛钉者。

手术步骤

切口设计及皮下分离同前。

于泪前嵴骨壁上固定微型钛板,视骨折或骨缺失的范围选择3孔或4孔钛板,跨过骨折区固定于骨折两端。通过结扎丝穿过钛板来连接内眦角(图15-17,图15-18)。

皮肤缝合。术后处理同上。

自体阔筋膜加固内眦韧带

适用于内眦韧带睑板端组织薄弱者或多次术后内眦回退者。

手术步骤

皮肤切口及皮下分离同上。

切取自体阔筋膜,方法见第三章。

6-0可吸收线将阔筋膜与内眦侧上下睑板缘缝合,然后将结扎丝一端固定筋膜,另一端与钛钉固定。以此方法加固内眦韧带睑板端(图15-19、图15-20)。

皮肤缝合及术后处理同上(该患者术前、术后像见图15-21、图15-22)。

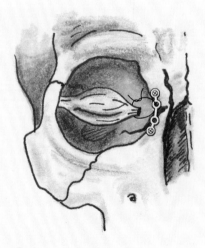

图15-17 钛板固定示意图

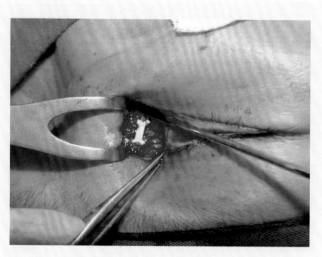

图15-18 泪前嵴骨缺如时先行钛板固定

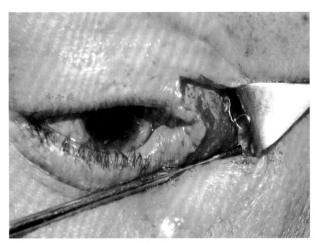

图 15-19 取出原钛钉及钢丝

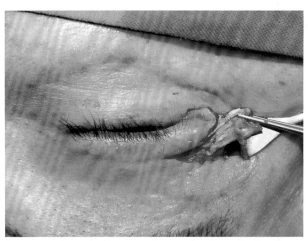

图 15-20 阔筋膜固定于内眦韧带鼻侧端,以阔筋膜加固内眦韧带残端

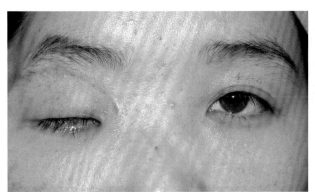

图 15-21 内眦畸形,内眦向颞侧及下方移位

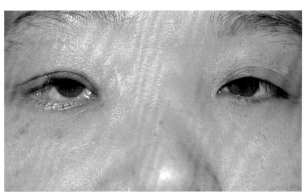

图 15-22 内眦畸形及上睑下垂术后

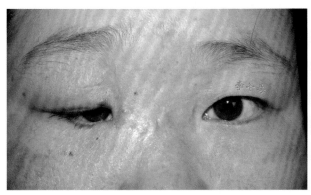

图 15-23 内眦畸形术前

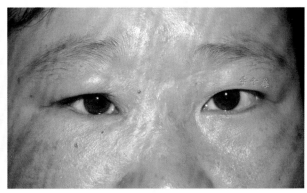

图 15-24 内眦韧带复位,并上睑下垂术后 3 个月

内眦韧带复位加眦角移位的整复

内眦韧带离断,内眦角常被瘢痕组织收缩牵引向上或向下移位,需同时行眦角移位的整复,一般采用"Z"成形术加以矫正。

手术步骤

麻醉同上。

先在内眦部画出"Z"字线,上下睑两个三角形皮瓣的大小、比例视移位的程度而定,移位大者,上睑皮瓣则应较大(图15-25,图15-26)。

按画线切开皮肤、皮下,沿皮下分离。彻底切除皮下瘢痕组织,寻找内眦韧带断端,如两侧断端可见,即可直接用金属丝扭转对合。如找不到内眦韧带断端,即于泪前嵴拧入钛钉,金属丝连接扭转固定,手术操作同前述(图15-27、图15-28)。

两皮瓣互换位置,适当修整皮瓣,以6-0尼龙线缝合(该患者术前、术后像见图15-29,图15-30)。

内眦韧带离断及伴有畸形的矫正

伴有上睑下垂

应待内眦韧带复位术后3~6个月局部情况稳定后再行上睑下垂矫正。如果远内眦畸形不明显,上睑无张力,可在内眦韧带复位术同时一期行上睑下垂矫正术(图15-23,图15-24)。此种上睑下垂多为腱膜性上睑下垂,一般可行提上睑肌腱膜修补术或缩短术。(见第十二章上睑下垂)。

眶壁骨折

眶壁骨骨折的手术适应证为:眼球运动受限、有复视或者眼窝凹陷>2mm。眶内壁骨折多发生于泪骨及筛骨纸板的薄弱处,一般不累及泪前嵴,不会影响钛钉固定的操作。如果泪前嵴受累,可加用条状钛板。眶壁骨折整复植入物的上缘不能超过泪前嵴水平,否则就会影响泪前嵴的暴露或妨碍后面的操作。

伴有其他眼睑畸形

如伴有睑外翻、眼睑闭合不全、眼睑退缩、上睑下垂等,多不宜同期手术,应在相关的解剖复位半年后,视具体情况分期手术,但术前要做好全面周密的计划,设计出最佳的、合理的手术方案。

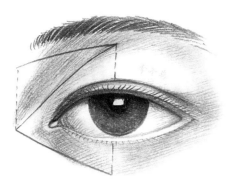

图 15-25　内眦移位矫正"Z"形皮瓣设计示意图

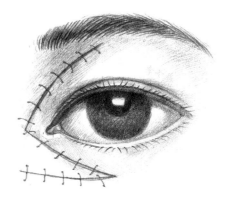

图 15-26　内眦移位"Z"瓣转位术

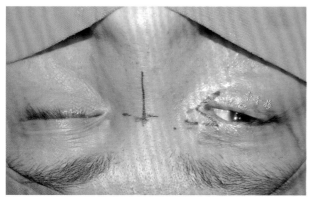

图 15-27　内眦移位皮肤切口设计

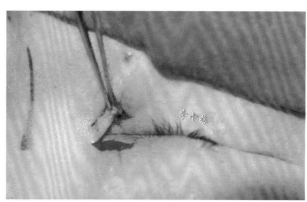

图 15-28　内眦向下移位行皮瓣转位

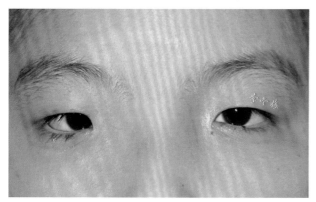

图 15-29　内眦移位术前

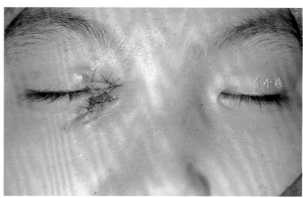

图 15-30　内眦移位"Z"瓣转位术毕

伴有泪器引流系统异常

慢性泪囊炎

先行泪囊鼻腔吻合术,切口可设计"Y-V"成形,也可做泪囊的弧形切口。由于内眦与鼻中线间距增宽,泪囊鼻腔吻合术中鼻黏膜和泪囊瓣多数无法相接缝合,可先预留好缝线,待内眦复位后再打结。并且此种情况泪囊多较小,一般我们把泪囊瓣前唇做大一些,只吻合前唇(图15-31、图15-32)。

然后再于泪前嵴适当位置拧入钛钉,复位内眦韧带(该患者术前、术后像见图15-33,图15-34)。

泪小管离断

首先行泪小管吻合术(图15-35),手术操作见第二十七章泪点及泪小管异常。

然后行内眦畸形矫正,如内眦移位则行移位矫正同上。成角畸形者亦行"Z"成形术(图15-36)。术后处理同前(该患者术前、术后像见图15-37,图15-38)。

泪道结构缺失

一般此种情况只能考虑行泪道旁路插管术。见第二十九章获得性泪道排出系统阻塞。

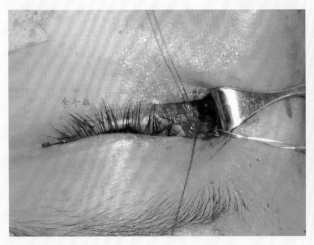
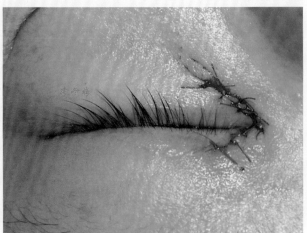

图15-31　吻合泪囊前唇　　　　　　　　　图15-32　皮肤"V"形缝合

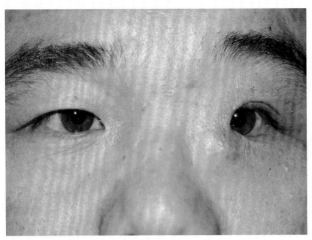

图 15-33　内眦畸形伴慢性泪囊炎

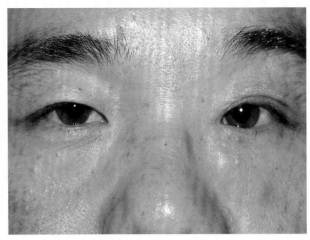

图 15-34　内眦复位联合泪囊鼻腔吻合术后 1 年

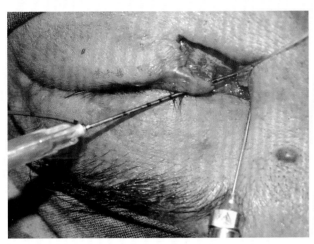

图 15-35　行泪小管吻合插管

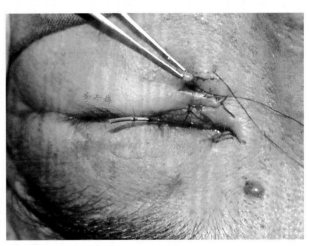

图 15-36　同时行"Z"成形矫正成角畸形

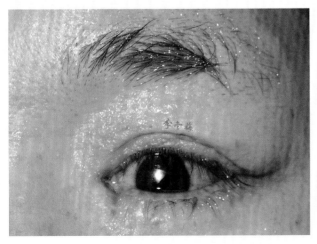

图 15-37　内眦畸形泪小管断裂

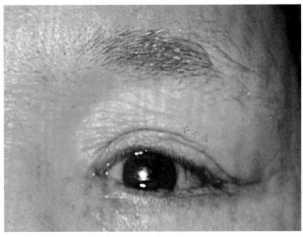

图 15-38　术后半年像

第三节　外 眦 畸 形

概述

中国人睑裂以水平位最多,占 82.06%,其次为外眦向上倾者占 13.23%,再次为外眦向下者占 4.7%。正常人外眦部呈锐角,约 30°~40°,睁大眼时可达 60°,外眦韧带在维持外眦角的形状和位置上起着非常重要的作用。外眦韧带是一束很单薄的纤维束,由上、下眼睑的睑板外侧联系而成,附着在上颌骨的颧结节上,浅部和眶隔及轮匝肌融合形成外侧眼睑的水平线,深部与外直肌的扩展部连接,上缘和提上睑肌的外角连接,下缘和 Lockwood 悬韧带外侧缘连接。外眦韧带先天发育异常或外伤断裂可引起外眦角的形态及位置异常。

分类及临床表现

外眦角移位

外眦角向上移位

种族因素与睑裂斜度和形状有关系,并非全部为畸形,改变明显者方可视为畸形。外伤后外眦角向上移位者多见。

外眦角向内移位

外眦韧带离断,外眦角失去牵拉引起。

外眦角向外移位

多为先天性异常,较少见,一般双眼对称。发生原因可能为一种发育异常,即当上、下睑分离时,睑裂与眼球和眼眶大小不成比例所致。表现为睑裂向外侧加长,像正常人外眦部皮肤向后牵拉的形状,在眼外面成一杯状窝并有结膜暴露。

外眦角形态异常

外伤外眦角形态异常可有多种改变,但大部分表现为外眦角圆钝、睑裂缩小,或者外眦角变窄、睑裂变长。

术前评估

眼部常规检查

包括视功能、屈光状态、裂隙灯及眼底检查等。

外眦畸形的检查

双眼睑裂大小测量

睑裂长度及宽度测量。

外眦角的角度测量

判定外眦角是否圆钝或者变窄。

外眦角的位置测量

双眼对照测量外眦角上、下移位的程度。

手术方法

外眦角畸形整复术

外眦部箭头状皮肤切除术（外眦部"V"形皮肤切除术）

适用于外眦部因垂直瘢痕所造成的轻度外眦角圆钝及睑裂缩短者。

手术方法

麻醉：局部麻醉。麻醉前用手捏起外眦部皮肤，观察外眦角形态，以确定箭头的角度、切口长度和去皮量。

距外眦 10mm 处作一个箭头样皮肤和肌肉切除，两侧切口应与睑缘弧度相对应，切口颞侧尖端为锐角，近外眦端创面基底部内缘切口为锐角（图15-39）。

适当分离外眦部皮下组织。皮下组织缝合一针以减少皮肤缝合时的张力（图15-40）。

皮肤以 6-0 丝线间断缝合（该患者术前、术后像见图15-41，图15-42）。

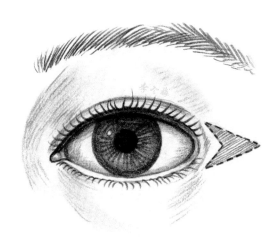

图15-39 外眦箭头样皮肤切口设计

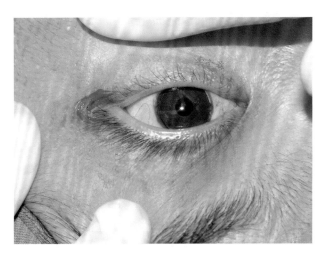

图15-40 箭头样皮肤切除

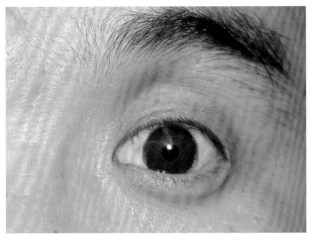

图15-41 外眦圆钝术前

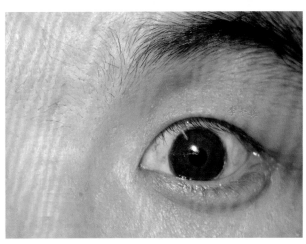

图15-42 患者术后1个月像

外眦角移位的整复

"Z"成形术适用于较严重的外眦角向上或向下移位者,同时适用于内眦角移位者。

手术操作(同内眦"Z"成形)

麻醉:外眦部皮下浸润麻醉。

外眦部上下睑缘外 3mm 平行睑缘做皮肤切口,切口长度视眦角移位程度决定,一般长度为 1.0~1.5cm。

如外眦角上移,"Z"字形切口线设计在下睑切口末端,反之"Z"字形切口线则于上睑切口末端相连。"Z"形切口线末端位置即为手术欲达到的新外眦点(图 15-43,图 15-44)。眦角移位的整复,应过矫 1~2mm,以防愈合后的轻度回退。

沿画线切开皮肤及皮下组织,充分剥离皮瓣(图 15-45),松解及切除皮下瘢痕组织。

如外眦韧带已离断,应找到断端,重新固定于原眶骨附着处。

两个皮瓣交错换位(图 15-46),皮瓣下缝合一针固定于眶缘骨膜,以助皮瓣固定。换位后的两个皮瓣对位间断缝合。

术后处理同上(该患者术前、术后像见图 15-47,图 15-48)。

外眦韧带离断整复术

适用于较重的外眦圆钝、睑裂缩短者。此术式加强了外眦韧带力量,较前面单纯皮肤或深部软组织牵拉,作用更强,效果更持久。

外眦韧带离断眶骨膜瓣转位整复术

手术方法

麻醉:外眦部皮下加外眦部眶骨膜浸润麻醉。

采用外眦颞侧5mm 平行的眶缘切口,或采用外眦部"Y"形切口(图 15-49)。

切开皮肤、皮下,分离皮下组织,去除皮下瘢痕组织,充分暴露颞侧眶缘骨膜。

暴露上下睑外眦部睑板组织,将睑板颞侧向外牵拉,测量其距离,此距离即可决定眶缘骨膜瓣的长度。

作基底位于眶缘的眶骨膜瓣,宽度为 5~6mm,骨膜瓣中央水平切开(图 15-50)。

骨膜瓣上下两叶交错于上、下睑板面,对照健侧睑裂向外牵拉睑板颞侧端,将骨膜上下叶缝合于睑板颞侧端适当部位,需与睑板面重叠2mm。

皮肤创缘修整,间断缝合,如作"Y"形切口,最终缝合成"V"形。

外侧眶骨膜瓣外眦韧带固定术

(见第八章眼睑松弛症)

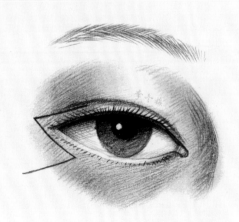

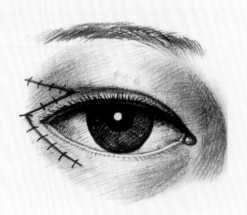

图 15-43   外眦移位"Z"成形设计示意图   图 15-44   皮瓣换位缝合后示意图

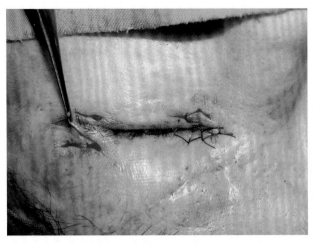

图 15-45　分离皮瓣

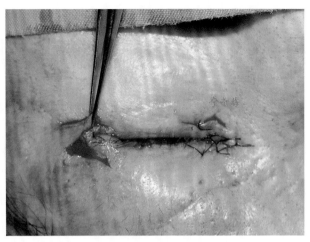

图 15-46　固定外眦韧带后两皮瓣换位

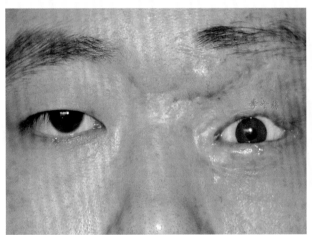

图 15-47　内眦角向下移位术前

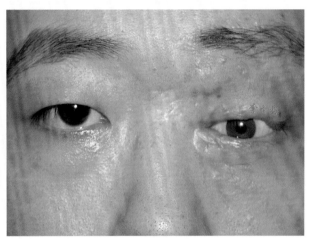

图 15-48　患者行内眦外眦移位矫正术后像

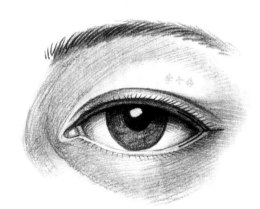

图 15-49　外眦部"Y"形切口设计

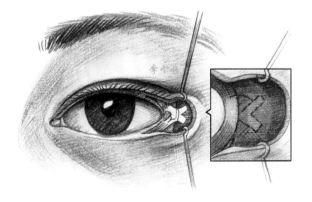

图 15-50　眶骨膜瓣制作示意图

（李冬梅）

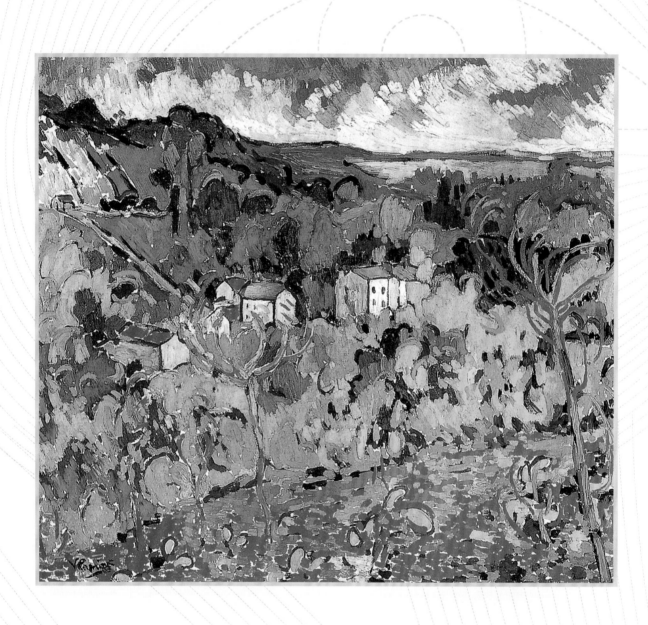

第十六章　眼睑肿瘤

生命因为有结局才绚丽——《生命的留言》

生命有着多少不可承受之轻？生命又有多少不可承受之苦？坦荡豁达、坚忍不拔方可燃出生命之火。

当然了，眼睑肿瘤对生命之威胁轻乎之轻，发生于眼睑的肿瘤大多为良性者，而恶性肿瘤者其恶性程度亦较低。当肿物影响外观和功能，或可疑为恶性者，则需行肿物切除，而切除的病变组织无论可疑良性还是恶性肿瘤，都要行组织病理学检查，如术前怀疑恶性肿瘤者术中应行冰冻切片监控性切除术。

第一节　眼睑上皮性肿瘤

眼睑良性上皮性肿瘤

鳞状细胞乳头瘤

鳞状细胞乳头瘤是眼睑最常见的良性肿瘤,也称为皮肤乳头状瘤或纤维上皮息肉。往往多发,好累及睑缘,表面常有角化蛋白痂,无蒂或有蒂,表面呈乳头状,病变颜色和邻近眼睑皮肤相同(图16-1)。

组织病理学表现为:病变呈指状突起,增生的鳞状上皮覆盖纤维血管组织,表面有角化过度或灶性角化不全区域。

治疗:单纯切除肿瘤病变。

角化棘皮瘤

角化棘皮瘤是假性癌性增殖的特殊型,可能为低度恶性的鳞状细胞癌。多发于中、老年皮肤暴露区。病变通常生长较快,病程较短,常为数周或数月,可于2~6个月自行消退而遗留萎缩斑。临床表现为硬性结节,中央可有火山口样溃疡,充满角化物质,基底部不向深部浸润(图16-2)。

皮角

皮角只是一种临床描述,为皮肤上皮形成的动物角状增生物。可见于眼睑皮肤和前额等处。病变呈浅黄色或浅棕色,从皮肤面呈疣状突起,基底较大,呈圆锥状或圆柱状。多见于老年人。病变属于皮肤的过度角化。一般较为稳定,有时可脱落自愈,偶有发生癌变者(图16-3)。

治疗:如为美容或明确诊断可手术切除。

基底细胞乳头状瘤

基底细胞乳头状瘤又称脂溢性角化病,多发生于中老年人,常累及眼睑和面部皮肤,也可见于其他部位,为良性病变。表现为深棕色、边界清楚的分叶状赘生物,可表现如脑回状。表面质脆,富有油质,可单发或多发,大小从几毫米到几厘米(图16-4)。根据组织病理学表现的差异分为三种类型:角化过度型、棘皮症型和腺样型。

组织病理学主要表现为不同程度的表皮角化过度,病变中含有充满角化蛋白的囊性包涵体。

治疗:主要为手术切除、冷冻或激光治疗。

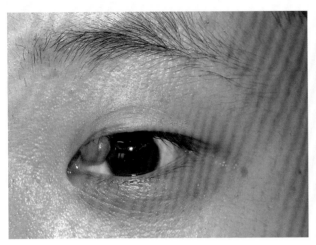

图 16-1 发生于睑缘的乳头状瘤,呈息肉样

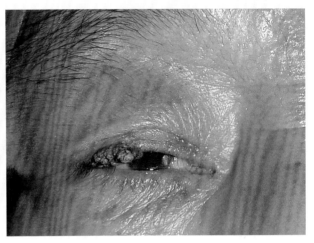

图 16-2 角化棘皮瘤(患者男性,60 岁,右上缘肿物,肿物中央有溃疡,充满角化物质)

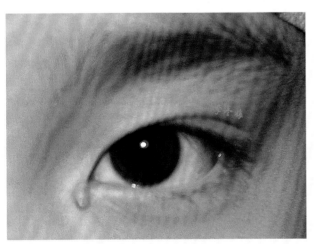

图 16-3 患者女性,10 岁,位于内眦部的疣状突起

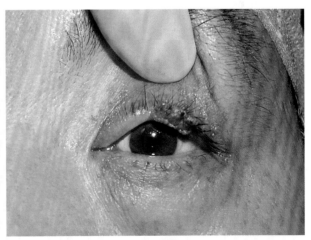

图 16-4 基底细胞乳头状瘤(患者男性,55 岁,上睑肿物呈棕色分叶状)

眼睑恶性上皮性肿瘤

基底细胞癌

基底细胞癌是最常见的眼睑恶性肿瘤,占眼睑肿瘤85%~95%,多发于中老年人。恶性程度低,多局限性生长,少见转移。

临床表现:好发于下睑,占全部病例的2/3,近内眦部和上睑各占15%,外眦部最少约占5%。发生于眼睑的基底细胞癌多为:结节溃疡型、色素型、硬斑型、表浅基底细胞癌。

结节溃疡型(图16-5)初为小的半透明结节,小毛细血管扩张、隆起、质硬,生长缓慢,日久,肿瘤中央可破溃,状如火山口,渐向周围及深层侵蚀,破坏眼睑及结膜;

色素型(图16-6)肿瘤呈结节状,含色素较多,呈灰蓝色,常误诊为恶性黑色素瘤;

硬斑型表现为苍白、坚硬、边界不清的斑块,呈广泛浸润性生长,可侵及眼眶内和鼻窦内,一般不形成溃疡;

表浅基底细胞癌病变呈多发性,表现为鳞屑性红斑,周围呈细珍珠样,中央有浅表溃疡和结痂。

影像学检查:主要为观察病变侵犯范围和骨骼改变。

组织病理学表现(图16-7):基底细胞癌起源于表皮基底层上皮生发细胞,肿瘤细胞形态类似表皮基底细胞,细胞呈卵圆形、圆柱形或梭形,胞浆少、深嗜碱性,细胞核深浓染色,胞核染色质丰富。基底层细胞排列成栅栏状。基底膜破裂并向深层组织呈浸润性生长。根据细胞的分化程度,将基底细胞癌分为未分化型和分化型两大类型。

治疗:

早期手术切除,可术后辅以放疗。手术切除是最常用、最有效的方法,手术切除范围应足够大,术中应行冰冻切片检查以监测切除标本边缘,确定肿瘤已完全切除干净;

放射治疗对大多数基底细胞癌有效,但对硬化型效果差;

光化学疗法利用静脉注射光敏剂血卟啉衍生物,对瘤细胞有特殊亲和力,在激光照射下,经过一系列化学反应,发生氧化作用破坏癌细胞膜。

鳞状细胞癌

眼睑鳞状细胞癌较少见,居眼睑恶性肿瘤第三位,与基底细胞癌之比为1:39,它可以自发,亦可起自原先存在的病变。

临床表现:多发于中老年人,好发于睑缘皮肤黏膜移行处,位于下睑和睑缘部。初像乳头状瘤,渐形成溃疡,边缘隆起,质硬。可向深部组织侵蚀(图16-8)。预后较好,早期罕见转移。

组织病理学表现:分化好的肿瘤中,细胞为多边形,有丰富的嗜伊红胞浆,有角化不良细胞及角化珠形成,核明显,深染。未分化或低分化的肿瘤中,细胞呈梭形,体积较小,胞浆少核深染,无细胞间桥。

治疗:广泛局部切除并应用Mohs技术及标记法冰冻切片监控切除为最好的方法,如肿瘤扩散可术后辅以放射治疗,但鳞状细胞癌对放射治疗不像基底细胞癌敏感。

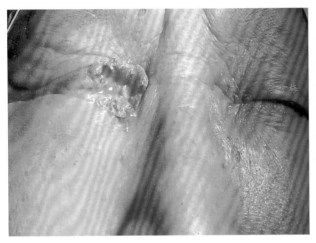

图16-5　上下睑及内眦部肿物3年,肿瘤中央溃疡,深层侵蚀,向眶深部侵蚀

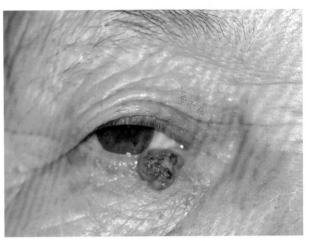

图16-6　右下睑基底细胞癌,呈棕色结节,质硬

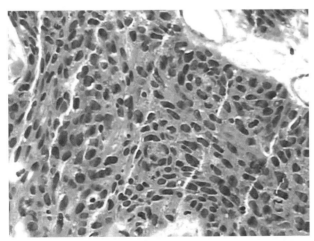

图16-7　基底细胞癌组织病理学检查

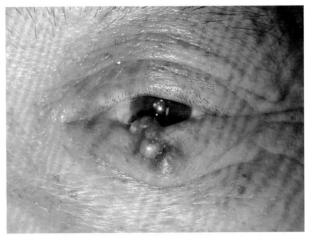

图16-8　下睑皮肤与结膜交界处鳞状细胞癌,肿物似乳头状,表面不平,溃疡

第二节 眼睑腺体和附件肿瘤

眼睑皮脂腺癌

眼睑皮脂腺癌占眼睑恶性肿瘤的第二位，多发生于睑板腺和睑缘毛囊周围的 Zeis 腺，极少发生于眉弓或泪阜的皮脂腺。

临床表现：多发于中老年女性，好发于上睑。起自睑板腺者，与睑板腺囊肿相似，渐增大后睑板呈弥漫性增厚，相应睑结膜面呈黄色隆起（图 16-9）。起自皮脂腺者，表现为睑缘黄色小结节，渐增大后可溃疡或呈菜花状（图 16-10，图 16-12），个别病例睑缘增厚、溃烂，状似睑缘炎表现。初起时病变常有误诊为霰粒肿者，而按霰粒肿处理，因此致病变复发。发生于眼睑的皮脂腺癌有全身转移倾向，可转移至耳前腺和颌下淋巴结，还可向肺、肝和脑组织转移。

组织病理学表现（图 16-11）：系由皮脂腺来源的肿瘤细胞构成，呈巢状或小叶样分布。分化好的癌细胞多显示向皮脂腺细胞分化，细胞比较大，呈多边形，胞浆丰富、淡染，因含脂滴有细空泡呈泡沫状外观，细胞核为圆形，多不居中，可稍偏向细胞周边，并可见核仁。分化较差的癌细胞可同基底细胞癌及鳞癌相近似，需加以鉴别。细胞多表现为胞浆少，细胞核有明显异形性，出现病理核丝分裂像，核仁明显可见。组织学上可将睑板腺癌分为五种类型，即：分化型、鳞状细胞型、基底细胞型、腺样型及梭形细胞型。

治疗：以手术切除为主。本病恶性程度高，比基底细胞癌及鳞状细胞癌更易发生转移，转移率高达40%，而且对放疗及化疗都不敏感，一经确诊，即考虑手术切除。手术切除范围要足够大，术中行冰冻切片检查以监测切除标本边缘，以确定肿瘤已完全切除干净。此肿瘤对放射治疗不敏感，只对于有手术禁忌或局部切除术后复发者，可行眼部放射治疗。

毛囊肿瘤

钙化上皮瘤

钙化上皮瘤又称为毛母质瘤。多发于儿童及青少年，病变常位于眉弓或上睑近眉弓深部。表现为：单个实性或囊性可活动的皮下结节，表面皮肤正常，一般大小为 5mm×20mm。

组织病理学表现：肿瘤由两种细胞组成，一型为嗜碱细胞，为病变早期多见，形如基底细胞癌的基底细胞。另一型为影细胞，病变晚期多见，细胞核消失，细胞边界清楚，胞浆淡染。

治疗：手术切除可治愈。

毛发上皮瘤

毛发上皮瘤可为多发性和单发性，多发性者属常染色体显性遗传，发生于幼年，多见于面部，呈球状、硬性结节，与皮肤色泽相同。单发性者多见于成人，无遗传性。组织病理学表现：多数鳞状细胞囊肿，囊肿中央充以角质，周围为增生的基底样细胞。

治疗：手术切除。

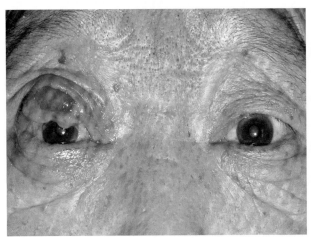

图 16-9　睑板腺癌,弥漫增厚,相应睑结膜面呈黄色隆起

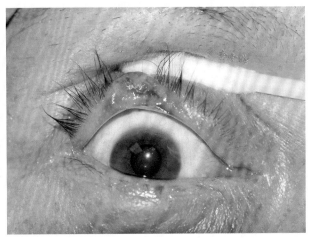

图 16-10　起自睑缘皮脂腺的肿物,睑缘呈溃疡状

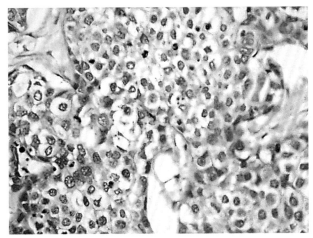

图 16-11　睑板腺癌组织病理学检查

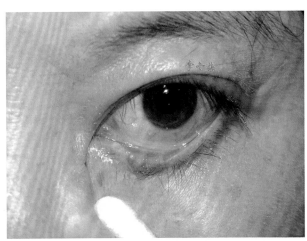

图 16-12　下睑睑板腺癌

第三节　眼睑黑色素细胞性肿瘤

眼睑良性黑色素细胞性肿瘤

眼睑黑色素性肿瘤起源于:痣细胞、表皮的黑色素细胞和真皮的黑色素细胞。

眼睑良性黑色素细胞性肿瘤也称为痣,是眼睑先天性扁平或隆起的病变,境界清楚,由痣细胞构成。根据痣细胞所在位置分为:皮内痣、交界痣、复合痣、蓝痣及太田痣等。

皮内痣

皮内痣是最常见的痣,起源于真皮,多数为良性而不发生恶变。临床表现为乳头状或息肉状,少有色素,有色素者则为棕色或黑色,表面可出现毛发(图 16-13)。组织病理学表现:痣细胞位于真皮内,细胞由浅渐向真皮内深入,其核渐变小呈梭形。

交界痣

交界痣起源于表皮深层和真皮的交界部位,可发展成恶性黑色素瘤。

临床表现为扁平,边界清楚,一致性棕色病变(图 16-14)。

组织病理学表现:痣细胞位于表皮与真皮交界部位,细胞核呈多形性。

蓝痣

蓝痣为起源于真皮色素细胞层。表现为扁平状,呈蓝色或灰色。组织病理学表现为痣细胞位置较深,位于真皮层内,细胞呈细长梭形。

太田痣

太田痣专业名称应为:先天性眼皮肤黑色素细胞增多症,常为单侧,偶见双侧者,为出生后即有或于出生后第一年内出现。表现为围绕眼睑、眼眶和眉部皮肤的一种蓝痣。治疗:如影响美观,及有畏光、异物感、遮挡视线等症状者可手术切除。

复合痣

复合痣具有交界痣和皮内痣的特点。临床表现为略高起、棕色色素性肿瘤。组织病理学表现:痣细胞位于交界地带及真皮内,近表皮细胞较大,呈圆形,色浅。眼睑分裂痣又称为"对吻痣",肿物同时见于上下睑,闭眼时上下睑的色素斑块呈合二为一的形态。为皮肤黑色素病变,组织学属于复合痣(图 16-15)。

眼睑黑色素瘤

眼睑黑色素瘤占眼睑所有恶性肿瘤的 1%,虽发病率低,但皮肤癌死亡病例中 2/3 为黑色素瘤所致。可起自原先存在的交界痣、复合痣等,也可自行发生(图 16-16)。

临床表现:分为四型。

小痣恶性黑色素瘤

表现为扁平的斑,边界不规则,有不同程度的色素沉着。主要发生于老年人曝晒区。

表浅扩散性黑色素瘤

表现为扩散的色素斑,颜色不一,边界不规则,可触及边界。发展为侵犯期时,出现丘疹和结节,有不同程度的色素沉着。

结节性黑色素瘤

表现为小的蓝黑或无黑色素的有蒂小结节。

原发于痣的黑色素瘤

色素痣暗示恶变的预兆性体征:颜色改变、大小变化、形态特征的改变、质地变化、周围皮肤的变化等。

组织病理学表现为瘤细胞排列成片状,细胞体积较大,多呈圆形、椭圆形和多边形,见有瘤巨细胞。部分细胞胞浆内可见黑色素颗粒。细胞核圆或椭圆形,核染色质浓淡不一。核膜清楚,有的可见嗜酸性大核仁,核分裂像多见,并可见淋巴细胞和浆细胞混杂其间。

治疗:彻底切除,但不同情况预后不同。肿瘤细胞侵犯水平不同有不同的预后。

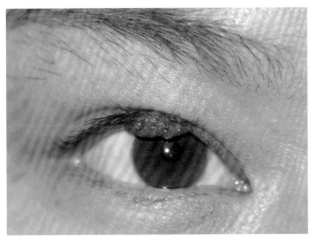

图 16-13 色素痣,呈乳头状,其上有毛发生长

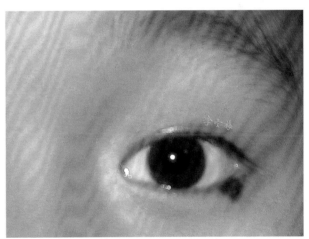

图 16-14 显示发生于下睑缘的色素痣,呈黑褐色,表面光滑,不隆起

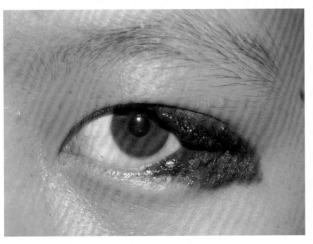

图 16-15 眼睑分裂痣(图中显示分裂痣基本对称地分布于上下眼睑,表面隆起)

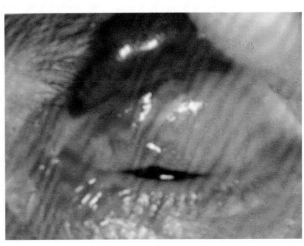

图 16-16 显示发生于上睑缘的黑色素瘤,边界不规则

第四节　眼睑错构瘤

眼睑错构瘤主要有来源于血管、淋巴管、神经源性肿瘤及黏液瘤。

眼睑血管瘤

眼睑血管瘤是血管组织先天性发育异常,因此归为错构瘤,其常分为以下类型。

毛细血管瘤

眼睑血管瘤最常见者为毛细血管瘤,约占2/3,出生时或生后发生,至7岁左右可自行消退。

临床表现为位于表浅者受累皮肤呈鲜红色(图16-17),部位深在者,则呈紫蓝色。又根据表面情况,如表面平坦者,称为"火焰痣",表面呈乳头状隆起者,称为"草莓痣"。

组织病理学表现为增生毛细血管和内皮细胞,位于表皮下真皮内,可见多数毛细血管或内皮细胞构成条索状或实体状。

海绵状血管瘤

次常见者为海绵状血管瘤,为发育性,不会自行消退,而会渐增大。临床表现病变位置较深,呈淡紫色软性结节状肿块(图16-18,图16-19),富有弹性和压缩性,可深入眶内导致眼眶扩大。

组织病理学表现:由大小不等、不规则极度扩张的血窦构成,内皮细胞衬里、管壁有平滑肌的大血管腔组成。

治疗:血管瘤有自行退缩的趋势,小者可采用瘤体内注射糖皮质激素、冷冻疗法,如无效,可手术切除。大者或海绵状血管瘤则应手术切除。

眼睑神经源性肿瘤

眼睑神经纤维瘤

眼睑神经纤维瘤可伴有其他部位的皮肤病损,也可为孤立的眼睑病变,如伴全身多发性神经纤维瘤以及皮肤有咖啡斑者称为神经纤维瘤病。

临床表现为上睑皮肤增宽变薄,上睑皮下可触及质硬或软性包块,由于肿瘤的机械压迫可致上睑下垂、睑裂缩窄或眼睑外翻等(图16-20)。

组织病理学表现为增生的雪旺细胞和结缔组织呈丛状排列。

治疗:为美容或肿瘤引起机械性上睑下垂而影响视力者可行手术治疗,手术中只能切除一部分板层状的神经纤维瘤组织,由于肿瘤分界不清无法彻底切除。

具体阐述见第三十六章。

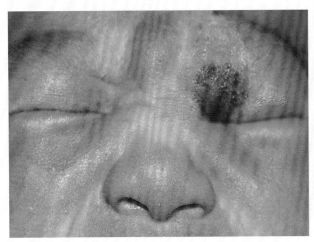

图 16-17　眼睑血管瘤,位置表浅,表面平坦似"火焰"状

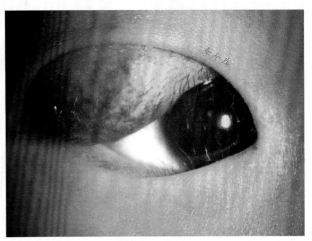

图 16-18　眼睑血管瘤,位置较深在、呈紫色结节状

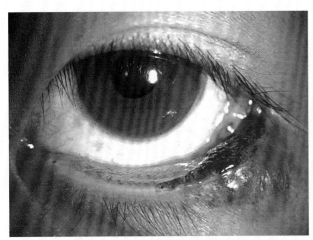

图 16-19　发生于下睑深部的眼睑血管瘤

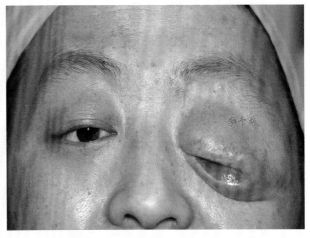

图 16-20　患者为上睑神经纤维瘤,眼睑增宽,由于肿瘤压迫而致上睑下垂、下睑外翻等畸形

第五节　眼睑黄色瘤及黄色瘤病

眼睑黄色瘤及黄色瘤病并非为眼睑的肿瘤,而应为眼睑的代谢性疾病,因其外观似肿瘤样,故于本章节中讲述。

眼睑黄色瘤

眼睑黄色瘤常见于老年人,为类脂样物质在皮肤组织中沉积。多发生于上睑内侧,也可发生于下睑的皮肤和皮下的双侧对称性扁平隆起,呈淡黄色斑块状、质软。病变为缓慢进行增大(图 16-21)。通常此类患者血清胆固醇水平正常,部分患者合并有糖尿病或其他的高血脂等。

组织学表现为位于真皮内分布于血管和真皮附属器周围的泡沫样细胞组成。

治疗:如为美容可行激光或手术切除。术后可复发。

眼睑黄色瘤病

眼睑黄色瘤病比黄色瘤的病损范围广,可侵及两侧上下眼睑,多数患者合并有高血脂症(图 16-22)。组织学表现病变位于真皮深部,除见泡沫样细胞外,可见多核巨细胞、炎性细胞及纤维化。

治疗:手术切除,但术后仍可复发。

第六节　眼睑肿瘤切除术前评估

患者的评估

术前常规查体

术前需进行全面的眼及附属器的检查,包括双眼视功能、眼睑及泪器情况。应记录受累眼睑肿瘤特征,包括肿瘤位置、大小、边界、色泽、质地、是否存在溃疡,记录眼睑特别是睑缘、睫毛侵犯情况,睑板腺是否破坏,检查眼睑肿瘤还应包括眼睑皮下组织检查并确定病损是否侵及眶骨或眼球。对多中心肿瘤如睑板腺癌及恶性黑色素瘤等应该对整个结膜表面、包括睑结膜及穹窿部的检查。记录泪点及眦部受累情况。眼部 B 超及 CT、MRI 检查也是必要的,大的肿瘤及广泛复发性肿瘤或侵及深部皮下组织的肿瘤,肿瘤附近的骨质可能已被侵犯。

全面查体

大多眼睑恶性肿瘤,都有潜在局部及全身转移的危险。术前行耳前、颌下及颈部淋巴结触诊检查。全身系统检查,包括胸片、肝扫描、肝功能等检查。

眼睑肿瘤切除原则

眼睑肿瘤切除再造目的

彻底清除肿物

修复眼睑缺损恢复眼睑功能及眼部美观

眼睑肿瘤切除原则

不论是良性肿物还是恶性肿物,切除要干净彻底,切下的病变组织无论可疑良性还是恶性肿瘤,都要行组织病理学检查,如术前怀疑恶性肿瘤者术中应行冰冻切片监控性切除术。

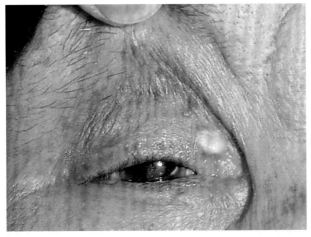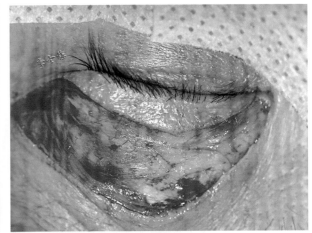

图 16-21 黄色瘤(患者男性,70 岁,发生于上睑内侧扁平状淡黄色斑块状肿物)

图 16-22 手术中可见位于真皮深部的淡黄色斑块

第七节 冰冻切片监控性眼睑恶性肿瘤切除

Mohs 手术法

Mohs 手术法(Mohs micrographic surgery, MMS)是一种最大限度保留健康组织而达到最高治愈率的皮肤肿瘤切除方法,它将组织学医师与整形医师完美地结合,从而使患者最大的受益。

手术步骤

以画线笔标出肿瘤边界,局部浸润麻醉。

如肿瘤过大等,必要时可用剪刀、刮匙等缩小肿瘤体积,但大部分情况下不需要缩小肿瘤体积。

于显微镜下可见的肿物边缘外 4mm(根据肿物的性质、大小、初发或复发等决定边缘范围)处以尖刀与基底部倾斜 45°角切除全厚组织(图 16-23)。

将标本置于平皿中生理盐水纱布上,仍然保持原来的定位方向。

创面止血后以纱布临时覆盖。

绘制与缺损区对应的标本定位图,然后将标本切分成 5 ~ 10mm 直径的块状(图 16-24,图 16-25)。

将这些小标本标号并标记上颜色代码,仍与定位图相对应。

将每一个组织块做水平冰冻切片检查,如边缘无肿瘤组织,整形医师即可进行整复。如果在任何一块组织块中发现肿瘤,此边缘则需行进一步切除,再重复以上的过程直到边缘无肿瘤为止。

Mohs 手术法能完全切除肿瘤组织,提高了肿瘤的治愈率,降低了肿瘤的复发率,而且极大限度地保留了健康眼睑组织,为眼睑的修复提供了良好的基础,因此 MMS 手术法为皮肤肿瘤治疗的金标准。

标本标记冰冻切片控制性肿物切除法

标本标记冰冻切片控制性肿物切除术,实为 MMS 手术法的一种修改方法。

手术步骤

可疑为恶性肿瘤者,手术应采用扩大切除方法,切除范围应在显微镜下所见肿瘤边缘外 4 ~ 5mm(图 16-26),如为黑色素瘤应作更广泛的切除。

肿物切除后在肿物的四个边缘用不同颜色缝线及相同颜色缝线留取不同缝线长度来标记各个边缘,立即将标本以生理盐水纱布包裹送病理室行冰冻切片检查(图 16-27,图 16-28)。行连续切片从组织外缘向内侧检查。手术操作及行冰冻检查过程中都切忌对切除组织块的挤压。

冰冻切片报告主要为两个内容,一为肿物性质;二为肿物是否切除干净,四个切缘是否已切干净,并告知肿物距离切缘是否较近。如病理报告某侧仍见肿瘤细胞,则在相应侧扩大切除,再作冰冻切片检查直至病理报告肿物切除干净为止。如病理报告某侧肿物距切缘较近,则在相应侧再略行扩大切除。

病理报告切缘无肿瘤,而且肿瘤距切缘超过 3mm,此时可行眼睑缺损的修复与重建。

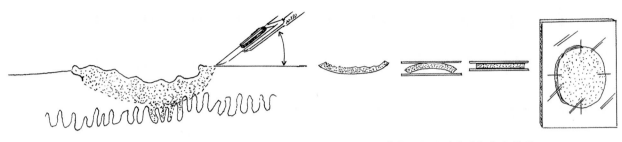

图 16-23 沿肿物边缘外 1~4mm 切除肿物　　　　　图 16-24 画出与缺损区对应的标本定位图

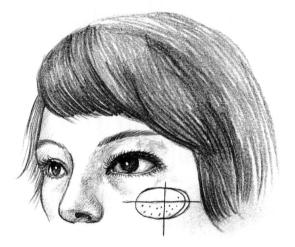

图 16-25 绘出肿物位置定位草图

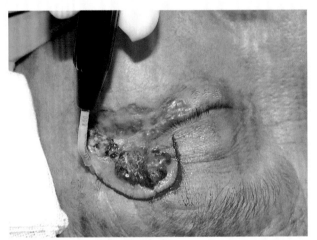

图 16-26 沿肿物边缘外 4~5mm 切除肿物

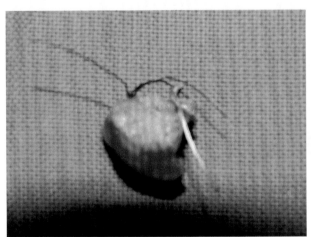

图 16-27 冰冻病理检查肿物边缘标记

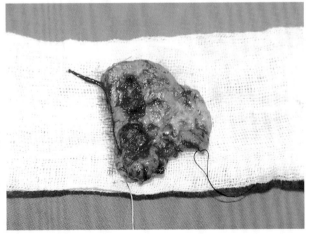

图 16-28 切除之肿物各切缘标记不同长度及颜色缝线

（李冬梅）

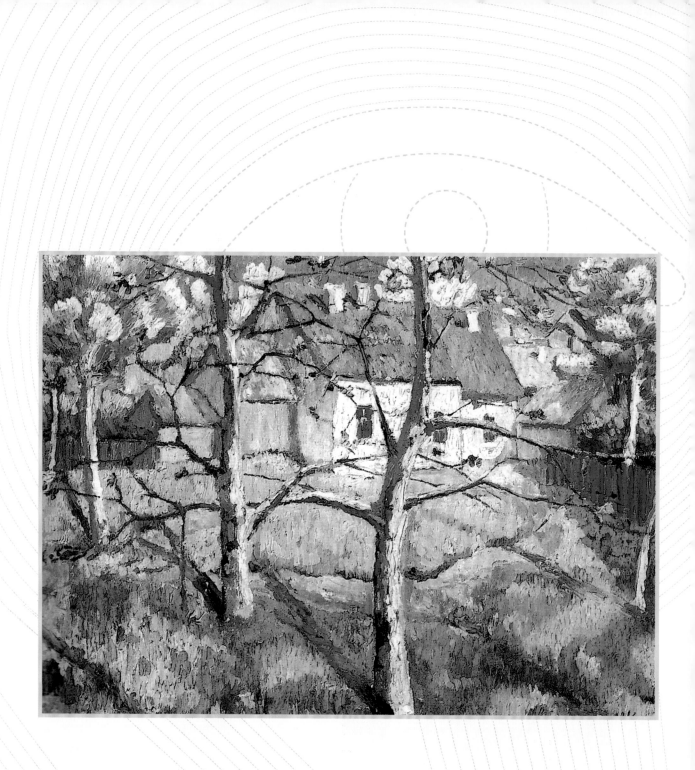

第十七章　眼睑肿物切除及眼睑缺损修复

仁者不忧,智者不惑,勇者不惧。——《论语·宪问》

眼睑缺损,不论是肿瘤切除后或外伤等所致者,其修复重建技术都是对一名眼整形美容医师的挑战,它是眼整形原则和技巧的综合应用和体现,是厚积而薄发。

面对肿瘤切除后眼睑的巨大缺损,我们恰如"女娲补天",此时要变换着我们思维的角度,动员着我们的所有内存,当巧妙地解决其问题时,那时的我们审视其成果,大有山重水复后的柳暗花明之感。

第一节 概 述

眼睑缺损的病因

先天性眼睑缺损可能为多种原因导致的胚胎发育期内,角膜上下方的外胚叶组织发育不全所致。亦可能为遗传性疾病,患儿可伴有染色体异常。

后天性眼睑缺损多由于眼部外伤、眼肿瘤切除术后及眼睑疾病等所致。

眼睑缺损的分类

按病因分类

先天性眼睑缺损

是少见先天眼睑全层结构缺损畸形,女性多见,多单眼受累,也可见累及双眼,但双眼睑缺损程度往往不同,多见于上睑缺损,偶见于下睑及上下睑同时受累者。缺损部位以中央偏内侧为多,其缺损形状多为三角形,范围可从小切迹状至大于1/2眼睑的缺损。其发病原因不明,可能为多种原因导致的胚胎发育期内,角膜上下方的外胚叶组织发育不全所致。亦可能为遗传性疾病,患儿可伴有染色体异常。(详见第十七章)

后天性眼睑缺损

由于外伤及肿瘤切除术后所致眼睑缺损。肿瘤切除术后的眼睑缺损无论良性还是恶性肿瘤,为保护眼球、维护视功能,均应即时整复。外伤眼睑缺损早期处理是非常重要的,以伤后 8 ~ 48 小时内修复效果最佳。

按眼睑缺损部位、深度分类

按缺损部位分类

可分为上睑缺损、下睑缺损、睑缘缺损及内、外眦部眼睑缺损等。

按眼睑缺损深度分类

可分为:①眼睑前层(浅层)缺损:即眼睑皮肤、皮下组织及眼轮匝肌层的缺损;②眼睑后层缺损(深层):为睑板和睑结膜的缺损;③眼睑全层缺损:为累及眼睑前后两层的缺损。

按眼睑缺损的范围分类

根据眼睑缺损范围分为轻、中、重度眼睑缺损。

轻度眼睑缺损:眼睑缺损的横径小于或等于眼睑全长1/4,老年人可稍长于此界限。此类眼睑缺损都可直接缝合。

中度眼睑缺损:眼睑缺损的横径大于1/4而等于或小于1/2眼睑全长者。此类眼睑缺损可利用眼周皮瓣结合睑板、结膜瓣转位来修复。

重度眼睑缺损:眼睑缺损的横径大于1/2眼睑全长者。此类眼睑缺损修复较为复杂,应根据具体情况采取综合整复方法。

第二节　眼睑缺损修复重建原则及术前评估

眼睑缺损修复原则

眼睑的缺损不但影响外观,而且其对眼球的保护功能丧失,从而可造成角膜损害,损害视功能。即使无眼球者,为更好的佩戴义眼及美容需要,都需行眼睑的修复。因此不论从功能还是美容方面考虑,眼睑缺损的修复都是必不可少的。眼睑缺损往往情况各异,而且复杂,并不能单纯以一种方式进行分类,缺损的修复亦不同,根据眼睑缺损的原因、部位、范围等综合分析后采用不同的方案进行整复。大致原则可归纳为三类。

小于等于眼睑全长 1/4 (<3 ~ 5mm) 缺损的眼睑修复

不管是前层还是全层的缺损都可以将创面修整为三角形、菱形或矩形等,然后两侧灰线切开,将眼睑劈分为两层,潜行分离后拉拢缝合,如张力过大者可行外眦韧带的上支或下支切断。

大于眼睑全长 1/4、小于 1/2 的眼睑缺损修复

眼睑前层缺损修复可采用局部滑行皮瓣或旋转皮瓣修复眼睑前层缺损。

眼睑后层为睑板及睑结膜。睑板的修复:如睑板垂直向部分缺损可采用睑板滑行瓣来修复睑板缺损,否则需行睑板替代物来修复睑板缺损。睑板替代物我们多采用异体睑板、异体巩膜、自体硬腭黏膜等。睑结膜的修复:如行睑板滑行瓣则同时修复了睑结膜,如需行睑板替代物修复睑板时,结膜面则要求以结膜瓣来修复,如结膜滑行瓣、转位瓣等。

大于等于眼睑全长 1/2 的眼睑缺损修复

大于等于眼睑全长 1/2 的缺损,多半累及眼睑的全层,眼睑缺损的修复则需分为前层重建及后层的重建,因此前后两层中只能有一层为游离组织移植,而另一层则应选择组织瓣来修复。如睑板采用睑板替代物,眼睑前层则应采用眼周的滑行、旋转皮瓣或带血管蒂的皮瓣移植修复。如眼睑后层采用睑板前徙、睑板睑结膜瓣等,眼睑前层则可应用游离皮片移植修复,但每个病例都不相同,因此需根据具体情况采用不同的修复方法。

眼睑缺损重建术前评估

术前全面查体

全身系统检查,包括胸片、肝扫描、肝功能等检查。如术前为眼睑恶性肿瘤者都有潜在局部及全身转移的危险,术前要行耳前、颌下及颈部淋巴结触诊检查。

眼部检查

术前需进行全面的眼及附属器的检查,包括双眼视功能、眼睑及泪器情况。

要记录眼睑缺损部位、深度及眼睑缺损的范围,如上睑缺损前层或全层缺损,缺损长度及宽度,内眦或外眦缺损,眦角形态等都应记录。

可疑眼睑恶性肿瘤者需行 CT 及 MRI 检查以除外眶内及骨组织侵及。

第三节　小于等于1/4眼睑全长的眼睑缺损重建

小于等于1/4眼睑全长的眼睑前层缺损重建

睑缘的色素痣、血管瘤如影响美观及伴有畏光、异物感、遮挡视线症状,以及可疑为恶性睑缘肿物者需手术切除。

手术步骤

麻醉前画线,如可疑良性肿物,于肿物边缘外0.5~1mm画线,使基底在睑缘的三角形创面。

如可疑恶性肿瘤者则需行冰冻切片控制性肿物切除,切除后眼睑缺损多近于眼睑全长1/4。

麻醉

2%利多卡因及0.75%罗哌卡因1∶1混合(含1∶100 000肾上腺素)肿物周围皮下浸润麻醉。

肿物切除

沿肿物边缘外0.5~1mm处切除眼睑前层肿物,使呈基底在睑缘的三角形创面(图17-1)。

松解眼睑

创缘两侧沿灰线切开,将眼睑劈分为前后两层,切开长度视缺损范围而定(图17-2)。

眼睑缝合

潜行分离两侧创缘的皮下和轮匝肌组织,然后拉拢缝合。睑缘缝合时睑缘采用外翻褥式缝合法,如采用间断缝合术后睑缘易形成凹角畸形(图17-3,图17-4)。

术后处理

术后加压包扎24小时,5~7天拆除皮肤缝线,睑缘线8~10天拆除(该患者术前、术后像见图17-5,图17-6)。

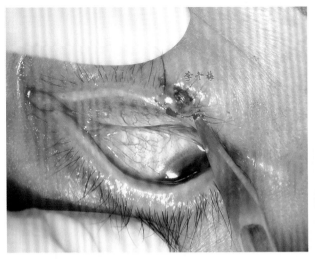

图 17-1　沿肿物边缘外 0.5mm 切除肿物

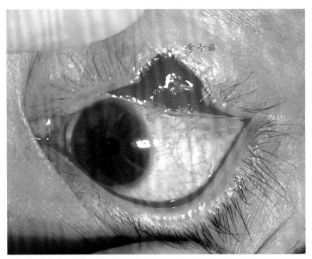

图 17-2　沿创缘两侧灰线切开,将眼睑劈分为前后两层

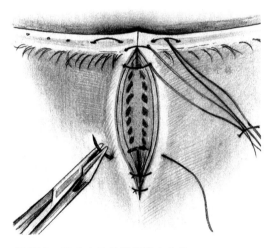

图 17-3　眼睑皮肤的间断缝合方法

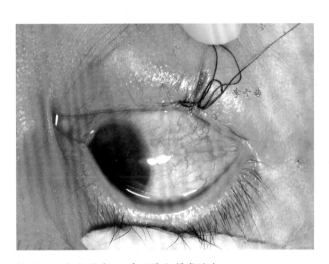

图 17-4　拉拢缝合,注意睑缘行褥式缝合

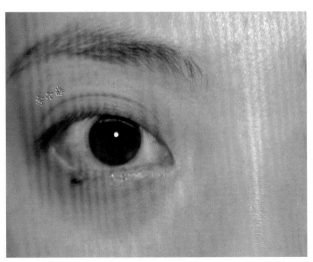

图 17-5　右下睑色素痣术前像(此色素痣仅侵及眼睑前层)

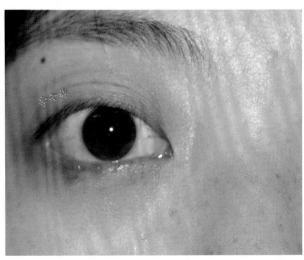

图 17-6　患者术后 2 周像

小于等于1/4眼睑全长的眼睑全层缺损重建

睑缘全层肿物切除后的眼睑缺损修复

手术步骤

肿物周围皮下浸润麻醉。

沿肿物边缘外0.5~1mm处切除眼睑全层肿物（图17-7），使呈基底在睑缘的三角形创面。创面长度<5mm则可直接拉拢缝合（图17-8）。

创缘两侧沿灰线切开，将眼睑劈分为前后两层，切开长度视缺损范围而定（图17-9）。

潜行分离两侧创缘的皮下和轮匝肌组织，首先缝合睑缘灰线后唇（图17-10），以6-0可吸收线行睑板埋藏间断缝合（图17-11）、皮肤间断缝合（图17-12）。

如拉拢缝合张力过大，可行外眦韧带下支切断（图17-13）后皮肤分层缝合（图17-14）。

术后加压包扎24小时，7天拆除皮肤缝线，睑缘线8~10天拆除（该患者术前、术后像见图17-15，图17-16）。

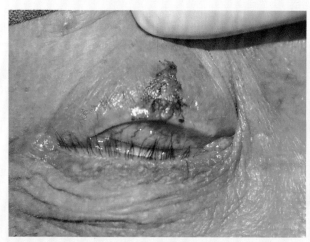

图17-7　肿物边缘外1mm行肿物切除

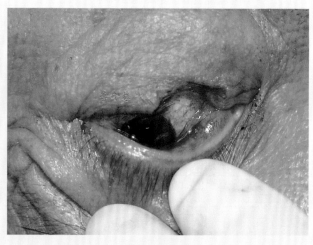

图17-8　肿物切除后眼睑全层缺损

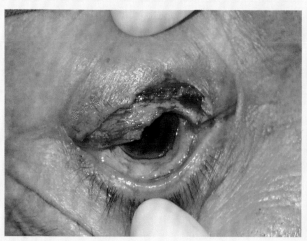

图17-9　沿灰线向两侧延长松解

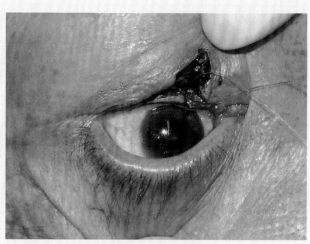

图17-10　6-0可吸收缝线行睑板层缝合

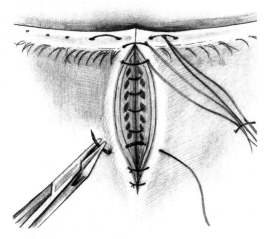

图 17-11　眼睑分层缝合

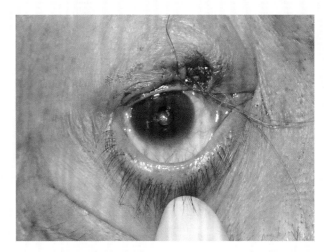

图 17-12　睑缘褥式缝合

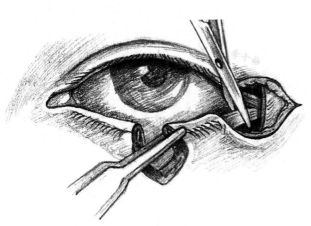

图 17-13　外眦韧带下支切断示意图

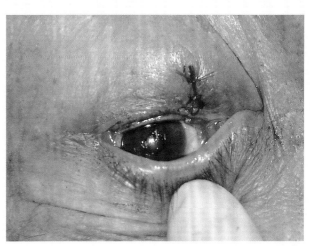

图 17-14　皮肤间断缝合,并将睑缘缝合埋于皮肤缝线内

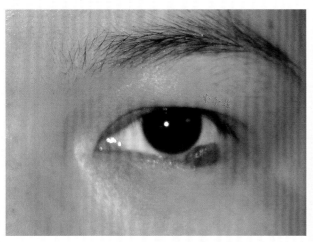

图 17-15　左下睑色素痣(肿物侵及眼睑全层)

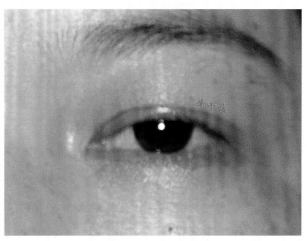

图 17-16　患者术后半年像

侵及下泪小点的肿物切除后眼睑重建

手术步骤

麻醉及肿物切除同前。

泪道插管

肿物切除后下泪小点已被切除,采用 U 形泪道引流管或 Ritleng 泪道引流管,首先行上泪小管插入,鼻腔拔出(图 17-17),再由下泪小管残端插入,同样由鼻腔拔出,然后在鼻腔打结后剪短,可以缝于鼻中隔黏膜上(具体操作见第二十九章)。

眼睑松解

颞侧创缘灰线劈开将眼睑劈分为前后两层,切开长度视缺损范围而定。

潜行分离颞侧创缘的皮下和轮匝肌组织,分层缝合。

术后处理

加压包扎 24 小时,7 天拆除皮肤缝线,睑缘线 8～10 天拆除,泪道插管 3 个月拔出(该患者术前、术后像见图 17-18～图 17-20)。

注意
肿物邻近下泪小点者,或肿物侵及下泪小点,则需行泪道插管术;如肿物切除后上泪小点或上泪小管损伤者可不考虑行泪道插管术。

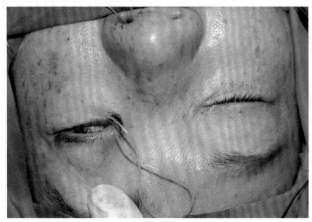

图 17-17　U 形泪道引流管行泪道插管

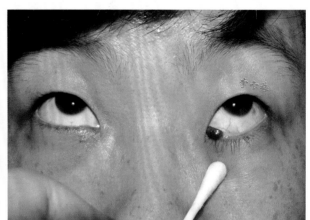

图 17-18　左下睑肿物侵及下泪小点

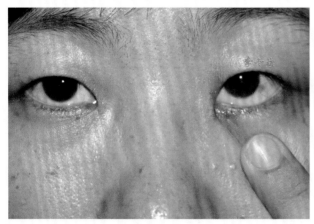

图 17-19　下泪小点重建术后 3 个月

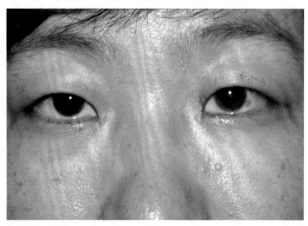

图 17-20　术后 3 个月外观像

第四节　大于 1/4、小于 1/2 眼睑全长的眼睑缺损重建

大于 1/4、小于 1/2 眼睑全长的眼睑前层缺损修复

Tenzel 半圆形旋转皮瓣修复上、下睑缺损

Tenzel 半圆形旋转皮瓣是起自颞侧的半圆形肌蒂皮瓣,适于修复 1/4 以上、1/2 以下的眼睑前层缺损。

手术步骤

麻醉前画线,如可疑良性肿物,于肿物边缘外 0.5 ~ 1mm 处画线,使切除创面呈三角形或方形。如可疑恶性肿瘤者则需行冰冻切片控制性肿物切除。

2% 利多卡因及 0.75% 罗哌卡因 1:1 混合(含 1:100 000 肾上腺素)肿物周围皮下浸润麻醉。

沿肿物边缘外 0.5 ~ 1mm 处切除眼睑前层肿物,此时眼睑缺损多呈基底位于睑缘的三角形或方形缺损。

以上睑缺损为例。切口设计为:沿上睑缘弧度向颞下方画线,至近外眶缘处呈弧形向颞上方延伸呈半圆瓣(图 17-21)。

沿眼睑缺损颞侧灰线切开,并沿画线切开肌皮瓣,沿皮下分离使眼睑劈分为前后两层,并分离肌皮瓣,如皮瓣转位修复眼睑缺损仍较紧张,则可行外眦韧带的上支切断松解(图 17-22)。

将皮瓣转位,皮瓣与眼睑鼻侧残端对位缝合。首先以缝合睑缘,7-0 尼龙线或聚丙烯线缝合颞侧皮瓣切口(图 17-23,图 17-24)。

术后加压包扎 48 小时,7 天拆除皮肤缝线,睑缘线 8 ~ 10 天拆除(该患者术前、术后像见图 17-25,图-26)。

注意

此转位皮瓣为皮-肌瓣,皮瓣分离时应带有一定厚度的眼轮匝肌组织,一是确保重建的外侧眼睑外观和残存眼睑相似,二是保证皮瓣的血运。

如皮瓣分离已很充分,而滑行时牵拉力量较大,说明颞侧切口的长度不够,仍需将切口向颞侧延伸。

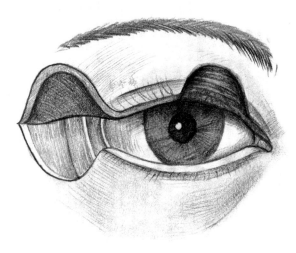

图 17-21 旋转皮瓣设计

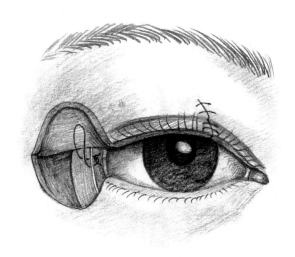

图 17-22 皮瓣旋转后鼻侧端缝合以修复眼睑缺损

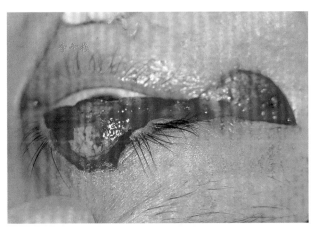

图 17-23 切开肌皮瓣,并分离皮瓣

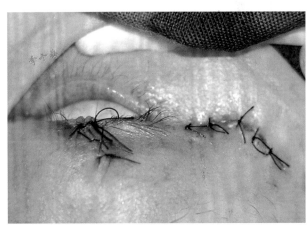

图 17-24 鼻侧端缝合

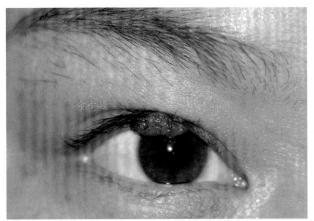

图 17-25 左上睑肿物,侵及眼睑全层

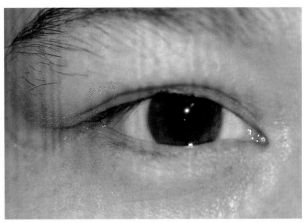

图 17-26 患者术后 3 个月像

局部滑行及旋转皮瓣修复眼睑前层缺损

利用上睑旋转皮瓣修复下睑缺损,或者利用上睑的松弛性行上睑局部滑行皮瓣修复上睑的前层缺损(以一例眼睑分裂痣患者为例)。

手术步骤

2%利多卡因及0.75%罗哌卡因1:1混合(含1:100 000肾上腺素)缺损区或肿物周围皮下浸润麻醉。

沿肿物边缘外0.5~1mm处切除眼睑肿物,此时上下睑外侧1/3眼睑前层缺损(图17-27)。

设计上睑旋转皮瓣,一般下睑颞侧前层缺损多考虑采用上睑颞侧旋转皮瓣修复。根据下睑缺损范围设计上睑旋转皮瓣(图17-28)。

沿画线切开皮瓣,于眼轮匝肌下分离,使此转位皮瓣成为皮-肌瓣,然后将此皮瓣转位于下睑并与下睑创面对合,皮肤以7-0尼龙线或聚丙烯线间断缝合(图17-29)。

此时上睑缺损近眼睑1/2长度,设计上睑局部滑行皮瓣修复其缺损。沿缺损区斜向上画线,根据缺损范围向眉上延伸(图17-30,图17-31)。

沿画线切开皮肤,沿眼轮匝肌下分离,将皮瓣松解后滑行至睑缘。以7-0尼龙线或聚丙烯线行皮肤间断缝合。此病例因上下睑缘缺损较大,而且患侧睑裂较对侧要长,为使术后上下睑缘形成完好,行外眦部睑缘部分缝合(图17-32)。

术后加压包扎72小时,隔日换药,7天拆线。术后2个月行外眦切开,切开时注意患侧要与对侧睑裂长度一致(该患者术前、术后像见图17-33,图17-34)。

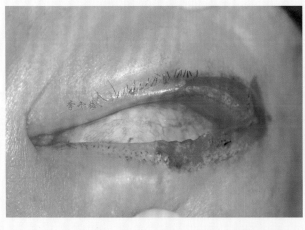 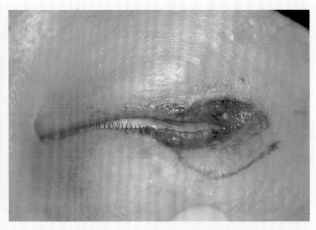

图17-27 显示肿物切除后上、下睑的外侧1/3眼睑前层缺损　图17-28 设计上睑旋转皮瓣(拟行上睑皮瓣修复下睑缺损)

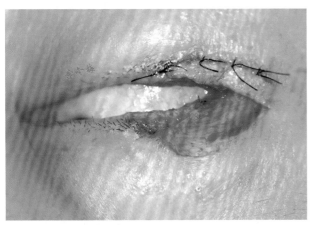

图 17-29　上睑旋转皮瓣转位修复下睑缺损

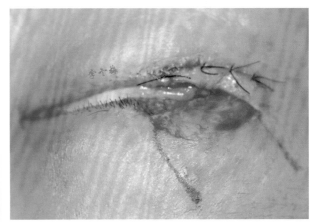

图 17-30　上睑滑行皮瓣的设计

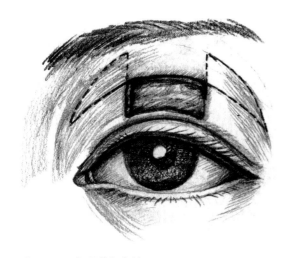

图 17-31　上睑滑行皮瓣

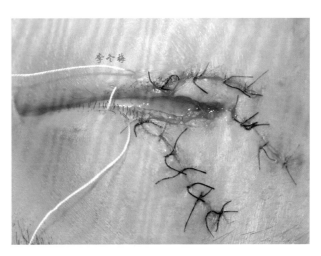

图 17-32　上睑滑行皮瓣修复上睑前层缺损

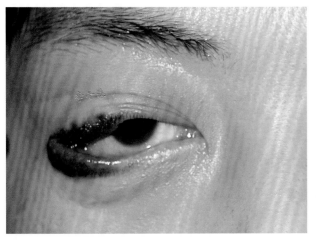

图 17-33　左眼睑分裂痣（曾于外院行眼睑肿物的部分切除术）

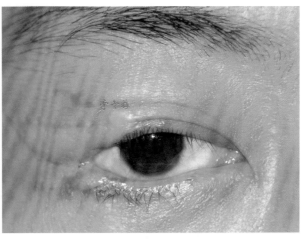

图 17-34　术后 3 个月像，外眦形态欠佳，拟再次修复

局部"风筝"皮瓣修复眼睑前层缺损

采用局部眼轮匝肌蒂皮瓣修复眼睑前层缺损,以一例上睑黄色瘤为例。

手术步骤

麻醉

2% 利多卡因及 0.75% 罗哌卡因 1:1 混合(含 1:100 000 肾上腺素)肿物周围皮下浸润麻醉。

肿物切除

沿肿物边缘外 1mm 画线,并沿皮纹走行向颞侧做梭形延长切口(图 17-35)。

皮瓣切取

行肿物切除后再沿画线向颞侧延长切口切开,沿眼轮匝肌下分离,形成一个眼轮匝肌蒂皮瓣(图 17-36、图 17-37)。

皮瓣转位

将皮瓣转位于缺损较大的区域,皮瓣与缺损区边缘缝合(图 17-38)。

术后处理

术后加压包扎 48 小时,6 天拆线(该患者术前、术后像见图 17-39,图 17-40)。

注意
上睑较大范围的黄色瘤切除后,如单纯拉拢缝合可造成眼睑闭合不全,因此设计局部皮瓣修复,此种皮瓣以眼轮匝肌为蒂,血运丰富,成活率高。而且皮瓣色泽与缺损区一致,术后外观良好。但多需二期再行上睑皮肤松弛矫正。

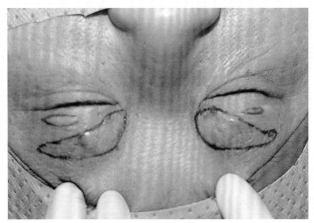

图 17-35　切口设计

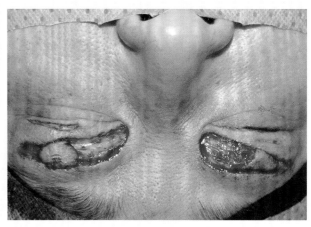

图 17-36　肿物切除后向颞侧延长切口

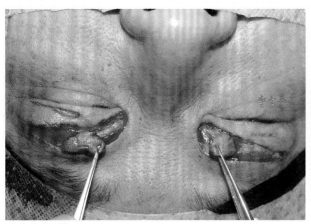

图 17-37　眼轮匝肌蒂瓣

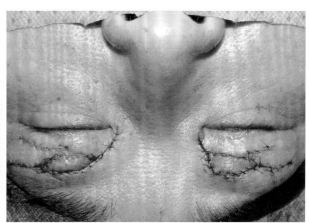

图 17-38　皮瓣缝合

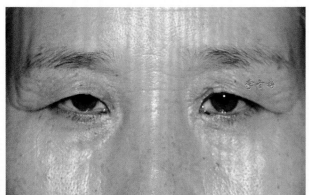

图 17-39　黄色瘤术前

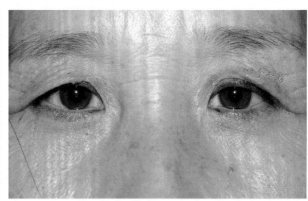

图 17-40　术后半年

大于1/4、小于1/2眼睑全长的眼睑全层缺损修复

眼睑后层的修复

睑板滑行瓣

适用于睑板垂直方向部分缺损的病例。以下睑内侧乳头状瘤患者为例。

麻醉:2% 利多卡因及 0.75% 罗哌卡因 1:1 混合(含 1:100 000 肾上腺素)肿物周围皮下浸润麻醉。

肿物切除:沿肿物边缘外 1mm 处切除眼睑肿物,此时下睑缘缺损达下睑 1/3 长度,睑板垂直方向缺损约为睑板高度的 1/2(图 17-41)。

睑板结膜瓣切取:沿创缘两侧垂直向下方切开睑板及睑结膜至下穹窿部,为使睑板结膜瓣最大限度地移向上方,将相应部位的下睑缩肌完全切断(图 17-42)。

睑板结膜瓣滑行:将睑板瓣垂直滑行于缺损区,以 6-0 可吸收线将睑板结膜瓣与睑缘处创缘两侧睑板残端缝合。

皮肤滑行瓣:皮肤面缺损设计一个相对应的皮肤滑行瓣修复(图 17-43,图 17-44)。

术后处理:术后加压包扎 48 小时,7 天拆除皮肤缝线(该患者术前、术后像见图 17-45,图 17-46)。

注意

本例患者下睑肿物紧邻下泪小点,肿物切除仅距下泪小点不足 1mm,为防止睑缘缝合对泪点的损伤及术后瘢痕收缩而致下泪小点的闭锁,术中行泪道插管。术后 1 个月时见下泪点完好,无损伤迹象,故于术后 1 个月拔除泪道插管。目前我们皆采用 U 形泪道引流管或 Ritleng 泪道引流管,这样不影响术后外观,只是费用相对高。

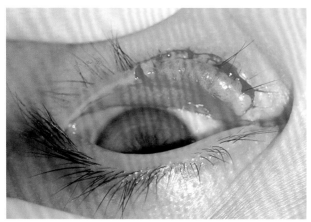

图 17-41 沿肿物边缘外 1mm 切除肿物

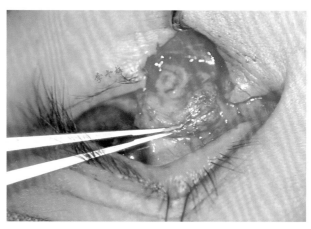

图 17-42 睑板结膜滑行瓣修复睑板缺损

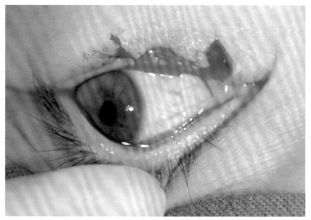

图 17-43 采用皮肤滑行瓣修复前层缺损

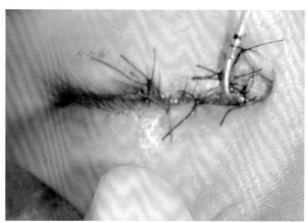

图 17-44 眼睑全层缺损修复术毕

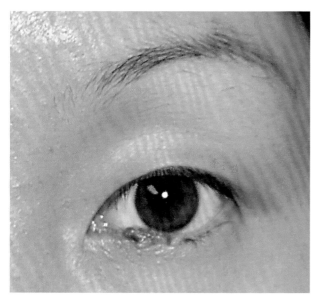

图 17-45 左下睑乳头状瘤,累及眼睑全层

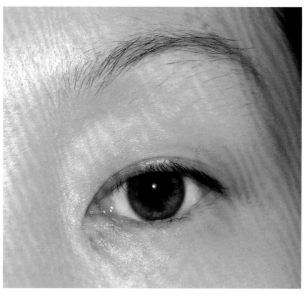

图 17-46 患者术后 1 个月像

异体巩膜代睑板行眼睑后层缺损修复

适用于睑板垂直方向的完全缺损或大于 2/3 的睑板缺损。

典型病例：患者为上睑睑板腺癌，于外院行二次手术切除，术后病理回报切缘仍有肿物（图 17-47）。

手术方法

沿肿物边缘外 4mm 画线，使切除肿物后创面呈方形（图 17-48）。

2% 利多卡因及 0.75% 罗哌卡因 1∶1 混合（含 1∶100 000 肾上腺素）肿物周围皮下浸润麻醉。

沿画线切除眼睑全层，将切除组织块以不同颜色缝线标记，即刻送冰冻病理检查。

病理回报切缘已干净，然后行眼睑缺损修复，此病例眼睑缺损约为上睑 1/3。垂直方向约 1/5 睑板残存，沿创缘两侧垂直向上方切开睑板及睑结膜，并将此部位提上睑肌完全切断后徙（图 17-49）。

将睑板瓣垂直滑行于缺损区，以 6-0 可吸收线将睑板结膜瓣与睑缘处创缘两侧睑板残端缝合（图 17-50）。此时上方仍有约 4/5 睑板缺损，按睑板缺损面积切取异体巩膜，采用双层或单层异体巩膜修复睑板缺损。

以 6-0 可吸收线将异体巩膜与睑板两残端缝合，上方异体巩膜与提上睑肌缝合。于缺损区对应的下睑缘处灰线切开，灰线后唇作创面，将残存睑板下方与对应下睑灰线后唇缝合（图 17-51）。如无睑板残存病例则将异体巩膜与下睑缘后唇缝合。睑缘缝合目的：利于异体巩膜固定及眼睑弧度完好。

皮肤缺损修复：同样设计一个皮肤滑行瓣来修复眼睑前层缺损。沿创缘两侧垂直向上方画线，根据皮肤缺损范围可延伸至近眉下。然后沿画线切开皮肤及轮匝肌，沿轮匝肌下分离，将皮-肌瓣向下转位于缺损区，以 7-0 尼龙线或聚丙烯线将皮瓣与创缘两侧缝合，下方与对应下睑缘前唇缝合（图 17-52）。

加压包扎 72 小时，隔日换药，7 天拆线。术后 2~3 个月睑缘切开（该患者术前、术后像见图 17-53、图 17-54）。

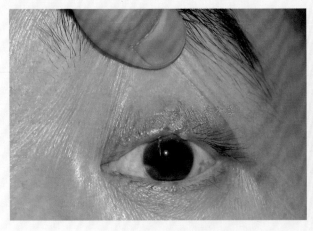

图 17-47　左上睑睑板腺癌，外院误诊为霰粒肿

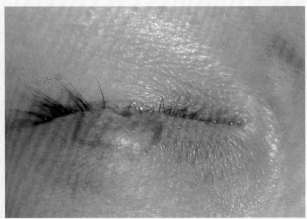

图 17-48　沿肿物边缘外 4mm 切除肿物

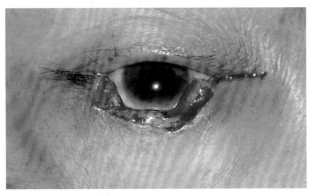

图 17-49 图示眼睑缺损范围

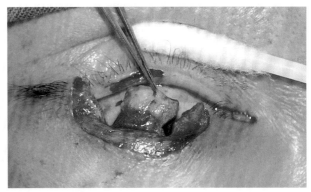

图 17-50 将残存的睑板结膜滑行至睑缘,使睑缘处有正常睑板组织

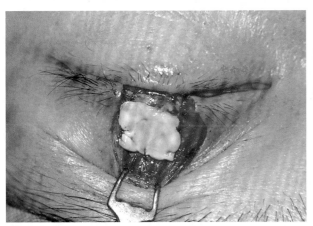

图 17-51 以异体巩膜修复睑板缺损

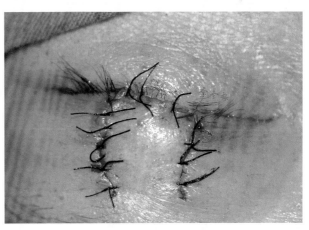

图 17-52 眼睑缺损修复术毕,行眼睑缺损区睑缘粘连术

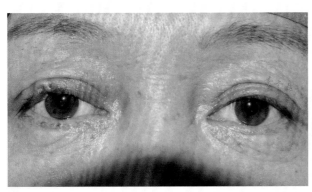

图 17-53 患者右眼上睑睑板腺癌

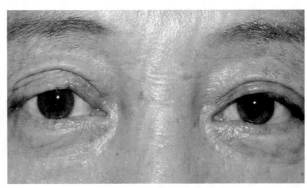

图 17-54 患者术后半年像

眼睑前层的修复

鼻颊沟皮瓣修复眼睑前层缺损

适用于下睑内侧眼睑前层缺损修复。

肿物切除及冰冻病理检查步骤同前。

本病例垂直方向约 1/4 睑板残存,设计睑板结膜滑行瓣向上方转位于缺损区,切断下方的下睑缩肌。

将睑板瓣垂直滑行于缺损区,以 6-0 可吸收线将睑板结膜瓣与睑缘处创缘两侧睑板残端缝合(图 17-55)。再取眼库保存巩膜置于妥布霉素盐水中复水 15 分钟,按睑板缺损面积切取异体巩膜。

以 6-0 可吸收线将异体巩膜与睑板两残端缝合,异体巩膜下方与下睑缩肌缝合。

皮肤缺损修复:设计鼻颊沟瓣修复此下睑内侧眼睑缺损(图 17-56)。

按画线切开皮肤,沿轮匝肌下分离,将皮瓣转位于缺损区。以 7-0 尼龙线或聚丙烯线将皮瓣与缺损区创缘缝合(图 17-57,图 17-58)。供区对位缝合。睑缘可作临时缝线一针,目的为牵制下睑于正常位置及使转位皮瓣平铺。

术后加压包扎 72 小时,7 天拆除缝线(该患者术前、术后像见图 17-59,图 17-60)。

注意

鼻颊沟转位皮瓣多用于下睑偏内侧眼睑前层缺损的修复。根据缺损区的形状和大小在鼻颊区设计皮瓣,皮瓣鼻侧位于鼻颊沟,颞侧为缺损的内侧缘,上方达内眦韧带水平。这样皮瓣的转位可达 90°。

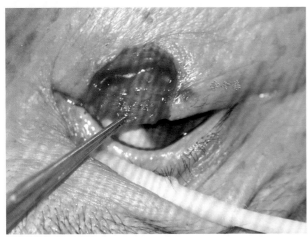

图 17-55　睑板结膜部分残存，作睑板结膜滑行瓣，并移至睑缘

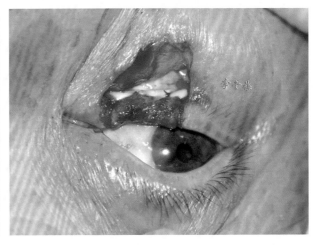

图 17-56　异体巩膜修复睑板缺损（并设计鼻颊沟皮瓣修复眼睑前层缺损）

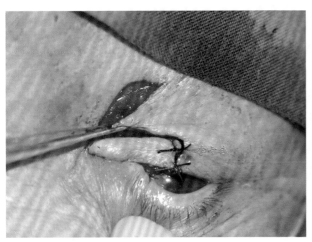

图 17-57　鼻颊沟瓣转位

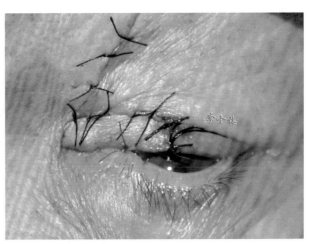

图 17-58　皮瓣转位缝合后

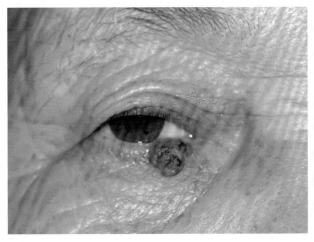

图 17-59　下睑内侧基底细胞癌

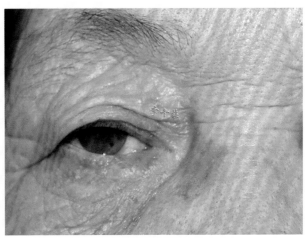

图 17-60　患者术后 3 个月像

上睑旋转皮瓣修复下睑前层缺损

多用于下睑偏外侧肿物切除后眼睑缺损修复，此病例为右下睑基底细胞癌。

肿物切除及冰冻病理检查同前。

结膜滑行瓣：本病例缺损区睑板完全缺如，结膜滑行瓣向上方转位于缺损区，并切断下方的下睑缩肌（图 17-61、图 17-62）。

眼睑后层修复：将结膜瓣垂直滑行于缺损区，以 6-0 可吸收线将结膜瓣与睑缘创缘两侧睑板残端缝合，相对应上睑灰线后唇作创面，结膜瓣与上睑后唇缝合。再取眼库保存巩膜置于妥布霉素盐水中复水 15 分钟，按睑板缺损面积切取异体巩膜。

以 6-0 可吸收线将异体巩膜与睑板两残端缝合，异体巩膜下方与下睑缩肌缝合，下方与上睑后唇创面缝合。

皮肤缺损修复：以上睑旋转皮瓣修复，一般下睑颞侧前层缺损多考虑采用上睑颞侧旋转皮瓣修复。根据下睑缺损范围设计上睑旋转皮瓣（图 17-63），上睑皮瓣切取范围以皮瓣切取后上睑无外翻及眼睑闭合不全为度。

皮瓣转位：沿画线切开皮瓣，沿轮匝肌下分离，使此转位皮瓣成为皮-肌瓣，然后将此皮瓣转位于下睑与下睑创面对合（图 17-64 ~ 图 17-66）。皮肤以 7-0 尼龙线或聚丙烯线间断缝合。

供区处理：上睑皮肤间断缝合。

术后处理：术后加压包扎 72 小时，隔日换药，皮肤缝线 7 天拆除。术后 1 个月将睑缘切开。

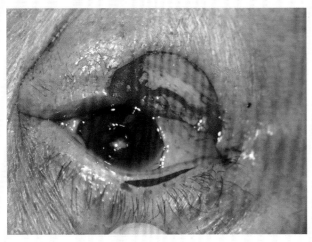

图 17-61　肿物切除后示眼睑缺损范围

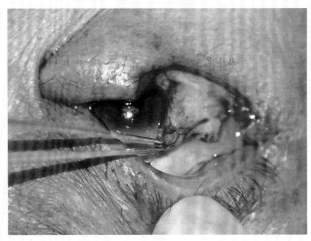

图 17-62　结膜滑行瓣修复下方结膜缺损

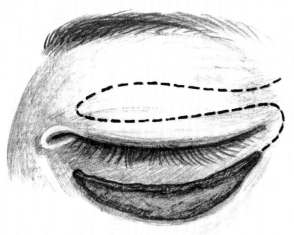

图 17-63　上睑转位皮瓣设计示意图

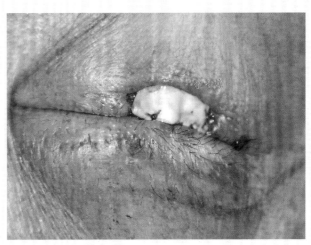

图 17-64　异体巩膜修复睑板缺损

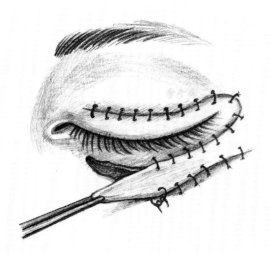

图 17-65　上睑皮瓣转位于下睑示意图

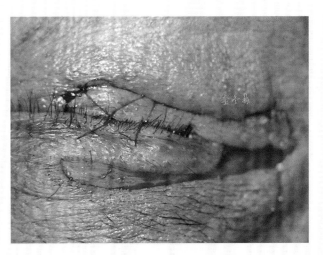

图 17-66　将上睑皮瓣分离后转位于下睑修复下睑前层缺损

第五节　大于等于 1/2 眼睑全长的眼睑缺损重建

大于等于 1/2 眼睑全长的眼睑前层缺损的修复重建

上睑旋转皮瓣修复下睑缺损

方法同第四节。

眼睑滑行皮瓣修复眼睑前层缺损

以上睑鳞状乳头瘤患者为例。

手术操作

肿物切除及冰冻病理检查同前（图 17-67）。

肿物切除后上睑睑板 2/3 残存，故设计睑板结膜滑行瓣修复后层缺损（图 17-68），睑板部分缺损以异体巩膜修复。

皮肤缺损修复：设计一个皮肤滑行瓣来修复眼睑前层缺损。沿创缘两侧垂直向上方画线，根据皮肤缺损范围可延伸至近眉下，垂直长度约等于缺损区的垂直径，在皮肤延长切口外侧各作一个三角形皮肤切除（图 17-69、图 17-70）。然后沿画线切开皮肤及轮匝肌，沿轮匝肌下分离，将皮-肌瓣向下垂直滑行于缺损区，以 7-0 尼龙线或聚丙烯线将皮瓣与创缘两侧缝合皮瓣与创缘两侧缝合，下方与对应下睑缘前唇缝合（图 17-71，图 17-72）。

术后处理：术后加压包扎 72 小时，隔日换药，皮肤缝线 7 天拆除（该患者术前、术后像见图 17-73，图 17-74）。

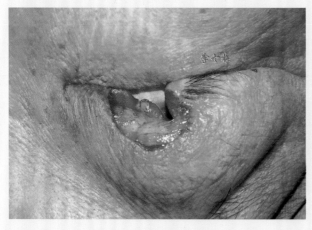

图 17-67　示肿物切除后眼睑缺损范围

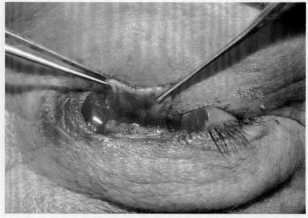

图 17-68　睑板结膜滑行瓣修复眼睑后层

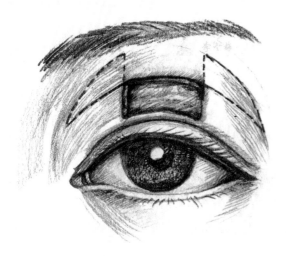

图 17-69 上睑局部滑行皮瓣设计示意图

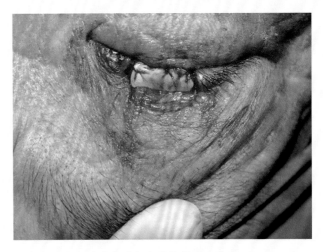

图 17-70 上睑垂直向滑行皮瓣修复眼睑前层

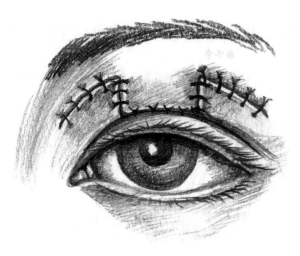

图 17-71 上睑滑行皮瓣修复上睑前层缺损缝合后示意图

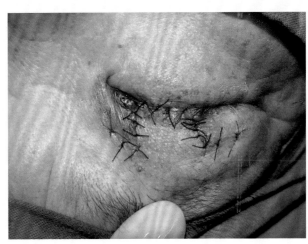

图 17-72 上睑滑行皮瓣修复上睑术毕图

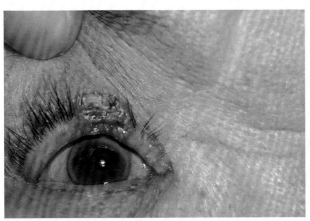

图 17-73 右上睑鳞状乳头瘤

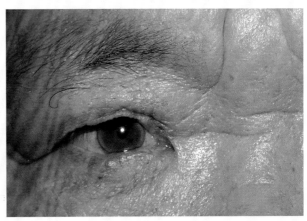

图 17-74 术后半年像

游离皮片移植修复眼睑前层缺损

适用于范围较大的眼睑前层缺损,或累及面颊部,可上下睑同时有较大缺损者。一般采用全厚皮片移植。以眼睑分裂痣患者为例。

手术方法

画线

沿肿物边缘外 1mm 画线。

麻醉

2% 利多卡因及 0.75% 罗哌卡因 1∶1 混合(含 1∶100 000 肾上腺素)肿物周围皮下浸润麻醉。

肿物切除

沿肿物边缘外 1mm 切除肿物(图 17-75),以消毒纱布贴在受皮区的创面上,印上皮肤缺损面的血印剪下。

皮下切取

在上臂内侧作为供皮区,供皮范围比缺损范围大 20%。切取皮片后剪除皮下脂肪组织,置于妥布霉素盐水中待用。供皮区拉拢缝合。

缝合游离皮片

将取下的皮片,贴敷在受皮区的创面上,皮片边缘自然和受皮区创缘对合。用 5-0 丝线先缝合两对角处,然后作间断缝合,缝线中留数对长线以留作打包处理(图 17-76)。

皮片包扎

压出皮片下的积血,皮片表面垫以油纱,油纱表面垫上棉纱或棉垫,再以恰当的压力加压包扎(图 17-77)。

术后处理

术后加压包扎,术后不宜过早换药,如无渗液、渗血等可于术后 5 天第一次换药。术后 10 ~ 14 天拆除包堆并拆除皮肤缝线。术后半年行睑裂切开(该患者术前、术后像见图 17-78 ~ 图 17-80)。

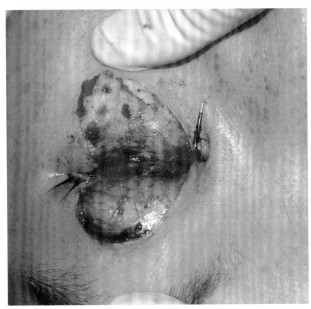

图 17-75　沿肿物边缘外 1mm 切除肿物

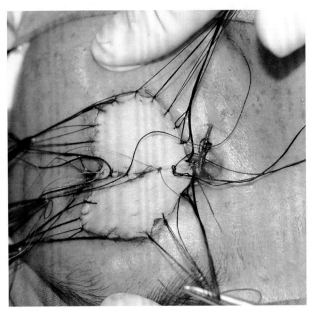

图 17-76　皮片缝合并留置长线

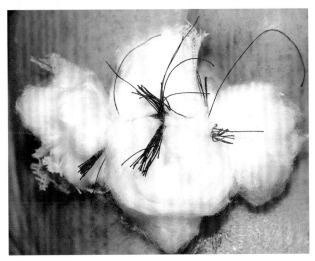

图 17-77　包堆加压

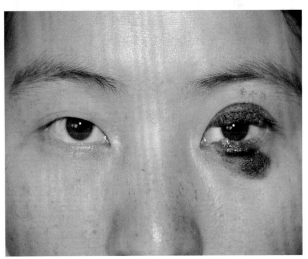

图 17-78　左眼上下眼睑分裂痣

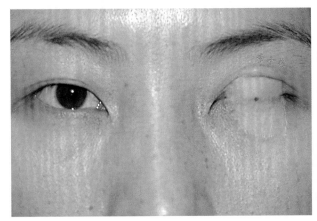

图 17-79　睑缘粘连缝合

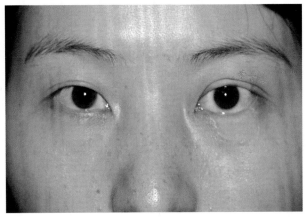

图 17-80　术后 1 年

大于等于1/2眼睑全长的眼睑全层缺损修复重建

眼睑后层重建

硬腭黏膜移植修复眼睑后层

适用于大于下睑1/2的眼睑全层缺损,而且结膜缺损较多无法行结膜瓣修复结膜缺损者。

硬腭黏膜的特点

眼睑后层缺损修复的替代材料很多,自从1985年Siegel RJ报告用硬腭黏膜修复眼睑后层以后,由于硬腭黏膜与睑板的相似性,在眼整形中备受推崇,对其研究和应用也日渐成熟。其他的替代材料如异体巩膜缺乏黏膜表面,术后收缩变异相对较大。耳软骨僵硬,并缺乏上皮表面,修剪困难,可能会引起眼睑外形畸形。异体睑板移植在解剖和生理上应为较佳的材料,但取材受到限制,而且无法同时修复睑板及结膜的缺损。

硬腭黏膜坚韧,上皮为部分角化的复层鳞状上皮,其下结缔组织结构致密,胶原纤维排列整齐,密度与睑板相似。不仅修复黏膜衬里,同时可替代睑板,且柔韧,能很好地贴附眼球,顺应眼球表面的弧度,适应眼球的功能性活动。硬腭黏膜为自体组织无排斥,取材容易,供区无并发症,厚度及硬度与睑板相似,术后收缩小。

硬腭黏膜上皮具有角化性,移植半年后其角化上皮方渐黏膜化,在上睑全层缺损修复病例中由于上睑与角膜接触面积大且频繁,在术后较长时间内患者可能都会有不适感,因此在上睑后层缺损修复中应用相对要慎重。

硬腭黏膜植片的切取

术前3~5天沙罗氏液漱口,用1:1000洗必泰消毒口腔,2%利多卡因及0.75%罗哌卡因1:1混合(含1:100 000肾上腺素)行腭大孔及前切牙孔阻滞麻醉;

根据上睑板缺失范围,取中线和齿龈嵴之间的硬腭黏膜,下睑睑板修补一般需要2.5cm×0.6cm;

以镰状刀切透硬腭黏膜(图17-81,图17-82),避免伤及其下的骨膜,深约2mm,用骨膜剥离子自后向前钝性剥离,直至完整取下植片(图17-83)。切取硬腭黏膜时要避免损伤腭大动脉。中央黏膜较薄,切取时略靠外侧(图17-84);

创面压迫止血后,以碘仿纱条打包,1号丝线结扎(图17-85);

修剪植片,去除其下的腺体和脂肪组织,硬腭黏膜厚度约1.5mm,以妥布霉素盐水清洗浸泡;

术后口腔护理:术后用哚贝儿氏液漱口直至创面愈合。全身应用抗生素预防感染,术后前2天进流食,5日内进软食,10天去除口腔内缝线。硬腭黏膜创面2周后肉芽组织覆盖,3~6个月左右创面变平。

眼睑后层的重建

自下睑缘处切开皮肤,松解下睑瘢痕,分离皮肤及皮下组织;

硬腭黏膜移植片替代睑板和结膜,以6-0可吸收缝线,将植片缝至植床,黏膜面朝向眼球。向下与下睑缩肌断缘缝合,如睑板或结膜有残存,则硬腭黏膜与睑板或结膜残端缝合;

相对应处上睑缘灰线切开,后唇做创面,硬腭黏膜与上睑缘后唇缝合;

内外眦处用4-0固定线分别缝合于内眦鼻骨骨膜和外眦眶骨骨膜,使硬腭植片牢靠地固定于缺损创面(图17-86)。如无眼球患者则放入透明眼模以协助结膜囊成形。

异体巩膜修复眼睑后层

适用于眼睑后层有一定量的结膜残存,可通过结膜滑行或转位修复结膜面缺损,然后以异体巩膜修复睑板缺损。方法同前节。

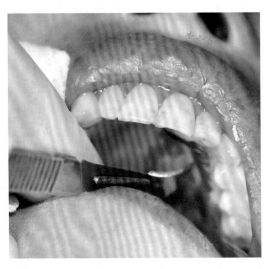

图 17-81　切取硬腭黏膜（以镰刀切取中线和齿龈嵴之间的硬腭黏膜）

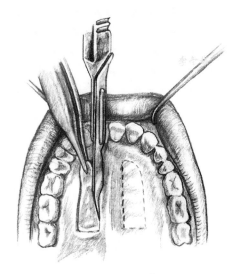

图 17-82　切取硬腭黏膜示意图

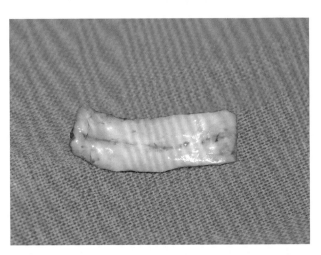

图 17-83　修剪硬腭黏膜植片（修建掉植片下的脂肪组织）

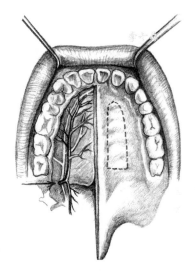

图 17-84　示腭大动脉及腭大神经走行

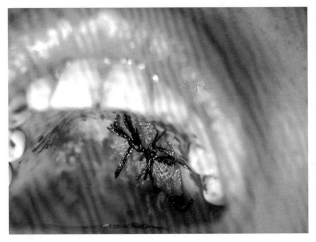

图 17-85　硬腭创面以碘仿纱条压迫，1 号丝线结扎固定碘仿纱条

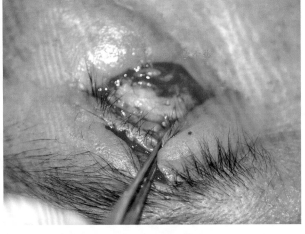

图 17-86　硬腭黏膜固定缝合于缺损边缘，内侧与鼻骨骨膜缝合，外侧与眶外缘骨膜缝合固定

眼周 SMAS 皮瓣修复眼睑前层缺损

眼周 SMAS 皮瓣概念

Mitz V 等人于 1976 年通过尸体解剖及病理组织学方法证实面部的腮腺区及颊部存在表浅肌肉腱膜系统(Superficial Musculo-Aponeurotic System,SMAS),颌面外科常称其为腮腺咬肌筋膜系统,SMAS 的概念由此形成,他最初应用在面部除皱手术中(图 17-87)。1993 年 Gosain AK 等人对面部 SMAS 又进行了更加细微的解剖学研究,此研究证实 SMAS 为面部皮下的一层广泛连续的表浅肌肉腱膜系统,而且在 SMAS 中具有网状血供的血管构筑。Ghassemi A 等人于 2004 年又再次阐述 SMAS 为肌肉胶原纤维网状结构,分布于面部不同区域如额部、颧部、下眶区、颞部及上下唇周等,并且为一个连续的结构。

基于以上理论,眼周的表浅肌肉筋膜系统应由额部的帽状腱膜,颞部的颞浅筋膜及眶区的轮匝肌等构成,此区血供为网状血管构筑,其血管构筑为颈内动脉和颈外动脉吻合的血液供应(图 17-88),这些血管分支在 SMAS 层走行,并有小分支穿出 SMAS 层进入真皮,形成真皮下血管网。本组病例即根据眼周 SMAS 的血液构筑模式来设计 SMAS 皮瓣,眼轮匝肌蒂瓣为以眼轮匝肌为蒂的 SMAS 皮瓣,眉上皮瓣含有额肌浅层筋膜及部分颞浅筋膜,上睑皮肤轮匝肌双蒂瓣则带有眼轮匝肌组织,除颞浅动脉皮瓣外都没有轴型动脉供血,而且皮瓣的长宽比例达到或超过 5:1,但仍可保证有足够血供而无血运障碍。

中重度眼睑全层缺损眼睑前层修复组织的选择

修复眼睑全层缺损如后层选择了游离组织移植,前层修复的关键是要有良好血供的组织移植来保证后层组织成活。在以往的报道中,采用硬腭黏膜修复睑板,对于皮肤缺损的修复缺乏满意的方法。以游离前臂皮瓣移植修复眼睑缺损,虽有明确的血液供应,但手术操作复杂,风险大,创伤多,术后护理要求高,而且皮瓣臃肿不宜修复眼睑前层的缺损;而游离植皮没有明确的血供,位于同样没有血供的深层硬腭植片或异体巩膜等植片之上,不可能成活。选用眼周 SMAS 皮瓣能保证皮瓣的血供,继而营养硬腭植片,而且眼周皮瓣邻近眼睑,手术容易,皮肤色泽、厚度与眼睑皮肤相近。如术后外观不满意,可待植片完全成活后二期皮瓣修整。

注意

由于 SMAS 层血供丰富,SMAS 皮瓣蒂部宽度与皮瓣长度之比可达到 1:5 甚至达 1:6,但再超过此限,皮瓣尖端可因缺血而坏死。

皮瓣旋转后蒂部近侧可能会出现组织隆起,也就是"猫耳朵",小的日后可自行消失,明显的隆起不宜即刻修复,否则蒂部宽度变窄,皮瓣尖端血供受影响。

术后包扎松紧要适度,以植片紧贴为原则,过紧易出现植皮供血不足,过松植皮与植床接触不紧,也影响成活。

硬腭植片早期营养供应是靠组织之间的渗透,术后换药动作要轻,不要活动植片,否则不宜成活;术中健康组织的存留很重要,尤其是提上睑肌腱膜如果损伤过多,术后会出现上睑下垂。

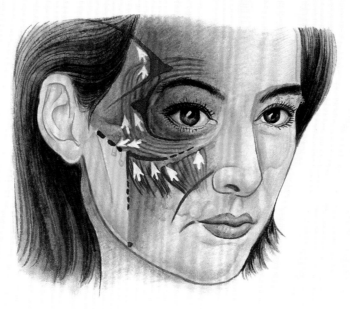

图 17-87 眼周 SMAS 结构示意图

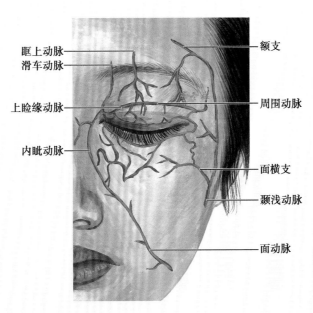

图 17-88 眼周 SMAS 筋膜的血液构筑

眼周 SMAS 皮瓣修复眼睑前层手术方法

颞区眼轮匝肌蒂 SMAS 皮瓣修复眼睑前层

适用于上下眼睑偏内侧缺损。典型病例:患者女性,74 岁,下睑基底细胞癌。

手术方法

肿物切除及术中冰冻病理检查:同前,眼睑后层采用硬腭黏膜移植重建,方法见前。

皮瓣设计:按眼睑缺损范围设计颞区皮瓣及蒂部的位置(图 17-89,图 17-90)。

切取皮瓣:沿皮瓣外侧三个边缘切开,切取皮瓣至 SMAS(颞浅筋膜下)下;下睑缘灰线切开,显露下睑眼轮匝肌,距睑缘 4mm 处切开眶隔前眼轮匝肌,并潜行掀起眼轮匝肌蒂部,形成宽约 1cm 以缺损区颞侧为蒂的眼轮匝肌蒂皮瓣(图 17-91)。

皮瓣转位:将皮瓣转位于内侧缺损区,蒂部将有部分折叠,皮瓣与缺损区皮肤残端及上睑缘缝合(图 17-92)。

术后处理:术后加压包扎 3 天,7 天拆除皮肤缝线,术后 2 ~ 3 个月切开睑缘粘连(该患者术前、术后像见图 17-93,图 17-94)。

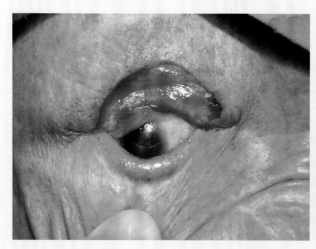

图 17-89 下睑偏内侧近于眼睑全长 1/2 的眼睑全层缺损

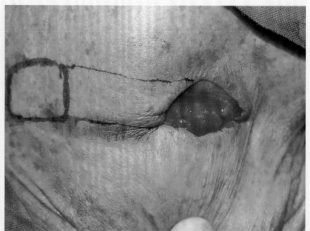

图 17-90 颞侧眼轮匝肌蒂皮瓣设计

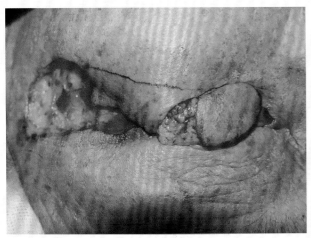

图 17-91　眼轮匝肌蒂皮瓣转位

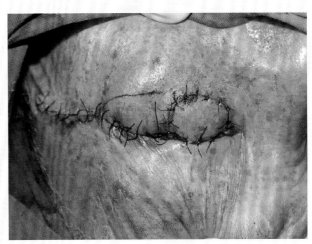

图 17-92　皮瓣转位于缺损区后缝合

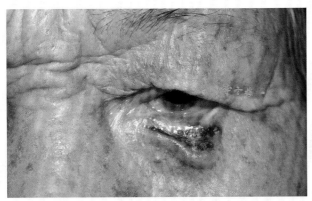

图 17-93　左眼下睑基底细胞癌术前像

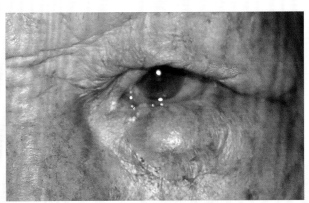

图 17-94　患者术后 1 个月像

眉上皮瓣(Firicke 皮瓣)转位修复眼睑前层缺损

适用于窄长型的上睑或下睑前层缺损的修复。典型病例:患者为车祸伤后,上睑全层完全性缺损。

手术步骤

眼睑后层以异体巩膜修复。

前层修复

眉上皮瓣设计:在眉毛上方约5mm,按缺损区的形状和大小画出将切取皮瓣的范围,长宽之比不超过5:1,以免皮瓣血供障碍(图17-95,图17-96)。

眉上皮瓣切取:沿画线切开皮,切取全厚皮瓣。

皮瓣转位:将皮瓣转位覆盖于异体巩膜之上,代替缺损的眼睑皮肤。

皮瓣缝合:相对应下睑缘灰线后唇作创面异体巩膜及结膜滑行瓣已与后唇缝合,眉上皮瓣与下睑缘前层缝合(图17-97,图17-98)。

供区处理:眉上供区皮下组织分离后,拉拢缝合。

术后处理:同前(该患者术前、术后像见图17-99,图17-100)。

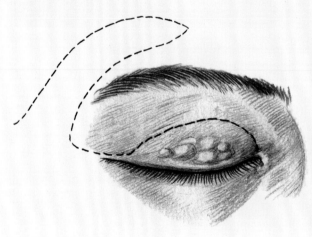

图 17-95 眉上皮瓣设计示意图

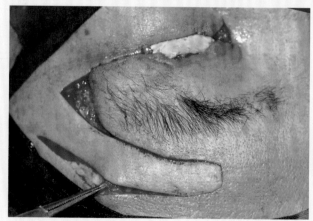

图 17-96 切取全厚眉上皮瓣

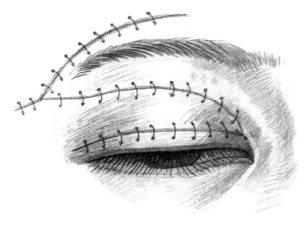

图 17-97　眉上皮瓣转位示意图

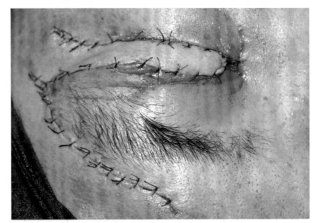

图 17-98　眉上皮瓣转位修复上睑前层缺损

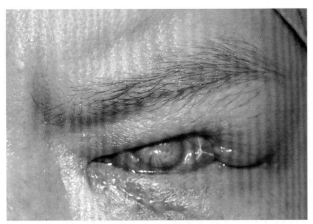

图 17-99　车祸伤后上睑完全性全层缺损

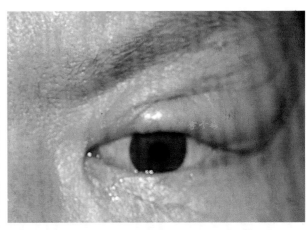

图 17-100　患者术后 1 年像(因角膜白斑,佩戴软性义眼后)

上睑双蒂皮瓣修复下睑前层缺损

用上睑桥状皮瓣修复下睑前层,适用于皮肤缺损面积呈狭长型,而上睑皮肤较松弛者。典型病例:患者为车祸伤后下睑全层完全缺损(图 17-101)。

手术操作

此例患者眼睑后层以硬腭黏膜修复。

前层修复:

上睑双蒂皮瓣的设计:按下睑缺损面积从上睑重睑线(或上睑缘上 5mm)处用平镊夹起计划切取的上睑皮肤范围,注意是否有睑裂的闭合不全,一般上睑皮瓣应比下睑缺损区宽 10% 左右画出皮肤二条弧形的切口线,近睑缘的切口线与下睑切口线相连(图 17-102,图 17-103);

按标记线作上睑的两个皮肤切口,分离两切口的皮下组织,形成双蒂桥状皮瓣(图 17-104),然后将皮瓣转位至下睑(图 17-105);

7-0 尼龙线或聚丙烯线首先缝合下睑中央部和内外两端,其他部位皮肤创缘间断缝合;

上睑以重睑成形术方式缝合(图 17-106)(该患者术前、术后像见图 17-107,图 17-108)。

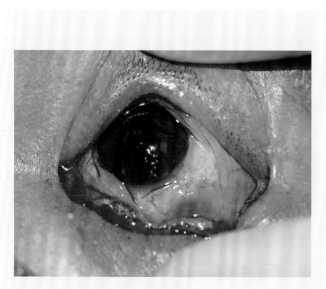

图 17-101　显示下睑完全性全层缺损

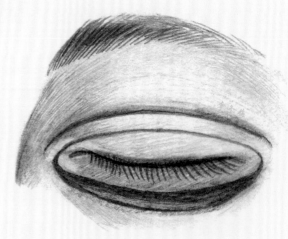

图 17-102　上睑双蒂皮瓣设计示意图

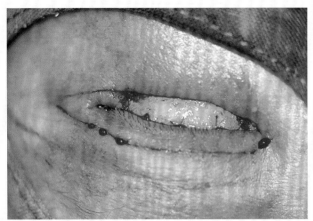

图 17-103 上睑双蒂皮瓣修复下睑前层缺损

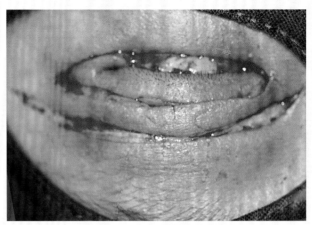

图 17-104 双蒂皮瓣切取

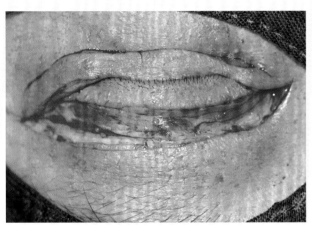

图 17-105 上睑双蒂皮瓣已转位于下睑

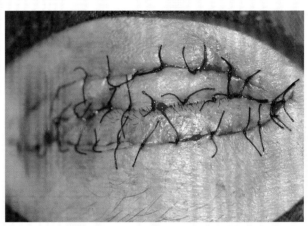

图 17-106 双蒂皮瓣转位缝合术毕(上睑以重睑成形方式缝合,上下睑缘粘连)

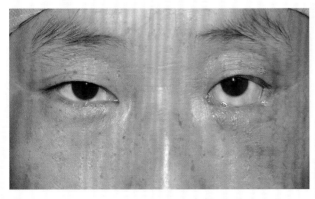

图 17-107 车祸伤后左下睑全层缺损

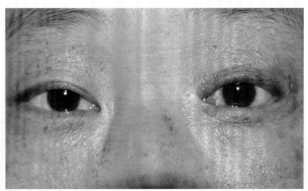

图 17-108 患者术后 1 年像

颞浅动脉岛状皮瓣修复眼睑前层缺损

颞浅动脉岛状皮瓣解剖学特点

颞区的解剖:颞区由浅入深依次为①皮肤;②皮下组织:由前向后有面神经颧支和颞支,颞浅动静脉、耳颞神经走行;③颞浅筋膜:位于毛囊的深面,为帽状腱膜的延续;④无名筋膜:位于颞浅筋膜和颞深筋膜之间,是一层疏松的结缔组织筋膜;⑤颞深筋膜:完全覆盖于颞肌浅面,边缘处与骨膜牢固附着;⑥颞肌:起自颞筋膜和颞窝,前部纤维垂直向下,后部纤维几乎水平向前逐渐集中,经颧弓深面止于下颌骨的喙突和下颌升支前缘;⑦颅骨外膜及骨膜下疏松组织(图17-109)。

颞浅动脉和静脉:颞浅动脉来自颈动脉干的延续,是颈外动脉两条主支之一。在外耳门与下颌之间,颧弓的下方发出,之后向上越过颧骨颧突根部的表面,经耳前肌的深面,多数斜向前上方,其余则垂直上行。颞浅动脉从腮腺上方穿出,经耳前上行约在颧弓上方2~3cm处分为额支和顶支,分布头57%的面积(图17-110)。

额支多数较粗(67%),外径约1.8mm,通常与垂直线呈15°~90°前倾角向前上方斜行,至眶外上角或额结节附近弯曲向上至颅顶,行程中向后上方发出2~5条额顶支,分布于颅顶。顶支的外径约为1.7mm,与垂直线呈约30°后倾角,向后上方行至顶结节,分支分布于头皮。

颞浅动脉位置恒定,管径粗大。颞浅静脉与动脉同名且伴行,在皮下组织内形成静脉网。

颞浅动脉岛状皮瓣:此皮瓣为含颞浅动、静脉供养的皮瓣,颞浅动脉位于皮下,血管下方紧贴一层较致密的纤维组织。一般取颞浅动脉额支供养皮瓣,顶支作为筋膜瓣供养血管。

颞浅动脉皮瓣优点:①具有一般局部转移皮瓣优点,且质地良好;②弹性好,易塑型;③因有颞浅动脉供养,长宽比例一般不受限制,而且可利用动脉两个分支形成皮肤及筋膜瓣,同时修复结膜囊狭窄及眼窝凹陷。

缺点:①额部可供皮肤有限,无法修复较大面积的眼睑缺损,如累及上下睑的眼睑缺损;②相对眼睑来讲,此皮瓣较厚,术后有臃肿之感,有碍美观,多需要术后二期皮瓣削薄及其他整复。因此并非眼睑修复的最佳选择。

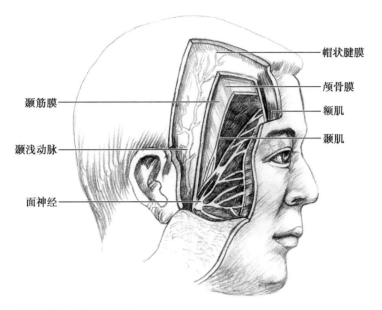

图 17-109　颞侧解剖图

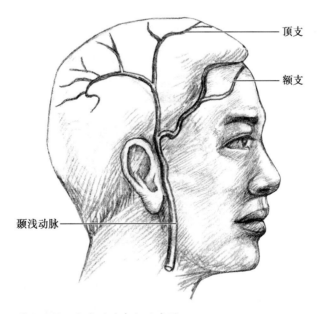

图 17-110　颞浅动脉走行示意图

颞浅动脉岛状皮瓣修复下睑前层缺损

典型病例:车祸伤后 3 个月,左下睑完全性全层缺损。

头部备皮:剃除全部头部毛发,或同侧发际内 2 寸备皮。

手术在局麻或全麻下进行。

眼睑后层修复:沿缺损边缘切开,分离使残存眼睑襞分为前后层,此病例穹窿结膜缺失,因此无法行结膜滑行瓣,后层缺损采用硬腭黏膜移植修复(图 17-112),具体操作见第五节。

颞浅动脉皮瓣的预制:

术前用多普勒血管测定仪探明颞浅动脉及其额支、顶支的走向,用画线笔作出标记。大部分年轻人仅以手摸即可探出颞浅动脉主干及额支的走向。

皮肤切口:沿颞浅动脉走行方向作切口,切口长度约 6cm,切开皮肤至毛囊层,不可过深以免损坏颞浅动脉。

剥离:平毛囊深层,即颞浅筋膜浅层前,略向两侧分离,露出动脉。沿动脉两旁约 5mm 处切开浅筋膜,继续向动脉两侧分离,并使之与颞深筋膜分离(图 17-111,图 17-113)。

然后沿额支走行方向分离到预定的皮瓣部位后,按预先的设计大小及形状作一皮瓣。最后剥离出宽约 5mm,中间包含颞浅动脉及颞浅静脉的岛状皮瓣预制完毕(图 17-114,图 17-115)。

止血:与皮肤相连的细小血管分支一一止血,出血点须逐一结扎。

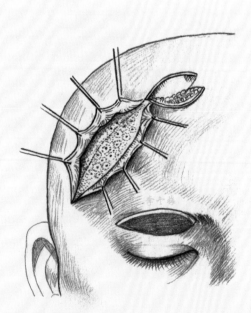

图 17-111　颞浅动脉皮瓣剥离层次示意图(平毛囊
深层即颞浅筋膜浅层分离)

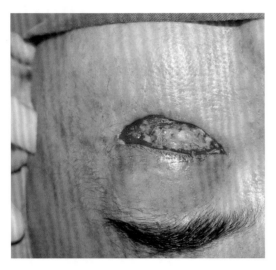

图 17-112　眼睑后层以硬腭黏膜修复

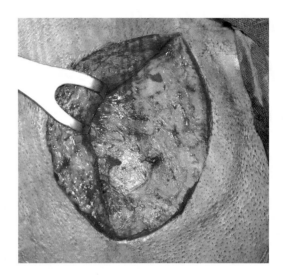

图 17-113　已沿颞浅动脉走行方向作切口,平毛囊深层分离

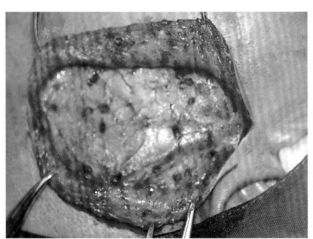

图 17-114　显示颞浅动脉主干,分支及伴行的静脉

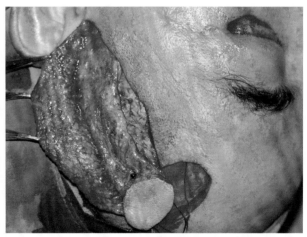

图 17-115　动脉皮瓣预制完成

眼睑前层修复

皮瓣转移:皮瓣预制完成后,先检查皮瓣颜色及动脉搏动情况,证实皮瓣血运良好方可转移。先从耳前颞浅动脉根部至外眦,用大弯血管钳作一个皮下隧道直达外眦部皮下,皮下隧道要足够宽,以保证皮瓣不会受压。将岛状皮瓣沿此隧道转至眼睑缺损区(图17-116)。将皮瓣与眼睑缺损区的皮肤残端缝合(图17-117)。

供区处理:头皮切口以0号丝线间断缝合,额部供皮区视缺损大小,行拉拢缝合。如拉拢缝合有困难,则取上臂内侧或大腿内侧全厚皮片游离移植。耳前区放置引流条。

包扎:加压的压力要适中,以达到皮瓣与基底紧贴,皮瓣远端压力较蒂部为大,以利血供及回流。

术后处理

全身处理:静脉滴注消炎、止血药5天。

眼部处理:术后包扎3日,每日检查皮瓣的血运情况,一般的血运障碍多为静脉回流不畅而致皮瓣绀紫,若不及时处理,可致动脉淤血,皮瓣坏死。如遇皮瓣绀紫,首先检查是否皮瓣蒂部敷料过紧,调整敷料,局部按摩。皮瓣引流条视出血情况于术后24~48小时拔除,术后8天拆除皮肤缝线(该患者术前、术后像见图17-118,图17-119)。

注意

皮瓣剥离注意:

切勿误伤颞浅动脉主干及额顶分支;

动脉需通过皮瓣全长或至少1/2;

剥离组织长度以能在转移后无张力、无扭曲为准。

术中止血要彻底:

要注意有无潜在性出血,如手术刺激或肾上腺素作用的暂时性动脉痉挛;

有无隐蔽处的出血点等。

皮瓣蒂部不要窄于2cm,否则可影响皮瓣的静脉回流。

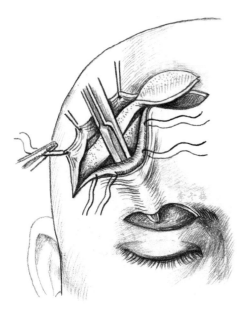

图 17-116 皮下隧道示意图（于耳前颞浅动脉根部至外眦，作皮下隧道直达外眦部皮下）

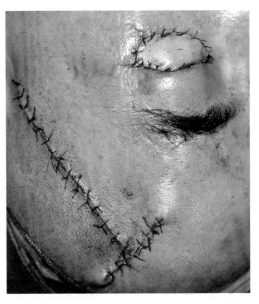

图 17-117 皮瓣转位至上睑缺损区（皮瓣与眼睑缺损区边缘缝合，供区拉拢缝合）

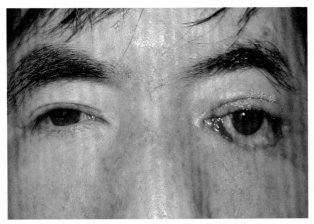

图 17-118 左眼下睑完全性全层缺损

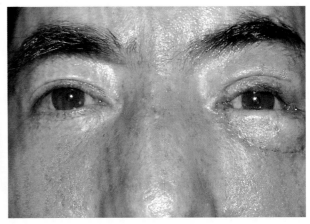

图 17-119 患者术后 3 个月像

睑板结膜前徙瓣行下睑全层缺损再造术（Hughes 方法）

利用上睑睑板结膜瓣滑行替代下睑缺损后层，而利用滑行、旋转皮瓣或游离皮片来修复缺损前层，一般用于修复下睑 50% ~ 70% 的下睑全层缺损。因下睑板窄，可借用量少，一般临床上少用下睑修复上睑者。

手术操作

将下睑缺损两侧向中央牵拉以确定缺损的宽度及高度（图 17-120）。

以眼睑拉钩翻转上睑，距睑缘 3 ~ 4mm 处水平切开结膜及睑板，其宽度与下睑缺损宽度一致（图 17-121、图 17-122）。

于切口两侧做两个垂直的睑板睑结膜切口至上穹窿，将睑板上缘的提上睑肌腱膜分离，并将此瓣的结膜与 Müller 肌和提上睑肌腱膜分离至上穹窿部，使睑板结膜瓣易于向下移至下睑缺损处（图 17-123）。

睑板结膜瓣滑行于下睑缺损区，以 6-0 可吸收线将睑板与睑板、睑结膜与下穹窿结膜缝合（图 17-124，图 17-125）。

眼睑前层缺损修复：如下睑松弛可用下睑滑行瓣修复（图 17-126），或鼻颊沟修复前层（图 17-127），也可行皮片移植。

二期处理：前层缺损如采用皮瓣修复者可在术后 1 ~ 2 个月行睑裂切开，如行皮片移植者需 6 个月切开（该患者术前、术后像见图 17-128，图 17-129）。

> **注意**
>
> 睑裂切开时应于下睑缘上方约 2mm 处切开组织瓣，使组织瓣在术后有退缩的余地。将切口下方的结膜拉向前方与皮肤层相会，并以 6-0 可吸收线将其连续缝合。这样可使新的下睑缘为无角化的上皮所覆盖，以防止角膜刺激。

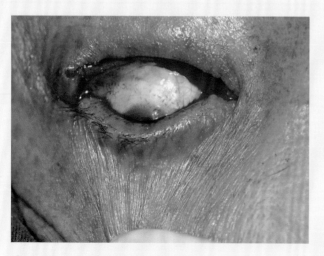

图 17-120   下睑肿物切除后下睑缺损

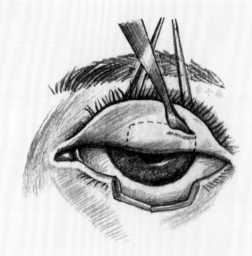

图 17-121   距睑缘 3mm 处切取睑板结膜瓣

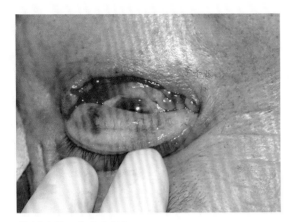

图 17-122　上睑睑板切口

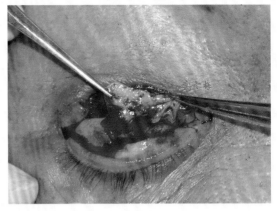

图 17-123　上睑睑板结膜瓣切取

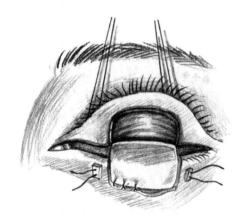

图 17-124　睑板结膜瓣滑行至下睑缺损区

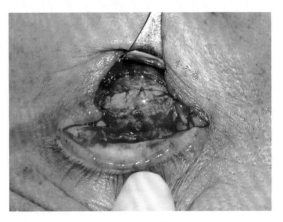

图 17-125　上睑睑板结膜瓣转位至下睑缺损区

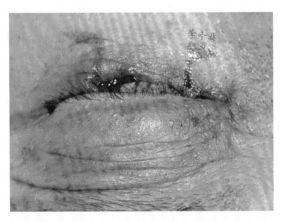

图 17-126　下睑滑行瓣修复前层缺损

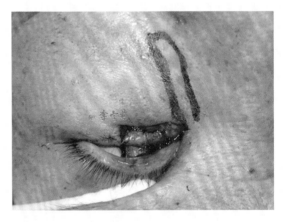

图 17-127　鼻颊沟瓣修复眼睑前层

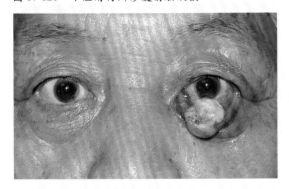

图 17-128　睑板腺癌术前

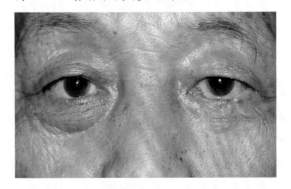

图 17-129　术后半年

第六节 累及内外眦部的眼睑缺损重建

累及内眦部的眼睑缺损修复

利用中部前额皮瓣修复累及上下睑的内眦部缺损。前述的眼周皮瓣转位都无法修复累及上下睑的内眦部缺损。因此设计利用中部前额皮瓣(眉间皮瓣)来修复此缺损可达到较好的效果。

手术方法

肿物切除:右侧内眦部肿物,可疑为基底细胞癌,但病理证实为皮肤炎性增生。肿物切除及术中冰冻病理检查同前。

中部前额皮瓣设计:根据缺损范围设计皮瓣的长宽,皮瓣取自眉间皱褶处,皮瓣蒂部位于鼻根部(图17-130,图17-131)。

切取皮瓣并将皮瓣转位于内眦缺损区,与上下睑及内眦缺损边缘缝合(图17-132,图17-133)。供区拉拢缝合(图17-134,图17-135)。

术后处理:术后加压包扎3天,隔日换药,7天拆除皮肤缝线(该患者术前、术后像见图17-136,图17-137)。

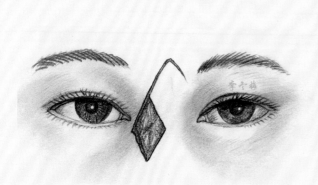

图17-130 眉间皮瓣设计示意图

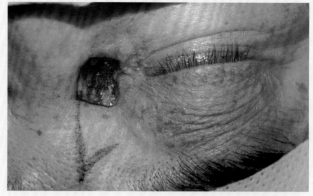

图17-131 显示肿物切除后缺损范围,及眉间皮瓣设计

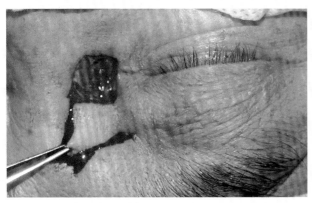

图 17-132 眉间皮瓣切取

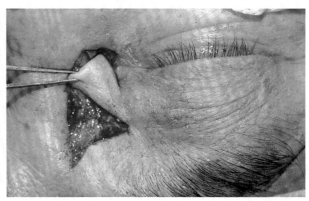

图 17-133 皮瓣转位于内眦部缺损区

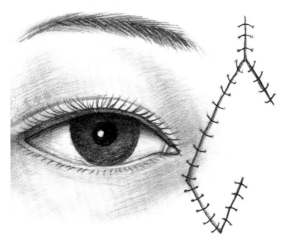

图 17-134 皮瓣转位缝合示意图

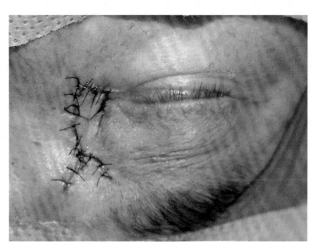

图 17-135 皮瓣转位及供区缝合

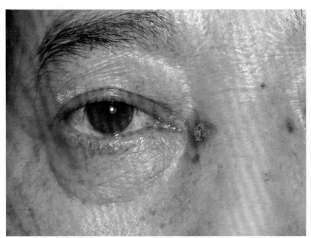

图 17-136 内眦部肿物

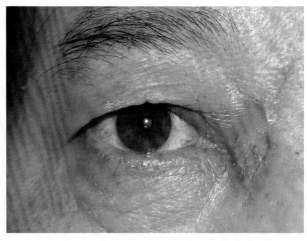

图 17-137 患者术后两周像

外眦及下睑缺损的修复

外眦及下睑外侧 1/3 全层缺损可利用外侧眶缘骨膜瓣修复眼睑后层缺损（Byron-Smith 方法）。

手术方法

肿物切除及冰冻病理检查同前（图 17-138）。

根据外侧睑板的缺损大小设计外侧眶缘骨膜瓣，骨膜瓣的基底仍与外眦缘内侧的眶周组织相连（图 17-139）。剥离骨膜瓣（图 17-140），然后将其内移缝于下睑睑板的残端（图 17-141）。

皮肤缺损可用上睑皮瓣转位修复或外侧旋转皮瓣修复，或滑行皮瓣（图 17-142，图 17-143）。

术后 7 天拆线（该患者术前、术后像见图 17-144，图 17-145）。

注意

外眦及下睑外侧全层缺损，不仅眼睑后层缺失，外眦韧带亦缺失，采用眶骨膜瓣既可达到代替睑板的作用，又起到外眦韧带固定下睑的作用。而且眶骨膜瓣自身有血运，不必行结膜瓣转位，结膜可自行移行修复睑结膜。

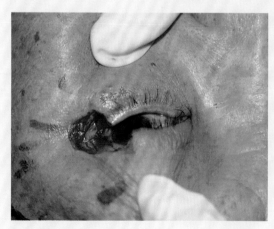

图 17-138　肿物切除后上下睑外侧缺损

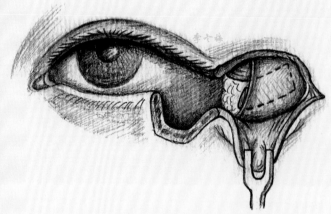

图 17-139　外侧眶缘骨膜瓣设计示意图

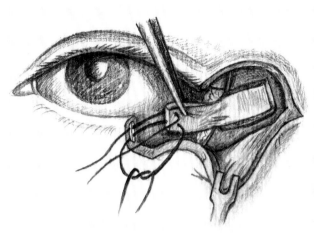

图 17-140　骨膜瓣制作示意图（于外眶缘处掀起骨膜瓣转至下睑睑板缺损处，与睑板残端缝合）

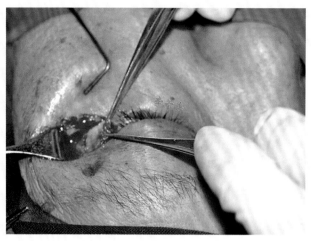

图 17-141　外侧眶骨膜瓣切取

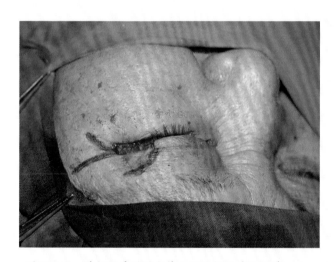

图 17-142　外侧眶骨膜瓣代替上下睑板及外眦韧带

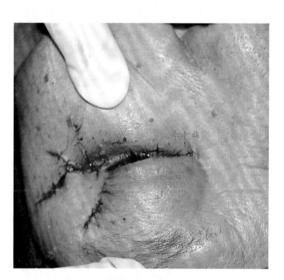

图 17-143　上下睑滑行皮瓣修复眼睑前层缺损

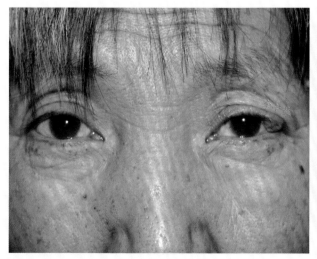

图 17-144　上下睑及外眦睑板腺癌术前

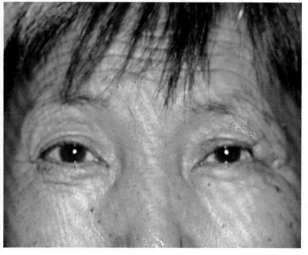

图 17-145　患者术后缘

（李冬梅）

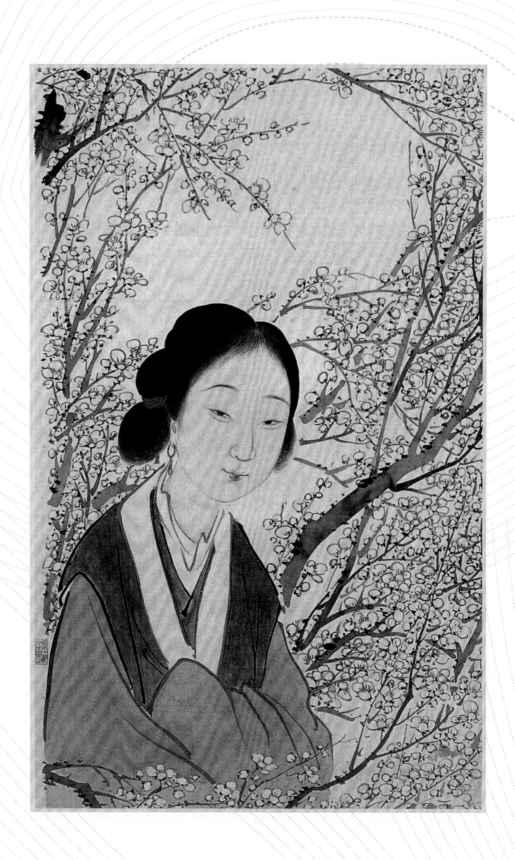

第十八章 眉畸形矫正

"两弯似蹙非蹙笼烟眉,一双似喜非喜含情目……病如西子胜三分。"——《红楼梦》

古往今来所有对美女的赞美都是眉目不可分,在《天方夜谭》中对美女之赞誉:"眉如新月,眼如羚羊……",眼为心灵之窗,眉则为心灵之帘,渲染爱情时更是用尽了眉目传情。

由此,眉可传神和表现人的内心和性格特征,眉部的畸形或缺失,会有损容貌气质和正常表情活动,因此眉部畸形修复的重要可见一斑。

第一节　眉部应用解剖

眉的位置和形态

眉起自眼眶内上角,沿眶上缘向外略呈弧形分布。解剖学将眉分成 4 部分:眉头、眉腰、眉峰和眉梢(图 18-1)。

眉头

眉内侧端,位于内眦角正上方,在鼻翼边缘与内眦角连线的延长线上。两眉头间距约一个睑裂长度(图 18-2)。

眉腰

为眉头与眉峰之间部分。

眉峰

位于眉外 1/3 处,为眉的最高点。

眉梢

眉的最外侧端,走向稍倾斜向下,位于同侧鼻翼与外眦角连线的延长线上。

眉毛

眉毛为硬质短毛,约为 $50 \sim 130$ 根/cm², 分上、中、下三层交织重叠而成。眉头部分较宽,毛发斜向外上方。眉腰部眉毛较致密,上列眉毛向下斜行,中列眉毛向后倾斜,下列眉毛向上倾斜。眉梢部分基本一致斜向外下方生长。

由于眉的上述排列,眉腰色最深,上下左右较淡。眉毛的长短、粗细、色泽与种族、性别、年龄等多种因素有关。一般儿童眉毛短而稀,成人较密而色黑,男性眉毛较粗而密,女性窄而弯曲。眉毛的色泽与全身色素代谢有关,病理状态下如白化病、白癜风、原田病等可使眉毛部分变白。

眉间部通常光滑无毛,个别人眉间区可能有丛生短毛。

眉部组织学

眉的组织结构从前向后可分为:皮肤、皮下组织、肌肉层、肌下蜂窝组织层及腱膜层。

皮肤层

眉部皮肤厚、隆起,移动性大,并有丰富的皮脂腺和汗腺,表面生有密集的硬质短毛。

皮下组织层

含有少量脂肪和较多结缔组织,表面与皮肤及肌肉层均紧密连接。

肌肉层

眉部肌肉层由纵行的额肌纤维、斜行的皱眉肌、横行的眼轮匝肌和降眉肌构成。

皱眉肌起始于眉的内侧,向上外斜行穿过前方的肌肉,附着于眉中部皮肤。皱眉肌的作用是将两侧眉向鼻根部牵引,于内眦上方形成隆起,在额下部正中,形成两条特殊的纵行沟-垂直皱纹。

眼轮匝肌呈环行走行,作用为向下牵引眉部,协助闭睑。

降眉肌起自下方鼻骨,向上止于眉间额肌下部,收缩时向下牵引皮肤,鼻根部出现横行皱纹,增加眉部隆起。

肌下蜂窝组织层

此层较疏松,向下与眶隔脂肪相延续。

腱膜层

覆盖整个头皮骨表面,可分为深、浅两层,浅层与眉部皮肤相连,深部附于上眶缘。

眉的老年性变化

皮肤随年龄增长而弹性逐渐丧失,头皮及额部软组织进行性松弛,导致了眉的松弛与下垂。另外,面部表情肌的纤维硬化也促进了老化改变的形成。而面部软组织重力的长期作用会产生广泛而对称的眉的向下移位及眉睫间距的缩小。眉梢部分由于眼轮匝肌的痉挛,加重了重力作用而形成松弛,使该部分的眉下垂更为常见。眉头部分由于降眉间肌、皱眉肌连同眼轮匝肌的痉挛中和了额肌的上提作用,使得眉头部下垂。

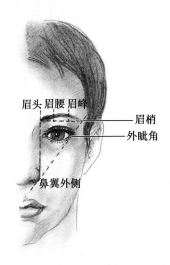

图 18-1　眉位置和形态标志

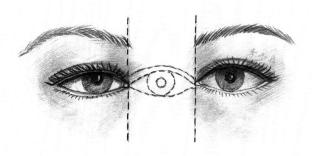

图 18-2　眉头间距

第二节　眉下垂矫正手术

眉下垂临床表现

常由于老年性皮肤松弛性改变、周围性面瘫、外伤后或医源性的面神经颞支或颧支受损等造成。眉下垂患者常诉眼疲劳和额部头痛,额部有横向皱纹,临床上可发现额肌不自主地收缩以抬起下垂的眉部,抵抗因重力作用而致的眉下垂。因此,美容性、功能性手术中,正确处理额部软组织是十分重要和必要的。

眉下垂可为单侧或双侧,局部或完全以及眉的不同部位下垂等。

眉下垂术前评估

全身检查

全身常规查体,了解其是否有糖尿病等病史,肝肾功能、凝血机制等检查。术前控制血糖及血压。

眼部常规检查

双眼视功能、眼前节、眼后节检查。眼位及眼球运动情况检查。

眉部情况判定

首先检查前额和眉部,额部水平深陷的皱纹表明额肌过强或有眉下垂。尤其在眼睑松弛手术前对于眉部情况的判定非常重要,如有明显的眉下垂者,在眼睑松弛矫正手术中应同时行眉下垂的矫正,否则眼睑松弛皮肤切除后会导致眉下垂的加重。

患者特征的了解

患者的年龄、职业、性格特征及性别等对于眉下垂手术很关键,一般职业者不太可能要求一个过于上挑的眉梢。

直接眉提高术

眉弓上缘皮肤弧形切除法

适应证:整个眉下垂或眉头、眉梢部分下垂者。

手术操作

按眉下垂的部位和程度,在最上排眉毛的边缘,用无齿镊夹持松弛的额部皮肤,直到眉上提到合适位置,以画线笔平行于眉毛的生长方向,画出需切除额部皮肤的宽度、弧度和范围。画成"S"形切口(图18-3,图18-4)。

麻醉:2% 利多卡因及 0.75% 罗哌卡因(1∶1混合,含 1∶100 000 肾上腺素)眉部皮肤浸润麻醉。

皮肤切除:沿画线全层切开皮肤,直至额肌纤维,按设计线切除眉上部皮肤全层。

固定缝合:必要时可将皮下各层与骨膜固定。

术后处理:术后加压包扎48小时,隔日换药,术后7天拆线(该患者术前、术后像见图18-5,图18-6)。

注意

眉的位置会因患者体位而发生改变。因此设计切口时可取坐位。弧形切口一般不要超过内侧1/3,否则瘢痕明显。必要时须行额肌折叠固定骨膜缝合。

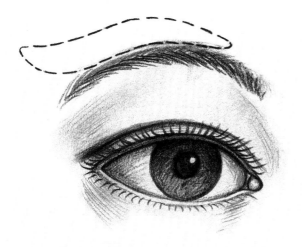

图 18-3 眉上切口设计

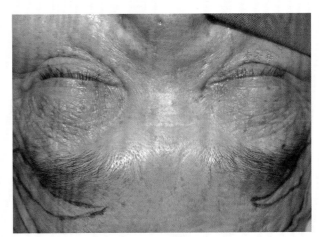

图 18-4 眉上切口

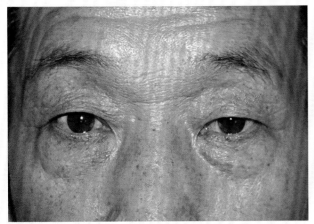

图 18-5 上睑皮肤松弛及眉下垂术前像

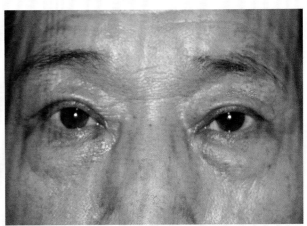

图 18-6 上睑皮肤松弛及眉下垂矫正术后2个月

眉梢下垂"Z"成形矫正术

适用于眉头或眉梢部分下垂者。

手术方法

切口设计:依据眉头或眉梢下垂程度和弧度,设计不同的"Z"形切口线(图 18-7、图 18-8)。

皮瓣剥离:按画线切开皮肤,达皮下脂肪深层,剥离皮瓣使成为两个对偶带蒂三角皮瓣(图 18-9)。

皮瓣换位:将两个三角形皮瓣换位缝合(图 18-10),使移位眉部恢复至正常位置(图 18-11,图 18-12)。

术后处理:术后加压包扎 48 小时,7 天拆线。

眉错位矫正"Z"成形术

适用于外伤致眉错位者。

手术方法

切口设计:依眉错位的位置和弧度,设计"Z"形切口线。

皮瓣剥离:画线切开皮肤,达皮下脂肪深层,剥离皮瓣使成为两个对偶带蒂三角皮瓣。

皮瓣换位:将两个三角形皮瓣换位缝合(图 18-13),使移位眉部恢复至正常位置(图 18-14)。

术后处理:同前(该患者术前、术后像见图 18-15,图 18-16)。

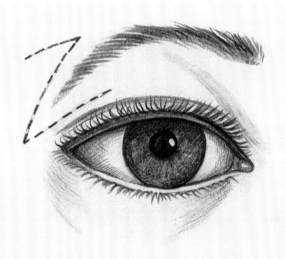

图 18-7　眉梢下垂"Z"成形设计

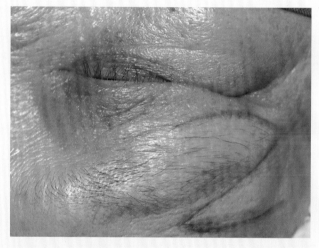

图 18-8　"Z"成形矫正眉梢下垂

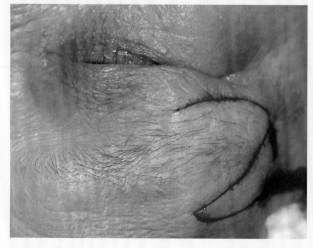

图 18-9　两个对偶三角瓣

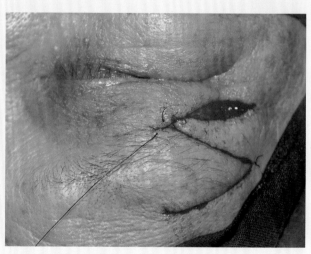

图 18-10　两皮瓣换位

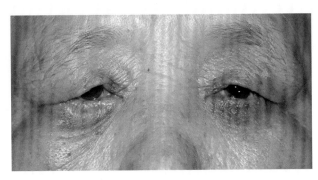

图 18-11　双侧眉梢下垂,双眼上睑皮肤松弛

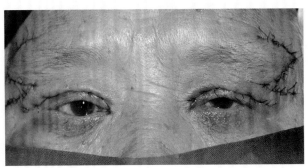

图 18-12　眉梢下垂及上睑皮肤松弛矫正术毕图

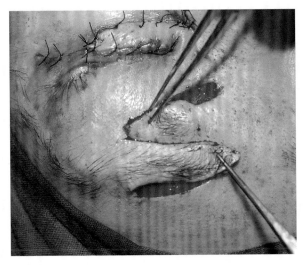

图 18-13　剥离两个三角瓣

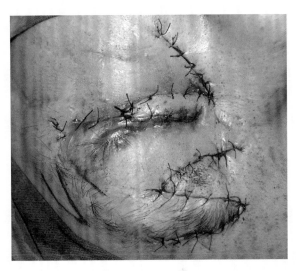

图 18-14　内侧矫正术毕(外侧眉梢下垂"Z"成形矫正,示切口设计)

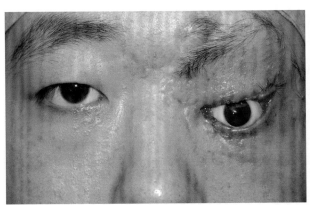

图 18-15　外伤致眉错位

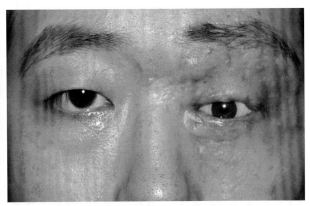

图 18-16　术后 1 年像(中央部眉缺损区已行眉移植术)

（李冬梅）

间接眉提高术-内镜下眉毛及前额提升术

适应证：严重的眉下垂，内侧下垂明显者，或拟前额提升者。

手术方法

切口设计（图18-17，图18-18）

中央切口：位于中央发际线后10mm处的垂直切口。

旁正中切口：旁正中的标记线与眉毛最高点保持在一条直线上，该最高点通常和角膜缘外侧一致，双侧对称。

颞侧切口：平行于耳前皱襞的平面与鼻翼-外眦连线的延长线相交，在该交点作两个颞部标记线，双侧对称。在两侧眶上切迹周围标记10mm的区域，避免在该区域手术以免损伤眶上神经血管束。

麻醉

切口处注射局麻药由2%利多卡因与肾上腺素按1:100 000配比而成。在额部和颞部至眉毛和颧弓之间的区域则使用浸润麻醉，由2%利多卡因与肾上腺素按1:100 000配比而成，然后与盐水按1:5的比例稀释至50~100ml。

15分钟才能使血管收缩效应达到最大，以达到最大程度止血的目的。

皮肤切开

中央和旁正中切开：用#15Bard-Parker刀片在中央部和旁正中标记线处切开至颅骨膜。然后拉起骨膜，用#5分离器向内外侧分离至相连的筋膜处。随后经中央切口在骨膜下朝眉部方向继续向前分离（图18-19）。最后，朝枕部方向继续向后分离。此过程由于在颅骨膜上分离因此无需内镜引导。

颞侧切开：用#15Bard-Parker刀片作颞部切口（图18-20）。持续分离直至颞肌深筋膜（图18-21），分离过程避免伤及颞浅动脉分支。然后在内镜可视区域下在深筋膜层和表皮层之间从外侧向鼻侧方向进行钝性分离（图18-22）。分离时拉起相连的筋膜，与中央区域相交通（图18-23）。继续分离至眶上缘和颧弓上方约10mm处。

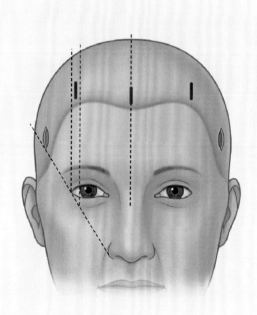

图18-17　皮肤切口设计

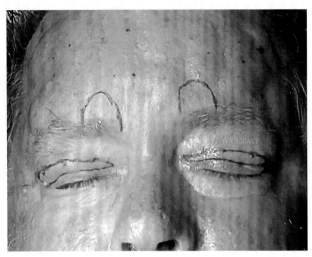

图 18-18 在两侧眶上切迹周围标记 10mm 的区域

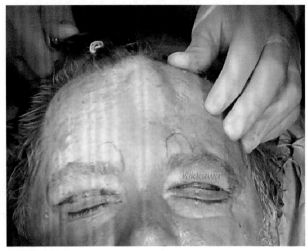

图 18-19 经过中央切口在骨膜下朝眉部方向继续向前分离

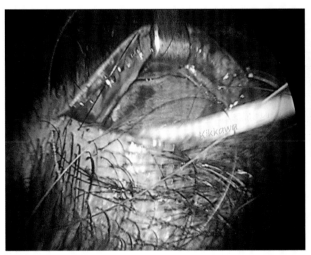

图 18-20 颞部切口

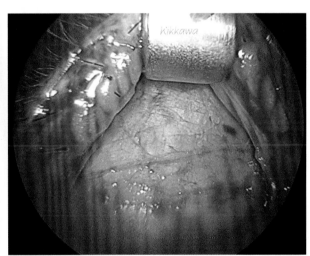

图 18-21 颞肌深筋膜

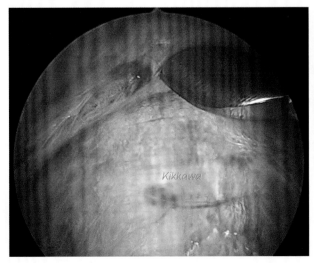

图 18-22 颞肌深筋膜层与表皮层之间分离

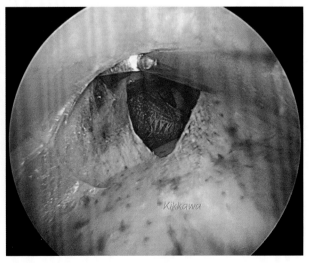

图 18-23 经颞侧分离至与中央区域交通

在眶上缘完全松解骨膜对于眉毛颞侧提升十分重要。在内镜可视的情况下,在弓形边缘处使用一个指端分离器或内镜剪刀松解骨膜,同时保留眶上神经。用内镜剪刀保守性的松解皱眉肌和降眉间肌。避免过度分离这些牵引肌,否则会造成眉间距增宽。(图 18-24,图 18-25)

固定缝合:固定的方法有几种。如果利用骨性通道,那么可提升中央部和旁正中切口。用 6mm 钻头在上方和下方做一个斜的骨性通道(图 18-27)。用 2-0 或 3-0 聚丙烯线在切口前方进针,进针要深,然后穿过骨性通道,最后打结。此外,在两个旁正中切口处可以使用可吸收性多点固定装置(Endotine 前额)。对于颞侧切口,在切口前边切除多达 10mm 的椭圆形皮肤能使外侧更加抬升。所有头皮切口都要用头皮钉钉合,术后 10~14 天拆除(该患者术前、术后像见图 18-28,图 18-29)。

术后处理:患者在手术结束时要包裹头部,同时术后给予抗生素和激素口服 1 周。

注意

眉下分离时仔细止血非常重要,因为形成的血肿会在术后使眉毛固定缝合处裂开。

眶上缘分离时,有可能见到伴随走行的静脉,因为面神经的颞支在该血管上方走行,因此操作时要避开它们(图 18-26)。

为防止造成局部脱发应避免过度使用电烧。

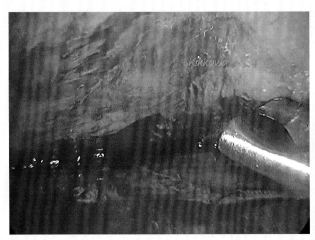

图 18-24 眶上缘松解骨膜

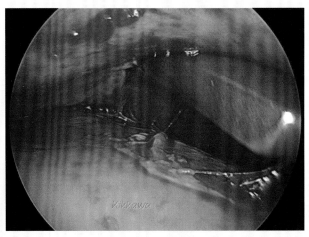

图 18-25 眶上缘松解骨膜

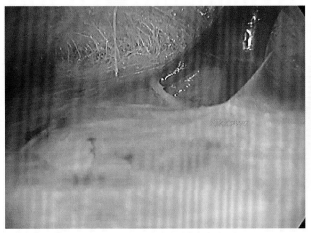

图 18-26 眶上缘分离时,有可能见到伴随走行的静脉

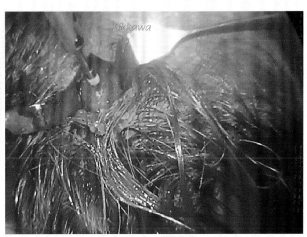

图 18-27 用6mm钻头在上方和下方做一个斜的骨性通道

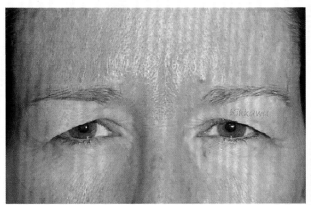

图 18-28 眉下垂术前

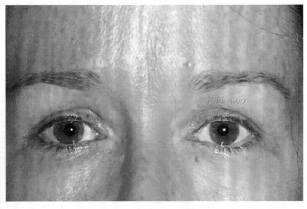

图 18-29 眉下垂及前额提升术加上睑皮肤松弛矫正术后

（**Don O Kikkawa** 李冬梅）

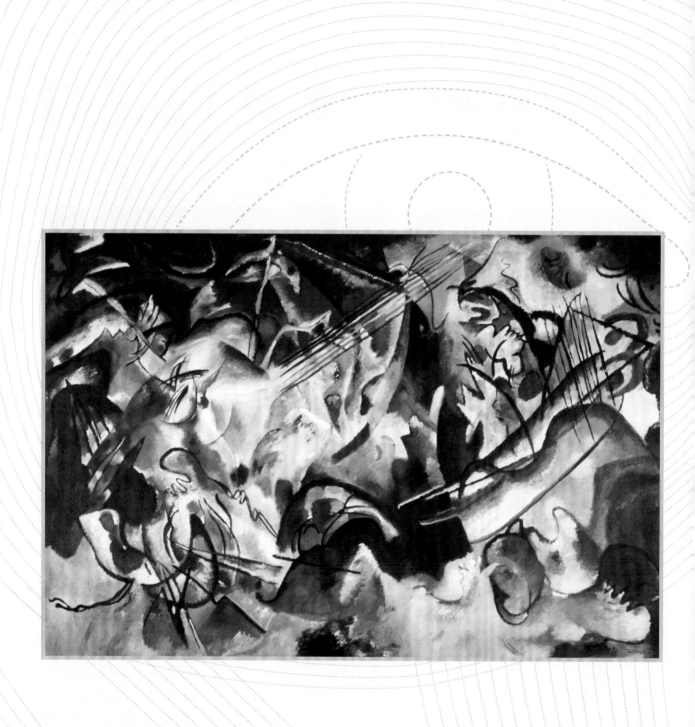

第十九章　Ａ型肉毒素治疗眼睑及面肌痉挛

"骨咄犀,蛇角也,其性至毒,而能解毒,盖以毒攻毒也。"——陶宗仪《辍耕录》

以毒攻毒为扁鹊之遗见,应用了万世万物相生相克的化解原理。当复杂病症使我们感到山重水复疑无路时,化解的应用则可能使治疗产生柳暗花明又一村的境界。

眼睑和面肌痉挛是一类不自主的神经肌肉痉挛性疾病,由于肌肉痉挛和抽搐,给患者的精神和身体带来极大的痛苦,也极大地影响美观。在Ａ型肉毒素应用之前所采用的眼轮匝肌、眉肌切除术联合眉成型及提上睑肌加固术等都无法达到满意效果,Ａ型肉毒素为神经毒素,通过其化学去神经作用而达到解除眼睑及面肌痉挛之目的。

第一节　眼睑和面肌痉挛的分类

眼睑与面部肌肉痉挛性疾病有两种类型:原发性眼睑痉挛和半侧面肌痉挛。

原发性眼睑痉挛

本病是由于眼轮匝肌痉挛性收缩引起的眼睑不随意闭合(图 19-1)。常为双侧病变,呈进行性进展。2/3 为女性,多在 60 岁以上发病。其病因未明。痉挛的频率和时间不等,严重者可引起患者功能性失明。大多数患者的症状在 3～5 年内稳定。1/3 的患者有相关的运动异常,如:Meige 综合征、原发性震颤或帕金森病。诊断时应除外:角、结膜炎、倒睫和睑缘炎引起的继发性眼睑痉挛。

药物治疗:氯硝西泮,苯海索,碳酸锂,劳拉西泮,巴氯芬等。其他治疗有心理疗法,催眠,生物反馈,经皮的面神经热解术和针灸。但均收效甚微。

手术治疗:眼轮匝肌、眉肌的肌肉切除术联合眉成形及提上睑肌加固术。面神经选择性抽出术联合肌肉剥离术。但这些方法效果不理想,前者的副作用有:前额麻木,眼睑水肿(淋巴水肿)。后者可有严重的面神经麻痹并发症,表现为:眉下垂、兔眼、角膜暴露、睑外翻。有 50% 的患者术后复发。

半侧面肌痉挛

本病是累及单侧的病变,面肌周期性的强直性收缩。痉挛通常从眼轮匝肌开始,逐渐扩展到面肌的其他部分,无论患者清醒或在睡眠时均可发作。常起自中年,女性多见。可伴有单侧面肌无力(图 19-2)。病因常为第Ⅶ脑神经根在小脑桥脑角被血管结构或肿瘤压迫。血管病变占 90%。小于 1% 的病例是由于后颅窝肿瘤。

发病机制为异位的神经元间接触的兴奋。由于机械性刺激的损害(脱髓鞘改变),神经对异位兴奋有较低的阈值。面神经外伤或麻痹后的第Ⅶ脑神经迷走再生常引起异常的面部运动。其表现与半侧面肌痉挛相同。

药物治疗:卡马西平、氟哌啶醇、地西泮、苯妥英钠、氯羟去甲西泮、邻甲基苯海拉明等,以及生物反馈法和精神疗法等也被试用。

手术治疗:包括肌肉切除术、选择性面神经切除术。用第Ⅶ脑神经颅内微血管减压术已取得部分成功,88% 的患者被治愈,复发率仅 10%。由于可产生听力丧失、中耳炎、脑膜炎、脑脊液漏、颅内出血、癫痫甚至死亡等并发症,许多患者拒绝这个手术。因而 A 型肉毒素注射仍是治疗本病的有效方法,特别手术后复发的面肌痉挛。

Meige 综合征

Meige 综合征为双侧的口、面、颈的张力障碍性疾患,患者除眼睑痉挛外,还有眉、下面部如口唇、下颌、颈部、软腭的运动障碍(图 19-3)。这种患者常有噘嘴、咀嚼、开颌、构音障碍和发音障碍。有人认为良性原发性眼睑痉挛是一种小块发作的 Meige 综合征。

多数学者认为该病发病机制可能与脑部基底节部损害,黑质-纹状体 γ-氨基丁酸能神经元功能低下导致多巴胺能受体超敏或多巴胺递质失衡、胆碱能作用失衡有关。口下颌-面部的外伤、牙科手术、自身免疫因素或药物等可以诱发。

药物治疗：A 型肉毒素面部多点注射可以缓解痉挛。口服药物包括抗精神病药（氯氮平、奋乃静）、胆碱能受体阻滞药（苯海索）、多巴胺受体阻滞药（巴氯芬）、抗癫痫药（氯硝西泮）等。

手术治疗：

分离型脑起搏器（TMES）由数个磁场内电极、外电极、导线和脉冲发生仪四部分组成，经由微创手术将电极植入头皮下颅骨内，通过经颅磁刺激及经颅电刺激控制症状，目前国内已有多家医院开展此治疗。

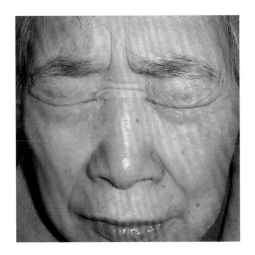

图 19-1　原发性眼睑痉挛

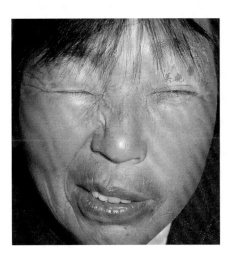

图 19-2　半侧面肌痉挛

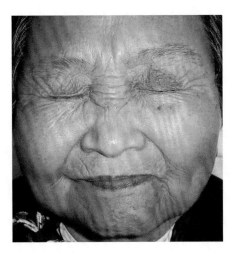

图 19-3　Meige 综合征

第二节 A 型肉毒素的临床应用

自 70 年代起由 Scott 倡导 A 型肉毒素(botulinum toxin A,BTXA)治疗肌肉痉挛性疾病。起初是作为一种斜视手术的替代疗法。由于他在一些神经肌肉疾病的治疗中显示其更加安全有效,较手术更简便易行,近年来被应用于除眼科外的其他肌肉痉挛性疾病中。随着 BTXA 应用广泛,对他的适应证、效果、副作用等的观察研究也愈加丰富。

BTXA 应用的历史

多年以来眼科医生一直寻找一种药物可以用于非共同性斜视的治疗。1972 年 Scott 基于肉毒中毒的患者人首先引起由眼内外肌麻痹导致的视力模糊和复视,经 6 ~ 9 个月才能恢复,提出用 BTXA 在眼外肌注射造成暂时性的麻痹来改变眼位。1980 年他首次发表了 BTXA 作为一种斜视手术的替代疗法是可行的。其后 Scott 及其他作者对 BTXA 的临床应用、药物效果、副作用及免疫学反应做了大量的实验和研究,在治疗斜视、眼睑痉挛与面肌痉挛以及其他疾病中取得了令人鼓舞的结果。

至 1989 年 2 月美国和其他 27 个国家的研究者在 Scott 的指导下进行 BTXA 的临床研究,共治疗了 5725 个斜视患者,9983 个眼睑痉挛患者,3571 个半侧面肌痉挛的患者并作出总结。1989 年 12 月 BTXA 在美国被批准临床应用治疗斜视和眼睑痉挛,由 Allergan Pharmaceuticals,Inc. 提供商品药物 Oculinum®(BOTOX®)。目前在国外被使用的 BTXA 有两种:BOTOX®(美国产),和 Dysport®(英国产)。1993 年 10 月,国产 A 型肉毒素问世,经动物实验和临床实验研究,质量、纯度及药物效果均达到国外同类药品水平。

BTXA 的药理学

BTX 的生物特性

BTX 是梭状芽胞杆菌属肉毒梭菌(clostridium botulinum,G+)产生的外毒素,根据抗原性分为 A,B,C1,C2,D,E,F 和 G 等 8 种不同的毒素。其中 A、B 和 E 型肉毒素最常见于人类的肉毒中毒。A 型毒素被首先提纯制成稳定的、结晶的标准状态,而被用于研究及实验领域,在动物实验中显示了强大的肌肉麻痹作用。

实验证明,口服毒素复合体比提纯的神经毒素毒性明显增高,而注射提纯的毒素则比毒素复合体的毒性高 3 ~ 5 倍。提示神经毒素易被消化液破坏,复合体中的非毒性蛋白部分对毒素部分有保护作用。

作用机理

BTXA 作用于胆碱能运动神经末梢,以某种方式拮抗由血清素转移的钙离子,干扰乙酰胆碱从运动神经末梢的释放,使肌纤维不能收缩。BTXA 不阻断神经兴奋的传播,神经和肌肉都没有兴奋性和传导性的损害,这种作用也称为化学去神经作用。

BTXA 在神经末梢的作用分为三步(图 19-4):

结合被注射的毒素迅速结合在胆碱能神经末梢的受体部位即突触前膜,毒性肽链的 H 链部分结合在神经末梢的无髓鞘区域(图 19-5)。

内化毒素通过末梢的突触前膜进入到神经细胞内。这可能是一种吸附性胞饮或蛋白载体(或通道)形成的主动过程。

麻痹抑制乙酰胆碱的释放。这种作用不是由于干扰神经冲动的传播或乙酰胆碱的合成或储存,而是直接作用于钙离子介导的乙酰胆碱释放机制。BTXA 一旦结合在神经末梢的突触前膜内,就阻止了钙依赖的乙酰胆碱外放作用(图 19-6,图 19-7)。

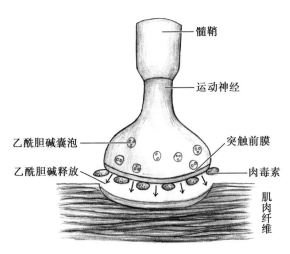

图 19-4　BTXA 的作用机制

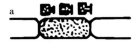

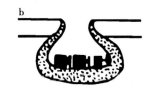

图 19-5　a. BTXA 结合在胆碱能神经末梢的受体部；b. 吸附性胞饮内化

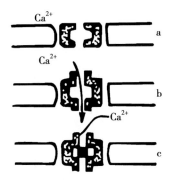

图 19-6　a. 毒素与膜上特异位点结合；b. 毒素与膜形成蛋白通道或蛋白载体；c. 膜被去极化，毒素可阻塞该阳离子通道，干扰细胞外 Ca^{2+} 细胞和触发胞吐现象

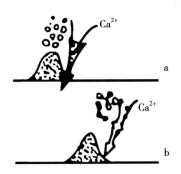

图 19-7　a. Ca^{2+} 促进突触囊与神经膜上特殊部位相结合，释放储存的乙酰胆碱；b. 肉毒素以"酶击"形式以 Ca^{2+} 促进介质释放作用进行限制

肌肉的运动功能可通过不同的生理性内环境稳定机制得以恢复:如神经肌肉接头外(extrajunctional)的乙酰胆碱受体和钠通道的出现;神经肌肉接头的胆碱酯酶水平降低;肌肉纤维的以神经肌肉接头处的洋葱球形成和新形成的神经芽为特征的神经再生。这一再生过程可能是由去神经的肌肉释放的特异性运动神经再生因子介入的,通常需要2~4个月,临床上表现为肌肉痉挛症状的复发。

BTXA对人的毒性作用是由于毒素经肠道吸收后,作用于脑神经核与外周神经肌肉接头处及自主神经末梢引起的。中毒后潜伏期一般为数小时至数天,先有脑神经麻痹的症状,如头痛、头晕。继而出现眼部症状:由于眼内外肌麻痹引起的瞳孔扩大、调节损害、上睑下垂、复视、视力模糊等。咽部神经麻痹可有吞咽困难、咀嚼不灵敏、声嘶、语言障碍。膈肌麻痹引起呼吸困难、抬头困难、共济失调、肢体麻痹等。患者多死于呼吸困难、心衰。

BTXA中毒的救治需用抗A型肉毒素,1万~2万U/日,B型0.9万~1.8万U/日。重症患者应加倍,至症状消失后停药。同时应预防呼吸肌麻痹及窒息。可用多价肉毒素类毒素预防中毒,免疫期可维持半年以上。

BTXA 的制备

供治疗用的BTXA是以冷冻、干燥的结晶形式提供的,在冰冻温度下稳定性可达四年。BTXA加热至80℃30分钟或煮沸5~20分钟即被破坏。在碱性溶液中也易被破坏。一般应在低温下保存、邮寄或运输。当以生理盐水溶解后在数小时内破坏,毒素也可被机械力量或不适当的溶解破坏,如:快速注射、液面的气泡、过度稀释、高温、PH、各种化学制剂等。

结晶的BTXA是以小鼠的50%致死量(LD50)为1个计量单位-U。由于各种产品制备方法的区别,每种产品的单位药物重量不等。每1单位Oculinum®(BOTOX®)为0.04~5ng。而Dysport®与Oculinum®的效价有2~4倍的差别。国产1UBTXA约0.04ng。根据推算人的LD50约是39U/kg。0.1~1μg BTXA能引起人的中毒。在使用BTXA时应特别注意所有用过的注射器,敷料和废弃的药瓶均应单独用高温或高压消毒。

BTXA 临床治疗的适应证

斜视

水平斜视(<40PD,无限制因素)。
斜视术后的低矫及过矫。
感觉性斜视(废用性斜视)。
斜视术前对复视耐受的评价。
垂直斜视。
麻痹性斜视(第Ⅵ及第Ⅲ脑神经麻痹的早期与后期)。
甲状腺相关性免疫眼眶病(thyroid-related immune orbitopathy)。
视网膜脱离术后的斜视。
不适宜或拒绝手术的患者。

原发性眼睑痉挛

半侧面肌痉挛

第Ⅶ脑神经的迷走再生

获得性眼球震颤

肌纤维颤搐

下睑内翻

角膜溃疡或暴露

上睑退缩

痉挛性斜颈

内收肌痉挛型发音困难

其他肌肉运动障碍性疾病

上睑退缩
痉挛性斜颈
内收肌痉挛型发音困难
其他肌肉运动障碍性疾病

BTXA 治疗眼睑面肌痉挛

应用 BTXA 注射治疗眼睑痉挛和面肌痉挛是由 Frueh 等在 1984 年首先报告的,之后有大量作者陆续报告此种方法取得的成功。原发性眼睑痉挛、半侧面肌痉挛和 Meige 综合征是良好的适应证,成为首选的治疗。虽然 BTXA 的作用是暂时的,需周期性使用,但 90% 患者症状有改善,并愿意重复治疗。

疗效分级

眼睑痉挛和面肌痉挛可根据痉挛严重程度分为 5 级(表 19-1),疗效评定标准分为 3 级(表 19-2)。

表 19-1　眼睑和面肌痉挛程度分级

分级	表现
0	无痉挛
I	外部刺激引起瞬目增多
II	轻度,轻微颤动,无功能障碍
III	中度明显的痉挛,轻度功能障碍
IV	重度,严重功能障碍(不能阅读、驾车)

表 19-2　疗效评定标准

疗效	痉挛程度
完全缓解	降低至 0 级
明显缓解	由 II ~ IV 级降低至 I ~ II 级
部分缓解	由 IV 级降低至 III 级

注射方法

注射时使用 TB 针在距睑缘 2～3mm 处做皮下或肌肉注射。对眼睑痉挛者分别于上、下眼睑中内 1/3 和中外 1/3 处，及外眦颞侧皮下眼轮匝肌注射共 4～5 个位点。单侧面肌痉挛者除上述部位外，于颜面部中、下及颊部肌肉注射 3 个位点。依病情需要也可对眉部内、外或上唇、下颌部肌肉选择注射（图 19-8）。推荐的剂量范围是：每睑 5～25U，每眼 5～75U。

效果

国外一些作者报告其有效率为 93.3%（75%～100%）。每眼的剂量在 6.25～70U。注射后最大作用在数天内出现，注射后 1～5 天痉挛症状减轻或消失，痉挛缓解持续 5.9～104 周（平均 13.4 周）。由于患者对痉挛的主观感觉非常不同，很难客观地评价效果。有的患者轮匝肌无力但仍感痉挛，另一些患者虽有残余痉挛但满意疗效。在评价效果时主观感觉痉挛缓解时间是比其他客观标准更重要的。

痉挛缓解间期与 BTXA 的剂量相关。当痉挛缓解期短于 3 个月时可加大注射剂量一倍。重复注射后的痉挛缓解间期不变或延长。延长的原因可能是由于初次注射的剂量较小或由于多次注射引起肌肉的萎缩造成。

半侧面肌痉挛在 BTXA 注射后的缓解间期平均为 16 周（12～22 周），这比眼睑痉挛长约 1 个月。大多数作者对面肌痉挛的患者在其下面部注射 2.5～5UBTXA。但有人单独在眼周肌肉注射也可明显缓解下面部痉挛。如病人因痉挛而严重失能则是第Ⅶ脑神经减压术的适应证。

肉毒素治疗眼睑及面肌痉挛，剂量为每个注射位点 2.5～5U。注射后 1 天症状开始改善，2～7 天痉挛迅速缓解。原发性眼睑痉挛患者中，完全缓解率、明显缓解率及部分缓解率分别为 26.3%、52.6%、21.1%（图 19-9，图 19-10）。面肌痉挛患者中完全缓解率、明显缓解率分别为 91.4%、8.6%，有效率 100%（图 19-11，图 19-12）。痉挛缓解间期眼睑痉挛者平均 8.5 周（4～16 周），而半侧面肌痉挛者平均 13.7 周（8～32 周），比眼睑痉挛者长。有 65% 因病情复发进行重复注射 2～3 次，重复注射时每个位点剂量增加至 5U，效果与首次注射相同，未见副作用增加。Meige 综合征比眼睑痉挛更难处理，痉挛缓解间期更短（图 19-13，图 19-14），这些结果与国外作者的观察相近。此方法简便易行，治疗无痛苦，无全身反应，局部副作用小，患者易于接受。

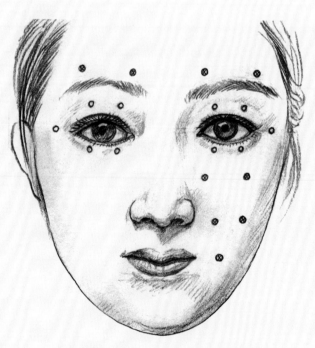

图 19-8　原发性眼睑痉挛和半侧面积痉挛的注射位点

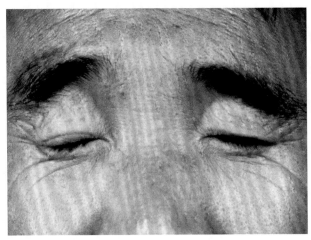

图 19-9　眼睑痉挛

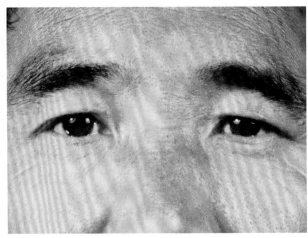

图 19-10　治疗后

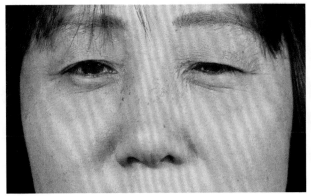

图 19-11　半侧面肌痉挛

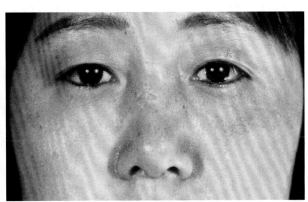

图 19-12　治疗后

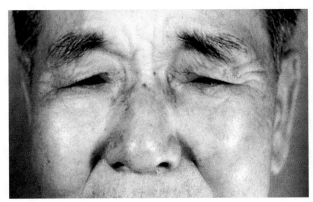

图 19-13　Meige 综合征

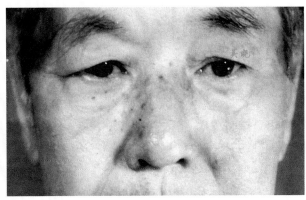

图 19-14　治疗后

副作用

较常见的副作用有上睑下垂、复视、干眼症、暴露性角膜炎、溢泪等(见表19-3)。这些常在1~6周逐渐消退。

表19-3　BTXA治疗眼睑及面肌痉挛的副作用

副作用	发生率(%)
上睑下垂	13.4
复视	2.1
干眼症和暴露性角膜炎	4~63
溢泪	偶见
眼睑水肿	1.6
下面部无力	0.9
眼睑外翻或内翻	0.3
眼睑出血	0.3
视力模糊	0.2
局部疼痛	0.2
眉下垂	0.03

上睑下垂是由于毒素在上睑轮匝肌注射时弥散到提上睑肌所致。一般在注射后2~3天出现。发生与剂量相关,每个注射位点的剂量增加对引起上睑下垂有显著的意义,如每眼剂量大于25U更常见。因为提上睑肌对毒素极为敏感,应注意避免在上睑中央注射和药物向上睑的中央扩散。上睑下垂发生后通常在3~6周消退。随注射次数增加上睑下垂发生的机会也增加。但个体的差异对此也有影响。

复视可以由下斜肌、上直肌、外直肌无力引起。在眼睑痉挛的患者注射BTXA后均可能有上直肌的不全麻痹,因为双侧注射不产生复视。复视常由于下斜肌麻痹引起,因毒素在下睑注射弥散所致。因为下斜肌位于下眶缘内眶隔后面,如在下睑中部注射位置稍深即可影响之。复视的发生也与剂量有关。将每睑注射剂量从6.2U增加到25U,复视的发生率从6.3%增加到50%。通常复视的恢复需要1~6周。

干眼和暴露性角膜炎是由于眼轮匝肌麻痹引起的兔眼和瞬目减少所致。可引起浅层点状角膜炎,一般1~2周好转。接受治疗的患者多为老年,泪液分泌功能原已下降,一些医生因此给予患者人工泪液点眼。目前尚未有在眼睑痉挛患者注射引起角膜溃疡的报告,但在半侧面肌痉挛患者中已发生2例角膜溃疡。因为这种患者常有患侧肌无力,BTXA注射引起的麻痹可能比预期的更大。

溢泪是由于轮匝肌无力,泪泵功能障碍,也可引起暂时性的流泪,使视力模糊。

下面部无力通常是轻度的,可有明显的口角下垂和流涎。如在下眶缘下注射可引起下半面部无力和麻木。原因可能与药物在面肌浅表筋膜下向下方扩散有关。如在注射时损伤了眶下神经浅表支则有麻木感觉。应避免在口角注射以防止流涎。半侧面肌痉挛注射后下面部无力的发生率更高。下面部无力可引起颊唇肌肉的麻痹,病人在咀嚼时常咬到颊黏膜。颧面肌肉的麻痹也可引起暂时性的鼻唇沟消失和嘴闭合不全。

全身副作用

虽然以往的报告无全身的副作用,但Dutton统计了文献上报告的一些注射后的全身反应。其与BTXA注射的关系尚未肯定。

BTXA的作用部位是在胆碱能神经末梢,这种末梢在骨骼肌神经肌肉接头和自主神经系统都有。由于胆碱能和肾上腺素能成分的互相作用,使自主神经的神经肌肉传递的受累比骨骼肌较少特异性。在临床和实验性研究中都发现在人注射 BTXA 后(3 周)有胆囊排空停滞,还可有恶心、全身瘙痒,但无皮疹。类似感冒的症状如全身无力、困倦、疲劳和不适也有发生。这些症状是否是 BTXA 引起的尚未肯定。因为年老的患者常服用其他的药物可能影响神经肌肉的传递,如心血管药,抗生素,治疗精神病的药物,都可能产生肌无力的症状。

BTXA 的长期作用尚不清楚。组织学检查证实有单个的肌纤维脂肪和纤维变性,小的局部的肌肉萎缩,这与手术去神经后的改变相似。然而大多数肌肉标本是正常的。临床研究神经肌肉功能的恢复是一致的,多次重复注射并不能延长症状缓解间期。

BTXA 在注射部位以外的作用很难确立,仅有孤立的报告。最有意义的是全身无力。在治疗眼睑痉挛时以低到 25~50U 的总剂量可在 0.06% 的患者中产生全身无力。而在因斜颈使用 BTXA 剂量在 100~280U,全身无力和严重疲乏的发生率达 5%~20%。

BTXA 的免疫反应

BTXA 在体内注射可引起抗体。资料表明以 5μg 的大剂量类毒素免疫人,可在 2/3 的人中产生可测定的抗毒素,而微小的剂量产生的抗毒素则不能测出。

一般认为用于治疗眼睑痉挛和面肌痉挛的 BTXA 的剂量低于免疫系统的识别阈值,治疗斜视的用量则更低。此外毒素在制备过程中可能已有部分失活,因而抗原负荷量要较在以 LD50 的资料基础上计算的要高。对于 BTXA 在人体的免疫负荷量尚未知,估计在 52~413U 之间。

临床有报告随注射次数增加对毒素的反应减弱,推测可能是重复注射产生的抗体所致的。资料提示毒素的蓄积可能是产生抗体的因素,小剂量长期投药亦有可能产生抗体。因此在治疗需要较高剂量的疾病时有必要制定一个方案以避免免疫反应影响治疗效果。

对已经产生抗体的患者可改变使用毒素的血清类型。F 型毒素在实验研究中可用 A 型毒素型产生抗体的患者,有 70% 可获成功。效果和并发症同 A 型毒素,但持续时间更短。B 型毒素正在研究中,显示可产生类似 A 型毒素的可逆的局部去神经作用。它的独特的氨基酸顺序使之可能在对 BTXA 其他血清型产生抗体的患者中有用。

第三节 A 型肉毒素在其他肌肉痉挛性疾病中的应用

BTXA 在治疗斜视中的应用

在眼外肌注射 BTXA 需用肌电图监视,并应由专科医师施行。BTXA 治疗斜视的适应证有:①第 Ⅲ、Ⅵ 脑神经麻痹(早期及晚期)(图 19-15,图 19-16);②小于 40$^\triangle$ 的斜视;③斜视术后低矫或过矫;④具有潜在的融合功能的小角度斜视;⑤甲状腺相关性免疫眼眶病;⑥视网膜脱离术后的斜视;⑦斜视术前诊断性试验;⑧分离性垂直偏斜;⑨一些不适宜手术的患者如:眼部炎症,早期眼球萎缩或有前节缺血的危险,以及非手术适应证或拒绝手术者。

下睑内翻

痉挛性下睑内翻是由于下睑缩肌和眦角肌腱的老年性松弛,睑板前和眶隔前的眼轮匝肌在收缩时向上运动引起的。通常的手术是缩短下睑缩肌或睑板的水平长度,使轮匝肌向上运动时受阻碍。在下睑轮匝肌注射 BTXA 可以矫正痉挛性下睑内翻。注射剂量为 12.5U/0.5ml,部位在下睑缘下 3~4mm 皮下或轮匝肌,沿着下睑长度的方向。注射后内翻解除,并可持续 14.8 周。需重复注射。副作用有暂时性的面部下垂及轻度脸颊变平,未见到其他副作用。适合于不宜手术或拒绝手术的患者。

获得性眼球震颤

由于脑干或小脑的病变引起的获得性的眼球震颤性运动,患者常有振动幻视和视力模糊。目前对此病的治疗是不满意的。有作者用球后注射或在患者的水平肌和垂直肌注射 BTXA,减轻振动幻视的症状并提高视力。效果可持续 2~3 个月。但患者有不同程度的睑下垂和复视。

肌纤维颤搐

眼睑的肌纤维颤搐是上睑或下睑的不随意的肌肉颤动,可发生于健康人,为一自限的良性过程。与本病不同的另一疾病是面肌纤维颤搐,通常是单侧的,面肌持续的波动的不随意运动。病因为脑干肿瘤或多发性硬化。在眼睑和颊部注射 BTXA 治疗持续性眼睑肌纤维颤搐,面肌纤维颤搐患者,症状缓解达 12~13 周。

角膜疾病

对角膜暴露和无痛性角膜溃疡的治疗包括促进上皮再生的方法如:绷带接触镜、眼睑包扎、cyanoacrylate 胶粘和睑缘及睑缘缝合术。药物有上皮生长因子和纤维连接因子。这些方法都有一定的缺点,如接触镜极易引起化脓性角膜炎;眼睑包扎和胶水容易擦伤眼睑,引起患者不适,如使用不当可进一步损伤角膜;睑缘缝合术可引起睑缘不规则,还可能造成瘢痕性内翻和倒睫。

在提上睑肌注射 BTXA 造成暂时性的上睑下垂以促进角膜上皮的修复。这种方法的优点是:可以随时检查患者和进行药物治疗,没有手术的损伤,眼睑的组织结构无改变。方法是在上眶缘中央下方的上睑部,沿眶顶向后穿刺约 25mm 注射,剂量一般为 5U,注射后平均 3.6 天达到完全的睑下垂,或可遮盖角膜的病变区,持续 16 天后提睑肌功能逐渐恢复。药物效果可持续平均 8.5 周。可重复注射。在这一期间,大部分患者的溃疡完全愈合(图 19-17,图 19-18)。副作用包括:同侧上直肌力弱,可持续平均 6 周,一般在提睑肌功能恢复以前复原,因而患者可无症状。推荐这种方法在合适的患者替代手术。

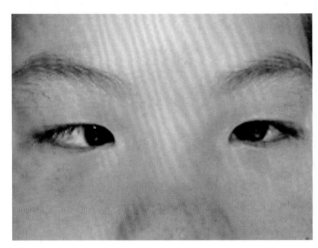

图 19-15　右眼外展神经麻痹治疗前

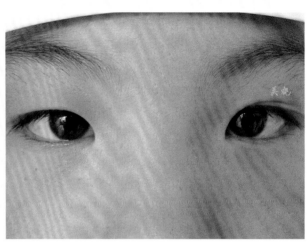

图 19-16　肉毒素注射后 4 个月

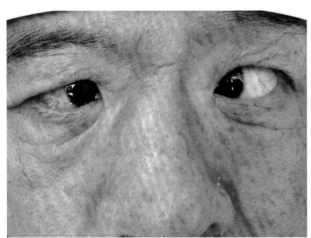

图 19-17　右侧面神经麻痹暴露性角膜炎治疗前

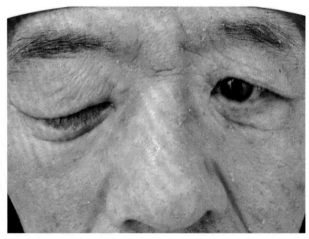

图 19-18　肉毒素注射后 1 周眼睑闭合

上睑退缩

在有严重的眼睑退缩的 Graves 病患者的提上睑肌腱膜注射 5UBTXA，注射后上睑缘回退到角膜缘以下（图 19-19，图 19-20）。均未见上直肌功能不全。应将药物注射于眶顶与提上睑肌腱膜之间，使提上睑肌起到防止药物扩散到邻近肌肉特别是上直肌的屏障作用。

我院使用肉毒素进行上睑退缩的治疗，取得了较好的效果。应从小剂量注射开始，根据上睑退缩的程度逐渐增加。注射后欠矫时可重复注射并加大剂量。

其缺点为需重复注射，一般间期为 3~6 个月。

痉挛性斜颈

痉挛性斜颈是一病原未明的疾病，表现为颈部肌肉过多活动引起的异常头位。药物和手术的效果是有限的。用 BTXA 治疗的患者中有 18%~36% 的人有改善，对照组仅有 0~3%。副作用有：颈部无力、疲劳、不适、咽下困难等。咽下困难可能由于毒素弥散到吞咽肌肉所致。

其他肌肉运动障碍性疾病

其他一些与不自主肌肉运动有关的疾病也可用 BTXA 治疗（见表 19-4）。国内外一些学者在为扩大 BTXA 治疗的适应证，治疗相关科室疑难病症等方面进行了新的探索。

表 19-4　其他痉挛性肌肉运动障碍性疾病

痛性痉挛
张力障碍性抽搐
原发性震颤
神经源性膀胱
直肠括约肌痉挛
中风后肢体肌肉痉挛
脑瘫的痉挛状态
帕金森病的全身性肌张力障碍
肛裂

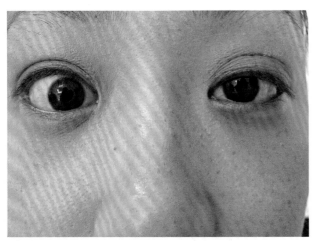

图 19-19　眼型 Graves 病上睑退缩治疗前像

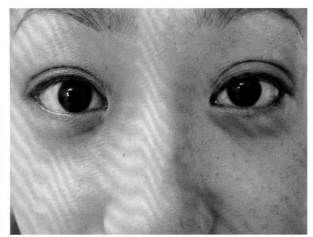

图 19-20　治疗后 2 周像

（吴　晓　艾立坤）

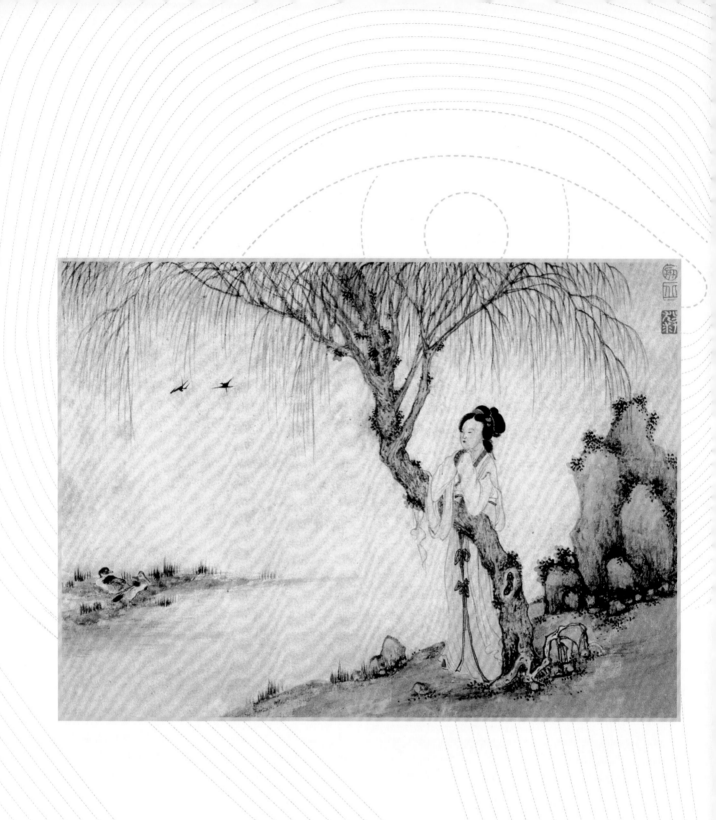

第二十章　眼周注射美容

蒹葭苍苍,白露为霜,所谓伊人,在水一方。——《诗经·秦风》

伊人在水一方本是表达了对美好爱情的执著追求和追求不得的惆怅心情,逆流而上去找寻,路途艰险如弯绳,顺流而下去寻她,却仿佛就在水中央。

如此婉转凄美,却恰恰附和了现代人对美的追求。每个人都渴望留住青春,甚至希望能达到"逆生长"。近年来利用注射填充美容的方法使颜面年轻化越来越受到青睐,此称为"微整形"的技术确实已帮助寻美者达到了留住美,甚至逆生长的目的。包括肉毒素、玻尿酸、胶原蛋白、自体脂肪注射美容术,将注射材料注射于人体局部或特定部位,使人体的容貌或形体改观,起到增进容貌美或同时改善功能。但注射技术并不似想象的如此简单,注射者应充分掌握面部的解剖结构和血管分布,以及正确的注射方法。而美容者亦应选择规范的美容机构进行注射美容,注射致组织坏死甚至失明者并非鲜见。借用中国股市一句话"注射有风险,美容需谨慎"。

第一节　肉毒素注射

目前,临床上有多种剂型的 A 型和 B 型肉毒杆菌毒素(botulinum toxin,BTX,简称肉毒素)。商用的 A 型肉毒素主要有美国的 BOTOX(保妥适),法国的 Dysport(丽舒妥)和德国的 Xeomin。B 型肉毒素主要是 Myobloc。A 型肉毒素在全球应用更广泛,是一线使用肉毒素。每一种肉毒素都有相应的单位计算方法。总体来讲 1 个单位 BOTOX 等同于 1 单位 Xeomin,等同于 2.5～3 个单位的 Dysport。在此章节中讨论的剂量单位为 BOTOX 剂量单位。

适应证

肉毒素主要针对治疗肌肉运动所造成的皮肤皱纹。最常见的注射位置包括外眦部皱纹(眼角鱼尾纹),眉间肌群和前额部皱纹。大部分患者注射效果可持续 3 个月。

注射方法

外眦部皱纹(眼角鱼尾纹)

术前评估

眼轮匝肌的慢性收缩造成外眦的皱纹,即眼角"鱼尾纹"。在外眦部,眼轮匝肌纤维垂直运动造成水平的皱纹。静态时这些皱纹不容易看见(图 20-1),皱纹在笑的时候最为明显(图 20-2)。肉毒素注射不适合治疗静态时所表现出的皱纹。

注射前准备

注射前使用酒精纱布或者氯己定溶液清洗注射部位。使用 2.5% 利多卡因药膏和 2.5% 丙胺卡因药膏 15 分钟,或者冰袋冰敷几秒钟在注射前进行局部麻醉(图 20-3)。局部冰敷是非常可取的,因为这种技术方便、经济实惠并且减少术后的瘀斑。

注射部位

外侧眶缘外(图 20-4)。

注射剂量

在眶缘外眼轮匝肌外侧注射肉毒素的初始计量为 5～10 单位,注射于皮下。通常在一侧注射 2～4 个位置,每个位置注射 2.5～4 单位,单侧总注射量可达 20 单位。

操作方法

用 1ml 注射器配 30G 针头在最接近真皮下的层面注射产生一个小的水泡,应注意让针头尽可能远离眼球以减少患者活动而造成眼球穿破可能(图 20-5)。对于存在眼轮匝肌收缩时睑裂变小症状的患者,应考虑睑板前眼轮匝肌的治疗。嘱患者上视,注射 1.0～2.5 单位肉毒素于下睑缘下瞳孔中线的位置(图 20-6)。

注意

为避免提上睑肌被浸润所造成的麻痹性上睑下垂,注射部位应位于眶缘的外侧并且不要刺穿眶隔。注射前进行回吸避免药物进入血管。术前应告知患者术后可能出现眼睑外翻、眼睑闭合不全以及泪泵功能差引发的泪溢。

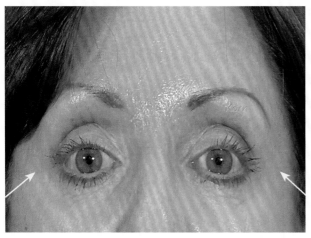

图 20-1 静态时外眦部皱纹

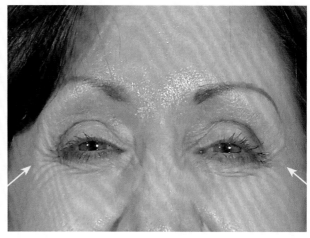

图 20-2 微笑时外眦部皱纹

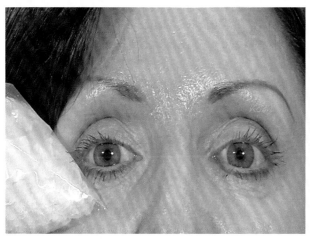

图 20-3 使用冰敷局部麻醉

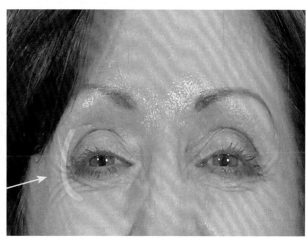

图 20-4 外侧眶缘注射部位

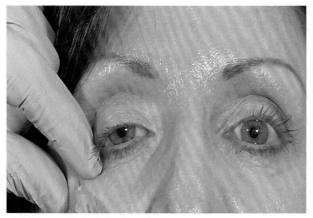

图 20-5 注射时针头尽可能远离眼球避免眼球穿破

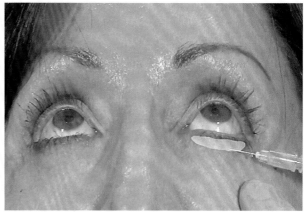

图 20-6 眼轮匝肌注射

眉间皱纹

术前评估

导致眉间区皱纹产生的肌肉主要是降眉肌,包括位于中线单个的降眉间肌以及位于降眉间肌深层成对的皱眉肌(图20-7)。

垂直的眉间皱纹主要是由皱眉肌形成,皱眉肌在拉近眉间距离的时候造成这些皱纹。眉间皱纹是使用肉毒素治疗的第一指征。在降眉肌没有运动时,该患者的前额即可发现较小的垂直皱纹,符合肉毒素眉间部皱纹去除术的指征(图20-8)。

注射前准备

消毒及麻醉同前(图20-9)。

注射部位

皱眉肌注射时应该注射入肌肉中层,如图所示(图20-10)。

注射剂量

肉毒素注射初始剂量是20单位。注射四到六个位置,每个位置注射2.5~5.0单位,共计20~40单位。如同时存在水平鼻部皱纹,可额外增加3~5单位注射降眉间肌。

操作方法

常用的降眉肌群注射方式:嘱患者多次运动放松降眉肌群,以精确定位。用拇指和食指捏肌肉帮助注射入肌肉的中层。应避免注射入骨膜下(患者术前、术后像见图20-11,图20-12)。

注意

应避免在降眉肌上方过高的部位注射,会意外减弱额肌中央部位的力量,导致Mephisto外观,表现为眉部内侧下垂外侧呈弓形。

应避免在这个区域注射玻尿酸,如注射到血管内时会缺血性坏死。

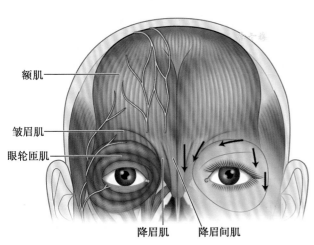

图 20-7　面部表情肌示意图。皱眉肌，眼轮匝肌，降眉肌和降眉间肌，提眉肌，额肌

额肌
皱眉肌
眼轮匝肌
降眉肌　　　降眉间肌

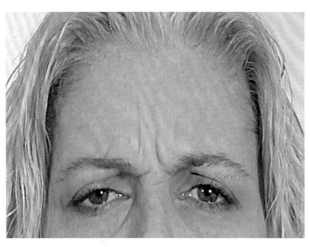

图 20-8　静态时，患者前额可发现较小的垂直皱纹

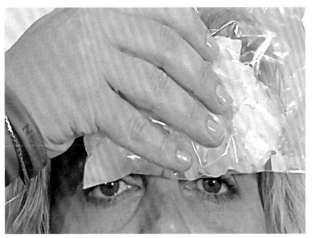

图 20-9　使用冰敷进行局部麻醉

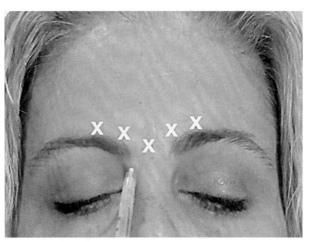

图 20-10　眉间部皱纹注射部位

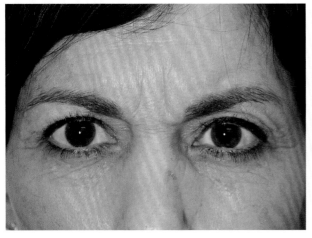

图 20-11　眉间皱纹注射 A 型肉毒杆菌术前

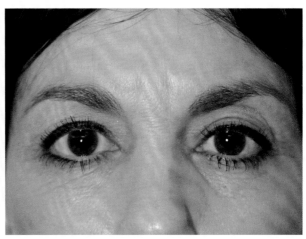

图 20-12　眉间皱纹注射术后

水平额纹

术前评估

最主要的提眉肌是双侧分布的额肌。当有显著的皮肤松弛,眉下垂和/或眼睑下垂时,额肌就会过度使用,从而产生影响外观的前额皱纹。该患者在额肌没有运动时,前额看不到水平的前额皱纹(图20-13)。当提眉毛的肌肉运动时,患者前额出现较深的水平皱纹(图20-14)。该患者属于肉毒素额部皱纹去除术非常好的病例。

注射前准备

消毒及麻醉同前。

注射部位

注射入额肌肌肉深层,但不接触骨膜(图20-15)。

注射剂量

肉毒素初始注射剂量是10~20单位,均匀分布到前额。注射四到六个位置,每个位置注射2.5~5.0单位,最多可达40单位。

操作方法

注射前要求患者皱额头最大程度暴露前额皱纹。注射时可垂直进针接触骨面后稍退针进行注射,因额肌较薄,表面可出现一小皮丘。也可斜角注射,即以一定的角度将针刺入额肌肌腹,注射层次相对较浅,可使药物扩散更为均匀。

注意

为患者设计注射方式时,应注意以下几个因素:①包括额肌的垂直宽度,额头正中偏上方的额肌现存功能以及额肌的全长;②位于眉毛附近的颞侧额部的治疗不足将会造成当额肌运动时,眉毛颞侧出现残余的向上运动;③当患者存在需要额肌功能代偿的明显睑皮松弛,上睑下垂以及眉毛下垂时,应谨慎注射;④为了减少出现术后眉下垂,应该在最低水平皱纹上方进行注射(图20-16);⑤应告知患者提眉肌肉能力下降致使眼睑位置下移,可能会遮挡上方视野

肉毒素注射并发症

肌无力导致的一般不良反应

多是由于不正确的操作致使注射剂量过大,导致肌肉过度无力以及注射层次不正确,毒素向邻近肌肉弥散造成。常见并发症有眼睑下垂,复视畏光、眼睑闭合不全、面部肌肉肌力减弱、表情不自然、口角歪斜,甚至轻度的吞咽困难和颈肌无力等不良反应。高峰出现在注射后2~4周,多可自行缓解,一般无需特殊治疗。

过敏反应

极少数患者出现一过性反应如过敏性皮炎,大多无需治疗,严重者可注射少量类固醇激素。

皮肤干燥

面部较大面积注射较多肉毒素后会出现这一反应,适当使用保湿类护肤品。

抗体产生

　　一般出现在有两次较大剂量使用的患者身上,为了减少免疫抵抗或抗体产生,建议使用最小的有效剂量;合理延长治疗间期,至少 3 个月;尽量避免加强注射;若患者有多种适应证时,最好同步治疗。

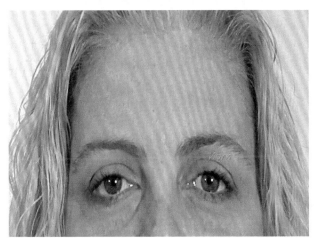

图 20-13　静态时前额部看不到水平的前额皱纹

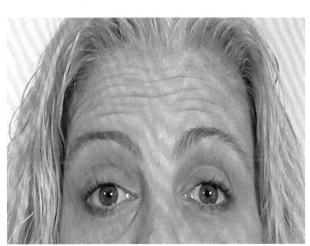

图 20-14　提眉肌运动时,前额可见较深的水平皱纹

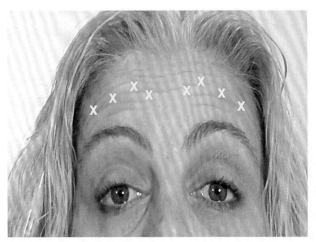

图 20-15　肉毒素额部皱纹注射部位

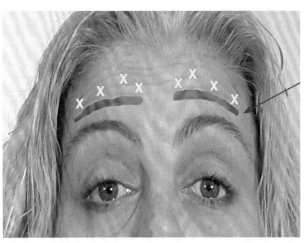

图 20-16　为避免术后眉下垂,应在最低水平皱纹上方(红色标注)进行注射

第二节 软组织填充注射

临床上有多种应用的软组织填充物。最早应用的是 Zyderm 和 Zyplast 的胶原蛋白,随着新一代透明质酸(hyaluronic,HA,又名玻尿酸)的应用,胶原蛋白被逐渐弃用,是由于胶原蛋白需要进行皮肤测试并且有传播感染源的潜在风险。其他商业使用的填充剂包括钙羟磷灰石(radiesse)和左旋聚乳糖(scultra)。这些填充物可长久存在但会导致显著眶周并发症,因此不建议使用在眶周美容。眶周玻尿酸填充应用比较普遍的产品有 Restylane、Belotero 和 Juvederm,Juvederm 比 Restylane 和 Belotero 更具有亲水性并且减少软组织水肿。有报道称进行泪沟注射时,Belotero 能够产生较少的皮肤青紫改变(Tyndall 反应)。

适应证

软组织填充的适应证是针对皮肤容积相关的形态改变。由于透明质酸填充剂的安全性和可逆性使其成为唯一可进行眶周区域美容的材料。注射的部位主要包括下睑泪沟,上睑沟凹陷,眉脂肪垫扁平和颞沟。玻尿酸也可以应用于上睑治疗眼睑整形术后的并发症,如过度的脂肪缺失。可持续时间约为 7~9 个月。

注射方法

术前评估

泪沟、泪沟线或者下睑沟的发病机制是由于下眶缘软组织缺失,其他的原因还包括眶隔松弛以及面中部韧带功能减弱。这种软组织缺失很难通过手术修复,而玻尿酸则是针对这种情况最合适的选择。该患者在静态时可发现有双侧泪沟畸形(图 20-17)。可通过玻尿酸的填充以增加皮下容积。

注射前准备

消毒及麻醉同前。

注射部位

沿下眶缘的骨膜上层。

操作方法

玻尿酸注射时可使用 27G 针头或者 27G 钝性套管。非注射手的食指放置在下眶缘的内侧保护眼球。放置于眶缘的手指可引导眶缘外的填充注射器沿骨膜到达较深的位置。每次注射时应边注射边后退,并且在注射后用手指轻柔地塑形以确保分布均匀(图 20-18)。

图 20-19、图 20-20 为玻尿酸注射修复上睑沟凹陷术前、术后像;图 20-21、图 20-22 为玻尿酸注射修复下睑泪沟术前、术后像。

注意

套管的优点是能够降低皮肤青紫的发生率以及减少注射入血管的风险。缺点是增加费用且穿刺入皮肤时难度较大。注射部位过浅时则会产生可以触摸到并可看到的肿块,这样下睑的形态不良。每注射完一小份时,进行手指按摩将会使填充物更加平坦。注射后一周门诊复查,必要时再进行调整性注射。

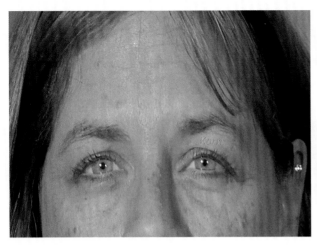

图 20-17 示患者双侧下睑泪沟畸形

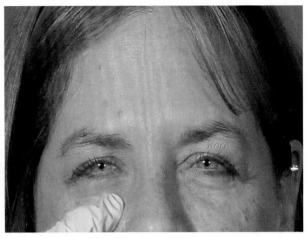

图 20-18 注射玻尿酸后即行手指按摩使填充物更加平坦

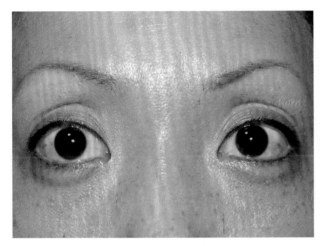

图 20-19 上睑成形术后上睑沟凹陷

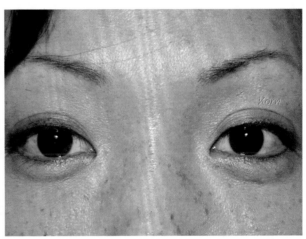

图 20-20 玻尿酸注射修复上睑沟凹陷后

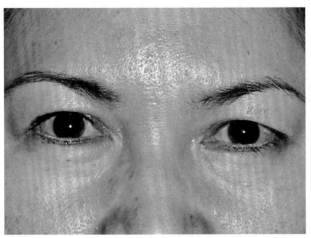

图 20-21 下睑泪沟注射玻尿酸术前

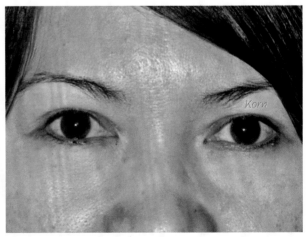

图 20-22 下睑泪沟注射玻尿酸术后

软组织填充注射并发症

血管内并发症

注射入血管和血管阻塞是最严重的并发症。在眶周区域或者鼻唇沟皱褶注射玻尿酸时由于高压力和逆流的注射方式造成了多例视网膜中央动脉阻塞的事件(图 20-23)。使用套管,回退注射,注射前回抽注射器以及降低注射时的压力可减少这种灾难性并发症的发生。眉间区和鼻唇沟区域注射时可造成局部组织坏死。如果怀疑发生这些情况,应该注射透明质酸酶、热敷和应用阿司匹林。

感染

所有的填充物都必须是安全的植入物,并且全过程消毒。应高度重视耐甲氧西林金黄色葡萄球菌,建议使用针对该病原体的抗菌药物。

皮肤异色

填充剂注射泪沟畸形的时候可出现 Tyndall 反应,表现为眶周皮肤的青紫异色(图 20-24)。在注射前应向患者展示这种术后表现。由于化妆可以有效遮盖这种轻微的皮肤异色,大部分患者是可以接受的。出现严重的状况时,应使用透明质酸酶。

过矫/欠矫

过矫产生的结节可以通过手指按摩保守治疗。如果有必要可以使用低浓度的透明质酸酶(少于 5 单位)。欠矫并非并发症,可以通过增加注射量改善。

瘀斑

瘀斑会产生暂时的不适感,并且不利于重复注射。因此在注射前应使用冰袋,并且联合使用钝性的套管可以显著减少瘀斑的发生。对于有出血倾向或使用抗凝药物者,需在内科医生指导下,停药 7 天后再行注射。也可以考虑使用非处方药物山金车和波萝蛋白酶。

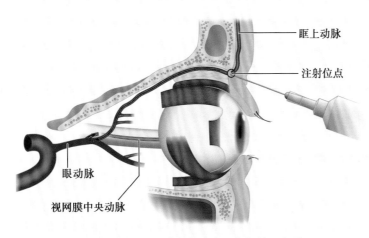

图 20-23　玻尿酸注射致视网膜中央动脉阻塞机制示意图

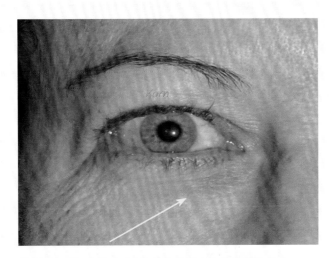

图 20-24　Tyndall 反应,表现为眶周皮肤的青紫异色

（**Bobby S. Korn**,李　洋）

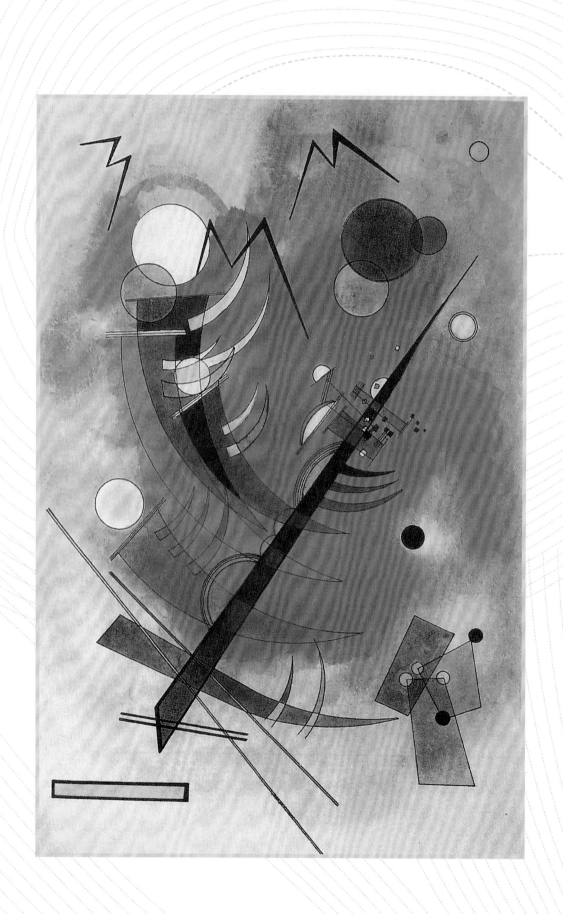

第三篇　结　　膜

第二十一章　结膜解剖

温故而知新,可以为师矣。——《论语·为政》

子曰:温故而知新,可以为师矣。学而不思则罔,思而不学则殆。圣贤把活泼的人生经验,穿越沧桑传递到今天,让我们仍然在他们的言语中受益。

眼部每一个结构对眼部功能都有不可或缺的作用,结膜亦如此。结膜被覆眼球的前表面,它的正常分泌保证了眼球的润泽。而解剖学是手术的依据,结膜手术亦离不开解剖学的指导。

第一节　结膜的应用解剖

结膜分区

结膜是一层内衬在眼睑内面,经反折后覆盖在眼球表面的柔软的半透明薄膜。在睑缘处与皮肤相连,在角膜缘处与角膜上皮相延续。眼睑内面部分称为睑部结膜,眼球表面部分称为球结膜,睑结膜与球结膜之间形成一个很深的口袋样凹陷,称为穹窿部结膜,这样各部分结膜就形成了一个囊袋样结构称为结膜囊(图 21-1)。在内眦部的结膜由于结构特殊又被称为半月皱襞。

睑结膜

又分为睑缘部、睑板部与眶部结膜,睑缘处的结膜起自睑缘的灰线,组织学上为复层鳞状上皮组织,此部位为睑缘肿瘤好发部位。睑板部结膜与睑板贴覆紧密,不能推动,透过其可观察到与睑缘垂直的成条状排列的睑板腺。睑板以上部分的睑结膜称为眶部结膜,其与穹窿部结膜相延续(图 21-2)。

穹窿部结膜

最厚且最松,为眼球的灵活运动提供了条件,上穹窿距角膜上缘 8～10mm,与提上睑肌腱膜及上直肌肌腱关系紧密,在上穹窿部手术时应避免损伤上述肌腱及肌肉。下穹窿距角膜下缘 8mm,其与下直肌及下斜肌联合形成的悬韧带紧密附着。外侧穹窿最阔,距外侧角膜缘 14mm,是移植结膜取材的常用部位。内侧穹窿因为含有泪阜和半月皱襞而最窄,手术或外伤时损失过多易引起这部分结膜畸形造成粘连。在严重的眼睑热损伤、重症沙眼或药物造成的睑结膜瘢痕性收缩时,结膜囊会越来越缩小甚至接近消失,眼球运动受到不同程度的限制。

球结膜

最薄也最透明,可清楚地观察行经其下的结膜血管,结膜血管可随结膜的移动而变位,据此可将结膜充血与深部的睫状血管充血相鉴别。球结膜分为覆盖在巩膜表面的巩膜部和距角膜缘 3mm 以内的角膜缘部。角膜缘部的球结膜与眼球筋膜融合在一起,从典型的结膜上皮演变成 10 层左右的复层鳞状上皮,然后过渡到角膜上皮,由于是上皮的过渡带,所以也是肿瘤的好发部位。

半月皱襞

是新月形的结膜皱襞,为退化的第三眼睑。游离缘朝向角膜,外侧缘有一腔隙为积存泪液之用,由于受到刺激的机会较多,容易发生炎性肥厚和变性。

泪阜

是小而红的小体,位于半月皱襞的内侧,是下眼睑的一部分,表面为无角化复层鳞状上皮,有大的皮脂腺,相当于睑板腺,表面有 15～20 根无色的细毛,泪阜是肿瘤的好发部位,如色素痣、血管瘤、皮脂腺癌等。

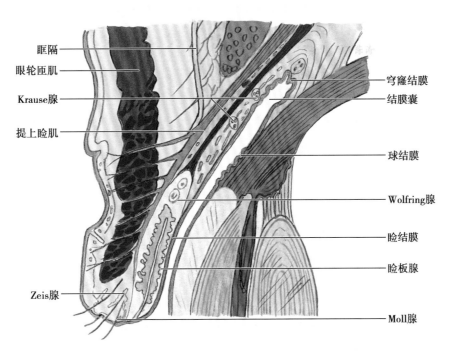

眶隔

眼轮匝肌

Krause腺

提上睑肌

穹窿结膜

结膜囊

球结膜

Wolfring腺

睑结膜

睑板腺

Zeis腺

Moll腺

图 21-1 结膜分区及结膜腺体

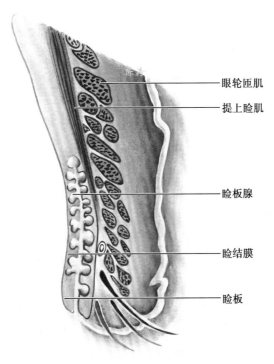

眼轮匝肌

提上睑肌

睑板腺

睑结膜

睑板

图 21-2 睑结膜及睑板腺

第二节　结膜的组织学

结膜上皮层

结膜在组织学上分为上皮层和间质层。

结膜上皮层很薄,由2~4层柱状上皮构成,并且随年龄的变化有一定的变异,婴儿的结膜上皮仅为2层,且为扁平形。成年后层次增加到5~6层,细胞形态变为柱状,老年后细胞形态又变为扁平形。

在睑缘部结膜上皮与表皮结合,此处的结膜上皮为非角化的复层扁平上皮,其间有许多的杯状细胞,能分泌黏液保护角膜组织。自睑板下沟起结膜上皮变为2层,球部及穹窿部结膜为4层。在球部及穹窿部的结膜上皮间分布有更多的杯状细胞,正常时分泌黏液保护角膜,炎症时则分泌量增多形成黏液脓性分泌物,成为结膜炎的特点。

在一些全身性疾病如天疱疮、红斑狼疮、严重烧伤、药物过敏等导致结膜上皮及结膜下组织严重破坏时,结膜瘢痕广泛形成,进而造成实质性结膜干燥症。这时结膜上皮细胞变性、变形,从柱状上皮转变为复层鳞状上皮并表层角化,即皮样化。局限性上皮增厚和上皮细胞内空泡变性严重者,在临床上可出现毕脱斑(Bitot spot)。严重突眼、睑外翻等结膜长期暴露者,结膜上皮可因干燥发生皮样化,在病因得以纠正后,结膜受到眼睑的覆盖和泪液的湿润又可恢复正常的柱状上皮结构。在睑裂部位,特别是在睑裂斑、翼状胬肉表面的结膜上皮更易发生皮样化。

结膜的角膜缘部上皮基底层含有色素,在眼球表面其他部位的球结膜也含有色素,还可集结为色素斑点。在球结膜组织中,特别是巩膜导管所在处,葡萄膜色素可经此出现于球结膜下。

结膜间质层

间质层又称结膜下组织,结膜下组织又分为腺样层及纤维层,结膜下组织层很疏松。

腺样层在出生3个月后逐渐出现,除网状的纤维组织外,还弥漫分布有淋巴细胞、组织细胞、肥大细胞。在睑板范围内可集结成很大的淋巴结节,在慢性结膜炎时大量增多形成假性乳头肥大及滤泡。除睑板结膜外,深层纤维层由胶原纤维、弹力纤维及血管构成。在上穹窿部与提上睑肌、上直肌,下穹窿部与下直肌、下斜肌肌腱融合而加强,在球结膜与眼球筋膜融合,营养结膜的血管、神经均穿行在这层组织中。由于结膜下组织疏松且富有弹性,受伤时不易破裂。破裂时伤口也很易愈合,在结膜伤口<5mm时无需缝合可自行愈合。结膜组织的弹性和韧性也随年龄增长而改变,老年人弹性纤维变性,结膜的弹性及韧性也降低,组织因而变薄变脆。在老年人施行内眼手术时结膜瓣易被撕破。

第三节　结膜腺体、血管、神经及淋巴

结膜腺体

结膜囊周围有许多腺体。大部分结膜尤其是球结膜的上皮细胞间有分泌黏液的杯状细胞,当这些单细胞黏液腺被破坏时,出现有眼泪的结膜干燥症。除分泌黏液的腺体外,结膜还含有许多分泌浆液的腺体,如睑板上端的Wolfring腺,穹窿部的Krause腺等副泪腺及泪腺,它们的功能是分泌泪液及湿润和保护角膜(图21-3,图21-4)。

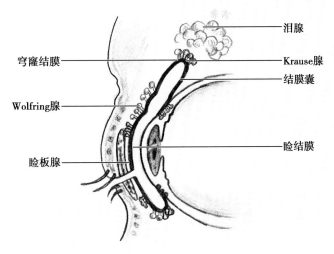

图 21-3 结膜囊示意图

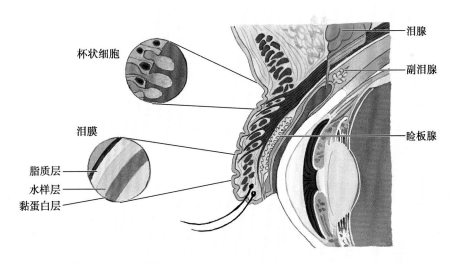

图 21-4 结膜腺体及泪液分泌

结膜的血管

结膜血液供应十分丰富,在球结膜部位表浅血管走行清晰可见。结膜血管的特点是静脉多于动脉,既有动脉与静脉之间的直接交通,又有动脉与动脉、静脉与静脉的吻合,在裂隙灯下可观察到结膜血管内血柱改变方向,时来时往。睑结膜动脉来自由鼻背动脉和泪腺动脉吻合而成的眼睑动脉弓,在睑板下沟处形成睑缘动脉弓,动脉末端膨大成球形,供应睑结膜。位于睑板上方的周围动脉弓发出分支穿过眼睑肌层供应穹窿部球结膜。眼睑动脉弓的分支经穹窿部向下走行,分布到除角膜缘以外的全部球结膜。角膜缘处的球结膜血供来自结膜前动脉,它是由直肌过来的睫状前动脉的一个小分支在穿入眼内时分出。结膜前动脉除供应角膜缘动脉丛外,还发出分支供应角膜缘附近的球结膜。因此在角膜缘附近不仅有结膜前动脉和结膜后动脉的广泛吻合,结膜动脉系统和睫状动脉系统也有交通支连接(图 21-5)。

结膜的神经支配

结膜的神经有交感神经和感觉神经。感觉神经来自三叉神经的第一支(眼神经分支)、三叉神经第二支(上颌神经分支)和睫状神经。睫状神经也属三叉神经第一支,其支配靠近角膜缘的球结膜。这些神经纤维末梢在结膜下形成神经丛,分别和血管壁或与上皮细胞相联系。交感神经纤维来自眼动脉的交感神经丛,起源于海绵窦交感神经丛。

结膜淋巴管

结膜淋巴管丰富,在结膜组织内形成深、浅两个淋巴管网。浅层淋巴管网较小,在结膜上皮下形成多角形的网眼。深层淋巴管网较大,位于结膜下纤维层中,在角膜缘部分,他们与角膜缘的淋巴管相交通。淋巴液的引流是在内、外眦部。在角膜缘部有几个大淋巴管,一上一下呈半圆形围绕角膜,在角膜缘后7~8mm 处,形成一个不完整的淋巴管环,上下淋巴管在此部汇合。在下穹窿也有一大集合管,汇入外眦部再汇入耳前淋巴结最后汇入颈深部淋巴结。结膜淋巴的内侧部分则汇入颌下淋巴结,球结膜的淋巴管粗细大小不等,膨大部分可呈梭形,串珠状甚至小球状(图 21-6)。

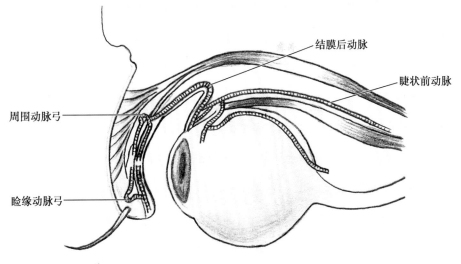

图 21-5　结膜血管

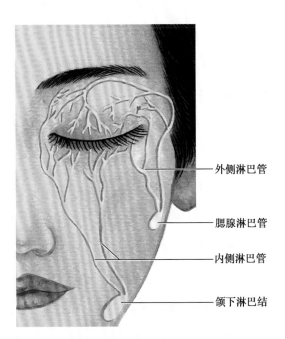

图 21-6　眼睑及结膜淋巴回流

（陈　涛）

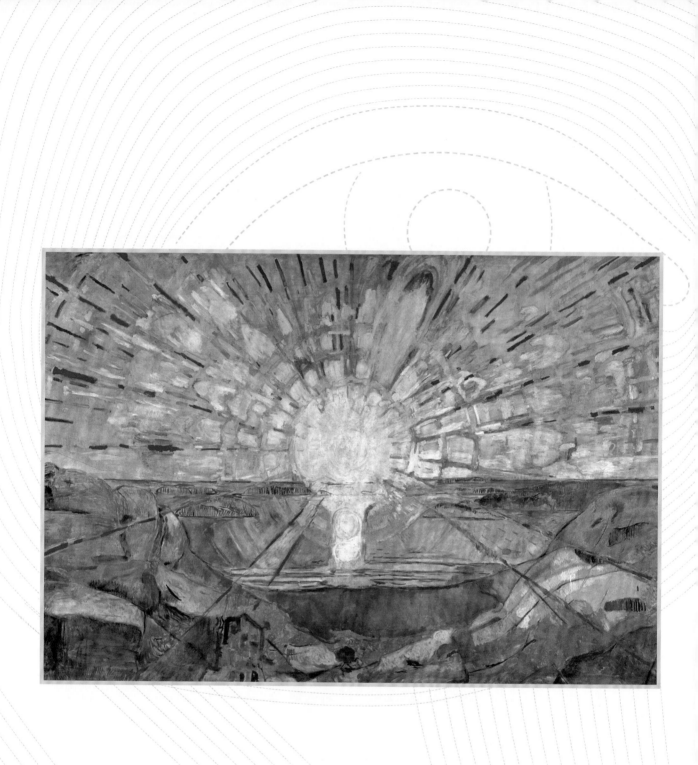

第二十二章　睑球粘连

黑夜给了我黑色的眼睛,我却用它寻找光明。——顾城《顾城诗集》

在这充满梦幻和童稚的诗中,充溢着一股淡淡的却是沉重的忧伤。然而现实是医学没有给予我们去呻吟、去忧伤的心境,我们所能做且必须要做的是:拨开乌云去寻找人生的绚丽。

睑球粘连手术确有拨开乌云之感,那被粘连的眼球几近失明,睑球粘连分离重新暴露角膜而最终使其复明。此手术技术要求相对较高,因为对于患者来讲手术机会可能只有一次,随着每一次手术的失败,其睑球粘连将加重一次而终至失明。因此我们要充分重视这种手术,掌握最佳时机,确定最佳治疗方案,力争做到手术成功。

第一节　概　　述

睑球粘连的病因

睑球粘连是指睑结膜与球结膜或角膜之间的粘连状态。

先天性睑球粘连

多由于先天性角膜皮样囊肿范围广泛而形成睑球粘连,或先天性眼睑缺损伴有不同程度的睑球粘连。

后天性睑球粘连

多发生于化学(酸、碱)烧伤、热烧伤、爆炸伤、结膜溃疡性疾病,以及结膜手术所致,也可见于重症沙眼患者。

睑球粘连的分类

按睑球粘连的部位分类

睑球前粘连

发生于睑缘附近的睑结膜与球结膜之间,穹窿结膜正常。

睑球后粘连

发生于穹窿部结膜,睑缘等部位结膜正常。

睑球全粘连

睑结膜与球结膜的全部粘连,严重者上、下眼睑完全与眼球粘连,睑缘和结膜囊完全或几乎完全消失,角膜被遮盖而致失明。

按睑球粘连程度分类

部分性睑球粘连

睑球粘连范围小,累及眼球表面的某一个部分。

广泛性睑球粘连

粘连范围广泛,眼睑与角膜粘连,可有穹窿消失。多表现为一侧穹窿广泛粘连,伴有角膜大面积粘连(累及角膜缘内>2mm),也可有一侧穹窿或上下穹窿粘连,并且粘连累及全角膜(图22-1)。

闭锁性睑球粘连

上、下眼睑与眼球完全粘连,睑缘和结膜囊完全或几乎完全消失。多伴有眼睑的缺损及角膜损害,部分患者视力丧失(图22-2)。

睑球粘连的临床表现

严重的睑球粘连可引起眼球运动受限。

角膜周围或角膜上的条索状粘连引起角膜不规则散光及复视。

严重睑球粘连遮盖角膜者,可致严重视力障碍甚至失明。

严重烧伤睑板溶解,睑缘皮肤破坏可致眼睑部分或完全缺损。

睑球粘连牵拉致睑缘位置异常,可引起内翻倒睫、睑缘闭锁、睑裂消失等。

可引起眦角畸形。

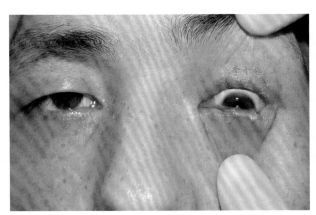

图 22-1 广泛性睑球粘连

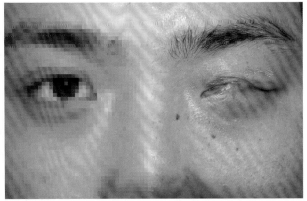

图 22-2 闭锁性睑球粘连

第二节　睑球粘连手术的术前评估

睑球粘连手术时机

应在伤后半年或前次手术后半年或半年以上再行睑球粘连分离手术。如为酸、碱烧伤或严重睑球粘连应在伤后 1 年以后手术。过早手术,由于炎症反应,病变进展过程未静止、炎症未消退,手术不仅难以成功,反而可造成更严重的睑球粘连。

术前检查

全身检查

严重烧伤患者可能伴有全身异常,应行全身一般状态检查,包括心、脑血管的检查,身体其他部位的外伤情况等检查。

常规眼部检查

包括视功能、角膜及后节情况的检查,尤其要记录清楚角膜损害情况。术前要检查眼球运动情况。因睑球粘连可引起不规则散光,必要时需验光。由于闭锁性睑球粘连,睑裂完全消失,眼球不可见,此时可以用指触法来判定眼球的形态是否正常、眼球的硬度、眼压高低等,也可用超声波检查确定眼球结构情况。

睑球粘连情况

术前要记录睑球粘连的范围、程度及部位。

眼睑及内外眦情况

睑球粘连尤其是烧伤等所致者常伴有眼睑的损害,术前应记录,在部分病例中也会有内外眦的畸形,术前要记录内外眦形态是否正常。

睑球粘连手术原则

睑球粘连手术是以分离睑球粘连、恢复眼球运动、改善视功能及眼部外观为根本目的。因此手术需遵循如下原则:

分离粘连

睑球粘连分离应彻底,结膜下瘢痕组织应去除,但不要破坏健康筋膜囊。

结膜缺损修复

尽量利用同侧的健康结膜转位修复,或利用另一眼的结膜移植修复,如缺损较大者,可考虑用羊膜、口唇黏膜、颊黏膜、硬腭黏膜等修复。

游离移植对抗收缩措施

凡行眼窝内游离移植者都要有双向对抗收缩措施,尤其是大面积的游离移植。对抗措施:结膜囊内放置支撑物(弥补物)展平转位或移植的结膜、黏膜、皮肤组织,并对抗植片收缩。

睑缘粘连性缝合以此对抗黏膜或皮片继发性收缩,一般睑缘粘连应维持半年左右。

手术预后评估

评价疗效的标准

重建的球结膜、睑结膜、穹窿结膜宽度是否满意,眼球运动是否自如。此类患者绝大多数可达到外观的改善,而功能恢复多不理想。口唇黏膜移植再造的全结膜囊,无副泪腺及杯状细胞,泪液分泌功能消失,虽然有作改良基底板层角膜移植术的条件,但眼干燥症是一个非常严重而不易解决的问题。

影响手术效果的因素

睑球粘连分离是否充分

应将睑球粘连充分分离,剪除粘连区结膜下组织及巩膜表面的瘢痕,露出光滑的巩膜面,直至近赤道部。

黏膜的缝合固定是否牢固

应将黏膜缝合于直肌止点前缘的巩膜上。

弥补物(眼模)放置

笔者经验应放置透明眼模,这样术中可看清植片是否舒展。术后穹窿的深度及再造结膜囊大小与置入的眼模大小有直接关系,应选择与对侧眼结膜囊相似大小的眼模。

睑缘粘连性缝合

保证完全的睑缘粘连愈合也是手术成功的关键,应保证睑缘粘连愈合时间在半年以上。眼模与睑缘粘连性缝合是双向对抗植片收缩的有效措施。

第三节 部分性睑球粘连分离术

"Z"成形术

适用于条索状的部分性睑球粘连。

手术方法:典型病例:近外眦部条索状睑球粘连。

麻醉:2%利多卡因及 0.75%罗哌卡因(1∶1混合含 1∶100 000 肾上腺素)局部结膜下及睑缘皮下浸润麻醉。

"Z"形结膜瓣设计:沿粘连条索主轴线切开,切开长度与粘连长度一致,以条索的主轴作为"Z"的轴线,以此主轴线成 60°角设计"Z"的两臂,两臂可不等长(图 22-3,图 22-4)。

剪除结膜下瘢痕分离结膜下组织,并剪断及剪除结膜下的瘢痕组织,嘱患者眼球运动以判定是否有条索牵拉。

"Z"形结膜瓣缝合:沿设计线切开结膜,并沿结膜下分离形成两个结膜瓣,将两结膜瓣换位(图 22-5,图 22-6),以 8-0 或 6-0 可吸收线缝合(图 22-7)。

术后处理:术后加压包扎 24 小时,点用加有糖皮质激素的抗生素眼药水,5 天拆除结膜缝线,也可不拆线。

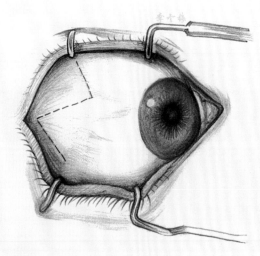

图 22-3 "Z"形切口设计示意图

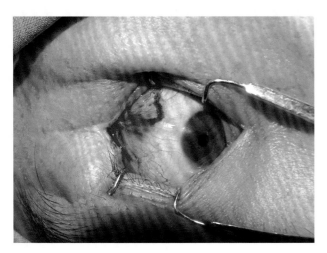

图 22-4　"Z"形结膜瓣设计

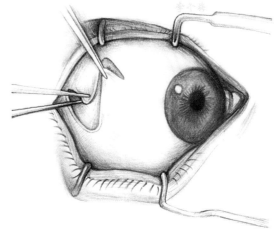

图 22-5　结膜瓣换位示意图

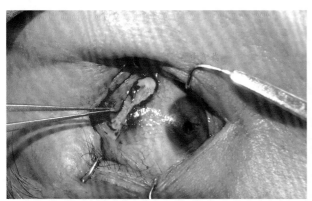

图 22-6　两结膜瓣换位

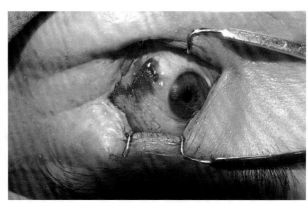

图 22-7　结膜瓣换位后缝合

Von Arlt 睑球粘连分离术

适用于扇形睑球粘连,粘连处穹窿消失者。

手术方法

麻醉

2% 利多卡因及 0.75% 罗哌卡因(1∶1 混合,含 1∶100 000 肾上腺素)局部结膜下及睑缘皮下浸润麻醉。

切除角膜表面粘连组织

沿粘连顶端前 0.5mm 清亮角膜处划一个浅界达角膜实质浅层,沿此层次于角膜表面分离粘连至角膜缘,角膜表面要干净而平整,不能残存粘连组织。保留从角膜表面分离下来的结膜组织(图 22-8)。所有的睑球粘连分离都应于手术显微镜下进行,粘连分离时要根据粘连的深度沿角膜同一层次进行分离,不可来回刮除而造成角膜表面不平整。

去除结膜下瘢痕

去除粘连处的结膜下瘢痕组织,于粘连两侧做结膜切口,并于其下潜行分离至穹窿部,使眼球运动不受限。

结膜瓣缝合

分离下来的结膜瓣作褥式缝合,从穹窿进针,眶缘皮肤面出针,以使结膜瓣贴附于穹窿处而代替穹窿结膜的缺损(图 22-9,图 22-10)。

创面处理

球结膜创面拉拢缝合,沿创缘两侧潜行分离松解,必要时需作延长切口,然后以 8-0 可吸收线间断缝合(图 22-11)。角膜创面可待其自行修复。

术后处理

术后加压包扎 24 小时,点用加有糖皮质激素的抗生素眼药水,如需拆线可于术后 5 天拆除(该患者术前、术后像见图 22-12,图 22-13)。

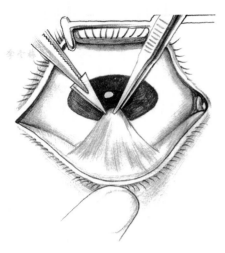

图 22-8　沿角膜表面分离粘连至角膜缘

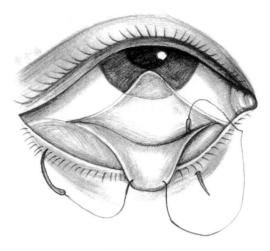

图 22-9　分离下的结膜瓣作褥式缝合

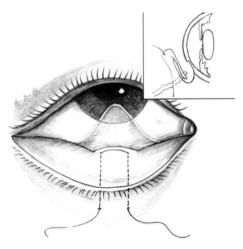

图 22-10　结膜瓣贴附于穹窿处来代替穹窿结膜

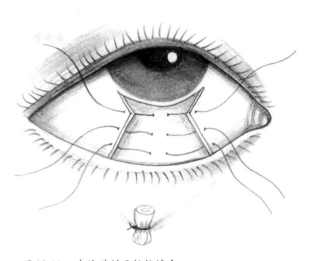

图 22-11　球结膜创面拉拢缝合

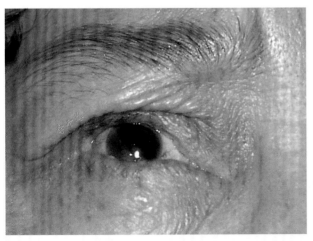

图 22-12　患者为药物过敏致睑球粘连术前

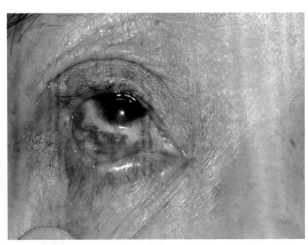

图 22-13　患者术后 3 周像

第四节 广泛性睑球粘连分离术

睑球粘连分离单蒂结膜瓣转位术

适用于较广泛的睑球粘连,分离粘连后角膜仍保持透明而且结膜缺损不超过一个象限。

手术方法

麻醉

2%利多卡因及0.75%罗哌卡因(1:1混合,含1:100 000肾上腺素)局部结膜下及睑缘皮下浸润麻醉。

分离粘连

沿粘连顶端前0.5mm清亮角膜处划一个浅界达角膜实质浅层,沿此层次于角膜表面分离粘连至角膜缘,角膜表面要干净而平整,不能残存粘连组织。保留从角膜表面分离下来的结膜组织,将结膜组织后徙。

去除结膜下瘢痕

去除结膜下瘢痕组织使眼球运动不受限,根据结膜缺损的部位及大小选择结膜切取部位。如为鼻侧结膜缺损多选择下方结膜瓣转位,如上方或下方结膜缺损多选择颞侧结膜瓣转位。一般不选择上方结膜转位,以留待日后患者其他内眼手术操作之方便,当然对于不能选择下方或颞侧者也只能选择上方结膜瓣转位。

结膜瓣切取

在下方角膜缘后1mm作平行角膜缘的弧形切口,切口两端与缺损相连,以结膜缺损范围及不造成下方穹窿消失来决定切取的结膜瓣宽度。结膜瓣应仔细分离,仅留薄薄一层结膜(似葱皮样)(图22-14,图22-15)。

结膜瓣转位

将结膜瓣转位于结膜缺损区(图22-16),以8-0可吸收线将结膜瓣一端于角膜缘后2~3mm处巩膜浅层缝合固定,另一端与结膜残端缝合,角膜缘处巩膜裸露约2mm×5mm。

供区处理

供区结膜创面潜行分离后拉拢缝合,如张力过大供区结膜创面不必紧密闭合,只以8-0可吸收线挂带创面两缘以使结膜后缘不过于回缩即可,为促进角膜上皮生长,可于角膜创面表面覆盖新鲜羊膜(图22-17)。

术后处理

加压包扎48小时,术后点用加有糖皮质激素的抗生素眼药水,结膜缝线不必拆除(该患者术前、术后像见图22-18,图22-19)。

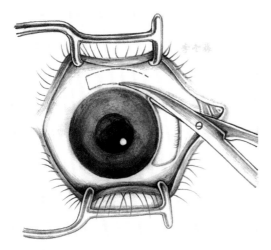

图 22-14　结膜瓣转位切取示意图

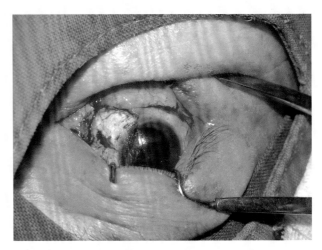

图 22-15　下方角膜缘后 1mm 切取结膜瓣

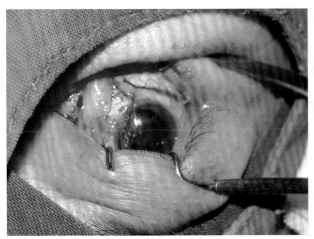

图 22-16　将切取结膜瓣转位于鼻侧结膜缺损区

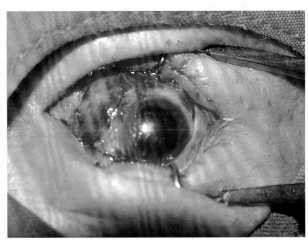

图 22-17　术毕图,示角膜表面覆盖羊膜

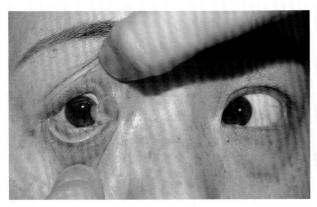

图 22-18　鼻侧粘连致眼球运动受限

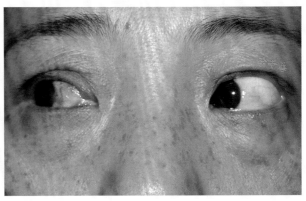

图 22-19　患者术后半年像,示眼球运动正常

睑球粘连分离桥状(双蒂)结膜瓣转位术

适用于较广泛的睑球粘连,分离粘连后结膜缺损范围较大但角膜形态正常者,尤其适用于穹窿结膜缺损者(图 22-20)。

手术方法

分离粘连

沿粘连顶端前 0.5mm 清亮角膜处划一个浅界达角膜实质浅层,沿此层次于角膜表面分离粘连至角膜缘,角膜表面要干净而平整,不能残存粘连组织。保留从角膜表面分离下来的结膜组织,将结膜组织后徙。

转位结膜瓣供区的选择

如下穹窿缺失则选择上方结膜瓣转位,反之则选择下方结膜转位,如鼻侧缺损可选择颞侧结膜转位。

结膜双蒂瓣切取

本例患者选择上方结膜双蒂瓣:于上方角膜缘后 2mm 作与角膜缘平行的结膜切口,一般长度为下方半周,距第一个切口约 10mm 处做第二个结膜切口,切取宽度一般要根据下方缺损范围及上穹窿宽度而定,但也不可过宽,一般为 6~10mm(图 22-21,图 22-22)。

分离结膜瓣

沿结膜下分离,尽量不带筋膜层,保留 3 点及 9 点位的蒂部不游离(图 22-23)。

结膜瓣转位

将桥状结膜瓣向下方转位,将结膜瓣的一端缝于角膜缘后 3mm 处的浅层巩膜上,另一端与结膜残端缝合。

术后处理

同上(该患者术前、术后像见图 22-24,图 22-25)。

注意
较大范围的粘连分离要注意不要损伤眼外肌及正常巩膜组织,更要注意不要造成角膜的穿孔。

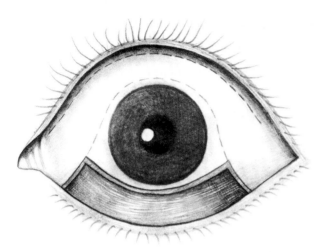

图 22-20 桥状结膜瓣设计

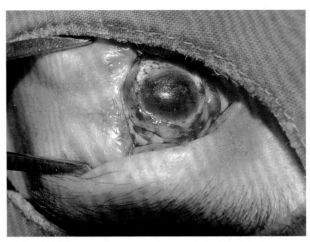

图 22-21 结膜瓣切取

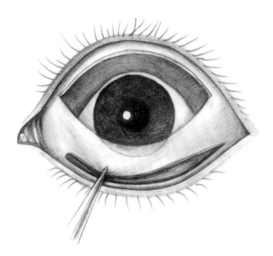

图 22-22 桥状结膜瓣转位示意图

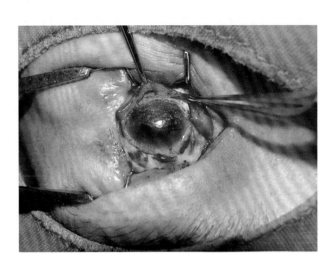

图 22-23 结膜双蒂瓣转位

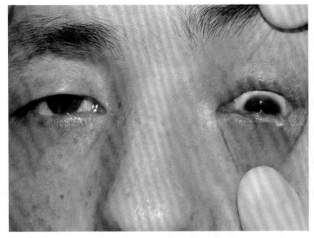

图 22-24 下方广泛性睑球粘连术前粘连像

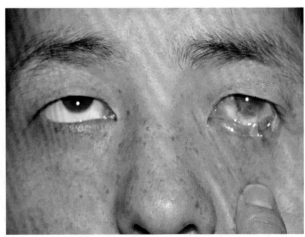

图 22-25 患者术后半年像

睑球粘连分离羊膜移植术

适用于广泛性睑球粘连,分离粘连后结膜缺损较大,但睑结膜或球结膜只有一面有创面、角膜形态基本正常者。睑球粘连分离成功后6~12个月再行角膜移植。

手术方法

睑球粘连分离同前。分离粘连并剪除其下的瘢痕组织,使残存结膜后徙。巩膜表面的活动性出血点以止血器止血。

结膜瓣转位

下方睑结膜、穹窿结膜及球结膜缺失,双面为创面时不能单纯以羊膜覆盖,否则术后仍会发生睑球粘连,因此下方结膜缺损以颞侧转位结膜瓣代替(图22-26~图22-28)。

羊膜移植

取常规处理的新鲜羊膜组织,切取与创面同等大小的羊膜植片,将其上皮面朝上,用8-0可吸收线于角膜缘、角膜缘后5mm处固定缝合羊膜组织,并与结膜残端缝合。角膜创面也以羊膜覆盖以促进角膜创面上皮化(图22-29)。

置入大孔眼模

定制中央有13~14mm大孔的透明眼模,术毕时将眼模置入结膜囊内,可支撑穹窿并使植片平覆。

术后处理

加压包扎72小时,点用含有激素的抗生素眼药水,频点含有人工泪液成分的眼药水。眼模视眼表恢复情况于术后1周左右取出(该患者术前、术后像见图22-30,图22-31)。

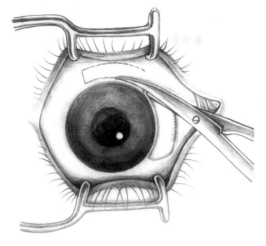

图 22-26　结膜瓣转位切取示意图

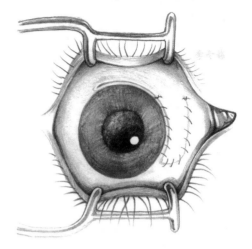

图 22-27　结膜瓣缝合示意图

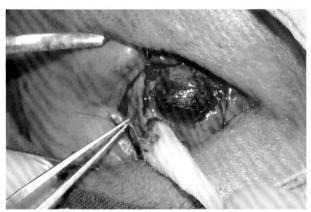

图 22-28　结膜瓣转位代替下方睑结膜

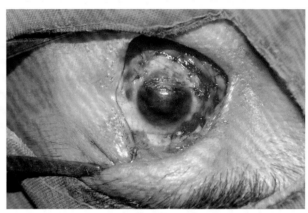

图 22-29　羊膜覆盖角膜创面及下方球结膜创面

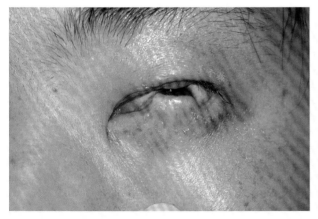

图 22-30　广泛性睑球粘连术前

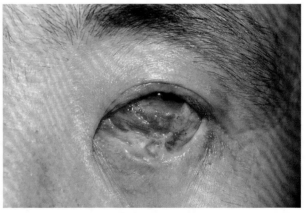

图 22-31　患者术后 3 周像

第五节 闭锁性睑球粘连手术

睑球粘连分离自体唇黏膜移植术

适用于闭锁性睑球粘连,眼球形态结构正常,视功能存在,而且眼睑结构基本正常者。

手术操作

睑球粘连分离

麻醉与分离粘连同前。

角膜完全暴露清楚后,沿巩膜表面向上、下、左、右眶缘分离,下方可分离至眶缘,上方不必分离至眶缘以免损伤提上睑肌。切除粘连的结膜下及巩膜表面的瘢痕组织,使眼球各方向运动自如,眼睑复位。

口唇黏膜切取

0.5% 利多卡因及 0.25% 罗哌卡因(1:1混合,含 1:100 000 肾上腺素)下唇黏膜下浸润麻醉。

全结膜囊再造一般需切取 5mm×7mm 大小的唇黏膜,用 15 号尖刀徒手切取。助手以两手拇指拉紧下唇,将已稀释 3~5 倍的麻药注入唇黏膜下而使黏膜呈板状硬,然后将尖刀刺入黏膜下,紧贴于黏膜下方,深度以可清晰见刀尖为度,缓慢向前切取,不要将黏膜切断,否则黏膜会有损失(图 22-32)。

将唇黏膜下方的脂肪及少许腺体颗粒剪除,唇黏膜创面向下平铺放于生理盐水平皿中待用。下唇黏膜创面以凡士林纱布覆盖。

全结膜囊重建

先修补球结膜缺损,将唇黏膜先固定在直肌两侧赤道部浅层巩膜上,然后再固定其余部分巩膜上。用大于睑结膜一倍以上的唇黏膜缝于睑结膜及穹窿部创面上(图 22-33)。

置入眼模

放入中央有两个引流小孔的透明眼模,由此可透见植片是否平展,修整植片大小、形状,再与内、外眦部皮肤缘缝合(图 22-34)。

睑缘粘连缝合

上、下睑缘中央 2/3 区域的睑缘灰线切开,睑缘后唇作创面,后唇以 6-0 可吸收线三针褥式缝合,前唇皮肤以 3-0 丝线褥式缝合三针垫以小棉垫结扎。如确认睑缘后唇缝合牢固,前唇可不必缝合(图 22-35)(该患者术前、术后图为 22-36,图 22-37)。

术后处理

眼部处理:术后单眼包扎,第 5 天首次打开换药,继续包扎至 8~10 天。如睑缘前唇缝合者睑缘皮肤线 10 天拆除。二周后每隔 3~5 天以生理盐水冲洗黏膜囊一次,半年或以上行睑缘切开术。

供区处理口腔处理:术后沙罗水漱口,金霉素甘油涂唇黏膜创面,唇黏膜油纱待其自行脱落,一般 5~10 天唇黏膜上皮大部分修复,油纱可脱落。

全身治疗:口服止血药物。唇黏膜移植者术后前 2 天进流食,5 日内进软食。

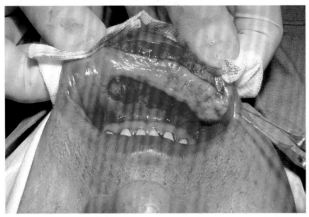

图 22-32 徒手切取唇黏膜

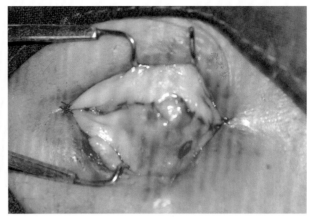

图 22-33 唇黏膜移植

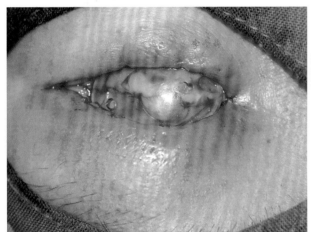

图 22-34 大号透明眼模置入

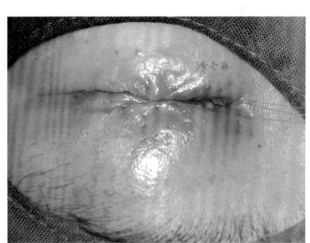

图 22-35 睑缘粘连缝合

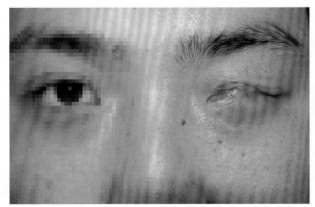

图 22-36 闭锁性睑球粘连术前像

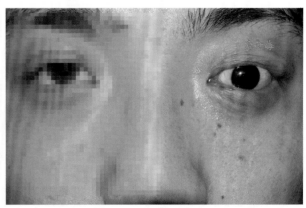

图 22-37 患者术后 1 年佩戴义眼后

睑球粘连分离自体唇黏膜联合硬腭黏膜移植术

适用于闭锁性睑球粘连,视功能存在,但睑板溶化、眼睑部分缺损者。

手术方法

睑球粘连分离及口唇黏膜切取

同睑球粘连分离加唇黏膜移植术,切除上下内面的瘢痕组织。

硬腭黏膜切取(详见眼睑缺损章)

口腔以 1:1000 洗必泰消毒,行腭大孔及前切牙阻滞麻醉。

视上、下睑板缺失范围,取中线切牙孔后部的硬腭黏膜,如需修补上下睑全部睑板,一般切取 3cm×1.6cm,一侧硬腭黏膜足够修补上下睑全部睑板,一般上睑睑板修补需 3.0cm×1.0cm 硬腭黏膜,下睑需 3cm×0.6cm。

以镰状刀切透硬腭黏膜,深约 2mm,用骨膜剥离子自后向前钝性剥离,直至完整取下植片。

创面压迫止血后,以碘仿纱条打包结扎。

剪去植片下的腺体和脂肪组织,最后硬腭黏膜厚度约 1.5mm。置于生理盐水平皿中待用。

全结膜囊重建

睑结膜及睑板重建:如为上下睑板完全缺如,将硬腭黏膜剪成 3cm×1cm 及 3cm×0.6cm 两块分别修补上、下睑,靠近硬腭中线处较薄,用以修补下睑,然后用 8-0 可吸收线将两块硬腭黏膜分别缝于上、下睑的后层创面。上睑缝于睑缘及提上睑肌上缘,下睑缝于睑缘及穹隆交界处,上、下睑中央部位作 2 对褥式缝合。如有残存睑板组织,则将硬腭黏膜与睑板残端缝合(图 22-38)。

穹隆结膜及球结膜重建:以 8-0 可吸收线将唇黏膜与硬腭黏膜游离缘缝合,将植片折入上穹隆至一定深度,作三针褥式缝线,穿出皮肤垫以小棉枕结扎。再如此形成下穹隆(图 22-39)。

置入眼模

置入眼模,植片与内、外眦部皮肤缘缝合。

上睑皮肤缺损修复

上睑皮肤缺损以滑行皮瓣修复(图 22-40)。

睑缘粘连缝合术

上、下睑缘中央 2/3 区域的后唇作创面,前后唇分层缝合(同前操作)(该患者术前、术后像见图 22-41 ~ 图 22-43)。

术后处理

同上。

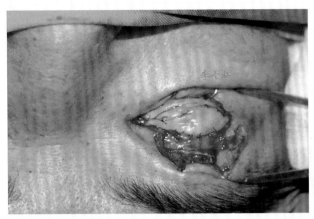

图 22-38 硬腭黏膜移植于上睑后层

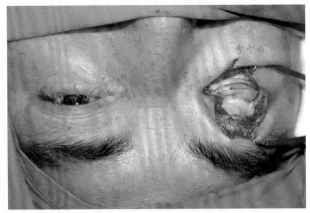

图 22-39 唇黏膜移植毕

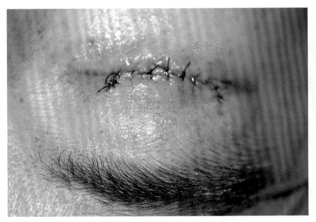

图 22-40 上睑滑行皮瓣修复眼睑缺损

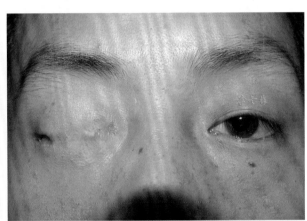

图 22-41 睑裂切开术前

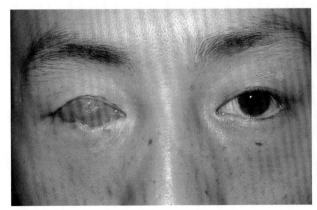

图 22-42 闭锁性睑球粘连术前

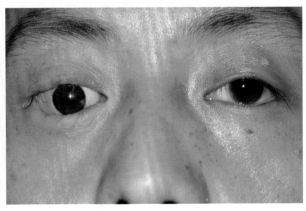

图 22-43 佩戴义眼后

（李冬梅）

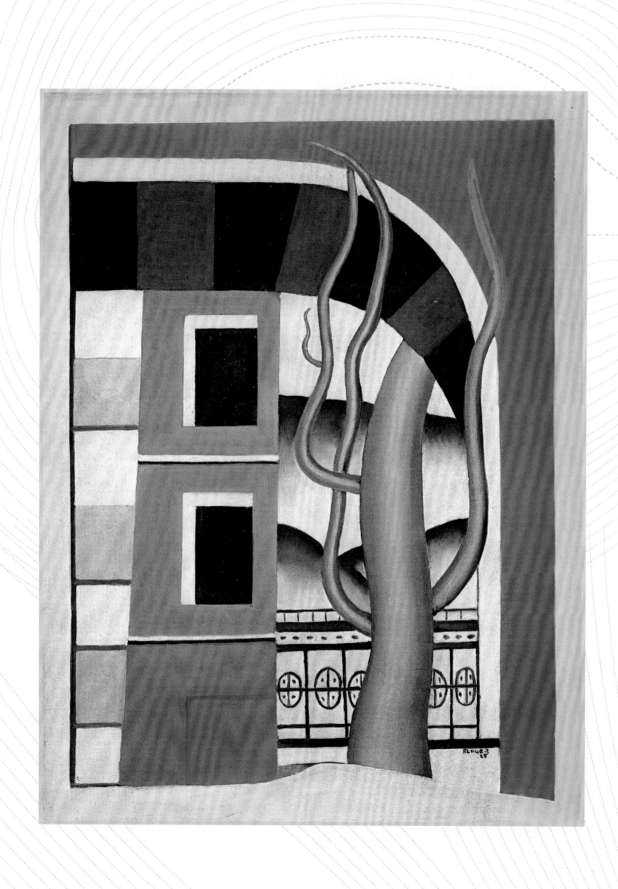

第二十三章　结膜松弛症

善则赏之,过则匡之。——《左传·襄公十四年》

结膜松弛症是年龄相关性老年性病变,下方球结膜松弛、堆积,严重者可暴露于下睑缘外。过多的结膜堆积于睑裂区,可引起泪液动力学异常,如泪膜不稳定、泪河残缺,严重者可阻塞下泪小点引起溢泪。国内亦有教授一直致力于此疾病的研究,认为其病因为多因素作用的结果,而手术切除过多的结膜可取得较多的临床效果。手术可根据不同的分级采用不同的手术方式。

第一节 概 述

结膜松弛症

结膜松弛症是年龄相关性老年性病变,是指球结膜过度松弛堆积或下睑缘张力过高,引起球结膜在眼球与下睑缘、内、外眦部之间引起眼表泪液异常并伴有眼部不适等症状的一组病变。此病最常见于老年人,多双眼发病。

病因

目前结膜松弛症的病因并不清楚,可能的因素为:睑板腺功能障碍;下睑缘张力增高;泪液蛋白质异常;自身免疫性疾病;泪液功能及成分的改变;球结膜组织的病理学改变。

在下睑内翻病例中结膜松弛症发病率相对较高。糖尿病患者中其发生率亦较高。

发病机制

结膜松弛症的发病是多因素作用的结果,可能有遗传基因参与,并与年龄相关。在外部环境相互作用下,球结膜、泪液和睑缘的平衡失调,眼表自动反馈调节系统受到影响,出现眼表泪液的变化。目前有两种学说:一种认为光化学损伤造成弹性纤维变性导致结膜松弛堆积;另一种认为结膜炎症导致组织炎症因子如 IL-1β 和 TNF-α 的含量和活性增加,进一步导致基质金属蛋白酶 MMPs 的过量表达和增生活跃,胶原降解,结膜弹性纤维降解或变性,出现结膜的松弛;而结膜的松弛则会影响泪液的排出,组织内的炎症加重,炎症因子积聚。

临床表现

体征

下方球结膜松弛、堆积,严重者暴露于下睑缘外,可出现结膜下出血或边缘角膜溃疡。泪液动力学异常,如泪膜不稳定、泪河残缺等(图 23-1,图 23-2)。

症状

眼部干涩、异物感、流泪及刺痛等。

根据病情轻重分为轻、中、重三度

轻度患者:表现为泪膜不稳定而出现的干眼症状,眼部干涩不适、异物感等。

中度患者:结膜堆积明显,泪湖不完整,下泪小点轻度外翻或被阻塞,溢泪。患者主诉流泪同时伴有眼刺激症状,但泪道冲洗通畅。

重度患者:结膜堆积脱出睑结膜外,眼睑摩擦结膜出现刺痛感,可间歇性反复出现,向下看时加重。长期病程导致暴露处结膜慢性炎症、局灶性出血,甚至出现边缘角膜溃疡。

病情分级

目前国内最常见的分类方法为张儒兴等研究的分类方法。其采用松弛结膜皱褶轻重(F)作为必备诊断与分级条件,症状(S)、泪河(O)、向下注视时结膜松弛程度(G)、泪膜破裂时间(BUT,B)作为辅助诊断分级条件。结膜松弛症按下列标准诊断:若患者的临床表现符合 F2+S2 或 F2+O2、G2、B2 其中的两种,则诊断为结膜松弛症 Ⅱ 级,结膜松弛症的分级有 0、Ⅰ、Ⅱ、Ⅲ、Ⅳ 级。Ⅱ、Ⅲ、Ⅳ 级诊断为有临床意义的结膜松弛症。

分级	必备诊断分级条件		辅助诊断分级条件		
	松弛结膜皱褶(F)	症状(S)*	泪河(O)	向下注视时结膜松弛程度(G)	BUT(B)
0	未见连续	无	完整	不变	≥10 秒
Ⅰ	细小单层,未超过泪河高度	无	高度≤0.3mm	不变	≥10 秒
Ⅱ	明显多层,超过泪河高度	有	部分残缺	加重	6~9 秒
Ⅲ	骑跨或覆盖下睑缘	明显	残缺	明显加重	4~5 秒
Ⅳ	影响眼睑闭合,可合并眼球暴露	严重	无	严重加重	≤3 秒

* 指流泪、异物感、干涩、刺激感

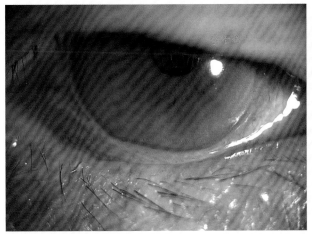

图 23-1　下方球结膜松弛

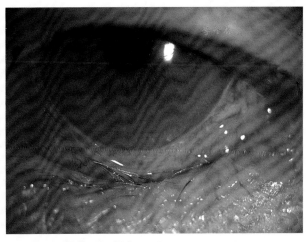

图 23-2　下睑内翻伴结膜松弛

第二节　结膜松弛症术前评估

治疗原则

轻度结膜松弛症

不考虑手术治疗,如痒感明显,松弛球结膜水肿、充血时,可以使用抗组胺类滴眼液,也可适量使用抗生素类滴眼液。

中度或重度结膜松弛症

若症状严重,如出现刺痛感、边缘性角膜溃疡及结膜下出血时,睡前可用湿房眼罩或治疗性角膜接触镜,以减少眼部暴露。隐形眼镜可通过位移这些半月形结膜松弛皱褶使它们暂时消失。在上述治疗措施无效时,可以考虑进行手术治疗。

手术指征

结膜松弛症患者有明显干涩、异物感、溢泪等症状,药物治疗无明显效果。

裂隙灯检查,松弛球结膜明显堆积在眼球的下睑缘、内、外眦之间,泪河残缺,泪液排出迟缓。

术前准备

全面查体

常规全身检查,并判定是否存在糖尿病、高血压及出血性疾病,并需做适当处理。

眼部检查

除常规视功能检查外,需除外活动性沙眼、睑内翻倒睫及慢性泪囊炎等疾病,如存在此类疾病应首先给予处理,之后方可考虑手术治疗。

常规冲洗泪道。

术前眼部常规点用抗生素滴眼液 3 天。

结膜松弛检查

结膜松弛分级判定,见第一节。

2% 荧光素钠滴眼,测量泪膜破裂时间(break up time,BUT)3 次,取平均值,BUT<10 秒为泪膜不稳定。泪河高度测量,利用裂隙灯显微镜的微尺直接观察测量泪河高度及形态,泪河高度<0.3mm,或泪河残缺、不规则、断裂、干涸者为异常(图 23-3,图 23-4)。

泪道引流系统正常,如氯霉素尝味试验>10 分钟则为异常。

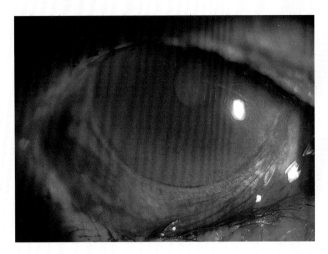

图 23-3　测量 BUT

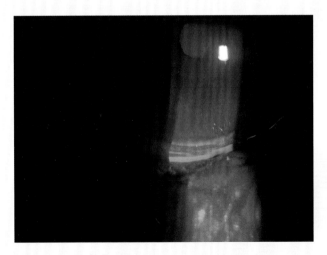

图 23-4　泪河高度测量

第三节 结膜松弛症手术治疗

结膜缝线固定术

适用于轻、中度结膜松弛症患者。

操作步骤:

2%利多卡因及0.75%罗哌卡因(1:1,含1:100 000肾上腺素)1ml行结膜切除部位浸润麻醉。嘱患者平视,将结膜松弛皱褶向下穹窿部复平,用显微斜视钩向下穹窿部结膜轻微推压使结膜与眼球贴紧,用6-0可吸收缝线在角膜缘后7~8mm处内,中,外各缝合一针,将结膜固定在浅层巩膜壁上(图23-5)。术毕给予抗生素眼膏涂眼。

结膜新月形切除术

用于各种结膜松弛症,是最常用的手术方式。

操作步骤:

麻醉同前。
标记结膜切除位置:角膜缘后5mm(图23-6)。
在显微镜下用有齿镊夹住下方松弛结膜,判定结膜松弛量(图23-7),并标记出拟切除的结膜范围(图23-8)。
行半月形弧度结膜切除,10-0尼龙线或8-0可吸收线间断缝合切口(图23-9、图23-10)。
术后处理:抗生素眼膏涂眼,加压包扎1天(该患者术前、术后像见图23-11,图23-12)

注意

松弛结膜切除后结膜伤口的缝合,要将结膜固定在浅层巩膜壁上,以防结膜向角膜移位。
此类患者常伴有下睑内翻及下睑松弛,如图23-11,因此应同时行下睑松弛及内翻的矫正。
通常泪阜处结膜堆积较严重,手术时结膜切除的长度要延伸于泪阜下方。

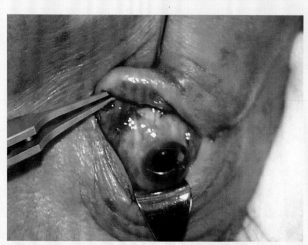

图23-5 松弛结膜缝合固定

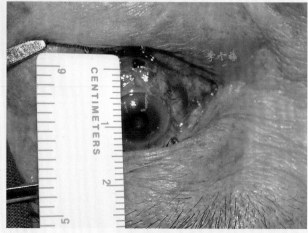

图23-6 角膜缘后5mm标记

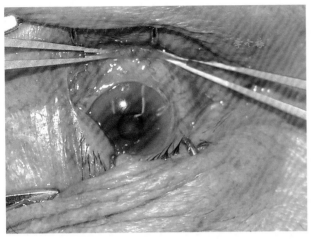

图 23-7 判定结膜松弛量

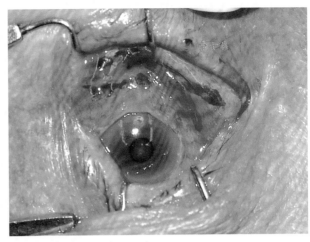

图 23-8 画出结膜切除范围

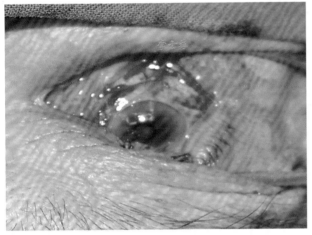

图 23-9 松弛结膜切除

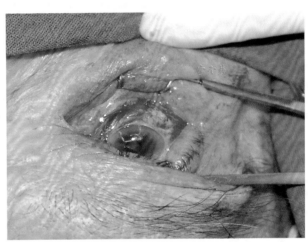

图 23-10 结膜缝合固定

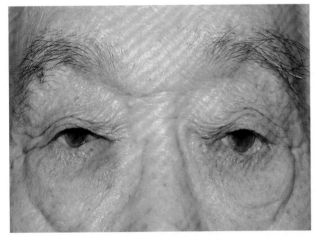

图 23-11 术前下睑内翻结膜松弛

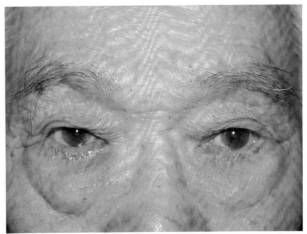

图 23-12 术后半年,下睑内翻及结膜松弛矫正

射频电凝术

适用于轻、中度结膜松弛症患者,不需缝合,减少手术时间,伤口愈合快。

手术操作:

方法一:针形绝缘电极

0.5%盐酸丙美卡因滴眼3次,每次间隔3分钟行表面麻醉。

开睑器开睑,患者平视,将松弛结膜皱褶向下穹窿部推下,使松弛的结膜皱褶距角膜缘超过5mm(图23-13)。

根据结膜松弛程度用显微无齿镊夹提松弛结膜估算电凝范围(图23-14)。

采用Ellman 90 IEC射频仪,Coag(消融挡位),D6A(针形绝缘电极)能量1-2。用显微有齿镊将松弛球结膜拉起,然后调好射频能量,将针形电极紧贴结膜刺入结膜下,停留时间约1~2秒,约6~8个点(图23-15)。

观察约5分钟,即可见原松弛结膜皱褶消失(图23-16)。

术后处理给予抗生素眼膏涂眼,眼垫敷眼一天,第二天打开点用抗生素滴眼液(该患者术前、术后像见图23-17,图23-18)。

方法二:球形电极

麻醉及电凝范围同上。

采用Ellman 90 IEC射频仪,使用Coag(消融挡位),D8B(球形电极)能量4-6。调好射频能量,用显微有齿镊将松弛球结膜提起,球形电极紧贴结膜表面进行电凝,停留时间约1~2秒,约6~8个点(图23-19)。

观察约5分钟,即可见原松弛结膜皱褶消失(图23-20)。

注意

将"Cut"和"Blend"的挡位能量都调到"0",以防脚踏踩错误伤患者。使用射频仪时先以小能量开始。针形电极较锐利,因此要注意将结膜提起后再刺入结膜下,并在拔出电极针时给能量。

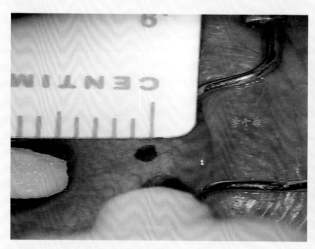

图23-13　角膜缘后5mm标记

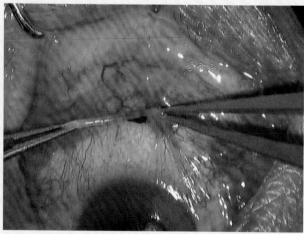

图23-14　测量结膜松弛度

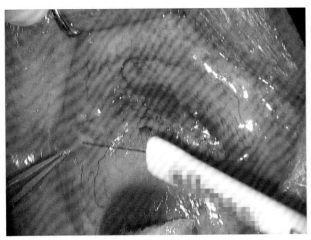

图 23-15 针形绝缘电极

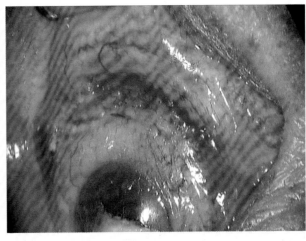

图 23-16 术毕可见结膜皱褶消失

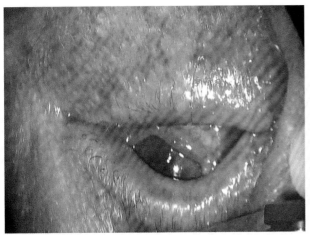

图 23-17 结膜松弛术前

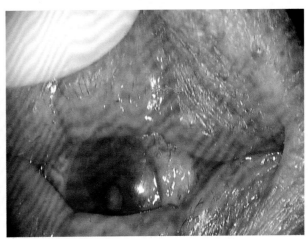

图 23-18 结膜松弛术后

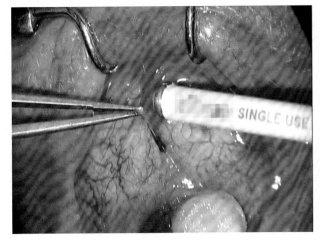

图 23-19 球形电极

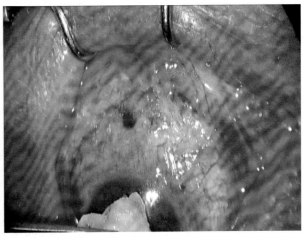

图 23-20 术毕可见结膜展平

（李冬梅　张　越）

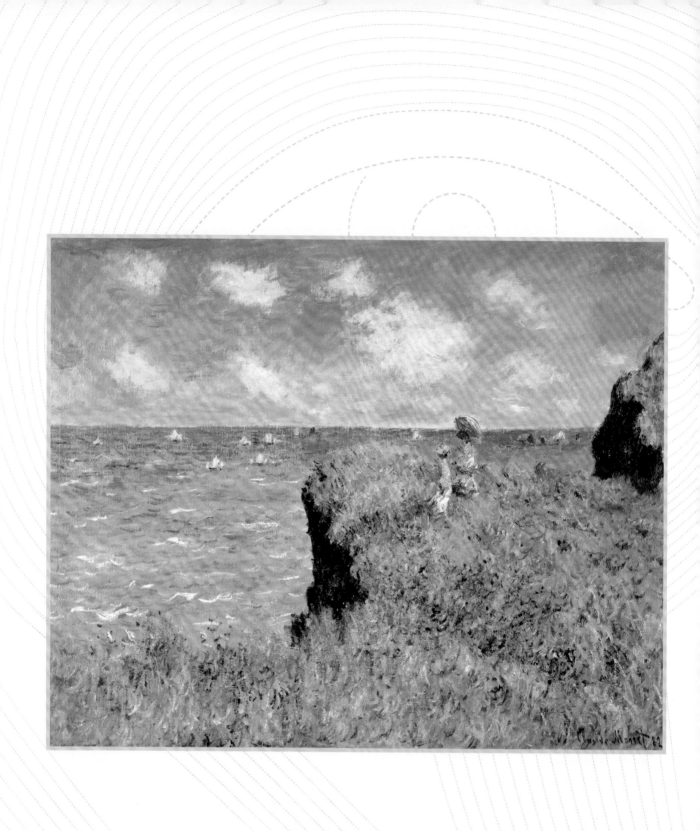

第二十四章 结膜变性及结膜肿瘤

我只愿面朝大海,春暖花开。——海子《面朝大海,春暖花开》

庄子曾说过:"不亡以待尽……方生方死,方死方生。"哲学家的话,初读起来莫过有些悲伤,但又确实是:生而至死,那空白的意义需要自己去填补。

结膜变性及肿瘤较之其他部位其发生率较低,恶性程度亦较低,而且多为良性肿瘤。如结膜皮样脂肪瘤及结膜色素痣,如影响外观可以手术切除,效果则较为满意。但结膜淀粉样变性虽为侵及结膜的局限型变性,但也可为系统性变性的一部分,可累及肝脏、血管、肾脏以及皮肤等器官,死亡率较高。结膜黑色素瘤也是临床上罕见的单侧眼部高度恶性肿瘤,一旦发现必须尽早进行手术切除治疗。若病变仅累及眼睑及少部分穹窿结膜者,术中彻底切除肿瘤后,行部分或全眼睑重建。若眼睑结膜广泛受累,球内或眶内侵犯,常规手术难以切除,采用包括部分眼睑、睑板、结膜及眼球的眶内容物摘除术。

第一节　结膜淀粉样变性

病因及发病机制

结膜淀粉样变性病因尚不清,多认为是一种免疫性疾病与机体免疫调节功能障碍有关,淀粉样物质是一种与免疫球蛋白有关的糖蛋白。淀粉样变性可有家族性与非家族性、原发性与继发性、全身性与局限性者。目前多认为是可溶性前体蛋白错误折叠成不溶性淀粉样纤维蛋白酶的溶解、消化作用,在组织、器官积聚,干扰、破坏其功能与结构。

组织学改变

该病临床表现不典型,诊断主要依靠病理活检和特异性染色。

苏木精-伊红染色(HE 染色):光镜下淀粉样物质呈浅红色,可见片状嗜伊红无定形物质沉积,呈结节状或弥散分布于结缔组织内或血管周围,界限较清楚。血管壁可因淀粉样物质沉着而增厚呈柱状,部分血管腔受压变窄。炎症细胞在淀粉样沉积物间或血管旁呈局灶性或弥散性浸润,淋巴细胞,浆细胞多见,也可见巨噬细胞(图 24-1)。

刚果红染色:刚果红对淀粉样蛋白有较强的亲和力,显现砖红色,为特征性表现(图 24-2)。

新的染色方法如光结合寡核苷酸噻吩染色(LCOs):这些分子可高灵敏度选择性与淀粉样蛋白结合,荧光显微镜和光偏振显微镜下可清晰观察到淀粉样蛋白的沉积。

临床表现

淀粉样变性是一类以细胞外间质发生淀粉样物质沉积为特征的疾病,可分为系统型和局部型。1639年 Nicolaes 第一次报道全身多系统淀粉样变性,1854 年正式由 Rudolph Virchow 命名为淀粉样变性。

结膜淀粉样变性属于局部型,较为罕见。多累及单眼(60%),广泛浸润结膜组织,其中多见于睑结膜(52%),球结膜次之(34%),或同时浸润球结膜、睑结膜(14%),也可累及双眼。早期病变无特殊症状和体征,常见结膜充血,结膜肥厚(图 24-3),眼睑瘙痒(30%),反复性结膜下出血(10%),随着淀粉样蛋白持续沉积,眼睑内可触及质地中等条索状、无痛性包块,眼睑活动受影响而表现为上睑下垂(50%)(图 24-4)。也可有眼眶、角膜、玻璃体等受累。

系统性淀粉样变性多累及肝脏、血管、肾脏以及皮肤等器官,其中以肾脏的淀粉样变性最为常见。

肾脏淀粉样变性

约 50% 患者可见肾脏病变。常见症状有脚踝水肿、疲劳、乏力、外周水肿、胸腔积液、隐匿性心包积液、直立性低血压等。

心脏淀粉样变性

约 25% 患者有明显的心脏异常,预后不佳。心电图可有 QRS 波下降等表现,可致充血性心力衰竭。常见体征主要是右心衰(颈静脉压升高,右侧可闻及第三心音,外周水肿,肝脏肿大),心律失常,以及心输出量降低引起的直立性低血压。严重的患者可见心房血栓,心房颤动,血栓栓塞发生率较高。

周围神经和自主神经病变

约 15% 患者有轴突长度相关的周围神经病变,大多为对称性周围感觉神经病变,多感觉异常、麻木,可能有疼痛及肌无力等表现。

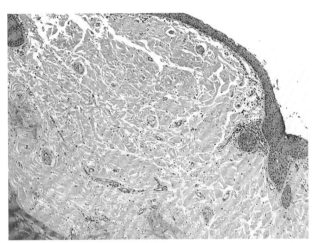

图 24-1 结膜病变组织示上皮下大量淡红色片状或团块状均质物质弥漫分布于细胞外间质及小血管壁外层 HE 染色×40

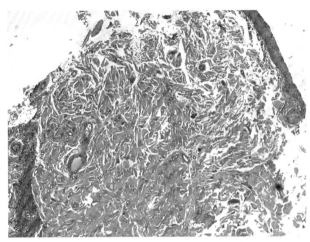

图 24-2 刚果红染色后偏光显微镜下呈苹果绿色双折光，×40

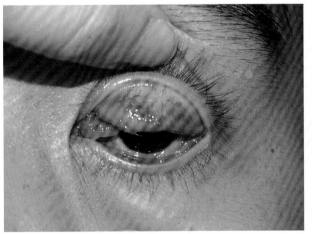

图 24-3 结膜淀粉样变性

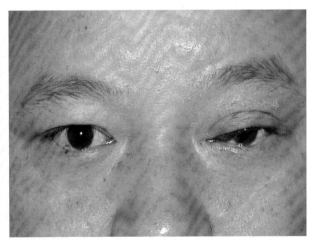

图 24-4 结膜淀粉样变性致上睑下垂

胃肠和肝脏异常

胃肠和肝脏可能为局部或弥漫受累,随受累位置和程度不同,患者可能有不同症状。约 10% 患者有巨舌症,可导致气道阻塞,进食困难,呼吸暂停。胃肠淀粉样变性表现为早饱,腹泻,长期恶心,吸收不良,体重下降,肠壁穿孔,直肠出血。约 25% 患者可见肝脏肿大。

凝血异常

约有 33% 患者有出血,其中一半患者有凝血异常。

其他脏器异常

如皮肤和软组织增厚。骨骼受累,可能有骨骼溶解,椎体塌陷等,但影像学检查无特征性改变。声带浸润,声音嘶哑。偶可导致肾上腺功能减退或甲状腺功能减退。淋巴结病和肺脏浸润。

治疗

系统性淀粉样变性治疗包括大剂量马法兰化疗联合激素治疗,以及自体骨髓干细胞移植,抗炎治疗,生物靶向治疗。肝移植、肾移植等。

结膜淀粉样变性治疗疗效不理想,治疗方案包括观察随访、放射治疗和冷冻治疗、手术治疗。

观察随访

轻度病变,可给予润滑剂点眼,佩戴角膜接触镜,缓解眼部不适,延缓疾病进展,亦可于术前术后应用完善围手术期治疗。

放射治疗

通常针对病变部位进行放射治疗,避免多次手术。放射剂量多选 18～30Gy,既往研究中随访 1～6 年未发现疾病有明显进展及复发。

冷冻治疗

通常选用液氮冷冻治疗,破坏局部血液供应,阻断病变部位异常蛋白的生成和沉积。该疗法可重复,长期应用并发症发生率低,可与放射疗法联合应用。

手术治疗

术前评估

术前常规眼部检查:视功能及眼前节后节检查,以除外玻璃体等受累者。必要时需行 MRI 检查除外眶内侵及。

除眼部检查外需要身体其他部位的筛查以除外系统性淀粉样变性,如存在系统性变性者需先行全身治疗。全身常规查体外需查血沉,超声心动图,胸部 CT 平扫,腹部 B 超。原发部位外需做第二部位活检,常用的活检部位如腹壁脂肪、牙龈黏膜等。

手术方法

结膜淀粉样变性切除上睑下垂矫正术

局部浸润麻醉。

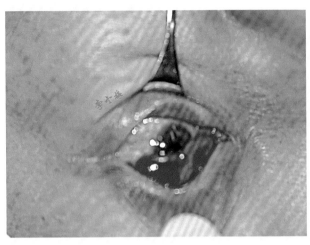

图 24-5　穹窿结膜变性

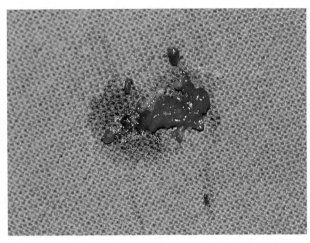

图 24-6　切除变性结膜

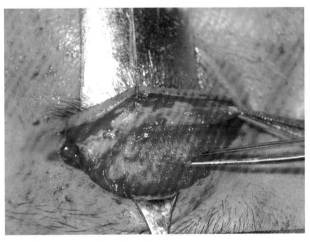

图 24-7　重睑切口暴露病变

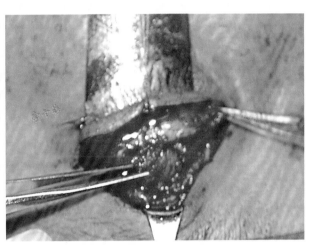

图 24-8　病变组织切除

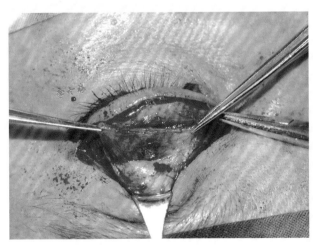

图 24-9　提上睑肌腱膜前徙

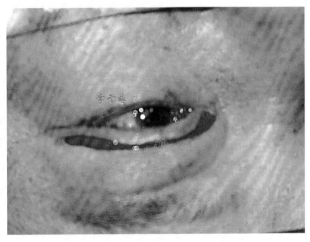

图 24-10　重睑成形方式缝合皮肤切口

切除上方变性的穹窿结膜(图24-5,图24-6)。

重睑切口切开,去除一条皮肤和部分眼轮匝肌。暴露上方病变(图24-7)。

将睑板上缘变性组织切除(图24-8)。

继续向上分离,分离出提上睑肌腱膜组织,行提上睑肌腱膜前徙或截除(图24-9)。

皮肤以重睑成形方式缝合(图24-10)。

术后加压包扎48小时,6天拆线。术后可给予免疫抑制类眼药水滴眼3个月。

相似病例患者,术中切除下方变性结膜(图24-11)。并行重睑切口,暴露上方病变(图24-12),行变性组织切除(图24-13,图24-14)。然后再向上分离找到残存的健康提上睑肌腱膜,行提上睑肌腱膜前徙(该患者术前、术后像见图24-15,图24-16)。

下睑结膜淀粉样变性切除术

先行下睑结膜淀粉样变性组织切除,然后行下睑外翻矫正。本例患者采用外侧睑板条悬吊,下穹窿缝线法(图24-17,图24-18)。

注意

结膜淀粉样变性疾病临床表现多样,其诊断及治疗颇有难度,目前尚无明确的治疗方案。该病病程缓慢,持续进展,大多患者可通过随访观察病情变化,若进展加快,伴随明显不适症状,可采取手术切除病变,术后可给予免疫抑制类眼药水滴眼,并密切观察。

手术过程中结膜非常脆弱,切除侵及睑板及提上睑肌处的病变组织似剥墙皮样的剥脱感。不可能将全部病变切除,否则可造成结膜的大面积缺失,只能是将最严重部位的病变切除。切除后根据所存在的畸形行相应的整复。

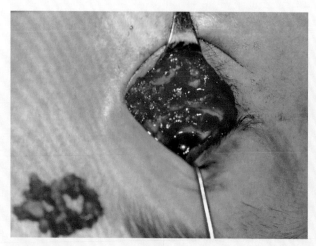

图24-11　下方球结膜及穹窿结膜变性

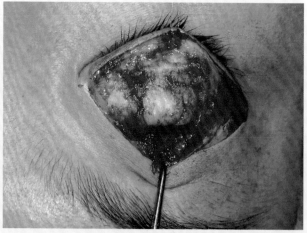

图24-12　上方结膜变性累及提上睑肌

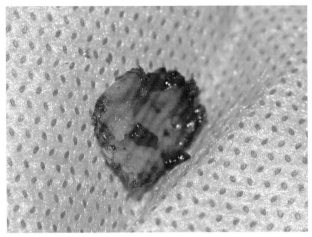

图 24-13　切除的睑板上缘病变

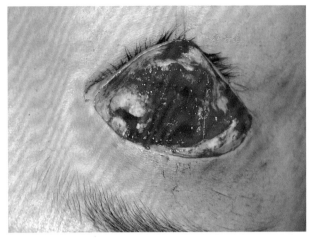

图 24-14　上睑变性组织切除后

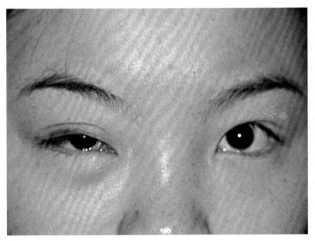

图 24-15　结膜变性术前

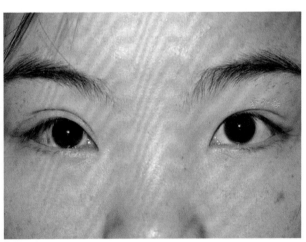

图 24-16　术后 1 年像

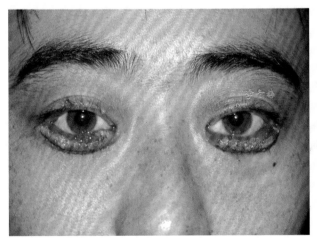

图 24-17　下睑结膜变性

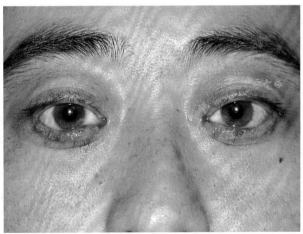

图 24-18　下睑结膜变性切除下睑外翻矫正术后

第二节 结膜皮样脂肪瘤

临床表现

结膜皮样脂肪瘤又称纤维脂肪瘤,属于一种迷芽瘤,为先天性良性肿瘤。病变常位于近外眦部颞上方球结膜下,位于上直肌和外直肌之间,从眶内向赤道部延伸,部分到达角膜缘球结膜处,呈黄白色质软光滑的类似眶脂的扁平隆起(图24-19)。患者通常症状轻微,少数可因纤毛或其表面的皮脂腺刺激诉持续异物感等不适。

组织学改变

主要由脂肪组织构成,其间混杂有少量纤维、血管、平滑肌或泪腺组织,表面有角化样上皮。

治疗

治疗原则

肿瘤较小,无症状不影响美观,多不予处理,随访观察。若肿瘤较大,外形突出,或导致外眦畸形,可行手术切除。

手术方法

儿童患者全身麻醉,合作者局部麻醉。

近外侧穹窿处做结膜切口(图24-20),沿结膜下分离,外侧近外眶缘,上下方近穹窿部。

将皮样脂肪瘤切除(图24-21,图24-22)。

结膜以 8-0 可吸收线缝合,不必拆线(该患者术前、术毕像见图24-23,图24-24)。

> **注意**
>
> 术中分离组织操作需谨慎,避免损伤泪腺、提上睑肌、Müller 肌及外直肌。肿瘤内脂肪组织与眶内脂肪相连,术中一定不可过于牵拉,也不要勉强将病变全部切除,只要把前部肿瘤切除即可,过多切除脂肪组织可损伤提上睑肌。
>
> 较多病例中外侧结膜角化增厚,从而影响外观,但手术不可切除过多的结膜组织,否则可形成睑球粘连。结膜瓣缝合需穿过巩膜,以固定形成平滑的外侧结膜穹窿,避免睑球粘连。

手术并发症

斜视

因肿瘤多毗邻外直肌,切除术中可能损伤外直肌。结膜切除过多可致瘢痕形成,睑球粘连,限制眼球运动。

上睑下垂

可能为提上睑肌和 Müller 肌术中损伤,睑球粘连,或上方穹窿结膜瘢痕所致机械性上睑下垂,少数为动眼神经受损所致神经源性上睑下垂。可行上方穹窿瘢痕组织切除术,但可能引起更多瘢痕组织形成,上睑下垂复发。

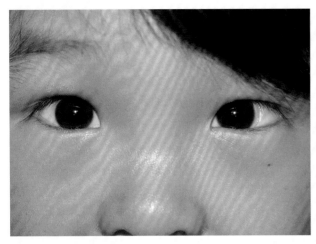

图 24-19 结膜皮样脂肪瘤

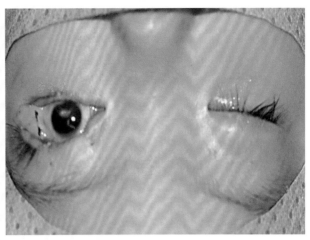

图 24-20 结膜切口

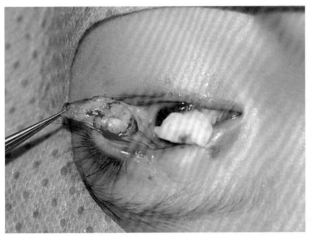

图 24-21 分离组织下肿瘤组织

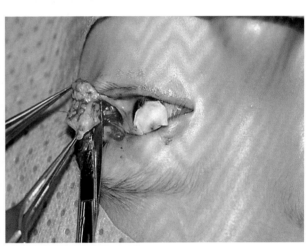

图 24-22 行皮样脂肪瘤切除

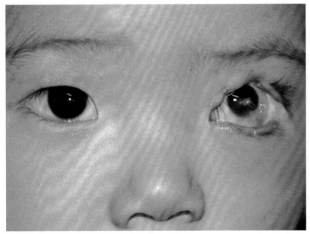

图 24-23 皮样脂肪瘤外眦畸形

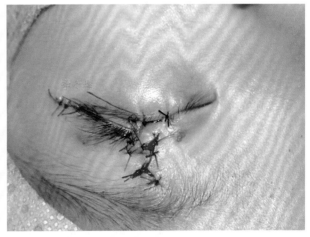

图 24-24 结膜皮样肿切除及上睑缺损修复术毕

第三节 结膜色素痣

临床表现

结膜色素痣是源于神经外胚层的先天性错构瘤,为结膜最多发的色素性病变,浅层痣是由上皮交界处黑色素母细胞增生而来,深层痣起源于神经的施万细胞。痣好发于睑裂部的球结膜、角膜缘周围,可侵及角膜,可呈乳头状瘤样生长,还可发生于睑缘。通常边界清,扁平或稍隆起,形态多变,小到斑点(图24-25),大至成片、色深、在巩膜白色背景下呈暗棕或黑色斑点(图24-26),有时无色或呈粉红色。儿童期缓慢生长,在青年阶段通常颜色加深,形成囊肿而就诊,成年长期静止不变,或最终萎缩,偶有因刺激而恶变发展为黑色素瘤,一般见于40岁以上患者,发生率低于1%。内分泌改变,如妊娠、停经、促肾上腺皮质激素(ACTH)的刺激以及炎症等可使色素沉着增加。

组织学改变

痣常呈典型正常极性排列,即由其上覆盖的上皮、上皮下浅层细胞及上皮下真皮内痣细胞巢构成。色素的分布由上至下逐渐减少,深层则无色素。痣分型:

交界痣,痣细胞在上皮基底层,具有低度恶性潜势。

上皮下痣,痣细胞仅限于上皮下组织内,无交界性活动,无恶变倾向。

复合痣,具有以上二种成分,罕见恶变。交界痣多见于儿童,有时也可见于青春期。随年龄增长,痣细胞越来越向上皮下移动,形成上皮下痣或复合痣。

联合痣,痣细胞性痣与蓝痣联合存在。

治疗

如较小的痣,多数为良性,无需切除。如影响外观或心理上的恐惧,亦可考虑切除。

手术方法:

较小的色素痣切除后结膜直接拉拢缝合。较大结膜肿物切除后结膜缺损需行结膜缺损修复。

行结膜肿物完整切除,彻底止血(图24-27)。

行颞侧结膜瓣转位,并取保存羊膜覆盖角膜缘处球结膜创面,用10-0线与邻近球结膜紧密缝合固定(图24-28)。

术毕涂抗生素眼膏,加压包扎2天,10天可拆除结膜缝线(该患者术前、术后像见图24-29,图24-30)。

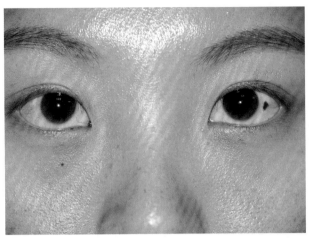

图 24-25　结膜色素痣

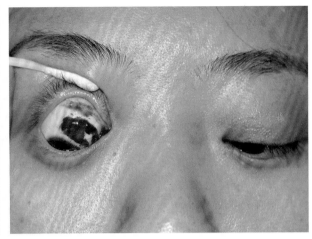

图 24-26　大范围的结膜色素痣

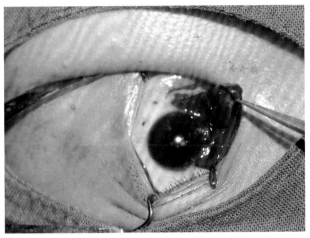

图 24-27　结膜肿物切除

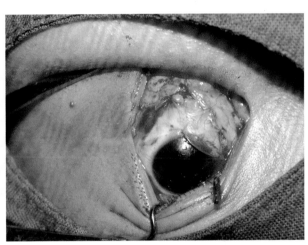

图 24-28　结膜瓣转位及羊膜移植修复缺损

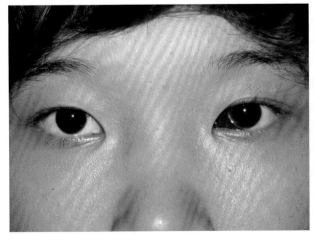

图 24-29　结膜肿物术前

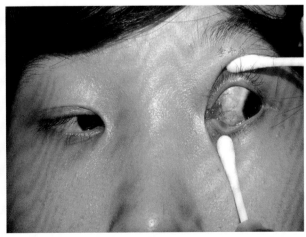

图 24-30　术后半年

第四节 结膜黑色素瘤

临床表现

结膜黑色素瘤是临床上罕见的单侧眼部恶性肿瘤,约占眼部肿瘤的2%。各种年龄均可发生,以60岁左右的老年人居多,男女发病率无差异。肿瘤病变位置并无局限性,可能发生于角膜缘周围、内外眦部、球结膜、半月皱襞和泪阜,以内外眦部发病率最高。临床表现主要为灰黑色结节状肿块,生长迅速(图24-31)。

结膜黑色素瘤根据临床生长方式分为二型:

结节性黑色素瘤:呈孤立的隆起病变,无弥漫扁平样色素沉着;

弥漫性或扩散性黑色素瘤:呈弥漫扁平增厚的病变。

组织学改变

HE染色显示,结膜黑色素瘤细胞表现为不典型过度增生。细胞呈异形性,胞核大深染,形态不规则,常见核丝分裂象,细胞中多色素颗粒。黑色素细胞向上皮内呈放射状扩散,并向上皮下侵袭形成浸润性结节(图24-32)。

鉴别诊断

鳞状细胞癌和结膜鳞状上皮内瘤样病变

通常无黑变,可有色素沉积,类似结膜黑色素瘤。

葡萄膜黑色素瘤和黑色素细胞瘤向球表浸润

高频超声检查有助于鉴别诊断。

皮肤黑色素瘤转移瘤

瘤体切除后活检可鉴别。

治疗

广泛彻底切除,并辅助冷冻和放疗是防止局部复发的关键。

手术治疗

局部浸润麻醉。

肿瘤组织边缘外5mm切除肿瘤,并送冰冻病理检查。

若肿瘤侵及角膜缘,用酒精和Bard-Parker刀去除受累的角膜上皮。

病理检查回报肿瘤切缘干净后再行结膜缺损修复,可行结膜瓣转位及羊膜移植(图24-33,图24-34)。

8-0可吸收缝线或10-0尼龙线间断缝合结膜切口。

术后加压包扎48小时,10天拆除结膜缝线。

术后辅助治疗

近距离放射疗法

结膜切口愈合后,可联合应用15mm钉片进行近距离放射治疗,深度为1mm,剂量为100Gy。

化疗

若肿瘤弥散，上皮下浸润，术后应联合丝裂霉素 C 进行化疗。

冷冻疗法

黑色素瘤细胞对冷冻治疗敏感，手术切除后宜联合液氮冷冻法治疗。若病理结果显示手术切缘肿瘤细胞残留或为避免术后对视力的影响，术后须联合液氮冷冻法治疗。

方法：术后 1 月，待患者结膜切口愈合，水肿基本消退后，将 5mm 的冷冻头置入液态氮中，待冷冻头温度和液态氮温度约−176℃时取出，将冷冻头加压在可疑病变区，接触时间 30s，重复 3 个冻融周期，间隔约 1min。每周 1 次，可连续行 3 ~ 4 次。

免疫治疗

Lac 细胞，IL-2 治疗等有一定效果，仍需密切随访观察。

预后

黑色素瘤的预后与很多因素密切相关，肿瘤厚度，解剖部位（睑结膜或泪阜部预后差），累及范围，首次治疗方案，是否伴有淋巴结浸润，增殖快慢，组织类型（湿疹样组织改变预后差）和复发与否等，都是重要的影响因素。患者需定期随访。

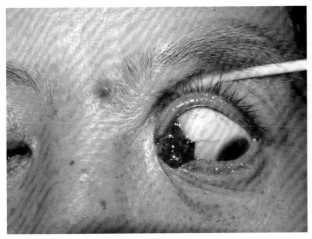

图 24-31　结膜黑色素瘤

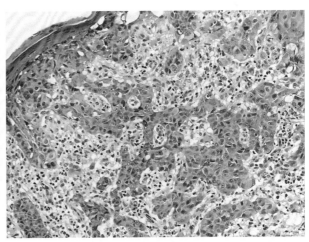

图 24-32　肿瘤组织呈巢状浸润生长，细胞异型性明显，核大，核仁明显，病理性核丝分裂象多见

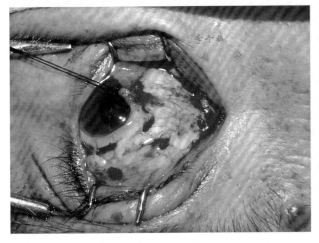

图 24-33　肿瘤切除后示结膜缺损

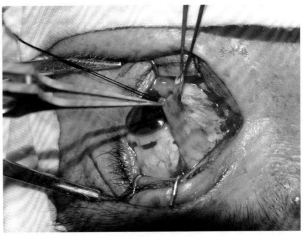

图 24-34　结膜瓣转位修复缺损

（李冬梅　张　丽）

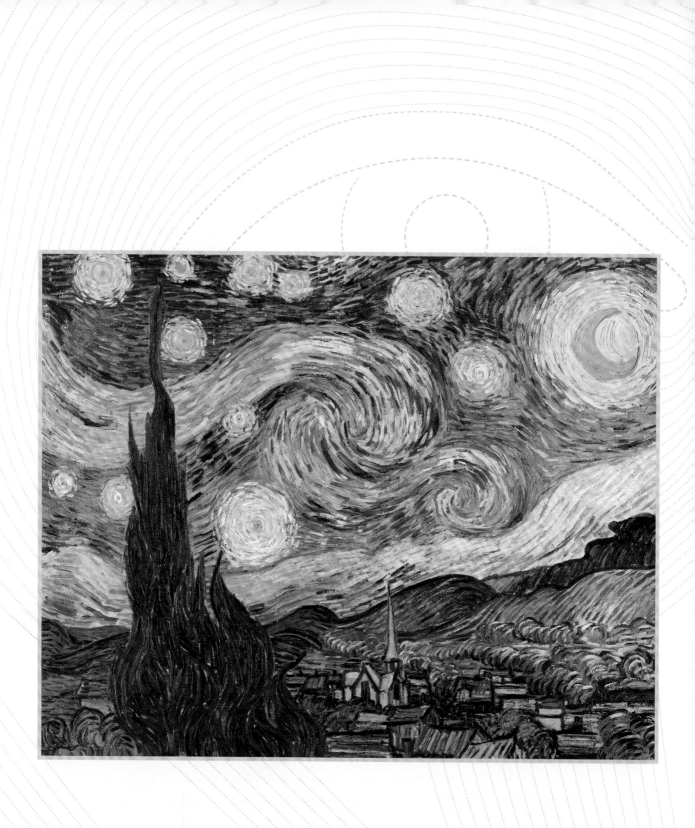

第二十五章　美容性全角膜结膜瓣遮盖术

人皆知有用之用，而莫知无用之用也。——庄子《人世间》

在这里我们并无意倡导："身体发肤受之父母，不敢毁伤……"，真正病损的组织则是必须除掉的，但我们应该去理解这无用之用的深意。

对于一个无光感的眼球，应该说是一个无用的眼球，但患者患眼失明后非常痛苦，心理上很难接受眼球摘除手术。因此对于一些轻、中度眼球萎缩、眼球形态较稳定、无眼内活动病变的患者完全可以保留自身的眼球而采用全角膜结膜瓣遮盖术，术后佩戴义眼外观亦有大的改善。在很多病例中保留其自身眼球作为底座，佩戴软性义眼，其仿真效果更优于羟基磷灰石等材料的义眼台植入。为患者选择一个最佳的手术方案当是作为仁术之医者不可推卸的职责。

第一节 全角膜结膜瓣遮盖术的术前评估

概述

眼部的外伤、炎症等多种原因都可导致眼球萎缩,从而严重影响患者的容貌。临床上多采用眼球摘除人工材料的义眼台植入手术,术后佩戴义眼。义眼台植入手术相对复杂,而且存在一些不可避免的并发症,相对费用昂贵。在人工材料血管化之前,眶组织充血明显,义眼佩戴后分泌物较多。部分患者患眼失明后非常痛苦,心理上很难接受眼球摘除手术。因此对于一些轻、中度尤其是轻度眼球萎缩,眼球形态较稳定,无眼内活动病变的患者完全可以保留眼球而采用全角膜结膜瓣遮盖术,术后佩戴义眼外观亦有大的改善。

手术适应证

轻、中度眼球萎缩,无眼内活动性病变,直接佩戴薄壳义眼时,角膜刺激症状明显而不能耐受者。

大泡性角膜病变,角膜上皮水泡反复形成及破裂,引起严重刺激症状,而患者又年老体弱,视力恢复可能性极小者。

禁忌证

眼部恶性肿瘤、有症状的绝对期青光眼、有反复的葡萄膜炎或眼内出血等活动性病变。

严重眼球穿通伤。

重度眼球萎缩的患者。

术前准备

常规实验室检查

常规全身体检,了解全身情况。

眼部常规检查

视功能检查确认其视力丧失或近于完全丧失,无视力恢复希望。

角膜、结膜检查及眼底检查无活动性病变,排除禁忌证。

结膜及结膜囊检查无明显瘢痕,无结膜囊狭窄。

眼部 B 超和 CT 检查

如眼部条件允许可行双眼眼轴测量,以了解眼球萎缩程度。CT 检查费用相对较高,大多情况下行 B 超检查以除外眼内肿瘤等。

眼球突出情况判定

测量双眼球突出度。

第二节　全角膜结膜瓣遮盖术

手术操作

麻醉

2% 利多卡因及 0.75% 罗哌卡因(1:1混合,含 1:100 000 肾上腺素)球后及球结膜下浸润麻醉。

剪开球结膜

沿角膜缘球结膜全周剪开,沿四直肌间分离使结膜松弛。

角膜板层切除

角膜缘处巩膜烧灼止血,作上直肌牵引线,于上方角膜缘处行全角膜板层切除术,切除深度一般为角膜厚度的三分之一,并切除角膜缘处的结膜或巩膜组织(图 25-1,图 25-2)。

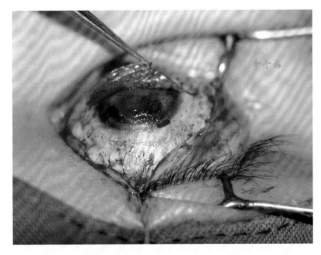

图 25-1　角膜板层切除

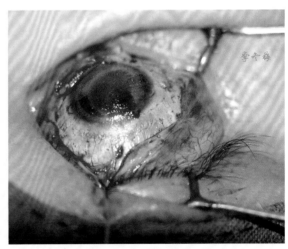

图 25-2　角膜板层切除术毕

结膜缝合

以 8-0 可吸收线内翻褥式法行筋膜层的缝合,并有三针经过结膜瓣下的角膜及角膜缘浅层组织(图 25-3)。8-0 可吸收线行结膜间断或连续缝合(图 25-4)。

术后处理

术毕结膜囊内涂抗生素眼膏,术眼包扎 24 小时,24 小时后换药,结膜缝线不需拆除。3 周后配置义眼片。(该患者术前、术后像见图 25-5 ~ 图 25-10)。

注意
分离球结膜要充分,以减轻结膜张力。
行全角膜板层切除术要一并切除角膜缘处的结膜、巩膜组织,彻底去除角膜缘干细胞。
筋膜层的缝合采用内翻褥式法,并有三针经过结膜瓣下的角膜及角膜缘浅层组织,将筋膜层同眼表固定。

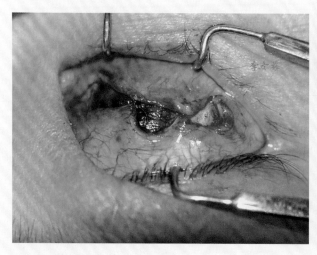

图 25-3 筋膜缝合

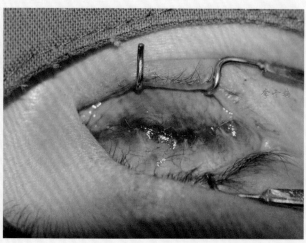

图 25-4 结膜缝合

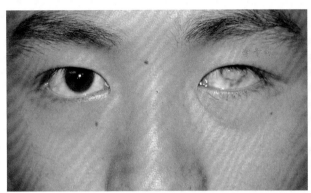

图 25-5　眼球轻度萎缩术前像

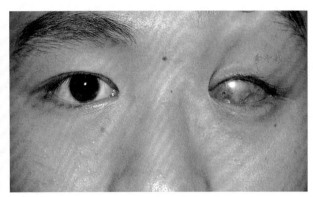

图 25-6　结膜瓣遮盖后三周结膜瓣愈合良好

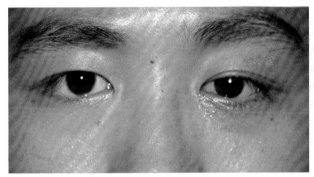

图 25-7　佩戴义眼后正位像

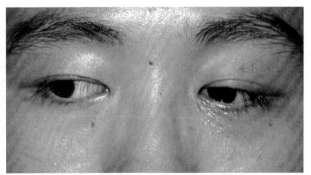

图 25-8　患眼内转位像

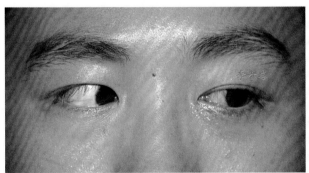

图 25-9　患眼外转位像

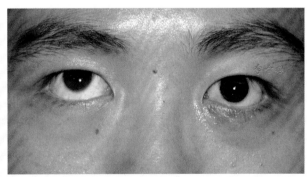

图 25-10　患眼上转位像

第三节 并 发 症

传统全角膜结膜瓣遮盖术

传统全角膜结膜瓣遮盖术采用角膜上皮单纯刮除术,其术后常发生结膜切口裂开、结膜瓣回退及上皮植入性囊肿,其主要原因为此方法无法完全去除角膜上皮及角膜缘干细胞,尤其是角膜缘干细胞残留,因此结膜回退及植入性囊肿发生率极高。角膜上皮的迅速修复影响结膜瓣愈合,结膜与角膜无法粘连愈合导致手术失败,角膜上皮细胞的增殖致使植入性囊肿的发生。之后采用的角膜上皮单纯刮除联合5%碘酊烧灼,在一定程度上减少了结膜回退的发生,但仍然存在较多病例术后发生结膜回退。

全角膜板层切除结膜瓣遮盖术

行角膜板层切除联合全结膜瓣遮盖术,可将角膜浅层神经末梢切除,降低角膜知觉敏感性,缓解角膜刺激症状。由于保留眼外肌的正常解剖位置,术后眼球运动不受影响,义眼活动性好,仿真效果好。

角膜缘细胞密集,单纯机械刮除很难将角膜上皮细胞及角膜缘干细胞去除干净。角膜板层切除联合全结膜瓣遮盖术,彻底去除角膜上皮及角膜缘干细胞,从而大大降低术后结膜瓣后退及植入性囊肿等并发症的发生率。角膜板层切除后,结膜同角膜基质粘连愈合,手术成功率明显提高,并发症明显减少。

结语

目前临床上有一种倾向:几乎所有眼球萎缩的病例都行眼球摘除联合羟基磷灰石等材料的义眼台植入,除手术相对复杂、费用昂贵外,手术本身存在一些不可避免的并发症。而在羟基磷灰石血管化之前,眶组织充血明显,义眼佩戴后分泌物较多。因此对于一些轻、中度眼球萎缩、眼球形态稳定,无眼内活动病变的患者完全可以保留眼球而采用全角膜结膜瓣遮盖术,术后佩戴义眼外观亦有大的改善。因此应针对不同病例,选择手术创伤最小、术后效果相同或更好的手术方式。在很多病例中完全可以保留其自身眼球作为底座,甚至不需行结膜瓣遮盖术而直接佩戴软性义眼,其仿真效果亦较佳(图25-11、图25-12)。甚至有些病例只需佩戴一个简单的美容接触镜即可达到良好效果,而完全不需摘除眼球再行义眼台的植入(图25-13,图25-14)。

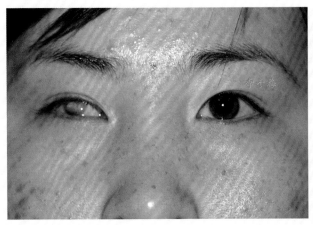

图 25-11　眼球萎缩义眼直接佩戴前

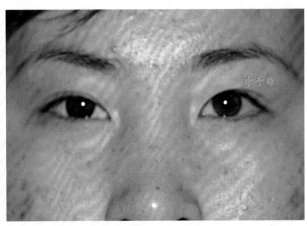

图 25-12　直接佩戴义眼像

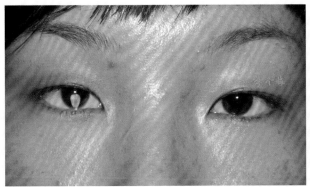

图 25-13　右眼外伤白内障，无光感

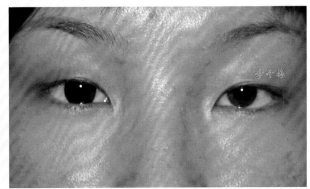

图 25-14　佩戴美容接触镜

（李冬梅）

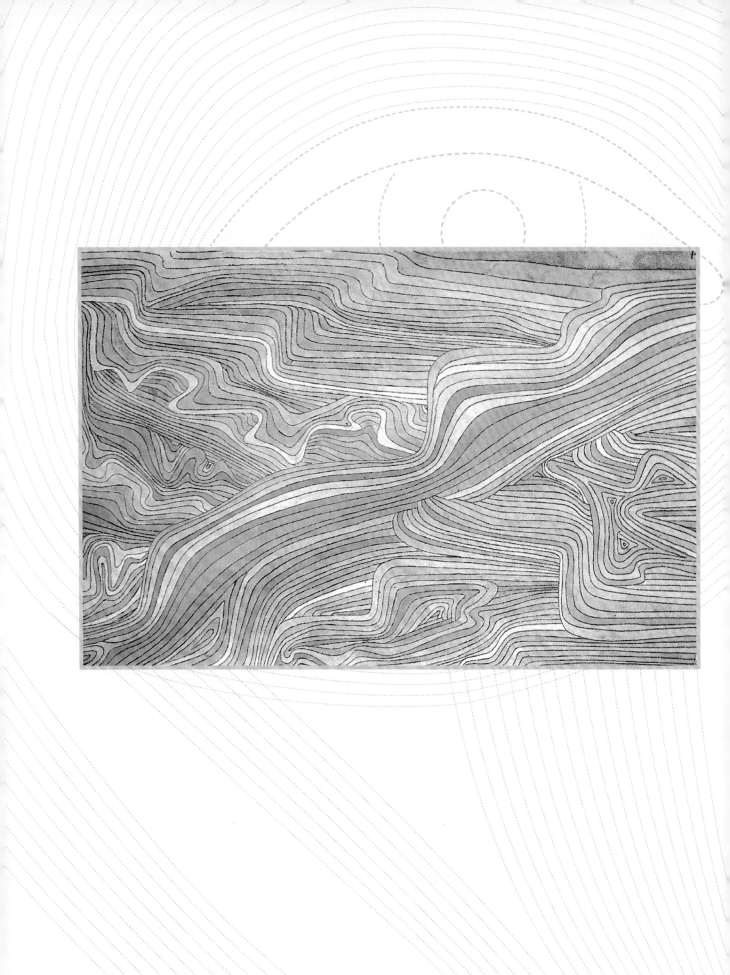

第四篇　泪　　器

第二十六章　泪器系统解剖

流水不腐,户枢不蠹。——《吕氏春秋·尽数》

小时候老师告诉我们:流动的水不会腐臭,转动的门轴不遭虫蛀。而在医学院授课中老师又给予了我们一个形象的比喻:我们的泪道就像下水道一样,流水不腐,泪道在泪水的不停冲刷中抵抗了微生物的侵蚀。

分泌角膜前泪膜成分的结构为分泌系统,正常的分泌功能方可保证眼部的润泽,而将泪液引流入鼻腔的通道-排出系统亦同样重要,排泄不畅不但会有泪溢,更会产生泪道的炎症。只有充分了解泪器系统解剖和功能,才能更好地指导我们的治疗。

第一节 泪器的分泌系统

概述

泪器是由泪液的分泌部分和排出部分组成。分泌角膜前泪膜成分的结构为分泌系统,将泪液引流入鼻腔的通道称为排出系统。

泪液的分泌系统主要为主泪腺和副泪腺构成,泪液的排出系统包括泪小点、泪小管、泪囊和鼻泪管4个部分。

泪器分泌系统

主泪腺

泪腺位于眶上壁前外侧的泪腺窝内,为扁椭圆形。于眼球及眼眶的后上壁之间,提上睑肌腱膜外角从前面将泪腺分为两个部分,较大的眶部泪腺和较小的睑部泪腺,这种分割不完全,在后方这两部分是通过腺体组织和引流管互相连接(图26-1)。在泪腺前部边缘有上眶缘、眶隔和一部分眶脂肪垫。在腺体后部被颞上方大量的脂肪组织支撑。下部与提上睑肌的肌腱相连,外侧部很平滑地与泪腺窝相贴。泪腺借其周围的结缔组织包绕支撑将其固定在眶上壁的骨膜上,泪腺上方和骨膜连接处为悬韧带,下方为支持韧带或者称 Lockwood 韧带,从而使泪腺保持在正常位置。当此韧带组织因某些原因而变得薄弱时,则可发生泪腺的脱垂,形成上睑外侧的包块(图26-2)。此时于上睑外侧眶缘处可触及脱垂的泪腺组织。

眶部泪腺呈杏仁状,大约占整个腺体的65%~75%。平均约17~22mm 长,4~6mm 厚,11~15mm 宽。睑部泪腺大约占腺体的25%~35%,它向前延伸到眶缘后的上穹隆部(图26-3)。翻转上睑可从穹隆结膜处看到,有一部分在肌上。泪腺共有排出管10~20 个,其中2~5 个起源于眶部泪腺,6~8 个起源于睑部泪腺。由眶部泪腺起源的腺管在穿出穹隆结膜之前约在睑板上方4~5mm 处经过睑部泪腺,可能有1~2 个开口在外眦角。因此睑部泪腺的切除可能会损害眶部泪腺的引流(图26-4)。

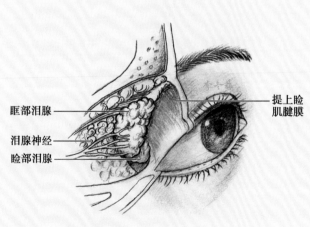

眶部泪腺 —
泪腺神经 —
睑部泪腺 —
— 提上睑肌腱膜

图 26-1 泪腺解剖关系

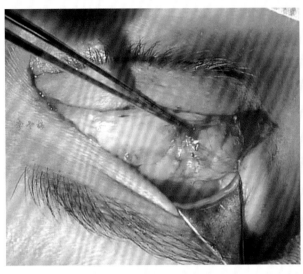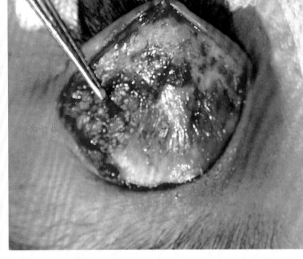

图 26-2　泪腺脱垂复位术中见脱垂之眶部泪腺(镊子示眶部泪腺)

图 26-3　上睑下垂术中可见附于穹窿结膜的睑部泪腺(镊子夹住者为睑部泪腺)

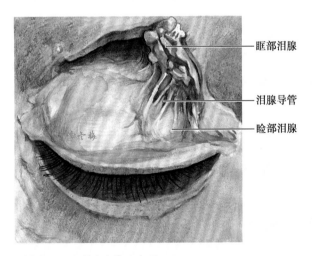

眶部泪腺

泪腺导管

睑部泪腺

图 26-4　泪腺引流管示意图

副泪腺

主要包括 Krause 腺和 Wolfring 腺,在某种程度上他们与主泪腺相似但较小。约 20～40 个 Krause 腺存在于上睑穹窿部,2～8 个 Krause 腺存在于下睑穹窿部(图 26-5)。在上睑板上沿,大约有 3～20 个 Wolfring 腺,1～4 个 Krause 腺存在于下睑睑板处。

副泪腺被称为基础泪腺,因为它们没有直接的分泌功能。其他的副泪腺包括脂质分泌腺(Meibomian 腺及 Zeis 腺)及黏液分泌腺(杯状细胞)。反射性的泪腺分泌主要通过主泪腺。

泪腺的血供及淋巴

泪腺组织的动脉血供由眼动脉供应,于泪腺后部进入,第二条动脉供应来自于上颌动脉的眶下支。泪腺动脉被分为两部分供应外侧结膜及眼球,它向前延伸形成眼睑外侧动脉。数条小静脉形成了泪腺静脉,位于腺体的后缘。泪腺静脉与泪腺动脉的走行相似。走行于外直肌之上、上直肌外侧,在其汇入眼上静脉之后最终进入海绵窦。

泪腺的淋巴回流与结膜及眼睑的淋巴系统一起注入耳前淋巴结。

泪腺神经支配

泪腺中具有丰富的神经支配,主要为泪腺神经(感觉)、面神经(副交感)及交感神经系统(图 26-6)。

泪腺神经具有泪腺内的感觉神经纤维,是三叉神经的眼神经(CNV)的三条分支之一。感觉神经纤维在泪腺后部靠近泪腺静脉附近穿出。它在眼眶颞上部走行,与上直肌的上部伴行。面神经的副交感神经纤维,它们起自泪腺神经核,靠近面神经的尾桥部分,出现于第Ⅵ和第Ⅷ脑神经脊髓角的结合处。面神经通过听神经管内部,节前的副交感神经纤维没有换元而向前延伸到膝状神经节形成岩大神经。在颅中窝的神经纤维束与岩深交感神经纤维汇合形成颈内动脉丛的翼状神经。副交感神经纤维穿过蝶腭神经节并形成突触。副交感神经节后纤维从那里直接穿到泪腺,更多见的是与颧颞神经的交通支(上颌神经的分支)相伴行,最后与泪腺神经汇合。

颈神经节的节后交感纤维从颈上神经节起源,与颈内动脉相伴行(颈丛)。它们经岩深神经、翼腭窝、蝶腭神经节和颧颞神经到达泪腺。泪腺神经与颧颞神经的交通支提供了交感及副交感神经的支配。

三叉神经(V)形成了传入感觉通路,面神经的副交感神经形成了主泪腺的反射分泌的通路。

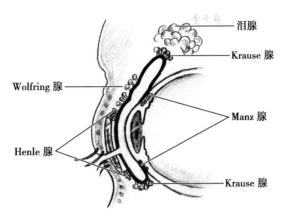

图 26-5　副泪腺分布图

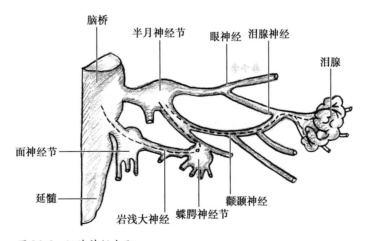

图 26-6　泪腺神经支配

第二节　泪器的排出系统

主泪腺分泌的泪液通过眼睑的运动和重力作用从外上方均匀的分散到眼球的表面。泪液随后聚集到结膜穹窿的内下部。通过虹吸作用,泪液流入泪小点及泪小管。通过泪液泵及重力的作用,泪液随即流入泪总管及泪囊中。泪液向下流入鼻泪管,从下鼻甲处的空隙中排空(图26-7)。泪器排出系统由膜性泪道和骨性泪道组成。

膜性泪道

膜性泪道主要包括泪小点、泪小管、泪囊和鼻泪管。

泪小点

上下眼睑缘的睫部和泪部交界处的眼睑后缘有一个圆形隆起,色泽较周围组织浅,称为泪乳头。上、下泪乳头中央有一圆形小孔,称为泪小点。泪液膜性通道从泪小点开始,它被称为泪乳头的坚韧结缔组织包绕。泪小点的平均直径为 0.2~0.3mm,位于睑缘鼻侧的肌肉皮肤交界处,上泪点在内眦之外6mm,下泪点于内眦外 6.5mm。泪小点比周围组织略隆起,随着年龄的增长因周围组织的萎缩而逐渐明显。

泪乳头及泪小点被睑板前的轮匝肌纤维包绕,这些肌纤维向后附着于泪后嵴和更后方的眶内壁。水平及向后的肌纤维的收缩将睑缘轻度外翻,使得泪小管与泪湖并置,并可接受泪液。

泪小管

泪小点到泪囊之间的管称为泪小管,泪小管引流结膜囊的泪液入泪囊中。泪小管直径为 0.3~0.5mm,长约10mm,分为垂直部及水平部。上下泪小管最初的 2mm 均垂直走行,中止于一个扩张到1mm的壶腹部。该部位于睑板的前方,并受围绕在睑板前的轮匝肌压力的影响。

水平部的泪小管像垂直部分的一样,被睑板前的轮匝肌纤维包绕。因为水平部分的泪小管随着睑缘的弧度走行,所以他并不是完全的水平,而是向前稍有弯曲地向内进入泪囊部。

泪湖的内侧由半月皱襞及泪阜组成。较长的下部泪小管(10mm)在半月形皱襞外侧部进入泪湖,而较短的上部泪小管收集半月形皱襞及泪阜处的泪液。

上泪小管及下泪小管在内眦部汇合形成泪总管,泪总管位于内眦韧带中央后方 2~3mm 处,此部位泪管较狭窄。

泪囊

泪囊位于泪骨和上颌骨额突所构成的骨性凹陷泪囊窝中。泪囊上方为盲端,下方与鼻泪管相延续。泪囊高约12mm,深4~6mm,宽约2mm。泪囊上 1/3 在内眦韧带深部,下 2/3 位于内眦韧带后下方。眶骨膜在泪后嵴部被分开,一层位于骨性泪囊窝中,另一层跨至泪前嵴,后者向下到达鼻泪管上端,称为泪筋膜。在形成泪总管之前泪筋膜分别被两条泪小管穿过。泪囊与泪筋膜之间有一条较窄的缝隙,其间有一丛状静脉回流入眶上静脉或内眦静脉。滑车下神经的细小分支也可以穿过泪筋膜。中部及后部泪囊与泪囊窝紧密相连。从前面看,泪囊上部被止于泪前嵴上部的内眦韧带前支中部所覆盖,此解剖学关系在泪囊摘除手术非常重要(图26-8)。在内眦韧带的前支下方,泪囊下部仅在前方与眶隔相邻。在内眦韧带前支的上方,下方及后方,眼睑的浅层肌纤维伸入泪筋膜中。内眦韧带的后支从上部泪囊的后方穿过,其深部为 Horner 肌。这些肌肉从上下眼睑的睑板深层发出。这些肌纤维向内越过上部泪囊止于泪后嵴上部(图26-9)。

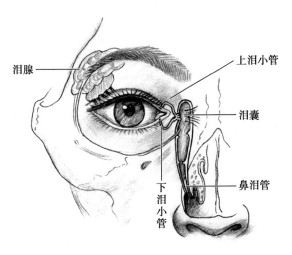

图 26-7　泪器的分泌及排出系统示意图

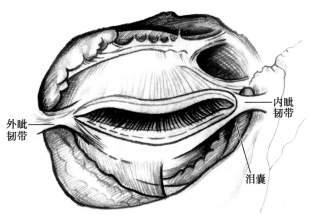

图 26-8　泪囊解剖位置示意图

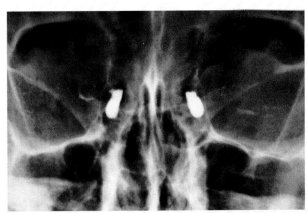

图 26-9　泪囊造影片中见泪囊下段阻塞(正位片见泪囊充盈)

鼻泪管

鼻泪管是泪囊向下的延伸部分,向下开口于下鼻道。成人鼻泪管直径为 3~4mm,儿童鼻泪管直径为 2mm。鼻泪管分为两部分,位于骨性管腔的部分称为骨内部,长度约为 12.5mm,位于下鼻甲外侧壁下部者称为鼻内部,长约 5.32mm。上部与中部的形状与其外围骨性鼻泪管的形状相吻合。下方开口形状及位置均有不同,它可以为圆形、线形、点状或有阀门、活瓣、横膈状。

在某些病例中,鼻泪管的开口可在下鼻甲顶部,或者走行在鼻外壁而没有在鼻腔的开口。在大多数的病例中,开口位于下鼻甲的侧壁处,在前鼻孔的外缘后 30mm。在婴幼儿中,开口位于前鼻孔的外缘后 20mm 处。

鼻泪管的黏膜面经常有隐窝或者皱褶而在成人时消失。有些人可长久存在,在气压的作用下它们可能演变成阀门,小穴或者憩室。包括 Arlt 窦,Krause 阀门或 Beraud 阀门,Hyrtl 螺旋阀门和 Taillefer 阀门。最重要的皱褶是在鼻泪管下端的 Hasner 瓣膜。在大约 30% 的足月新生儿中,保留有一个纤细的膜,在出生六个月后自发破裂。但是在 4% 的这些新生儿中,鼻泪管的远端可能会关闭。这些新生儿则表现为泪道阻塞,可行泪囊下部按摩或者泪道探通术。

骨性泪道

骨性泪道系统包括:骨性泪囊窝和骨性鼻泪管。

骨性泪囊窝

骨性泪囊窝位于眶内缘下 2/3 处的宽大凹陷内,在上方较浅,向前延伸至额骨,下方逐渐变深,逐渐形成骨性鼻泪管。骨性泪囊窝长径:自骨性鼻泪管的上口至泪骨,平均为 17.86mm。横径:于长径的中点处,泪前、后嵴间的距离,平均约 8.01mm,宽 4~8mm,深约 3mm。它在上方较浅,向前延伸至额骨,下逐渐变深,形成骨性鼻泪管。

骨性泪囊窝由两块骨头组成:上颌骨的额突组成泪前嵴,泪骨组成泪后嵴。垂直的上颌骨-泪骨骨缝进入泪囊窝的深部并与鼻泪管的轴线平行。大多数情况下骨缝位于泪囊窝的正中。在某些病例中连接位于前方,使得泪骨占较大的部分,在另一些的病例中连接位于后方,使得上颌骨占较大的部分。在临床上,这种不同非常重要,因为在鼻腔泪囊吻合术中泪骨很容易被钝性的器械弄破。在泪骨所占比例较大的患者中,筛骨的气泡更容易在泪囊窝中找到。在临床上这些筛泡将上部泪囊窝与鼻腔分隔开,在目前鼻腔泪囊吻合术中,必须将它们打开以进入鼻腔。

泪前嵴较圆滑在上方分界模糊,在下方分界清晰并与眶下缘相连。内眦韧带向上与泪前嵴相连,在下方,眶隔与提上睑肌的纤维与泪前嵴相连。泪前嵴一般比泪后嵴要粗大一些。泪后嵴的界限一般比泪前嵴的界限要清楚,并向泪囊窝形成一个包绕的曲面。在上方它与眶内缘相延续。泪后嵴是泪骨最强的组成部分,在上方比较扁平并且较硬,深部的睑板前轮匝肌(Horner 肌)纤维深入其中。眶隔的后部纤维也附着于泪后嵴并向下延伸,遮盖 Horner 肌的后表面。就在泪后嵴的前部,泪骨逐渐变薄并且可能会有筛骨筛泡填充。

骨性鼻泪管

鼻泪管是一个短的骨性管道,由泪囊窝延伸到鼻腔下鼻道。它支持着膜性鼻泪管。上颌骨组成鼻泪管的前壁、外壁及后壁。鼻泪管的内壁由泪骨向下的部分组成,它向下与下鼻甲向上延伸的部分相连。鼻泪管的管径、长度及走行因人而异。鼻泪管呈轻度椭圆形,长径为前后向。鼻泪管的长度大约为 12~13mm,鼻泪管从泪囊窝向下与垂直面形成一个 15° 的夹角。

泪道的血供和淋巴

泪道的动脉血供来源

来自眼动脉的分支

眼动脉是颈内动脉的分支。在眶尖部眼动脉位于视神经的外侧。它随后越过视神经,在眶内向前和向内走行。眼动脉中止于鼻背动脉,它的上睑内侧动脉供应泪囊,下睑内侧动脉供应鼻泪管。

来自面动脉分支-内眦动脉

面动脉位于眶轮匝肌的下方约 6~8mm 处,在泪囊前 5mm 处,被称为内眦动脉穿过上方眶隔在内眦韧带的前方发出分支供应鼻泪管和泪囊。

眶下动脉

来自颌内动脉分支,供应泪囊下部,鼻泪管上部。

泪道的静脉回流

围绕上部鼻泪管的静脉丛的血液回流入内眦静脉及眶下静脉。围绕下部鼻泪管的静脉丛的血液及淋巴通过蝶腭静脉回流入翼状静脉丛和下颌内静脉进入鼻腔。静脉回流向下经过面静脉最终回流入颈静脉。

泪道的淋巴

泪道淋巴回流是沿着眼静脉最后回流到颌下淋巴结中。下部鼻泪管的淋巴回流入下鼻道的淋巴管中,最终向前鼻道回流入上颌淋巴结中或者向后进入深部颈淋巴结中。

泪道的神经支配

泪道的感觉神经来自三叉神经的眼支,其鼻睫神经的滑车下神经终末分支支配泪小管、泪囊和鼻泪管上部。鼻泪管的下部的感觉神经来源于上颌神经的齿槽前上神经。

泪道泵的生理功能

眼轮匝肌在帮助泪液从泪湖流到鼻腔中起到了很重要的作用。这种作用的基础是:
①睑板前的眼轮匝肌的深支和浅支;②眶隔前眼轮匝肌的深支;③泪囊韧带。

睑板前的浅层纤维包绕泪小点,附着于泪前嵴及内眦韧带的前支。睑板前眼轮匝肌的深支(Horner 肌)与泪后嵴相连。眶隔前的眼轮匝肌(Jones 肌)的深支与泪囊韧带相连。泪囊泵有一个被动(填充)及主动(泵入)的过程(见图 6-12)。

泪道泵的被动过程

眼睑睁开时,睑板前眼轮匝肌的深支和浅支放松,使得泪小管延长,泪小点张开,接触泪湖。在虹吸作用的帮助下,泪液聚集于壶腹与泪小管处。同时,眶隔前的眼轮匝肌的深支放松,使得有弹性的泪囊塌陷。这样产生的负压,在重力的帮助下,使得泪囊中的液体进入鼻泪管中并最后向下流入到鼻腔的下鼻道中,而 Rosenmuller 阀门阻止泪液从泪囊中反流入泪总管。

泪道泵的主动过程

在眼睑闭合时牵拉眼轮匝肌的深支与浅支,泪小管收缩并使泪小点关闭。被压缩的泪小管中的液体被向内推入到泪囊中。同时,连接泪囊韧带及泪囊的眶隔前眼轮匝肌的深支收缩,向外牵拉泪囊壁。在泪小管中的液体被这种负压吸入泪囊中。

当眼睑张开被动过程再次开始时,眶隔前的眼轮匝肌放松,使得泪囊韧带及泪囊恢复至放松时的关闭状态。同时,睑板前的肌肉放松,使得泪小管延长并且泪小点张开,使得引流系统再次开始接纳液体。

(李冬梅)

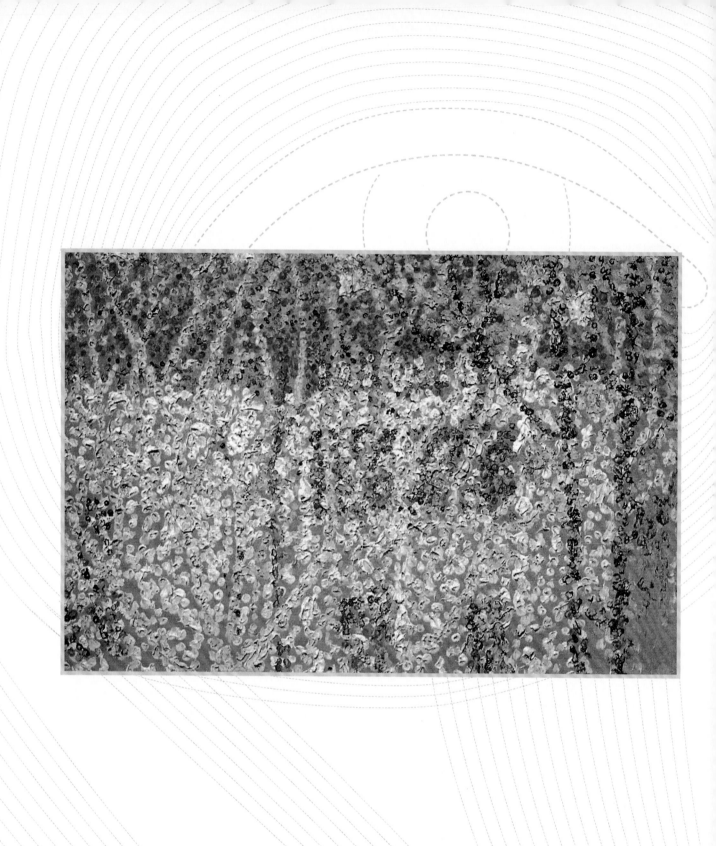

第二十七章　泪点及泪小管异常

图难于其易,为大于其细。——老子《道德经》

前章已谈到流水不腐,泪道疾病造成泪溢,从而引起患者极大的不适,但不影响视力也可能不影响外观,因此往往不被引起重视,而专攻此疾之医者亦寥寥无几。

泪道手术要求极具精细,医者绝不可因其小而轻视之。"天下难事必作于易,天下大事必作于细。"

第一节　泪点狭窄

概述

泪点狭窄可发生于上、下泪点,在下方发生时症状较明显。

发病原因为先天性泪点缺如、炎症、烧伤及外伤。泪点狭窄的症状主要表现为泪溢。治疗要针对病因,如炎症造成需应用抗生素积极治疗以减轻黏膜肿胀造成的泪小点狭窄。在先天性泪点缺如的患者则可以通过高倍显微镜下观察泪点处有无泪点残迹,如果可以观察到则可以通过泪道探针插入泪点残迹,扩张泪小点或行泪小点咬切,必要时需行泪道插管。

泪点扩张术

适用于单纯泪小点及近泪点部下泪小管狭窄。

手术步骤

0.5%盐酸丙美卡因棉签放于上、下泪小点间 10 ~ 15 分钟行泪小点表面麻醉。

左手向颞下方牵拉下睑皮肤,暴露下泪小点,右手持泪点扩张器垂直插入泪点,缓慢捻入至泪小管垂直部约 2mm。

将扩张器转至水平位,左手拇指将下睑牵向颞侧,再向鼻侧缓慢捻转及推进扩张器,推入到足以插入泪道探针时,拔出扩张器(图 27-1)。也可将泪道探通引流装置置入泪道,扩张泪道缓解泪道狭窄,恢复泪液引流通路。

用带有生理盐水的泪道冲洗针头插入泪点和泪小管后注入生理盐水。

泪点咬切或泪小管切开术

适用于泪点、泪小管狭窄或闭塞经泪点扩张无效者。

手术步骤

2%利多卡因(含 1∶100 000 肾上腺素),于泪点附近内、外侧经皮肤面及结膜面缓慢注射各 0.5ml。

扩张泪点并冲洗泪道以确认泪道其余部分是否通畅。

用左手向颞下方牵拉下睑皮肤,暴露下泪小点,右手将泪点扩张器插入泪点,经泪小管垂直部到达水平部,操作同泪点扩张术。

在手术显微镜下用有齿镊夹住切开后结膜侧游离缘,眼科直剪剪下一个以泪小点为尖的三角形瓣(图27-2)。或以巩膜咬切器垂直插入泪点,咬下同样的一个三角形泪点组织瓣(图 27-3)。

必要时须行泪小管切开,用尖刀沿睑缘中线自泪小点向鼻侧水平划开 3mm(图 27-4),或以泪小管切开刀插入泪小管至触及鼻根部骨壁,然后垂直切开泪小管。

冲洗泪道后局部涂抗生素眼膏并加盖眼垫,术后抗生素眼药点眼,定期冲洗泪道。

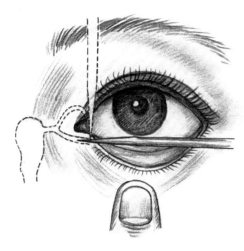

图 27-1　泪点扩张

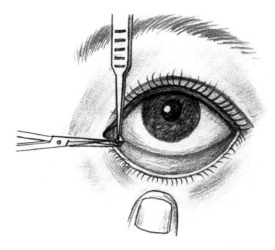

图 27-2　剪下以泪小点为尖的三角瓣

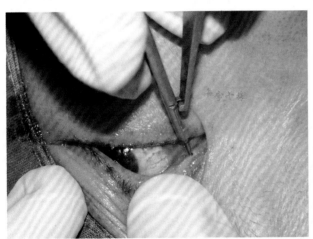

图 27-3　巩膜咬切器咬切下同样的三角形瓣

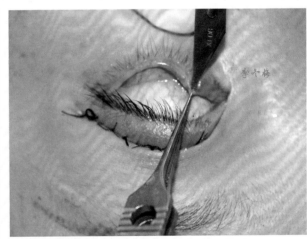

图 27-4　自泪小点向鼻侧水平切开泪小管

第二节 泪点外翻矫正术

概述

正常人平视时看不到下泪小点,当平视时能看到下泪小点的状态称为泪小点外翻。下泪点外翻的常见原因为:外伤等致瘢痕性、老年退行性、麻痹性、痉挛性或机械性等原因,另外泪阜、睑缘或结膜的炎症造成睑缘肥厚也可造成泪小点外翻。在一些老年人及一些轻度面瘫的患者,下睑呈现轻度的睑球分离,这些患者往往容易漏诊,可以让患者向上注视时轻易地观察到泪小点。泪溢是泪小点外翻的主要症状。

治疗:主要治疗原发病,如存在睑外翻则需行睑外翻的矫正。

下泪点外翻矫正

适用于:下泪点轻度外翻者。

手术操作:

结膜下浸润麻醉,在显微镜下操作,用眼睑钩翻转下睑,暴露睑结膜。

于泪点后 2.5mm 结膜处作梭形切口,宽约 2mm,长度约 5mm,深达睑板(图 27-5,图 27-6)。梭形最宽处对准泪小点,先切近泪点一侧,次切另一侧,最后将睑结膜连同睑板组织一同切除(图 27-7),切口以 6-0 可吸收线水平缝合(图 27-8)。

如外翻较重,可适当增加切除组织的长度和宽度,术毕结膜囊涂抗生素眼膏并加盖眼垫。(该患者术前、术后像见图 27-9,图 27-10)。

> **注意**
>
> 老年性、麻痹性及瘢痕性睑外翻中皆可伴有下泪点外翻,在此类病例中单纯按上述方法不可能完全矫正睑外翻,应同时行睑外翻矫正术(见第十章睑外翻)。

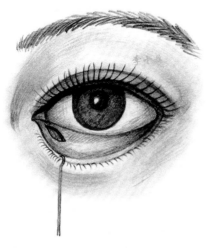

图 27-5　结膜切口示意图

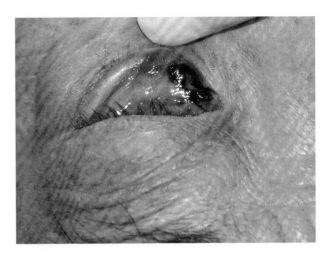

图 27-6　泪点后 2.5mm 结膜切口

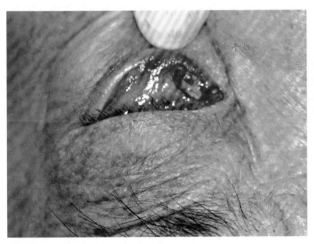

图 27-7　结膜睑板梭形切除

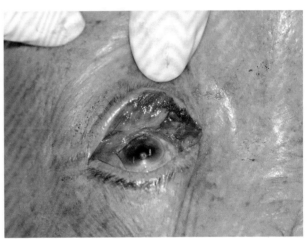

图 27-8　结膜睑板切口缝合

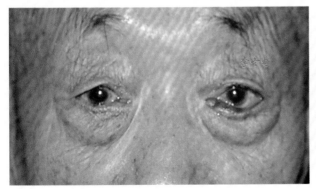

图 27-9　下泪点及下睑外翻术前

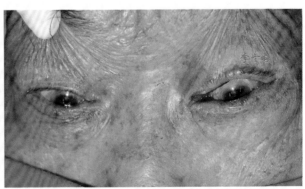

图 27-10　下泪点及下睑外翻术毕

第三节　先天性泪囊瘘管切除术

概述

先天性泪囊瘘管患者,多数无明显自觉症状,只是在激动或过冷等刺激下于皮肤面的瘘口处有泪液流出,冲洗泪道时瘘口处有液体流出,泪道是通畅的。

如有反复的皮肤瘘口处溢液或影响外观者可考虑手术。

术前检查

术前应行鼻科检查,排除鼻息肉及鼻窦炎等慢性鼻科疾患。并需行泪囊造影检查了解泪囊大小,术前一周滴抗生素眼液及氯霉素、麻黄素滴鼻水。

先天性泪囊瘘管手术切除术

手术方法

麻醉

局部皮下浸润麻醉。

切口

沿泪囊瘘口旁约1mm处环形皮肤切开(图27-11)。

切除瘘管

于瘘管处插入泪道探针,在手术显微镜下于探针周围约1mm处环形切除瘘管直至泪囊表面(图27-12,图27-13)。

缝合

以8-0可吸收线缝合泪囊表面组织,然后分层缝合皮下及皮肤(图27-14)。

术后处理

术后加压包扎24小时,5天拆线(该患者术前、术后像见图27-15,图27-16)。

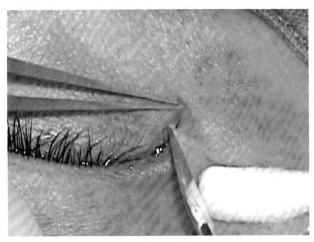

图 27-11　瘘口旁 1mm 环形皮肤切开

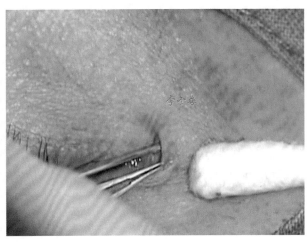

图 27-12　切除瘘管

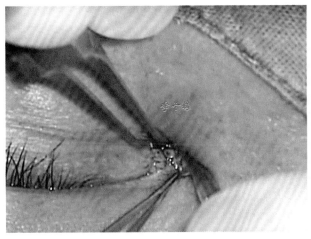

图 27-13　泪囊瘘管断端

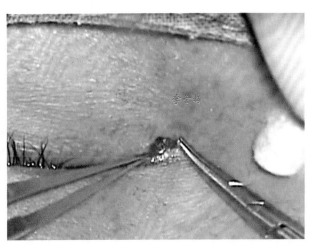

图 27-14　泪囊瘘口缝合

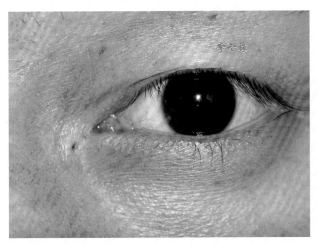

图 27-15　先天性泪囊瘘管

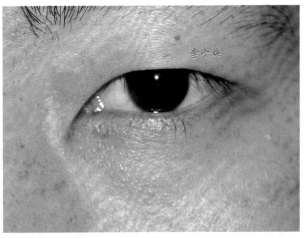

图 27-16　泪囊瘘管切除术后 3 个月像

第四节 泪小管断裂吻合术

泪小管断裂一期吻合术

眼睑内侧尤其是近内眦部的挫伤及撕裂伤都可能导致泪小管断裂及内眦韧带断裂,因此在近内眦部眼睑外伤检查时一定要注意泪小管损伤情况的探查,检查方法可采用泪道冲洗法或探针探查法来确定。泪小管断裂影响泪液排出,如不采取适当治疗会引起永久性泪溢,因此要尽可能行一期吻合而恢复泪道的解剖学形态及生理功能。

手术方法

麻醉

尽可能于局部麻醉下进行手术。2%利多卡因(含1:100 000肾上腺素)皮肤伤口局部浸润麻醉。

寻找泪小管断端

清理伤口后于伤口两侧做牵引线以充分暴露伤口,如泪小管断端近泪点,则易于寻找,如果断端距泪点超过5mm时,因过于靠近内眦而且位置较深,寻找则较为困难。

泪小管断端寻找方法

直接法:

临床上最常采用的方法。在手术显微镜下,用有齿镊夹住泪小管泪点端,牵拉泪小管使其复位,由此估计泪小管鼻侧断端位置,<4mm的断裂,按泪小管的解剖位置,鼻侧断端应在睑缘结膜下寻找,而>5mm以上的断裂,应在泪阜及内眦韧带附近寻找。泪小管断端为色淡、圆形管腔,管壁光滑,易于与周围组织区别,找到泪小管断端后以泪道探针插入,经泪囊、鼻泪管顺利进入鼻腔即可证实此为正确的泪小管断端(图27-17)。如不易发现者,可由上泪点注入亚甲蓝液来帮助寻找下泪小管断端。

螺旋式探针法:

螺旋式探针插入上泪小点,旋转前进至下泪小管,由下泪小管的鼻侧端露出探针尖端(图27-18)。

泪小管插管

目前多采用两种方法。

直接插入法:用细探针或五号针头穿入硬膜外硅胶管内,从下泪点经泪小管断端进入泪囊,经鼻泪管后至鼻腔,硅胶管一端固定于下睑皮肤(图27-19,图27-20)。

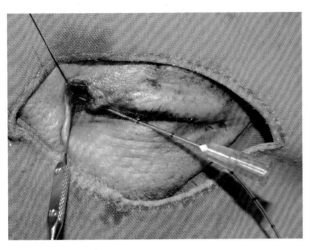

图 27-17 经下泪点插管

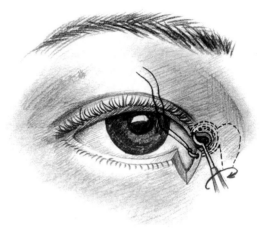

图 27-18 螺旋式探针法寻找泪小管断端

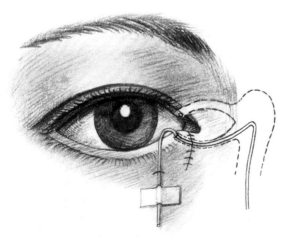

图 27-19 下泪点插管示意图

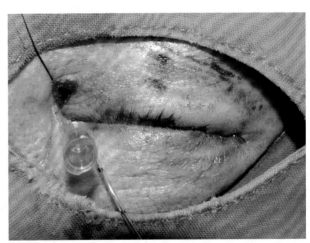

图 27-20 经下泪点插管

U形管法:以泪点扩张器扩大上泪点,下泪点插管后,U形管另一端再经上泪点插入经鼻泪管至鼻腔(图27-21~图27-23)。然后由鼻腔中抽出U形管两端,于鼻腔内打结后缝合固定于鼻前庭处的中隔黏膜上(图27-24,图27-25)。

吻合泪小管

首先解剖泪小管断端的上、下、前壁,后壁与睑板紧密相连不必分离,以6-0或8-0可吸收线行泪小管三个壁吻合,每壁各吻合一针(图27-26)。

缝合

分层缝合睑板、眼轮匝肌,皮肤层以6-0丝线间断缝合。

术后处理

术后加压包扎48小时,皮肤缝线7天拆除,泪管插管术后3个月拔出。拔管后每周两次用抗生素眼药水冲洗泪道1个月。(该患者术前、术后像见图27-27,图27-28)。

注意
正确而及时的一期泪小管断裂吻合成功率可达90%,如一期未能及时吻合或吻合失败,仍可在伤后7日内行一期吻合。一般采用上述两种方法都可较顺利找到泪小管鼻侧断端,如经上述方法仍无法找到泪小管断端时可采用泪囊切开法逆行插管,但此方法损伤较大、操作较多,因而较少应用。泪小管的缝合时应仅缝合泪小管外层组织,否则损伤泪小管内壁黏膜可导致泪小管狭窄及闭锁。

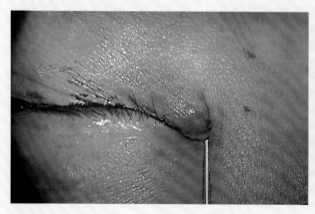

图 27-21　插入探针

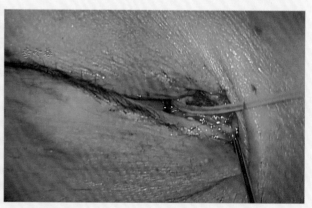

图 27-22　U形管下泪小管插入后再由上泪小管插入

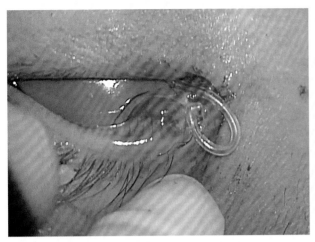

图 27-23 U 形管经上下泪小管插管

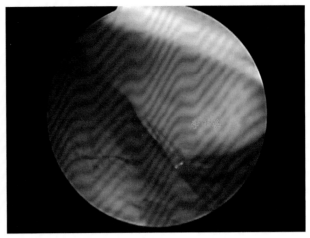

图 27-24 内镜下可见插管

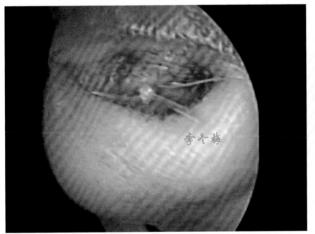

图 27-25 U 形管缝合固定

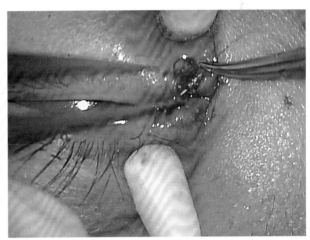

图 27-26 吻合泪小管

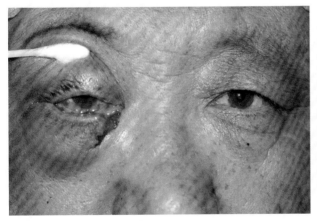

图 27-27 泪小管断裂术前

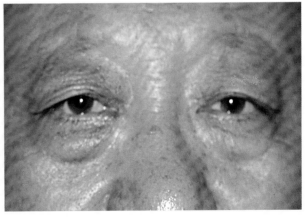

图 27-28 泪小管吻合术后 3 个月

泪小管断裂二期吻合术

如急诊外伤时未能对泪小管断裂进行诊断或一期吻合失败,可以考虑二期再次行泪小管吻合术,但手术成功率较一期吻合要低,庞秀琴等报道二期成功率为76%。二期吻合要在前次手术半年后进行为宜。

手术方法

麻醉

同前。

寻找泪小管断端

首先将探针自泪小点插入,顶到有阻力处切开睑缘皮肤或自皮肤瘘口处切开,切开后即可发现颞侧断端,然后逐层剪除瘢痕,根据断端的长度寻找另一断端(图27-29)。

泪小管插管

方法同上。

泪小管吻合

泪小管吻合及皮肤缝合等方法同上(图27-30)。

术后处理

同前(该患者术前、术后像见图27-31,图27-32)。

泪小管吻合手术并发症

泪道不通

吻合口处肉芽组织增生或泪道短缩等导致泪道狭窄或闭锁。如确实不通者酌情选择再次吻合或人工泪管植入术。

泪小点扩大

由于硬膜外麻醉管质地较硬,长期留置易使泪小点处于扩张状态。近泪小点处的断裂由于吻合口位置表浅、麻醉管的活动及牵引会导致泪小点发生龟裂。

处理:不需处理。

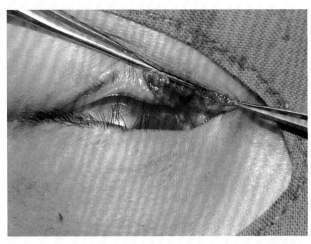

图 27-29　暴露泪小管断端

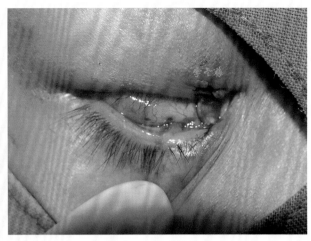

图 27-30　吻合泪小管

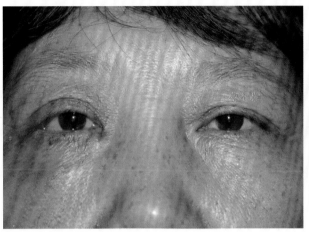

图 27-31　泪小管断裂后 1 个月

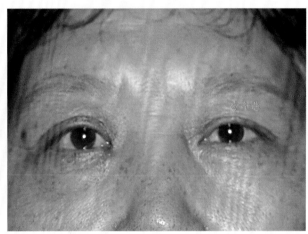

图 27-32　泪小管断裂吻合术后 1 个月

（李冬梅）

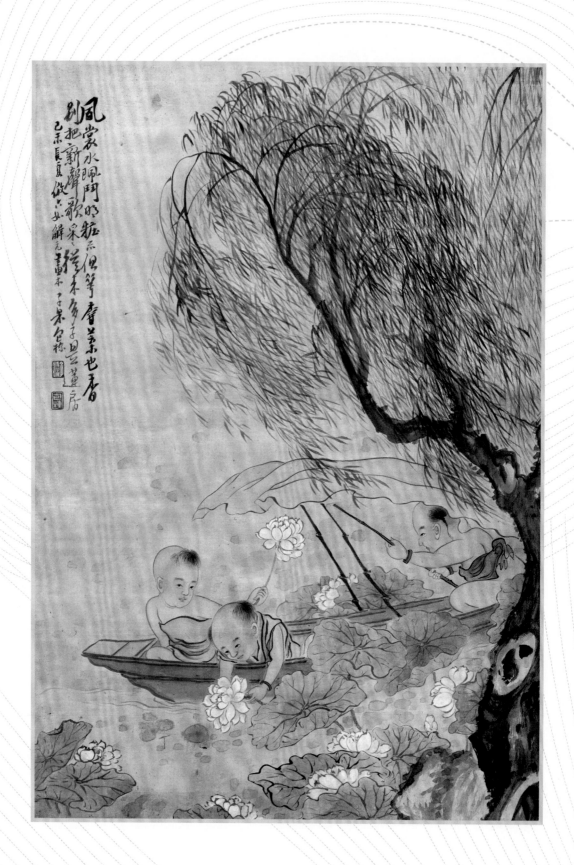

第二十八章　先天性泪道排出系统阻塞

最喜小儿无赖,溪头卧剥莲蓬。——辛弃疾《清平乐·村居》

辛弃疾诗句中如此动态的速写,生动传神,使小儿活泼顽皮、逗人喜爱的形象跃然纸上。

正是由于小儿的可爱,儿童疾病往往更易引起家长和医生的重视,从而可能产生一种"过度医疗"。而小儿的生理、解剖及病理都与成人有着极大的差异,小儿又是处于快速发育成长的个体,因此小儿眼部疾病在形态上及对发育影响上皆不同于成人,不能把小儿看成单一群体或成人的缩小体,要依据小儿的特殊生理及病理状况来选择适当的手术时机及手术方式。先天性泪道阻塞亦应如此,如先天的鼻泪管阻塞,如为膜性阻塞,早期保守治疗则为一种有效的治疗方法,应选择合适的时机进行探通及泪道插管术,方可达到事半功倍的效果,应避免过度医疗行为。

第一节 概 述

胚胎发育学

胚胎发育第 6 周时,表皮外胚层在外侧鼻突和上颌突之间下陷成沟,沟内的上皮逐渐与表面上皮脱离形成细胞柱,即泪道原基。细胞柱向上长入眼睑,向下则进入鼻内。到 12 周时细胞柱中央细胞变性崩解,中间形成管腔。胚胎第 6~7 个月时上下泪小点开放,第 8 个月时鼻泪管下口开放,至出生前泪道完全通畅。在泪道发育过程中出现的任何异常,都有可能影响泪道的通畅,引起泪液排泄系统阻塞。

临床表现

泪溢

泪溢是泪道阻塞最常见的症状,但是需要首先排除功能性非阻塞因素。先天性眼睑异常如睑外翻、睑内翻、内眦间距过宽、眶距过宽或眼睑缺损都可能引起泪小点位置的改变。先天性面神经麻痹导致眼轮匝肌功能异常,也会影响泪道泵系统正常工作。此外,还需要排除其他原因引起泪液分泌增多的情况,如先天性青光眼、倒睫、结膜炎、角膜异物等。

分泌物

泪囊以下泪道系统的低位阻塞易造成泪囊内泪液潴留继发细菌感染,从而引起急性或慢性泪囊炎,患儿结膜囊内可出现黏性或黏液脓性分泌物。按压泪囊区见分泌物反流常提示鼻泪管阻塞或狭窄。由于泪液和分泌物的长期刺激,患儿泪囊附近皮肤可呈湿疹样改变。

内眦部肿块

鼻泪管阻塞或眼周肿瘤都可能出现内眦部肿块,临床上需要仔细鉴别。当鼻泪管远端阻塞的同时伴随泪总管开口处阻塞,鼻泪管和泪囊内液体集聚扩张,引起泪囊突出,临床表现为内眦下方青灰色的囊性肿物。潴留的液体性质可能为黏液(黏液囊肿)或羊水(羊水囊肿)。由于泪囊鼻泪管的三分之二位于内眦韧带下方,在内眦韧带上方的肿物提示眶内肿瘤、鼻额部脑膜脑膨出或前部筛窦黏液囊肿的可能性大。新生儿主要依赖鼻腔呼吸,因此泪囊突出可伴随呼吸窘迫的症状。

诊断方法

荧光染料消失试验(the dye disappearance test, DDT)

DDT 是检查泪液引流功能的一种简便、无创的生理学试验,对于不能配合其他诊断性检查的儿童尤其有效。检查时将 2% 荧光素点入未表面麻醉的双眼下方结膜囊内,5 分钟后用钴蓝光观察结膜囊内染料存留情况,期间患儿不能揉眼。正常情况下 5 分钟内荧光染料应通过泪道排泄到鼻腔,结膜囊内没有染料残留。如果存在泪道阻塞或狭窄,结膜囊内荧光染料残留则视为 DDT 阳性。然而,DDT 的局限性是不能区别功能性和解剖性阻塞,更难以确定阻塞的部位,因此需要进一步做其他检查如泪道冲洗。

泪道冲洗

泪道冲洗是门诊检查泪道阻塞的金标准,但是对于不能配合的患儿操作具有一定困难。可用含有荧光染料的生理盐水作为冲洗液冲洗泪道,观察泪小点反流情况。液体自另一泪小管反流不仅表明另一侧泪小管通畅还提示鼻泪管阻塞或泪总管阻塞(图 28-1)。

影像学检查

影像学检查如超声、CT 或 MRI 有助于与眼周肿瘤或脑膜脑膨出鉴别。利用现代螺旋 CT 技术和局部造影剂，临床医生可准确定位泪道阻塞的部位并观察鼻泪管周围骨性结构。

第二节　先天性泪道发育异常

见第二十七章

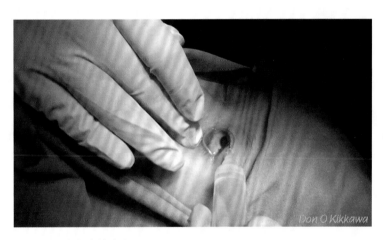

图 28-1　荧光染料消失试验

第三节　先天性鼻泪管阻塞

临床特点

先天性鼻泪管阻塞是一种婴幼儿常见的眼病,由于鼻泪管下端未完全管腔化而引起的泪道先天发育异常。最常见的类型为 Hasner 瓣膜部位膜性阻塞,此外还存在其他解剖变异包括:骨性阻塞、鼻泪管下口位置异常、鼻泪管缺如或下鼻甲嵌塞等。95% 的患儿在出生后第 1 个月即出现流泪或分泌物症状,其余5% 发生于生后第 2~4 个月。如果第 4 个月以后才出现症状则需要考虑获得性阻塞因素。

治疗

按摩

泪囊区按摩通过增加泪囊内的静水压使膜性阻塞开放,是早期保守治疗的有效方法。应指导家长学会正确的按摩方法,即在内眦偏下方用手指做自上而下的按压,一天 2 次,每次 5 下(图 28-2)。

抗生素

一般来说,在疾病的早期没有必要使用抗生素。当出现结膜炎或有黏性或脓性分泌物产生时,可以局部适当应用抗生素眼膏。但是,有必要让家长知道抗生素并不能解除阻塞,停用药物后症状仍然可能复发。一旦发生急性泪囊炎,需要联合全身应用抗生素并采取手术干预。

探通

表面麻醉,泪小点扩张器充分扩张泪小点(上泪小管在解剖上与泪囊有更好的连续性,探通时不易造成机械性损伤,因此建议采用上泪小点入路)。

无菌生理盐水冲洗泪道至无明显分泌物反流。

将涂有抗生素眼膏的 4-0 Bowman 泪道探针垂直插入泪小点,然后向外侧牵拉眼睑,使探针水平通过泪小管(图 28-3,图 28-4)。

一旦探针进入泪囊触碰内侧骨壁,可感觉到硬性抵抗。此时将探针向后退 1mm,轻轻旋转 90°垂直向下并稍向后向外依次通过泪囊和鼻泪管(图 28-5)。

当探针轻松地突破鼻泪管的膜性阻塞时可有落空感,冲洗泪道证实通畅。此时,另取一枚探针可在下鼻道内触及已成功突破鼻泪管的探针(图 28-6,图 28-7)。

目前对于泪道探通的时机存在两种不同的观点。早期探通(6~9 个月)可在门诊进行,既避免了全身麻醉,也缩短了症状持续的时间。而晚期探通(1 岁以后)则能增加自行缓解的机会。但是,一次泪道探通的成功率随着年龄的增加而下降。

注意
泪囊区按摩时,力量应施加于泪囊而不是鼻骨。在泪道探通过程中不能人为过度施加力量以免产生假道。

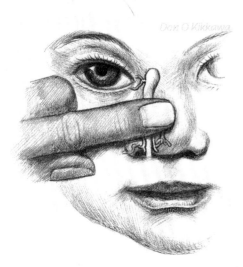

图28-2　泪囊区按摩示意图

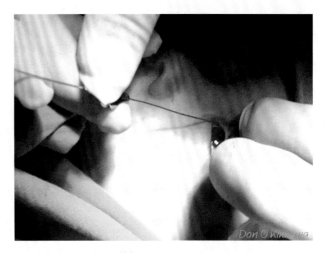

图28-3　泪道探通,探针进入上泪小管垂直部

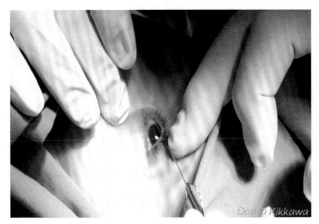

图28-4　泪道探通,探针水平通过上泪小管

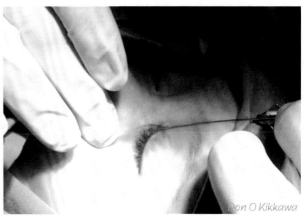

图28-5　泪道探通,探针旋转90°垂直向下

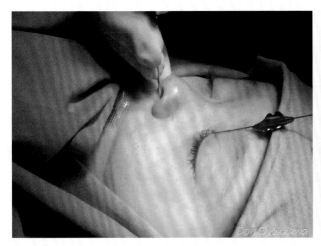

图28-6　探针突破鼻泪管

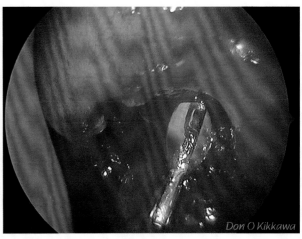

图28-7　鼻内镜下可见探针进入中鼻道

泪道置管术

全身麻醉下用浸有血管收缩剂的棉条填塞鼻腔收缩鼻黏膜。

泪点扩张器充分扩张上下泪小点,无菌生理盐水冲洗泪道至无明显分泌物反流。

用涂有抗生素眼膏的 Bowman 泪道探针行泪道探通(图 28-8)。

Retleng 硅胶管末端的两根探针自上下泪小点分别插入鼻泪管至鼻腔,使用专用拉钩将探针拉出鼻腔(图 28-9 ~ 图 28-12)。

用聚丙烯缝线将硅胶管固定于鼻腔外侧壁(图 28-13)。

泪道置管术可作为泪道探通失败或复杂性鼻泪管阻塞的首选手术治疗方案,探通无效行泪道置管的手术成功率达到 70% 以上。根据文献报道,最早的手术年龄为 6 个月。手术使用的泪道支架分为单泪小管型和双泪小管型,其中 Crawford 双泪小管人工泪管应用最普遍。2 岁以下的患儿可在术后 6 周拔管,2 岁以上患儿最好留置 3 个月以上。如果出现硅胶管引起的角膜或结膜擦伤、肉芽肿形成或泪小管撕裂则应提早拔管(李冬梅供图)。

球囊扩张术

球囊扩张术的手术指征包括:泪道探通失败,泪道置管失败,复杂性先天性鼻泪管阻塞或年龄较大的患儿。也有术者将它作为首选术式,国外文献报道的手术成功率 12 ~ 24 个月年龄组为 82%,24 ~ 48 个月年龄组为 75%。球囊直径选择:2mm 适用于 30 月龄以下的患儿,3mm 适用于 30 ~ 48 月龄。

手术操作:详见获得性泪道排出系统阻塞章节。

鼻腔泪囊吻合术(DCR)/结膜鼻腔泪囊吻合术(CDCR)

DCR 的手术指征为:二次探通失败和(或)泪道置管或球囊扩张术失败。外路和经鼻内镜 DCR 都能获得较高的手术成功率。由于小儿鼻腔狭小且存在解剖变异,内镜下 DCR 对术者的技术水平要求更高。此外,鼻中隔成形术可能影响鼻腔正常发育,在儿童 DCR 手术中应该避免。Jones 泪管置入后可能经常出现移位或其他问题,因此 CDCR 手术需要患儿或家长术后长期的配合。根据我们的经验,10 岁以上的患儿可以理解并配合 Jones 管的术后护理(具体手术方法参见获得性泪道排出系统阻塞章节)。

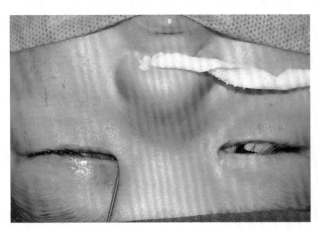

图 28-8 探针行泪道探通

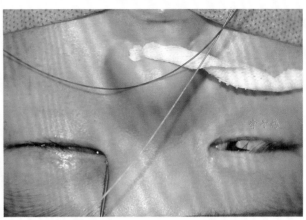

图 28-9 上泪管插管

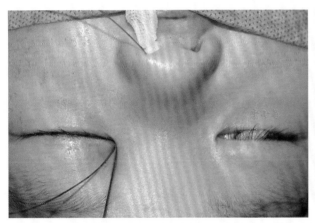

图 28-10 下泪管插管

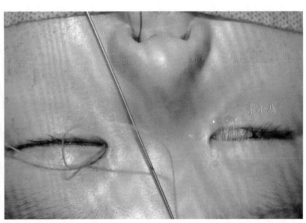

图 28-11 上、下泪管插管术毕

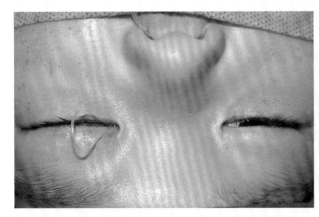

图 28-12 Retleng 管从鼻腔引出

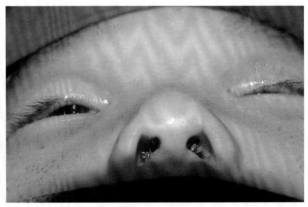

图 28-13 将硅胶管结扎后固定于鼻前庭

（Don O Kikkawa 丁静文）

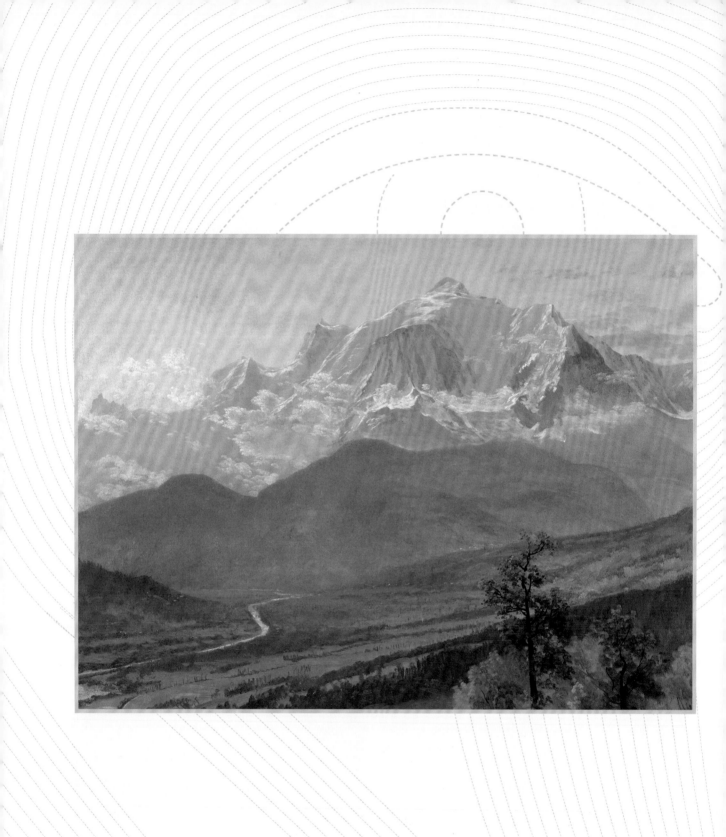

第二十九章　获得性泪道排出系统阻塞

锲而不舍,朽木不折,锲而不舍,金石可镂! ——荀子《春秋》

前章已谈到泪道疾病不影响视力也可能不影响外观,因此往往未予以重视,专攻此疾之医者亦寥寥无几也。但泪溢给患者带来极大的不便和痛苦,而目前国内、外对于泪道疾病的研究尚处于初级阶段,泪道手术治疗尚不规范,医者也多因其小而轻视之。对于泪道疾病及泪道植入材料的探索研究仍是任重而道远。

第一节 概 述

泪道常见疾病

泪道常见疾病包括:泪道结石、泪点狭窄、闭锁、息肉,泪小管断裂、狭窄、泪小管炎、泪小管阻塞,泪总管狭窄及阻塞,急性、慢性泪囊炎、泪道瘘管、泪囊囊肿、鼻泪管阻塞、泪道肿瘤等等。

按病变位置分:上泪道系统疾病和下泪道系统疾病,泪囊以前的部位,泪点、泪小管、泪总管属于上泪道。而泪囊、鼻泪管属于下泪道系统。

临床表现及病史

泪道阻塞的最常见症状为流泪,泪囊阻塞时多伴有流脓。急性泪囊炎可以表现为内眦充血、泪点溢脓及压痛性内眦肿块。肿块也见于泪囊囊肿。

病史可能会有内眦区红肿疼痛或急性泪囊炎皮肤切开引流史;鼻窦炎鼻息肉导致的鼻腔堵塞;泪道肿瘤导致的血性溢泪;既往鼻内镜手术导致的医源性泪道损伤等。

术前评估

包括眼前节检查、泪道引流系统检查、鼻内镜检查、泪道造影。

眼部前节检查

眼睑

排除眼睑急性感染。下眼睑的松弛度、眼睑外翻内翻倒睫,睑缘睑板腺开口情况,泪点外翻、狭窄、闭锁、息肉,挤压上下睑泪小管附近是否有干酪样结石溢出,是否血性液体外溢。

内眦肿物情况

皮肤是否有红肿,按压肿物或泪囊区是否有触痛,是否有黏液、脓性、黏脓性、血性分泌物自上、下泪小点外溢。

常见泪道疾病检查及治疗方法

染料消失试验(DDT、Jones I)

方法 1:DDT

双眼结膜囊滴入一滴荧光素溶液,5 分钟后裂隙灯钴蓝光下测量泪湖荧光素厚度。正常泪液引流染料消失在 5 分钟之内。如残留则为阳性。儿童进行试验时头部须为直立位(图 29-1 ~ 图 29-4)。

分级:

0 级:结膜囊内无荧光素

1 级:荧光素细条带

2 级:荧光素条带介于 1 和 3 级之间

3 级:荧光素宽条带

方法 2:Jones I

结膜囊滴入荧光素染料,下鼻道鼻泪管下口附近插入一棉拭子,放置 2 ~ 5 分钟。如果棉拭子上有染料,为阳性。属于泪道生理情况下的泪液引流功能检查。偶尔有正常人棉拭子上没有染料的情况(可能是棉拭子位置不对,染料未经过棉拭子的位置而流向后方鼻咽部),E.B. Strong 提出有42%的假阴性实验存在。由于其可靠性差,目前临床已不主张用。

Jones Ⅱ:

在 JonesI 试验鼻腔未发现有染料后,继续 Jones Ⅱ试验,此时结膜囊内有染料存在,采用生理盐水冲洗泪道。结果分析见下:

结果分析	结果	分析
Jones Ⅰ	鼻内可见染料	泪道通畅,很可能正常功能
	鼻内未见染料	假阴性;功能性溢泪或解剖上阻塞
Jones Ⅱ	鼻内可见染料	低位泪囊或鼻泪管的部分阻塞
	鼻内有盐水流入	泪点或泪小管狭窄;功能性溢泪
	另一泪点的反流并可见染料	完全鼻泪管阻塞
	另一泪点的反流,未见染料	完全泪总管阻塞

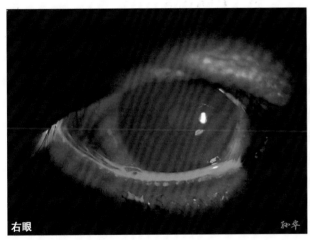

图 29-1　右眼染料消失实验:0 分钟

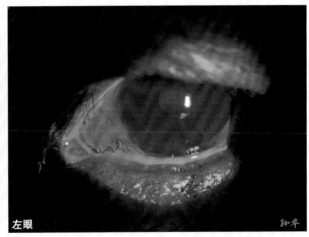

图 29-2　左眼染料消失实验:0 分钟

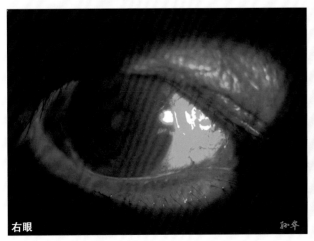

图 29-3　图 29-1 眼染料消失实验:5 分钟后

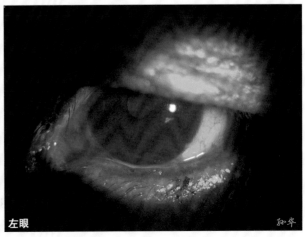

图 29-4　图 29-2 眼染料消失实验:5 分钟后

泪点扩张和冲洗

适应证

单纯泪小点及近泪点部下泪小管狭窄以及人工泪管植入前的准备。

禁忌证

①急性感染：急性泪囊炎、急性结膜炎、睑腺炎等附近有感染灶或上呼吸道感染期间；②术后、外伤：泪小管吻合术后初期；③泪道探通有损伤或血性分泌物时；④外伤后假道存在可能，初期不可泪道冲洗。

操作步骤

若患者比较紧张可将0.5%盐酸丙美卡因滴入鼻侧结膜囊，闭目数分钟即可。

左手向颞下方牵拉下睑皮肤，暴露下泪小点，右手持泪点扩张器垂直插入泪点，缓慢捻入至泪小管垂直部约2mm（图29-5）。

将扩张器转至水平位，左手拇指将下睑牵向颞侧，再向鼻侧缓慢捻转及推进扩张器，推入到足以插入泪道探针时，拔出扩张器。也可将泪道探通引流装置置入泪道，扩张泪道缓解泪道狭窄，恢复泪液引流通路。注意轻柔，防止撕裂泪小点（图29-6）。

同样手法用带有生理盐水的泪道冲洗针头，先垂直再水平插入泪点和泪小管后注入生理盐水，进行冲洗（图29-7，图29-8）。

冲洗时注意泪小管不是直的，有的非常弯曲，注意技术操作要熟练，冲洗针头避免接触管壁，造成泪道冲洗不通，阻力大误认为泪道阻塞的假象。

结果分析

冲洗通畅：泪道无解剖上的狭窄阻塞，但不排除可能会有功能性溢泪的存在。

上冲下返/下冲上返，加压通，有/无分泌物反流：泪道狭窄，有分泌物多见于泪囊炎；无分泌物见于无泪囊或鼻泪管感染，或炎症已经得以控制。

上冲下返/下冲上返，加压不通，有/无分泌物反流。说明上下泪小管和泪总管处为通畅，有分泌物反流，多见于泪囊炎、鼻泪管阻塞患者。无分泌物见于泪总管阻塞，可以进一步用泪道探针探查阻塞位置（图29-9）。

上冲/下冲原返，说明冲洗的该泪小管近端或远端阻塞。

泪道探通

方法

泪道探针，按泪道冲洗方法，自上下泪小点垂直进针，然后水平向内探查（图29-10）。

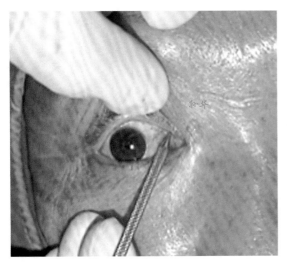

图 29-5 泪点扩张器垂直位进入泪小管

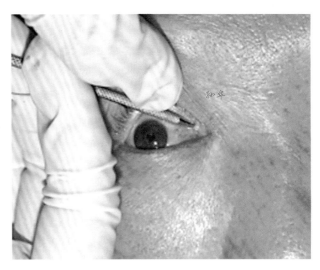

图 29-6 泪点扩张器水平进入下泪点

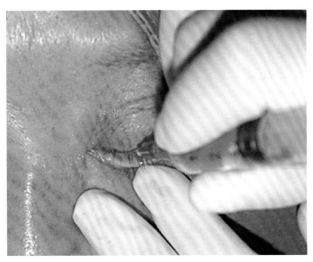

图 29-7 泪道冲洗针头垂直进入下泪小管

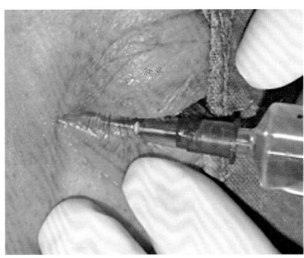

图 29-8 泪道冲洗针头水平进入下泪小管

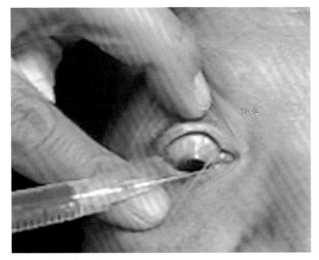

图 29-9 泪道冲洗下冲上返

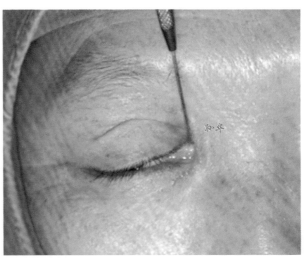

图 29-10 泪道探通扩张泪道

结果

如果泪小管存在阻塞,探针(图29-11)探入后遇到软性阻抗,记录进入大概深度,小于10mm受到软性阻抗,说明泪小管阻塞。如果大于10mm,受到软性阻抗,说明可能泪总管处阻塞。如果进针顺利,未遇到软性阻抗,进针深度大于12mm,抵达硬性阻抗,说明已经抵达泪囊内侧骨壁。

鼻内镜检查

鼻内镜检查对于发现鼻源性溢泪的原因、鼻内镜下DCR术前准备和是否联合鼻中隔偏曲矫正、鼻息肉摘除等有很大的意义。

检查重点

鼻腔收缩后鼻腔空间大小,伴有严重鼻炎鼻窦炎、急性感冒期、中鼻甲肥大汽化、下鼻甲肥大等均会存在鼻腔狭小的可能,会影响鼻内镜下DCR手术操作和术后效果。

鼻中隔是否偏曲及偏曲程度。大多数人鼻中隔存在偏曲,男性多见,程度不一,很多没有临床表现,严重的偏曲可以导致头痛、一侧鼻腔通气障碍、鼻腔鼻窦黏膜引流障碍。也是DCR术后吻合口粘连失败的原因。

下鼻甲有无肥大、下鼻道是否狭窄。泪管下口能否观察到,附近有无息肉、肿物、黏膜肿胀、粘连,泪道冲洗时鼻泪管下口有无液体流出。要注意有反向下鼻甲的存在,下鼻甲正常应该向内下方向伸出,如果向外下,甚至外上翻卷则为反向下鼻甲。泪道插管时,容易插入卷曲的下鼻甲内,而无法到达鼻底,盲目去钩取时经常钩破鼻黏膜而碰不到插管探针,一定要养成在鼻内镜下直视下进行鼻腔操作的习惯。

合并有严重的鼻部病变时患者的诊治往往需要和耳鼻喉科医生一起完成。

泪道造影

我院泪道专业采用双眼泪道注射碘海醇,联合鼻窦CT的泪道造影方法。

临床意义

指导手术医生了解泪道阻塞位置和周围毗邻解剖关系,了解鼻腔、鼻窦情况,有无变异及疾病。针对小泪囊、外伤性泪囊炎或解剖变异的情况,碘海醇泪道造影结合DSA检查(动静结合)(图29-12),能够更清楚地显示泪道真实情况。

适应证

经泪道冲洗等检查确定泪道阻塞的存在,即可行泪道造影。

禁忌证

有过敏史、肾功能不全、甲亢、曾对碘制剂不良反应的患者、急性泪囊炎发作、急性结膜炎、上呼吸道感染、泪小管断裂术前或吻合术后、眼眶或鼻窦外伤或泪道探通后可能泪道假道(此时泪道造影容易造成造影剂误入组织内)。

造影前准备

造影剂采用碘海醇,总量约3ml。造影前先挤压泪囊处,将分泌物排出,并按常规泪道冲洗。

方法

患者仰卧位,对敏感的患者使用0.5%盐酸丙美卡因表面麻醉,大多数不必使用表面麻醉。

双眼分别进行注射,先右后左。

将泪道冲洗针插入下泪小管内,缓慢注入碘海醇,注药时压力稍高,见上泪小点有造影剂溢出或注药有阻力,注射液原处返回即停止。

如果经下泪小点注药原返,可以经上泪小点进行注射,直至造影剂溢出。

泪小点狭窄者可以用泪点扩张子扩张后再泪道冲洗。

造影剂用量不超过2ml。注药完毕拔出针头,拭去面部的造影剂后到放射科拍摄鼻窦CT(图29-13,图29-14)。

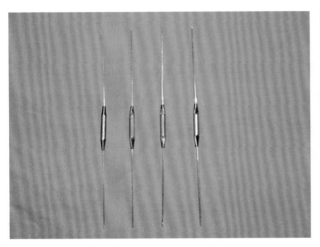

图 29-11　各种规格泪道探针

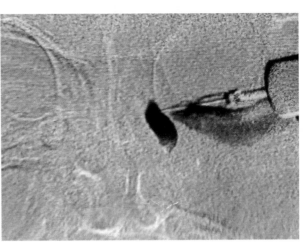

图 29-12　泪道 DSA 造影

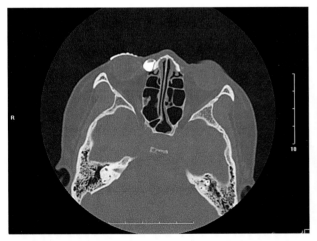

图 29-13　右眼眼睑表面及泪囊区高密度影,右侧泪囊前方显影不规则,边缘模糊,患者有急性泪囊炎病史

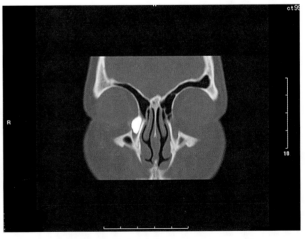

图 29-14　右侧泪囊与上段鼻泪管交界处阻塞,泪囊体积较大,预示 DCR 手术成功率高

第二节 上泪道系统阻塞

概述

泪道内镜

泪道内镜在 1950 年由 Beiras 创制,具有能够直视泪道狭窄、阻塞及病变部位的优势。但由于直径小、像素低、图像模糊不清,限制了泪道内镜的临床应用(图 29-15)。

泪道内镜和鼻内镜共用一个主机,是在鼻内镜的基础上配备了专用的泪道探头、泪道微电钻、泪道激光等。在泪道疾病检查和治疗时,用 Vitroptic T 三腔管,外径 1.1mm,三个通道,包括光纤通道(摄像、照明)、灌注冲洗通道及工作通道,工作通道内径为 400um,显微钻或激光光导纤维和专用的钻石刀可以进入其中。

泪道激光

用于切割泪道中的纤维膜、皱褶或小于 2mm 的泪道狭窄与阻塞,激光泪道再通的维持往往需要同时植入人工泪管。主要有氩离子、532nm、810nm、980nm(图 29-16)、Ho：YAG、Er：YAG、Nd：YAG 和 KTP 激光。打通鼻腔和泪囊骨质的功率一般用 8 ~ 10 瓦。激光用于 DCR 术中骨的消融和止血。优点是出血少,容易操作。但激光制作骨窗较小,成功率较低(Massaro 等报道手术成功率 70% ,Hartikainen 比较了外路与内路激光 DCR 成功率分别是 91% 和 63% ,Szubin 利用 Ho：YAG 激光成功率可以达到97%)。临床上鼻内镜下泪道激光 DCR 目前较少应用。

泪道内镜检查与治疗

适应证 泪小管狭窄及阻塞、泪总管狭窄及阻塞、泪道内异物、结石(图 29-17)、泪道内占位性病变取活检、DCR 术后再阻塞等。

禁忌证 急性泪囊炎、泪小点闭锁。

手术方法

麻醉:0.5% 盐酸丙美卡因结膜囊表面麻醉两次,筛前神经、眶下神经阻滞麻醉。儿童、不配合手术及精神紧张者全身麻醉下进行。

麻醉成功后,常规冲洗泪道。

用泪点扩张器扩张泪小点,将泪道内镜的泪道探头按常规泪道探通方法进入泪道,打开冲洗开关,保持灌注。

顺着泪小管方向推进,遇到阻力后稍回退内镜头,直至看清图像。正常泪道黏膜呈粉红色、干净、有光泽,炎症时呈红色或苍白色。根据病情安装泪道激光或微电钻,进行治疗。

随着内镜在泪道中的走行可以观察到泪小管、泪总管、泪囊、鼻泪管的内部情况,包括颜色、有无充血、溃疡、坏死及肿物,有无狭窄与阻塞,有无明显的假道等。同时,还可以观察泪囊鼻腔吻合术后的造孔情况,置管脱落所在泪道的位置,并能将之顶出泪道。还可以观察鼻泪管开口的情况(鼻内镜也可以观察鼻泪管开口的情况)。

泪道激光与人工泪管植入术

适应证 泪小管狭窄及阻塞、泪总管狭窄及阻塞、DCR 术后再阻塞。特别对 DCR 术后再阻塞的患者鼻内镜下检查发现吻合口瘢痕或肉芽肿增生严重者,通过鼻内镜下操作困难,不如激光简单易行。通过泪道激光从泪总管向鼻腔推送激光纤维,将阻塞部位气化,再置管。

禁忌证

泪道有急性炎症。

手术方法

内眦、泪点处涂妥布霉素地塞米松眼膏,用9号带内芯的探针自下泪小管进针,遇到阻力后,撤出探针内芯。

由针座导入光导纤维(纤维头稍露出针头0.5mm),用2~3W能量反复汽化阻塞部,前行后退均无阻力后,拔出光导纤维,注液证实通畅后,放置U型人工泪管。如果阻塞严重治疗时间长时,要注意中断激光治疗,插入合适尺寸泪道探针扩张,等待局部温度降低后再打激光。注意保护角膜及防止泪小管灼伤裂开。

术后3~6月后拔管。如果拔管后仍有泪溢,则需行鼻腔内引流手术。

术后处理

泪道狭窄与阻塞者激光手术后应用妥布霉素地塞米松滴眼液、眼膏及鼻用激素抗生素,放置人工泪管3到6月(图29-18)。因可能存在假道,术后暂不冲洗泪道,1~2周后开始冲洗泪道,1周1次。

注意

由于泪小管的自然弯曲走行,进入泪囊处有角度,对阻塞段较长的患者应用泪道激光时不可避免会出现假道,所以激光术后很有必要植入人工泪管,并尽可能放置6个月。

如果经过一次泪道激光治疗无效时,切不可以反复激光治疗,否则泪道会有很多粘连,这些粘连容易再次阻塞泪道

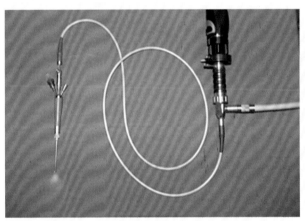

图29-15　泪道内镜

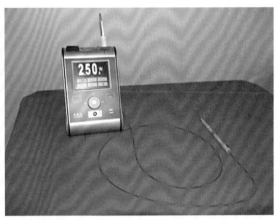

图29-16　A.R.C.980nm泪道激光

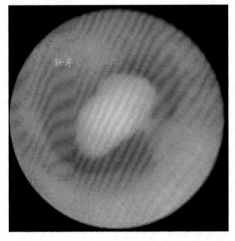

图29-17　泪道内镜下泪小管结石(项楠教授供图)

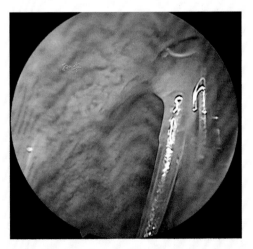

图29-18　鼻内镜下右下鼻道鼻泪管下口人工泪管穿出处可见黏脓分泌物

第三节 下泪道系统阻塞

概述

自从 1890 年开始,鼻腔泪囊吻合术(DCR)开始流行,传统上经外路皮肤切口进行手术。1904 年 Toti 进行了第一例外路 DCR。外路 DCR 一直为经典手术。成功率超过 90%。

经鼻入路的想法是 1893 年 Caldwell 首先提出的。1989 年第一例现代鼻内镜下经鼻 DCR 手术由 Mc-Donogh 和 Meiring 完成。1990 年到 1997 年文献报道内路 DCR 成功率低于外路,分别是 60% ~ 90% 和 75% ~ 95%。内路失败常见原因是术后肉芽肿或粘连导致的吻合口阻塞。鼻内镜下 DCR 避免皮肤切口,在暴露泪囊和吻合过程中,前所未有地清晰显示泪囊等结构,达到微创手术效果。近 20 多年来,随着高清硬质鼻内镜在鼻窦手术的应用发展,加上很多内镜下新技术的发展大大提高了经鼻 DCR 手术成功率。这些新技术包括:各种泪道激光、磨钻等去除泪囊及鼻泪管骨质的方法;激素或丝裂霉素 C 抑制纤维过度增殖;保留鼻黏膜瓣进行宽大裸露骨质的覆盖(一种减少肉芽肿增殖和粘连的技术)。吴文灿、涂云海及 Leyla Kansu 报道了保留及不保留鼻黏膜瓣的成功率。尽管保留鼻黏膜瓣组和去除鼻黏膜瓣组没有显著差异,但利用蒂在后的鼻黏膜瓣遮盖裸露的骨质,可以促进泪囊黏膜和鼻腔黏膜之间的吻合,减少肉芽肿的形成,提高手术成功率。成功率已经等同或超过外路 DCR。目前鼻内镜下经鼻 DCR 成为泪道阻塞和外路术后复发患者治疗的首选式式,因其没有皮肤切口、高清微创、止血方便,已经越来越被医生和患者接受。

内路与外路手术步骤比较,外路 DCR 没有去除鼻黏膜瓣的过程。而内路手术鼻内操作比较多,鼻内损伤相对大,如果去除鼻黏膜瓣,术后肉芽增生和粘连发生几率也大。往往眼科医生转到鼻科医生那里的泪道患者多伴有鼻窦炎、鼻中隔偏曲、鼻息肉等鼻部病变,这些病变的去除也会造成鼻部损伤大,反应重。因此应简化手术步骤,减轻术后反应,应用激素和抗瘢痕药物,极大程度保留鼻黏膜瓣,泪囊黏膜瓣和鼻黏膜瓣的对接平整,可选择美乐胶行两黏膜瓣的吻合。两个黏膜瓣缝合比较困难。

外路泪囊鼻腔吻合术

适应证

慢性泪囊炎、泪囊黏液囊肿和单纯性鼻泪管阻塞患者。

禁忌证

泪道造影显示小泪囊、泪道肿物、严重的鼻中隔偏曲、鼻腔严重狭窄、鼻息肉及萎缩性鼻炎,不宜采用此手术方法。

术前准备

术前泪道冲洗,注意凝血功能。术前 3 天滴用抗生素眼药水及氯麻滴鼻液。

手术步骤

手术前在前鼻镜下中鼻甲前放置 2% 利多卡因和 1∶100 000 肾上腺素浸湿的鼻纱条,纱条尽量紧贴并深入鼻腔,一端外露于鼻孔(图 29-19)。

筛前、眶下神经阻滞麻醉,局部皮下组织浸润麻醉。

内眦弧形切口。尖刀切开皮肤,放置扩张器,钝性分离直至暴露内眦韧带(图 29-20 ~ 图 29-23)。

沿泪前嵴切开骨膜并向颞侧分离,将骨膜连同泪囊推向颞侧(图 29-24)。

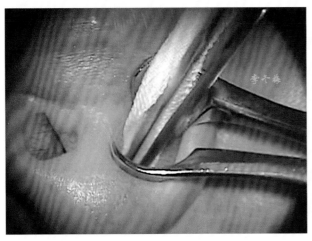

图 29-19　填塞鼻条

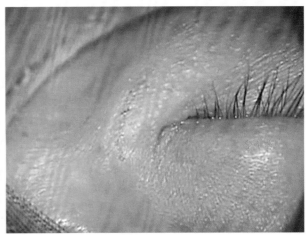

图 29-20　切口设计

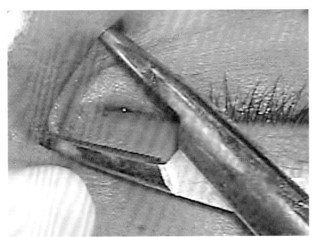

图 29-21　皮下分离

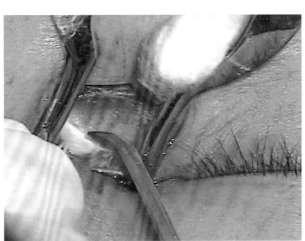

图 29-22　暴露内眦韧带

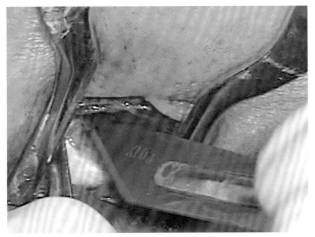

图 29-23　切断内眦韧带

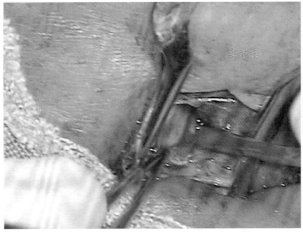

图 29-24　打开眶骨膜后分离泪囊窝

用剥离子将泪骨捅破,咬骨钳制造以泪前嵴为中心的椭圆形骨窗,大小约为横径 15mm,纵径 20mm(图 29-25,图 29-26)。

骨窗咬开后即见鼻黏膜,抽出鼻腔内纱条,于暴露的鼻黏膜做"工"形切口,使鼻黏膜形成前后两瓣(图 29-28)。

同样在泪囊内侧壁行"工"形切口,上至泪囊顶部,下至鼻泪管上方,使泪囊也形成能充分张开的两瓣。从泪点插入泪道探针,明确泪囊为全层切开(图 29-27)。

用 8-0 可吸收线分别将鼻黏膜、泪囊黏膜的前唇和后唇对应缝合两针(图 29-29,图 29-30)。

如果切断内眦韧带,可用 6-0 可吸收线或钛钉复位固定内眦韧带,关闭皮肤切口(图 29-31,图 29-32)。

局部涂抗生素眼膏,加压包扎,7 天拆除皮肤缝线。

注意

切开皮肤后,应钝性分离皮下组织至泪前嵴,以免损伤内眦静脉,造成手术野出血。

咬骨前,轻推开鼻黏膜,以免损伤。

术后鼻腔可能有出血,一般均可自行缓解。

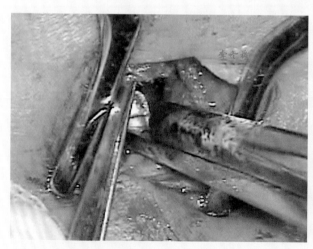

图 29-25　去除泪骨做骨窗

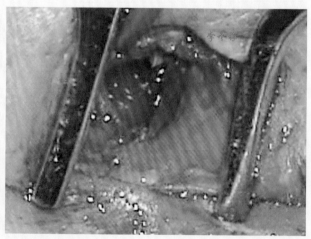

图 29-26　形成约 1.5cm×1.5cm 骨窗

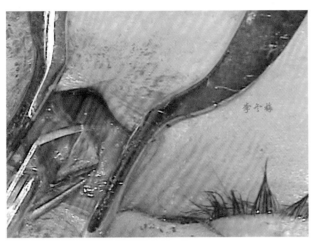

图 29-27　做"工"形泪囊瓣

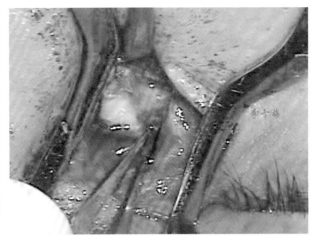

图 29-28　做"工"形鼻黏膜瓣

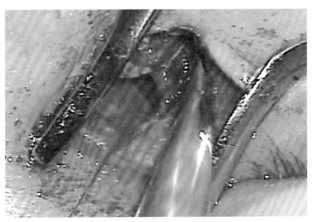

图 29-29　泪囊后唇与鼻黏膜后唇吻合

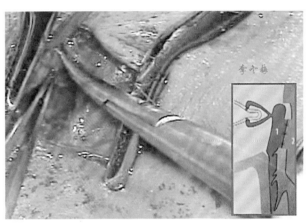

图 29-30　泪囊前唇与鼻黏膜前唇吻合

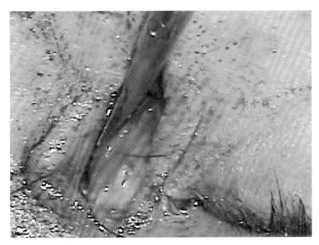

图 29-31　内眦韧带复位缝合

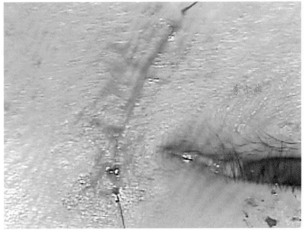

图 29-32　皮下以 6-0 可吸收线皮内缝合

鼻内镜下鼻腔泪囊吻合术

适应证

急性泪囊炎在鼻内镜下在鼻腔外侧壁造引流口,迅速引流出泪囊中脓液,达到控制炎症、消除局部肿胀的目的。

慢性泪囊炎白内障、玻璃体、视网膜手术前,慢性泪囊炎患者。

鼻泪管阻塞及泪囊囊肿造影剂显示的上、下段鼻泪管阻塞及泪囊囊肿。

小泪囊、外伤性泪囊炎、伴有局部组织结构异常的泪囊炎、泪囊肿瘤、鼻中隔偏曲、鼻窦炎、鼻腔息肉、肿瘤、萎缩性鼻炎等复杂病情应根据具体情况,有时需要和鼻科联合处置。

泪囊鼻腔吻合或开窗引流术后复发患者。

相对禁忌证

泪小点闭锁、狭窄;泪小管、泪总管狭窄或阻塞;小泪囊、泪囊严重纤维化、泪囊穿孔伤、泪囊摘除术后等。有时可以选择泪道激光及人工泪管植入联合鼻内 DCR 手术。

鼻腔鼻窦急性炎症、萎缩性鼻炎、鼻中隔严重偏曲。

全身疾病不能耐受手术、或月经期等暂不能手术者;对手术期望值过高及有医疗纠纷者。

术前准备

术前除了泪道检查外,还需要对鼻腔鼻窦进行检查,排除鼻部疾患并存或诱发泪道阻塞的可能。鼻腔滴收缩鼻黏膜药物及抗炎药物 3 天,泪道冲洗 3 天。术前凝血功能检查,排除血液疾病。术前半小时止血药物应用。患侧鼻孔鼻前庭备皮,用剃鼻毛器剃除鼻毛以便暴露术腔。

手术要点

麻醉

有条件者采用全身麻醉,局部麻醉采用眼部表面麻醉、鼻腔黏膜表面麻醉结合钩突前切口部位鼻黏膜下浸润麻醉、眶下神经、滑车下神经及筛前神经局部神经阻滞麻醉。

鼻腔黏膜表面麻醉:棉片放置法:1% 丁卡因 2 支,生理盐水 20ml 加入 0.1% 肾上腺素 5ml,混合均匀后放入棉片,浸好麻药,其湿度以挤压时无液体流出为度。上麻药时将含药棉片平铺夹持于枪状镊内,在前鼻镜或鼻内镜直视下,沿着总鼻道的空隙将棉片轻巧地送入,置于中鼻甲前的鼻腔外侧壁一条,下鼻甲内侧的总鼻道一条,深度直达后鼻孔,下鼻甲前端一条。留置 10 ~ 15 分钟。对于鼻中隔偏曲有嵴突的,麻药棉片要注意从嵴突的上下端绕过。

手术切口

暴露泪囊区骨质:平中鼻甲前端附着处,钩突为后界的鼻黏膜下浸润麻醉后,用剥离子做一弧形切口至骨膜面,鼻黏膜下钝性分离,暴露上颌骨额突、泪骨及泪颌缝(图 29-33)。

造骨窗

咬骨钳或磨钻磨薄上颌骨额突部分,根据泪囊大小,以泪颌缝为中心形成一直径约为 1cm 的骨窗,暴露泪囊内上壁。尽可能扩大骨窗,但应与泪囊大小相对应。注意避免咬破泪囊黏膜,在每次咬骨后在取出咬骨钳前,先松一松咬骨钳的钳口。泪道探针自上泪小管进针导入泪囊以准确定位泪囊、探查泪囊大小范围,判断骨窗是否造的足够大。使用磨钻可以将咬骨钳未完整去除的泪囊内侧骨壁去除,将骨面打磨光滑利于伤口愈合和吻合口黏膜生长平整(图 29-34 ~ 图 29-38)。

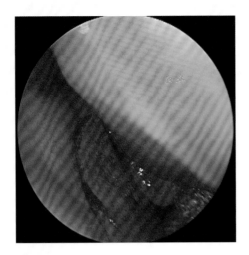

图 29-33 右侧鼻黏膜切口

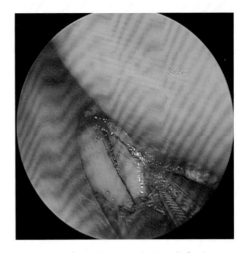

图 29-34 鼻黏膜瓣向后翻转至中鼻道

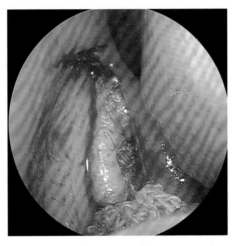

图 29-35 鼻内镜下翻转鼻黏膜瓣显示上颌骨额突,暴露泪颌缝,骨壁外侧即为泪囊

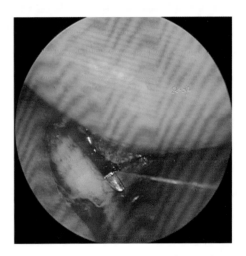

图 29-36 咬骨钳后唇进入上颌骨额突外侧

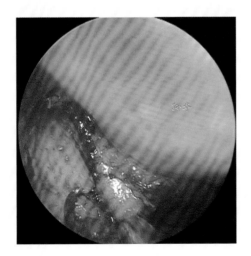

图 29-37 咬骨钳去除骨片,制作骨窗

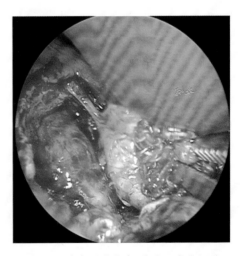

图 29-38 骨窗制作完毕,暴露泪囊内侧壁

泪囊造孔

泪道探针指示泪囊确切大小范围,用玻切 20G 锥针(巩膜穿刺刀)沿骨窗的前下缘、前缘、前上缘由下方逐步向上方切开,弧形、全层切开泪囊,形成一翻转向后的泪囊黏膜瓣,修整鼻黏膜瓣,尽可能保留泪囊及鼻黏膜瓣,将钩突前缘鼻黏膜与之相贴,美乐胶或玻璃酸钠或高膨胀海绵等材料使泪囊鼻黏膜瓣断端相结合并平滑贴伏,将裸露骨面及组织面用黏膜瓣遮盖(图 29-39 ～图 29-46),黏膜瓣的保留和对合平整是保证手术成功的关键,而美乐胶的使用可以达到吻合口无缝连接,传统上吻合口黏膜缝线法和金属夹法已渐渐被淘汰。

冲洗泪囊

如冲洗通畅,无反流,无需植入人工泪管,如泪小管狭窄阻塞、小泪囊、泪囊纤维化缩窄或冲洗欠通畅,反流明显,进行泪道激光,从上下泪小点导入人工泪管,自泪囊吻合口处引出,结扎牢固后游离于鼻腔。

术后处理与随访

泪道冲洗:术后次日经下泪小点以"妥布霉素 8 万 U+地塞米松 5mg"冲洗泪道,1 次/天,连续 1 周后改为每 2 ～ 3 日一次,连续 2 ～ 3 周后停。如果吻合口内填塞高膨胀海绵时不能冲洗泪道,则在 3 ～ 5 天后必须取出高膨胀海绵后再开始冲洗泪道,注意植入人工泪管位置及有无松脱;

鼻腔换药及鼻冲洗:术后一般无需清洁处理鼻腔,如渗血较明显、鼻黏膜分泌物较多,术后 3 ～ 4 日可在鼻内镜下清除鼻腔内的积血或血痂、分泌物、及肉芽组织等。术后 2 ～ 3 天即可进行一天两次的鼻冲洗,一次大约 400ml,鼻冲洗可以减轻与消除术后黏膜肿胀,清除泪囊及鼻腔微生物,清除鼻内血痂脓痂及脓液,保持创口清洁,防止继发感染及吻合口持续炎症瘢痕增生。

药物治疗:询问药物过敏史,适当应用妥布霉素地塞米松滴眼液、妥布霉素地塞米松眼膏、使用氯麻滴鼻剂、鼻喷激素,全身及眼局部应用抗生素 12 周,可口服泼尼松 0.5 ～ 1mg/(kg·d),晨 7 ～ 8 时顿服,以减少吻合口黏膜瘢痕形成。黏膜促排剂(桉柠蒎或桃金娘油胶囊)等等。特别注意人工泪管植入硅胶管容易摩擦局部结膜,干眼症的患者更明显,干眼症者需应用卡波姆眼用凝胶等润滑眼表。

人工泪管拔除:人工泪管一般术后 3 ～ 6 月取出。如果吻合口周围黏膜尚未完全上皮化,可延长人工泪管留置时间,同时鼻内镜下清除肉芽组织。文献报道人工泪管保留 4 周到 6 月,也有观点认为延长拔管可以刺激肉芽增生导致吻合口闭锁。

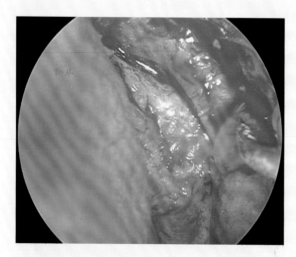

图 29-39　左侧泪囊内侧壁打开前

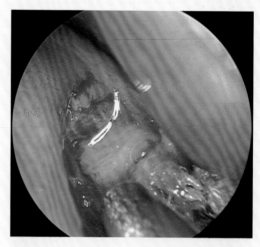

图 29-40　打开泪囊,见白色脓液,泪囊黏膜糜烂质脆

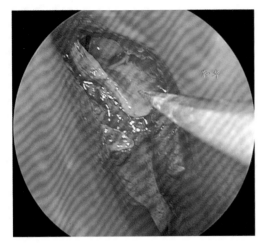

图 29-41　左侧泪囊已打开,可见泪囊外侧壁

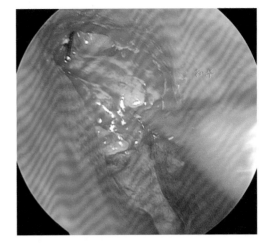

图 29-42　左侧泪囊瓣向后翻转

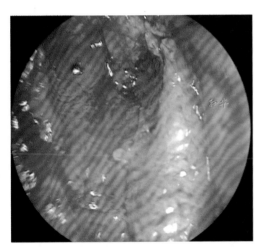

图 29-43　泪总管泪囊侧开口

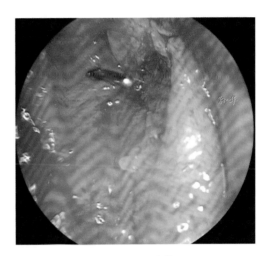

图 29-44　泪道探针显示泪总管开口

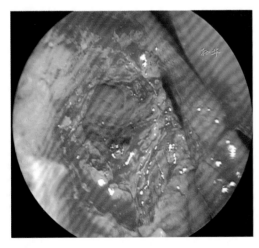

图 29-45　泪囊黏膜瓣向后翻

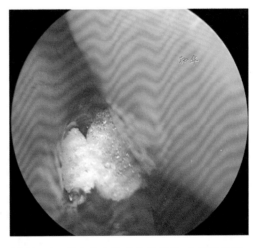

图 29-46　高膨胀海绵贴伏黏膜瓣,支撑泪囊腔

第四节　球囊扩张技术

1989 年 Becker 首先使用此技术,后来用在 12 个月以上的先天性鼻泪管阻塞患儿在泪道探通后失败或人工泪管植入术后失败的病例。球囊扩张的同时需要同期植入人工泪管,成功率约 76.2%。在球囊扩张后如果没有人工泪管植入,尽管早期成功率高,成功率在 75% ~94%,但长期观察容易复发,成功率在 23% ~43%。近期球囊泪小管成形术经常与机械环钻和人工泪管植入联合治疗完全性泪小管阻塞。临床随访一年的成功率,泪总管阻塞 30/56,53.6%,单个泪小管阻塞 2/8,25%。尽管球囊扩张联合泪小管环钻术成功率远远低于联合 Jones 管植入的 CDCR 手术,但也提供了一个在 CDCR 术之前的选择。

根据具体的年龄和发病部位,选择不同的型号及方法进行球囊扩张,儿童患者:泪小管狭窄、鼻泪管下口阻塞者选用 2mm、3mm 球囊。成人患者:泪小管狭窄、鼻泪管下口狭窄阻塞者选用 3mm 球囊。鼻腔泪囊吻合口狭窄者选用 5mm、9mm 球囊。

适应证

有症状的进行性发展的泪小管狭窄,泪道探通失败的先天性鼻泪管阻塞患儿(大于 2 岁)。

伴有流泪症状的成人鼻泪管不全阻塞。

DCR 术后吻合口缩窄导致泪液引流不畅的患者。

禁忌证

小于 2 岁的小儿。急性泪囊炎、泪道肿瘤、严重鼻中隔偏曲和泪小管阻塞者。另外因为球囊管价格高,经济条件不好的患者慎用。

手术要点

全身麻醉下用浸有血管收缩剂的棉条填塞鼻腔收缩鼻黏膜。

泪点扩张和泪小管探通及扩张:泪点狭窄者,需泪点切开。用涂有抗生素眼膏的 Bowman 泪道探针行泪道探通,探针从上泪点进入,经过泪囊鼻泪管进入鼻腔(图 29-47,图 29-48)。

型号由小到大的 Bowman 泪道探针依次进行狭窄段泪小管的扩张。

将涂有抗生素眼膏的 2mm 或 3mm 球囊扩张管从上泪点、泪小管,前进约 10mm 进入泪囊直至骨壁,向下进入鼻泪管,到达鼻底。在压力泵(图 29-49)的静水压下,泪道内的球囊可以膨胀至 2mm、3mm、5mm、9mm 等不同直径,从而使泪道不同部位和瓣膜得以扩张。大于 1 岁小于 30 个月的小儿选用 2mm 型号,大于 30 个月的选择 3mm 型号,成人可选择 3mm、5mm。选择不同部位,型号也不同。9mm 型号的只能从鼻腔进入吻合口。

扩张泪小管:选用 2mm、3mm 球囊。球囊扩张 4 个大气压(ATM)90 秒,减压,再扩张 4ATM 60 秒,减压。

扩张鼻泪管:3mm 球囊管缓慢插入上泪点、泪小管、泪囊、鼻泪管,直到 15mm 刻度标志线到达泪小点处,进行两次球囊扩张和减压(第 1 次压力 8 ATM 持续 90 秒,第 2 次压力 8 ATM 持续 60 秒)。退出 5mm,退至 10mm 刻度标志线,重复上述步骤。经过两次扩张,导管充分泄压,轻轻退出泪道(图 29-50)。

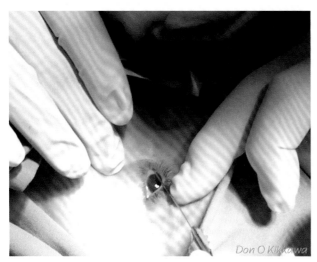

图 29-47　泪道探针探至泪囊内侧壁

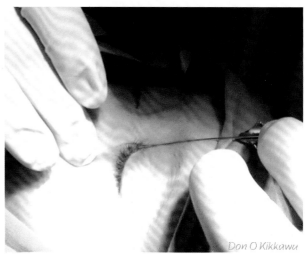

图 29-48　泪道探针进入鼻泪管

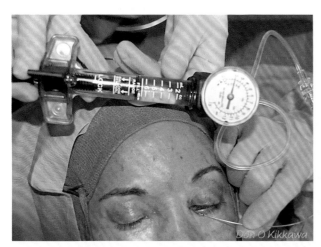

图 29-49　压力泵

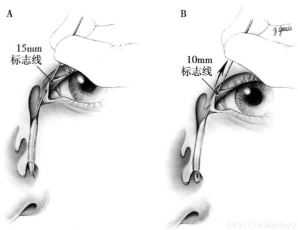

图 29-50　于 15mm 标志线和 10mm 标志线分别扩张球囊

扩张鼻腔泪囊吻合口:按扩张鼻泪管的方法,鼻内镜下,球囊导管经过吻合口到鼻腔(图29-51,图29-52)。也可以使用5mm或9mm球囊导管直接从鼻孔进入,鼻腔外侧壁中鼻甲前方的鼻腔泪囊吻合口处(图29-53~图29-55),进行扩张(8 ATM,20秒,再次扩张8 ATM,20秒)。

扩张后,立即行人工泪管(Crawfold双管)植入,参见其他篇章(图29-56)。

术毕减压将导管撤出,最后用荧光素染色的生理盐水冲洗泪道,鼻内镜下可见鼻内有色液体流下,证实泪道通畅。

鼻腔吸引器吸出冲洗液。

术后随访和处理

抗生素激素滴眼液每天4次,1到2周。因同时存在人工泪管,需要持续点抗生素滴眼液6周。测试染料消失试验来评价泪道的通畅性。

全身抗生素术前术后各3天,鼻喷收缩黏膜药物1天2次,维持一周。

个案报道有眼眶气肿的形成,一般不用特殊处理。如果患者泪道冲洗下冲上返或上冲下返,伴有脓液时,可进行DCR手术。

人工泪管术后保留至少3个月,3~6个月拔除,根据情况也可以到11个月。术后复查时间:1周、1个月、3个月、然后间隔3个月复查。如果与全身疾病或放疗化疗相关的泪小管狭窄,保留人工泪管一直维持到治疗结束。

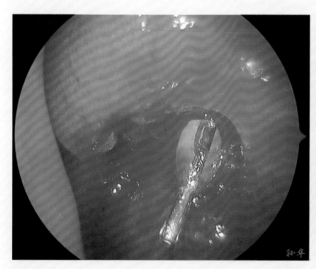

图29-51 球囊管自上泪道进入泪囊及吻合口

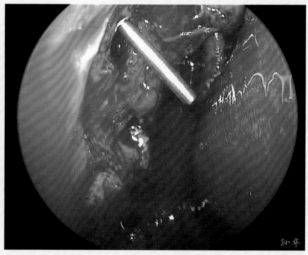

图29-52 可见泪道探针指引下的原吻合口大小

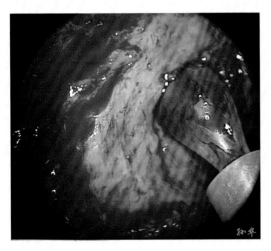

图 29-53 球囊扩张

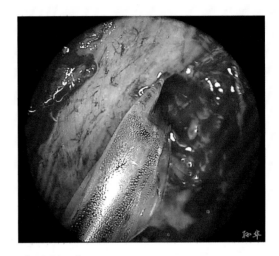

图 29-54 减压

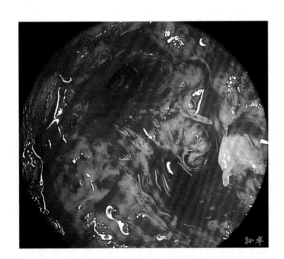

图 29-55 扩张后的吻合口

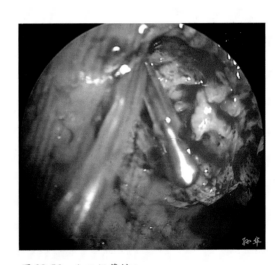

图 29-56 人工泪管植入

第五节 内镜下联合 Jones 管植入的结膜鼻腔泪囊吻合术

适应证

严重上下泪小管阻塞或狭窄者,泪液泵功能严重丧失者。

严重泪溢的上泪道且下泪道完全阻塞,使用其他方法无法保留及修复泪道功能;DCR 术后失败者;结膜泪囊鼻腔吻合术失败者;眼睑及鼻部严重外伤、骨折、放射所致局部解剖严重变形无法常规 DCR 手术者;恶性肿瘤术后或其他原因术后泪道缺失者。对于已进行多次泪道手术失败患者和继发于面神经麻痹的顽固性泪溢患者,CDCR 可作为最后的手段。

利用 Jones 管进行结膜泪囊鼻腔吻合术常用于严重泪溢症状的泪小管阻塞患者。泪小管阻塞的治疗方法还有泪小管环钻术和人工泪管植入术。虽然成功率较低,仍有患者选择通过疏通泪小管而非 CDCR 术。

禁忌证

常规 DCR 可以手术的泪囊或鼻泪管阻塞。重度鼻腔狭窄、鼻息肉、鼻窦炎及鼻中隔偏曲者需要慎重。精神障碍、日常泪道检查护理无法进行者。

手术要点

手术有关解剖标志在内镜下可以清楚地看到中鼻甲(图 29-57,图 29-58)。中鼻甲正前方即为泪囊,用黄色标记(图 29-59)。和内镜下 DCR 手术相似,在该部位行骨切开术。

局部麻醉于中鼻甲前鼻腔外侧壁泪囊相应区域填塞浸泡了 4% 利多卡因和羟甲唑啉溶液(按 50/50 比例混合)的棉片以收缩鼻黏膜血管。利多卡因与肾上腺素混合液(2% 利多卡因,1∶100 000 肾上腺素)约 2ml 鼻黏膜下局部浸润麻醉(图 29-60)。

造骨窗用 4mm Kerrison 咬骨钳行骨切开术。避免损伤鼻中隔、中鼻甲及附近的黏膜,否则将造成术后粘连及 Jones 管堵塞。上颌骨及其表面鼻黏膜一并切除(图 29-61)。

结膜鼻腔通道在结膜上标记放置 Jones 管的位置。泪阜后方 2.5mm,即泪阜和半月皱襞的交界处(图 29-62)。

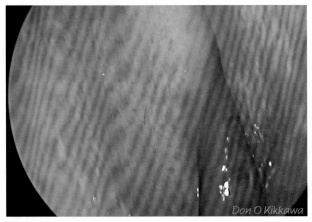

图 29-57 鼻内镜下右侧鼻腔可见中鼻甲

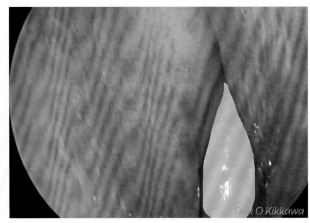

图 29-58 黄色标记为中鼻甲

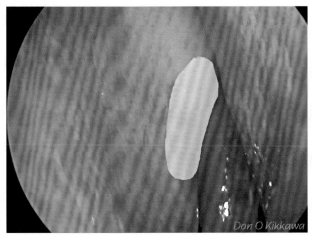

图 29-59 黄色标记为泪囊位置

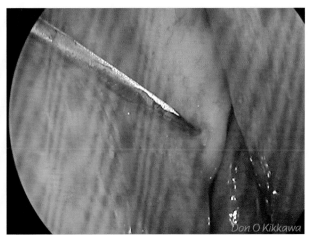

图 29-60 局部麻醉

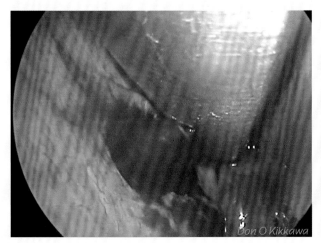

图 29-61 骨切开

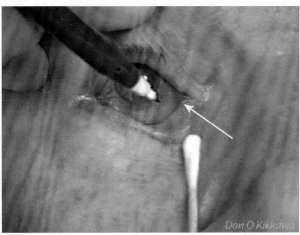

图 29-62 结膜面标记 Jones 管插入位置

18号针头从结膜面穿入至右侧鼻腔骨切开部,形成一个通道(图29-63)。穿入鼻腔的角度约45°。将内镜伸入右侧鼻腔内可以看到18号针头的末端(图29-64)。

放置导丝然后在18号针管内插入23号不锈钢导丝(图29-65)。将导丝的探针头与一相应规格的硅胶条相连。

测量管长随后在内镜引导下,调整18号针管的角度使其不接触鼻中隔。然后用止血钳钳夹住针管以便进行测量,注意钳夹位置不高出结膜面。

选择合适Jones管用测量器测量止血钳到针管末端的距离(图29-66)。根据测量结果选择合适的Jones管。我们常选择直径3.5~4.0mm的Jones管。

Jones管有不同的型号和形状。玻璃套管对泪液有毛细作用促进其通过管道。我们选择内镜下放置4.0mm头端带缝合孔的直Jones管。Jones管应尽可能垂直放置以利于排液。Jones管的头端应放置在结膜半月皱襞和泪阜的连接处。固定Jones管可以使用8-0可吸收线与周围组织缝合。鼻内Jones管的位置应位于中鼻甲附着处的前下方并且不能接触中鼻甲或鼻中隔,有时需要切除部分中鼻甲。手术时鼻黏膜处于药物收缩状态,正常生理状态下所需Jones管的长度估算需要考虑在内。

扩张通道在放置Jones管之前,换用15号针管以扩张通道(图29-67)。

插管撤出15号针头,然后将事先选好的Jones管套在导丝上(图29-68)。在管上涂抹眼膏。注意使Jones管的末端与鼻中隔和中鼻甲保持一定距离。

最后确认Jones管位于内侧结膜良好的位置(图29-69)。生理盐水冲洗,可见液体流入鼻孔中(图29-70)。

术后处理与随访

CDCR需长期随访病例和复查,依从性差的患者不建议做此手术。常规使用抗生素滴眼液眼膏,定期复查检查管道并冲洗。

由于黏液分泌物的存在和管道缺乏运输能力可导致管道的堵塞与永久性闭合。定期进行管道冲洗非常重要,还应教给患者每天捏鼻吸气以清理管道,勿捏鼻鼓气和用力擤鼻。反复性管道堵塞患者可以用多孔聚乙烯涂层管作为替代。很多患者术后完全缓解症状,但一些调查显示22%的患者仍可能存在溢泪、泪囊炎以及与Jones管相关的并发症:Jones管移位、脱位、长期接触磨损鼻黏膜或鼻中隔黏膜、局部出血黏膜糜烂、鼻中隔穿孔、肉芽、粘连;长期鼻侧结膜充血、感染、肉芽增生、瘢痕;假性翼状胬肉;表层巩膜炎、溃疡;睑球粘连;复视等。并发症比较棘手,所以该术式不是常规推荐。

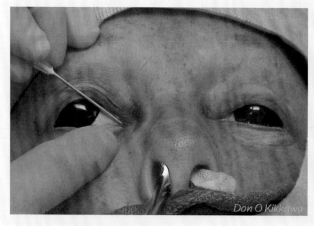

图29-63　18号针头制作通道

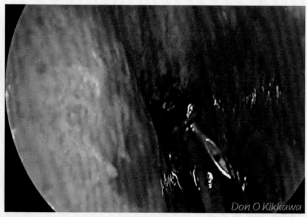

图29-64　内镜下可见针头尖端

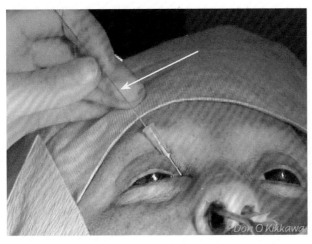

图 29-65　18 号针管内插入 23 号不锈钢导丝

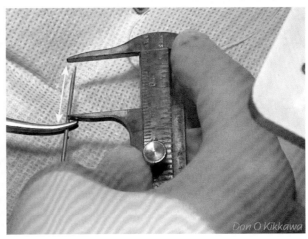

图 29-66　用止血钳夹住针管，测量所需 Jones 管

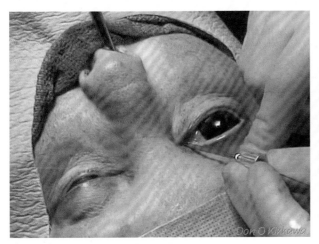

图 29-67　15 号针管扩大结膜通道

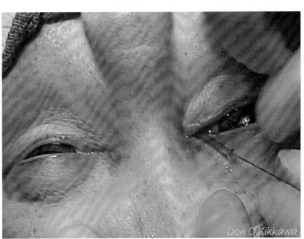

图 29-68　插入 Jones 管

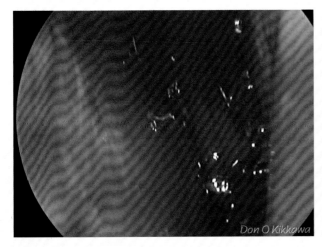

图 29-69　在内镜下可见 Jones 管位于良好的位置

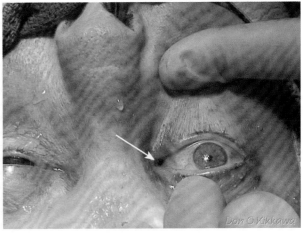

图 29-70　结膜面检查 Jones 管

（孙　华　Don O Kikkawa）

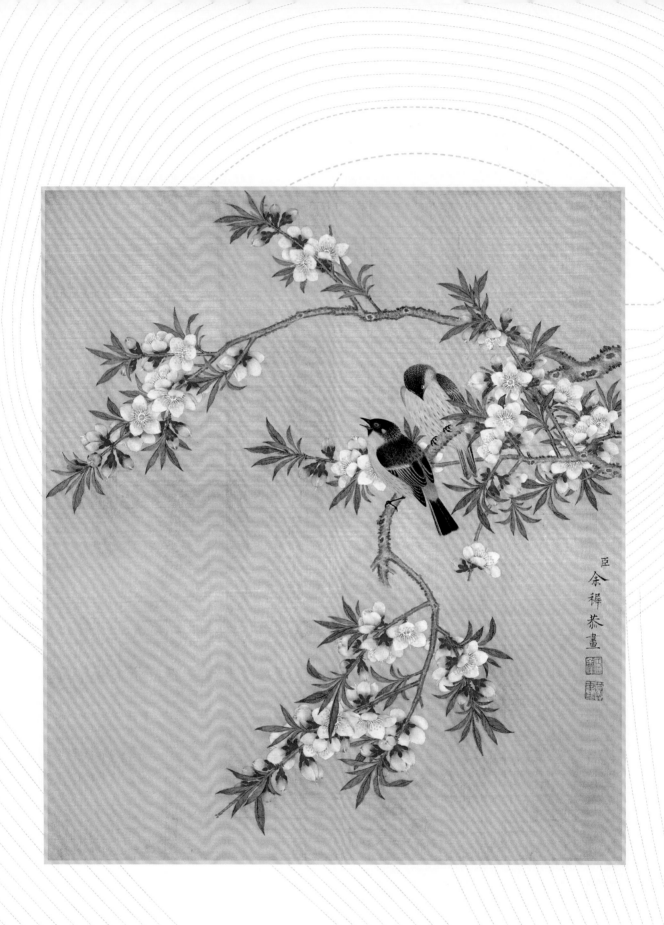

第五篇　眼窝、眼眶

第三十章　眼眶的解剖

尽日寻春不见春,芒鞋踏遍陇头云,归来知拈梅花嗅,春在枝头已十分。——罗大经《鹤林玉露》

心中无美,就无处可以发现美的踪迹,美妙就在眼前,只是缺乏悟道。

眼眶在机体内只占 $30cm^3$,但身体任一部位的 $30cm^3$ 都不可能有这一处具有如此复杂和奇妙的功能和结构,眼球及附属器为眼眶所包绕,12 对脑神经中的 6 对以及交感和副交感神经通过眼眶。特有的眼眶骨骼构造、神经支配、血管、眶软组织和眶脂肪无不彰显出这一个 $30cm^3$ 的绝伦美妙,了解眼眶解剖对于眼眶疾病的诊断治疗及手术都是必需的。

第一节　眼眶骨壁

　　眼眶为两个四棱锥形骨腔,眶尖向后与颅腔相通,眶底与面部朝前稍朝外。前面为上下眼睑,上方为颅前窝,鼻侧为筛窦,下方为上颌窦,颞侧为颅中窝和颞窝。

　　眼眶的骨壁由七块骨组成,即额骨、蝶骨、颧骨、上颌骨、腭骨、筛骨及泪骨。这七块骨组成眼眶的 4 个壁(图 30-1)。

眶上壁

　　呈三角形,额骨眶板形成上壁前方的大部分,蝶骨小翼组成后方小三角的眶尖部分。眶上壁后方较平坦,前方较光滑略有凹陷,距眶缘约 15mm 处凹陷较明显,该处对应点为眼球赤道部。眶上壁上方为脑膜和大脑额叶,当眶上壁损伤时,不仅影响眼眶,还可能损伤脑组织。眶上壁有以下几个特殊结构(图30-2):

泪腺窝

　　位于额骨颧突的后方,其下界为眶外侧壁与眶顶的连接处。泪腺窝为一宽大且平滑的凹陷,泪腺位于此窝内,后方有一些眶脂肪组织。

滑车凹

　　位于眼眶鼻上角,距眶缘约 4mm 的一个圆形凹陷,上斜肌及滑车附着于此处。

额蝶缝

　　位于额骨眶板及蝶骨小翼间,成年后常闭合。

视神经孔

　　位于眶上壁尖端,呈竖椭圆形,由蝶骨小翼的两根形成,视神经由此进入颅中窝。视神经孔的垂直径为 5.96～5.98mm,横径为 4.93～5.20mm。

眶内侧壁

　　眶内侧壁呈长方形,一般较为平坦,由四块骨组成(图 30-3):前方为上颌骨;前下方为泪骨;筛骨纸板构成其主要的中心部分;后方为蝶骨体。

　　眶内壁的前方,有一卵圆形的泪囊窝,由上颌骨额突与泪骨形成,泪囊位于其中。泪囊窝宽度约7.59～7.88mm,高度约16.08～16.11mm,深度平均为 5mm。泪囊窝的前后界为泪前嵴和泪后嵴,下方与鼻泪管相连。

　　眶内壁很薄,约 0.2～0.4mm,筛骨纸板薄如纸片,因此筛窦的感染可累及眼眶组织,筛窦内侧的筛骨纸板挫伤时容易破裂,当患者用力擤鼻时可以出现眼睑气肿。筛骨纸板前方与泪骨为邻,后方的蝶窦也与眶内壁有关。上斜肌折返肌腱的滑车位于眶上壁和眶内壁所形成的角处。

眶下壁

　　眶下壁大致呈三角形,由内向外稍向下倾斜,是眶壁中最短的一个壁,从眶缘测量深约 35～40mm。它由三块骨组成:上颌骨的眶面;颧骨眶面;腭骨的眶突。眶下沟穿过眶底,经过眶下裂向前,于不同的距离处被上颌骨骨板覆盖形成眶下管。眶下沟前缘至眶下缘距离约 15mm。三叉神经的上颌分支和眶下血管经过眶下裂、眶下沟、眶下管,最后通过眶下孔(图 30-4)。眶下孔位于眶下缘下方 4～8mm。

眶下壁下方为上颌窦,二者之间的骨壁厚度为 0.5~1.0mm,因此,眼眶的爆裂性骨折常发生在眶下壁。骨折时,眶内软组织包括下直肌、眶脂肪,可嵌入骨折区,引起垂直性复视。同样,上颌窦的炎症及肿瘤易侵入眶内,引起眼球突出。

眶外壁

眶外壁呈三角形,与正中矢状面呈45°角,它由颧骨前部眶面和后面的蝶骨大翼组成,最上方为额骨。眶外侧壁骨质最坚硬,尤以眶缘部明显。眶外壁最后部与颅中窝相接,是最薄弱的部分,在蝶颧缝的两侧,厚度仅有1mm。眶上裂下缘可见一小的骨质隆突,称外直肌棘,外直肌的一部分起始于此,总腱环亦在此附着。颧骨眶面额颧缝下约11mm处有一隆起,在眶外缘内侧,此处附着有睑外侧韧带、眼球悬韧带、提上睑肌腱膜。

眶外壁在前方隔开眶与颞窝,在后方隔开眶与颅中窝及大脑颞叶。上方为泪腺神经与泪腺动脉。头颅外伤时,眶外壁易受累。手术中需要暴露眶腔时,眶外壁常被部分切除。

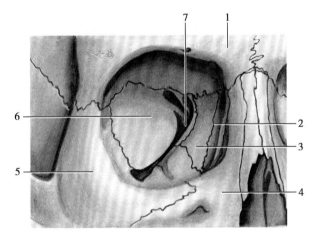

图 30-1 骨性眼眶(右眶)(1.额骨;2.泪骨;3.筛骨;4.上颌骨;5.颧骨;6.蝶骨;7.腭骨)

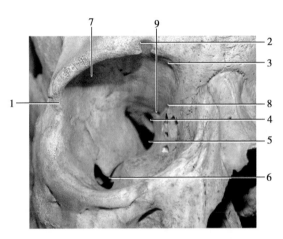

图 30-2 眶上壁结构(1.颧额缝;2.眶上孔;3.滑车凹;4.视神经孔;5.眶上裂;6.眶下裂;7.泪腺窝;8.前筛孔;9.后筛孔)

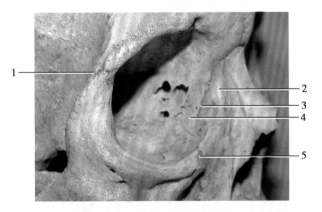

图 30-3 眶内壁结构及筛泡(1.颧额缝;2.泪前嵴;3.泪后嵴;4.筛骨;5.颧颌缝)

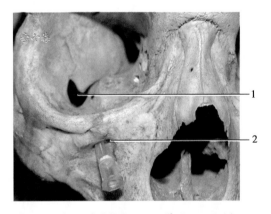

图 30-4 眶下壁结构(1.眶下裂;2.眶下孔)

第二节　眶壁间的裂和管

眶上裂

眶上裂位于眶上壁及眶外壁之间,由蝶骨大小翼构成,眶上裂外侧由额骨封闭,内侧较宽,位于视神经孔下外方,从眶上缘至眶上裂最前端处约30mm。通过眶上裂的神经血管有:

第Ⅲ、Ⅳ、Ⅵ脑神经;

第Ⅴ脑神经第一支的三个分支泪腺神经、额神经、鼻睫神经;

眼静脉;

脑膜中动脉的眶支;

睫状神经节的交感根及感觉根。

临床上,损伤眶上裂常出现特殊的表现,称眶上裂综合征,表现为上睑下垂、眼球固定、瞳孔散大、三叉神经第一支分布区感觉障碍,有时可发生神经麻痹性角膜炎、眶内静脉回流障碍及眼球突出等。

眶下裂

位于眶外壁与眶下壁之间,上界为蝶骨大翼,下界在前方为上颌骨,在后方为腭骨。眶下裂长约15～20mm,其前端距眶下缘约20mm。眶下裂后方与翼腭窝相通,前下方与颞下窝相连,后端开口于圆孔。眶下裂通过以下神经血管:

三叉神经上颌支;

眶下动脉;

颧神经;

蝶腭神经节分支;

翼腭丛的眼下静脉分支。

视神经管

由蝶骨小翼两根相连而成。视神经管的轴向后内侧呈35°角,向上方呈38°角,两侧视神经管在眶内开口的距离为25～28mm,在颅内开口的距离为14mm。视神经管在颅内端为横椭圆形,中部为圆形,前端为竖椭圆形(图30-5)。视神经管内通过的组织有:视神经及其三层鞘膜;眼动脉;来自交感神经的分支。

X光片检查中,如果视神经管直径超过6.5mm或较对侧扩大1mm,则认为视神经管异常扩大。临床上视神经孔扩大可由于视神经肿瘤、血管变异、颅内病变、纤维发育异常或骨化性纤维病引起。眼部钝挫伤可引起视神经管骨折、外伤性视神经病变或眶尖血肿等病变。

眶下管和眶下孔

眶下管和眶下孔穿过眶下壁,向前通过眶下裂,止于眶下沟。从眶下裂的不同距离处,眶下沟形成一个管,眶下神经、动脉和静脉穿行其中,眶下孔位于眶下缘下方4～8mm。

筛骨孔

前后筛孔位于眶内壁额筛缝中。前筛管在泪前嵴后25mm,其中穿行筛前神经(鼻睫神经)和动脉。此管开口于筛窦气房内,向下到筛骨纸板,可延伸入前颅窝。后筛管位于前筛管后方10～15mm,通过此管的有后筛动脉,有时有小的Luschka蝶筛神经,此神经是鼻睫神经的分支,进入后筛气房和鼻隐窝中(图30-2)。临床上,行内侧骨切除时,这些孔都是区分鼻腔连接上方颅内间隙的标志。后筛孔位于视神经孔前8～10mm,是重要的手术标志,并且前后筛孔也是筛窦感染或新生物进入眶内的潜在通道。

第三节　眼眶的血管和淋巴

动脉

眼眶的动脉主要来自颈内动脉分出的眼动脉,少部分来自上颌动脉的眶下动脉和脑膜中动脉的眶支。

眼动脉

由颈内动脉发出,与视神经一起被包绕在视神经的硬膜鞘中,伴同视神经出颅腔,穿过视神经孔进入眶内。在眼眶后部,眼动脉位于总腱环内,在视神经与外直肌之间,眼动脉越过视神经上面,向眶内壁行进,在上斜肌与内直肌间,至眶隔后方分成两个终末支。眼动脉分支如下(图30-6):

视网膜中央动脉:为一细长动脉,直径约0.28mm,在眶尖视神经孔附近由眼动脉发出,在视神经下方前行,约在眼球后方10～15mm处于视神经下方或稍偏鼻侧,几乎成直角进入视神经内,此后则位于视神经的中心向前行进,直达视盘。其终末支为上下视网膜弓。

睫状后动脉:发自眼动脉位于视神经下方,在眼球附近分为8～14支,围绕眼球,向前行进,并贴近视神经进入眼球内,其中大部分进入脉络膜,称为睫状后短动脉。另有两支为睫状后长动脉,形成虹膜动脉大环,营养睫状体及虹膜。

泪腺动脉:是眼动脉最颞侧的分支,沿眶外壁外直肌上缘走行,伴随泪腺神经到达泪腺。此动脉越过泪腺后分为上下睑外侧动脉,供应上下眼睑。同时这两支动脉发出脑膜回返支进入颅内。

肌支:主要为两个主干,上支供应上直肌、上斜肌与提上睑肌;下支供应内直肌、外直肌、下直肌与下斜肌。

眶上动脉:眼动脉经过视神经上方时发出眶上动脉,沿提上睑肌和上直肌内缘和眶上壁向前,伴随眶上神经穿过眶上孔,到达头皮和前额,并发出小分支到眶骨膜和额骨板障。

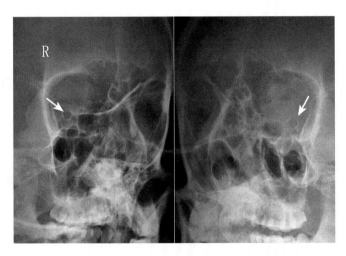

图30-5　视神经管像

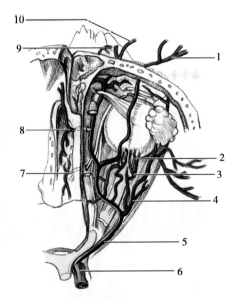

图30-6　眼动脉及其分支(1. 眶上动脉;2. 睫状动脉;3. 视网膜中央动脉;4. 泪腺动脉;5. 眼动脉;6. 颈内动脉;7. 筛后动脉;8. 筛前动脉;9. 鼻背动脉;10. 额动脉)

筛动脉:眼动脉走行于上斜肌和内直肌之间时发出筛前、后动脉。较大的筛前动脉伴随筛前神经通过筛前孔供应前、中筛窦的黏膜、额窦和前颅窝的硬脑膜。筛后动脉较小,它穿过后筛孔供应后筛气房。

额动脉:为眼动脉的终末支,伴随滑车神经在眶的内上角穿出眶隔,供应额部和头皮。

鼻背动脉:在滑车与睑内侧韧带之间穿过眶隔,与内眦动脉吻合,供应鼻根部皮肤和泪囊。

脑膜前动脉:分为上下两支,经过眶上裂达颅腔。

睑内侧动脉:分为上下两支,在内眦韧带上下方行进,分别达上下睑。在眼轮匝肌与睑板之间,与泪腺动脉的睑外侧动脉吻合,形成眼睑动脉弓。

来自上颌动脉的眶下动脉和脑膜中动脉的眶支。

静脉

眼眶的静脉主要向三个方向引流:①向后:由眼上、下静脉回流入海绵窦及颅静脉系统;②向前:通过眼静脉与内眦静脉的吻合注入面静脉系统;③向下:经过眶上裂,回流到翼静脉丛。眼的静脉与面深浅静脉、鼻窦静脉及颅腔内静脉窦自由交通(图30-7)。

眼上静脉

眼上静脉在眼眶的鼻上方由内眦静脉和眶上静脉吻合而成。它沿眼动脉向后走行,穿过肌锥经眶上裂进入海绵窦。注入眼上静脉的分支有:筛前、后静脉;泪腺静脉;涡状静脉和睫状静脉。

眼下静脉

位于眶下壁前方,起始于一个静脉丛,收集从下直肌、下斜肌、下涡状静脉、下方结膜、泪囊和下睑小静脉的静脉回流,经眶下裂与翼静脉丛相交通,在眶下缘处与面前静脉交通,最终进入海绵窦。

海绵窦

位于颅腔内蝶骨体两侧,为一大静脉腔。内侧与蝶窦相邻,内上方是脑垂体,外侧为颅中窝和大脑颞叶(图30-8)。

海绵窦内有颅内动脉通过,并有展神经穿行,窦的外侧壁上,由上往下为动眼神经、滑车神经及三叉神经的第一、二支。海绵窦患病时,展神经将首先受累,严重时可出现海绵窦综合征。颅底骨折时可引起动静脉瘘或动静脉瘤,面部、鼻部化脓性病变时,可引起海绵窦血栓。

眼眶的淋巴

眶内没有淋巴结和淋巴管,由眼球回流的淋巴,沿血管周围腔回流,注入颈淋巴干。

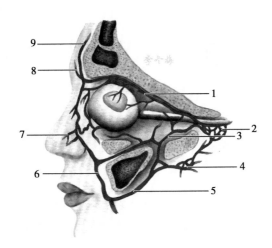

图30-7　眼眶静脉(1. 眼上静脉;2. 海绵窦;
3. 眼下静脉;4. 翼状丛;5. 面深静脉;6. 面静脉;7. 鼻静脉;8. 滑车上静脉;9. 眶上静脉)

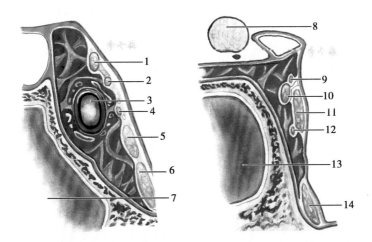

图30-8　海绵窦及窦壁神经(1. 动眼神经;2. 滑车神经;3. 颈内动脉;4. 展神经;5. 三叉神经第一支;6. 三叉神经第二支;7. 蝶窦;8. 视神经;9. 滑车神经;10. 动眼神经;11. 三叉神经第一支;12. 展神经;13. 蝶窦;14. 三叉神经第二支)

第四节 眼眶的神经

眼眶神经包括运动、感觉、交感和副交感神经：

视神经；

眼外肌及提上睑肌的运动神经：动眼神经、滑车神经、展神经；

感觉神经：三叉神经的第一、二支，负责眼球、泪腺、结膜、眼睑及面部周围皮肤区域的感觉；

交感神经：至眼球、泪腺、眶平滑肌，并有血管运动支分布至眶内血管；

面神经至泪腺（图30-9，图30-10）。

视神经（第Ⅱ对脑神经）

视神经起源于视网膜的神经节细胞层，向上走行于颅内。视神经从球内到视交叉分为四段：①眼内段；②眶内段；③管内段；④颅内段。

视神经眼内段长约1mm，宽约3mm，筛板以后开始有髓鞘包裹，来自颅内的软脑膜、蛛网膜和硬脑膜延续包绕视神经鞘膜至眼球后，鞘膜间隙与相应的颅内间隙相通，颅内压力增高时，可传至视盘导致视盘水肿。

视神经眶内段长约25mm，呈S形弯曲，利于眼球转动。

管内段是视神经通过颅骨视神经管的部分，长约9mm，眼动脉位于视神经外下方。该段视神经与蝶窦、筛窦、上颌窦和额窦关系密切，可因鼻窦疾病导致视神经受累。

颅内段由颅腔入口至视交叉，长约16mm。视神经上方为额叶，并靠近颈内动脉、大脑中动脉和前交叉动脉，易受到动脉瘤的压迫。

动眼神经（第Ⅲ对脑神经）

动眼神经从中脑内侧前表面到大脑脚内侧的动眼神经沟内，进入眶上裂前分为上下两支。上支越过视神经支配上直肌与提上睑肌；下支支配内直肌、下直肌与下斜肌。另外，动眼神经还发出运动根到睫状神经节（图30-9）。动眼神经完全或不完全麻痹的临床表现取决于病变的位置。患者可能出现眼球极度外展并轻微下转、上睑下垂、瞳孔散大、对光反应消失、睫状肌麻痹、调节力消失等（图30-11）。因为瞳孔运动纤维为动眼神经的扩展部且易于受压，所以在后交叉动脉瘤的患者中约95%有瞳孔散大，由于缺血或糖尿病导致的动眼神经麻痹中仅10%的患者有瞳孔散大且多在2~3个月内自行恢复。

滑车神经（第Ⅳ对脑神经）

起源于中脑背侧面，经眶上裂进入眶内，位于额神经和泪腺神经的内侧，于眶顶和提上睑肌之间向前向内，在距眶尖10mm处进入上斜肌。滑车神经是最细长的神经，约40~75mm，使其易于受头部挫伤的损害，引起上斜肌麻痹，出现下转受限和同侧眼球内旋。

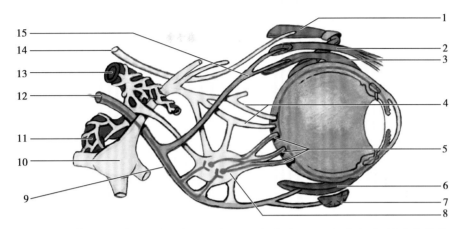

图 30-9　眼神经动眼神经分支图（1. 上斜肌；2. 提上睑肌；3. 上直肌；4. 睫状长神经；5. 睫状短神经；6. 下直肌；7. 下斜肌；8. 睫状神经节；9. 动眼神经下支；10. 三叉神经节；11. 交感神经丛；12. 动眼神经；13. 颈内动脉；14. 滑车神经；15. 动眼神经上支）

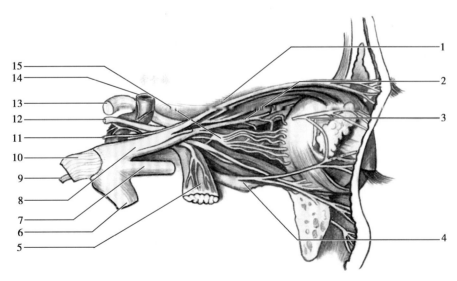

图 30-10　眼眶神经（1. 额神经；2. 鼻睫神经；3. 泪腺神经；4. 颧神经；5. 展神经；6. 下颌神经；7. 上颌神经；8. 眼神经；9. 三叉神经运动根；10. 三叉神经感觉根；11. 滑车神经；12. 动眼神经；13. 视神经；14. 颈内动脉；15. 睫状神经节）

三叉神经(第Ⅴ对脑神经)

三叉神经是最大的脑神经,起于脑桥外侧,向上向前至半月神经节,由其分出三个分支:①眼神经;②上颌神经;③下颌神经。第一、二分支为纯粹的感觉神经,而下颌支既有感觉根也有运动根。下颌支感觉根司下齿龈和舌的感觉,以及下唇和颌部皮肤的感觉。运动根支配咀嚼肌、颞肌、咬肌和翼状肌。眼支和上颌支穿过海绵窦,而下颌支位于海绵窦外面(图30-8)。

眼神经

在眶上裂后方分为三支:鼻睫神经、额神经和泪腺神经。

泪腺神经是最小的分支,穿行于眶内上外侧,沿外直肌上缘外侧行进至泪腺,司泪腺、颞侧结膜和上睑外侧、前额颞侧皮肤的感觉。

额神经是眼神经的最大分支,起自眶上裂后方的海绵窦内,由此进入眶内,向前再分为滑车上神经与眶上神经。滑车上神经伴行滑车上动脉通过滑车上方,穿出眶隔到前额的皮下,司前额下部、上睑中部的感觉。眶上神经通过眶上切迹或眶上孔出眼眶,司上睑、前额皮肤和结膜的感觉。

鼻睫神经自眼神经内下方发出,通过眶上裂入眶,伴眼动脉在视神经上方、上直肌下方行进,在上斜肌与内直肌间通过前筛骨孔出眶,发出以下分支:①睫状长神经:穿过巩膜,在巩膜与脉络膜之间行进,发出感觉纤维到角膜、虹膜、睫状肌和瞳孔开大肌;②筛后神经:伴动脉进入后筛骨孔,支配蝶窦及后筛房;③滑车下神经:紧贴上斜肌下缘前进,支配内眼角周围的皮肤、结膜、鼻根部、泪囊、泪小管与泪阜;④睫状神经节长根或感觉根:发出一细长神经,沿视神经外侧,达睫状神经节后部。

上颌神经

经海绵窦外下壁,穿过圆孔出颅中窝,入翼腭窝后经眶下裂入眶,变为眶下神经。经过眶下沟和管,出眶下孔达面部,形成其终支睑支、鼻支和唇支,司下睑皮肤和结膜、上唇、内外眦和鼻翼的感觉。

展神经(第Ⅵ对脑神经)

起自脑桥与延髓间的沟内,沿枕骨斜坡向上在颞骨岩部下方约1cm处穿出硬脑膜,横过岩下窦,经外侧到后床突、颞骨岩部上方和Gruber岩蝶韧带下方。这些结构构成的管称Dorello管,展神经通过此管,因此颅底骨折时,易于受压损伤。展神经继续向前进入海绵窦,位于海绵窦的外侧面,使它更易受颈内动脉海绵窦动脉瘤的压迫。自颈动脉丛的交感神经纤维在海绵窦内沿展神经走行,进入瞳孔括约肌,故海绵窦损伤致展神经麻痹可引起同侧Horner综合征。穿过海绵窦后,展神经进入眶上裂到达外直肌。

面神经(第Ⅶ对脑神经)

面神经分为两部分,运动神经部分,支配面部表情肌;小的部分,含有感觉和副交感神经纤维。

面神经穿行腮腺时运动神经根分出五条分支:①颞支;②颧支;③颊支;④下颌支;⑤颈支(图30-12)。其中颞支位于眶外上方,沿眶上缘走行,支配部分眼轮匝肌、皱眉肌和额肌。颧支沿颧突下缘走行,支配眼轮匝肌下部。颊支横过咬肌表面,支配上唇肌和鼻内壁。一旦面神经麻痹,将造成眼睑闭合不全、下睑麻痹性睑外翻(图30-13)。

睫状神经节

睫状神经节呈扁平长方形,前后径约2mm,垂直径约1mm,位于眶尖部视神经孔前方1cm处,视神经和眼动脉外侧,外直肌的内侧。

睫状神经节有三个根:①来自鼻睫神经的感觉根;②来自动眼神经下支的副交感神经节前神经根(运动根);③来自颈动脉丛的交感神经节后根。交感和副交感节后纤维离开睫状神经节后发出睫状后短神经,穿过巩膜进入球内,与睫状长神经吻合,支配虹膜、睫状体和角膜(图30-10)。

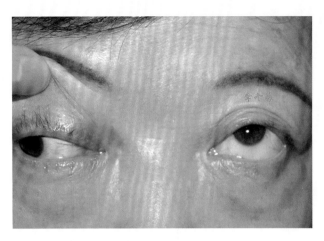

图 30-11　动眼神经麻痹(右眼极度外展、上转不能、上睑下垂)

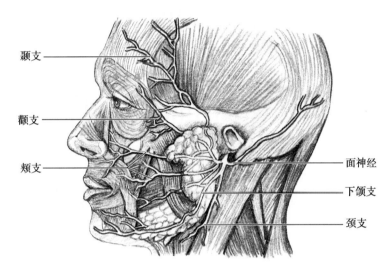

颞支

颧支

颊支

面神经

下颌支

颈支

图 30-12　面神经及其分支

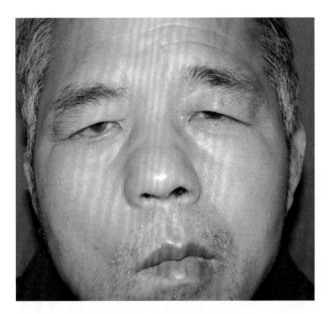

图 30-13　面神经麻痹,下睑麻痹性睑外翻

第五节　眼眶的骨膜、筋膜组织

眶骨膜

是一层致密纤维膜,贴附于眶骨表面。眶骨膜在眶缘、骨缝、滑车凹、眶裂和泪嵴处附着紧密,其余部位较为疏松,临床上,行眶手术时易于分离,并易于形成骨膜下积血和脓肿。泪囊窝处,眶骨膜分为两层,一层衬于泪囊窝成为骨膜,另一层在前后嵴之间延伸为泪囊筋膜,泪囊即位于两层之间。

筋膜

眼球筋膜即 Tenon 囊,是包绕眼球的纤维结缔组织膜(图 30-14)。从角膜缘后 2mm 起至视神经入口处与硬脑膜鞘和巩膜交错。四条直肌止端穿过 Tenon 囊,直肌肌鞘与 Tenon 囊融合。眼球筋膜的下部变厚,该处下直肌和下斜肌肌鞘融合,两端与内外直肌的节制韧带融合,以及此纤维向下睑板、下睑眶隔和眶下壁骨膜延续部分共同形成一悬吊眼球的韧带,即 Lockwood 韧带(图 30-15)。此韧带有支撑眼球,防止眼球下移的作用。当眶底骨折时,此韧带可使眼球保持原位。

眼肌鞘:眼外肌全长均由鞘膜包绕,从每个眼外肌鞘延伸到邻近眼外肌鞘的连接组织构成肌间隔膜。四条直肌及其筋膜从总腱环起源,向前呈漏斗状散开,称为肌锥(图 30-16)。

节制韧带:节制韧带是肌肉鞘膜和邻近眶壁之间向前延伸的连接组织,可防止离断的眼外肌退缩入眶后部。内侧节制韧带从内直肌鞘和 Tenon 囊延伸到提上睑肌内角和眶隔,附着于泪后嵴。外侧节制韧带止于 Whitnall 结节、外侧穹窿结膜和眶隔,呈扇形于眶缘后方 14mm 处伸展,此节制韧带限制眼球的水平运动及提上睑肌的过度收缩(图 30-17)。

上横韧带起于提上睑肌腱膜,贯穿提上睑肌腱膜,限制提上睑肌向后收缩。临床上,损伤此韧带可造成上睑下垂。

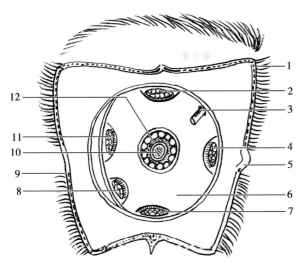

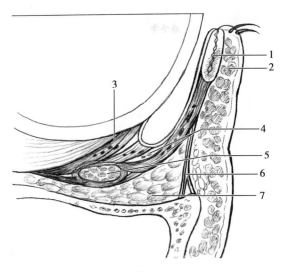

图 30-14　眼球筋膜(1. 上睑缘;2. 上直肌;3. 上斜肌;4. 内直肌;5. 内眦连合;6. 眼球筋膜;7. 下直肌;8. 下斜肌;9. 外眦连合;10. 视神经;11. 外直肌;12. 眶脂体)

图 30-15　Lockwood 韧带(1. 睑板;2. 眼轮匝肌;3. 下直肌;4. Lockwood 韧带;5. 下斜肌;6. 眶隔;7. 眶脂肪)

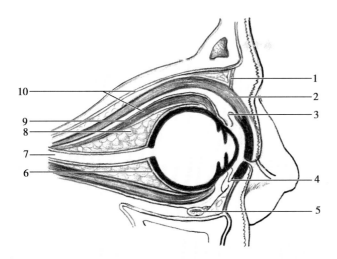

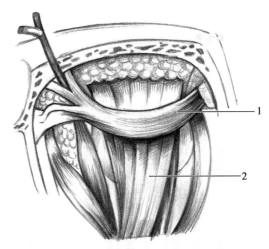

图 30-16　眼肌鞘膜(1. 眶隔;2. 提上睑肌;3. 上穹窿;4. 下穹窿;5. 下斜肌;6. 眼球筋膜;7. 视神经;8. 眶脂体;9. 上直肌;10. 眼肌鞘膜)

图 30-17　节制韧带,切除眶顶后所见(1. 节制韧带;2. 提上睑肌)

第六节　其他眼眶内容物

眼球

眼球位于眶中央的上外侧,成人眼球前后径约 24mm,垂直径 23mm,水平径 23.5mm。视轴和眶轴角度为鼻侧 23°。正常时,眶内眼球偏向鼻侧,双眼单视功能丧失时,眼球和视轴向颞侧旋转。

眼外肌

6 条眼外肌共同控制眼球的运动。眼外肌为横纹肌,分别由动眼神经、滑车神经和展神经支配(图 30-18)。

内直肌

起自总腱环内侧,沿眶内壁和眼球之间前行,止于角膜缘后 5.5mm 处。动眼神经于起端 15mm 处进入肌肉。血液供应为来自眼动脉的肌支。

下直肌

起自总腱环下部,沿眶下壁前行,止于角膜缘后 6.5mm。由动眼神经下支支配,眼动脉肌支供应。临床上,下直肌退缩可导致下睑退缩。

外直肌

起自总腱环外侧,在眶外壁和眼球之间向前越过下斜肌的止端上方,止于角膜缘后 6.9mm。展神经支配,泪腺动脉和眼动脉肌支供血。

上直肌

起自总腱环上方,从眶尖呈 25° 向前走行,止于角膜缘后 7.7mm。由动眼神经支配,眼动脉肌支供应。临床上,由于上直肌和提上睑肌肌鞘附着,上直肌过于后徙可使睑裂变宽。

上斜肌

上斜肌起自蝶骨小翼骨膜,总腱环内上方,沿眶壁内上方走行至滑车,自此变为肌腱,与视轴呈 54° 向后转折,在上直肌下附着于眼球赤道后的巩膜外侧。上斜肌由滑车神经支配,眼动脉的肌支供应。临床上,滑车的钝挫伤或眶内壁手术损伤滑车可导致上斜肌麻痹,引起外斜视和垂直复视。

下斜肌

起自眶底的前内壁,在后外侧于眶底和下直肌之间走行,与视轴呈 54°,止于外下方的巩膜表面。下斜肌由动眼神经下支支配,血供来自眶下动脉和眼动脉的肌支。

眶脂肪

除神经、血管、连接组织、筋膜和眼球外,眼眶的其余部分由眶脂肪填充(图 30-19)。肌锥内的脂肪较为疏松,质地较软,有利于眼球运动;肌锥外的脂肪特别是眼球下部和泪腺后面,脂肪块较大,较坚实。这些脂肪组织对眶内结构起着重要的保护和支持作用。

临床上,眶内感染和炎症可导致脂肪液化,外伤可导致脂肪坏死。由于年龄和遗传特性,眶脂肪可通过眶膈疝出,形成睑袋。

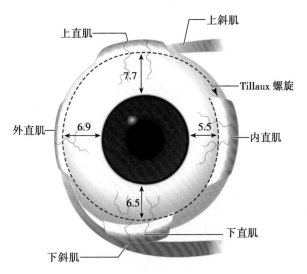

图 30-18　眼外肌分布示意图

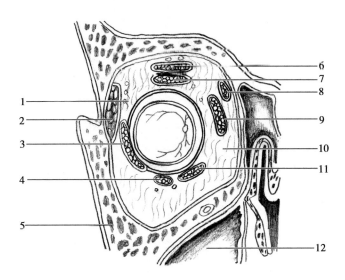

图 30-19　眶脂肪（1. 眼球筋膜；2. 眶部泪腺；3. 外直肌；4. 下斜肌；5. 颧骨；6. 提上睑肌；7. 上直肌；8. 上斜肌；9. 内直肌；10. 眶脂体；11. 下直肌；12. 上颌窦）

（李冬梅　王乙迪）

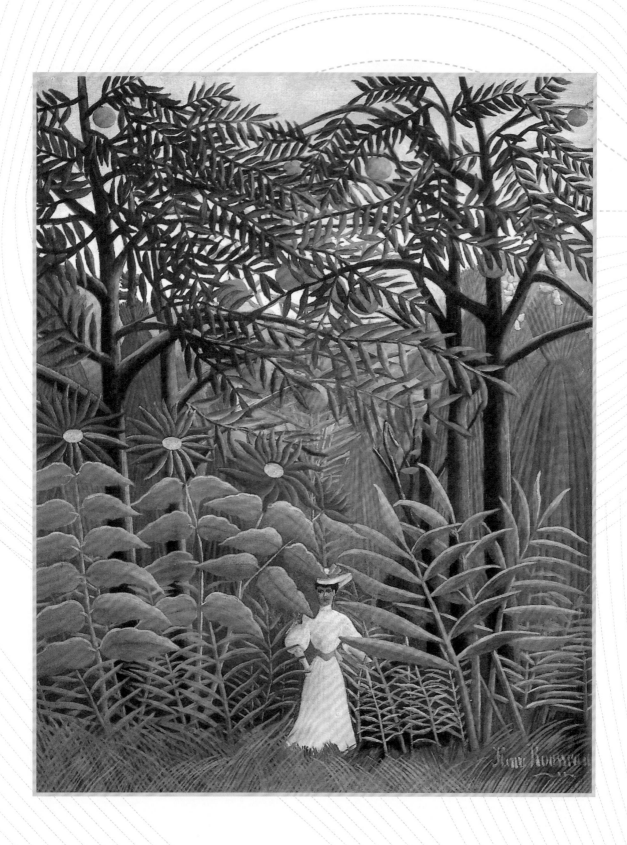

第三十一章　先天性小眼球及无眼球

每一个生命都要求得到尊重,也应该得到尊重——于丹心语

世界上没有真正的完美,美的极致也是因人而异的,那么就让我们容许一点瑕疵存在吧。

先天性无眼球或小眼球畸形是由于胚胎期视泡发育异常引起,而正常儿童颅面部的发育是依赖于眼眶的生长发育,而骨性眶腔的增大是与眼球发育相关的。先天性小眼球无眼球患儿于胎儿期已出现眶面部发育不良的复杂畸形状态,包括眼眶狭小、眼窝凹陷、结膜囊狭窄、睑裂短小等。出生后如不尽早干预治疗,双侧颜面发育的不均衡便持续加剧,并影响到颅面其他诸骨,导致半侧面部发育畸形。在此畸形的影响下患者存在严重的心理障碍和人格异常。及时对发育期的小眼球/无眼球患者进行及时、合理、有效的干预治疗具有特殊的医学和社会学意义,因此此种畸形的治疗应集中在发育期如何促进眼眶发育的治疗及发育期后改善外观的治疗,两个时期将采取不同的治疗方法。

第一节　概　　述

发病机制

先天性小眼球和无眼球是一种眼球先天性发育严重异常的疾病,我国先天性眼盲患者中 16.6% 为小眼球或无眼球,是导致我国儿童首要的不可逆性遗传性致盲眼病。先天性小眼球及无眼球的发病率在发展中国家及发达国家有显著性的差异,甚至在同一个国家不同的地域都有明显的差异。根据数个欧洲大样本研究统计,先天性小眼球的出生发病率为 1. 4/10 000,1. 8/10 000 和 3. 5/10 000,先天性无眼球的出生发病率为 0. 3/10 000 ~ 0. 6/10 000,而我国的先天性小眼球及无眼球的发病率为 1. 18/10 000。正常情况,出生时眼球直径应在 15 ~ 19mm 范围内,临床上完全没有眼球者不多见,常见的是停滞在不同发育阶段直径小于 15mm 的小眼球。

先天性小眼球和无眼球病因复杂,目前尚不明确,流行病学研究提示影响因素主要为遗传及环境因素。遗传因素包括显性遗传及 X 染色体遗传,具有明显的遗传异质性和表型异质性。在先天性小眼球及无眼球中,孟德尔法则的三种遗传方式:常染色体显性遗传(MIM#133780)、常染色体隐性遗传(MIM#601813)、性连锁遗传(MIM#305390)均有报道。最新研究发现 SOX2 基因变异可能导致双侧的先天性无眼畸形。染色体异常包括染色体重复、缺失及畸变。环境因素为妊娠期间的病毒感染,吸烟饮酒史,药物服用史及长期暴露于可能致胎儿畸形的环境等。

国内外学者认为先天性小眼球及无眼球是胚胎发育过程中眼球发育异常所致,胚眼发育过程中任何一个过程出现异常都将导致眼球的缺失或者眼球结构的异常,包括先天性囊性眼,小眼球合并囊肿,小眼球合并畸胎瘤。先天性小眼球和无眼球,可发生于单侧或双侧,小眼球可表现为单独存在的眼部畸形,患侧眼表现为白内障、葡萄膜缺损、角膜白斑及视网膜发育不良,也可以是合并有全身异常等综合征,约有 1/5 的患者存在智力发育障碍。

诊断依据

临床上把眼部附属器存在,眼球完全缺失定义为无眼球。把成人角膜直径<10mm,且眼球前后径<20mm 的眼球定义为小眼球。其中重度小眼球与无眼球在临床上相对很难鉴别,必须通过 MRI 或 CT 方能确认眼球是否存在,故常被称为"临床无眼球"。

Shah 等报道先天性小眼球的眼球前后径在出生时<16mm,角膜直径<10mm,在 12 个月时眼球前后径小于 19mm。本章中主要介绍先天性盲性小眼球,即无视功能的小眼球。我们参考国内外文献后定义如下:

单眼先天性小眼球

临床上可见的明显眼球偏小,患眼眼轴长明显小于对侧眼,或明显小于正常同龄眼轴的,影像学检查眼球无正常组织结构者。

双眼先天性小眼球

患眼眼轴长较正常同年龄段小 5% ,或明显小于正常同龄眼轴,影像学检查眼球无正常组织结构。

治疗原则

先天性小眼球或无眼球患侧通常有严重的视功能障碍,及眶面部发育不良的复杂畸形状态,包括眼眶狭小、眼窝凹陷、结膜囊狭窄、睑裂短小等,并可导致半侧面部发育畸形。从而严重损毁了患者的面部容貌。在这种畸形面容的影响下,患者存在严重的心理障碍和人格异常,因此矫正其畸形将具有重要意义。

正常儿童颌面部的发育是依赖于眼眶的生长发育,而骨性眶腔的增大是与眼球发育相关的。儿童眶容积呈线性增长,1 岁内为快速增长期,5 岁时眶容积可达成人的 77%,至 12 岁时眼眶及颅面部的发育已接近成人的 95% 或以上,因此我们将 12 岁以下定为发育期,之后则称为发育期后。

先天性小眼球无眼球的治疗主要集中在发育期如何促进眼眶发育的治疗,以及发育期后针对所存在的畸形进行整复治疗,两个时期将采取不同的治疗方法。

术前评估

眼部检查

视功能

所有患儿术前都必须判定任何潜在视力的有无,可以根据患儿是否能注视或眼球跟随物体运动来初步确认患儿视力有无,可进行 VEP 及对比敏感度的检查。手术必须在确认无视力的患儿中进行。

眼睑、睑裂及附属器情况

术前要测量记录双侧睑裂长度及高度,是否存在眼睑内翻或外翻等。以及泪道系统情况。

眼球大小

如条件允许应测量患儿双眼眼轴。

眶容积测量

术前采用低能量螺旋 CT 扫描或 MRI,测量眶容积及眶内囊肿情况。

眼窝情况

要进行双侧眼窝情况检查,结膜囊检查等。

全身检查

先天性小眼球/无眼球患者可合并全身多系统的发育异常,如循环系统,消化系统,泌尿生殖系统,神经系统等。因此术前需全面查体除外全身手术禁忌证或及时治疗全身系统疾病。

第二节 先天性小眼球或无眼球

眼眶发育的干预治疗方法

不断增大的义眼

定期更换合适的义眼能起到扩张结膜囊、增加组织宽度、刺激眼睑发育、加大眼眶容积的作用。1 岁内幼儿生长最快,3 岁前为眼球眼眶快速生长期,因此在这一个阶段义眼的更换应更为频繁,要视患儿的生长发育情况选择 3 个月或半年更换义眼一次(图 31-1,图 31-2)。患儿 3 岁时所需替代的眶容积应在 3.6~4.2ml,5 岁时所需替代的眶容积在 6ml 以下。如没有一个完好的可扩张眶内植入物情况下,在患儿 5 岁前尤其是 3 岁前以一个充足容积的义眼来代替眶容积缺失应为可行的方法。不断增大的义眼将贯穿患儿生长发育期的过程。

组织整合眶内填充物

以往国内普遍采用的整复方法为,不论任何年龄皆为摘除眼球后植入人工材料眶内植入物,或对无眼球的患儿植入眶内植入物。尽管羟基磷灰石(hydroxyapatite,HA)及高密度聚乙烯(Medpor)的生物相容性及多孔结构,使得新生血管及结缔组织迅速长入,而成为较理想的组织整合性植入物。计算得出的 1 岁与 5 岁时的眼球缺失后所需补充的眶容积相差近 1 倍,由此 1 岁或 1 岁内行眶内植入者至 5 岁时必然出现严重的眼窝再凹陷,如果对此种组织整合性植入物行置换手术势必造成眶内软组织的损伤,从而眶容积进一步缺失。因此此类植入物不可置换,而且幼儿期植入物暴露等并发症明显增加,所以对于 5 岁以下眼眶快速发育期的患儿并非最佳选择。

真皮脂肪移植

真皮脂肪多从患儿臀部取材,并能随患儿的成长而增大,满足眶内软组织的需求,刺激眼眶容积的增加,使眶周对称发育,而且自体组织不会出现排异的现象,因而优越于各种的人造填充物(图 31-3、图 31-4,该患者术前、术后像见图 31-5,图 31-6)。

缺点是:虽然真皮脂肪在幼儿期不断增长,但是在较大龄儿童却会出现萎缩的现象。所以,真皮脂肪的植入只适用于 5 岁以下患儿。

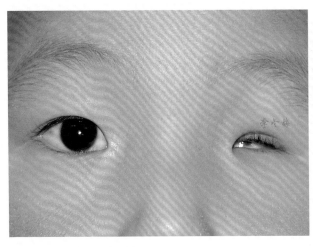

图 31-1　1 岁患儿，左眼小眼球

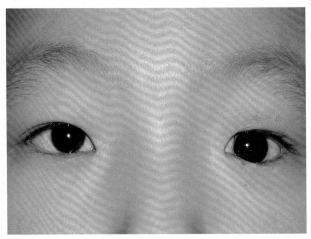

图 31-2　义眼佩戴两年后

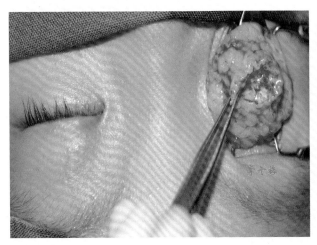

图 31-3　真皮脂肪眼窝内充填

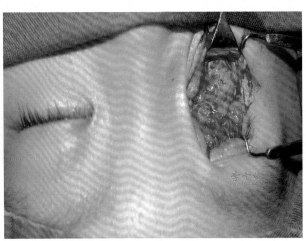

图 31-4　四条直肌与真皮脂肪缝合

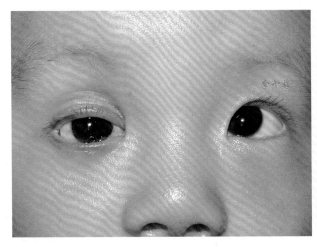

图 31-5　患儿 1 岁，小眼球

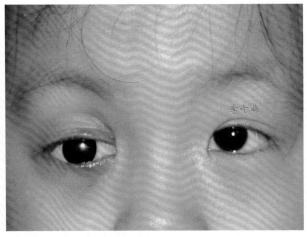

图 31-6　真皮脂肪术后半年

眼眶扩张器

Gossman 对先天性小眼球患者先行眼内容物摘除术,翻转缝合巩膜,于肌锥内植入可伸展的气球样微型扩张器;耳前冠状切口,在颞侧皮下埋入阀门;去除眶外壁少许骨质,使两者通过眶外壁的小管相连,阀门与外界相通(图 31-7)。定期注入生理盐水(约每个月注入 0.5ml),使扩张器体积增大,促使眼眶正常发育。在 1 岁之内置入,为防止植入的扩张器脱出,植入手术后 3 个月才可进行第一次注水扩张。虽然术后操作简便,无论在医院或是在家里都可以完成,然而多数患儿家长的依从性差,直接影响了手术效果。而且扩张器内的压力时常高达 150~200mmHg,对患者造成了极大的不适,以及组织缺血、感染、扩张器脱出等并发症。尽管有效,但临床上并不常应用。

OTE 眼眶扩张器由 David Tse 发明(图 31-8),同样需摘除小眼球,将植入物通过钛板固定于外侧眶缘,定期进行注射生理盐水。

渗透压依赖性自行膨胀眶内植入物

眶内渗透压依赖性自行膨胀眶内植入物(osmotic self-expanding tissue expander)在德国及美国已广泛应用,近年国内也开始应用于临床。它有以下特点:①是一种高度亲水性的聚合物,成分为乙烯基吡咯烷酮和甲醇异丁烯酸,也称水凝胶,靠渗透压差吸收水分而膨胀;②在干燥、脱水、收缩的状态下,置入眶内或结膜囊内,数周内达到体积最大的状态,约为最初体积的 9.6 倍;③其膨胀率在生产时就可以设定,并能预先控制;④在脱水状态下,还可以制成任意的形状和大小;⑤多用来制造隐形眼镜和人工晶体,组织相容性明显强于前面所述高压气球样的扩张器;流体静力压恒定为 20~30mmHg。

此亲水性水凝胶扩张物眼部临床应用中,有以下的优点:

①根据眼眶的不同情况,可以植入多个小体积的扩张物,如果偶尔出现矫正不足,术后也较容易二次追加;②经过对其形状尺寸改良,应用注射的方式即可将其送入眶内球后;③由于其自行膨胀,无须保留人为扩张器应用时须预留的与外界相连的皮下通道,避免了相关并发症的发生;④当膨胀到最大体积时,其容积的 9/10 为水分,更提高了与周围组织的相容性;⑤同时扩张结膜囊和眼眶,对于结膜囊狭小的眼窝,可以用此扩张器扩大结膜囊。

目前国内引进的产品规格包括半球形、球形以及柱形(图 31-9)。半球可选产品为 0.9ml,膨胀后直径达 14mm;及 1.5ml,膨胀后直径为 18mm。球形水凝胶型号:膨胀后体积为 1ml,直径 12.5mm;2ml,直径 15.5mm;3ml,直径 18mm;4ml,直径 19mm;5ml,直径 21mm。柱状水凝胶直径 2mm,长 8mm,体积为 0.025ml,最大膨胀体积 0.24ml。

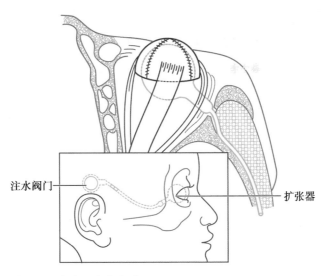

图 31-7 气囊眶内扩张器

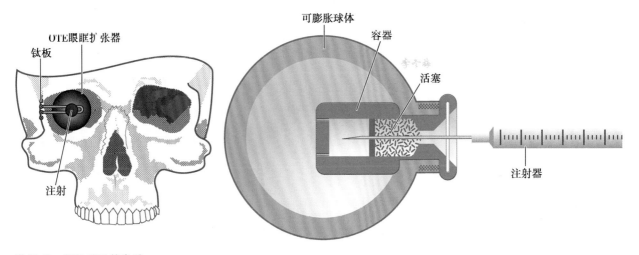

图 31-8 OTE 眼眶扩张器

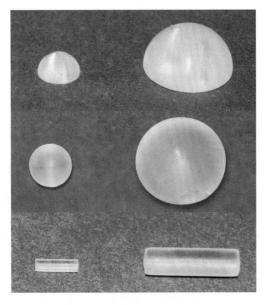

图 31-9 水凝胶眶内植入物

第三节　自膨胀水凝胶眶内植入手术

自膨胀水凝胶眶内植入手术时机

半球形自膨胀水凝胶

在大约 3 个月龄时植入半球形自膨胀水凝胶,开始扩张结膜囊及睑裂。Wiese 首先将半球形的此类扩张器放置入结膜囊,起义眼的作用,30 天内体积逐渐增至最大,可以放置 2～3 个月,避免了义眼片的频繁更换,不仅解决了结膜囊过于狭小无法佩戴义眼的问题,同时还扩大了眼睑等软组织。

球形自膨胀水凝胶眶内植入

在患儿约 10 个月龄或 1 岁时(大概在第一次手术治疗后半年),可以行眶内植入第一个球形水凝胶,扩大骨性眶腔。如果两至三年后临床可见明显的眼窝凹陷或测量眶容积不足,就可行更大的水凝胶球体置换,直至达到 5ml 的植入物。

柱状自膨胀水凝胶注射

如眶容积不足的先天性小眼球或无眼球患儿可行注射水凝胶植入,但因此产品不易于置换,因此不用于眶容积严重不足或年龄过小的患儿。

半球形自膨胀水凝胶眶内植入

手术操作

全身麻醉下首先测量睑裂长度,根据患儿年龄和睑裂大小选择半球尺寸。

将半球状水凝胶置入结膜囊并用一根不可吸收性单股缝线(如尼龙线)穿过扩张器的两个孔(图 31-10),如纽扣样,然后将之固定于上下穹窿(图 31-11),进行暂时性睑缘缝合术(图 31-12),用不可吸收性缝线褥式缝合 3 周。

术后处理 1 周拆除穹窿固定线,3 周拆除睑缘缝线。

术后两个月取出结膜囊内已扩张的半球,同时佩戴义眼(该患者术前、术后像见图 31-13～图 31-15)。

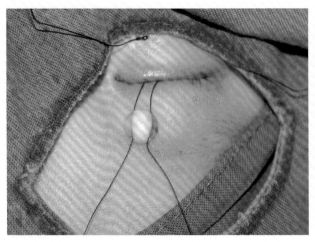

图 31-10　缝线穿过半球

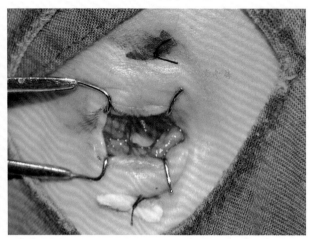

图 31-11　缝线固定于上下穹窿

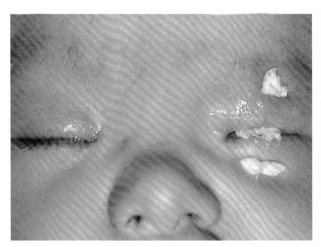

图 31-12　睑缘暂时性缝合

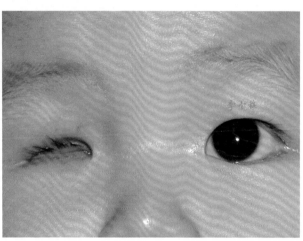

图 31-13　患儿 6 个月,右眼小眼球术前

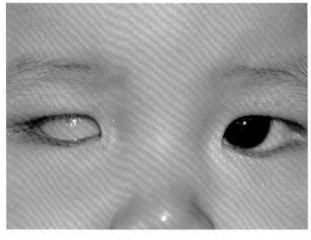

图 31-14　水凝胶半球结膜囊扩张术后 2 个月

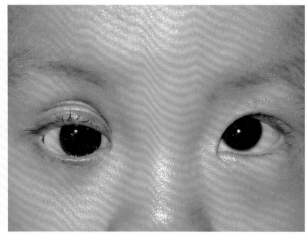

图 31-15　佩戴义眼后

球形植入物眶内植入

手术操作

全身麻醉。

球体规格的选择：根据术前彩色多普勒超声检查得到的双眼眼轴长度分别估算患眼及健眼的体积，公式为 $V=4\pi R^3/3$，$R=$眼轴$/2$。由健眼体积与患眼体积的差值估算出需植入的水凝胶大小，并参考双侧眼眶容积的差值。但临床上多采用简易计算方法为：患侧佩戴薄壳义眼或眼模，球后注入局部麻醉药或生理盐水，至患侧与健侧对称。

切口选择

外眦切口：经外眦部骨膜下入路，通过骨膜下间隙进入，在骨膜内深部形成空间，以便于放置植入物。将球形植入物置入骨膜内空间，逐层缝合伤口。

经结膜入路：一般取鼻下或颞下近穹窿结膜切口，打开结膜及筋膜层（图31-16），沿直肌间以小纹式钳钝性分离直至肌锥腔，并使后部软组织形成一个囊袋。

植入球形水凝胶（图31-17）：以纹式钳夹住球体伸入球后，至触及视神经后松开纹式钳，将球体置入肌锥内。可吸收缝线分层缝合筋膜和结膜。

断视神经方法：首先切断视神经，再将球体植入肌锥腔内。

结膜囊内置入适中大小的眼模，行暂时性睑缘缝合，以对抗容积增大的扩张器引起的眶内压增高。

术后处理：加压包扎48小时，术后1周拆除睑缘缝线。术后3周配义眼。此后视情况半年或1年更换义眼（该患者术前、术后像见图31-20～图31-24）。

术后评估术后第3天、第1周行彩色多普勒超声测量球体扩张体积（图31-18，图31-19）。

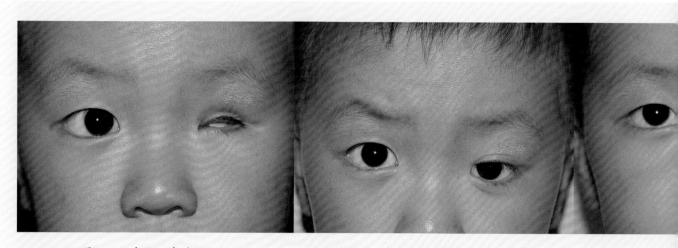

图31-20　患儿1.5岁,左眼小眼　　　　　图31-21　球形水凝胶眶内植入术后半年

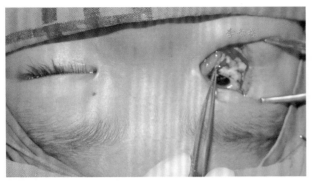

图 31-16 颞下方结膜切口

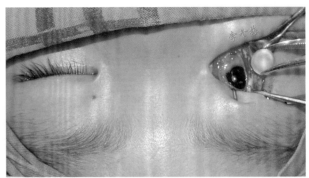

图 31-17 经结膜入路球形水凝胶植入物植入肌锥腔内

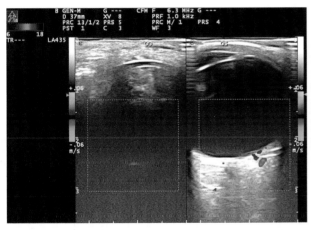

图 31-18 术后 3 天彩超

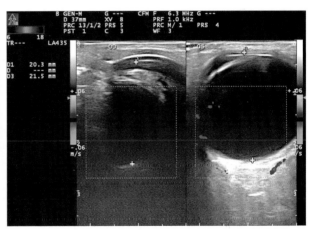

图 31-19 术后 1 周彩超

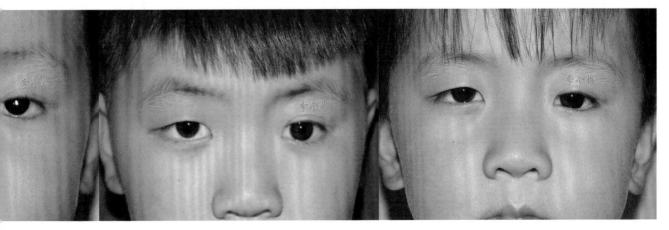

年 图31-23 术后2年 图31-24 术后3年

柱状自膨胀水凝胶注射

适用于轻度眶容积不足的先天性小眼球或无眼球患儿及义眼台术后眼窝再凹陷者。

操作方法

参照 Schittkowski 方法

注射容积估测：首先佩戴好义眼片，球后注入生理盐水或局部麻醉药直到两侧对称，注射的液体体积除以 0.24（为膨胀后体积）即为需用柱状水凝胶的数量。

眶内注射：在下眶缘外侧经皮肤将推注器推注入肌锥腔内，然后拔出推注器的推注针头，将柱状体放入推注器针芯中，然后再将推注针头插入，即将柱状水凝胶逐一植入眶深部（图 31-25 ~ 31-27）。

皮肤注射口以 6-0 丝线缝合或不必缝合。

术后处理：加压包扎 24 小时，第二天打开点药，无其他特殊处理。扩张物在 24 小时内明显膨胀，在 2 天内膨胀至最大体积（图 31-28）（该患者术前、术后像见图 31-29，图 31-30）。

注意

注射时每注入两个水凝胶后应将推注器重新换一个角度，一般更换 5 个角度即可，再行注射，这样避免局部过于拥挤。

柱状水凝胶注射入眶内后无法取出，因此如需不断更换较大植入物的患儿不宜应用，需不断更换植入物者应选择球形植入物。

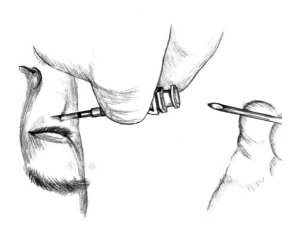

图 31-25 特制套管针注射入球后肌锥腔内

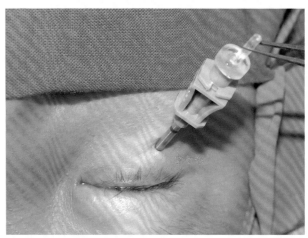

图 31-26 柱状水凝胶置入套管针内

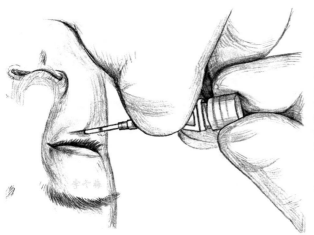

图 31-27 特制针将柱状水凝胶推入肌锥腔内

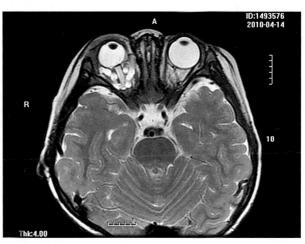

图 31-28 MRI 可见球后柱状水凝胶

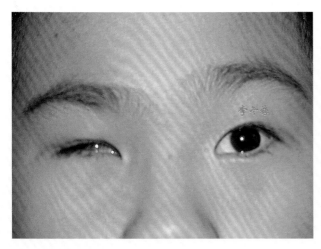

图 31-29 患者 8 岁,右小眼球,柱状水凝胶注射术前

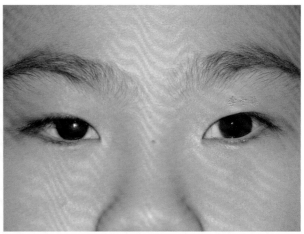

图 31-30 术后 1 年

水凝胶球体置换术

临床可见明显的眼窝凹陷或眶容积不足，则可行更大的水凝胶球体置换，直至达到5ml的植入物。

手术操作

全身麻醉。

沿颞下方原结膜切口，打开结膜及筋膜层，以小纹式钳钝性分离直至可及原水凝胶球体（图31-31）。

打开包膜，将原水凝胶取出（图31-32）。

将原包膜部分剪除，并扩大包膜囊（图31-33）。将所需的球体植入原腔隙中（图31-34）。

结膜及筋膜分层缝合。术后处理同前。

注意

一定要打开原包膜，并将原包膜部分去除，并分离出更大的包膜腔隙，否则水凝胶可能会移位。

尽管患儿可能曾经有过水凝胶半球植入及球体植入，但仍可能有睑裂短小，在患儿三岁后如结膜囊足够宽大，则可行内外眦开大术（图31-35、图31-36）（该患儿术前、术后像见图31-37～图31-41）。

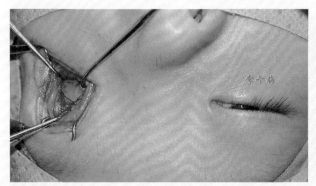

图31-31　打开原水凝胶包裹囊膜

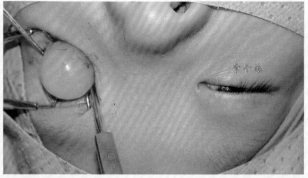

图31-32　取出原水凝胶

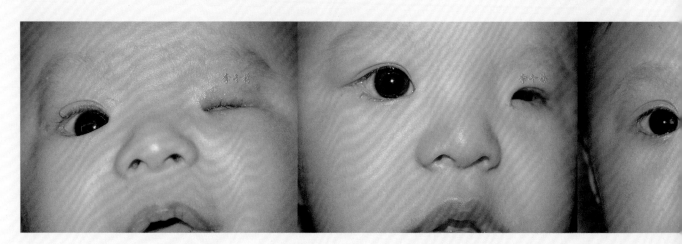

图31-37　患儿,6个月,左小眼球　　　图31-38　水凝胶半球结膜囊扩张术后1年像　　　图31-39　行水

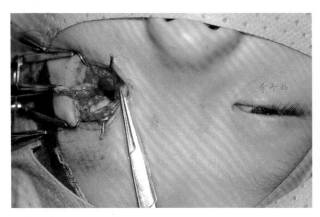

图 31-33 将包膜切除

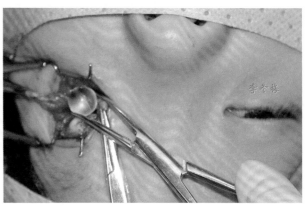

图 31-34 植入 4ml 水凝胶球体

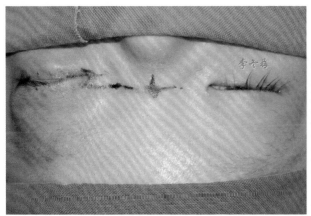

图 31-35 患儿随后行内外眦成形术

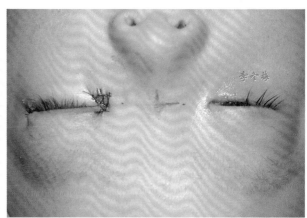

图 31-36 内外眦成形术毕

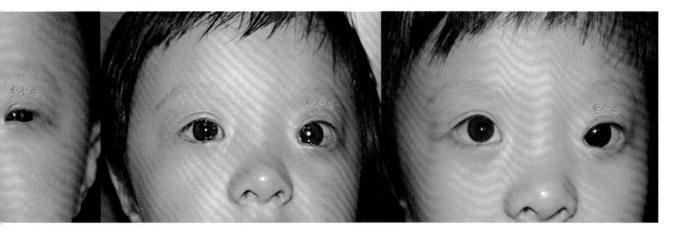

术后1年

图 31-40 4岁时行水凝胶球体置换，内外眦成形上睑下垂术后半年

图 31-41 患儿5岁像

第四节　先天性小眼球或无眼球发育期后整复

内、外眦开大

适用于内眦移位、睑裂短小的先天无眼球或小眼球大于 12 岁的患者。内眦部采用"Y-V"成形术,此术后 3 个月再行外眦开大。如同期进行内外眦开大,睑裂横径张力过大而影响手术效果(图 31-42,图 31-43)。

手术方法

见第十五章眦角畸形(图 31-44,图 31-45)。

上睑下垂矫正

由于先天小眼球,上睑缺乏支撑而限制了提上睑肌收缩运动,因而佩戴义眼后仍存在不同程度的上睑下垂,此类患者需行上睑下垂矫正术。此种上睑下垂患者其提上睑肌肌力较好,可采用提上睑肌腱膜折叠或缩短术即可。手术方法见上睑下垂章。

其他畸形矫正

有些患者伴有结膜囊狭窄等畸形,根据不同的畸形采用相应的治疗方法。手术技术见相关章节(患者术前、术后像见图 31-46 ~ 图 31-49)。

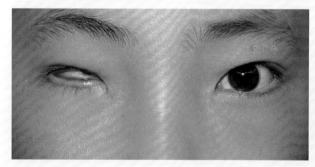

图 31-42　患者 20 岁,右小眼球术前

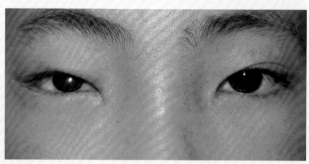

图 31-43　内外眦开大术后佩戴义眼像

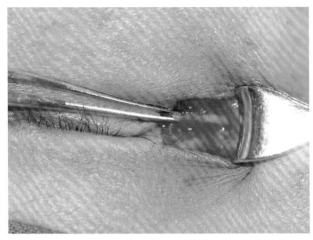

图 31-44　内眦成形术中,拟行内眦韧带折叠

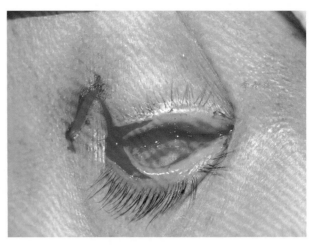

图 31-45　外眦开大

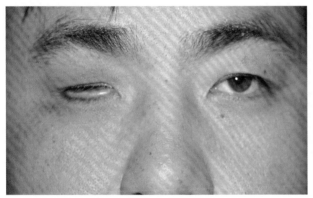

图 31-46　28 岁,右小眼球术前

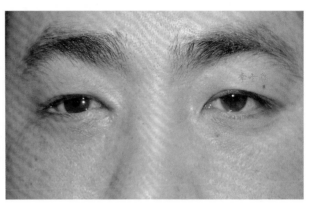

图 31-47　内外眦开大及结膜囊成形术后

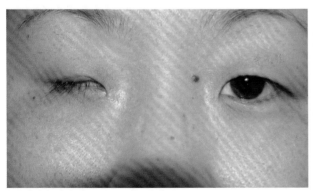

图 31-48　24 岁,右小眼球术前

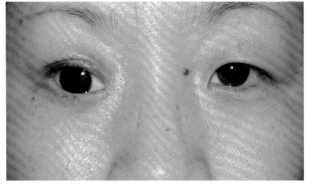

图 31-49　内外眦开大及上睑下垂术后

（李冬梅）

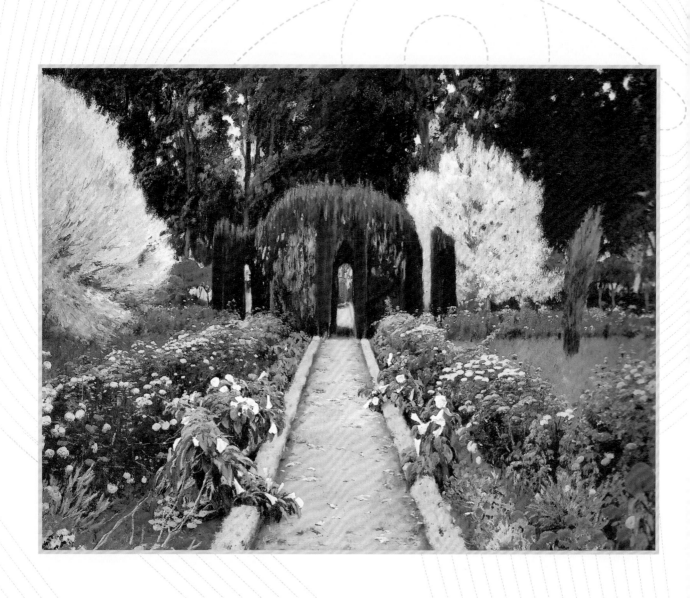

第三十二章　结膜囊缩窄

庭院深深深几许？云窗雾阁常扃。——李清照《临江仙》

柳梢吐绿,梅萼泛青,却怎奈门窗"常扃",云雾缭绕着楼阁,那深深深几许的庭院中,如何可见"春到长门春草青"之春色呢!

眼部的睑结膜、球结膜及穹窿结膜构成了一个囊袋样结构称为结膜囊,虽只有约 3cm×6cm 大小"深深深几许"的空间,但由于各种原因所致其狭窄者,则义眼不能置入而严重影响患者的外观。结膜囊成形术是其唯一的选择,不论是皮片移植还是其他的游离组织移植,对抗游离组织收缩是保证手术成功的关键步骤之一。

第一节 概　述

概念

结膜囊缩窄是指结膜广泛损伤和瘢痕化,结膜总面积减少,结膜囊腔缩小、变浅,义眼不能戴入,严重时结膜囊近乎或完全消失,称结膜囊闭锁。

结膜囊缩窄常见的原因

眼部外伤

各种酸和碱性化学伤、热灼伤或爆炸伤,眼球、结膜及眼睑等组织均受到广泛的损伤。

眼部肿瘤

自幼因眼部肿瘤摘除眼球后进行放射治疗,可致眼眶及颜面部软组织发育抑制,结膜囊狭窄,睑裂短小。

义眼佩戴不良

长期佩戴过大过重或边缘不光滑义眼,可损伤结膜囊,继发感染产生瘢痕。

结膜慢性炎症

长期佩戴义眼致结膜囊慢性炎症,肉芽组织增生或瘢痕形成;或长期义眼台暴露,摩擦所致结膜缺损和炎症,义眼台取出后结膜囊缩窄明显。

发育异常

自幼摘除眼球而未能及时佩戴义眼并及时更换义眼,影响结膜囊发育。以及先天性小眼球、无眼球结膜囊缩窄。

病情分类

目前国内最常见的分类方法为黄发明等研究的分类方法。

Ⅰ度

结膜囊缩小约1/3,上下穹窿变浅。

Ⅱ度

结膜囊缩小约1/2,上下穹窿明显变浅。

Ⅲ度

结膜囊重度缩小仅为正常大小的1/3,上下穹窿消失,结膜囊底部垂直径<10mm。

结膜囊闭锁

结膜囊完全消失,上下睑间残留一浅沟状结膜组织,或上下睑缘部完全粘连。

在临床上,我们通常将Ⅰ度称为轻度结膜囊缩窄,以此类推为中度及重度,以及结膜囊闭锁。

手术时机

外伤、热烧伤等应在伤后半年以上手术,但也不能完全以时间来决定,还要取决于结膜瘢痕软化的程度。如曾行羊膜移植等手术者,应在前次手术后1年左右才能再次手术。

结膜囊缩窄手术原则

轻度或局限性的结膜囊缩窄可采用结膜局部改形或结膜囊部分成形羊膜移植等。
中度以上的结膜囊缩窄则采用游离皮片移植术。

术前检查

全身检查

应行全身一般状态检查,包括心、脑血管的检查,除外手术禁忌。

眼部检查

眼部视功能,指触法测眼压,B超了解眼球结构。检查眼睑有无缺损,上睑及下睑是否内、外翻等。如怀疑眼眶损伤时应行眼眶CT检查。

第二节　轻度结膜囊缩窄的治疗

局限性结膜囊缩窄

如结膜囊有限局性条索可先将其切除或采用"Z"成形术修复(图32-1～图32-3)。伤口愈合后,用适当大小的眼模扩张结膜囊或直接佩戴义眼(图32-4)。

下穹窿成形术

眼球摘除术后未能及时植入义眼台而长期佩戴较大且过重的义眼者,因重力作用导致大量眶内脂肪组织堆积于眶底,使下穹窿变浅,上穹窿向后上方倾斜,加深,影响义眼佩戴致义眼脱落影响外观,此类患者常伴有下睑松弛(图32-5)。

手术步骤

结膜下浸润麻醉。

球结膜中央水平切开约2cm,结膜下分离至眶下缘,切除结膜下瘢痕及下穹窿部隆起的部分软组织(图32-6)。

经下穹窿和眶下缘骨膜至下睑皮肤做3针褥式缝合,结扎于下睑皮肤(图32-7)。

此类患者除下穹窿浅外,都有不同程度的结膜囊缩窄,因此将中央部球结膜向下方退,中央部结膜缺损以羊膜或异体巩膜修复(图32-8)。6-0可吸收线缝合结膜切口,结膜囊内置入眼模。

如合并下睑松弛者可同时行下睑松弛矫正术:下睑颞侧及外眦部浸润麻醉,外眦切开,下睑颞侧灰线切开约8mm,分离暴露一个小条状睑板组织(剪除此部结膜组织),将该睑板条向外眦部牵拉至下睑松弛矫正,用4-0线将该睑板条缝合于外侧眶结节的骨膜处,可切除少许多余皮肤后缝合。

术后加压包扎5天,隔日清洁换药,10天拆除皮肤缝线,2周左右可佩戴义眼。

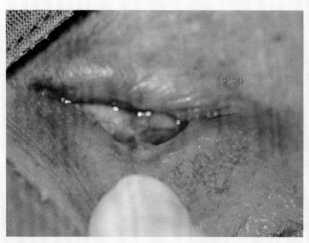

图32-1　上方条索状粘连

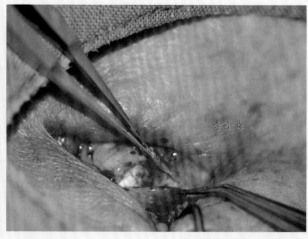

图32-2　行"Z"成形术矫正条索状粘连,图示为两结膜瓣换位

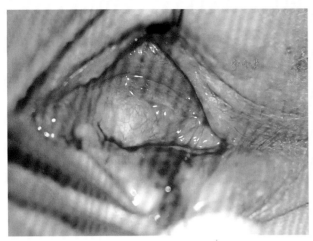

图 32-3 "Z"成形术毕

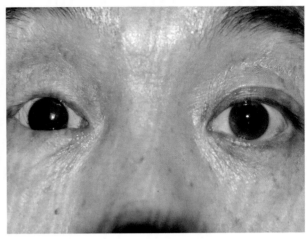

图 32-4 患者术后佩戴义眼像

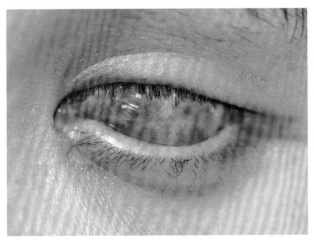

图 32-5 下穹窿浅,结膜囊轻度缩窄术前

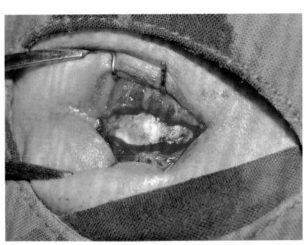

图 32-6 球结膜中央切开,并将中央部结膜向下退缩

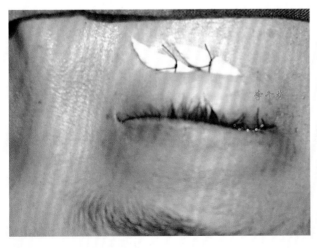

图 32-7 下穹窿固定缝线

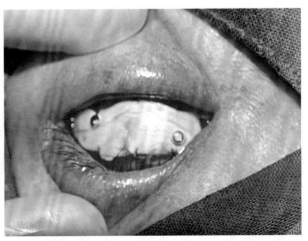

图 32-8 异体巩膜修复中央结膜缺损

第三节　部分及全结膜囊成形术

适应证

全结膜囊成形术,适用于无眼球、眼球萎缩或已植入义眼台的患者,也适用于睑球粘连广泛,结膜囊狭窄严重,视力丧失已无恢复视力可能者。如患者合并眼窝凹陷,应先行义眼台植入,术后3~6个月后再行结膜囊成形植皮术。

全厚皮片移植结膜囊成形术

手术操作:

术前准备供皮区清洁备皮,供皮区首选上臂内侧,因此处皮肤无毛发,质地柔软,适用于颌面部组织移植。如上臂内侧范围不够大,可选择大腿内侧。

结膜下及眼窝内局部浸润,或者采用全身麻醉。

眼窝腔分离切开睑缘粘连并水平切开结膜,行结膜下分离,下方分离至眶下缘,颞侧分离至眶外缘,鼻侧达眶内缘,向上分离不宜过深,以避免损伤提上睑肌致上睑下垂(图32-9)。如结膜结构均为纤维瘢痕组织,应尽量将其全部切除,否则术后瘢痕收缩影响义眼佩戴。分离后将眼模放入眼窝内,以检查是否分离充分,再将眼模取出。

充分压迫止血。

皮片切取供区皮肤酒精消毒,按取皮范围大小画线(约4cm×6cm椭圆形),注射麻醉剂,切取全厚皮片,局部皮下分离后拉拢缝合,缝合应较紧密,最好为褥式缝合,以防切口裂开(图32-10)。

皮片移植修整所取皮片,剪除皮下脂肪及少许真皮(因眼窝内血供丰富,因此眼窝皮片移植多采用全厚皮片),皮片可用尖刀刺穿形成若干小孔以利引流。将皮片植入眼窝(表皮面向上),用6-0可吸收线将皮片边缘与睑缘或残留结膜缝合(图32-11)。眼窝内置入透明眼模,并将植片平铺(图32-12)。

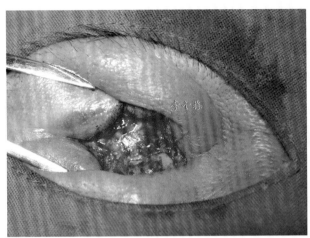

图 32-9 眼窝腔分离

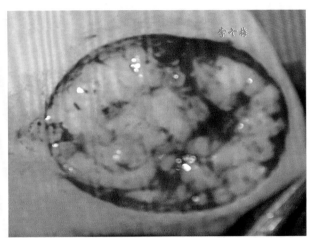

图 32-10 皮片切取

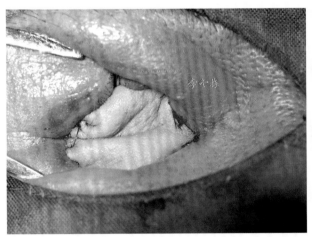

图 32-11 皮片移植入眼窝腔内

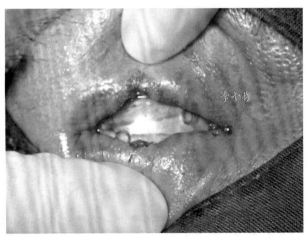

图 32-12 已置入透明眼模

睑缘粘连缝合(图 32-13,图 32-14)。

术后处理

眼部处理:术后 3 天首次清洁换药,然后再加压包扎,共包扎 5 天。10 天拆除睑缘前唇缝线,3 周后每周两次眼内冲洗直至睑裂切开。

供皮区处理:术后隔日清洁换药,包扎,如供皮区位于大腿内侧,应嘱患者减少活动,以免切口裂开。术后 10 日拆皮肤线,为防止切口裂开,10 天时可间断拆线,观察 2 天如切口无裂开再拆除全部皮肤缝线。

睑裂切开:术后半年沿睑裂方向切开睑裂,取出眼模,清洁结膜囊,睑缘创面可间断缝合。置入眼模并点抗生素眼膏。术后每日或隔日清洁换药,睑缘创面愈合后佩戴义眼(该患者术前、术后像见图 32-15,图 32-16)。

注意

供皮区尽量不要取用腹部皮肤,腹部皮肤移植入眼窝内成活后,毛发生长较活跃,因此术后分泌物较多且多味。

睑缘粘连缝合及眼窝内置入眼模是非常重要的,游离移植术后皮片都要有收缩,如无有效对抗收缩措施将导致手术的失败。如术后睑缘粘连不牢固,发生睑缘裂开,应在术后 3 周左右再次行睑缘粘连缝合,否则可导致手术失败。

术中取皮应足够大,大于创面 20%,否则皮片收缩明显,造成手术困难。

佩戴义眼后还有可能发生结膜囊缩窄,术后义眼应持续佩戴,否则皮片收缩的可能性增加。

临床上有采用皮片包裹眼模,然后将眼模及皮片直接放入结膜囊,此种方法在眼窝腔内形成一个没有缝隙的皮囊。皮片移植后皮脂腺分泌较多,分泌物不能及时引流可造成感染或巨大异味。而前面所述的方法则在内外眦部留有缝隙,可行皮囊的冲洗及抗生素眼药水的点用,从而达到分泌物及时引流的目的。

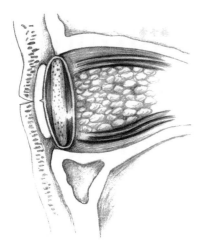

图 32-13　皮片移植示意图

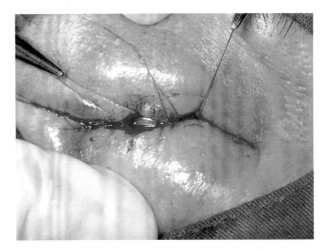

图 32-14　睑缘粘连缝合

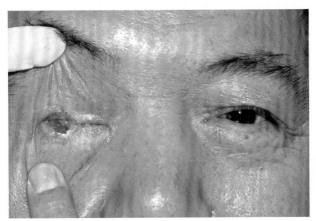

图 32-15　患者已行义眼台植入术后半年，眼窝闭锁

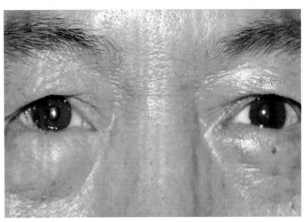

图 32-16　图 32-15 患者结膜囊成形术后 1 年像

颞浅动脉岛状皮瓣移植结膜囊成形术

主要用于幼年 RB 眼球摘除放疗术后中度或重度结膜囊缩窄,但至少有睑结膜残存者。

手术操作

颞浅动脉皮瓣的预制见第 18 章。切取长约 4cm,高约 5cm 的额部皮瓣,及筋膜组织。形成颞浅动脉额支供养皮瓣,顶支作为筋膜瓣供养血管(图 32-17,图 32-18)。

眼窝腔分离:沿睑裂区做水平切口,有球结膜残存者则沿结膜下分离,上方至近眶上缘,下方达眶下缘,颞侧分离达外眦韧带后面的眶外缘,鼻侧达内眦韧带后面的眶内缘。

皮瓣转位:皮瓣预制完成后,先检查皮瓣颜色及动脉搏动情况,证实皮瓣血运良好方可转移。先从耳前颞浅动脉根部至外眦,用大弯血管钳作一个皮下隧道直达外眦部皮下,皮下隧道要足够宽,以保证皮瓣不会受压。将岛状皮瓣沿此隧道转位至眼窝腔中(图 32-19)。

将皮瓣与残存结膜缝合,睑缘临时缝合两针。

供区处理:头皮切口以 0 号丝线间断缝合,额部供皮区视缺损大小,行拉拢缝合。如拉拢缝合有困难,则取上臂内侧或大腿内侧全厚皮片游离移植(图 32-20)。耳前区放置引流条。

术后处理:加压包扎 3 日,包扎压力要适中,以达到皮瓣与基底紧贴,皮瓣远端压力较蒂部为大,以利血供及回流每日检查皮瓣的血运情况。皮瓣引流条视出血情况于术后 24~48 小时拔除,术后 8 天拆除皮肤缝线。

术后 3 周佩戴义眼(该患者术前、术后像见图 32-21、图 32-22)。

注意

此皮瓣可同时形成颞浅动脉额支供养皮瓣,顶支供养筋膜瓣,因此可同时切取皮瓣及筋膜瓣,在结膜囊成形的同时可矫正一定程度的眼窝凹陷。

皮瓣供区有限,因此仅可矫正中度结膜囊缩窄。

术后皮瓣血运障碍多为静脉回流不畅而致皮瓣绀紫,若不及时处理,可致动脉淤血,皮瓣坏死。如遇皮瓣绀紫,首先检查是否皮瓣蒂部敷料过紧,调整敷料,局部按摩。

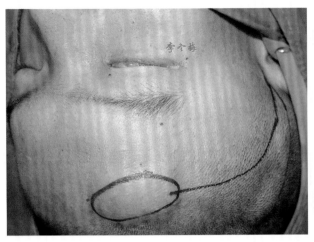

图 32-17　皮瓣设计

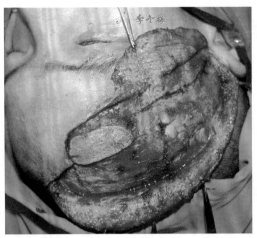

图 32-18　皮瓣切取

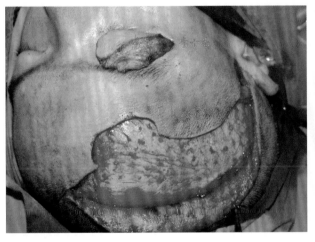

图 32-19　皮瓣转位于眼窝腔中

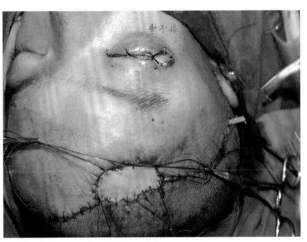

图 32-20　供区植皮

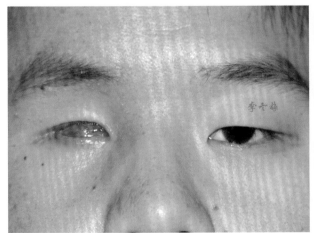

图 32-21　RB 眼球摘除放疗术后结膜囊狭窄

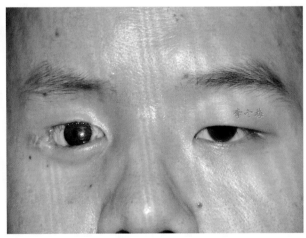

图 32-22　术后半年义眼佩戴后

（李冬梅）

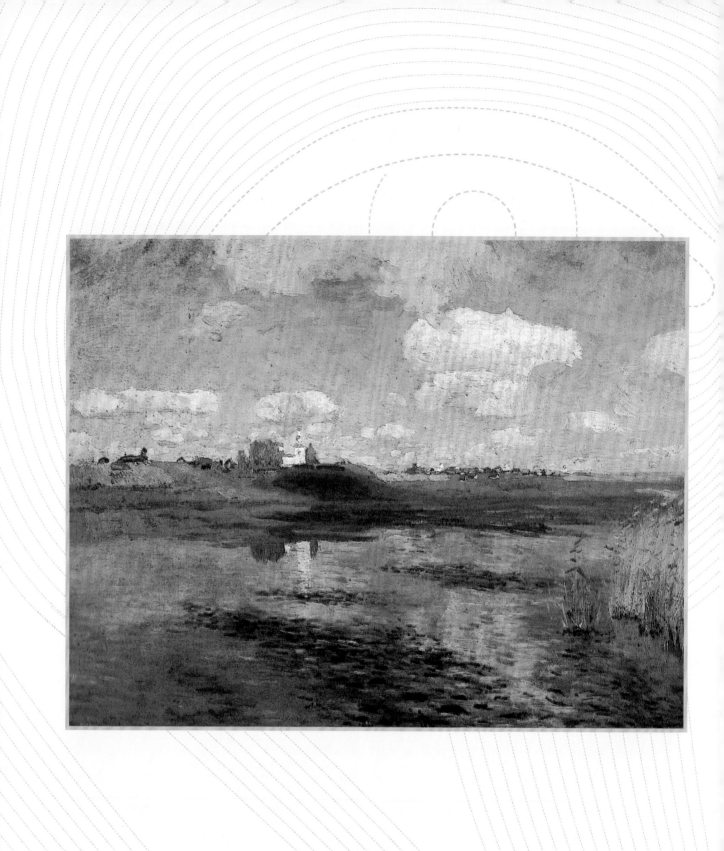

第三十三章　义眼台眶内植入

我来问道无余说,云在青天水在瓶。 ——李翱《赠药山高僧惟俨》

云于天中亦如水在瓶里,物性无别,万法归一焉！道在一草一木,道在一山一谷,真理在宇宙间一切事物之中。

羟基磷灰石义眼台眶内植入手术在国内开展已有 20 余年的历史,目前很多市县级医院都可以进行此类手术,此确为无眼球患者带来了福音,仿真义眼的佩戴使其恢复了自信。然而很多医生对其基本原则掌握不佳,更有轻视其手术技术者,而且由于医者手术技巧的良莠不齐,手术操作的不规范及术后并发症的处理不当,从而给患者造成了更大的伤害。此手术为眼整形中极规范的手术,只要掌握基本技术及原则,而且对其注入更多的关注,定能为病者解除其身体及精神的痛楚。

曾经沧海者,方可对清水浮云有深刻的体会！

第一节 概 述

眶内植入材料的进展

早在 1885 年 Mules 首先在眼内容摘除后的巩膜腔内植入中空玻璃球,1887 年 Forst 报告将玻璃球植入眼球摘除后的筋膜腔内,此后包括自体肋软骨、真皮脂肪、髂骨、异体骨、丝绸、海绵、硅质、塑料等相继采用,但因不同程度的并发症而未能广泛应用。

理想的眶内植入物应具备以下特点:①能矫正眼球丧失后的眶容积缺失;②活动度好,安装义眼后可达到最佳美容效果;③具有良好的成形性、组织耐受性和稳定性,质轻,对周围组织刺激和压迫小。

自体骨移植

自体骨移植具有组织相容性好、无排异的特点,而且塑型相对较容易等优点。但自体组织取材时均可造成患者的附加损伤,并可导致供区的并发症,如感染、血肿、供区出血等,而且自体组织来源受限,对于大面积的充填较为困难。自体组织亦有一定的吸收性,用于骨的充填可发生变形,从而影响其力学性能和美容效果。

异体骨移植

异体骨移植在材料筛选、储存方面相当困难,昂贵,而且还容易产生免疫排斥反应、感染等缺点。异体骨植入体内后吸收率高,因此失败率极高。早期 Martz 等应用特殊的浸渍法破坏牛松质骨的蛋白质,亦即免疫反应源,制得 Kiel 骨裂片,用于矫形外科手术的骨充填材料,但由于去蛋白不完全,仍可激活免疫防御反应系统。

人工材料

由于近年发展起来的组织工程学,人们通过各种方法、途径制备出许多用于骨修复的替代材料。单纯的硅质、塑质、玻璃等材料,虽然组织相容性好,无排异,但植入体内仅为纤维包裹,无直接的骨整合,包膜收缩可致植入物移位、变形,甚至脱出。因此近年已不再选择单纯的硅质、塑质等材料作为骨修复替代材料,随之而产生的则是利用组织工程学,引入形态上与骨单位相容且其管道可连入骨缺损的孔状支架结构,建立起生物材料与骨架和软组织的再生之间的联系。

眶内植入材料

1985 年 Perry 首先将羟基磷灰石(hydroxyapatite,HA)作为眶内植入物用于眼整形,大量动物实验证实 HA 球植入眶内,结缔组织及新生血管迅速长入空隙中,血管化后暴露于外环境中亦不产生排异,而由周围的上皮组织覆盖。

目前,临床常用的产品有美国、法国进口及国产的球形 HA 义眼台,微孔直径为 $500\mu m$,球体直径为 16mm、18mm、20mm、22mm、23mm。还有美国的 Medpor 义眼台。

第二节　义眼台眶内植入的术前评估

义眼台眶内植入手术时机及适应证

眼球摘除或眼内容摘除术后不放置眶内植入物来填补眼球所占的空间,安装义眼后,往往会出现上睑凹陷、义眼活动不良、上穹窿向后倾斜,结膜囊过大或狭窄等畸形,如加大加厚义眼来矫正此畸形,往往造成下睑位置下移、下睑松弛。儿童患者则会影响眼眶及同侧面部的发育,造成双侧面部不对称。

HA 一期眶内植入术

眼球摘除或眼内容摘除同时行义眼台眶内植入者称为一期眶内植入术。除眼部恶性肿瘤、化脓性眼内炎及新鲜眼球破裂伤外,凡符合作眼球摘除及眼内容摘除条件,而且患者要求行义眼台植入者均可行此手术。除化脓性眼内炎为手术禁忌证,在手术适应证选择上目前存在如下争议:①以往的观点,恶性肿瘤如脉络膜黑色素瘤和视网膜母细胞瘤者不宜一期行 HA 眶内植入。但 Arora 等人研究了 HA 眶内植入物的放射衰减和散射性,认为其并不影响为预防肿瘤复发而进行的放疗。对发育期儿童视网膜母细胞瘤患者,部分学者建议视网膜母细胞瘤眼球摘除患儿,术中行视神经冰冻病理检查,如视神经无侵犯者可考虑一期义眼台植入手术。但目前仍趋向于恶性肿瘤应慎于一期行眶内植入手术。②新鲜眼球破裂伤不宜一期行眶内植入术,此为感染性伤口,原则上不应同期行眶内植入,以免造成眶内感染。

HA 二期眶内植入术

已行眼球摘除或眼内容摘除手术而后期再行义眼台植入者称为二期眶内植入手术。眼球摘除或眼内容摘除术后应尽早植入眶内植入物,一般在术后 1～2 个月局部消肿即可实行,如术后时间过长,眶内组织萎缩,眼外肌挛缩,眶内瘢痕形成,术中不易寻找眼外肌,从而影响手术效果。肿瘤尤其恶性肿瘤患者,可观察 1 年以上,肿瘤无复发方可手术,行放射治疗者最好待治疗结束后半年至 1 年行此手术。

HA 球钻孔术

根据 HA 眶内植入血管化率分析,显示 20mm 的球完全血管化,需时 6 个月,22mmHA 球血管化需 8～10 个月,因此视植入物的大小,钻孔术选择在术后 6～10 个月实施,或行骨扫描验证血管化完成后进行。大多数患者都可行 HA 球钻孔术,以增加义眼的活动度,但如眶内组织团运动不良,钻孔后亦不能增加义眼的活动度,此类患者不宜行钻孔术。儿童不宜行 HA 球钻孔术,理由是:儿童虽植入了偏大的义眼台,但随着眼眶的发育,义眼台仍会渐觉偏小,故至患儿眼眶发育成熟后可能需行眶内再充填术,因此,儿童患者待其成年后再行钻孔术。

术前检查

全身检查

应行全身一般状态检查,包括心、脑血管的检查,除外全身系统手术禁忌。

眼部检查

术前应对眼窝及眼眶的情况进行检查。判断是否存在上睑下垂;眼窝凹陷程度,结膜囊是否狭窄,下穹窿状况;是否存在眼眶骨折。如为恶性肿瘤术后者则需判定是否存在肿瘤复发。

第三节 羟基磷灰石义眼台眶内植入手术

HA 球尺寸选择

Sara AK 等通过临床病例的回顾性研究显示:眼轴实际长度减 2mm,而 A 型超声测量眼球轴长减 1mm (因 A 超为角膜前缘到后巩膜前缘的长度)应为比较理想的植入物尺寸(图 33-1)。正常成人眼球直径为 24mm,体积约为 6.5 ~ 7.2ml,义眼平均体积约为 2.4ml,故眶内植入物体积应为 4.7ml,即需植入直径 21mm 的 HA 球。因外伤及眶内多次手术后眶内软组织及脂肪有不同程度的萎缩,成年男性一般需要植入直径 22 ~ 23mm 的 HA 球,成年女性可视情况植入 21 ~ 22mm 直径的 HA 球,12 岁左右儿童的眶腔接近成人的大小,可以按成年尺寸来选择 HA 球,儿童患者为促使眶腔发育,应植入偏大的 HA 球,3 岁植入 20 ~ 21mm 的 HA 球,5 ~ 6 岁植入直径 21 ~ 22mm。

眼球摘除联合 HA 眶内植入术

手术操作:

麻醉:目前多采用全身麻醉,或局部麻醉加全身镇痛镇静。2% 利多卡因及 0.75% 罗哌卡因(1:1混合,含 1:100 000 肾上腺素)球后及球周浸润麻醉,球结膜下浸润麻醉。

眼球摘除:沿角膜缘全周剪开球结膜,并沿四直肌间分离。在四条直肌剪断之前,先在肌腱附着处预置四条直肌牵引线,然后断直肌,断视神经行眼球摘除,以特制钢球压迫止血(图 33-2)。

义眼台植入:用塑料片包裹 HA 球植入肌锥腔内,抽出塑料片(图 33-3,图 33-4)。

异体巩膜覆盖:取眼库甘油保存的异体巩膜(也可用异体硬脑膜、阔筋膜等)置入生理盐水中复水 15 分钟,再用妥布霉素生理盐水溶液浸泡 10 分钟,然后用双层或单层异体巩膜覆盖 HA 球前 1/2 部分,以 6-0 可吸收线将 4 条直肌在对应肌止端处与异体巩膜缝合(图 33-5)。

缝合:筋膜及球结膜分层间断缝合。结膜囊内置入透明眼模,睑缘暂行 1 针褥式缝合,以防术后结膜水肿脱垂(图 33-6)。

术后处理:①眼部处理:加压包扎 48 小时,局部滴用普通抗生素眼药水,5 天拆除睑缘缝线,结膜缝线不必拆除。视结膜水肿消退及伤口愈合情况于术后 3 周左右佩戴临时义眼,术后半年再定制义眼。②全身处理:术后给予口服或静脉滴注抗生素 3 日,可给予止血剂一次。

注意
筋膜层的紧密闭合非常重要,以 6-0 可吸收线行内翻褥式缝合法行筋膜层缝合,球结膜以 6-0 可吸收线行间断缝合。

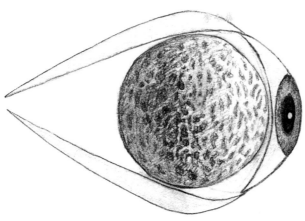

图33-1 义眼台尺寸选择

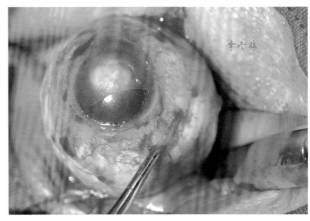

图33-2 患者为继发青光眼行眼球摘除(已预置四条直肌牵引线,断视神经行眼球摘除)

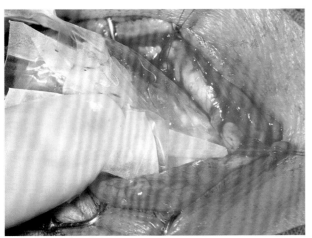

图33-3 用塑料片包裹HA球行肌锥内植入

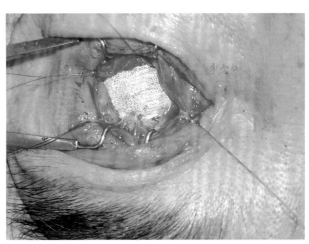

图33-4 义眼台植入肌锥内

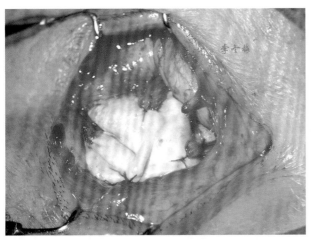

图33-5 异体巩膜覆盖,四条直肌缝于对应点

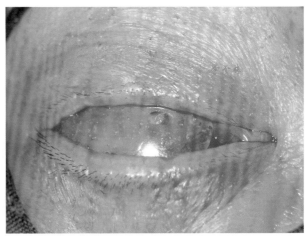

图33-6 筋膜结膜分层缝合,结膜囊内置入透明眼模

眼内容摘除自体巩膜壳后 HA 植入术

手术操作：

麻醉同前。

眼内容摘除：沿角膜缘剪开球结膜，自结膜下分离暴露前部巩膜，剪除角膜，去除眼内容，尽可能彻底清除色素膜（图 33-7）。

巩膜劈分两半：自颞上至鼻上象限斜形剪开全层巩膜，使之成为两半（图 33-8）。断视神经，钢球压迫止血（图 33-9）。此时巩膜壳向前移位，可以更好的清除色素膜。5% 碘酊烧灼巩膜内壁，妥布霉素生理盐水充分冲洗。

植入义眼台：肌锥内植入适宜大小的 HA 球（图 33-10），以 6-0 可吸收线将两半巩膜分前后两层对合缝合，使其成为一个闭合的巩膜壳，或将巩膜中央重叠 2mm，而行单层巩膜覆盖（图 33-11）。此法保留了眼外肌与巩膜间的关系，使术后义眼活动良好。

结膜缝合：6-0 可吸收线行球结膜缝合。因结膜下方为带有血运的自体巩膜，因此一般不会有伤口愈合不良的问题，可不必行筋膜层的缝合而只缝合球结膜。

余同前。

注意

外伤后眼球萎缩或外伤继发青光眼者，不管外伤后多长时间，尽量不行眼内容摘除手术，以防交感性眼炎的发生。在眼球内容彻底清除后，有人于 4 条眼外肌之间巩膜开窗，并做 2 个纵向巩膜松弛切口，然后植入适当大小的未包裹的 HA 球，再间断缝合巩膜。亦有人将巩膜做多个纵向切口而不开窗，前部巩膜缺损处用异体巩膜片覆盖。但此方法缺点较多，在我们接诊外院义眼台暴露病例多数为此手术方法，其缺点为：①在眼球已萎缩病例中，自体巩膜腔较小，因此植入的球体多较小，术后易形成眼窝再凹陷畸形；②由于巩膜腔较小，加之术后的渗出等原因，易形成较大张力，从而致前部巩膜裂开而致伤口裂开义眼台暴露。

HA 义眼台二期眶内植入术

手术操作：

麻醉同前

预置直肌牵引线沿原瘢痕处切开球结膜及浅层筋膜层，充分分离至上、下、左、右眶缘，嘱患者上下左右运动，即见到四直肌运动的凹陷点，寻找出四条直肌，预置四条直肌牵引线。目前多采用全身麻醉，术中无法看到四直肌运动，此时用有齿镊于肌肉凹陷点处牵拉，如有张力者即为直肌。分离肌锥腔，钢球压迫止血（图 33-12）。眼内容摘除术后者，有自体巩膜存在，将巩膜剪成两半，再断视神经（同眼内容摘除术）。

义眼台植入 HA 植入及其后操作同眼球摘除一期义眼台植入手术。

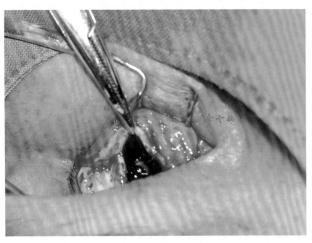

图 33-7　去除角膜,行眼内容物去除

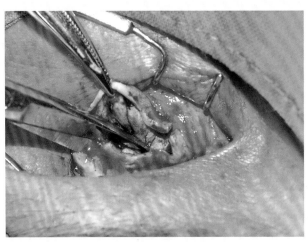

图 33-8　沿颞上鼻下剪开巩膜

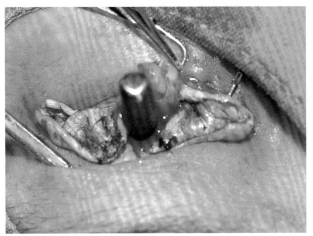

图 33-9　自体巩膜剪成两半,断视神经,钢球压迫止血

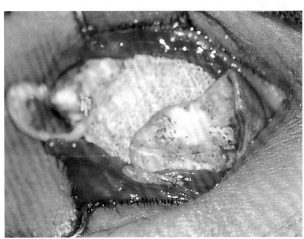

图 33-10　HA 球肌锥内植入

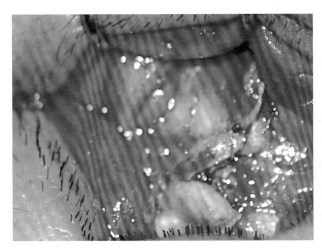

图 33-11　自体巩膜中央重叠 2mm 缝合于义眼台表面

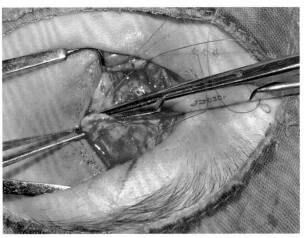

图 33-12　寻找到四条直肌,并行直肌牵引线

HA 球钻孔术

确定 HA 球血管化完成后即可行 HA 球钻孔术。

手术操作

定位:在植入物中央标记定位,球结膜下麻醉,切开中央部球结膜及巩膜直到 HA 球暴露(图 33-13)。

钻孔:用圈状定位器固定,以特制电动钻,3mm 钻头钻一个深 10 ~ 13mm 的孔洞(图 33-14),拧入特制钛钉,再置入平头钉(图 33-15 ~ 图 33-17)。

术后处理:术后第 2 天可点用抗生素眼药水,4 ~ 6 周结膜上皮可以完成孔洞壁的上皮化,即可镶配义眼(图 33-18 ~ 图 33-22)。

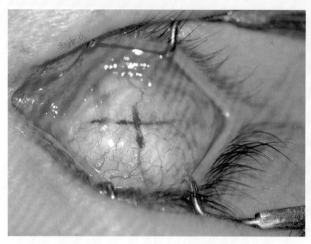

图 33-13 于植入物中央标记定位

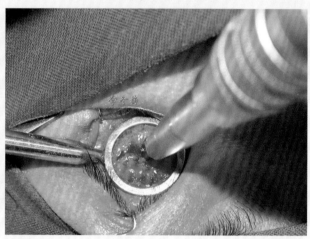

图 33-14 以电动钻钻孔

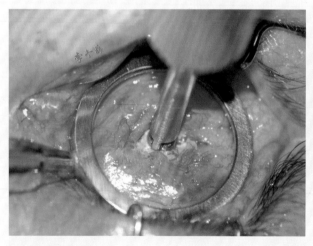

图 33-15 拧入钛钉

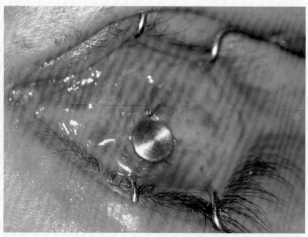

图 33-16 置入平头钉

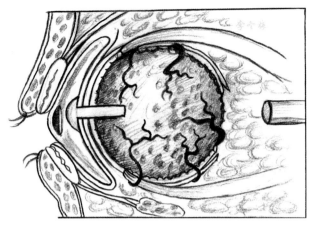

图 33-17　球窝关节连接示意图

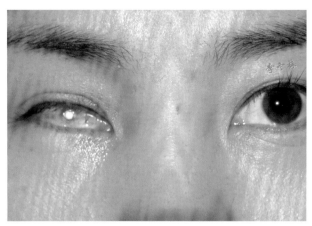

图 33-18　义眼台钻孔术后,未佩戴义眼

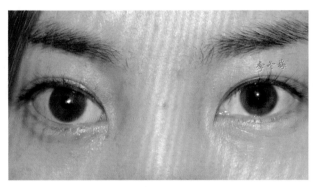

图 33-19　义眼佩戴后正位像

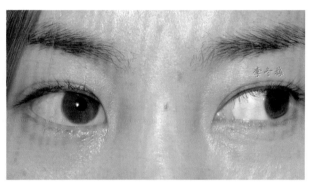

图 33-20　内转位

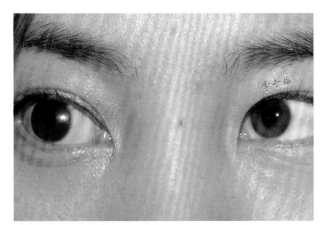

图 33-21　外转位

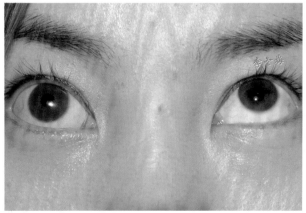

图 33-22　上转位

第四节　羟基磷灰石眶内植入术的并发症及其处理

植入物暴露

发生原因

早期暴露(也称为伤口裂开或伤口愈合不良)

指发生于术后8周内的伤口裂开,植入物暴露者。可发生于术后2周内,但多发生在术后2~8周(图33-23)。发生原因:眼球筋膜层缝合不够严密;眼台植入位置过浅,使结膜伤口张力过大;四直肌缝合位置偏后;结膜下组织瘢痕较多或结膜下组织过于薄弱,如多次玻璃体切除术后或老年人。

结膜伤口裂开后,异体巩膜裸露,异体巩膜会逐渐溶解坏死,而使植入物外露。如无异体巩膜覆盖者,结膜伤口裂开后义眼台即暴露。由于HA义眼台具有内联多孔结构,其于血管化之前暴露于外环境中,结膜囊内分泌物及病菌可进入义眼台深部从而造成眶深部的炎症及感染。

晚期暴露

指发生于术后2~3个月后的植入物暴露,多由于HA义眼台前组织薄弱,表面粗糙,加之义眼佩戴不良,义眼与下面的眼台摩擦而造成结膜糜烂、裂开而致植入物裸露。或义眼台质量欠佳,义眼台长期未能完成血管化而致植入物暴露(图33-24)。

植入物暴露预防方法

HA球不宜过大(接诊外院病例中多数为植入物过小),应使结膜和筋膜缝合时张力不大。

眼内容摘除术者保留自体巩膜壳,HA球前有自体巩膜覆盖,这是防止HA球暴露的重要措施。

眼球摘除者植入物最好有异体巩膜包裹,或异体巩膜覆盖HA球前1/2表面,以提供一个保护层。也可选用自体组织如阔筋膜包裹HA球,使HA球暴露机会减少。

二期HA眶内植入时肌肉一定要缝合在HA球赤道前,以保证HA球前1/2及异体巩膜的血供。

伤口闭合要紧密,尤其是筋膜层要紧密缝合。

植入物暴露的处理

伤口修补时机

早期暴露者,裂开范围小于5mm×5mm,而且仅为异体巩膜暴露,而无HA球暴露,且异体巩膜有血管化趋势,可密切观察暂不做修补,此间给予促进伤口愈合的眼药水等。如异体巩膜已溶解,则待术后三周左右筋膜层已增厚再行伤口修补。如HA球已暴露,则应尽早修补。晚期暴露者,如暴露范围较小而无明显的眶内感染,则考虑修补手术。如暴露范围较大且已有眶内炎症者,只能考虑植入物的取出,即使勉强修补,由于结膜囊内分泌物及病菌已进入植入物深部,修补后可能短期内伤口愈合尚可,但一段时间后植入物可能会再次暴露。

修补方法

首先抗生素冲洗结膜囊,球结膜下及球后浸润麻醉。

沿筋膜下分离 HA 球至赤道部,重新预置四条直肌牵引线,将已溶解的异体巩膜去除(图 33-25),在 HA 球表面重新覆盖单层异体巩膜。

如植入物已暴露者,则刮除植入物的浅表层,再行巩膜覆盖及肌肉固定缝合(图 33-26)。

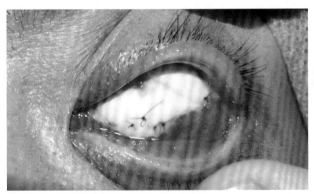

图 33-23 义眼台植入术后 20 天,结膜伤口裂开,异体巩膜暴露

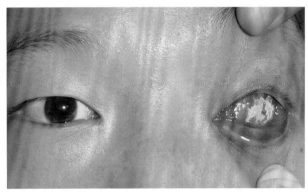

图 33-24 义眼台植入术后 2 年余,植入物暴露,表面有肉芽组织增生

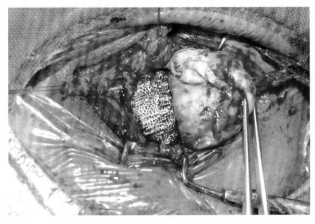

图 33-25 去除已部分溶解的异体巩膜

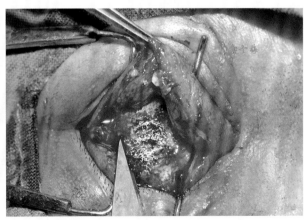

图 33-26 刮除人工骨表层

　　四条直肌重新固定缝合(图 33-27,图 33-28)。

　　将筋膜层向上下眶缘处充分松解分离至无张力后拉拢缝合。如结膜缝合有张力或暴露处结膜不健康,则行下方结膜瓣转移缝合,而下方结膜创面被覆筋膜组织,因此结膜创面不用缝合(图 33-29)。

　　HA 球植入 3 个月后暴露而植入物未血管化者,可采用上述方法修复(患者术前、术后像见图 33-30 ~ 图 33-32)或采用颞浅筋膜瓣覆盖植入物前表面,但此手术操作较复杂。

注意

　　在植入物血管化之前不可用游离组织移植来修补,这样无异于在石头表面移植。植入物取出后不可同时行义眼台的植入,因此时眶内炎症,如同期植入易造成眶内炎症加重或义眼台暴露。观察 3~6 个月后如眶内无炎症,可考虑再次植入。

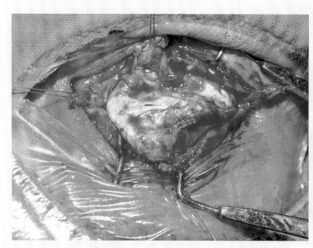

图 33-27　预置四条直肌牵引线

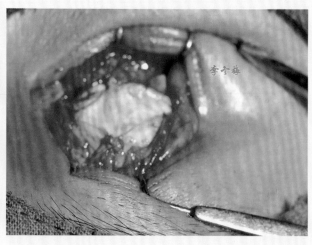

图 33-28　重新置换异体巩膜,四条直肌固定缝合

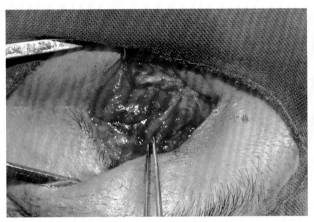

图 33-29 下方结膜瓣转位

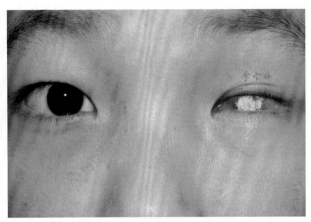

图 33-30 义眼台植入术后植入物暴露近 1 年, 但植入物表面清洁

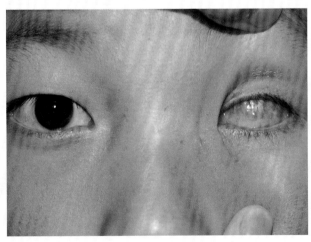

图 33-31 行伤口修补术后半年, 结膜愈合良好

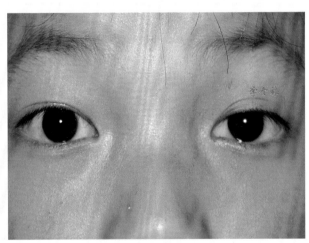

图 33-32 患者佩戴义眼后

义眼台取出及再植入时机

如植入物暴露范围较大且已有眶内炎症,尤其暴露时间较长,植入物表面污秽或已有肉芽组织增生等,这种情况下只能考虑植入物的取出(图33-33,图33-34)。如不取出,勉强修补可能会造成植入物的再次暴露。而且没有血管化的植入物暴露后会腐蚀结膜组织,引起结膜肉芽增生从而引起结膜囊狭窄的发生。

植入物偏位

由于HA球偏离中央而使义眼不宜佩戴,或勉强装配而易滑脱。如偏位较轻,不影响义眼佩戴,亦不严重影响美观,可不行处理。一般义眼台偏位易发生于二期HA球眶内植入术,较容易偏向下方(图33-35)。

偏位原因

可能在分离眶上壁时,担心损伤提上睑肌,使分离义眼台窝时偏离中央。

眼肌固定偏位,四条直肌未缝合至植入物赤道前。

处理方法

结膜切口:沿原结膜切口切开结膜及筋膜,暴露异体巩膜。

重新分离肌锥腔:如义眼窝偏离中央,则可在偏位的对侧重新分离肌锥腔,直至义眼台居于中央为止。

眼肌缝合:如眼肌移位,应重新固定缝合眼外肌,然后再重新缝合筋膜、结膜。但在某些情况下,重新固定眼肌等无法将植入物调至正常位置,有时需行眶下壁充填来矫正(图33-36)。

术后处理:同义眼台植入术。

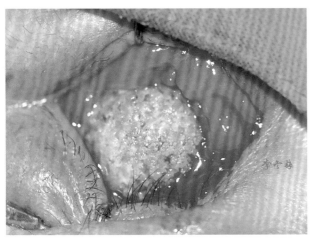

图 33-33　义眼台术后植入物暴露 2 年

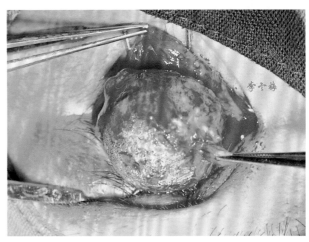

图 33-34　义眼台取出

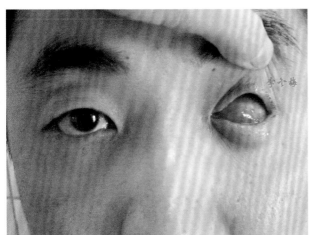

图 33-35　义眼台术后植入物向下方偏位

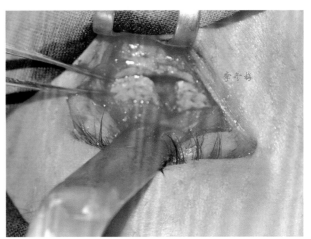

图 33-36　患者行眶下壁充填矫正义眼台偏位

上睑沟凹陷

发生原因

HA 术后仍存在有眶容积缺失者,其临床主要表现为明显的上睑沟凹陷,义眼台位置偏后。

主要原因:

义眼台位置异常,可重新调整义眼台位置,或行眶下壁充填来矫正。

选择的义眼台直径过小。由于对患者眶内容缺失估计不足或担心义眼台过大增加术后暴露的风险,而选择过小的义眼台,使得眼眶内容的缺失得不到有效弥补。

手术或原有外伤等原因造成眶内软组织及脂肪发生萎缩,导致眶内容缺失。

眶壁骨折导致眼眶容积增加,在眼外伤后眼球摘除患者中较常见,是义眼台术后残存眶容积缺失的主要原因之一,其处理则需行眶壁骨折整复。

处理原则

如轻度凹陷(<2mm)可通过加厚义眼矫正。如超过 2mm,一般无法再加厚义眼,因为义眼过厚将影响义眼运动,而且压迫下睑,中重度的上睑沟凹陷则采用羟基磷灰石义眼台半球植入术。可于义眼台植入术后 3 个月手术。

如有眶壁骨折者,亦可于义眼台植入术后 3~6 个月行眶壁骨折整复术。

HA 半球充填术

适应于中度以上的上睑沟凹陷(≥4mm)者(图 33-37,图 33-38)。

手术方法

球后及球结膜下麻醉,沿原结膜切口切开球结膜及筋膜,并分离至近上下左右眶缘,充分暴露原植入物前表面(图 33-39)。

预置四条直肌牵引线。

根据上睑凹陷情况,选取需再植入的 HA 球厚度,一般直径与前次植入的相同。将 HA 半球后面削成深凹状(图 33-40),使其恰好盖在原 HA 球表面(图 33-41),然后在 HA 半球前覆盖单层异体巩膜,四直肌缝于对应点(同前义眼台植入手术)。

筋膜结膜分层缝合,结膜囊内置眼模。

加压包扎 3~5 天,术后 3 周配义眼(该患者术后半年像见图 33-42)。

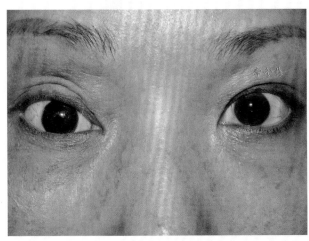

图 33-37　义眼台植入术后 1 年上睑沟凹陷

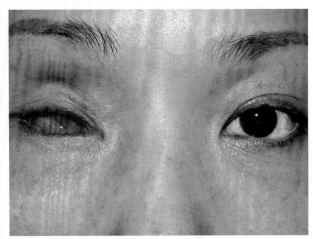

图 33-38　可见原植入物较小,直径为 20mm

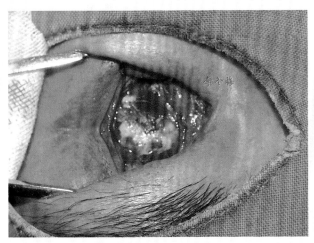

图 33-39　暴露原植入物前表面

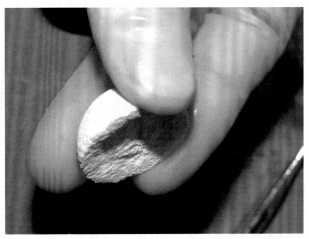

图 33-40　拟置入的羟基磷灰石半球,可见其后表面的凹槽

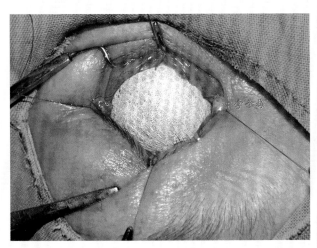

图 33-41　半球植入于原植入物表面

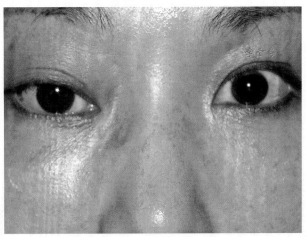

图 33-42　患者术后半年像

柱体自膨胀水凝胶注射

适用于义眼台术后眼窝再凹陷者。

材料规格：直径 2mm，长 8mm 的小圆柱体，体积为 0.025ml，最大膨胀体积达 0.24ml。

注射容积估测：首先佩戴好义眼片，球后注入生理盐水或局部麻醉药直到两侧对称，注射的液体体积除以 0.24（为小柱体膨胀后体积）即为需用水凝胶的数量（图 33-43）。

眶内注射方法：具体见第三十一章先天性小眼球及无眼球（图 33-44）。在下眶缘外侧经皮肤由特制推注器将其逐一植入眶深部，皮肤注射口以 6-0 丝线缝合或不必缝合。所有病例术后加压包扎 72 小时（图 33-45 ~ 图 33-47）。

眶容积充填材料眶底植入术

适用于义眼台术后眶容积不足者。

手术方法

采用全身麻醉。眼睑拉钩翻转下睑，于睑板下缘做结膜切口，沿眶隔与轮匝肌间向眶下缘分离，至眶下缘骨膜。切开眶下缘骨膜，并沿骨膜下向眶底分离，深度约为 30mm，取 Medpor 异形眶容积充填材料，体积大小为 31mm×22mm×7mm，置于骨膜下眼眶内下方（图 33-48、图 33-49）。术后处理同前（该患者术前、术后像见图 33-50 ~ 图 33-52）。

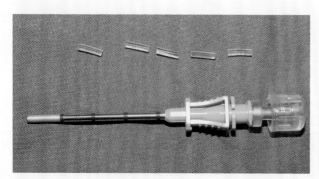

图 33-43　柱状自膨胀水凝胶

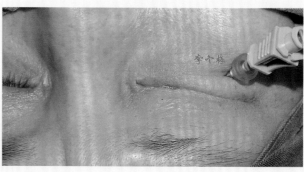

图 33-44　推注器注射

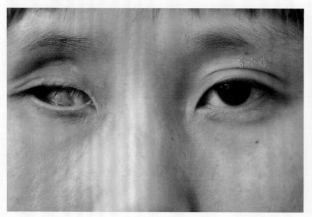

图 33-45　术前上睑沟凹陷

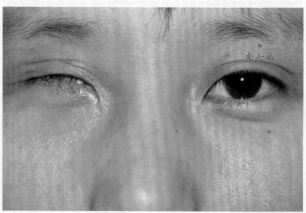

图 33-46　术后 3 个月义眼佩戴前

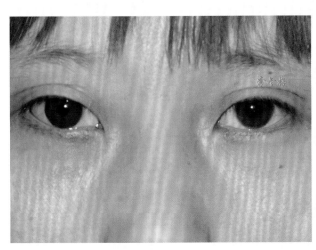

图 33-47 术后 3 个月佩戴义眼

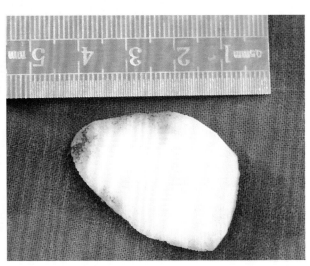

图 33-48 Medpor 充填材料

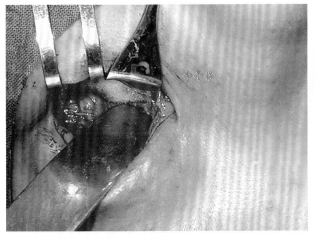

图 33-49 眶下壁充填

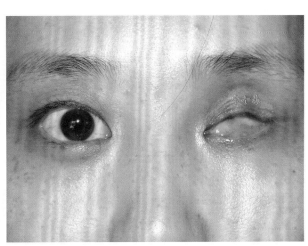

图 33-50 术前义眼台植入过小

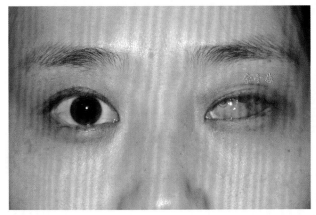

图 33-51 Medpor 充填术后 3 个月

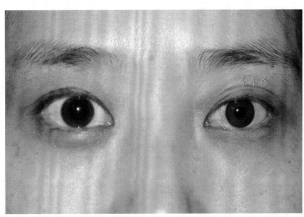

图 33-52 义眼佩戴后

眶壁骨折整复

伴有眶壁骨折的义眼台植入手术,不管植入物选择多大尺寸,如不行眶壁整复手术,术后植入物将会向下或向内侧等移位以及仍残存有眼窝凹陷。外伤后眼球萎缩或眼球摘除后眼窝凹陷者,在义眼台植入手术前应判断是否存在眶壁或颌面骨折,可疑骨折者应行 CT 检查即可确诊。如存在眶壁骨折者,在义眼台植入手术前应先行眶壁骨折整复术,3 个月后再行义眼台植入手术,也可在眶壁整复同时行义眼台植入手术。

如果在术前没有判断出有眶壁骨折存在者,可以在义眼台植入术后 3 个月左右再行眶壁骨折整复术。

一般这种眶壁骨折多为两个眶壁以上的骨折,我们同时整复眶内壁及眶下壁,采用整体材料修复方法。

整体材料修复优点:①可以恢复眼眶中后部正常三边形状;②整体材料缩小眶腔及将眶内容整体向外上移位效果更好;③整体材料用量少,但缓解眼窝凹陷作用明显。

手术方法:

麻醉:全部患者采用全身麻醉。

切口设计:采用两个切口:①下壁分离切口,经典下睑袋切口,下睑缘下 2mm 平行睑缘切口,至外眦部以 120°转向下方延长 1cm;②内壁分离切口,内眦皮肤弧形切口长约 2cm(图 33-53)。

眶底部分离:暴露切开皮肤,沿眼轮匝肌与眶隔间分离,至眶下缘后,于眶缘处平行眶缘切开眶骨膜,在骨膜下寻找并暴露骨折区。将嵌入上颌窦的软组织完全还纳回眶内,充分暴露骨缺损各缘(图 33-54)。

内壁分离:暴露切断内眦韧带并作标记,沿内侧眶缘切开骨膜,自内壁骨膜下翻转泪囊,以暴露骨折部位,完全还纳脱入的眶组织,并充分暴露骨折四个边缘(图 33-55)。沿骨膜下向内下分离并与下方切口充分沟通。

整体材料充填:一般行眶内、下壁整体充填多用 45mm 长,15mm 宽,1.5mm 厚的羟基磷灰石复合人工骨板,加热生理盐水至 85℃,将材料塑形(图 33-56,图 33-57)。自下方切口向内壁送入(图 33-58),再从内侧切口将骨片牵拉至内壁骨折的上缘,下端至下壁骨折的外缘。在个别病例中眶下神经已断,此时整体材料则较易于送入。如眶下神经存在时,应将骨板植入于眶下神经下方,或将眶下神经压于植入物下方。

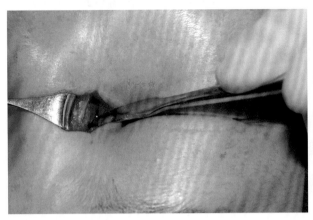

图 33-53　眶内壁分离

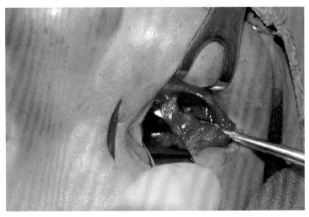

图 33-54　可见眶下神经及血管束

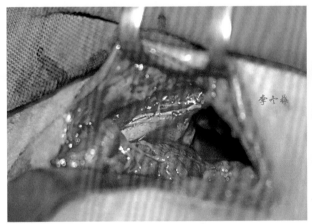

图 33-55　隐见眶下壁骨折缘

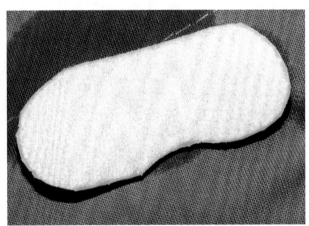

图 33-56　整体充填材料

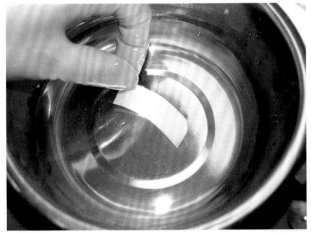

图 33-57　加热塑形材料

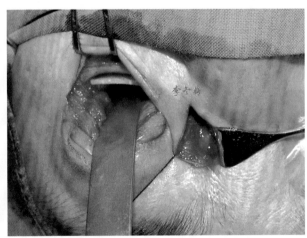

图 33-58　内壁及下壁骨折修复切口

骨块充填：如眼窝凹陷缓解不足，可在骨片上再加一层，但由于此种病例中眶腔增大明显，单纯加薄骨片难以矫正，此时可用 4.5cc 骨块塑形成 20~30mm 长，10~15mm 宽，5~7mm 厚的骨板充填于整体骨板上方或内下隅角处。

术中观察此时眼窝凹陷可得到较好的矫正，术中观察见原义眼台高度与健眼等高即可，待术后消肿后可再凹陷 2mm，恰好为义眼留下空间。

骨板固定矫正满意后，以耳脑胶粘合植入的人工骨板。

伤口闭合：6-0 可吸收线缝合眶内壁及下壁骨膜，并将内眦韧带重新复位缝合。皮肤以 6-0 丝线间断或连续缝合。

术后处理：加压包扎 72 小时，7 天拆线。全身静滴抗生素 3 日。术后 1 个月佩戴临时义眼（该患者术前、术后 CT 见图 33-59，图 33-60，术前、术后像见图 33-61，图 33-62）。

注意

分离眶下壁时注意不要切断眶下神经。

眶内壁向上分离时尽量不要超过额筛缝，以免造成脑脊液漏。在分离眶内壁及行整体材料充填时注意保护泪囊，不要损伤泪囊及鼻泪管。

骨片前缘距眶下前缘至少 3mm 以上，否则有可能触及或脱出。如果植入物过大，可以直接用刀或剪进行修剪。

充填材料大小为长 31mm×宽 22mm×厚 7mm，尤其是它的最厚处是矫正眼球内陷及使义眼台前移的最佳位置。所以植入材料尽可能放置靠后，最厚位置应在义眼台赤道后。

因为充填材料长 31mm，所以眶内下方或眶底分离应较彻底且充分，否则充填材料不易植入。

和常规眶壁充填材料不同在于其此体积较大，尤其是对需矫正义眼台后陷在 3mm 以上者尤为适用。材料有前后和左右侧之分，如果位置不对可能影响效果，应将植入材料与骨壁接触的面是与眶内下壁或眶底相吻合的。

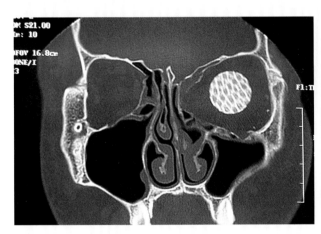

图 33-59　术前 CT 示右眼眶内壁及下壁骨折

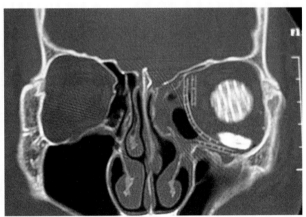

图 33-60　眶内下壁充填术后 CT 所见

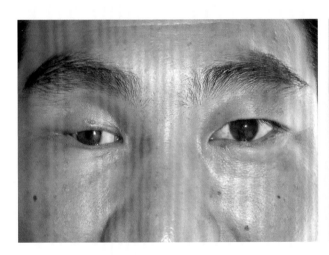

图 33-61　眶内下壁骨折已行义眼台植入术后，上睑沟凹陷

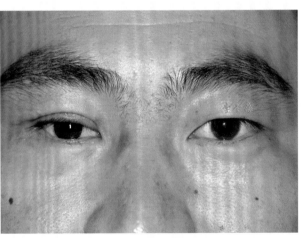

图 33-62　眶内下壁骨折整复术后半年

上睑下垂

发生原因

可能在义眼台植入术前即存在上睑下垂,多由于外伤后提上睑肌损伤造成,由于术前眼窝凹陷或眼球萎缩而未能判定出。

可能在术中分离上直肌时直接损伤了提上睑肌腱膜,或在二期义眼台植入术尤其是眼球摘除多年后的义眼台植入者,由于肌肉挛缩,在行上直肌分离及固定缝合时,过于牵拉上直肌从而造成提上睑肌的间接损伤(在眶内提上睑肌走行于上直肌上方)。

处理

由于手术或外伤造成了提上睑肌的麻痹或损伤,可能在术后或伤后 6 个月内恢复,如在术后 6 个月仍无恢复者,可考虑行上睑下垂矫正手术。绝大部分病例都可行提上睑肌折叠或缩短术(此种上睑下垂应为腱膜性上睑下垂)(患者术前、术后像见图 33-63,图 33-64);如提上睑肌无肌力者,则行额肌悬吊术。

植入性囊肿

多在术后 1~3 个月后发现,发生在结膜伤口周围,呈透明的小囊泡样,为上皮植入性囊肿,由于外伤或手术造成(图 33-65)。发现后即行手术切除。于显微镜下将囊肿切除干净,如囊肿前壁菲薄或后壁与其下组织粘连紧密者,可将前壁剪除,后壁上皮层暴露即可(图 33-66)。

义眼台术后结膜囊狭窄

伴有结膜囊狭窄者原则上应先行义眼台植入术,术后 6 个月左右再行结膜囊成形术。不主张义眼台植入同时行结膜囊成形皮片移植术。这样可能两个手术皆失败。具体手术方法见第三十二章结膜囊缩窄。

肉芽组织增生

可见于结膜表面肉芽组织增生,多有一细蒂与结膜相连,但也有长于深部组织甚至长入义眼台表面者。

原因不清,可能与特异体质有关,在羟基磷灰石血管化过程中新生肉芽组织过于增殖加之眶内的感染而造成。

处理:尽早手术切除,并可辅以抗代谢药液局部应用。有报道行激光治疗者,但肉芽组织的过于增殖及反复的复发终将导致植入物的取出(图 33-67)。

与钻孔有关的并发症

孔洞偏斜在钻孔时注意孔洞位置,避免发生倾斜,如已发生只能调整义眼的位置,但往往不理想。我们病例中全部以电动钻钻孔,而且不行球后注射,这样可明显减少孔洞偏斜的发生。

肉芽组织增生钻孔后孔洞肉芽组织增生发生率约为 1%(图 33-68),预防方法:钻孔孔洞不要过大,以 3mm 直径为宜,并钻入螺旋栓钉,这样上皮组织可沿螺纹长入,栓钉固定牢固,因而不会与孔洞壁摩擦造成肉芽组织增生。现都采用钛钉植入,此并发症则相对少见。

义眼活动时出现异常响声为骨性传导声音,较罕见,一般为栓钉与义眼关节窝连接不良所致,可重新调整义眼。

栓钉脱出多与钻孔处结膜下组织增生或孔洞内肉芽组织增生有关,必要时需要手术切除。但过度增生最终使栓钉无法插入而使钻孔无效,严重者反复肉芽增生以致 HA 球最终取出。

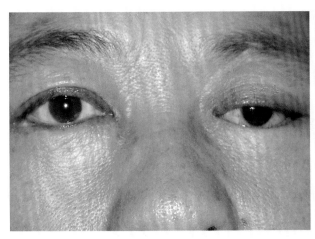

图 33-63　义眼台术后上睑下垂下睑松弛

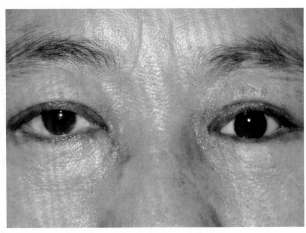

图 33-64　上睑下垂下睑松弛矫正术后

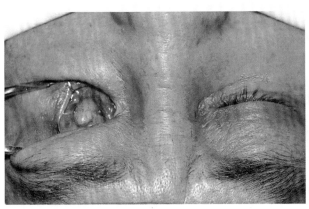

图 33-65　结膜囊肿

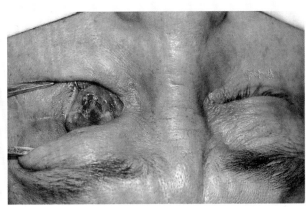

图 33-66　囊肿前壁切除

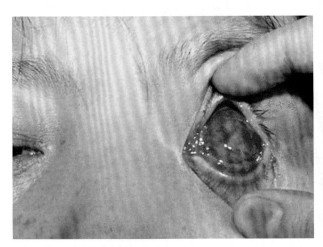

图 33-67　患者为义眼台植入术后反复肉芽组织增生,终致义眼台取出

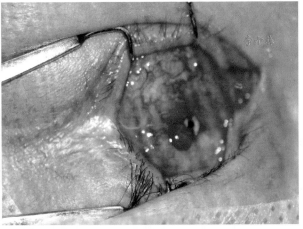

图 33-68　钻孔后洞旁肉芽组织增生

（李冬梅）

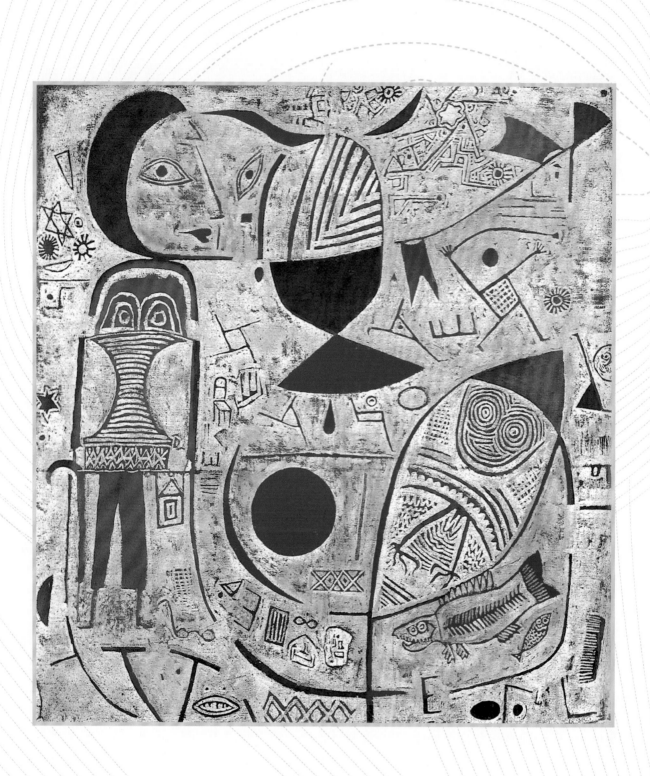

第三十四章 义眼的定制与佩戴

除人格之外,人生最大的损伤莫过于失掉自信心。——培尔辛

一个不幸失去眼球的患者,其自信和自尊将受到极大的影响,而一只小小的义眼也许就能帮助患者恢复自信,因为仿真义眼已可以达到以假乱真之功。

义眼虽不及雕梁画栋之精美,确也极具艺术性。在义眼制作之前,首先要了解清楚眼睛的结构,还要仔细观察患者年龄、受伤程度和术后康复状态等特征,来确定制作哪一种形状和材质的义眼,根据不同患者虹膜、结膜、血丝分布的情况来绘制出义眼的虹膜、血丝、睑裂斑等,其虹膜及瞳孔的绘制又恰如画龙点睛之笔。

第一节 义眼的种类及定制适用范围

眼球摘除、先天性眼球缺失、视网膜母细胞瘤或眼外伤等多种原因造成的眼球变形、角膜白斑,不仅影响美观,还会影响到幼年及青少年的面部发育,亦会造成患者心理上的痛苦和创伤。目前解决这个问题的良好办法,是依照患者健康眼睛的大小、颜色等特征配制义眼,如果上、下眼睑没有明显瘢痕,就能达到以假乱真的效果。

义眼主要分为硬质义眼和软质义眼。

硬质义眼

硬质义眼种类

硬质义眼包括:玻璃义眼、塑料义眼和水晶瓷疏水性硬质义眼。

各型硬质义眼优缺点

玻璃义眼易碎、滑动性较大。

塑料义眼易引起下睑下垂,仿真度较差。这种义眼不仅质量、佩戴时亦会有异物感,久戴易导致下眼睑变形,从而使假眼不能像普通眼睛一样同步转动。

目前比较理想的是水晶瓷疏水性硬质义眼,可做成超薄型义眼、中空型义眼和异形义眼(图34-1~34-3)。

硬质义眼定制适应证

硬质义眼定做可分为普通型义眼、超薄型义眼、中空型义眼、异形义眼。

普通型义眼:适合眼球摘除、义眼台植入术后恢复正常的患者。

超薄型义眼:适合眼球摘除、义眼台植入后、角膜白斑眼内无炎症、眼球轻度萎缩的患者。超薄型义眼因其薄、轻,可吸附在患者的眼球上,义眼和眼球同时转动,没有摩擦。减少分泌物的产生。

中空型义眼:适合眼球摘除术后无植入物、或植入物偏小、或眼球萎缩严重的患者。为避免厚重义眼导致下睑下垂而特殊设计制造。

异形义眼:适合黑色素瘤,母细胞瘤,因炸伤、酸、碱烧伤等意外伤害所造成的上下眼睑结膜囊畸形、局部粘连的患者;患有先天性小眼球的患者,需使用义眼撑大,多数不需手术,经二三次调整后均可接近或达到与对侧眼睛颜色大小一致的效果。

水凝胶亲水性软质义眼

水凝胶亲水性软质义眼的优缺点

优点

水凝胶亲水性软质义眼有含水、透氧、药物吸载和缓慢释放的功能,能够促进术后康复,减少眼睛感染几率。利用吸盘效应,无需打钉即转动良好,加上对结膜组织有良好的吸附性,转动基本可与对侧健眼同步。

传统的硬质义眼需植入钛钉:因为患者在佩戴义眼后义眼转动不理想或根本不能转动。因此在已经植入的义眼台上先打一个孔,再置入中空的钛螺纹管,在管内置入一只带有凸帽的钛钉。义眼背面与钛钉的相同部位做出与钉帽同样形状大小的凹坑,用凸出结膜表面的钛钉帽来强制义眼转动。因钛钉是轻轻放入钛钢管内的,所以钉与管之间存有一定的间隙,眼睛在上、下、左、右转动的同时,钛钉帽的下缘与钛钢管的上缘就产生了摩擦,此部位的结膜很容易受伤,在日常生活中很难对钛钢管进行消毒,所以钛钢管内腔就成了病菌滋生地,结膜一旦受伤就很容易感染。还易导致义眼的脱出、移位和结膜肉芽增生等并发症。水凝胶亲水性高仿真软质义眼利用吸盘效应吸附在眼球上,减少了义眼与眼球的摩擦,提高了舒适感,还避免了硬质义眼不仅重(还有其他材质的义眼特别滑重、易碎)佩戴时有异物感,久戴易导致下眼睑下垂、变形,而且不能被患者本身的组织所接纳相连,产生假眼不能和健康眼睛同步转动的弊端。水凝胶亲水性高仿真软质义眼,应为目前最为理想的义眼。

亲水性软质义眼是用表面蒸发作用较低的水凝胶制成,具有一定的保湿作用。还可避免因泪液分泌不足所引起的不适感,从而达到良好的状态(图34-4)。

缺点

每晚需摘下浸于溶液中,一为补充液体,二为清洁。

水凝胶亲水性软质义眼适用范围

眼球摘除已行义眼台植入或未行义眼台植入的患者。

角膜白斑、眼球萎缩未行眼球摘除的患者,可根据眼部情况需要,选配大小厚薄合适的水凝胶亲水性软质义眼。因亲水性软质义眼的特殊材料和形状设计,能很好地吸附在眼球上,使其转动良好。减少义眼与眼球的摩擦和初戴义眼时的不适感。

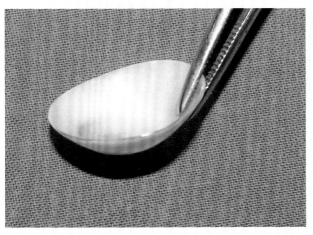

图34-1 薄型义眼

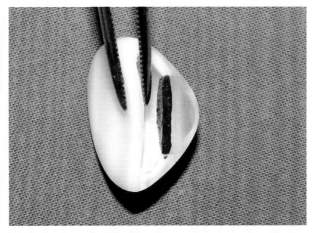

图34-2 中空义眼剖面图

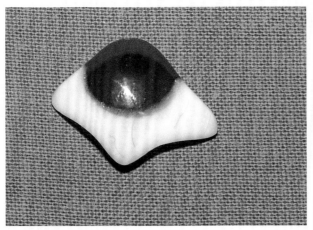

图34-3 异形义眼

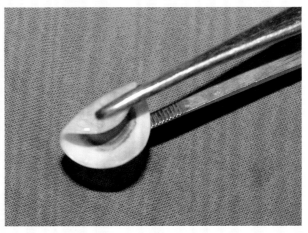

图34-4 水凝胶亲水性软质义眼

第二节 制作义眼的材料

制作义眼理想的材料应该同时具备以下条件:①质轻;②无毒、无味、无刺激;③不收缩、不溶胀;④表面光洁柔润。

玻璃义眼

玻璃义眼是用无铅玻璃棒、乙炔气体或液化石油气加氧气烧制而成。烧制前先选择好大小合适的全套模具。调整好火焰、氧气供给量随时调整,在烧制过程中要掌握好模具温度和材料温度,以免爆裂,同时加入适当的颜色,依照健眼绘制好虹膜、虹膜纹理、血丝和睑裂斑,最后全面烧制即成。中空型玻璃义眼和超薄型义眼易碎,易给患者造成二次伤害。

塑料义眼

甲基丙烯酸多环降冰片烯酯和甲基丙烯酸甲酯共聚物,此材料具有高透明性,优良的光学性能,易操作。其材料指数见表34-1。

表 34-1 塑料义眼材料指数

相对密度	1.08
吸水率(%)	0.2
折射率	1.51
全光线透过率(%)	92
玻璃化温度(℃)	171
成形收缩率(%)	0.6 ~ 0.8
拉伸强度(MPa)	750
断裂伸长(%)	15
弯曲强度(MPa)	1250
铅笔硬度(H)	2

此种材料的制作方法:根据不同患者义眼的形状,虹膜、结膜、血丝分布的不同,每个患者都要根据不同的结膜囊形状,制成义眼基片,再绘制出义眼的虹膜、血丝、睑裂斑等,然后进行二次聚合,开模后上光即成所要求的义眼。

水晶瓷疏水性硬质义眼

水晶瓷疏水性硬质义眼是采用聚甲基丙烯酸甲酯(polymethyl methacrylate, PMMA)制成。

水晶瓷疏水性硬质义眼材料特点

PMMA无色透明,易挥发,具有特殊气味,易溶于普通有机溶剂,沸点100.3℃(760mmHg)。密度0.9431,折光率Nd1.4118。

甲基丙烯酸甲酯有甲酯基和双键两个功能团,酯基可以起水解、醇解、胺解等反应,双键有加成反应和聚合反应。因此可借助光、热以及引发剂的作用,进行聚合反应。

甲基丙烯酸甲酯为珠状聚合体,在56℃~65℃无变化,125℃开始可塑,200℃以上开始解聚,450℃时转为单体。

甲基丙烯酸甲酯分子量30万~40万,硬度(布氏)16~18,横断实验:断截负荷10kg,断裂时扭曲值6.5mm,无不良气味,无刺激性,质量轻,色泽调和,操作方便易于成形。

其本身骨架无透氧性,由于加入的单体体积小,聚合紧密,只有很少的自由空间,允许氧分子通过,因此在PMMA中加氟硅等元素,如醋酸丁酸钠纤维素(cellulose acetate butyrate,CAB)、氟硅丙烯酸酯(fluoro-silicone acrylates,F-SAM)等。优良的氧通过特性,赋予材料良好的氧弥散能力。加入湿润剂甲基丙烯酸2-羟基乙酯(hydroxyethl methacrylate,HEMA)从而提高材料的亲水性,成为改良PMMA。其优点是顺应性好,湿润性好,不易产生蛋白质沉淀,传热性比PMMA好,相应地降低了新陈代谢率,从而减少氧需求量,达到比较理想的效果。

制作方法

根据不同患者义眼的形状,虹膜、结膜、血丝分布的不同,每一例患者都要根据不同的形状制成义眼基片,再绘制出义眼的虹膜、血丝、睑裂斑,然后进行二次聚合,开模后上光即制成所要求的义眼。

水凝胶亲水性软性义眼

材料特点

水凝胶(hydrogel)是指这样一种聚合体,它的骨架结构吸收有水分子。相反,干凝胶(xerogel)是指间隔结构不能吸收水分子的干燥聚合体。水凝胶的骨架结构中可以包含不同的亲水基团和交联物,这些物质决定了水凝胶材料的平衡溶胀(equilibrium swelling)。水凝胶中的亲水基团可以是羟基(hydroxyl)、酰胺(amide)、内酰胺(lactam)以及羧基(carboxyl)。交联剂通常使用EGDMA(ethylene glycol dimethacrylate)。如果没有交联,多数亲水聚合体会在水中溶解。高度水合(hydration)的软质义眼通常包含NVP(N-vinyl pyrrolidone)的共聚物。现在使用的水凝胶义眼片的透氧性不是由聚合体骨架结构的特性决定,而是由水合的程度决定。含水量越高,透氧性越高、越软,对药物的吸收附载能力越强。

根据义眼含水量的不同要求可对材料任意组合,例如HEMA/NVP和PMMA的三元共聚物交联有二乙烯基苯(divinyl benzene,DVB)。

NVP和PMMA的共聚物,交联剂是聚乙烯醇(polyvinyl alcohol,PVA)。HEMA、甲基丙烯酸酯(methacrylate,MA)和甲基丙烯酸钠(sodium methacrylate,SMA)的交联共聚物都是制造水凝胶亲水性软质义眼的理想材料。

第三节　义眼的制作工艺

制作义眼需要注意的几个问题

在制作义眼之前,首先要了解清楚眼睛的结构,还要仔细观察患者不同的年龄、不同的受伤程度和术后康复状态等特征,来确定制作哪一种形状的义眼。

虹膜

虹膜的颜色有棕色、深棕色、浅棕色、棕褐色等,虹膜外圈有0.5~1mm宽的灰白色区域,此处靠虹膜一边的颜色逐渐变深,靠巩膜一边的颜色逐渐变浅,称为角膜缘。有的老年人,虹膜靠边缘部位或宽、或窄、或局部、或多或少的呈现灰白模糊状。虹膜呈圆形,直径有8.5~14mm不等（图34-5）。

瞳孔

虹膜的中间部位是瞳孔,呈黑色。瞳孔随着光线的强弱,可以放大或者缩小。直径在1.5~6mm之间,瞳孔周边是虹膜纹理,此纹理有的呈放射状,有的呈网状和不规则状（图34-6）。

巩膜

虹膜周边是巩膜,俗称白眼珠,在上、下眼睑之间除去瞳孔、虹膜所占的位置余皆为巩膜。巩膜有蓝白色、白色、白绿色和黄白色等。多数人的巩膜上同时具有以上各种颜色,或几种颜色。从正面看,在各种颜色的巩膜上,分布着疏密不等的毛细血管。靠近泪阜部位更加稠密。每个人泪阜部结膜堆积情况不同,需要特别注意观察。

义眼的大小、形状

每个患者结膜囊情况各不相同,有的结膜囊宽大,有的则有结膜囊狭窄或部分性的睑球粘连等,配制义眼前都应仔细观察。眼窝饱满的程度也差异极大,如眼球没有摘除,在受伤眼球的不同部位有不同程度的萎缩。如眼球已经摘除,但是眼窝内没有植入物或者植入物过小所造成的眼窝凹陷等（图34-7）。

制作义眼模型

制作义眼模型所需要的器具和材料

取型器（图34-8）、5ml注射器、自来水、搅拌机、石膏型盒（阴阳）、石膏调杯（图34-9）、医用石膏、50mm×80mm×3mm玻璃板2块、分离剂、毛笔、蜡板1块、酒精灯、打火机、压榨机（图34-10）、蜡刀、抛光机等。

需要说明的是,不论使用哪一种材料制造义眼,首先需要考虑的是模具。制造模具时特别注意的是针对每一种义眼的材料根据其材料的特性来选择制造模具的原料,如铜、不锈钢、玻璃、塑料和医用石膏等。

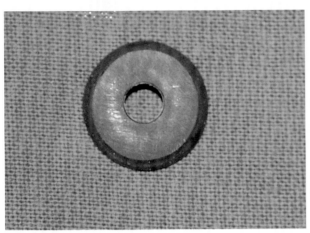

图 34-5 虹膜

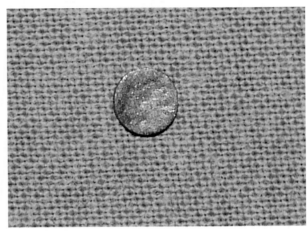

图 34-6 瞳孔

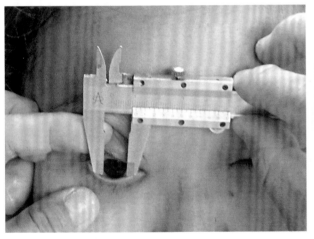

图 34-7 测量虹膜、瞳孔及眼窝大小

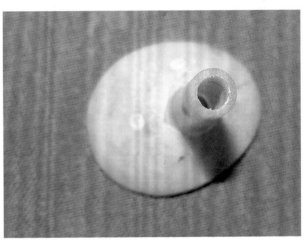

图 34-8 取型器

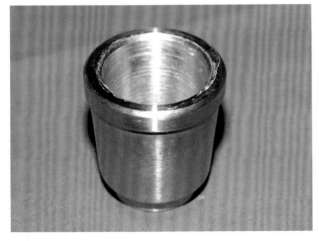

图 34-9 调杯

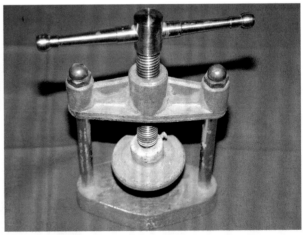

图 34-10 压榨机

制作义眼模型的流程

制作义眼弹力模型

制作义眼首先要制作合适的义眼模型。粗略估计患者的眼窝大小,选取一个比较合适的取型器。

将取型器放入眼窝,视眼窝大小深浅,用针管吸取 2~3ml 自来水注入调和杯,再取适量的印模粉放入调和杯,将调和杯移至搅拌机上,开动机器,中速搅拌,时间约 5 秒,看是否搅匀,然后吸入针管后排净空气,放入取型器的印模膏入口处,将印模膏慢慢推进,与此同时要特别注意观察眼窝的大小与饱满程度,达到与对侧眼睛一样的饱满即停止推进。待两分钟后取出取型器,此时有弹性的义眼模型已经成形,并随取型器一并带出。去掉取型器,稍做修整备用。

制作义眼石膏模型

石膏的性能、凝固原理:当煅石膏与水调和,开始时半水化硫酸钙溶解于水,经水化而成为二水石膏的过饱和溶液,而后形成二水石膏的品体而凝固。但可受下列因素的影响:

凝固时间:按一定比例调和后,常温下凝固时间为 5~10 分钟。

水与石膏粉的比例为 40~50ml:100g,如用水少则凝固时间短、强度高、膨胀大。

调拌时间与速度:如调拌时间长、速度快,则晶体核心数量多而凝固时间快。

受加速剂与缓凝剂的影响:常用的加速剂为 2%~4% 的硫酸钾溶液或 4% 氯化钠溶液,常用的缓释剂为 0.2%~0.4% 的硼砂溶液。

膨胀:石膏凝固后在数小时内,体积稍有膨胀,一般膨胀率为 0.1%~0.2%。

抗压强度:水和石膏粉调和凝固后,强度随着时间的延长而增加。24 小时后可达 $100kg/cm^3$。临床上石膏模型制作修复体时,应在 24 小时后为佳,强度与水粉比有关,水少强度高,多则反之。

制作石膏型

将搅拌好的石膏倒入阴型盒(阴型盒下边垫上一块玻璃板),把义眼弹力模型放入,注意不要放入过深,以免出现倒凹。待石膏完全凝固后,将石膏型修整好,涂上分离剂,将阳模合上,灌满石膏盖上玻璃板。待石膏完全固化后,打开型盒,取出义眼弹力模型,两半石膏型中间即出现了义眼模型的型腔。涂上分离剂备用。

制作义眼蜡型

取比义眼弹力模型稍大的一块蜡板,点燃酒精灯,在灯火上将蜡板烘软,放入石膏型阴模。将阳模合上,放在压榨机上压紧,待 2~3 分钟后打开型盒,将义眼蜡型取出进行修整、抛光,一只义眼蜡型制作完成(图 34-11)。

试戴义眼蜡型

义眼蜡型用消毒液浸泡 10 分钟后,给患者试戴。试戴时以患者右眼为例,左手指向上轻推上眼睑,嘱患者眼睛向下看,将其轻轻送入眼窝后,轻压下眼睑,义眼蜡型即载入,观察其与健康眼睛对称与否,并做适当加减。定好瞳孔的位置,做好记号,将义眼蜡型取出(图 34-12)。

重新制作石膏型

石膏型完全凝固后,取出蜡型(此石膏型以备义眼成形之用),将蜡型前面均匀去掉 1mm 的厚度,虹膜部位要多去。因为此处还有前房和角膜,取石膏型盒(垫上玻璃板)、调拌石膏,注满型盒,将修整后的义眼蜡型放入型盒,待石膏完全凝固后,涂上分离剂,扣上阴盒注满石膏,盖上玻璃板,完全凝固后开盒、取出蜡型。

制作义眼

制作义眼所需的器具和材料

微型车床、微型台钻、微型台钳、干燥箱、水浴锅、磨口瓶、吸管、调和杯、不锈钢挑刀、直径 16mm 棕色、深棕色、浅棕色、棕褐色、褐色有机玻璃棒，黑色直径 6mm 有机玻璃棒、直柄麻花钻头 2～5mm、冲头直径 2～5mm、雕刻刀、100 目水砂纸、石膏型盒、分离剂、压榨机、胶液、改性 PMMA 白色模塑粉、改性 PMMA 透明模塑粉、改性 PMMA 单体。

制作义眼

制作虹膜

将选好颜色的 16mm 有机玻璃棒夹上车床，加工出所需的平面和直径，取下后夹上台钳，用刻刀雕出虹膜纹理之后夹上车床，在长度 1.5mm 处切掉，虹膜即成。

制作义眼毛坯

将虹膜固定在第二套石膏型盒的阴盒虹膜部位，将刻有虹膜纹理的一面朝上，取适量白色模塑粉放入调杯，再将适量单体滴入模塑粉内。滴入单体的量以模塑粉刚刚湿润为宜调匀。将杯盖严，以免单体蒸发。成面团状时，装入石膏阴型盒，将石膏阳型盒扣上放在压榨器上压紧，放入水浴锅进行热处理。此时模塑粉中的引发剂在逐渐发挥作用，2 小时后完全聚合，将型盒取出，自然冷却至室温后开盒、剪切、砂磨，一只集虹膜、角膜缘、巩膜为一体的义眼毛坯完成（图 34-13）。

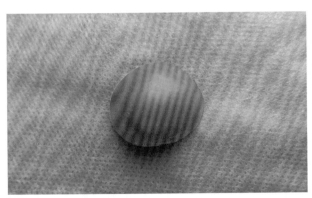

图 34-11　义眼蜡型

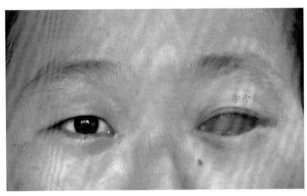

图 34-12　试戴义眼蜡型

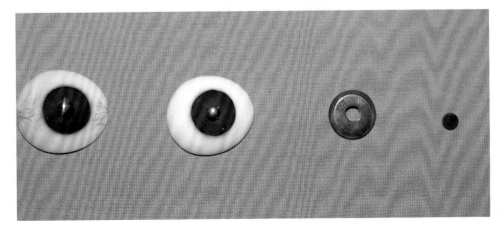

图 34-13　义眼成形过程

义眼毛坯绘制

在已经成形的义眼毛坯的虹膜上,依照患者健康眼睛,在正常室内光线的环境中,确定瞳孔直径的大小。以瞳孔直径大小为准选好钻头,在虹膜的正中央钻孔,深度为2mm。取直径6mm的黑色有机玻璃棒,上车床加工成所需瞳孔的直径,切掉1.5mm嵌入虹膜内。也可以用冲头,在烘软的黑色有机玻璃板上冲出小黑点嵌入,对照患者健康眼睛巩膜的颜色,分开层次仔细描绘。绘完后,依照患者健康眼睛毛细血管的疏密、分布状况、黏上红色的绒毛,放入60℃干燥箱30分钟即可(图34-14)。

义眼成形

先做模型准备,将已烘干的义眼毛坯放在涂好分离剂的石膏型盒阳模上,把压榨机调整好所要的高度(图34-15,图34-16)。

材料调和:取粉液3∶1(容量比)放入有盖的小杯中进行调和,或按所需量先放粉剂,再滴入单体,以刚刚湿润为宜。混合后用不锈钢调刀调和均匀,然后加盖,以免单体挥发。夏天可适当多加一些单体。

调和时的变化:混合后,聚合体被单体所溶胀,单体逐渐渗入聚合体内,由湿砂期、稀糊期、黏丝期而成面团器。此时单体基本与聚合体结合,没了黏着感,呈可塑性面团状,为充填最适宜时期。过后橡胶期及坚硬器而完全聚合硬化。根据上述变化正确掌握面团期非常重要。室温20℃时,按常规调和比例,从一滴单体接触到聚合体开始,到达面团期的时间大约在20分钟,而面团期时间为5分钟。操作时,了解到这两个时间关系,做到心中有数。反应快慢受室温高低的影响,冬季室温过低可水浴加温,不宜超过50℃。以免反应太快,没有充分的操作时间而硬化。将面团期的透明聚合体放入石膏阴型盒内合上阳盒,放在压榨机上压紧。

热处理:充填后的材料经过一定时间、一定温度的热处理后会更好更快地聚合硬化。而形成理想的成品最好采用水浴加温法进行热处理。因此法使型盒受热均匀温度易于控制。将型盒同压榨器一起放入水浴锅,水位超过型盒2cm为宜,开始慢慢加温1小时后,到70℃停留1小时,然后煮沸30分钟出锅,自然冷却到室温即可。

开盒、修正磨光:经过热处理后,型盒完全冷却,打开型盒取出义眼进行修剪、打磨、抛光,一只栩栩如生的义眼制作完成(图34-17)(患者佩戴义眼前、后像见图34-18、图34-19)。

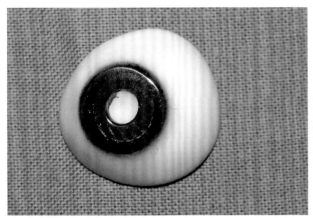

图 34-14　义眼毛坯

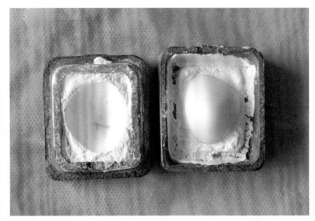

图 34-15　义眼毛坯置于涂好分离剂的石膏型盒阳模上

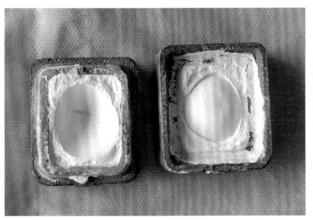

图 34-16　石膏型盒阳模

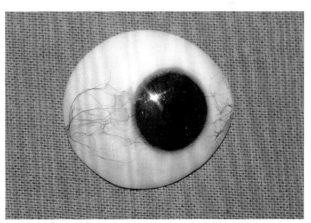

图 34-17　义眼成品

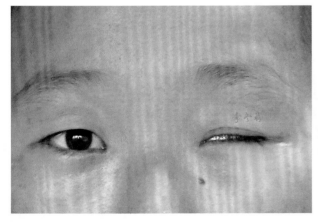

图 34-18　佩戴义眼前

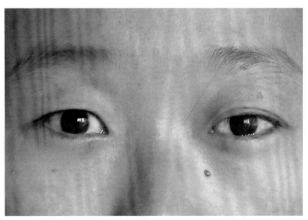

图 34-19　佩戴义眼后

第四节 赝复体的制作工艺

赝复体是一种修复颜面部缺损的医用硅胶假体,是根据患者缺损的体表器官形态做出来的代用品。眼睛及眶周区域是保持面中部美观和功能的主要结构部分,当因眼外伤或眼球摘除术后,造成该区域的缺损畸形,会严重影响患者颜面部的美观及生存质量。目前解决这个问题的良好办法,是考虑患者引起缺损的原因、缺损的大小及类型配制赝复体,眼睛及眼周区域的赝复体俗称"假眼",通过精准的测绘技术,打造成形,固定于体表,可以方便拆卸。形态逼真,与健侧眼可以做到基本一致,有利于患者的术后康复,消除或减少患者因遗留缺损而导致的心理障碍和精神创伤。但是赝复体不是自身组织,可能会引起皮肤过敏反应,另外有时会有感染或炎症反应。

制作赝复体的技术要求

常规的永久性赝复体一般要求在患者缺损眼窝组织愈合良好,大小稳定后制作,由此给患者带来极大的不便。在缺损期间,患者面容破坏,眼眶可能还会与鼻腔相通,对其生理、心理均造成很大影响。另外由于手术损伤,术后瘢痕挛缩,辅以放疗等造成患者面肌运动受限,给术后赝复体的制作造成困难。因此尽早修复是必要的。应用赝复体进行眼窝缺损的早期修复能保护手术创面免受外界环境的污染,手术创口能正常愈合。眼窝缺损后进行早期修复者,其患侧表情肌无明显偏斜,这是由于及时修复,减少了瘢痕的挛缩,因而可减轻面部畸形。早期修复不仅使面形得到较好的恢复,而且从生理上及心理上对患者起到了治疗作用。所以一期修复是发展趋势。

赝复体的制作

常规永久赝复体的制作

术后 6 个月患者伤口完全愈合后,可更换常规永久性赝复体。它是依据再次取得印模,制作出甲基丙烯酸树脂赝复体。根据患者皮肤是否存在对黏合剂过敏的情况,健侧眼视力情况以及自身意愿,决定配制赝复体的同时是否需要连接镜架。具体制作方法如下:

无镜架赝复体

测量:在自然光下,测量健侧眼睛虹膜和瞳孔的直径,上、下眼睑间距,内外眦之间的距离,以及瞳孔、虹膜与眼睑、睫毛的毗邻关系。

赝复体石膏模型制作:使用快凝的乙烯基聚硅氧烷为材料,获得一张精确的面部印模。在患侧眼睛周围铺设挡板,浇铸石膏,铸造一个石膏模型,此为阴模。对比健侧眼稍做修整,根据之前测量的数据,设定好上下眼睑和内外眦之间的距离。在阴模表面涂上分离剂,灌满石膏制作阳模。待石膏完全固化后,打开型盒,两半石膏型中间即出现了赝复体模型的型腔。涂上分离剂备用阳模为眼睛的整体模型,按照阳模,对比健侧眼做赝复体蜡模。

赝复体蜡型制作:取比赝复体石膏模型稍大的一块蜡板,点燃酒精灯,在灯火上将蜡板烘软,放入石膏型阴模。将阳模合上,放在压榨机上压紧,待 2 ~ 3 分钟后打开型盒,将赝复体蜡型取出进行修整、抛光,一只赝复体蜡型即制作完成。

制作石膏模具:将石蜡模型安置于眼窝内,使鼻梁部和颞窝区域与基模对接。对比健侧眼以及之前测量好的位置关系数据,对赝复体表面进行雕绘。将刻制好的石蜡模型包埋于用石膏铸成的基模中,在基模上浇铸一层石膏。灼烧加热将石蜡模型熔化排出。此时得到的石膏内部型腔即为更为精准的赝复体模型。

制作硅胶赝复体:调配有机硅胶颜色,使其色彩达到与患者肤质最自然匹配的效果,然后填入模型内将硅胶聚合成形。将硅胶赝复体从模具上取出并进行精细修剪。在赝复体的眼睑处安置睫毛。将硅胶赝复体安置于患者眼窝内,再次对比健侧眼,在其表面进行细节补色(图34-20,图34-21)。

赝复体的安置:对于一般患者来说,常用皮肤黏附剂将赝复体直接黏附于缺损眼窝内,但是由于部分患者存在对黏附剂过敏情况,需采用特殊方法进行安置,例如:眼镜架、种植固位技术、磁性固位技术等(图34-22,图34-23)。

赝复体连接眼镜架固位技术

如果患者皮肤存在对任何黏附剂均过敏的情况,或健侧眼因屈光不正需配戴眼镜,以及还可能有患者有配戴眼镜的意愿,这时就可以配制一副连接镜架的赝复体。

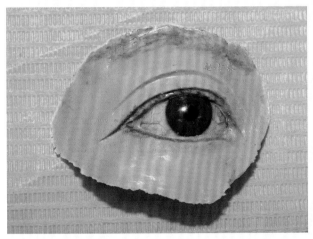

图34-20　赝复体

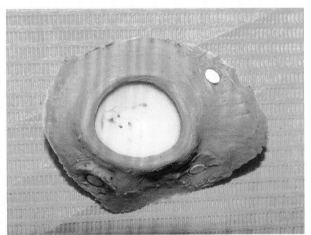

图34-21　赝复体背面观

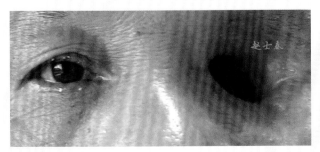

图34-22　眼内容物摘除术后

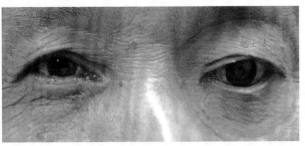

图34-23　黏附式赝覆体安装后

赝复体连接眼镜架的制作方法

准备金属眼镜架：给患者安置特定的有宽金属镜腿的眼镜，宽到足够将封闭磁铁在近距离观察范围内不被发现。

赝复体石膏模型制作：使用快凝的乙烯基聚硅氧烷为材料，获得一张精确的面印模，并延伸至太阳穴区域。在患侧眼睛周围铺设挡板，浇铸石膏，铸造一个石膏模型，此为阴模。对比健侧眼稍做修整，根据之前测量的数据，设定好上下眼睑和内外眦之间的距离。在阴模表面涂上分离剂，灌满石膏制作阳模。待石膏完全固化后，打开型盒，两半石膏型中间即出现了赝复体模型的型腔。涂上分离剂备用阳模为眼睛的整体模型，按照阳模，对比健侧眼做赝复体蜡模。

制作镜架连接装置：使用 FormasilTM 油灰材料复制一个石膏模型，精确记录镜架鼻梁部及眼镜脚与复制模型间的位置、维度和准线。在复制模型上，使用在氢化烧瓶中自身聚合而成的牙科正畸学使用的丙烯酸树脂为原材料制作基模。根据之前测量的位置、角度和准线值，在镜框鼻梁处嵌入一个内径为 0.7mm 的不锈钢金属管。在管内放置一根 0.7mm 的不锈钢金属棒，将金属棒末端留置突出于金属管外，并将其插进丙烯酸酯基模鼻端的凹槽里，然后使用聚丙烯酸树脂安置固定。将通过金属棒和小管组装在镜架鼻梁上的模型安置在患者身上，并且在金属镜脚内侧安置两个封闭磁铁。用聚丙烯酸树脂封闭链接基模和磁铁，这样就可以将磁铁绑定在基模上。

赝复体蜡型制作：取比赝复体石膏模型稍大的一块蜡板，点燃酒精灯，在灯火上将蜡板烘软，放入石膏型阴模。将阳模合上，放在压榨机上压紧，待 2～3 分钟后打开型盒，将赝复体蜡型取出进行修整、抛光，一只赝复体蜡型即制作完成。

制作石膏模具：将石蜡模型安置于眼窝内，使鼻梁部和颞窝区域与基模对接。对比健侧眼以及之前测量好的位置关系数据，对赝复体表面进行雕绘。将刻制好的石蜡模型包埋于用石膏铸成的基模中，在基模上浇铸一层石膏。灼烧加热将石蜡模型熔化排出。此时得到的石膏内部型腔即为更为精准的赝复体模型。

制作硅胶赝复体：调配有机硅胶颜色，使其色彩达到与患者肤质最自然匹配的效果，然后填入模型内将硅胶聚合成形。将硅胶赝复体从模具上取出并进行精细修剪。在赝复体的眼睑处安置睫毛。将硅胶赝复体安置于患者眼窝内，再次对比健侧眼，在其表面进行细节补色。

赝复体的安置：将赝复体连同内部基模通过鼻端的金属棒和小管还有磁铁与眼镜架相连，将使用眼镜架固定的赝复体给患者带上，评估配戴效果（图 34-24）。

中空赝复体的制作

取印模

使用藻酸盐为材料制作两张面印模。取出的模型必须准确、清晰，缺损眼窝周围必须全部取到。取出模立即灌注石膏。

制作基模和蜡型

修整模型，在健侧描绘设计线，弯制固位装置，制作硅胶基模赝复体。首先调配有机硅胶颜色，使其色彩达到与患者肤质最自然匹配的效果，然后填入模型内将硅胶聚合成形。或将模型翻制成磷酸盐铸造模，操作同普通支架，在健侧铸造固位装置和基模（基模在阻塞器连接处形成网状结构以便与硅胶结合）制作金属—硅胶基模赝复体。将固定装置复位于模型上，常规铺蜡片形成基模蜡型，厚度 1.5mm 后部边缘包过缺损区边缘 5mm 以上，蜡型经喷光、常规装盒、充胶、热处理。形成开口坛状基模板。开盒时，埋在下半形盒内的硅胶基板暂不出盒，仅去掉上半型盒内的石膏。冲洗干净下半型盒内开口坛状硅胶基板表面的分离剂及石膏残留物。

中空结构的制作

将石英砂与石膏以4∶1的比例调拌后,灌入缺损腔的基模板内。待出盒时,石英砂可变得比较疏松,易于倒出。待石英砂结固后,均匀铺一层蜡片恢复眼窝形态,注意与健侧眼窝形态相移行,同时封闭基板开口,喷光蜡型后重新装上半型盒。冲蜡后开盒,在上半盒内填充硅胶覆盖玻璃纸,关闭型盒徐徐压榨,待24小时后,硅胶变为硬塑期,分开上下型盒,去除玻璃纸和石膏团,在缺损眼窝基板的四周用单体溶胀后再加少许硅胶,以保证基板与二次填胶的硅胶能更好地结合。关闭上下半盒,常规热处理后出盒。

硅胶赝复体上色

将硅胶赝复体从模具上取出并进行精细修剪。在赝复体的眼睑处安置睫毛。将硅胶赝复体安置于患者眼窝内,再次对比健侧眼,在其表面进行细节补色。

临床赝复体试戴,定期复查及修改

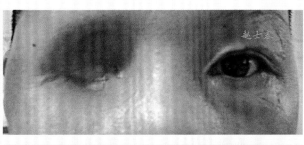
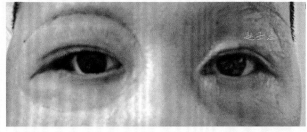
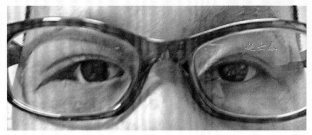

图34-24　眼镜式赝复体安装后

第五节　佩戴义眼需要注意的问题

正确摘戴义眼

接诊患者后首先要教会患者正确摘戴义眼。

摘取义眼

接触义眼前要洗净双手,摘取义眼时,健眼向上注视,将下睑向义眼片下后方轻压,义眼会自动滑脱出来(图34-25)。也有摘戴义眼专用的吸盘,先将义眼吸住然后摘取下来(图34-26)。

佩戴义眼

戴义眼时先把义眼洗净,用隐形眼镜护理液、生理盐水等液体浸泡清洗,也可用清水冲洗。认清义眼上下、左右方向(一般小的一头对向内侧),一只手拿义眼,另一只手用食指和中指分开上、下眼睑,把义眼的上半部送入上眼睑内,然后把下眼睑向下轻拉,使义眼的下边滑入下眼睑内。义眼放入眼窝后,轻轻按摩上、下眼睑,使义眼与结膜囊吻合,保持义眼位置合适(图34-27,图34-28)。

义眼的日常清洁及保养

清洁方法

保持义眼眼窝的清洁卫生是非常重要的。应每日取下清洗,清洗时使用流动水冲洗即可。一般白天配戴,夜晚取下洗净存放。义眼不能接触酒精等化学溶剂,保养时可用抗生素溶液或抗生素眼药水,最好用隐形眼镜护理液清洗。如果义眼长期不使用,应该放在封闭的容器中干燥保存,切勿放在水中保存。

义眼初戴时会有少量的分泌物,此为正常现象,佩戴适应后分泌物会逐步减少或消失。如果佩戴义眼后,长时间分泌物多,有可能是因接触义眼时未清洗双手,或用手帕、纸巾、干棉签擦拭义眼,造成的结膜感染。出现这种症状时,应暂时停戴义眼,擦拭义眼的分泌物,可以滴用抗生素眼药水,也可在义眼的背面涂抹抗生素软膏,但需注意的是,患者不能长期滴用消炎药物,滴用时间为1周左右,如果结膜炎症较严重,滴用时间可延长至1月。擦拭义眼分泌物最好用护理液或生理盐水浸湿的棉签。这样既可以擦拭干净,又不会擦伤义眼。

定期上光

为了延长义眼的使用寿命,建议每一年都将义眼片送至定制中心进行一次专业的深层保养。专业定制中心进行的保养与大家日常清洗保养不同,专家会用超声波仪器清洗义眼片上肉眼无法察觉到的表面裂隙,然后再对眼片进行上光。填补义眼片表面裂隙和磨损,使义眼片重新焕发璀璨光泽。

按时更换

考虑到义眼片的材质会因长期佩戴使用而受到泪液的腐蚀,以及定期清洗和消毒会造成材料的老化,不可避免会出现色泽度下降,变色和表面磨损等现象。所以根据义眼使用和保护的情况,一般1~5年更换一次。如果在外力作用下造成义眼损坏,应立即更换,以免损伤结膜囊。10岁以内的孩子因眼球摘除后患侧的眼窝发育未定型,为了使双侧眼窝对称发育良好,义眼需半年到1年更换,而且要逐渐加大,所以定期复诊也是非常必要的。

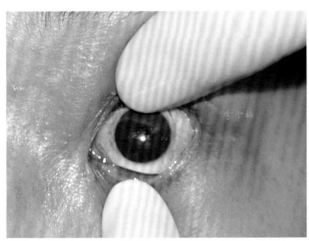

图 34-25　摘取义眼图示

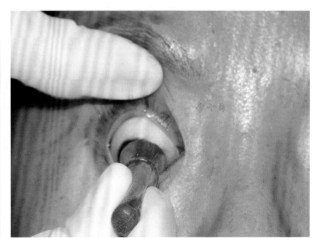

图 34-26　用吸盘摘取义眼

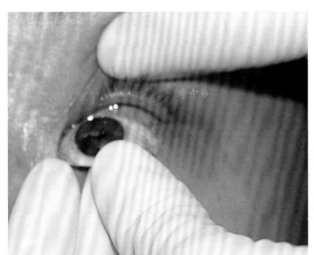

图 34-27　义眼上半部送入上睑内

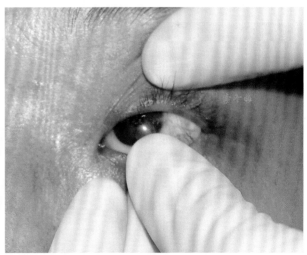

图 34-28　义眼下半部送入下睑内

定期复查

义眼佩戴后应定期复查,看眼窝有无深浅变化,上、下眼睑有无松弛,发现问题应及时更换义眼,或做眼整形手术。先天性眼球缺失的患者,根据眼窝大小有无变化等多种因素确定是否需要手术。如不需要,初次佩戴义眼时义眼片要小一些,三四个月后复查,适当加大,多数患者经过二三次扩大后即可定做。这些患者因眼窝小,需要逐步扩张,适合选配水晶瓷疏水性硬质义眼。

佩戴义眼患者易出现的心理问题

患者由于外伤,车祸和各种眼病造成眼睛失明,眼球摘除时都会有一种下意识的想法:不能让别人看到自己这样、总是觉得自己比别人欠缺很多、没有脸面去看人……他们没有勇气去正视别人的目光,当和别人目光交汇的一刹那总是躲避,怕别人看到自己的不同。因为这样的心理造成长期的精神负担,总是习惯性地把患侧的眼睛微闭,以达到想要掩饰的作用。这样就会造成患侧眼与健康眼睛的不一致,即使佩戴义眼后,在正常睁眼时,双眼大小,颜色,各方面均可达到一样的效果,但是由于长期养成微闭患侧眼的习惯,也会给人一种感觉:义眼部与健康眼的大小不一样。要改变这个问题就要从不好的习惯下手。时时刻刻告诫自己尽量平衡双侧睁眼力度,这可能需要一定的时间来适应。如果纠正不了还可以通过按摩的方式经常做上睑按摩,往上推动上眼睑,以辅助上睑恢复功能。如果效果仍不明显,或确实存在上睑下垂,就要做整形手术,如上睑上提手术以矫正上睑下垂。

义眼的运动

因为先天性小眼球,或因其他原因失明,角膜白斑。原来的患眼已经萎缩,但还可以转动的。这种情况下,配戴义眼片的效果是最好的。因为一般来说,自己的眼球活动性都会比义眼台好很多。自己眼球的转动越理想,佩戴义眼后转动就越好。

眼球摘除植入义眼台,通常眼肌能够带动义眼台的活动。义眼台的活动能够带动义眼片的转动。义眼台的作用一方面可以填补眼窝的空洞,另一方面也就是让以后佩戴义眼能够转动。有些患者做了眼台植入手术佩戴了义眼片,但是义眼片转动不好,这种情况的原因主要有:

义眼台本身转动不好,这是因为自己的眼肌运动功能不好,当然也可能是摘除眼球手术过程中损伤了眼肌。

义眼片不合适,如果义眼台本身活动良好,但是不能带动义眼片转动,说明义眼片与义眼台表明的弧度不吻合,所以不能随之运动。

结膜狭窄,这种情况时义眼片紧紧卡在结膜囊里,没有运动的余地,也就不能转动了。

所以,如果义眼片转动不好,应该到医院检查一下,看看属于上述那种情况,以便针对性处理。当然,如果是自己的眼肌本身的功能不好,目前还没有办法治疗。

如何回避义眼缺陷

义眼是一种特殊的修复假体,患者通过佩戴义眼,目的是为了弥补眼球缺失或眼球萎缩病变所引起外观上的缺陷。目前定制义眼的技术已经非常成熟,仿真性舒适性都能达到一个比较高的标准。但尽管如此,义眼与真眼之间还会存在些许差异,我们可以使用一些"小技巧"来减少双眼的不对称性,例如通过增加或减少的虹膜直径,或改变虹膜和巩膜颜色的强度,尽可能使义眼的大小、色泽、光泽度、突出度及角膜位置与健眼一致;或者通过选择眼镜框架的款式和镜片的颜色,可以帮助掩饰眼窝重建术后残存的外观缺陷。在义眼前安置凸透镜或凹透镜可以改变义眼的视觉大小,而棱镜可以在外观上改变义眼的垂直位置。患者也可以在日常交流时,添加头部运动,以头位平衡眼位差距,从而弥补不足。

义眼的评估

对于佩戴义眼的患者,没有对义眼佩戴效果进行评估,那义眼的安装是不完整的。评估的层面包括心理学层面、实用层面和外观美学效果的评估。佩戴义眼患者的心理学层面,多源于患者理想的预期效果与现实配戴效果的差异。一般第一次佩戴义眼的患者,他们跟义眼专家叙述自己的主观期望,都是希望在佩戴义眼时能不被外人发现。但事实上,在装配义眼后,患者自身总是会发现些许的不同。最聪明的做法是在装配义眼前,将各种局限性充分告知患者,合理安置他们的预期。临床研究也发现,如果对患者缺少风险披露,那么他们也会对医生的专业程度失去信心。客观的评价标准可以被当作患者、医生和义眼专家之间正常沟通的工具。这些标准也会让患者对义眼佩戴效果更加满意。

在评估义眼的实用层面和美学效果时,关键在于让患者尽可能表现自然。首先要避免使用检查座椅。当检查义眼佩戴的美学对称性时,可以嘱患者站在桌前,与其进行面对面的交谈。如果患者处于坐位,患者可能会低下头避免你的注视,或者在他们"注视时"故意抬起下颌,这都会给你一种他们在自然注视的错觉。当患者较一般水平过高或过矮时,他们的目光为了跟随着谈话对象而调整他们的下颌高度,头位就会受到影响。在单眼患者中,需考虑自然眼与义眼之间眼裂的对称性(眼睑的垂直开口),巩膜色泽和血丝分布,虹膜及瞳孔的颜色和大小以及视线的位置,这些因素都是非常重要的。在菲薄狭小的巩膜壳上,由于操作者绘制工艺的不同,可以使视线平面产生完全不同的效果。对于双眼佩戴义眼的患者,义眼专家应确保眼睛看起来尽可能真实自然,拥有更加逼真的注视效果。

（赵士春　赵艳青　辛　月）

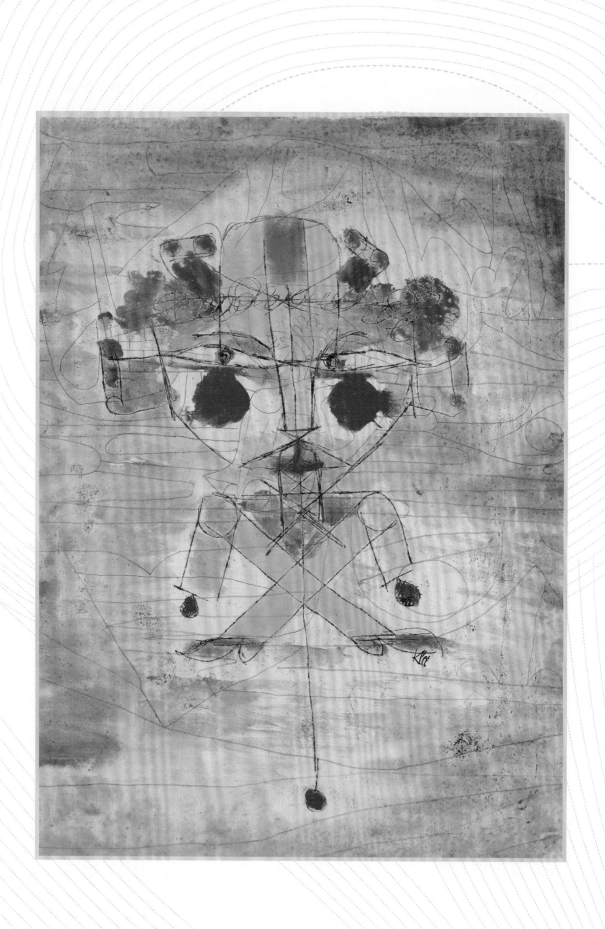

第三十五章　眶面裂及隐眼

多少壮怀偿未了,又添遗憾到蛾眉。——梁启超《纪事二十四首》

人生,有缺失,才会有希望;有遗憾,才会有珍惜。万物皆不完美,人生总有缺憾。我们要以完美的心,接受并不完美的人生。

眶面裂及隐眼是眶面部最为复杂的畸形,发病与遗传因素及环境因素皆有关。我们无法在胚胎期发现并治疗,只能在出生后针对其存在的畸形进行整复。单纯软组织修复可在 1 岁左右进行。而骨组织的修复应推迟到儿童期,3 岁后进行。其畸形复杂,而且各型可合并存在,因此手术整复是一个综合性手术,往往需分期进行,或行多次手术修正。手术包括软组织的修复,骨组织的重建包括截骨和骨移植。

第一节 眶面裂

病因

颅面裂是以面部为主的多种裂隙畸形,其中包括波及颅前窝、前额骨及眶骨的畸形,临床上较为罕见。在以往的研究中,颅面裂在成活新生儿中的发病率约为 1.43~1.85 个/10 万。

眶面裂是颅面裂畸形的一部分,主要是指以眼眶畸形为主,包括眼眶、眼睑、内外眦和泪器等骨和软组织的畸形。

该病可能与多种影响因素有关,如遗传因素以及环境因素。目前尚无明确的基因异常或染色体异常发现,仅有极少数病例发现颅面裂患者可能具有基因异质性或者存在染色体异位。虽然病因不明,但对于颅面裂的形成有很多学说存在,主要可归纳为两大类。第一类为胚胎发育阻滞学说,面部各隆突融合不全所产生的裂隙,或者在胚胎面部发育阶段,各种原因引起局部血供减少,组织线状坏死形成颅面裂。另一类主要的学说为羊膜学说,该学说认为颅面裂、羊膜带、内脏及四肢畸形可能是羊膜破裂综合征的一部分。胚胎 12 周时,羊膜腔扩大,羊膜与绒毛膜相贴,胚外体腔闭合。如果闭合不能完成,缺乏绒毛膜的支持,羊膜破裂。产生两种类型的畸形:①压迫相关畸形,如四肢、胸腹壁、神经管畸形;②粘连相关畸形,如颅面裂。

颅面裂分类及临床表现

1974 年 Tessier 提出一个完善的颅面裂分类系统,也是目前应用最为广泛的分类方法。将颅面裂依时钟转动方向,从上唇、鼻、上颌骨、眶缘、眼睑及眉,以及向前额部展开,分为 0~14 型,再以眼眶为基点标志,若裂隙位于眼睑的头颅方向,则畸形属颅骨型;如向面部展开则属面裂型。但若畸形具有双向性,同时向颅部展现,则可形成 0~14 型、1~13 型、2~12 型、3~11 型及 4~10 型等(图 35-1)。0~14 型、1~13 型、2~12 型、3~11 型和 4~10 型等复合型眶面裂可造成眶距增宽症和眼眶畸形。

眶面裂主要是颅面裂的 3 型、4 型、5 型、6 型、8 型、9 型、10 型等。本节主要围绕眶面裂几种较为常见类型进行讲述。

3 型眶面裂

是一种常见的以眼眶畸形为主的裂隙,发病率相对较高,累及旁中线处的面部结构,又称之为面斜裂、口鼻眼裂及眶鼻裂。裂隙位于中鼻、侧鼻及上颌突的联合部,斜向横过泪道,往往造成上颌骨额突、上颌窦和鼻腔间的骨板缺失,然后在鼻唇沟穿过鼻翼,最后穿过上唇造成畸形或唇裂。由于短鼻、鼻翼畸形、额突缺失和上颌窦内壁缺损等,3 型眶面裂是最复杂和最难修复的裂隙。眼部可发生眼球变形,先天性小眼球。下睑缘缺损,下睑内侧缺损,内眦发育不良,内眦角向下移位。下泪小管被裂隙分开,内侧部分眼睑缺损。眶畸形十分典型,眶下缘圆钝,位置低,眶底下陷,眶内下角缺损或比较偏平,呈漏斗型(图 35-2,图 35-3)。

4 型眶面裂

鼻外侧经过颊部,旁中央的眶上颌骨裂隙,又称为眼面裂。裂隙几乎垂直经过下睑的泪道部分、眶下缘、眶底、眶下孔内侧,延伸至颊部和上颌窦,但未波及鼻及鼻翼,最后位于口角与人中嵴之间而止于上唇。眼部偶见小眼球或无眼球,虹膜缺损,由于眼睑闭合不全造成角膜溃疡,下睑内侧缺损。上眼睑单个或多个缺损,眉内 1/3 缺损;内眦异位,位置低,泪嵴圆钝,鼻泪管阻塞,泪囊扩张,外眦位置较低,颧骨发育不全。眶内侧壁垂直向下,和上颌突的内壁直接相连,再向下延伸至上腭造成腭裂。由于眶底缺损、眶内容脱出造成眶顶和额骨低下,导致全眼眶畸形(图 35-4,图 35-5)。

3、4 型眶面裂临床表现共同点:内眦移位;下睑内 1/3 缺损;眶下缘、眶底或上颌骨缺损或眶下区凹陷;泪器排出系统异常;唇腭裂等。

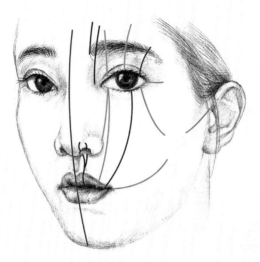

图 35-1 Tessier 颅面裂分类

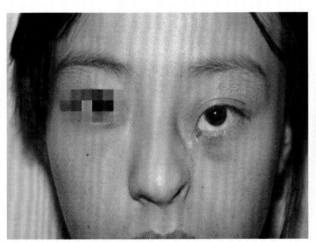

图 35-2 左侧 3 型眶面裂

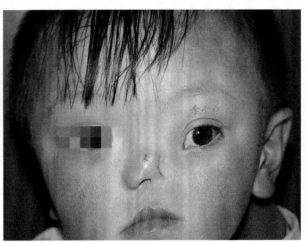

图 35-3 左侧 3 型眶面裂,明显的鼻翼畸形

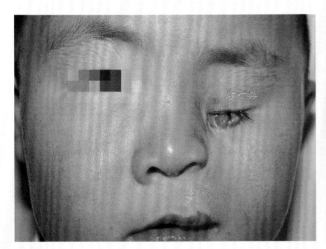

图 35-4 左侧 4 型眶面裂伴无眼畸形

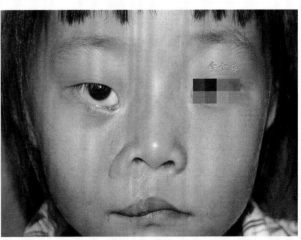

图 35-5 右侧 4 型眶面裂,唇裂

5 型眶面裂

很少见的眶颌裂隙畸形,恰好位于嘴角的内侧,又名"眶鼻裂"或"面斜裂"(图 35-6)。裂隙位于眶下孔外侧,较 4 型更外侧,从下睑的中外 1/3 开始,向下斜行颊部,到达口角内 1cm 处上唇。在骨骼上,裂隙穿过眶下缘、眶底、眶下神经孔外侧的上颌骨,最终到达前磨牙区的牙槽骨。完全性裂隙,从眶下缘的中1/3,在眶下孔外侧进入眶底部,而后穿过上颌骨和上颌窦,因裂隙接近颧骨,可能累及眶下裂,眼眶内容物可嵌入此缝隙中而进入上颌窦。

6 型、8 型眶面裂

8 型眶面裂极少单独出现,多见 6、7、8 三型合并出现的畸形,病损位在颌颧缝、颞颧缝和额颧缝,共性是颧骨发育不全(图 35-7,图 35-8)。6 型眶面裂主要是下睑外眦部位缺损及闭合不全,下睑缘内 2/3 睫毛较少或缺失。7 型眶面裂主要是颧弓发育不全、颞肌及咬肌发育不全、外耳畸形和发际的前移。8 型眶面裂从外眦角开始,斜向颞侧和颅部。骨骼缺损多在额颧缝部位,凹陷性畸形以眶侧壁和眶外缘缺损为主,弯形的眶外侧壁往往仅有蝶骨大翼形成。外眦与颞部之间区域软组织发育不良,睑裂呈反蒙古眼样倾斜,可有眼球及眶周结构畸形,如眼球皮样囊肿。

10 型眶面裂

为 4 型眶面裂向上的延伸,位于眶中部(图 35-9)。裂隙位于眶上缘中 1/3,眶上神经的外侧,延伸到眶顶和额骨。缺损出现在上睑及眉中 1/3,直抵眶顶及额骨。上睑中部可完全性无睑,即诊断为先天性眼睑缺损。外侧部分变成垂直,常和头皮发际连在一起;上睑内侧部分萎缩或缺失。

眶面裂术前评估

术前检查

常规全身检查:术前需行全身查体,尤其幼儿要注意是否合并全身发育异常。

眼部常规检查:视功能及眼前后节检查,以确定患者是否存在视功能的损害。

眼球形态判断:尤为重要,确定是否存在小眼球或无眼球及眼球的发育不良,必要时行超声检查。

泪器排出系统检查:3、4 型眶面裂中通常伴有泪道排出系统的异常,如泪小点闭锁、泪小管阻塞、泪囊移位、鼻泪管阻塞或骨性狭窄等。术前要充分判断,并制定合理的治疗方案。

眼眶骨性结构的判断:术前 CT 检查了解眶底、眶缘或上颌骨缺损与否,及其范围及形态(图 35-10、图 35-11)。

唇裂及腭裂的检查:3、4 型眶面裂可能伴有唇裂或腭裂,眼整形应在唇腭裂修复后。

眶面裂手术时机

颅面裂的治疗大多需要软组织和骨组织的重建,因此需要多种或者多次手术治疗,并且在很多年内逐步完成。从患者年龄来看,如畸形程度不太严重,不影响婴儿生命体征,或严重影响功能,手术矫治可推迟,在 2~3 岁时进行。单纯软组织修复可在 1 岁左右进行,而骨组织的修复应推迟到 3 岁后进行。

眶面裂手术原则

眶面裂畸形手术整复是一个综合性手术,往往需分期或行多次手术修正。软组织的修复应尽可能沿美容线设计皮瓣,着重于裂隙组织的解剖学复位。裂隙边缘常有先天性瘢痕组织存在,应手术切除并分层缝合。组织量不够时,"Z"形切开缝合会使组织复位良好,或行转位皮瓣修复。单纯的组织凹陷可采用真皮移植,尤其适用于 3 岁以下儿童,理论上 5 岁以下儿童真皮脂肪移植后可随之生长而不吸收。骨组织重建包括截骨和骨移植。骨移植时,源于颅骨、肋骨、髂骨的自体骨会优于异体材料,但对于幼儿,骨组织供区来源受限,可采用高分子材料进行充填。

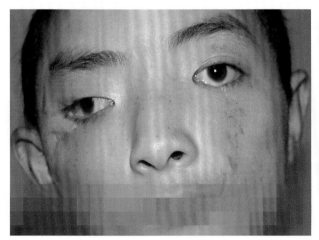

图 35-6 左侧 5 型眶面裂,右侧 6 及 8 型眶面裂

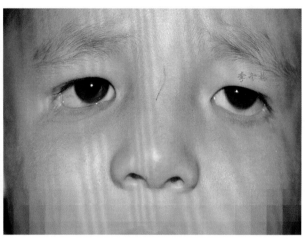

图 35-7 双侧 6 型眶面裂

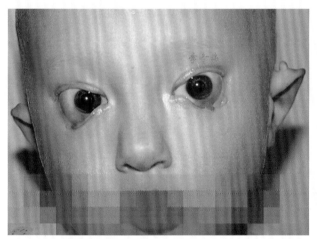

图 35-8 双侧 6 型及 8 型眶面裂

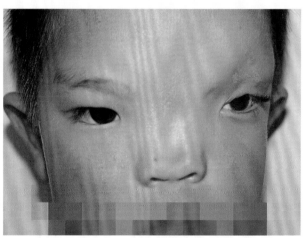

图 35-9 双侧 10 型眶面裂及 14 型面中裂

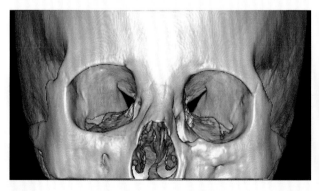

图 35-10 左侧 3 型眶面裂 CT 示上颌骨鼻突缺损,眶下缘塌陷

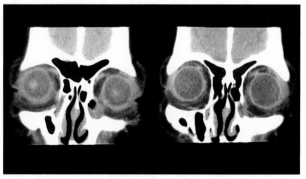

图 35-11 左侧上颌骨额突缺损

3、4 型眶面裂的整复

手术主要集中于：内眦畸形的矫正，下睑内侧缺损的修复，眶底或上颌骨缺损修复，眶下区凹陷的充填；泪道同期重建或分期重建。眼整形多在唇腭裂修复后。

手术步骤

Medpor 行眶下缘缺损或塌陷充填

多采用全身麻醉手术。

切口设计：经典切口设计为内眦部的"Z"形设计（图 35-12）。

沿设计切口线切开皮肤，沿皮下分离，切除鼻根部先天性瘢痕组织（图 35-13），并于内眦部分离使内眦复位。

以 3-0 丝线或聚丙烯线将残存内眦韧带固定于相应的鼻根部眶骨膜上（图 35-14）。

眶下塌陷区域分离（图 35-15），将 Medpor 材料塑形后充填于眶下缘骨塌陷区及上颌骨鼻突，或颧突塌陷区，并以 5-0 可吸收线缝合于鼻根部骨膜固定（图 35-16，图 35-17）。

"Z"皮瓣转位，并行下睑皮瓣旋转于内眦部，皮肤间断或连续缝合（图 35-18，图 35-19）。

术后加压包扎 3 天，术后 7 天拆除皮肤缝线（该患者术前、术后像见图 35-20，图 35-21）。

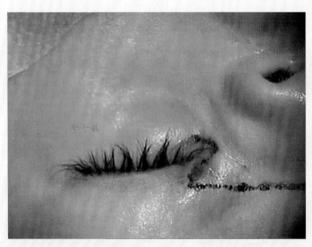

图 35-12 内眦"Z"形切口设计

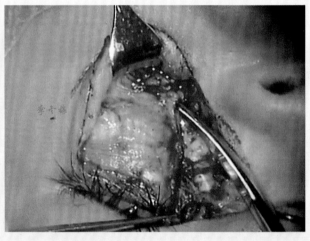

图 35-13 切除瘢痕，使内眦复位

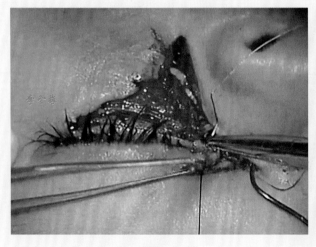

图 35-14 内眦韧带缝合固定

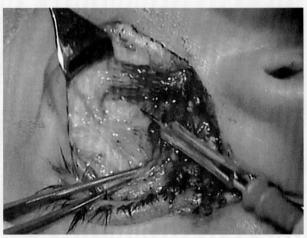

图 35-15 分离眶下区塌陷

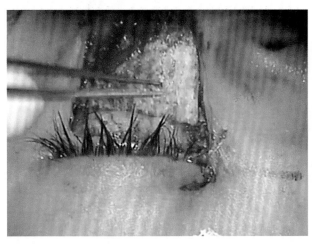

图 35-16 Medpor 充填于眶下区域

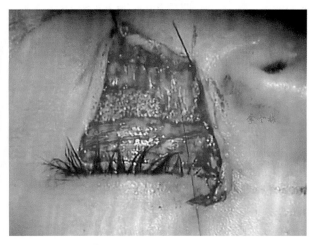

图 35-17 Medpor 固定缝合

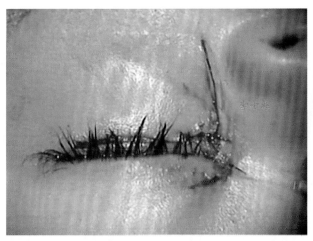

图 35-18 Z 形皮瓣转位,下睑皮瓣旋转,皮肤缝合

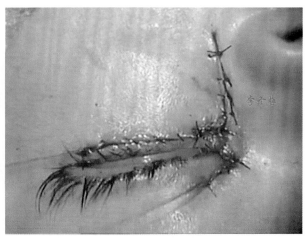

图 35-19 皮肤缝合术毕

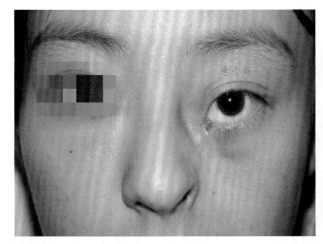

图 35-20 左侧 3 型眶面裂术前像

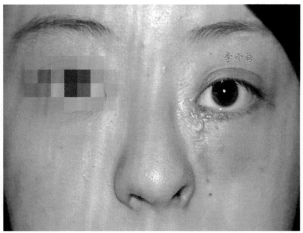

图 35-21 术后 3 个月像

真皮行眶下区塌陷充填

全身麻醉,内眦部切口设计(图 35-22),皮肤切开,皮下分离,内眦韧带复位(图 35-23),以上步骤同上。

取髂前上嵴处真皮脂肪,必要时可行双层真皮充填。供区拉拢缝合。

将真皮充填于眶下塌陷区,并固定缝合(图 35-24)。

鼻颊沟瓣转位修复下睑内侧皮肤缺损(图 35-25)。

术后处理同上(图 35-28～图 35-32)。

注意

本节中只讲述内眦及下睑的处理方法,但文中病例多行两次以上手术,并可能需行外眦开大术(手术方法见眦角成形章),如图 35-26 患者行二次内眦复位及下眶区充填,及外眦开大术。伴无眼畸形的患者则需在内眦及下睑手术同时或分期行结膜囊成形,结膜囊成形采用游离皮片移植(图 35-27),或者有一定量正常结膜存在者可采用羊膜移植。

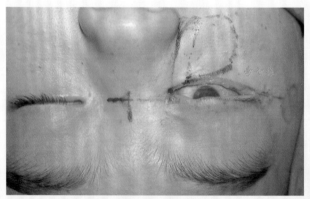

图 35-22 内眦"Z"形切口及下睑缘下切口

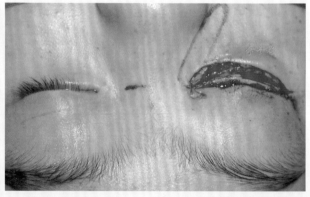

图 35-23 内眦韧带固定缝合

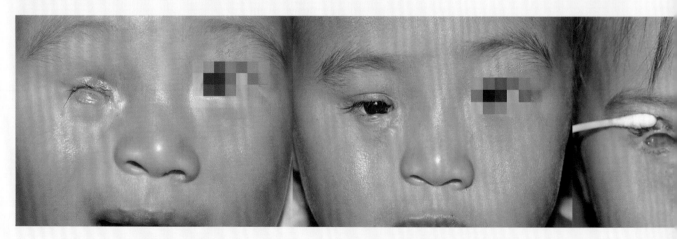

图 35-28 右侧 3 型眶面裂伴无眼畸形   图 35-29 右侧内眦下睑畸形矫正, 眶下区真皮充填后   图 35-30 成形皮片和

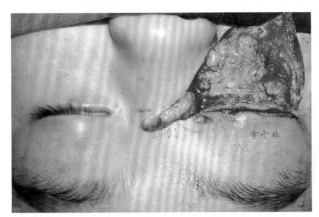

图 35-24　真皮脂肪充填于眶下区

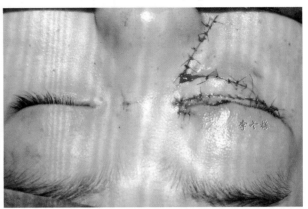

图 35-25　鼻颊沟瓣转位修复下睑内侧缺损

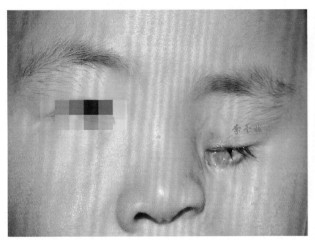

图 35-26　左侧 4 型眶面裂伴无眼畸形

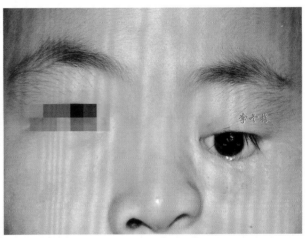

图 35-27　二次内眦下睑成形,结膜囊皮片移植术后 2 年

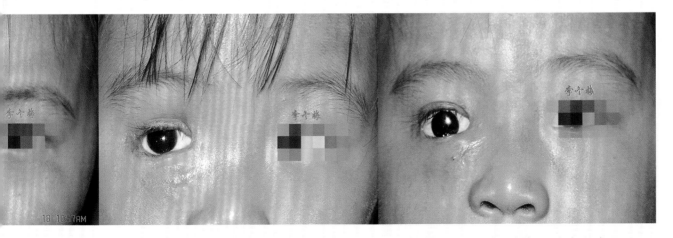

结膜囊　　　　　　图35-31　结膜囊成形术后1年　　　　　图35-32　再次行内外眦开大术后2年

5 型眶面裂的整复

5 型眶面裂的整复主要集中于下睑内外 1/3 处,包括软组织及眶下缘、眶底、至口角的裂隙。因此手术原则同 3、4 型眶面裂。

单纯软组织裂的修复

手术步骤:

儿童患者全身麻醉。

沿下睑裂隙全层切开,去除瘢痕。

后层行"Z"改形后缝合(图 35-33),前层皮肤亦行"Z"改形(图 35-34,图 35-35),皮瓣换位后缝合(图 35-36)。

术后加压包扎 48 小时,6 天拆除皮肤缝线,8 天拆除睑缘缝线(该患者术前、术后像见图 35-37,图 35-38)。

注意

在内眦部分离时,如患者有正常泪道结构者,一定要注意保护泪道。

内眦部分离要充分、无张力,内眦复位缝合只采用缝线法即可。

随患儿年龄生长,其下睑退缩可能渐加重,可不必急于手术,或在学龄前再手术矫正。

如眶底存在较大的缺损或眶腔明显扩大,以及明显影响外观者可考虑行眶底充填。本节中病例无明显外观影响,故未行眶底充填。但采用 Medpor 材料行眶下缘及颧突的充填。

5 型眶面裂的手术矫正原则同 3、4 型眶面裂,以软组织和骨裂隙的分次修复为主,包括皮瓣转位、"Z"改形、植骨等。

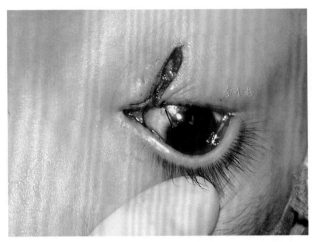

图 35-33　下睑裂隙处全层切开,后层缝合

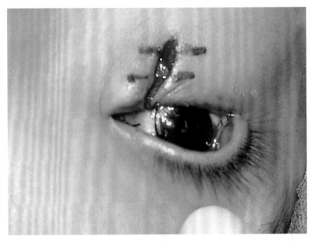

图 35-34　皮肤 Z 成形设计

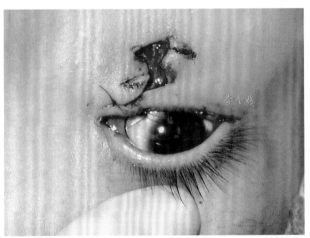

图 35-35　皮肤面 Z 成形

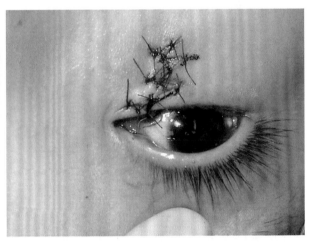

图 35-36　术毕

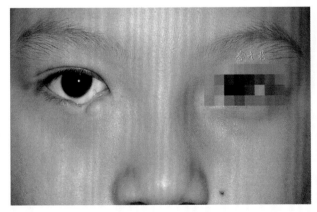

图 35-37　右侧下睑软组织裂隙

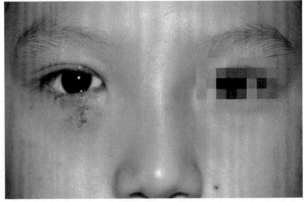

图 35-38　术后 1 个月像

8 型眶面裂的整复

主要是外眦畸形的修复,骨缺损及塌陷的充填原则与3、4型眶面裂相似。

手术步骤

麻醉:多采用全身麻醉手术。

切口设计:沿外眦部皮肤及黏膜粘连条索画线,"Z"形设计(图35-39)。

切除结膜瘢痕,"Z"瓣换位缝合(图35-40,图35-41)。

皮肤"Z"改形:沿设计切口线切开皮肤,沿皮下分离,外眦皮肤瘢痕切除,皮肤"Z"改形(图35-42)。

术后处理:同上(该患者术前、术后像见图35-43,图35-44)。

注意

眶面裂的手术是一个针对其存在的各种畸形进行综合整复,整复方法在各个相应章节中皆有阐述。6型眶面裂的整复与5型相似。10型眶面裂我们通常诊断为先天眼睑缺损,其整复方法见第十五章眦角畸形。

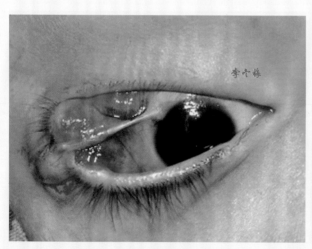

图35-39 沿结膜条索画线,Z形设计

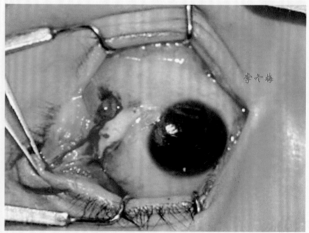

图35-40 沿条索切开,结膜Z改形

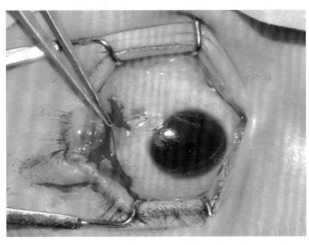

图 35-41 外眦结膜条索行 Z 改形

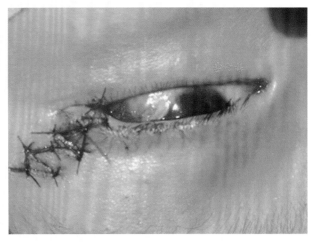

图 35-42 外眦皮肤 Z 改形,并重新固定外眦缝合

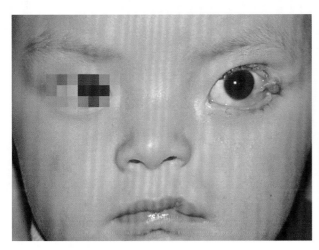

图 35-43 左侧 8 型眶面裂术前

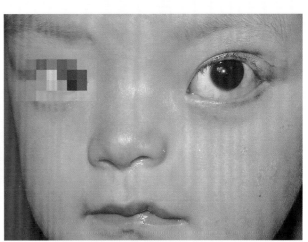

图 35-44 左侧 8 型眶面裂术后半年

（李冬梅 李 洋）

第二节　先天性隐眼症

病因

先天性隐眼症(congenital cryptophthalmos)是一种在临床上罕见的常染色体隐性遗传性疾病,主要表现为眼睑,眉毛及睫毛的缺失,眼球结构的严重发育不全。可以为单侧发病或者双侧发病(图35-45,图35-46)。它主要是由于在胚胎发育过程中,应该分化为角膜上皮和结膜的组织异常分化为覆盖眼球表面的上皮组织所致。根据胚胎学研究,隐眼可以解释为胚胎的外胚层和中胚层的发育异常所致。通常情况下,眼睑皱襞在胚胎6周和8周形成,当在此时期发生异常,后续阶段发育也会发生异常。

病理组织学检查

不见眼睑正常结构,即使眼球存在者亦不见眼球正常结构,角膜上皮纤维化,仅见基质,未见角膜上皮,虹膜仅见色素上皮,与角膜粘连在一起。睫状体发育不良。视网膜上皮部分发育良好,表面有色素,大部分视网膜上皮发育不良,细胞稀疏。

临床表现

先天性隐眼症可分为3种类型。

完全性:最为多见的一种类型,主要的临床表现为眼睑缺失且眼球完全由从眉毛延伸到面颊部的皮肤所遮盖,眉毛缺失或者严重发育不全,头皮毛发与眼睑相连。睫毛缺失,眼睑皮肤与角膜完全粘连,结膜囊缺失及合并小眼球或囊性眼(图35-47)。

不完全性:内侧的眼睑由与眼球粘连的一层皮肤所替代,但是外侧眼睑的结构和功能都正常(图35-48)。

发育不全性:下眼睑结构正常,上眼睑与眼球的上部角膜粘连,泪点及结膜囊缺失,眼球基本为正常大小。

术前评估

全身常规检查

如患者合并耳廓畸形,鼻部畸形,耳聋,唇腭裂,脑膜膨出,智力低下,生殖器畸形(男性有尿道下裂及隐睾,女性有阴蒂肥大或阴道闭锁),颅骨畸形及并指,应与Fraser综合征相鉴别。

眼部检查

术前需行B超或CT检查,以除外有潜在正常眼球结构存在的可能。

治疗原则

欲通过手术复明是不可能的,单侧隐眼畸形者可通过手术整复而改善外观。

手术时机亦视具体情况而定,但不主张年龄过小时手术。

手术方式视病例具体畸形情况采用不同手术方法和步骤。眼窝重建和佩戴义眼片是首要任务。也可采用真皮脂肪移植来重建眼窝,再造出合适的眼窝以佩戴义眼。

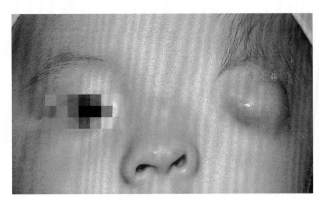

图 35-45 左侧隐眼伴角膜葡萄肿

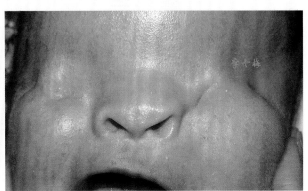

图 35-46 双侧隐眼

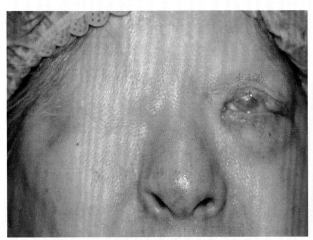

图 35-47 右侧隐眼,左眼先天眼睑缺损

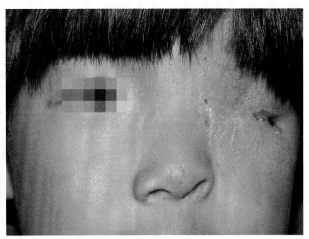

图 35-48 左侧不完全性隐眼

手术整复

隐眼伴囊性眼

全身麻醉。

参照对侧健眼,行隐眼侧睑裂切开,行囊性眼摘除(图35-49),植入羟基磷灰石义眼台(图35-50)。

睑裂再次缝合。半年后于原缝合睑裂处切开,沿义眼台表面分离至上下穹窿,行游离皮片移植,睑裂再次缝合(图35-51,图35-52)。

半年后行睑裂切开,佩戴义眼(图35-53,图35-54)。

隐眼伴小眼球

全身麻醉。同上行小眼球摘除同时行皮片移植(图35-55)。

同样半年后睑裂切开后佩戴义眼(图35-56～图35-58)。

注意

隐眼伴小眼球患者不主张行小眼球的摘除,尤其是儿童发育期患者。

本节病例1中,患者囊性眼不断增大,眶腔亦较对侧明显扩大,故行囊性眼摘除同时行义眼台植入。

儿童患者眼球摘除后要注意观察眼眶发育,定时定点更换义眼。

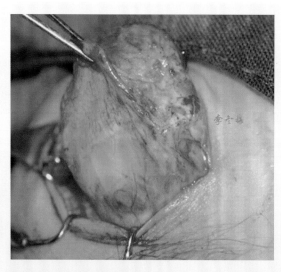

图35-49　行囊性眼摘除

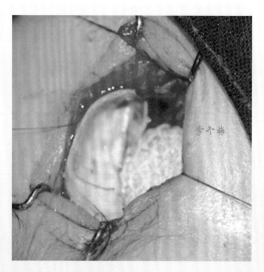

图35-50　植入义眼台

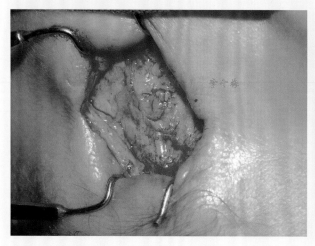

图35-51　结膜囊游离皮片移植

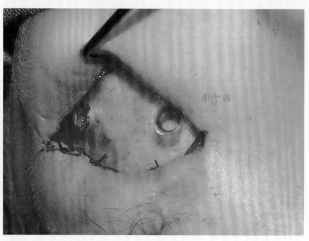

图35-52　皮片移植术毕

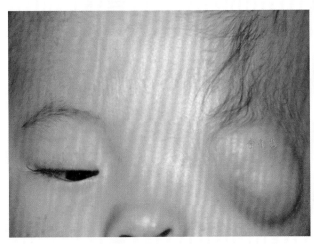

图 35-53　左侧隐眼伴囊性眼

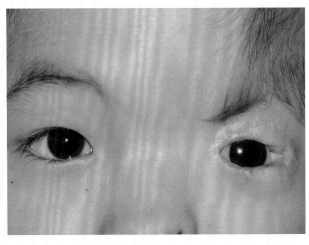

图 35-54　眼球摘除义眼台植入及皮片移植结膜囊成形术后义眼佩戴

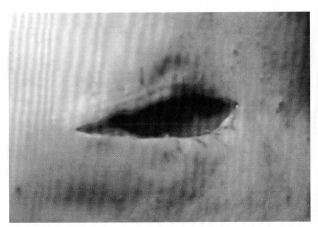

图 35-55　小眼球摘除，皮片移植

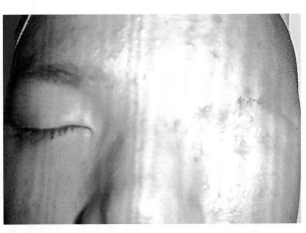

图 35-56　左侧隐眼

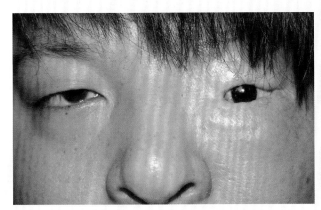

图 35-57　结膜囊成形皮片移植术后

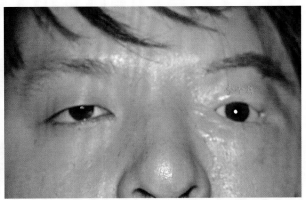

图 35-58　二次行内外眦畸形整复术后

（李冬梅　谢斌羽）

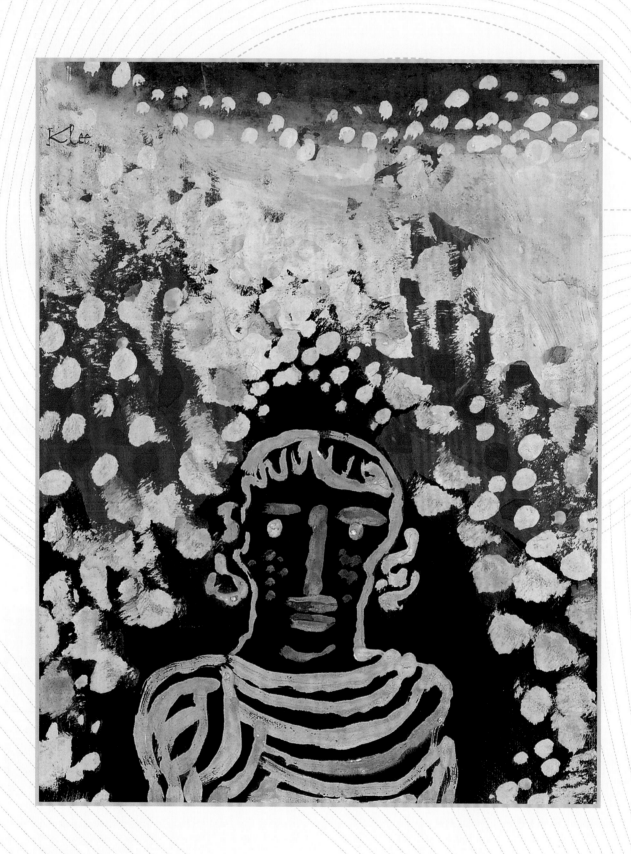

第三十六章　神经纤维瘤病

生命中总有许多无奈。——题记

无奈朝来寒雨晚来风……自是人生长恨水长东！正如李煜《相见欢》中所描述的无可奈何之心境,人生总是有很多的无奈。

神经纤维瘤病虽是起源于周围神经的良性肿瘤,发病率并不高,约为 1/4000～1/3000,但其发病机制不清楚。可累及眼睑、眼眶、视神经、角膜、结膜、巩膜、晶状体等。此肿瘤对放疗及化疗皆不敏感,手术切除似乎是唯一方法。然而肿瘤无明确的边界,血管丰富,手术彻底切除肿瘤几乎不可能,因此手术主要是减瘤,术后易于复发。针对肿瘤切除后的整复则涉及骨性重建和软组织的修复,由于肿瘤的复发及需多部位的综合整复,修复手术难以一次成型,需多次手术修复。

第一节　概　　述

发病机制

　　眼眶神经纤维瘤病是一种起源于周围神经的良性肿瘤,是一种常染色体显性遗传病,发病率约为1/4000～1/3000,具体发病机制并不清楚,与基因突变、激素、端粒酶、促血管生成因子等多种因素有关,可能由畸变显性基因引起神经外胚叶发育异常所致。可以侵犯身体的各个器官及组织。神经纤维瘤病累及头颈部的几率在国外文献有不同报道,约为1%～22%不等,国内有文献报道Ⅰ型神经纤维瘤病累积眼眶的几率高达30%。

眼眶神经纤维瘤分型

　　Ⅰ型神经纤维瘤病(neurofibromatosis type 1,NF1),von Recklinghausen于1882年描述,因此又称为von Recklinghausen病。为起源于神经嵴细胞分化异常而导致的多系统损害的一种错构瘤病,NF1最为常见,约占神经纤维瘤病85%～90%。

　　Ⅱ型神经纤维瘤病(neurofibromatosis type 2,NF2)是由第22号染色体上NF2基因突变导致的常染色体显性遗传疾病,主要涉及第Ⅷ对脑神经,导致听力下降,最终听力丧失,又称为中枢神经纤维瘤或双侧听神经瘤。

　　Jackson等人依据神经纤维瘤的临床表现和肿瘤对眼眶的侵袭程度将眼眶神经纤维瘤分为三型:局限型、丛状型、弥漫型。局限型为类圆形或不规则肿物,缺乏包膜,但边界清楚,实体性。丛状型无边界,浸润性生长。常侵犯眼外肌和视神经鞘,特别是提上睑肌。弥漫型亦缺乏明显的神经周围鞘膜。瘤细胞沿结缔组织和细胞间隙蔓延。

临床表现

　　神经纤维瘤病眼部易累及的部位依次为眼睑、眼眶、视神经、角膜、结膜、巩膜、晶状体,玻璃体一般不受累。

　　局限型神经纤维瘤病少见,多发生于四肢、颈部皮下、腹后壁等处,偶见于眼眶。

　　丛状神经纤维瘤病较多见,可累及全身多个系统。其主要表现为皮肤色素斑、骨骼畸形、血管系统、多发性神经系统(中枢及外周)肿瘤及其他脏器病变。发生于眼部者可表现眼睑皮肤松垂,皮下组织增生、肥厚,可扪及面团样肿物。上睑下垂、睑裂呈S样改变,睑裂缩窄或眼睑外翻等(图36-1)。眼球突出、眶骨缺损。

　　临床上还可合并青光眼(图36-2),主要机制是神经纤维瘤直接侵犯房角,前房角有异常组织阻塞造成房水流出受阻导致青光眼,其发病率可高达50%。在虹膜可表现为Liseh结节。神经纤维瘤病伴发白内障较少见。除此之外,还可侵及角膜、结膜。视网膜受侵犯出现结节状肿物,继发视网膜脱离。

　　组织病理学表现为增生的施万细胞和结缔组织呈丛状排列。

NF1诊断及鉴别诊断

诊断依据

　　符合以下任意两项则可确认诊断:①6个或6个以上皮肤咖啡牛奶斑(图36-3),其最大直径,青春期前患者≥5mm,青春期后患者≥15mm;②2个或2个以上任何类型的神经纤维瘤或1个丛状神经纤维瘤(图36-4);③腋窝或腹股沟区雀斑;④视神经胶质瘤或其他脑实质胶质瘤;⑤2个或2个以上虹膜黑色素错构瘤;⑥特征性骨损害,包括蝶骨发育不良、假关节或长骨骨皮质变薄;⑦一级亲属(父母、子女和兄弟姐妹)患NF1。

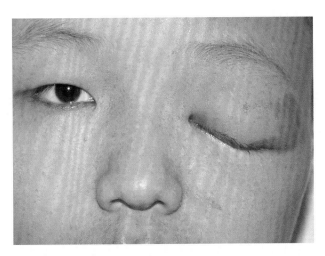

图 36-1　半侧面部及眼睑神经纤维瘤

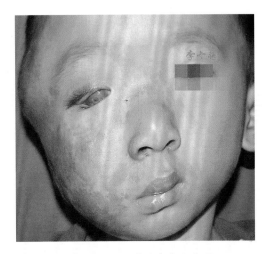

图 36-2　右眼神经纤维瘤伴青光眼失明

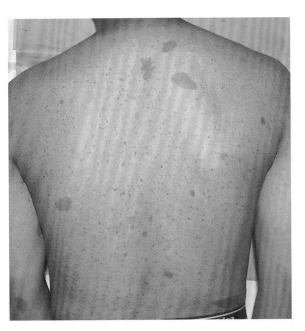

图 36-3　皮肤咖啡牛奶斑

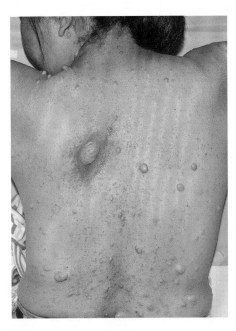

图 36-4　背部神经纤维瘤

鉴别诊断

有时 NF1 仍需与其他类型的神经纤维瘤、咖啡牛奶斑或易与咖啡牛奶斑相混淆的色素改变性疾病相鉴别，某些肿瘤或身体局部过度增生也可能被误诊为神经纤维瘤，需仔细鉴别。Ⅱ型神经纤维瘤病主要涉及第Ⅷ对脑神经，导致听力下降，最终听力丧失，为中枢神经纤维瘤或双侧听神经瘤。

影像学检查表现

超声检查

B 超可见眼睑肥厚，边界不清的多回声病变，可出现条状回声或少回声区。可发现边界清楚回声缺乏的搏动性病变，表示眶骨缺失脑膜脑组织膨入眶内。

彩色多普勒超声可探查到肿瘤内部彩色血流信号增多。

CT 扫描

CT 扫描能够直观反映出各种病理变化及软组织和骨骼病变的形态和范围，特别是在骨骼变化方面。通常可有蝶骨大翼的全部或部分缺损、蝶骨发育不良或骨质增生（图 36-5，图 36-6），类似纤维性囊性骨炎。这会导致眶外侧壁后部呈多种形状及位置异常，引起上眶裂的增大，大脑颞叶疝入眼眶中，进而导致眼球的搏动性突出。眼眶逐渐扩大，上眶壁及下眶壁发育不全，颧骨发育不良，眶底塌陷。

MRI

能够清晰地显示肿瘤的边界和范围，尤其当瘤组织向颞窝及脑组织蔓延时，优于 CT 扫描。

第二节　神经纤维瘤病的术前评估

术前评估

明确诊断

神经纤维瘤病的诊断及鉴别诊断见第一节。

全身检查

除全身常规检查外，还要注意患者是否存在其他全身病变。

眼部检查

视功能检查，眼前后节检查。特别要除外青光眼。

影像学检查

以确定肿瘤侵及的部位、范围及特征性表现，见前述。

手术时机

儿童患者的手术时机及手术范围是一个有争议的话题：一般在胎儿时期纤维瘤的生长位置就已经基

本固定了,而其数量及体积的改变贯穿整个儿童时期。然而丛状神经纤维瘤在青春期开始前一般保持静止,其数量及体积在青春期开始发生改变,在成年后迅速生长,然后逐渐趋于静止。在儿童青少年阶段,患者应该密切随诊才能及时记录病情变化以便及时进行外科手术干预。在患该病的儿童群体,手术后瘤体复发几率较大,所以决定性的手术应该推迟到疾病进展缓慢后再进行。如果该病导致的机械性上睑下垂影响了视力,应该及时手术以免弱视的进展。

成人患者为美容或引起功能障碍者可手术。

手术原则

由于此肿瘤对放疗及化疗皆不敏感,手术切除似乎是唯一方法。丛状神经纤维瘤弥漫增生,无明确的边界,血管丰富,手术彻底切除肿瘤几乎不可能。因此手术主要是减瘤,术后易复发。

局限型者可较彻底切除肿瘤,分离和摘除眶内肿瘤时,应注意暴露和保护眼外肌等重要组织,尽量切除肌锥外的肿瘤组织,对于肌锥内的肿瘤,小心摘除粗大的神经纤维条索和界限清楚的肿瘤组织,注意保护视神经。眼睑整复术,包括眼睑缩短、外眦韧带固定、外眦成形和上睑下垂矫正术。

丛状型及弥漫型患者行眼睑整复联合眼眶重建术:在整个眼眶向下移位的病例中,需采取神经及颌面部手术来实现面部骨骼的对称,之后再进行软组织的手术。

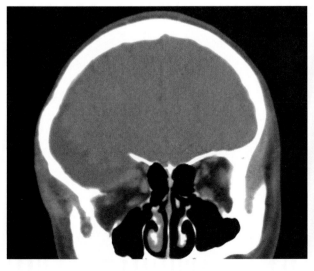

图 36-5　眶上裂扩大,蝶骨大翼发育不良

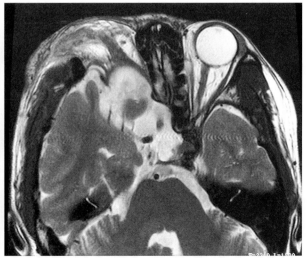

图 36-6　眼睑不规则软组织肿块,眼球移位

第三节　神经纤维瘤的手术治疗

肿瘤切除联合颅骨及眼眶重建

适用于肿瘤侵及颅内,或大范围颅骨缺失致脑组织疝入眶内。

手术操作

患者皆为全身麻醉手术。术前充分评估手术范围,必要时要备血。

采用半侧冠状切口(图 36-7)。沿颅骨表面分离(图 36-8),至充分暴露全部颅骨及肿瘤(图 36-9,图 36-10)。

切除颅内肿瘤(图 36-11)。切降额部及眶上缘肿瘤(图 36-12,图 36-13)。

颅骨及眶上缘缺损以钛网修复,见第四十一章。

以 3-0 丝线头皮切口及眶上缘切口间断缝合(图 36-14)。

术后处理:术后加压包扎 5 天,给予抗生素静滴 3 天。10 天拆除皮肤缝线。

(图片提供为同仁医院脑外科)

注意

此手术涉及颅眶部重建,并涉及颅内肿瘤的切除,因此需要脑外科及颌面外科的配合手术。

大面积的肿瘤切除出血皆较多,因此术前应充分评估,并备血。本例病例术中即输血。

如手术范围较大,尤其是儿童患者,不要追求一次完全切除肿瘤,可分次手术切除。否则术中出血过多,造成患者的全身损害。

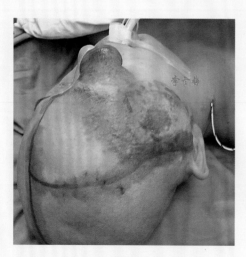

图 36-7　手术切口设计

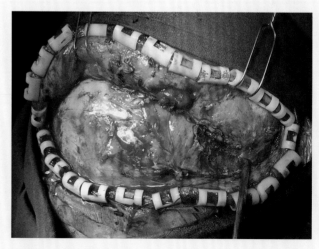

图 36-8　颅骨表面分离

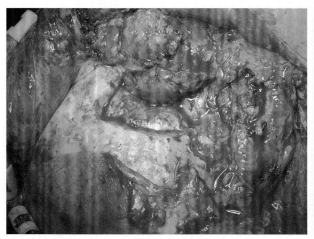

图 36-9　暴露全部瘤体

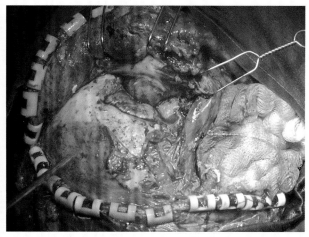

图 36-10　可见颅内肿瘤

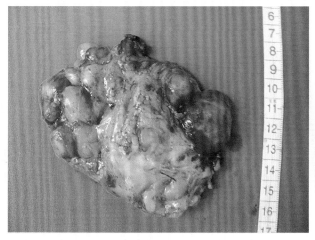

图 36-11　切除的颅内肿瘤组织

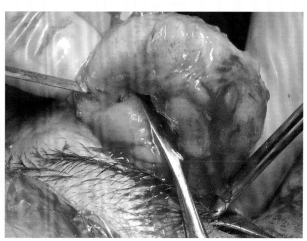

图 36-12　额部肿瘤切除

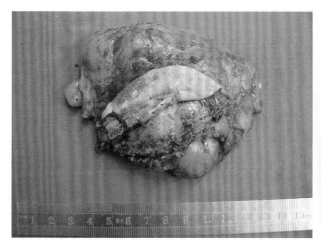

图 36-13　切除的额部肿瘤组织

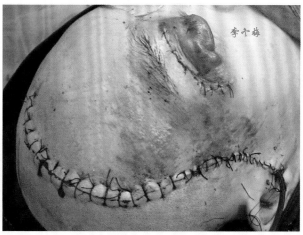

图 36-14　切口缝合术毕

肿瘤切除眼睑重建

适用于神经纤维瘤侵及上睑及外眦者,或者眶额部肿瘤切除后仍有残存上睑肿瘤者(图36-15,图36-16)。

手术操作

麻醉:可采用全身麻醉或局部麻醉。

上睑肿瘤切除:沿睑缘上3mm,做皮肤切口;沿轮匝肌下分离,暴露眼睑肿物,尽可能切除干净上睑肿瘤。

眼睑重建:上睑外1/3处眼睑楔形切除,切除过于松弛的上睑全层组织(图36-17,图36-18)。切除长度视眼睑松弛度而定。行上睑全层缝合。

阔筋膜切取:切取大腿外侧阔筋膜,供区直接缝合。

阔筋膜行上睑提吊:将阔筋膜分成两个条形,一端缝于睑板上缘,一端缝于眶上缘眶骨膜上(图36-19)。

外眦成形:外眦部切开,下睑缩短后将睑板固定缝合于外侧眶骨膜上(图36-20)。外眦睑缘及皮肤对位缝合。

上睑皮肤缝合:以重睑成形方式缝合。

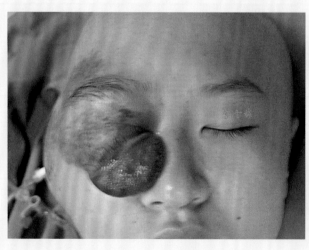

图36-15 颅内额部及眶区神经纤维瘤术前

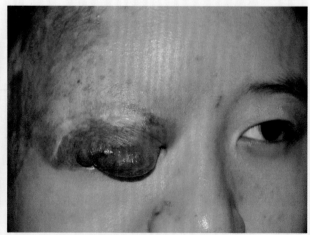

图36-16 颅内额眶部肿瘤切除术后1年

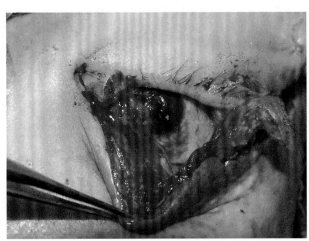

图 36-17　肿瘤切除后上睑全层楔形切除

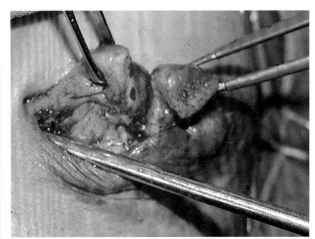

图 36-18　上睑缩短后对位缝合

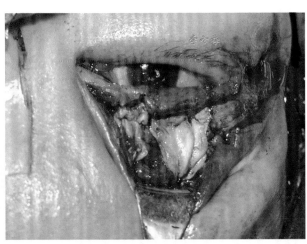

图 36-19　阔筋膜悬吊矫正上睑下垂

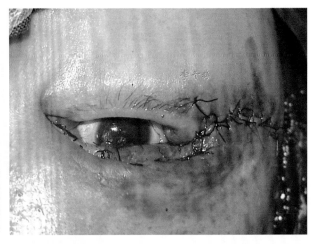

图 36-20　外眦固定缝合

术后处理：术后加压包扎 3 天,7 天拆除皮肤及外眦缝线(图 36-21)。

如第一次术后外观不满意,可再次行手术矫正。

调整外侧阔筋膜的位置,进一步悬吊(图 36-22)。

再次行外眦成形固定(图 36-23)。

术后处理同前(图 36-24)。

注意

个别患者提上睑肌腱膜仅部分侵及,可行提上睑肌切除术,联合外眦成形(图 36-25,图 36-26)。

神经纤维瘤病在眼部的表现多种多样,术者需要根据不同的病情制定符合患者情况的治疗方法,掌握正确的手术时机及手术方式,以提高视力及整复外观为最终目的。如图 38-3 病例青光眼伴角膜葡萄肿,则行眼球摘除加义眼台植入术。

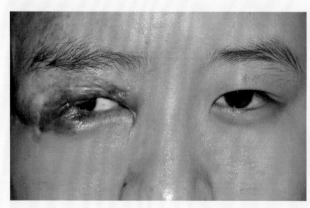

图 36-21 图 36-16 患者眼睑重建

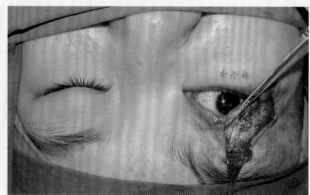

图 36-22 调整阔筋膜位置

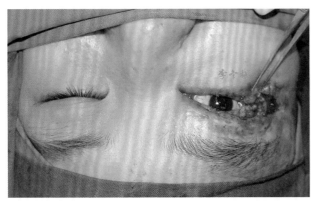

图 36-23　外眦成形

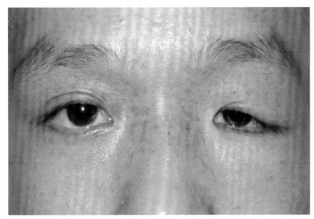

图 36-25　眼睑神经纤维瘤上睑下垂术前

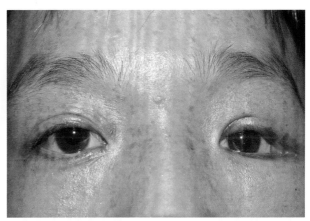

图 36-24　二次手术后,仍有外斜

图 36-26　上睑下垂术后

（李冬梅　陆　楠）

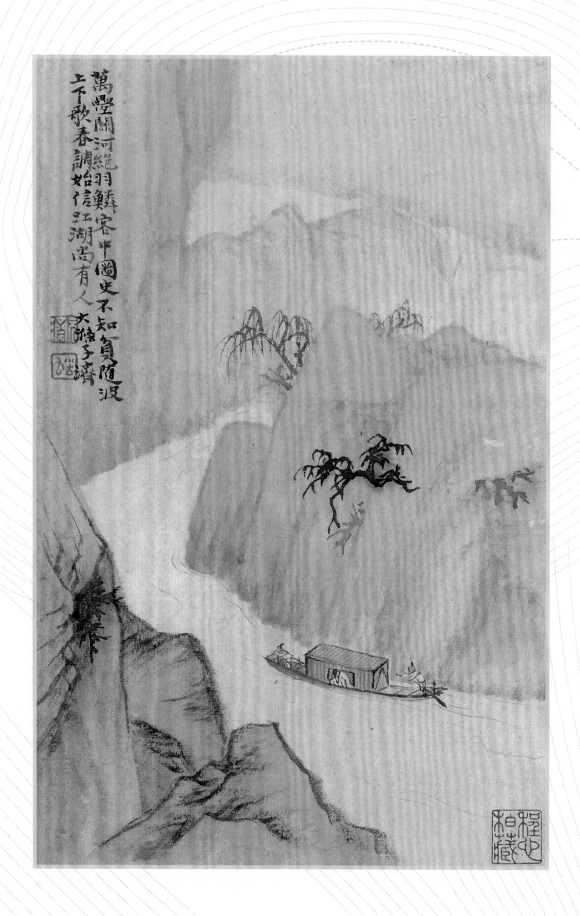

第三十七章　甲状腺相关眼病

自嗟名利客,扰扰在人间。何事长淮水,东流亦不闲? ——白居易《问淮水》

世上的每个人,世间的每样事物都在困扰之中,恰似滔滔的淮河水,奔流东去,一刻不闲。

甲状腺相关眼病确是眼眶病中最困扰医患的疾病之一,它是一种对视力具有潜在威胁的自身免疫性疾病,发生于不同的甲状腺功能状态,包括甲状腺功能亢进、减退及正常者。病因并不完全清楚,治疗效果也不完全肯定。不论激素、放射、生物学治疗都有一定的局限性,都应在严格的监控下进行。如出现了压迫性视神经病变;暴露性角膜炎;影响外观的明显眼球突出;眶内压增高引起的眼眶疼痛等情况下可选择手术治疗,可改善视功能并阻止病情进一步恶化及恢复外观,现代的眶减压术可达到较好的临床效果。

第一节 概 述

临床表现

甲状腺相关眼病(thyroid-associated ophthalmopathy,TAO)是一种对视力具有潜在威胁的自身免疫性疾病,可发生于不同的甲状腺功能状态,包括甲状腺功能亢进、减退及正常者。它是引起成人眼球突出最常见的原因,见于50%~60%的Graves病患者。TAO的自然病程分为两个阶段:活动期和稳定期。炎症活动期以结膜和眶周组织的充血水肿为特征,临床体征包括眼睑退缩、眼球突出、限制性斜视和少见的压迫性视神经病变,一般持续6个月至2年。稳定期表现为眼眶组织纤维化、透明质酸沉积和眼外肌肥大,眼睑退缩、眼球突出和复视等临床表现较活动期减轻。眼眶CT或MRI有助于检查眼外肌和眶脂肪的变化。依据临床特征和影像学表现,TAO大致分为两型:Ⅰ型以眶脂肪容积增加为主,Ⅱ型则以眼外肌肥大为主。部分病例可同时表现为Ⅰ型和Ⅱ型。

发病机制

组织病理学证实TAO患者眼外肌纤维之间存在广泛的透明质酸沉积、炎性细胞浸润和细胞因子过度表达,从而引起间质水肿和软组织肿胀。由于受到眼眶骨壁的限制,这些组织的过度增大导致眶内压增高,对眶内组织包括视神经产生机械性压迫,并加重炎症反应。目前的研究认为眼眶成纤维细胞在TAO的发病机制中发挥着重要的作用。它们被某些抗原如促甲状腺激素受体和胰岛素样生长因子-1受体的特异性自身抗体激活后增加透明质酸产生和促炎性细胞因子合成并加快向肌成纤维细胞或脂肪细胞分化。

临床分级

TAO的临床分级方法有多种,通常按照疾病活动性和严重程度进行分级,为制订治疗方案提供了依据。2008年欧洲Graves眼病专家组(European Group on Graves'Orbitopathy,EUGOGO)根据疾病对患者生活质量的影响将TAO的严重性分为三级。最严重的一级称"威胁视力",表现为压迫性视神经病变和(或)角膜损伤,应该立即干预治疗。中重度TAO虽然尚未影响视力,但是对生活质量有较大影响,需要对手术或免疫抑制治疗的风险进行评估。

第二节　患者评估

系统检查

除眼眶以外,Graves病受累组织还包括:甲状腺(甲状腺肿)、胫前区(黏液水肿)以及掌指骨(骨膜下新骨形成,又称杵状指)。患者应定期接受内分泌专科的甲状腺功能检查。除非需要紧急眶减压术,手术治疗一般建议在甲状腺功能正常时进行。

眼科检查

在进行常规眼科检查时需要重点检测视神经功能,包括视力、相对性瞳孔传导阻滞、视盘、色觉等。

仔细检查角膜情况早期发现暴露性角膜炎。

测量眼球突出度、睑裂高度、提上睑肌功能以及眼球活动度。

记录上睑迟落、眼睑退缩以及眼睑闭合不全的程度。

参考患者患病前的照片以评估眼球突出程度。

影像学检查

轴位和冠状位眼眶和鼻窦的CT薄层扫描对判断眼眶骨壁与鼻窦情况具有重要的价值。读片时应注意观察:蝶骨大翼的骨量,蝶窦的位置和大小,肌锥内脂肪含量及眼外肌受累程度,排除筛窦和上颌窦病变,颅底的位置(对于眶内壁减压具有重要意义)(图37-1,图37-2)。

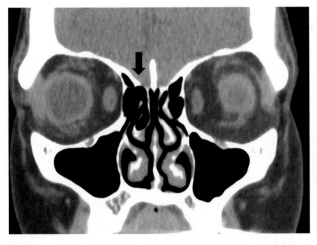

图37-1　眼眶CT扫描[冠状位有助于评估筛窦和眶下壁。颅底(短箭头)清晰可见,在眶内壁减压时应注意避免损伤]

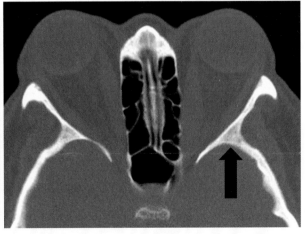

图37-2　眼眶CT扫描[轴位有助于评估蝶骨大翼(长箭头)的骨量]

第三节 非手术治疗

糖皮质激素

糖皮质激素可有效减轻眼眶炎症和充血,通常是治疗活动期重度 TAO 的首选用药。口服泼尼松剂量为每日 0.5~1mg/kg,病情于用药后第一周内即有改善。然而,由于激素的诸多全身副作用,所以不建议长期服用。静脉注射对于压迫性视神经病变效果更显著,但是不宜用于肝功能不全、控制不佳的糖尿病以及心血管病患者。球后注射激素对控制眼眶炎症也具有一定效果,并能减少全身并发症的发生。

放射治疗

眼眶放射治疗可与激素联合用于重度 TAO 的治疗,可能比任何一种单一治疗更有效持久。激素可预防放疗引起的一过性炎症加重效应,而放疗则可降低停用激素后的复发率。放疗的作用机制包括暂时杀伤眶部浸润的淋巴细胞及炎性细胞,从而抑制细胞因子的释放和成纤维细胞的分化。常用的治疗累计剂量为 20Gy,分为 10 次剂量在两周内完成,患者易于耐受。活动期糖尿病或高血压性视网膜病变是眼眶放疗的禁忌证。此外,由于放疗的致畸作用,也不宜用于年龄低于 35 岁的年轻患者。

生物学治疗

利妥昔单抗

利妥昔单抗(rituximab,RTX)是一种嵌合人-鼠单克隆抗体,该抗体能与 B 淋巴细胞横跨细胞膜的 CD20 抗原特异性结合,并引发 B 细胞溶解的免疫反应。RTX 已经被美国食品药品监督管理局批准用于治疗 B 细胞非霍奇金淋巴瘤。研究显示 RTX 作为适应证外应用可有效改善 Graves 病和重度 TAO。然而,它的具体作用机制尚不明确,可能与抑制 B 细胞抗原呈递和激活补体系统有关。

托珠单抗

托珠单抗(tocilizumab)是一种人单克隆 IgG1 抗体,能特异性与白介素-6 受体结合,用于治疗中至重度活动性风湿性关节炎。最近的前瞻性临床研究结果显示托珠单抗对于静脉注射激素不敏感的 TAO 具有一定的治疗效果。

其他生物制剂

可用于治疗 TAO 的其他生物学制剂还包括依那西普(etanercept)和英夫利昔单抗(infliximab)。但是,目前有关它们的临床研究还十分有限。

第四节　手术治疗

手术指征

TAO 手术治疗的目的是改善视功能阻止病情进一步恶化并恢复外观,相应的手术措施主要有眼眶减压术、眼睑退缩矫正术和斜视矫正术。眶减压术不仅解决眼球突出的问题,并且能影响眼球活动度和眼睑位置,应当首先考虑施行。眶减压术通过扩大眶腔容积和降低眶内压减轻 TAO 引起的眶内软组织充血肿胀以达到治疗效果。除非是威胁视力的重度 TAO 需要紧急干预,通常手术在疾病的稳定期进行。眶减压手术的指征包括:压迫性视神经病变;暴露性角膜炎;影响外观的明显眼球突出;眶内压增高引起的眼眶疼痛;准备后期行斜视矫正手术(通常眼外肌的后徙会加剧眼球突出)。

手术方法

眶减压的手术原理就是人为去除眶脂肪和(或)眼眶壁骨质以间接或直接扩大眼眶容积,使眼球后退(表 37-1,图 37-3)。

表 37-1　不同部位眶减压平均眼球后退量

减压部位	眼球后退量
眶脂肪	2mm
眶脂肪+外壁	4mm
眶脂肪+外壁+内壁	6mm
眶脂肪+外壁+内壁+下壁	8mm
眶脂肪+外壁+内壁+下壁+眶外侧缘	10mm

常规手术入路:外侧壁为上睑皱襞颞侧皮肤切口,侧壁为经泪阜切口,下壁为经下睑结膜切口和外眦部切口(图37-4)。眶脂肪减压通常与眶壁减压联合进行,单纯眶脂肪减压适用于Ⅰ型TAO,最常用的手术入路为经结膜(上睑或下睑)或经下睑睫下皮肤切口。

麻醉

眶减压手术一般在全身麻醉下进行。2%利多卡因(含1:100 000 肾上腺素)与0.75%罗哌卡因1:1混合用于局部麻醉。

手术步骤

联合眶外缘切除的眶外壁减压

沿上睑颞侧重睑标记线切开皮肤,分离内侧和外侧眶外壁骨膜,暴露眶外缘(图37-5)。

用脑压板保护眼球并向内侧牵引,于额颧缝处切除眶外上壁,沿颧弓水平偏上方处切除眶外下壁,可用电刀在切除部位进行标记,利用高转速电钻(转速达60 000转/分)打磨骨壁(图37-6)。

暴露眶外壁对应的蝶骨大翼,电钻小心切除骨质至骨内板,蝶骨骨髓腔骨的出血可用骨蜡进行止血(图37-7,图37-8)。

用12号尖刀片于外直肌和下直肌之间切开眶骨膜,可见肌锥内脂肪疝出。在该部位可行保守的眶脂肪减压,去除脂肪量约2~4ml,注意电凝止血。

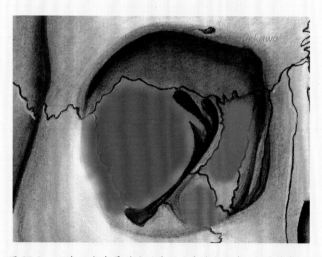

图37-3 眶减压术中骨壁去除部位(外壁灰绿色;内壁蓝色;下后壁红色;外侧缘黄色)

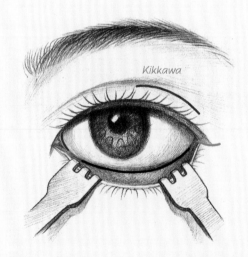

图37-4 常规手术入路[重睑切口蓝色(外壁入路);外眦切口绿色(下壁入路);经结膜切口黑色(下壁入路);经泪阜切口红色(内壁入路)]

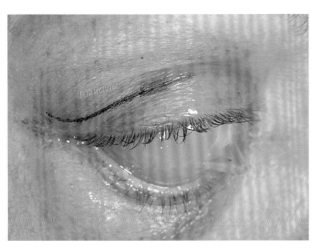

图 37-5　眶外壁减压重睑切口

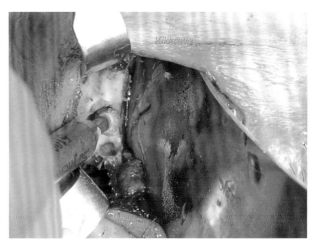

图 37-6　利用高速电钻切除眶外缘

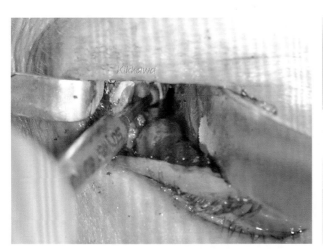

图 37-7　眶外壁蝶骨大翼部分切除

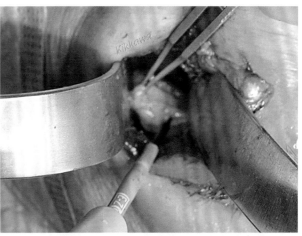

图 37-8　下直肌和外直肌间隙眶脂肪减压

眶内壁减压

经泪阜结膜切口作标记,用 4-0 丝线牵拉上下睑,暴露术野(图 37-9,图 37-10)。

分离眶骨膜暴露眶内壁筛骨纸板,弯止血钳轻压使之骨折,用 Kerrison 和 Takahashi 咬骨钳切除内壁和筛窦气房,当到达蝶窦后即停止减压,以免伤及颈内动脉(图 37-11)。

用 12 号尖刀片在内直肌和下直肌之间切开眶骨膜,让眶脂肪充分疝入到筛窦内,在该部位行保守眶脂肪减压术,可切除 1~2 ml 脂肪(图 37-12)。

注意
对于发生压迫性视神经病变的 TAO,需主要减轻眶尖部的压力,手术部位应包括眶内下壁和筛窦气房。

眶下壁减压

采用经下睑结膜切口进入眶下壁(当同时对眶下壁和眶内壁进行减压时,则需要联合外眦切口),沿下眶缘作骨膜下分离。

在眶下壁内侧,注意分离保护下斜肌,可做预置缝线进行断腱,在手术结束时重新缝合。

减压部位位于眶下壁后部,眶下神经内侧,注意保留颌筛缝骨壁,防止术后眼球下沉和向内侧移位。先用弯止血钳顶压骨壁使之骨折(图 37-13),再用 Takahashi 和 Kerrison 咬骨钳去除骨折碎片(图 37-14~图 37-16)。

切开邻近眶骨膜,使肌锥内脂肪疝入上颌窦内。

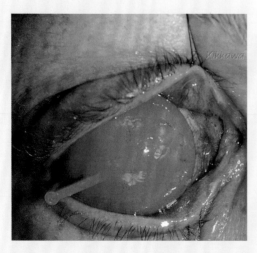

图 37-9　经泪阜标记切口,4-0 丝线牵拉眼睑暴露术野

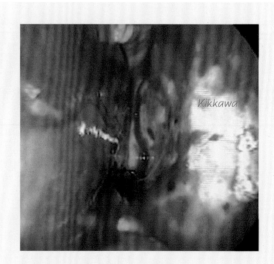

图 37-10　内镜下显示眶内侧壁

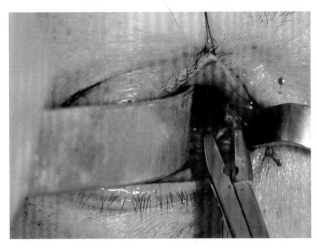

图 37-11　Takahashi 咬骨钳去除筛窦气房

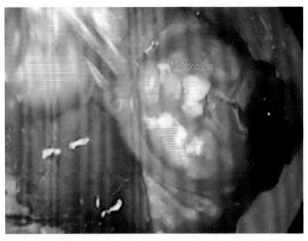

图 37-12　内镜下内直肌和下直肌间眶脂肪减压

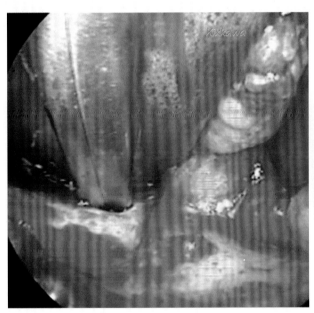

图 37-13　弯止血钳顶压眶下壁后缘使之骨折

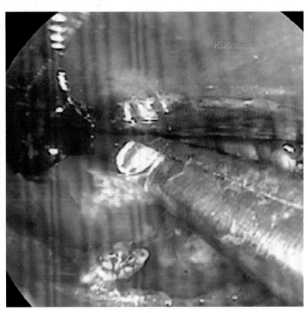

图 37-14　Kerrison 咬骨钳向前切除骨壁

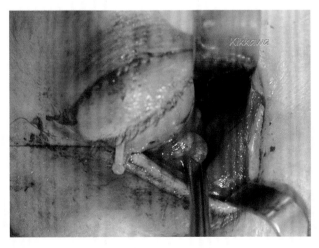

图 37-15　Takahashi 咬骨钳去除眶下壁骨折碎片

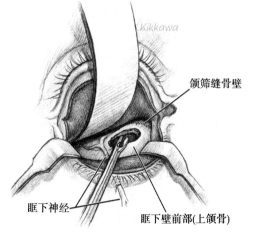

图 37-16　眶下壁减压部位和范围示意图

术后处理

行双侧眶减压术的患者术后应留院观察 24 小时,静脉给予抗生素和激素。行单侧眶减压术者术后可门诊观察。连续口服激素 5 天以减轻局部肿胀,止痛药按需要服用(患者术前、术后像见图 37-17 ~ 图 37-22)。

注意

眶减压手术的目标尽量"个体化",理想手术的金标准应该是使患者恢复到患病前的状态(参考患者患病前的照片)。

术后并发症

眶内血肿

球后出血是眶减压术后严重的并发症,处理不及时可能导致明显的视力下降甚至失明。尽管术后眼眶内空间增加,但是球后出血仍可能产生腔隙综合征效应引起视神经损伤。出血可能来自筛前、后血管以及眶脂肪内的动脉,在行眶内壁减压时需小心操作,去除眶脂肪时应及时进行有效的止血。

复视

复视是最常见的术后并发症之一。对于那些术前就有复视的患者,手术可能加重复视的程度。内斜视是眶减压术后引起斜视最常见的类型,通常由于眶内壁减压后肥大的眼外肌肌腹移位到筛窦内发生嵌顿。眼球下移可能是因为较大程度的眶下壁减压破坏了前部骨壁。

其他

其他可能的术后并发症包括:由于眶下壁减压损伤眶下神经而导致眶下区皮肤感觉减退或消失;内容物疝入鼻窦阻塞鼻窦开口而导致鼻窦炎症;眶内壁或外壁减压时伤及硬脑膜而产生脑脊液漏。

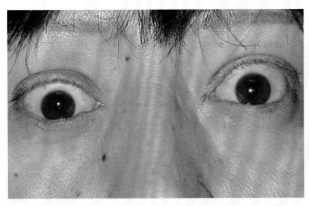

图 37-17 轻度 TAO 术前照片

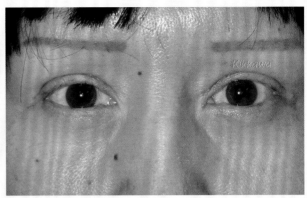

图 37-18 轻度 TAO 术后照片

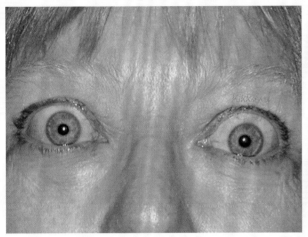

图 37-19 中度 TAO 术前照片

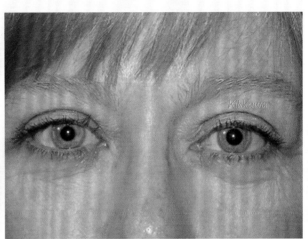

图 37-20 中度 TAO 术后照片

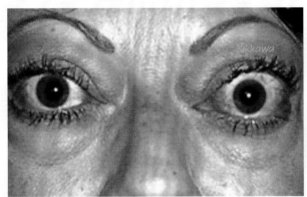

图 37-21 重度 TAO 术前照片

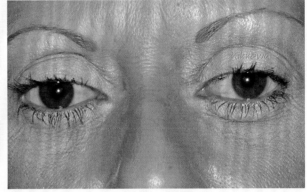

图 37-22 重度 TAO 术后照片

（Don O Kikkawa 丁静文）

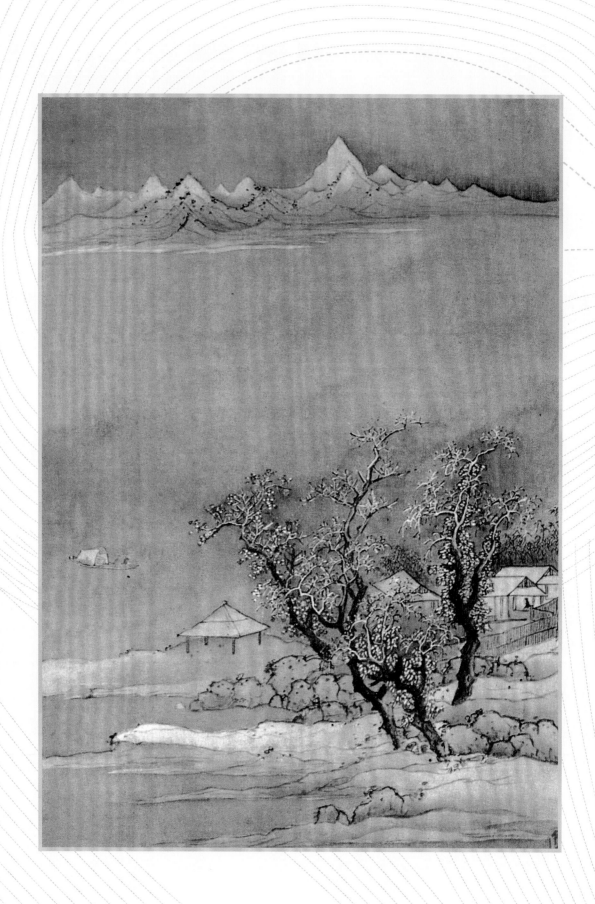

第三十八章　眶壁骨折修复

孤舟蓑笠翁,独钓寒江雪。——柳宗元《江雪》

在眶壁骨折整复手术中,打开眶骨膜后向眶深部分离,暴露眶骨折边缘然后将嵌塞的软组织仔细地回纳入眶腔内,手术操作过程中视野中似乎只有术者一人能清晰可见其骨折边缘、深度,术者轻轻地还纳嵌入鼻窦中的软组织再充填以人工骨板,从而整复眶壁。每当此时,总令人想起那独钓寒江雪之意境,似乎只有术者一人在独享那份清幽与孤寂。

但是眶壁骨折手术绝不似独钓江雪那么逍遥,那样的怡然自乐,其手术要求极高,稍有不慎则会造成患者视力损害甚至丧失,因此要求术者对眼眶解剖要有深刻的理解,要有较好的临床功底方可做好眶壁骨折整复手术。

第一节 概 述

眶壁骨折概念及分类

眼眶位于面中部上份,位置显要而结构复杂。眶腔本身是眼球的保护空间,而眼眶结构本身又与其他组织紧密相连,甚至"共用",如眶下壁即为上颌窦顶壁(图38-1)。

眶壁外伤绝非仅仅是眼科本身的损伤,往往涉及鼻科、口腔颌面外科、神经外科等。较为科学的名称应为眶区骨折。眶区骨折是指组成眶腔的各壁及与其相连骨组织的骨折。对此目前尚无统一的分类标准,其名称叫法很多。

按骨折性质可分为爆裂性眶壁骨折(单纯性爆裂性眶壁骨折)和非爆裂性骨折(复合性眶壁骨折)(图38-2,图38-3)。眶壁爆裂性骨折(blowout fracture)又称之为击出性骨折或液压性骨折,是一种特殊的综合征,是眶壁骨折的特殊类型,是由钝性外力冲击引起的单纯眶壁骨折而不合并眶缘骨折。

从颌面外科角度可分为眶缘内骨折(即爆裂性眶壁骨折)和眶缘骨折两大类。后者又可分为眶顶骨折、眶-上颌-颧骨(orbital maillary zygoma,OMZ)骨折、鼻-眶-筛(naso-orbito-ethmoid,NOE)骨折。

眶壁骨折临床表现

爆裂性骨折的临床表现

复视、眼球运动障碍

复视和眼球运动障碍为本病的主要症状,也是治疗的主要目的。复视程度与骨折部位及范围大小有关。眶底骨折多出现垂直位复视,常主诉下楼梯或阅读困难,眶内壁骨折多出现水平位复视。在眶底骨折,可能出现上转或下转运动障碍或两者兼有。做 Hess 屏检查可帮助了解复视的程度。

眶下神经分布区的感觉异常

90% 以上的眶底骨折发生部位均与眶下沟或眶下管有关,这就不可避免地对眶下神经产生损伤,可出现患侧颊部、鼻翼、上唇、齿龈等部位的麻木感、感觉迟钝。

眼球内陷

临床表现为:睑裂缩小、上睑沟形成、眼球突出度减低。并不是所有的爆裂性骨折均出现眼球内陷,骨折范围较大,脱入鼻窦的软组织较多时方出现明显眼球内陷。受伤早期,眼球内陷不明显,甚至伤侧略显突出,这是由于出血、水肿所致。水肿逐渐消退后逐渐出现眼球内陷,1 周~1 月发展最快,2~3 月稳定。眼球内陷的原因有:①眶腔增大:外伤后眶壁骨折或塌陷,使原有的眶内容物显得相对较少,眼球的后支撑相对不足;②眶内容物相对减少:眶壁骨折使眶内容物向鼻窦脱出,且随着出血、水肿的消退,脂肪部分吸收或纤维化,造成眶内容物总量减少,眼球后支撑减少。文献报道前者是造成眼球内陷的主要原因。笔者曾见到一例拖拉机手柄撞伤患者,眼球完全脱入上颌窦内,可谓最严重的眼球内陷(图38-4)。

鼻出血

上颌窦及筛窦黏膜血管丰富,损伤骨壁可损伤黏膜血管,引起出血,引流到鼻腔产生鼻出血。

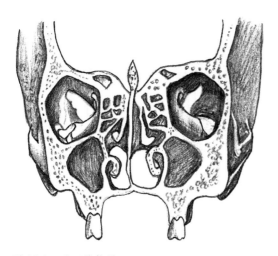

图 38-1　眼眶结构图

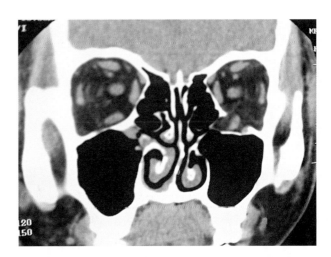

图 38-2　眶壁爆裂性骨折(眶底)CT 片

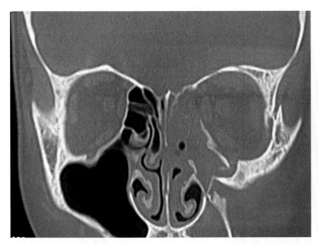

图 38-3　复合性眶壁骨折 CT 片

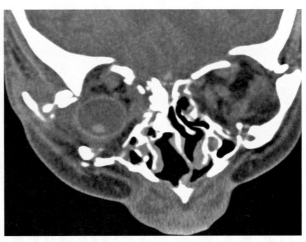

图 38-4　严重的眶壁骨折;右眼球陷入上颌窦

非爆裂性眶壁骨折的临床表现

眶顶骨折

眶顶骨折常是额骨骨折的一部分,可伴有眶上缘骨折。若骨折损伤眶上裂,可出现眶上裂综合征:表现为上睑下垂、眼球固定、角膜知觉减退、瞳孔中度散大。若同时波及视神经管则为眶尖综合征:其表现在如上症状基础上加视力障碍。

眶-上额-颧骨骨折

是当前交通伤常见的骨折,常同时合并有眶下缘骨折、上颌骨骨折、眶底骨折、眶外壁骨折、颧骨颧弓骨折。骨折部位多发,症状复杂,临床表现可有:复视、眼球内陷、眶缘颧部塌陷、眶下神经分布区麻木、颧弓后方隆起、两侧面形不对称、开口受限等等。患者既有功能受损,又影响外观美容,迫切要求治疗。

鼻-眶-筛骨折

也是交通伤中常见的骨折,涉及眶内壁、鼻骨、筛骨、上颌骨额突和额骨鼻突的损伤,是眶内壁骨折伴有邻近骨结构的损伤。临床症状多样,可表现为:眼球水平位运动受限、鼻背塌陷、内眦移位、睑裂变小、泪阜消失、鼻眶窝基底平坦、泪道阻塞等。

诊断、鉴别诊断及相关检查

本病根据典型的外伤史、临床症状、眼部检查及 CT 影像学检查,诊断并不困难。爆裂性骨折的致伤原因一般认为是大于眶口面积的暴力,如拳击、钝性物体的撞击等导致眶压急骤升高,升高的眶压使眶壁受力最大处或最薄弱部分产生骨折。近来也有学者认为外力直接作用于眶下缘也可导致眶底骨折,而眶内压的增高程度决定眶内软组织的疝出程度。

眼眶 CT

对可疑眶骨骨折,CT 检查是必需的。通过 CT 可以一目了然地了解有无骨折及其部位、范围,有无软组织或肌肉嵌顿等。近年来随着高速 CT 和螺旋 CT 的发展,其临床应用价值进一步提高。CT 扫描注意事项:①范围要够大、全面,要包括双眶、额骨、颧骨、颧弓、上颌骨的全部,以免遗漏眶区相关结构;②要做水平位及冠状位扫描,必要时加矢状位。仅做水平位,只能了解眶内、外壁情况,对眶下壁结构了解欠详细;③CT 断层间距不能太大,以 2~5mm 一层为宜;④为显示软组织脱出、嵌顿情况,应显示骨窗及软组织窗;⑤有条件者应进行三维 CT 重建,这样可立体了解骨折情况,为手术设计创造了条件。

眼位、眼球运动、眼球内陷程度检查

骨折时可由于限制性或麻痹性原因产生眼位偏斜、运动障碍及复视,故应检查眼位、各方向眼球运动及复视情况。国外学者将眼球运动障碍分为 0~-4 级:0 级代表无眼球运动障碍,-4 级代表受限方向最大限度运动时眼球不过中线,严重程度每增加 1 级代表眼球运动差 25%。国内范先群教授将眼球运动障碍分为 4 级:0 级运动不受限,Ⅰ级向一个或多个方向极限运动受限,Ⅱ级向一个或多个方向运动时明显受限,Ⅲ级向一个或多个方向运动不能达到中线。眼球内陷程度可用 Hertel 眼球突出计检查,也可在 CT 影像上直接进行测量。

复视检查及 Hess 屏检查

检查眼球运动同时应记录各方向的复视情况,尤其以正前方及前下方复视对生活影响大。范先群教授将复视分为 4 级,0 级:无复视;Ⅰ级:周边视野复视(大于 15°视野);Ⅱ级:正前方及阅读位无复视(向下注视小于 15°视野),其余方向复视;Ⅲ级:正前方及阅读位复视(向下注视小于 15°视野)。Hess 屏检查可清晰定量地发现眼球运动障碍,故提倡及时进行 Hess 屏检查。

牵拉试验

方法：表面麻醉后，用有齿镊夹住下直肌（下壁）或内直肌（内壁）止端做肌肉收缩相反方向牵拉，如有阻力、抗力则为阳性。

在复杂的车祸伤中，很容易将眶壁骨折与眼外肌麻痹相混淆。眶内壁骨折外展运动障碍应与展神经麻痹鉴别，眶底骨折的眼球上转、下转运动障碍应与动眼神经不全麻痹相鉴别。在眶壁爆裂性骨折的牵拉试验中由于肌肉嵌顿，牵拉时可有阻力存在，而眼肌麻痹时则牵拉时无阻力。另外，眶壁爆裂性骨折，双眼第一眼位多正位，而眼肌麻痹所致麻痹性斜视时，第一眼位则表现为眼位不正。

红外线热成像仪检查

眶底骨折90%以上合并有眶下神经损伤，导致患者眶下神经分布区麻木、感觉迟钝。这种感觉异常，由于手术刺激，整复术后会加重。红外线热成像仪检查利用麻木神经分布区表现出的皮温变化，通过红外线热敏技术，将热转换成彩色图像，即使皮温变化 0.01℃ 也能反映出来。

手术适应证的选择

爆裂性眶壁骨折整复术的目的是为了消除复视、矫正眼球内陷。复合性骨折整复术的目的，还应包括消除开口受限，矫正内眦畸形，恢复面形等。眶壁骨折既有外观美容问题，又有功能问题。但是，眶壁骨折整复手术目的不是改善视力。爆裂性眶壁骨折若无复视和明显的眼球内陷及眼球运动障碍，手术整复则是不必要的。

非手术治疗

目前多数眼科医师认为：该症不需急诊手术，应观察2周左右，视复视及眼球内陷的程度来决定手术，骨折本身并不是手术治疗适应证。

非手术治疗适应证

眼球运动障碍不明显，复视程度不影响正常生活或复视症状逐渐好转。

眼球内陷在2mm以内，外观改变不明显。

骨折面积较小，无明显眶组织脱出和嵌顿。

治疗方法

药物治疗：口服糖皮质激素5～7天，同时给予维生素 B_{12}、ATP 等神经营养剂及血管扩张剂，可加速水肿的减轻及复视的缓解，对手术治疗也有帮助，但如有肌肉嵌顿，则疗效较差。

早期被动牵拉运动：对骨折范围不大，骨折处有软组织嵌顿而无肌肉嵌顿者有效。方法是表面麻醉后，用有齿镊夹住肌止端或角膜缘，向肌肉收缩相反方向牵拉，每日1～2次，每次做被动牵拉运动30～50次，注意用力均匀，不要过于粗暴。

眼球主动运动训练：令患者向眼球运动障碍方向强迫运动，每天三次，每次15～30分钟。通过这种训练，让肌肉不断地收缩、舒张，改善局部血液循环，防止局部粘连，有利于复视迅速消失。

手术治疗

一般在外伤后2～3周内不宜手术，因为此时有局部水肿、出血存在。伤后2～3周后，若需手术，则应尽早及时手术。因为若伤后数月再手术，局部组织瘢痕化，分离还纳、复位均很困难。时间过长，移位及嵌入鼻窦的眼外肌变形、纤维化，复位还纳后，功能亦难以恢复，复视难以消失。

手术治疗适应证

除非 CT 片显示骨缺损区特别大，直肌明显嵌入鼻窦，一般2周内不予手术。

以复视为主要症状者,经 2 周观察复视没有改善或改善不大,应立即行手术整复,此时外伤造成的组织水肿基本好转同时粘连不严重,手术相对简单且造成的医源性损伤小;如经 2 周观察复视大部分消失,可继续观察,待伤后 4 周仍有复视者可酌情手术。

以眼球内陷为主要症状者(眼球内陷大于 2mm),一般伤后 2~4 周手术。等待时间过久可造成疝出组织与移位的骨组织及鼻窦黏膜粘连并形成瘢痕化,造成分离还纳困难,形成继发性损伤。

儿童活门样(trap-door)骨折伴肌肉嵌顿的应尽快手术(按急诊处理)。

术前检查

常规全身检查

术前常规化验,除外全身疾患。

眼部检查

术前应查视力、视功能、眼球运动情况(Hess 屏检查)、眼球突出度测量、外眼像拍摄等。

麻醉及器械

眶壁骨折整复术涉及范围广,刺激深部组织,局部麻醉患者痛苦,全身麻醉下手术操作为宜。单纯性眶壁爆裂性骨折全身麻醉时口内插管,眶-上颌-颧骨骨折整复术全身麻醉时应行鼻腔通道插管,以免影响操作。

除常规器械外,眶壁骨折整复术应有专用器械。如自制的"带钩"剥离子,在还纳脱出组织时,较一般剥离子更容易剥出深部嵌顿组织。

眶壁骨折整复手术可在显微镜下进行,这样操作更清晰、确切,尤其是深部操作时,显微镜应带有 XY 轴功能系统,景深应在 30cm 以上;手术也可在头灯辅助下进行;随着内镜技术和微创手术的发展,一些医疗机构已将内镜用于眶壁爆裂性骨折的手术整复。

修复材料

修复材料应为具有良好的生物相容性、一定的生物力学强度及适当的可塑性等生物学特性的三维孔隙-网架结构。早期眶壁修复材料主要用硅胶、自体骨等,现今多采用高密度多孔聚乙烯( )材料、钛合金网状材料、钛网与 Medpor 复合材料、羟基磷灰石复合材料(人工骨板)以及可吸收生物材料等。修复材料种类繁多,各有其优缺点,手术医生应根据患者情况(年龄,症状)、骨折情况(位置,大小)等选择一种或两种联合使用。

并发症

预后交代

眶壁骨折整复术涉及范围广,有时需多科合作一同完成。手术操作时刺激深层组织,手术风险大,术前要充分而全面交代预后,使患者充分理解手术的风险性。除常规的出血、感染的并发症外,还应阐明术后复视不一定消失,眼球内陷矫正不一定满意,外观不一定理想,骨折深在时应交代手术致视力丧失的可能,涉及口腔科、神经外科应由专科交代,如脑脊液鼻漏的可能。

早期并发症

指术中及术后早期产生的并发症。眶壁骨折手术涉及视神经、动眼神经、视网膜中央动脉等重要组织结构,其损伤可导致相应功能的损伤,术者应严格掌握手术适应证,熟悉眶腔解剖结构,充分了解病情及 CT 情况,仔细设计手术方案,严格按步骤操作以减少出现手术并发症。常见并发症有出血、视力下降或丧失、眶下神经损伤、眼外肌损伤及术后下睑外翻、眼球位置上移、复视加剧、填充物排斥等。视力下降或丧失为最严重的并发症,主要由于术中过度牵扯造成视神经或视网膜中央动脉的直间接损伤、植入物过多或过于接近眶尖压迫神经、术后出血眶压升高等所致。术中尤其是眶尖部应谨慎操作,术中观察瞳孔,术后早期检查视力情况以便早期发现并处理。术后出血多由于止血不彻底,尤其应注意将筛前动脉电凝后再切断,以免血管收缩进窦腔内造成止血困难。

远期手术并发症

指术后 6 个月以上出现的并发症。包括植入物排斥、植入物移位、植入性囊肿、迟发性感染、迟发性出血等。植入物排斥主要与材料性质有关,早期应用硅胶材料排斥较多,现今应用的植入材料组织相容性好,较少有植入物的排斥。术后感染、植入物位置靠前、固定不确切等可造成材料移位。针对植入物排斥、移位应手术取出修复材料,因材料周围多已形成纤维机化膜阻止眶组织脱出,可不再重新植入,也可根据内陷程度及感染情况决定同期或二期再次填充。迟发性感染主要是鼻源性眶内感染,由于鼻窦炎症蔓延到眶内所致,植入材料位置不正确堵塞窦腔开口造成引流不畅也是形成眶内感染的原因。治疗原则为取出植入物并清创引流,视鼻窦炎症情况行窦腔开放根治。眶内植入性囊肿(图 38-5,图 38-6)主要由于外伤较严重或手术时解剖欠清晰、分离还纳的层次欠准确导致鼻窦黏膜进入眶内形成,可行手术摘除植入性囊肿,同时取出植入材料。手术中将进入眶内的鼻窦黏膜去除,完整分离骨折区,避免黏膜组织与眶组织相连,可减少植入性囊肿的发生。

术后处理

术后应及时予以抗生素、激素、血管扩张剂及神经营养剂。为消除复视,及早形成双眼单视,若眼睑肿胀不明显,无开睑困难,一般于术后第二天始行眼球运动训练(图 38-7)。眶内壁骨折者,行水平位运动,眶底骨折行上下方向运动。通过注视运动物体的摆动,强迫眼外肌做伸展收缩运动,改善循环,增加血运,消除水肿,促进刚刚从嵌塞状态下解脱出来的眼外肌迅速恢复功能,复视渐渐消退,尽快形成双眼单视。复合性骨折整复术,伴有开口受限者,应尽早行开口训练。

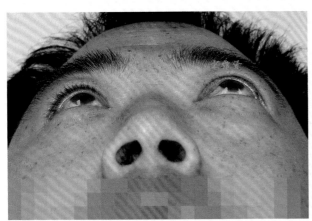

图 38-5　眶壁骨折整复术后,眶内囊肿,眼球突出

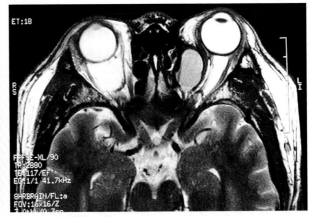

图 38-6　MRI 示左眼眶内囊肿

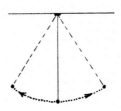

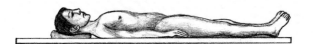

图 38-7　眼球运动训练图

第二节 爆裂性眶壁骨折(单纯性爆裂性眶壁骨折)整复术

眶内壁骨折整复术

一般类型眶内壁骨折整复术

眶内壁骨折整复术目的是消除复视或(和)矫正眼球内陷。

眶内壁骨折最常见的症状是外展运动受限,当内直肌肌腹中段嵌于筛窦时,可表现为:外展、内转均受限(图38-8~图38-10)。

手术步骤

置内直肌牵引固定线,通过此牵引固定线,可做牵拉试验,术前术后对照,了解手术是否使之松解。术中一边牵拉,一边观察,可看到直肌"蠕动"现象,使其嵌顿松解脱出(图38-11)。

皮肤切口(或采用经泪阜结膜切口,下述),距内眦角5~6mm,沿皮肤纹理弧形切开皮肤,长2.5~3cm,上端可达眉弓内梢(图38-12)。

用蚊式钳纵向剥离皮下组织,止血,暴露眶内缘,同时暴露内眦韧带(图38-13)。

眶缘外2mm平行眶缘切开骨膜,此时内眦韧带自止端被切断,并做标志线,以备恢复缝合。

沿骨膜切口,向眶缘内剥离骨膜(图38-14),越过泪前嵴、泪囊窝,将泪囊自泪囊窝处剥离,推向眶内侧。

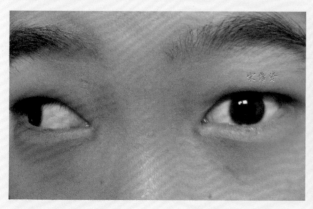

图38-8 左眼眶内壁骨折内转受限

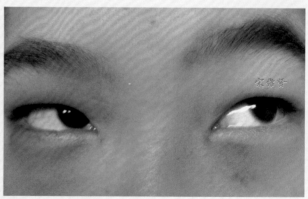

图38-9 左眼外转受限

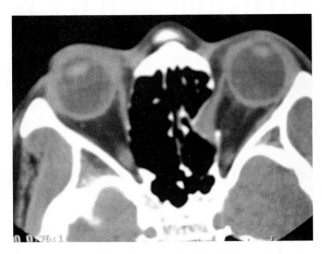

图 38-10 儿童眶内壁骨折左内直肌嵌于骨缝

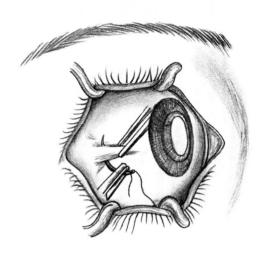

图 38-11 置内直肌牵引固定线图

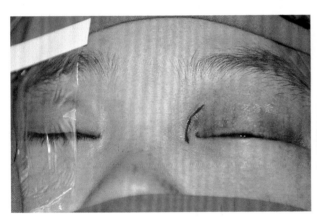

图 38-12 内眦皮肤切口

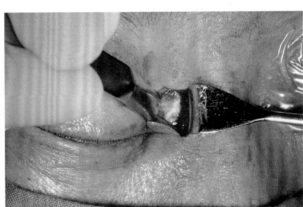

图 38-13 暴露内眦韧带

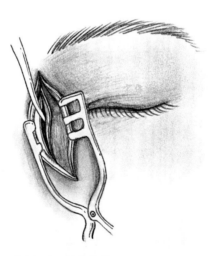

图 38-14 剥离骨膜

越过泪后嵴数毫米,有时即可见到骨折,软组织嵌入筛窦,用剥离子将嵌入筛房内的软组织剥离还纳回眶内。浅部剥离可用开张器扩大视野,较深部剥离时改用脑压板将软组织推向眶内。

电凝切断筛前孔内走行的筛前动脉,防止出血的动脉回缩入骨缝,则止血困难。

暴露骨折各缘,充分而完全地将嵌顿组织解脱,还纳回眶内,包括内直肌。为了确认直肌的位置,可边牵拉内直肌牵引线,边通过显微镜观察,可清晰见到"蠕动"的内直肌。

根据骨缺损之大小形状,植入适当的充填材料将骨缺损区尽量遮挡并固定,植入物前端位于泪后嵴后。

妥布霉素 2 万 U 冲洗术野,清点器械。

复位内眦韧带,缝合骨膜、皮下、皮肤(该患者术前、术后 CT 见图 38-15,图 38-16,该患者术前、术后像见图 38-17,图 38-18)。

经泪阜结膜切口方法

泪阜内侧结膜切开(图 38-19),剪开前部泪阜下连接紧密的纤维层后,钝性向深处分离至泪后嵴处,注意不要损伤上下泪小管,在泪后嵴后方切开骨膜(图 38-20),避免损伤泪囊。此切口优点是瘢痕不明显,但暴露有一定困难,必要时需联合外眦韧带下支切开以扩大暴露范围。

注意

分离剥离骨折上界时勿超过筛前-筛后动脉连线水平,否则易诱发脑脊液漏。

骨折达眶尖时注意尽量避免损伤视神经。筛后孔距离视神经管眶口仅约 5mm 左右,手术时应尽量避免切断筛后动脉以保护视神经;下方超过筛后动脉的骨折,分离时应尽量轻柔,同时采用自上向下分离方法,使力量远离视神经方向。

带线止血棉片的应用:由于刺激筛窦黏膜,术中常有出血,用浸泡过肾上腺素的带线棉片止血,效果良好,其浓度为 2% 利多卡因 10ml 加肾上腺素 2 支(2ml),带线棉片有黑线标志,不易遗落伤口中。

"带钩剥离子"的应用:将剥离子前端 5mm 处弯成 90° 角,呈钩状,用此剥离子可顺利将嵌入物"钩出"。

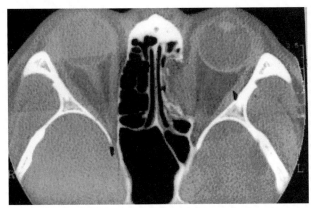

图 38-15　术前 CT

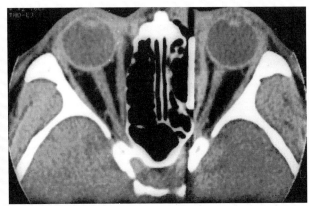

图 38-16　术后 CT

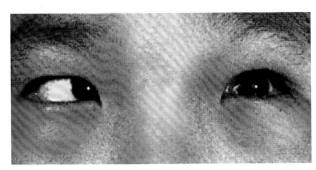

图 38-17　左眶内壁骨折术前外眼像

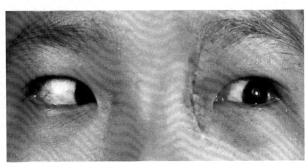

图 38-18　术后外展功能改善

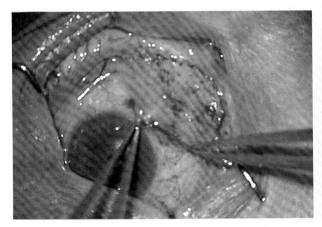

图 38-19　经泪阜结膜切口

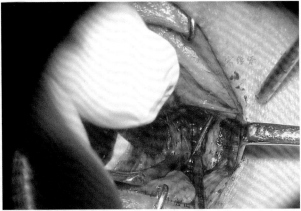

图 38-20　泪后嵴后方骨膜切开

鼻内镜手术致眶内壁骨折的手术治疗

概述

鼻内镜鼻窦外科主要用于鼻窦开放、鼻窦炎治疗及肿物摘除、鼻中隔偏曲矫正等。随着鼻内镜手术的广泛开展及普及,由于操作不当,造成眶内壁损伤者已屡见不鲜,可致内直肌损伤甚至断离、视神经损伤。

临床表现为视力减退或丧失、大角度外斜、内转完全不能。

眶内壁与筛房仅隔一层纸样板,此骨板菲薄如纸,内直肌紧贴纸样板,越到眶尖,贴附越紧密。鼻内镜手术若解剖不清,操作不慎,很容易将纸样板损伤,而损伤时术者可毫无感觉,这样就误入眶内,甚至可将出血的内直肌当成鼻息肉予以"切除"。术毕发现斜视才恍然大悟。由于切除了内直肌,其后紧邻视神经,则视神经也受到损伤,甚至部分被切断,造成视力严重障碍。由于内直肌损伤造成大角度外斜,严重地影响美容外观。

CT检查发现:内壁骨质缺损,内直肌部分缺失,残存部分移位至筛房,视神经向筛房方向移位(图38-21 ~ 图38-24)。

手术步骤

手术时机:一旦确诊,手术应及早进行,时间越久粘连越明显,术中不易分剥。

切口:行内眦部常规皮肤弧形切口。

分离:分剥至眶内缘,常规眶缘骨膜切口,断内眦韧带,分剥骨缺损区各缘,还纳嵌入筛窦内的眶内容物,有时可见损伤的内直肌与骨折缘粘连,仔细辨认内直肌情况,看肌腹是否完整。

直肌止端缝合:开睑器开睑,沿鼻侧角膜缘切开球结膜半周,用斜视钩钩起并分离内直肌,若发现内直肌已切断,且部分缺失,则用1-0白丝线做内直肌止端褥式缝合,线的两端分别从结膜下—泪阜—骨膜面内眦韧带上下穿出,暂不结扎(图38-25)。分离上下直肌,将上下直肌内1/2分别移至内直肌止端并缝合固定(图38-26)。

注意

与常规眶内壁骨折整复术不同,术中不做内直肌牵引固定线。

由于行鼻内镜鼻窦手术时已将部分筛窦黏膜去除,所以术中出血不多,游离骨缺损区各缘后,暂不植入修复材料。

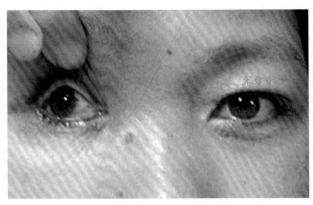

图 38-21 鼻内镜手术内直肌损伤,患者原位注视像

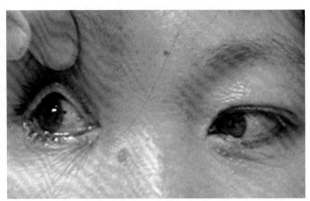

图 38-22 右眼外转位

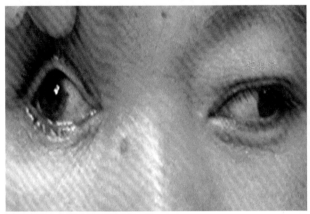

图 38-23 右眼内转位

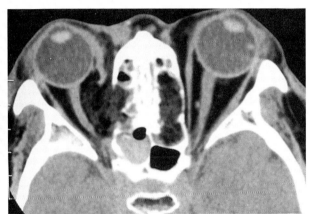

图 38-24 患者 CT 像(右内直肌部分缺失)

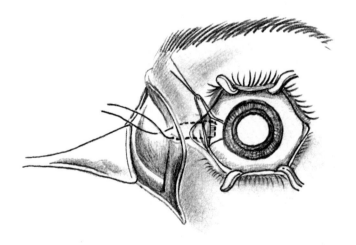

图 38-25 内直肌止端褥式缝合

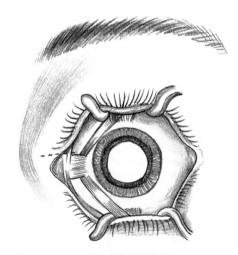

图 38-26 上下直肌劈瓣缝合图

内直肌折叠:若为内直肌肌腹部分断离,尚有部分肌腹完好,则行内直肌折叠术。折叠长短以结扎后术眼内斜15°水平为宜。

植入修复材料:测量骨缺损区形状、大小,植入修复材料并固定。恢复缝合内眦韧带,再将自内侧骨膜穿出的1-0线分别自内眦韧带止点上下缘的骨膜上穿出,两线结扎,其松紧调节眼位,使术后保持内斜15°,打结。缝合骨膜、皮下及皮肤。

结膜切口缝合:用6-0可吸收线缝合球结膜伤口(该患者术前、术后CT见图38-27,图38-28,该患者术前、术后像见图38-29,图38-30)。

眶底骨折整复术及眼球内陷矫正术

从解剖学角度,眶内壁与下壁无明确的分界线,二者交汇处称为隅角部。眶壁骨折,80%为眶底骨折,可单独发生,也可同时伴有眶内壁骨折,眶内下壁同时骨折时,隅角部均受累。眶底骨折临床表现为眼球上转受限,或下转受限,或上下转均受限。

大范围骨折使眶容积相对增大,造成眼球内陷,无论有无复视,从整形美容角度,恢复眶腔,增加眶内容物,整复骨折,矫正眼球内陷,均是手术指征。

手术步骤

置下直肌牵引固定线:此牵引线可检验其下直肌运动受限情况,被动牵拉的抗力。术中辨认下直肌的位置,便于下直肌嵌顿的解脱。

下睑缘下皮肤切口:(或采用经下穹窿结膜切口)下睑缘下1~2mm,平行睑缘切开皮肤(图38-31),到外眦部可呈120°角适当外下斜行切开以利于暴露手术视野。

注意

由于骨折本身及手术还纳时刺激眶下神经,术后眶下神经分布区麻木加剧,感觉迟钝,此点必须术前向患者交代,使其理解。

斜行切口作用:不造成局部淋巴循环障碍,否则术后外眦角常肿胀;术野更显开阔。置下睑牵引线,把下睑牵拉向上,便于分剥。在轮匝肌与眶隔间潜行分离,至下眶缘水平(图38-32)。

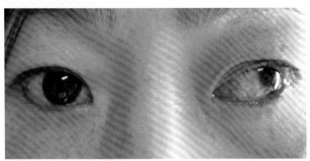

图 38-27　术前第一眼位

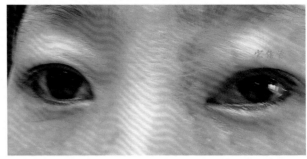

图 38-28　术后第一眼位

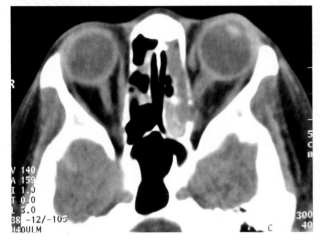

图 38-29　术前 CT

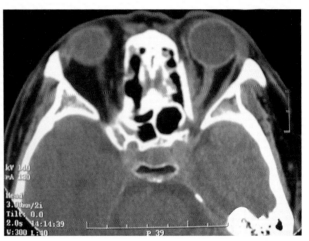

图 38-30　术后 CT,可见人造骨板植入于眶内壁缺损区

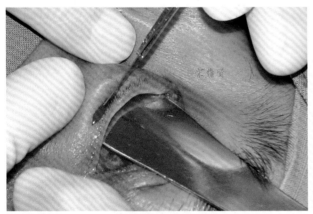

图 38-31　下睑缘下皮肤切口

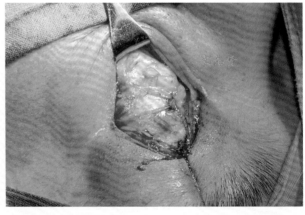

图 38-32　眶隔浅面分离

剥离:眼钩拉开分剥的皮肤,确切扪及下眶缘,做平行眶缘的骨膜切开(图38-33),向眶内分剥骨膜(图38-34),小心勿将骨膜剥破,用带钩剥离子将嵌塞的眶内容物钩出还纳,暴露骨折各缘(图38-35),将破碎游离的骨片及鼻黏膜尽量取出,避免鼻黏膜残留眶内形成远期植入性囊肿。

植入修复材料并固定(图38-36):充填材料尽量将骨缺损区遮挡,两侧应超出骨折缘1~3mm,较厚的植入材料前端不要过于接近眶缘以免顶推眼球。植入后检查是否还有组织嵌顿,做牵拉实验和术前比较明确肌肉嵌顿是否好转。

眼球内陷的矫正:充填材料大小厚度要考虑眼球内陷的矫正,如内陷明显可选择同一材料植入两层或两种材料共同应用以缩小眶腔,不是任何程度的眼球内陷均可矫正,要注意内陷和复视的平衡。

伤口缝合:妥布霉素2万U冲洗术野,眶骨膜、皮下、皮肤逐层缝合(该患者术前、术后CT见图38-37,图38-38,该患者术前、术后像见图38-39,图38-40)。

注意

脱出的眶组织尽量全部从上颌窦腔内托起还纳,不要一点点地还纳以免造成眶组织和眼外肌的进一步损伤。

植入修复材料后眼球上移,应立即更换修复材料,充填修复材料不能局部过厚,应使其分散"均匀"。

下直肌牵引固定线,牵引不当可造成角膜上皮脱落。长时间牵引线压迫可造成角膜水肿。术中用一湿棉枕放于角膜缘,再牵引,可防止此现象。

睑缘皮肤切开前局部广泛浸润麻醉(2%利多卡因5ml加肾上腺素5滴)。切开不出血,较易潜行分剥皮下。

内侧剥离骨膜时,不要损伤鼻泪管,注意保护眶下神经,勿将眶下裂误认为骨缺损。还纳疝出组织时,助手不时牵动下直肌牵引线,以分辨下直肌位置。还纳分剥完成后,牵拉下直肌牵引线,试验下直肌抗力是否已缓解。

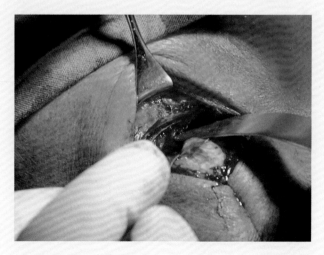

图38-33 下眶缘骨膜切开

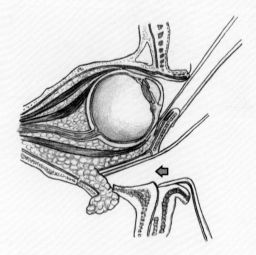

图38-34 眶底骨折手术入路图

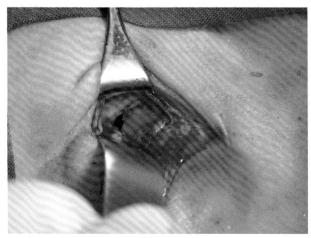

图 38-35　暴露骨折范围

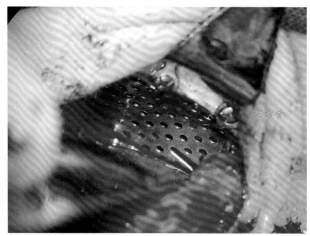

图 38-36　植入钛网

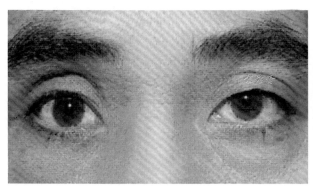

图 38-37　右眶底骨折眼球内陷术前外眼像

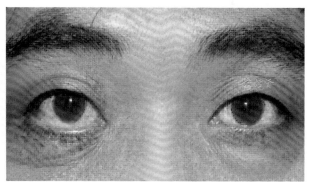

图 38-38　术后外眼像

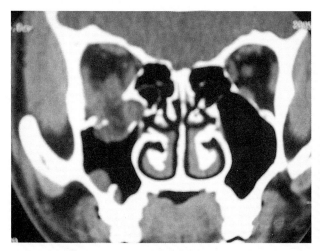

图 38-39　术前 CT

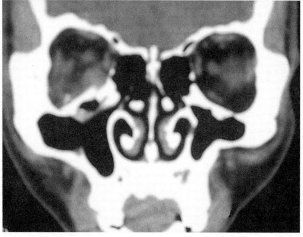

图 38-40　术后 CT

眶内下壁骨折整复术

手术方式

采用泪阜结膜联合下睑缘下皮肤入路,也可采用泪阜结膜联合下穹窿结膜入路(图 38-41,图 38-42)。手术方法同单纯内壁下壁骨折手术,内壁术野小可先行内壁分离。

下斜肌起点可根据情况保留或连同骨膜分离。

在内下壁骨折完全分离后,植入修复材料。

方法可选择内壁下壁分别植入适当大小的修复材料并在隅角处相连(图 38-43),也可选择植入整体修复材料(图 38-44),后者对隅角处眶腔缩小的更多,矫正眼球内陷效果更佳。

植入整体材料时首先在下壁处用脑压板尽量分开眶组织,自下壁尽可能多的向内壁植入,再自内壁切口将材料提拉到适当可支撑位置,然后分别检查调整材料位置并固定,眼球内陷严重者可适当联合相同或不同材料植入以尽量缩小眶腔(该患者术前、术后像见图 38-45 ~ 图 38-50)。

注意

眶内下壁骨折时,是否内壁、下壁同时进行眶壁骨折整复,要根据临床需要而定。

若仅有垂直方向的眼球运动障碍,水平方向眼球运动无障碍,可仅行眶底骨折整复术,内壁骨折可搁置不做。若同时有水平方向眼球运动障碍,当然应同时行眶内下壁骨折整复术。

若眼球内陷明显,估计仅行一个壁骨折整复难以矫正眼球内陷,则应行内下壁骨折同时整复术。

手术的要点是要将内下壁交界处(隅角)粘连及嵌顿的眶组织完全分离,实现内下壁骨折区的完全联通以利于修复材料的植入,但要注意不要损伤前部的鼻泪管结构。

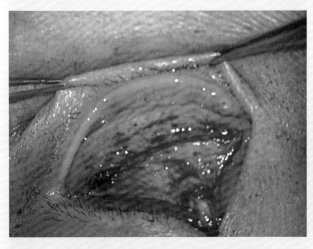

图 38-41　下穹窿结膜切口

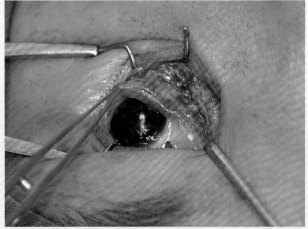

图 38-42　泪阜结膜联合下穹窿结膜切口

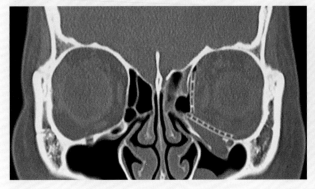

图 38-43　内下壁分别植入人工骨板

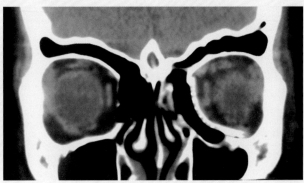

图 38-44　内下壁植入整体人工骨板

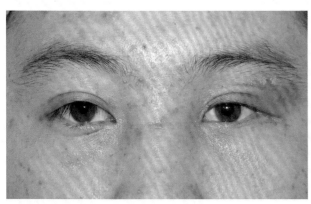

图 38-45　左眼眶内下壁骨折术前外眼像

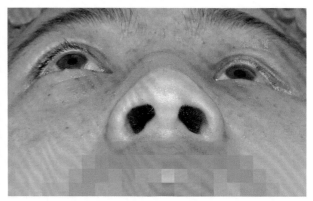

图 38-46　左眼眶内下壁骨折术前外眼像（可见眼球内陷）

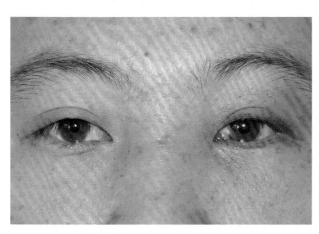

图 38-47　左眼眶内下壁骨折术后外眼像

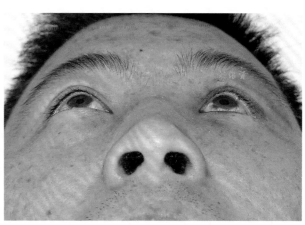

图 38-48　左眼眶内下壁骨折术后外眼像

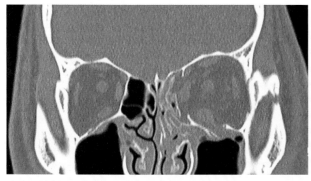

图 38-49　术前 CT

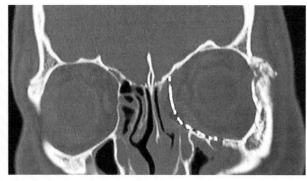

图 38-50　术后 CT

儿童眶壁骨折的手术治疗

儿童眶壁由发育不成熟的骨组成,含胶原成分多,骨质较软富有弹性,上颌窦也较小,在外力作用下骨折范围较小,常仅呈一窄隙或线状,称为活门样(trap-door)骨折。该类型眶壁骨折因多不伴随眼眶部淤血肿胀,也称"白眼骨折"(white-eyed blowout fracture)。同仁眼科中心接诊的儿童眶壁爆裂性骨折,最小者仅3岁(患者术前、术后像见图38-51～图38-54,患者术前、术后CT见图38-55,图38-56)。

儿童骨折有如下特点

儿童眶壁爆裂性骨折可出现代偿头位,成人则少见。

多为眶底骨折,眶内壁骨折少见。

由于骨折范围小,无眶壁爆裂、塌陷,因此无明显眼球内陷。

下直肌肌腹可完全夹持于眶底骨缝中,致上下转均严重受限。

注意
鉴于如上特点,儿童眶壁骨折手术治疗应注意以下诸项: 若直肌本身无明显嵌顿,仅少许眶脂肪嵌入骨缝,有时可通过牵拉治疗获得缓解,不需手术。但是若牵拉2～3次无效时,应立即改为手术治疗。 若发现直肌如一活瓣状嵌于骨缝,应立即手术解除,建议72小时内手术。因为时间久了下直肌可发生缺血性坏死。 由于骨折范围小,充填修复材料不能过大,否则可造成眼球突出。 修复材料可采用钛网、Medpor材料、可吸收板等,其中可吸收材料因理论上不影响儿童眼眶发育,近年来应用较多。

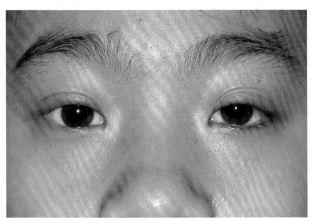

图 38-51 骑车摔伤后右眼眶下壁骨折

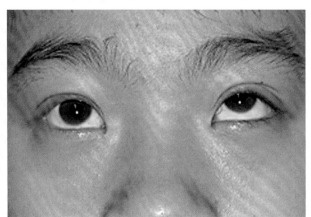

图 38-52 眼球上转受限

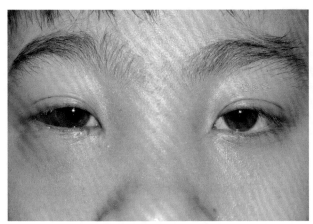

图 38-53 术后外眼像显示眼球运动改善

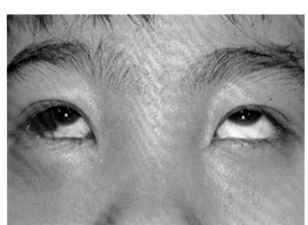

图 38-54 术后显示眼球上转明显改善

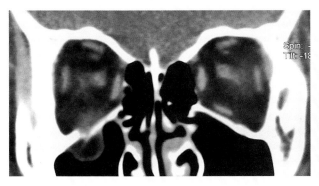

图 38-55 术前 CT 可见右眶下壁活门样骨折,下直肌嵌顿

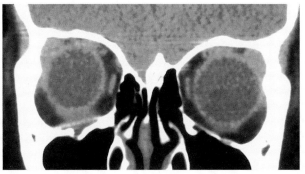

图 38-56 术后 CT 可见右下直肌复位,可吸收板位置良好

第三节　非爆裂性骨折（复合性眶壁骨折）整复术

非爆裂性骨折是一个含混的概念，临床症状复杂多样，手术应与口腔颌面外科、鼻科、神经外科多科合作，一气呵成。计算机辅助设计、制作技术及导航技术的应用，促进了口腔颌面外科手术的发展。

眶-上颌-颧骨（orbital maxillaryzygoma，OMZ）骨折整复术

前言及概述

临床表现可有复视、眼球运动障碍、眼球内陷、颧骨塌陷、面容不对称及开口受限（图38-57，图38-58）。

手术步骤

置下直肌牵引固定线。

下睑缘下2mm平行睑缘切开皮肤，外眦角斜向下120°。

潜行分离至下眶缘。

下眶缘平行切开骨膜，可见数处骨折线，沿下眶缘切开骨膜层尽可能向外延伸至眶外壁之眶缘。

将脱入眶底之内容物还纳回眶内。

由中线沿发迹向颞部切口至耳前，顶部切口深达骨面，自颞结节起走行于颞深筋膜的浅面，在颧弓上缘2cm处进入颞脂肪垫，走行于颞肌浅层，沿此层分离直达颧弓上缘。眶缘外侧切开额骨骨膜。再切开颧骨额突，颧弓上缘骨膜，剥离骨膜，充分暴露眶外侧壁、颧骨及颧弓。

由口内尖牙窝上颌骨移行沟做切口至骨面，向上分离骨膜瓣，暴露梨状孔、眶下孔、颧牙槽嵴（图38-59）。

牵引恢复移位的颧骨体，复位对合眶下缘、眶外缘，微型钛板固定（图38-60）。

复位眶外壁、颧弓，检查两侧面部是否对称，钛板固定。

以开口器牵引牙列至开口度为三指，沿上颌骨线切开，复位上颌骨，恢复咬合关系，以钢丝颌间结扎。

测量眶底骨折缺损范围大小，植入修复材料，同时矫正眼球内陷。

妥布霉素冲洗术野，分层缝合，口内切口以3-0可吸收线缝合。

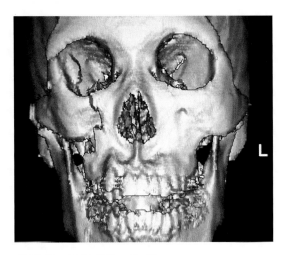

图 38-57 OMZ 骨折三维 CT

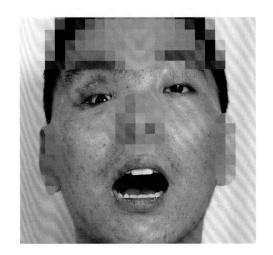

图 38-58 OMZ 骨折开口像

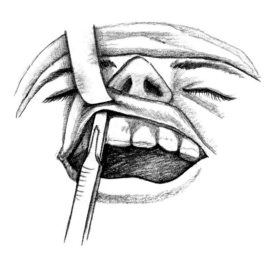

图 38-59 口内切口

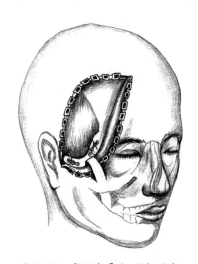

图 38-60 复位颧骨体,钛板固定

术区加压包扎（该患者术前、术后像见图 38-61，图 38-62，该患者术前、术后 CT 见图 38-63 ~ 图 38-65）。

注意
本手术涉及范围广，操作多耗时长，血液丢失较多，术中应注意止血，必要时控制性低血压麻醉。 　　术中应注意保护颞窝处脂肪垫，做半冠状切开。分离时不要破坏局部血供，减少对脂肪垫刺激。否则术后可出现双侧颞窝不对称，影响美观。 　　由于眶外缘骨折移位，术中测量眼突基点不对称，不能过分依赖眼突度数，也要用目测估算，使术侧突出度高于健侧 2mm 左右。 　　应用手术导航系统可提高手术定位精度，使得骨折复位更精确。

鼻-眶-筛骨折整复术

前言及概述

鼻-眶-筛骨折是眶内壁骨折伴邻近骨结构的损伤，临床表现可有眼球水平运动受限、眼球内陷、鼻背塌陷、内眦增宽畸形、鼻眶窝变浅、泪道阻塞。

手术步骤

行内直肌牵引固定线。

内眦皮肤切口，由于内眦增宽畸形，弧形纹理不清，可先用刀柄沿内眦做弧形画线，使鼻眶窝加深，再沿此线切开皮肤（图 38-66）。

钝性纵行分离至眶缘，寻找内眦韧带断端，做标志线。

用尖刀平行眶缘切开骨膜，剥离骨膜，去除碎骨片，大片予以保留，剥离泪囊，有时可见泪骨骨折，越过泪后嵴，即可见眶内壁骨折，还纳脱入筛窦之眶内容物，寻找骨折各缘，不可越过筛后动脉水平。

上颌骨额突骨折之处理：上颌骨额突与额骨鼻突自然连接处有骨线，外伤时此处发生错位，错位明显时用小钛板复位固定。张力小时可用耳脑胶粘固。

鼻背骨折之处理：鼻背塌陷 4 周以内，可通过鼻腔用剥离子挑起复位，至满意程度。骨缝以耳脑胶粘固。4 周以上者则将鼻背骨膜向两侧分离，加温成型人造骨板充填矫正后缝合。

泪囊鼻腔吻合术：在植入修复材料前，做泪囊鼻腔吻合，预置一端-端吻合线，植入材料后结扎。

矫正眼球内陷：测量骨缺损范围及大小，植入修复材料，矫正眼球内陷，使术侧高于健侧 2mm。

矫正内眦增宽畸形：离断之内眦韧带远端往往有挛缩，失去弹性，可于相应部位用 1-0 线或钢丝代替内眦韧带远端，近端固定于泪前嵴，泪前嵴打骨孔固定。若骨质破碎，可在相应处固定一个小钛板，再将钢丝固定于小钛板上。

分层缝合：若对合皮肤双唇隆起，应去除皮缘 2 ~ 3mm。加压包扎。

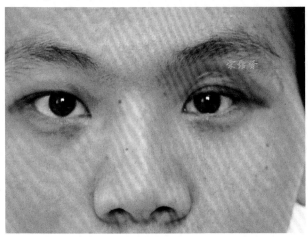

图 38-61　OMZ 骨折术前外眼像

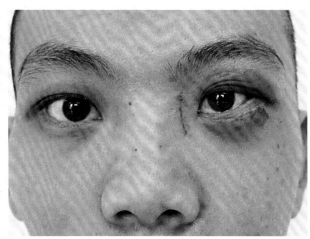

图 38-62　术后外眼像

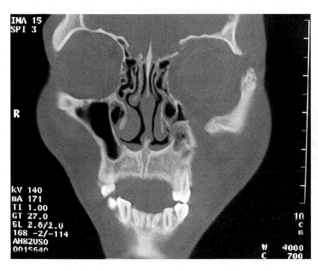

图 38-63　术前 CT

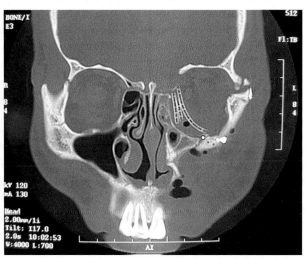

图 38-64　术后 CT

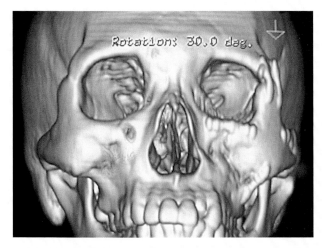

图 38-65　术后三维 CT

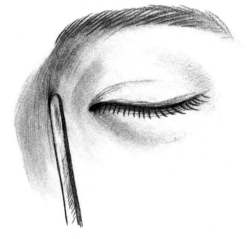

图 38-66　内眦画线

注意

内壁充填人造骨片,其深度勿超过筛后动脉5mm,否则有可能损伤视神经。

术后应加强抗感染治疗,注意体温血象。应注意观察视力情况。

内眦韧带离断复位后,为使鼻眶窝加深,术毕局部应加一个棉枕,然后加压包扎,此棉枕应保留直至拆线,远期则外观良好。

眶顶骨折的手术治疗

前言及概述

眶顶或称之为眶上壁,为前颅窝眶板。眶顶骨折可单独存在,也可合并有其他多壁骨折,多伴有眶上缘骨折。可致眼球上下转运动受限,不伴有眼球内陷,手术应与神经外科合作。

手术步骤

眉弓切口径路

适宜范围较小的眶顶及眶上缘骨折,或此处原有外伤瘢痕。

置上直肌牵引固定线。

沿眉弓上缘做弧形皮肤切开,深达骨膜,向上下分剥软组织(图38-67,图38-68)。

从眶上缘正常部位起始触摸眶上缘,见眶上缘不平滑,切开骨膜,剥离骨膜。

将眶缘骨折片分离、取出。

进入额窦,将额窦内积血、积液吸净,刮除额窦黏膜,取出破碎骨板,放入盐水中保存。

向眶深部,寻找破裂眶顶,分别取出骨片,注意勿损伤硬脑膜。

牵拉上直肌,辨别上直肌及眶内软组织界线,寻找眶顶骨折后界。

修复缺损的眶板,可用取下的额窦上下壁骨板,修剪拼凑,耳脑胶粘固。缺损之眶缘尽量用自体原眶板,必要时用人造材料修复。

缝合骨膜、皮下及皮肤(该患者术前、术后像见图38-69,图38-70,该患者术前、术后CT见图38-71,图38-72)。

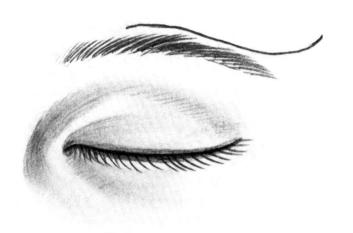

图 38-67　眉弓上缘皮肤切口

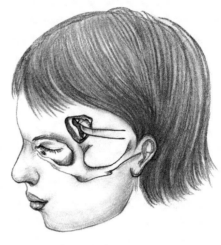

图 38-68　暴露眶上缘

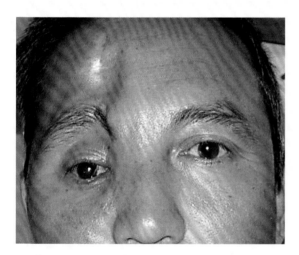

图 38-69　眶顶骨折术前外眼像

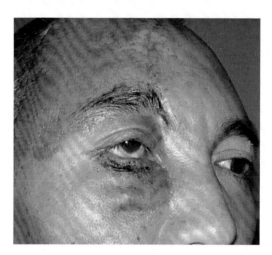

图 38-70　术后外眼像

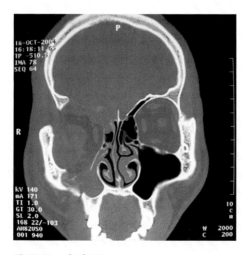

图 38-71　术前 CT

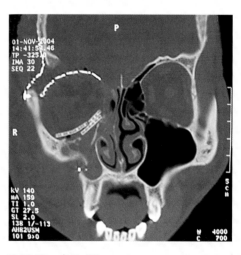

图 38-72　术后 CT

（宋维贤　周　军　侯志嘉）

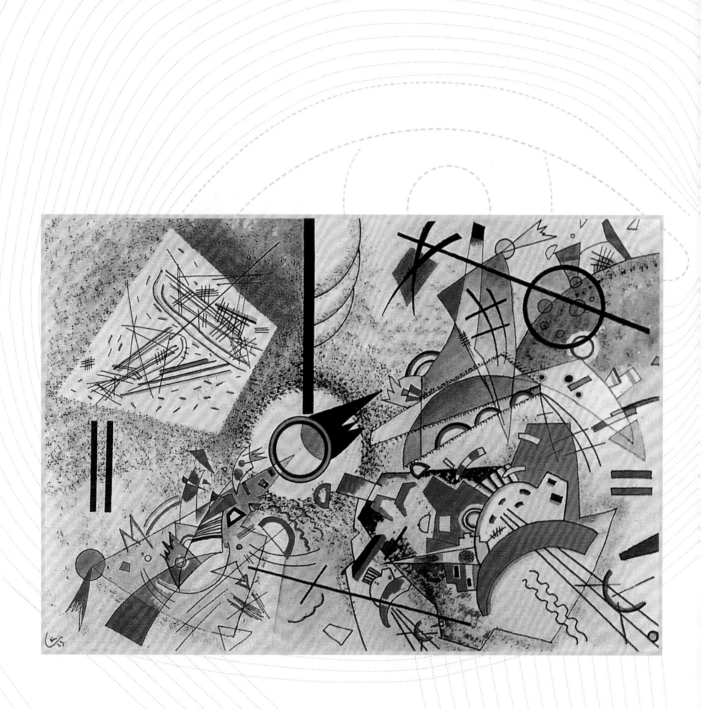

第三十九章　颌面部骨折

天工开物,鬼斧神工!——题记

由于交通伤所致的颌面部骨折伤情较为严重,可以造成颧骨、上颌骨骨折,而且多涉及鼻眶筛区、眶壁以及颅骨等相邻结构骨折,形成鼻背塌陷、内眦增宽、复视、眼球内陷、颅面部凹陷畸形等,不仅严重影响患者外观亦影响其功能。而颅面部骨折之治疗有较大的难度,在很多病例中不仅要重建其解剖关系还要恢复其功能,确要有鬼斧神工之力。

第一节　颌面部组织解剖

头皮的解剖

头皮由皮肤、浅筋膜、颅顶肌(帽状腱膜和枕额肌)、腱膜下疏松组织以及颅骨膜五层组成(图 39-1)。前三层结合紧密,在浅筋膜内分布有血管和神经。

皮肤

皮肤较身体其他处厚而致密。血管、淋巴管极为丰富,内含大量的皮脂腺、汗腺和毛囊。

浅筋膜

浅筋膜由致密坚韧的结缔组织组成,有许多垂直的纤维束把皮肤和帽状腱膜连在一起,束间含有脂肪、血管和神经等。

颅顶肌

颅顶肌其前部为枕额肌的一对额腹,位于额部皮下,附着于鼻根和眉弓附近的皮肤;后部为枕额肌的一对枕腹,位于枕部皮下,起自上项线的紧上方。额腹和枕腹间借厚而坚韧的帽状腱膜相连。额腹和枕腹分别由面神经的颞支和耳后神经支配。当枕腹固定帽状腱膜耳额腹收缩时,可以扬眉,并使前额横起皱纹,帽状腱膜为覆盖颅顶上部的腱膜状结构,前连枕额肌的额腹,后接枕腹。后两侧逐渐变薄,与颞筋膜浅层相连续。

腱膜下疏松组织

腱膜下疏松组织为一薄层疏松组织,连接帽状腱膜和骨膜,中有血管通过。

颅骨膜

颅骨膜覆盖在颅骨外面,与颅骨间借疏松组织连接,只在骨缝处连接紧密。

颞区的解剖

颞区的皮肤和浅筋膜

颞区的皮肤前部较薄,后部较厚。浅筋膜含较多脂肪,内有颞浅动、静脉和耳后动、静脉以及耳颞神经、枕小神经和面神经的颞支通过。

颞筋膜

颞筋膜覆盖颞肌,较致密,沿颞线延伸自骨膜,在颧弓上方分为浅、深两层,中间夹有脂肪。浅层附于颧骨上缘和外面;深层附于颧弓上缘和内面,是颞肌的起点。

颞肌

颞肌属咀嚼肌,呈扇形。起自颞窝的骨面和颞筋膜,前部纤维垂直向下,后部几乎水平向前,经颧弓深方向下,止于下颌骨冠状突和下颌升支前缘。颞肌收缩时可上提下颌骨,其后部纤维可拉下颌骨向后。其神经支配为下颌神经的分支(图 39-2)。

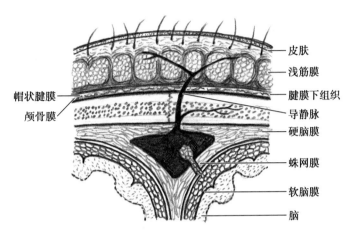

图 39-1　头皮解剖图

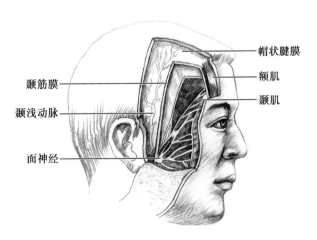

图 39-2　颞区解剖图

眼眶的解剖

眶上壁

眶上壁由额骨眶板及蝶骨小翼构成,形成颅前窝的底。眶上缘内、中 1/3 交界处有眶上孔,有时呈眶上切迹,眶上血管、神经通过此孔。

眶下壁

眶下壁由上颌骨体的眶面及颧骨眶面构成。在下壁中部有眶下沟,向前移行于眶下管,开口于眶下孔,其中有眶下血管、神经通过。

眶内壁

眶内壁骨质薄弱,主要由筛骨纸板及泪骨构成,内侧邻接鼻腔及筛窦。

眶外壁

眶外壁厚而坚实,由颧骨眶面及蝶骨大翼的眶面构成。眶外壁的前缘较内侧壁后退 1.5cm,并位于眼球前极的后方。眶外壁与上壁以眶上裂分界,与下壁以眶下裂分界(图 39-3)。

颧骨、颧弓的解剖

颧骨

近似四边形,周围有三个突起。颧骨额突以颧额缝与额骨颧突连接,向后以颧蝶缝与蝶骨大翼连接。

颧骨上颌突

颧骨上颌突向下以颧上颌缝与上颌骨颧突连接构成颧牙槽嵴,水平向内与眶突连接构成眶下缘。

颧骨颞突

颧骨颞突向后以颧颞缝与颞骨颧突连接构成颧弓(图 39-4)。

颧骨蝶窦

在眶外缘深方、颞肌深部,颧骨与蝶骨大翼前端连接形成颧蝶缝这一解剖部位是临床恢复眶外壁完整性及颧骨体前突度的主要解剖标志。

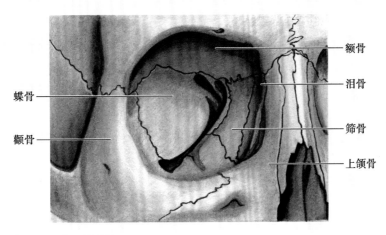

图 39-3　眼眶解剖图

蝶骨
颧骨

额骨
泪骨
筛骨
上颌骨

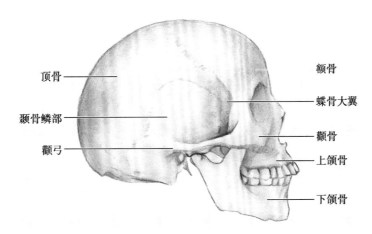

图 39-4　颧骨、颧弓解剖图

顶骨
颞骨鳞部
颧弓

额骨
蝶骨大翼
颧骨
上颌骨
下颌骨

第二节　面中部复杂骨折的治疗

颌面部多发骨折复位原则

颌面部多发骨折后依据一定的顺序进行复位,其要素分别为骀关系、面宽、面高和面部前突度有关。面中部多发骨折的复位顺序应按照"先下、后上、再中间"的顺序进行复位。先下,即由下而上,从关节到关系,再到 LeFort I 型骨段;后上,即由上而下,从颅底到颧骨再到上颌骨,由外向内,从颧弓到颧骨再到上颌骨;再中间,即在上颌骨中间骨折线处合拢,如果垂直力柱能够准确对合,说明复位完善。

下颌骨骨折解剖复位

松解上颌骨低位水平(LeFort I 型)骨段,通过暂时性颌间固定恢复关系,确定上颌骨前突度和中线位置。

颧骨颧弓骨折解剖复位和固定

恢复面中部宽度和前突度,并建立面中部骨折复位的侧方根基。

鼻眶筛区骨折复位

包括额骨鼻突、上颌骨额突和鼻骨的复位,以建立面中部骨折复位的上方根基。之后行眶壁重建,主要是重建眶内壁和眶底,以恢复眶腔容积和形态,最后行内眦韧带悬吊。

中间合拢

即在 LeFort I 型骨折线水平,将出颌间固定连接为一体的上下颌骨上推,与颧骨和梨状孔下断面自然对合,并进行固定。垂直立柱的准确复位说明上方根基和侧方根基复位完善,另一方面说明面中部垂直高度复位正确。

鼻眶筛区骨折的分类及治疗

鼻眶筛区骨折的分类

鼻眶筛区(naso-orbital-ethmoid region,简称 NOE 区)

位于面中三分之一的中央,其骨性结构由颅颌面多骨交汇而成,构成眶间区,与颅眶等重要结构相邻。该区重要的软组织结构包括内眦韧带、眼轮匝肌、泪道系统及眶内容物。它是人体最为复杂的解剖区域之一。对于面部而言,其外观形态具有重要的美学意义。

鼻眶筛骨折(naso-orbital-ethmoid fracture,简称 NOE 骨折)的概念首先由 McCoy 1959 年提出。此外,还出现过鼻眶骨折(naso-orbital fracture),鼻筛骨折(naso-ethmoid fracture)等概念。但因前者能更全面概括联合发生于鼻、筛窦及内眶区的骨折,而被广泛使用。因骨折涉及颅面多个结构,又被称为鼻眶筛复合体骨折(naso-orbital-ethmoid complex fracture)(图 39-5)。

该区受到外力打击,多发生骨折而移位塌陷,典型的表现为创伤性眦距增宽,鼻梁塌陷。而且常常并发颅脑、眶及眶内容、泪道系统的损伤,导致严重的面部畸形。由于该区的软、硬组织构造较为复杂、精细,骨折具有独特的解剖学特点及病理基础,骨折的治疗及骨折后畸形的整复工作一直是困扰临床医生的难点之一。

NOE 骨折的分类

Hopkins 分类法

Ⅰ类:中心骨段(上颌骨额突眶内缘段,内眦韧带附着其上)单一骨折。

Ⅱ类:中心骨段粉碎性骨折,但骨折线在内眦韧带附着区之外。

Ⅲ类:中心骨段粉碎性骨折,骨折涉及内眦韧带附着区。

根据前方骨性支架是否合并眶内、下壁骨折及所合并眶内、下壁骨折是否波及内下壁交界,分别在上述分类下设三个亚类:a:不存在眶内下壁骨折;b:存在眶内壁或眶下壁骨折或眶内下壁单纯型骨折;c:存在眶内下壁复合型骨折。

新的 NOE 骨折分类法:

分析骨折临床及 CT 影像学资料,发现由于 NOE 区并非单一的骨性结构,外力作用于 NOE 及相邻区域的部位不同,单纯 NOE 骨折及临近区域骨折所合并的 NOE 骨折的临床及影像学表现也各异。根据外力作用于 NOE 区侧方、正中、上方及下方部位,将骨折分为如下四类。

Ⅰ类:受力中心区位于 NOE 区侧方。

Ⅱ类:受力中心区位于 NOE 骨性鼻支架正中。

Ⅲ类:受力中心区位于 NOE 区下方。

Ⅳ类:受力中心区位于鼻根、额基(额骨鼻突、眶间、眶上缘)区。

NOE 骨折的治疗

骨折的复位固定

外周骨折复位

对于 NOE 骨折合并其他颅面骨折,一般先复位下颌骨骨折,重建上下颌正常咬关系,然后再复位颧骨、颧弓,并将其固定于颅骨。然后将颧骨和上颌骨自然合拢,在颧牙槽崤将梨状孔处固定,此时,再进行 NOE 骨折的复位固定。

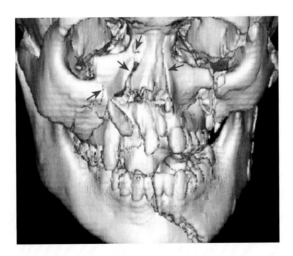

图 39-5　颧骨和上颌骨错位重叠而致开口困难

NOE 骨折复位

Hopkins I 类骨折:如果上方骨折无移位或移位不明显,可由上颌龈颊移行沟入路,直接暴露下方眶下缘及梨状孔,复位骨折,并用微型钛板两处固定。如果额颌缝处骨折明显移位或合并额骨鼻突骨折,则需联合内眦切口入路,复位固定该处骨折。合并鼻骨下方骨折,可经鼻腔手法复位后鼻腔内填塞固定;如鼻额缝分离,鼻骨塌陷明显,需将复位的骨折片固定于额骨上。Hopkins II、III 类骨折:需由内眦弧形切口或瘢痕入路,暴露骨折移位的中心骨段和鼻骨上方骨折线,先将中心骨段和鼻骨解剖复位固定于额骨上,然后将骨折片下方固定于眶下缘和梨状孔边缘。内眦韧带撕脱者,还需行内眦韧带悬吊。鼻骨粉碎性骨折需行隆鼻成形。陈旧性 NOE 骨折及所合并的面中部骨折的处理原则及复位顺序基本同新鲜骨折,骨折复位主要采取截骨复位(图 39-6 ~ 图 39-13)。

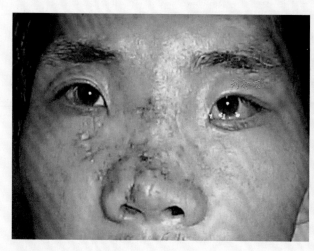

图 39-6 术前正面像

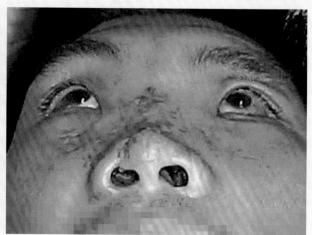

图 39-7 术前仰头像

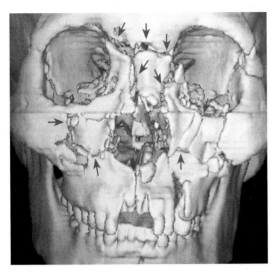

图 39-8 术前头面部三维 CT,箭头显示鼻眶筛区骨折

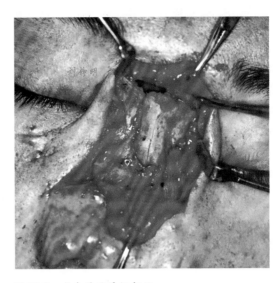

图 39-9 术中暴露骨折部位

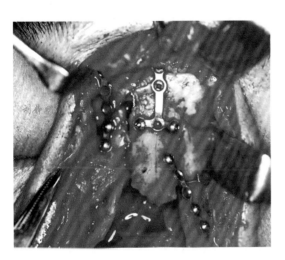

图 39-10 术中骨折微型钛板固定

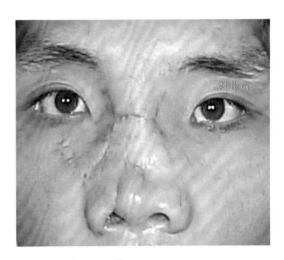

图 39-11 术后正面像

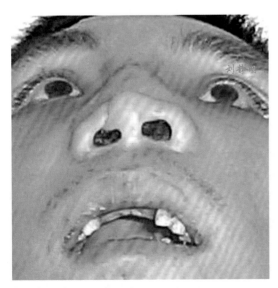

图 39-12 术后仰头像

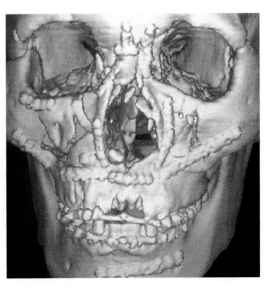

图 39-13 术后头面部三维 CT,骨折已行微型钛板内固定

眶壁缺损重建

眶壁缺损主要通过衬垫方式进行修复。手术入路采取内眦切口和下睑缘下切口。眶内壁修复时,如内眦韧带无撕脱,于骨面附着处将其剥离掀开,由泪囊后方眶骨膜下进入眶腔,小心处理筛前及筛后动脉,先将因眶壁缺损疝出的眶内容物松解还纳,然后将片状成形的植入物植入眶骨膜下方缺损处,植入物就位后,用耳脑胶将其与周围眶壁粘连固定,并将眶骨膜复位后仔细缝合。植入物就位后应确保其边缘由正常的眶壁支撑,以免眶内容物由植入物与骨折眶壁之间形成活门再次疝出(该患者术前、术后像见图39-14～图39-16,图39-18～图39-20,该患者术前、术后CT见图39-17,图39-21)(详见眶壁骨折修复章)。

内眦韧带悬吊

经内眦弧形切口或瘢痕入路,仔细解剖分离,找到撕脱的内眦韧带游离端,用细钢丝贯穿结扎,将其固定于泪囊后上方的上颌骨额突骨面上。单侧畸形的韧带悬吊参照健侧眦裂宽度及眦角外形,双侧畸形的韧带悬吊参照面部相关结构参数,如瞳孔间距等,来恢复内眦间距、眦裂宽度及眦角外形(详见眦角畸形章)。

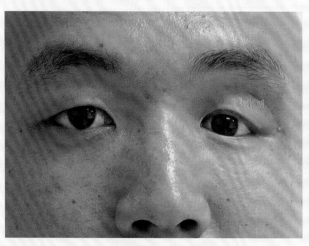 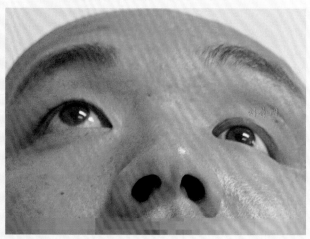

图39-14　术前正面像,左眼球内、下陷　　　　图39-15　术前仰头像,左眼球内陷

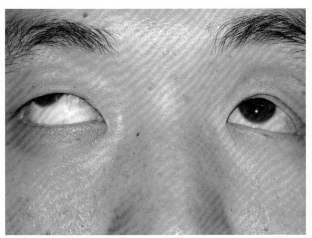

图 39-16　术前外眼像，左眼球上转受限

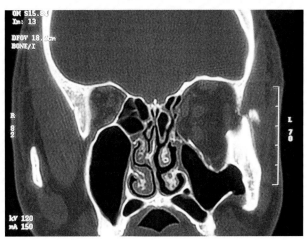

图 39-17　术前冠状位 CT 示左眶内、下壁骨折

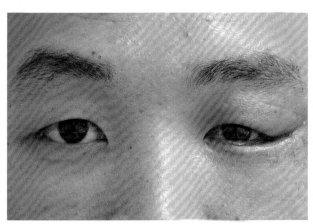

图 39-18　术后 1 周正面像

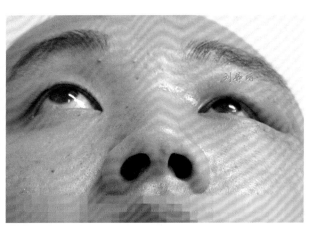

图 39-19　术后 1 周仰头像

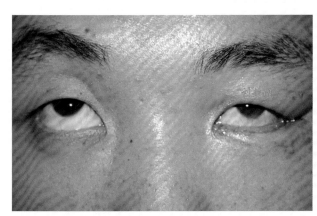

图 39-20　术后 1 周左眼上转位

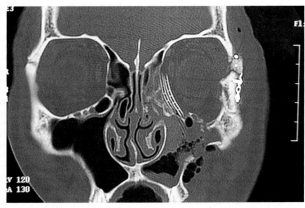

图 39-21　术后冠状位 CT 示左眼内、下壁植入复合羟基磷灰石人工骨

鼻成形术

NOE 区新鲜骨折,因鼻骨粉碎性骨折,并涉及鼻中隔及鼻软骨,复位上颌骨额突后,应同期行鼻成形术以恢复鼻梁的高度。鉴于国人内眦距较宽,鼻根不高的特点,对于双侧骨折后内眦畸形不严重的 NOE 区陈旧性骨折,可直接行鼻成形术来重建内眦和鼻根的协调关系,同样可以达到矫正畸形的效果(该患者术前、术后像见图 39-22 ~ 图 39-25)。

颧骨复合体骨折

颧骨位于面中部侧方,与面部多骨发生连接,其位置突出,易遭受外力打击而发生骨折。由于颧骨自身坚硬,很少单独发生骨折,而常常在连接薄弱的额骨、上颌骨、蝶骨以及颞骨处发生骨折,导致颧骨-上颌骨,颧骨-眼眶以及颧弓的骨折,因此颧骨骨折又称为颧骨复合体(zygomatic complex,ZC)骨折。许多文献在描述该区域骨折时又称为颧眶复合体(orbitozygomatic complex,OZC)、颧上颌复合体(zygomaticomaxillary complex,ZMC)或颧眶上颌复合体(orbitozygomatiomaxillary complex)骨折。

颧骨骨折的分类

一般均建立在影像学诊断的基础上。

Knight 和 North 六型分类

1961 年 Knight 和 North 提出的六型分类,以华氏位表现为分类依据,很难确切反映骨折移位的三维立体特征。

1990 年 Manson 的能量分类

以 CT 表现为分类依据,分为高、中、低能量骨折。高能量骨折颧骨移位明显,连接粉碎,需广泛切开复位固定;低能量骨折,颧骨移位小,连接无粉碎;中能量骨折介于两者之间。

Zingg 的三型分类

1992 年 Zingg 以 X 线片为初筛,复杂骨折进行 CT 和三维 CT 检查,将颧骨骨折分为三型。

三维 CT 颧骨移位及造成面部畸形情况分类

北京大学颌面创伤中心以三维 CT 颧骨移位及造成面部畸形情况分类。

A 型:颧骨体完整,无移位,颧弓完整或移位。

A1 型:颧骨体、颧弓完整,未产生面部及眶部畸形;

A2 型:颧骨体、颧弓完整,眶下缘及眶底局部骨折产生移位,伴眶缘畸形;

A3 型:颧骨体完整无移位,颧弓局部骨折产生面侧方畸形。

B 型:颧骨体完整、发生移位,颧弓完整或移位。根据颧突点(颧骨的外形高点)的移位情况又分为四个亚型:

B1 型:颧突点后移位;

B2 型:颧突点后内(包括后内上和后内下)移位;

B3 型:颧突点后外(包括后外上和后外下)移位;

B4 型:颧突的前外移位。

C 型:颧骨体粉碎性骨折,颧骨体外形破坏。

C1 型:颧骨体粉碎性骨折,颧弓完整;

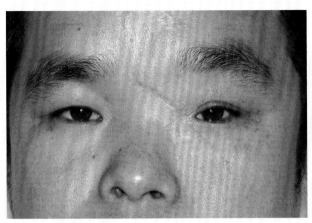

图 39-22 术前正面像,鼻根部塌陷,内眦间距增宽

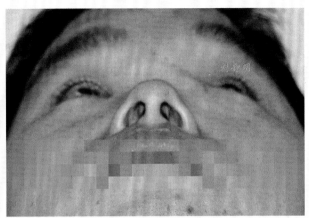

图 39-23 术前仰头像,内眦间距增宽

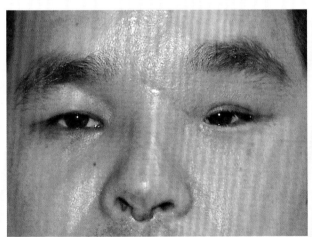

图 39-24 鼻成形术后 1 周正面像

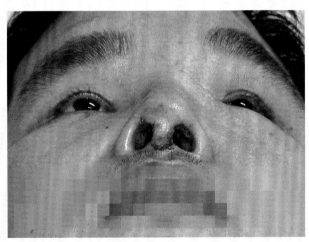

图 39-25 术后 1 周仰头像

C2 型:颧骨及颧弓均粉碎性骨折。

颧骨复合体骨折的治疗

A 型骨折

手术治疗以解决局部畸形和功能障碍为主,不涉及颧骨体的复位及外形重建。A1 型骨折行保守治疗;A2 型骨折经睑缘下切口复位骨折用微型钛板固定,同时探查眶底,视情况予以修补;A3 型骨折经皮穿刺用单齿钩复位,不做固定。

B 型骨折

手术治疗以恢复颧骨的前突度、面宽,解决功能障碍为主。根据术前影像学诊断和二维测量所反映的三维移位情况确定颧骨体及周围连接的移位方向和距离,手术以解剖复位为原则,不涉及颧骨体外形重建。新鲜骨折采用口内及颜面小切口入路,至少三点对位,两点固定。陈旧性骨折采用头皮冠状切口加口内切口和睑缘下切口联合入路,四点对位,尤其是颧弓形态位置的恢复,至少三点固定。颧骨体发生旋转的骨折复位后不稳定,需要三点至四点固定。颧牙槽嵴骨缺损大于 5mm 予以植骨(该患者术前、术后像见图 39-26 ~ 图 39-33)。

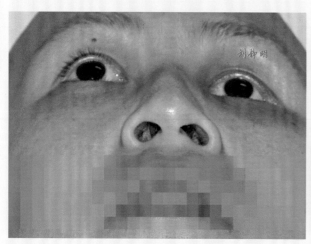

图 39-26　术前仰头像,左颧部塌陷

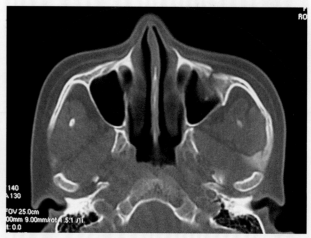

图 39-27　术前轴位 CT 示左颧骨骨体骨折,向后内移位

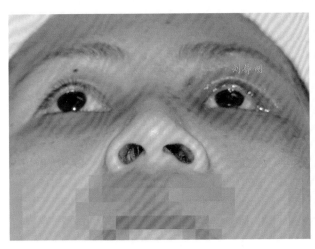

图 39-28　术后 1 周仰头像

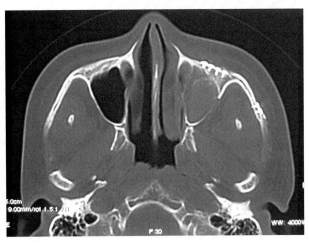

图 39-29　术后轴位 CT

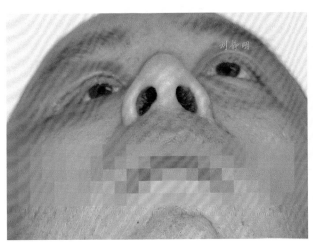

图 39-30　术前仰头位,右颧部塌陷

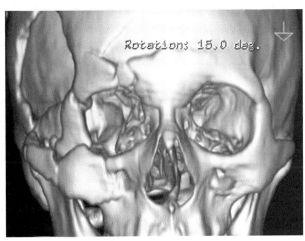

图 39-31　术前头面部三维 CT 示右颧骨粉碎性骨折

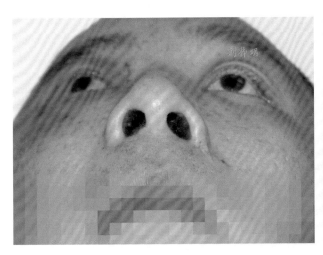

图 39-32　术后 1 周仰头像

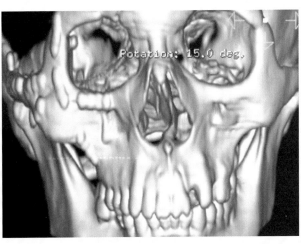

图 39-33　术后头面部三维 CT

眶底骨折

以往在面中部骨折时我们对眶底骨折没有充分的认识,往往忽略了对患者的眼科检查,贻误了治疗时机,其实临床常见的鼻眶筛复合骨折、颧骨复合体骨折,以及上颌骨 LeFort II 型、III 型骨折均可发生眶底骨折。

分类

眶底骨折分为复合性骨折和爆裂性骨折,前者合并有眶缘骨折。最早在 1957 由 Smith 和 Regan 首先提出单纯眶壁骨折通常为爆裂性骨折,定义为眼眶钝性外伤后引起的眼眶骨壁骨折,通常好发于眶下壁,而眶缘完整。其机理尚不完全明确,有两种学说。一种学说为眶内流体压力学说,当钝的外力作用面积大于眶口时,使眶内压急骤升高,升高的眶内压使受力最大的部分或薄弱的部分发生破碎产生骨折。另一种学说为压力作用于眶底学说,致伤力作用于眶下缘,将骨质眶底和骨膜推向后方,发生眶底线状骨折和骨膜撕裂,软组织被挤入上颌窦。当致伤力停止作用时,骨质眶底迅速恢复正常位置,软组织恢复正常位置的速度较慢,所以常被嵌顿于骨折处。爆裂性骨折是人体的一种保护性机制,当眶壁遭受钝的外力时,眶内压及眼内压骤然升高,由于产生了眶壁的爆裂性骨折,缓解了眶内的压力,眼球才免遭破坏。

临床表现和诊断

爆裂性骨折的临床症状可伴有眼睑及面中部软组织疼痛、肿胀、眶周淤斑、复视、眼球运动受限、眶下区麻木以及其他眼部并发症如上睑下垂、泪道损伤、瞳孔扩大等,少数患者视力下降或失明。晚期出现明显的眼球内陷和面部畸形。鉴别眼球运动障碍是由于软组织嵌顿,还是支配眼外肌的神经损伤,可以通过牵拉试验证实,在眼球表面麻醉下用眼科齿镊轻轻牵拉眼外肌的附着处,如果牵拉眼球运动受限则为牵拉试验阳性,表明有眼外肌的嵌顿。

眶底骨折最好的影像学诊断方法是水平和冠状 CT。不但可以确定骨折的位置,有无眼外肌嵌塞和疝入鼻窦,还可以观察眶容积,估计眶腔扩大量,尤其显示直肌的肿胀、移位和变性等,供手术时参考。

手术适应证和时机

眶底骨折手术的适应证是复视、眼球内陷大于 3mm、眼球运动障碍及眶下缘骨折移位。单纯复视不是手术适应证,在眶底骨折的早期,因眶内水肿、血肿造成的复视 5~7 日即可消退,最晚在受伤后 2 周内进行手术,否则术后效果会很不满意。

眶底骨折的手术治疗

详见眶壁骨折修复章。

并发症

术中及术后并发症包括出血、感染、睑外翻、巩膜暴露、睑内翻、眼睑撕裂、下睑水肿、结膜炎、角膜擦伤、植入物移位、泪道损伤等。

据报道眶壁骨折手术整复后失明率约为 0.3%~8.3%,原因可能为手术中对眶尖分离过深,导致视神经水肿。另一个原因是球后出血、水肿或移植材料导致眶内压升高,使视网膜中央动脉痉挛或闭塞。

陈旧性面中部骨折的处理

陈旧性骨折截骨及其固定与正颌外科不同,主要区别有四点:目的不同,陈旧性骨折是复原,要尽量恢复骨折前状态,正颌是创新。血运状态不同,陈旧性骨折血运破坏,截骨将造成二次破坏,正颌血运完好。固定不同,陈旧性骨折的理想固定部位常常因骨折而破损,截骨时必须照顾到固定部位的留存,正颌可以按理想设计进行固定。复发因素不同,陈旧性骨折瘢痕复发因素大于正颌。

模型外科的应用

取牙模型及蜡记录。

上架。

切割拼对模型。

制作个体化唇弓及导板。

截骨复位及其注意事项

低位水平骨折的截骨线应尽量照顾原骨折线,尽可能与之吻合。

截骨时要特别注意上颌骨后内壁交界处是翼上颌连接。

伴有鼻中隔断裂、偏曲和错位,伴发不同程度的鼻塞,手术同期应尽可能从鼻底矫正鼻中隔,鼻中隔黏膜应仔细复合。

对于矢状骨折一侧骨块垂直移位或向下移位,需待上颌水平截骨并折断降下后,沿矢状骨折线分块,不能向正颌截骨那样选择性分块。

颅底平面与平面成45°角,上颌高位水平骨折受外力作用,通常沿颅底斜面向后下滑行移位,前部下垂。错位愈合后,临床表现为面中 1/3 变长,平面下降。当采用 LeFort I 型截骨术进行治疗时,必须通过磨短后部骨块,抬高后牙平面矫正错位。

LeFort II 型截骨术中,容易发生的问题是截断鼻中隔骨性部分时,方向和位置掌握不准,造成颅底骨折,硬脑膜损伤和脑脊液鼻漏。另外,泪器处理不当,使泪点移位、外翻、闭锁或泪小管断裂,导致术后泪溢。

颧骨陈旧性骨折

颧骨陈旧性骨折截骨矫治术

颧骨截骨矫治术主要用于颧骨移位发生错位畸形,但颧骨体轮廓和外形突点尚完整,通过截骨复位可以恢复由颧骨支撑的面形突度和宽度。手术切口:口内切口暴露上颌骨前外壁、颧弓前部,颧骨颞面下部和颧骨体下1/2。睑缘下切口暴露眶下缘和眶底。头皮冠状切口可暴露颧弓,颧骨额蝶突和颧骨体上1/2。如同期行鼻根部畸形矫治或 LeFort Ⅱ 型截骨术,则必须暴露眶上缘,凿开眶上孔边缘嵴,游离眶上神经。

截骨从颧弓开始,根据错位愈合痕迹截开颧弓,颧颌缝及眶下缘和眶外缘,最后由颧牙槽嵴凿开颧骨颞面。此过程注意保护眼球、眶下管和眶下神经。根据术前三维测量移动骨块,再借助转移面弓标定双侧颧突点的对称性。

颧骨陈旧性骨折植骨矫治术

适用于颧骨粉碎骨折使颧骨体外形轮廓破坏、外形突点消失、面颊部塌陷,错位愈合后很难再复位,需通过植骨或植入代用品进行外形重建。

经口内入路剥离颧骨体颊面及眶下区,暴露植骨床,彻底去除表面增生的软组织,并适当削磨骨面,尽量使之平滑。适当游离眶下神经,上提表面软组织,形成植骨床。切取髂骨,根据术前预制的植入体模型进行塑形,皮质骨面朝外,松质骨面朝内并尽量与颧骨体表面贴合。有时植骨范围较大,植骨区波及眶下神经,可以作分块植骨。髂骨的吸收率为30%,注意植骨块厚度应比实际所需厚度适当增大。分别在骨块上方、下方和后方各钻一孔,用直径2.0mm,长度8~10mm的螺钉固定。

关节结节骨折的处理

关节结节骨折是临床常见的一种骨折,国内外报道较少,且均无系统性描述。关节结节骨折发生于颧骨颧突颞下颌关节结节的前方,表现为颧弓根部畸形,部分患者因骨折损伤了颞下颌关节周围的软组织而出现张口受限。

由于外力的作用骨折线方向不同,其临床类型大致可分为:

A 型:骨折线呈斜行部分连接,断端向内侧移位(图39-34)。

其治疗的要点是将骨折线复位后,使用钛螺钉(长7mm)垂直于颧弓骨面固定(图39-35,图39-36)。

B 型:骨折断端完全离断,颧弓移位。治疗时先将关节结节的骨膜稍向后上分离,颧弓复位后,使用微型钛板在颧弓前面固定(图39-37,图39-38)。由于距离颞下颌关节较近,有时钛板难以放置在颧弓前面,可将其放置于颧弓的内上侧并紧贴骨面(图39-39)。手术中注意勿损伤颞下颌关节的结构。颧弓根骨折复位后,注意松解其周围的瘢痕,恢复正常的张口度。

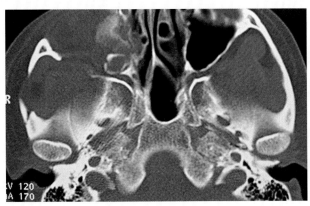

图 39-34　右侧颧弓根部斜行骨折线

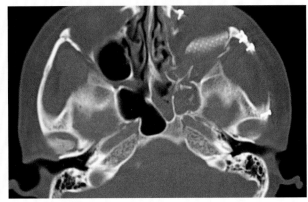

图 39-35　左侧颧弓根部骨折单枚钛钉固定

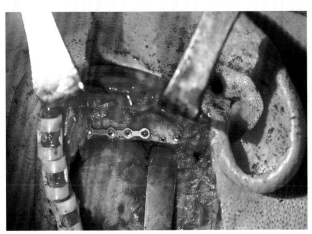

图 39-36　术中右侧颧弓根部骨折双枚钛钉固定

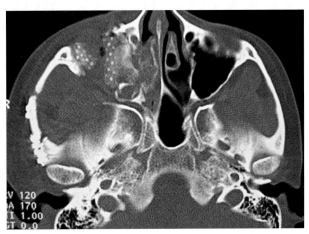

图 39-37　右侧颧弓根部骨折微型钛板固定

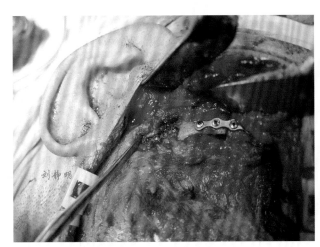

图 39-38　术中左侧颧弓根部骨折微型钛板固定

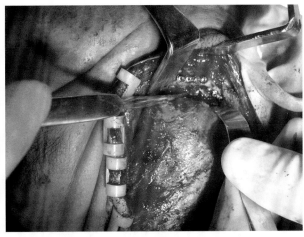

图 39-39　术中右侧颧弓根部骨折,微型钛板置于颧弓的内上侧

面中部骨折的治疗进展

眶壁重建的材料

复视和眼球内陷是面中部骨折常见的并发症,导致眼球内陷的主要原因是颧骨复合体外侧移位及眶壁缺损导致的骨性眶腔扩大和眶内容物萎缩吸收及眶内容物脱入鼻窦而导致眶内软组织不足所造成的。眶重建使用的生物可吸收材料目前仍是研究的焦点。生物可吸收材料聚合物如 polydioxanone(PDS)、多聚-L-丙交酯均属于多聚酯类,7~12 个月可完全水解,PDS 4~5 周后其力量减少 50%,用于修补的缺损小于 1~2cm。使用时需过矫,因为植入体水解后会加重眼球内陷。用于内固定的生物可降解小型骨结合板及螺丝如超高分子量聚 DL 乳酸,对成骨细胞的活性及新生骨生成均无影响,可作为体内植入物及骨组织工程的载体材料。随着材料学的不断发展,有望提供更加便利、安全、可靠的材料。

内镜在面中部骨折治疗中的应用

由于微创外科的发展,内镜技术已经在医学领域的许多手术中得到了充分应用。目前有很多文献报道使用内镜治疗面中部骨折,包括从上颌龈颊移行沟、颞部皮肤及耳前皮肤入路进行颧骨复合体骨折的治疗,从结膜入路进行眶底及眶内壁骨折的治疗,其优点是能够获得足够的视野,切口小,避免了冠状切口的瘢痕,手术出血少,减少了住院时间。但由于术中需要复位内固定或进行植骨,增加了手术操作的难度,延长了手术时间,还需要在内固定时附加皮肤切口。文献报告对于眶底骨折,内镜技术显示的视野依然不佳。今后能否生产出更加适于治疗面部骨折的内镜和与之配套的内固定系统,仍是一个值得挑战的问题。

荧光透射仪在面中部骨折治疗中的应用

国外将荧光透射仪器可动态观察手术过程,在术中即可观察手术复位是否充分,目前应用于颧弓骨折的复位。国内尚未见相关报道。

螺旋 CT 三维重建

近年来随着螺旋 CT 三维重建技术的发展,临床研究正企图建立计算机辅助颌面影像三维测量和其技术指导下的量化手术设计系统,摸索以颅颌、正颌及整形外科技术为基本因素的综合治疗方案,重点解决因外伤造成的颅眶缺损、颧面畸形、复视、眼球内陷、鼻眶筛区复合损伤等难题。

第三节　颧骨复合体骨折伴颅骨缺损的手术治疗

颧骨复合体位于面中部最突出的部位,外伤后易发生骨折。该区域解剖上与颅脑结构相毗邻,因而常常伴发颅脑损伤或颅骨骨折,部分患者还同时伴有眶壁骨折。其中部分患者因急性颅脑损伤去颅骨瓣减压或清创时去除破碎颅骨导致颅骨缺损,由于外伤时患者病情较重,颧骨复合体骨折往往不能及时处理,造成创伤后颅面部畸形,常需行二期手术修复。

手术指征

颧骨复合体骨折的手术指征

颧骨体厚而坚实,很少发生骨折,骨折主要发生在各连接端,其中以伴发上颌骨骨折最为多见,以致形成所谓的颧骨复合体骨折。颧骨、颧弓位于面侧最突出部位,骨折移位后可以出现颧部或颧弓塌陷、下陷、面侧宽度增加,造成面部畸形。颧骨向内、下移位,颧弓向内移位,压迫颞肌或阻挡冠状突运动,导致开口受限。面部畸形和开口受限是手术治疗的主要适应证。

颅骨缺损的手术指征

颧骨复合体骨折伴颅骨缺损患者常常由于外伤时病情危急,为了清除颅内血肿或避免颅内感染,需行去颅骨瓣减压或清除破碎颅骨造成颅骨缺损。颅骨缺损不仅影响美观,而且直径超过 3cm 的颅骨缺损还会导致颅骨缺损综合征的一系列症状,需行颅骨修补术。手术时间一般在伤后 3 个月以上,以便在颅骨缺损区域可以形成坚实的假性硬脑膜,减少术中损伤脑组织的可能。

眶壁骨折的手术指征

颧骨参与构成眶缘、眶外壁以及眶下壁的外侧,颧骨骨折必然要伴有眼眶骨折。眼眶骨折后由于颧骨体的移位,眶内、下壁也随之移位,导致眶腔绝对扩大。或者由于眶底爆裂性骨折,眶底骨质缺损或塌陷,眶内容物疝入上颌窦内或下垂,造成眶内容体积相对缩小,导致眶腔相对扩大。以上两种情况最终导致眶腔和眶内容体积失调,出现眼球内陷症状。此外由于骨折后眶内容物疝入上颌窦内,眼外肌及其周围组织发生嵌顿,可以导致眼球运动受限及复视。眶底骨折的早期,眶周软组织水肿、血肿,可以出现暂时性复视,因而早期出现的单纯性复视不是手术适应证。因此外伤后需待眶周软组织肿胀消退方可手术,一般在受伤后 2 周时进行手术为宜。眶底骨折的手术适应证是眼球内陷大于 3mm、复视及眼球运动受限(详见眶壁骨折章)。

术前检查

眼球突度的测量

眼球内陷患者术前应测量双侧眼球突度,常规采用 Hertel 眼球突出度仪测量眼球突出度,也可以采用 CT 测量,即测定视神经孔到眼球后极的距离。当颧骨体移位较大时,后一种方法的准确性更佳。

Hess 屏检查

若有复视,应行 Hess 屏检查。有的患者尽管眼球运动良好,无运动障碍,仍诉复视。Hess 屏检查可以发现异常改变,且能判断障碍程度。

CT 扫描

颅面部 CT 扫描对于了解颅面部骨折以及颅骨缺损范围、部位、大小、深度至关重要。常规拍摄颅面部轴位、冠状位 CT 及三维重建 CT，必要时可以加拍矢状位 CT。轴位、冠状位 CT 对于观察眶壁骨折极为重要，轴位 CT 可以显示眶内壁骨折情况，冠状位 CT 可以同时显示眶内、下壁骨折情况，临床上需要综合评价。三维重建 CT 能够立体地观察骨折及颅骨缺损情况，对于手术设计极有帮助。

泪道及视力检查

部分颧眶复合体骨折伴眶底骨折患者术前泪小管断裂导致泪溢或视力下降，术前应冲洗泪道，并检查视力。

手术方法

颧骨复合体骨折治疗的手术方法

手术入路：头皮冠状切口、下睑缘下切口、口内龈颊沟切口。

头皮冠状切口

沿一侧耳前皱襞向上，于颞部沿发际边缘或发际后方颞浅动脉额支后方 0.5cm 向顶部作切口。在颅顶区，直接切开帽状腱膜达颅骨浅面。在颞区，切开皮肤、皮下、颞浅筋膜（图 39-40）。切开头皮后，顶部沿颅骨表面，颞部沿颞深筋膜表面，向前翻转皮瓣（图 39-41）。在颧弓上 1.5cm 水平时，切开颞深筋膜浅层，在筋膜下间隙脂肪组织内走行。先暴露颧弓根部和颧额缝，再暴露颧弓、颧骨体上 1/2 和眶外缘（图 39-42）。

下睑缘下切口

于下睑缘下方 2mm 作水平切口（图 39-43），切开皮肤、皮下组织，向下分离 2mm 后沿眼轮匝肌走行方向纵行切断眼轮匝肌，再沿其深面与眶隔之间向下分离至眶下缘（图 39-44）。于眶下缘切开骨膜，并向两侧剥离，充分暴露骨面（图 39-45）。

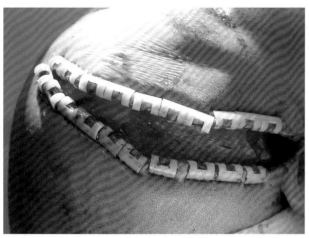

图 39-40 头皮半冠状切口

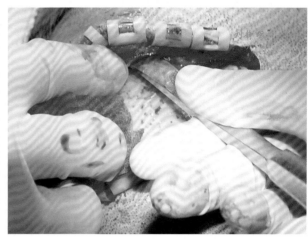

图 39-41 沿颅骨骨面及颞深筋膜浅面翻瓣

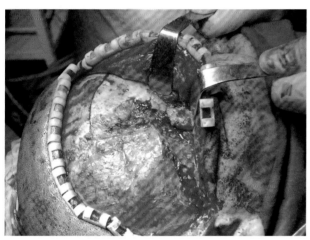

图 39-42 切开颞深筋膜浅层,显露眶外缘及颧骨、颧弓

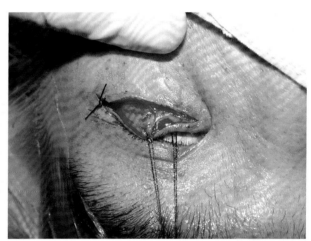

图 39-43 下睑缘下切口

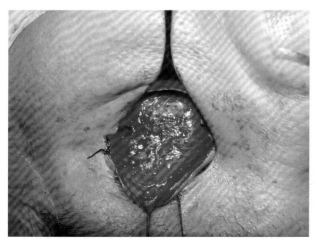

图 39-44 沿眼轮匝肌深面分离至眶下缘

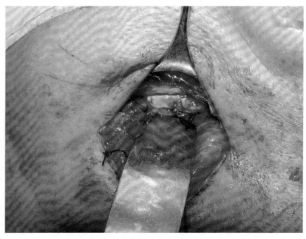

图 39-45 切开眶下缘骨膜,显露骨面

口内龈颊沟切口

切口位于唇颊侧移行沟上 0.5cm 接近颌骨侧黏膜上，切开黏膜后，不要继续垂直切开肌肉，应当将刀刃偏向牙龈侧沿黏膜切开，直达骨面，沿骨面向上剥离，可以显露上颌骨及颧骨体下 1/2(图 39-46)。

术中根据骨折情况选择以上切口，充分显露骨折部位后，沿原骨折线或骨折错位愈合痕迹截骨，根据术前 CT 确定骨块移动方向及距离并将其复位，用微型钛板固定(图 39-47)。

生理盐水冲洗伤口彻底止血后逐层关闭伤口，术区加压包扎。

术后处理

术后 3 ~ 5 天撤除加压包扎，部分患者需行开口训练，术后患者均拍摄头颅轴位及冠状位 CT、头面部三维 CT，与术前 CT 比较了解骨折复位后形态(该患者术前、术后 CT 见图 39-48，图 39-49，该患者术前、术后像见图 39-50，图 39-51)。

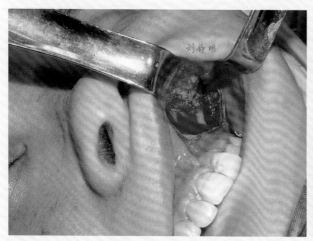

图39-46　口内龈颊沟切口

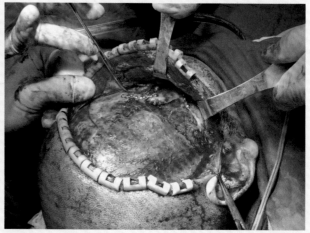

图39-47　骨折复位后用微型钛板固定

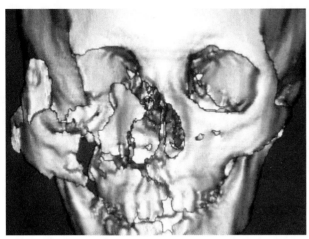

图 39-48 术前头面部三维 CT 示右颧骨粉碎性骨折

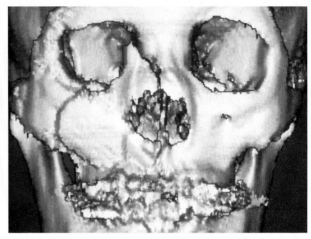

图 39-49 术后头面部三维 CT,右颧骨复合体复位,微型钛板固定

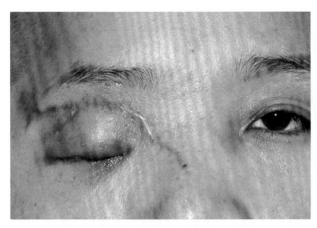

图 39-50 术前正面像

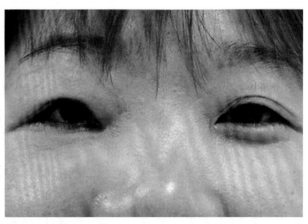

图 39-51 颧骨复合体骨折复位+内眦畸形矫正+上睑下垂术后正面像

颅骨缺损治疗的手术方法

手术入路:头皮冠状切口或联合局部伤口入路。

翻瓣切开皮肤、皮下组织及帽状腱膜,于帽状腱膜下向前分离,至颅骨缺损边缘时沿硬膜外层小心分离,剥离范围至少在骨窗外1cm以上。当涉及眶顶、眶外缘或颞部的颅骨缺损时,剥离范围应适当扩大,术中可以沿骨面掀起部分颞肌。当暴露眶上缘缺损时,应沿骨缺损外侧正常骨组织向内仔细分离硬脑膜与眶内组织的粘连,以利于眶上缘及眶顶的重建(图39-52)。

根据骨缺损大小及形态修剪并塑形钛网,钛网边缘应超出骨窗缘1cm,用微型钛钉固定(图39-53)。近年来国内外学者利用三维重建技术和快速成型技术,术前预先制作个性化的颅骨缺损修复体,提高了颅骨缺损修复的精确性,缩短了手术时间,并且可以用于大面积的颅骨缺损修复。目前我们大多采用环氧甲基丙烯酸酯和羟基磷灰石复合颅骨修复体(商品名:颅颌优)修复骨缺损(图39-54)。

如果颅骨缺损范围最大直径超过5cm时,应在骨窗中心位置将硬脑膜悬吊在修复体上,以消除修复体与硬脑膜之间的间隙,减少皮下积血、积液。

生理盐水冲洗伤口彻底止血后逐层关闭伤口,术区加压包扎。

术后3~5天撤除加压包扎,术后患者均拍摄头颅轴位及冠状位CT、头面部三维CT,与术前CT比较了解颅骨缺损修复体的位置(该患者术前、术后像见图39-55,图39-56,该患者术前、术后CT见图30-57,图39-58)。

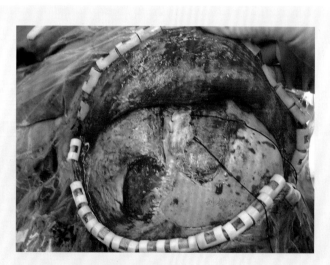

图 39-52　显露左侧额、颧骨缺损

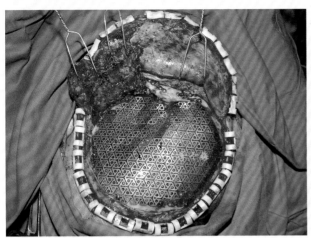

图 39-53　钛网修补颅骨缺损

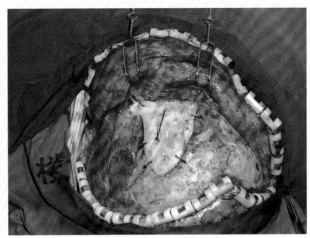

图 39-54　复合型骨水泥修补颅骨缺损

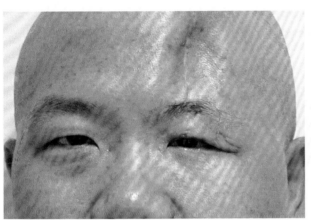

图 39-55　术前正面像

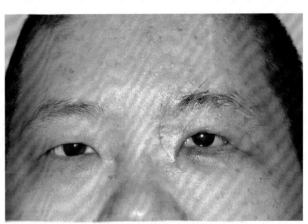

图 39-56　患者术后正面像

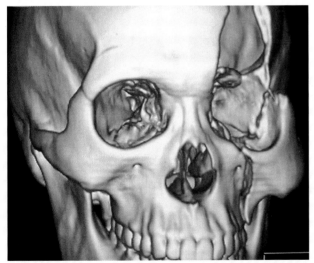

图 39-57　术前头面部三维 CT 示左颧骨骨折,左额、颞骨部
分缺损

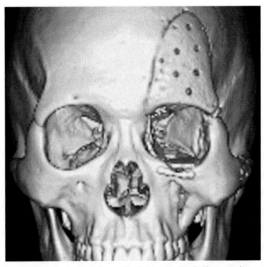

图 39-58　术后头面部三维 CT 示左颧骨骨折已复
位、固定,左侧颅骨缺损修补

眶底骨折治疗的手术方法

手术入路:下睑缘下切口。

于下睑缘下方 2mm 作水平切口,切开皮肤、皮下组织,向下分离 2mm 后沿眼轮匝肌走行方向纵行切断眼轮匝肌,再沿其深面与眶隔之间向下分离至眶下缘。

于眶下缘切开骨膜,暴露骨面,沿眶下壁浅面向后分离,显露眶下壁骨质缺损。将嵌入上颌窦内的眶内容物还纳回眶内,术中注意保护眶下神经血管束(图 39-59)。

根据骨质缺损的面积修整复合羟基磷灰石人造骨片,并充填于眼球赤道后方眶下壁浅面,人造骨片后缘应置于骨质缺损后缘后方,再用耳脑胶将人造骨片粘固于眶下缘(图 39-60)。

术毕牵拉下直肌检查眼球的活动度,并用眼球突出度仪测量眼球突出度,使患眼比健侧眼高出 2mm 为宜,呈"过矫"状态,这样术后水肿消退后方能保证双侧眼球突出度对称。

生理盐水冲洗伤口彻底止血后逐层关闭伤口,术区加压包扎。

术后 3~5 天撤除加压包扎,行眼球运动训练,术后患者均拍摄双眶轴位及冠状位 CT、头面部三维 CT,与术前 CT 比较了解眶底植入物的位置(该患者术前、术后 CT 见图 39-61,图 39-62,该患者术前、术后像见图 39-63,图 39-64)。

术后并发症发生原因及处理

颞部凹陷

颧骨复合体骨折或颅骨缺损修补术后个别患者出现颞部凹陷(图 39-65)。其原因并不清楚,可能与颞浅动脉损伤、直接的颞肌损伤或颞肌附着丧失或附着异常有关。目前尚无良好的预防方法,只有在术中尽量减少切断颞肌,保留其在骨面的附着。在关闭眶外缘和颧骨、颧弓的骨膜时应完全对位缝合,恢复颞肌的原有附着。

面神经损伤

面神经损伤多出现在头皮冠状切口翻瓣时,主要损伤面神经颞支。面神经颞支位于冠状切口前方的皮下组织内,如果术中翻瓣时未能分清层次,有可能损伤面神经颞支,导致术后不能抬眉、同侧额纹消失(图 39-66)。因而术中颞部翻瓣时应在颞深筋膜浅面进行,将面神经颞支包含在颞瓣中,以免损伤面神经。术后有些患者也出现相同症状,但是随时间延长,症状可以逐渐消失,多发生在术后 3 个月内,这可能由于术中损伤额肌的缘故。

眶下神经损伤

颧骨复合体骨折合并眶底骨折患者术后常常出现眶下区麻木,这是由于眶底骨折整复手术过程中损伤眶下神经所致。有些学者认为颧骨复合体骨折合并眶底骨折术后眶下神经损伤的原因是由于局部组织肿胀,神经受压或牵拉,骨碎片刺伤神经导致神经周围纤维化,手术切口或术中操作邻近神经。术中眶下神经过分牵拉以及眶底充填材料压迫眶下神经是术后眶下区麻木的主要原因。因而术中应避免过分游离眶下神经血管束,以减少对眶下神经的损伤。在放置眶底充填材料时将材料修剪,以避开眶下神经,或在眶下神经两侧分别放置充填材料,以减少对眶下神经的压迫。术后应给予激素和神经营养药物,减少局部水肿,促进神经恢复。

眼球上移

部分眶底骨折患者整复术后出现眼球上移,这可能是由于术中眶底植入材料过多所致,只能通过二次手术取出部分材料解决。因而术中充填材料应置于眶底骨质缺损后缘、眼球赤道后方,以减少材料充填的厚度,但材料也不必过分伸向眶尖,否则既不能对矫正眼球内陷提供更多的帮助,又有可能损伤视神经。

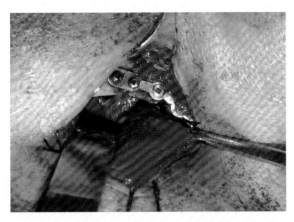

图 39-59　沿眶下壁浅面向后分离,分离保护眶下神经血管束

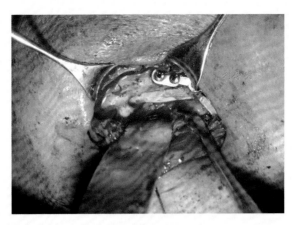

图 39-60　于眶底植入复合羟基磷灰石人造骨片

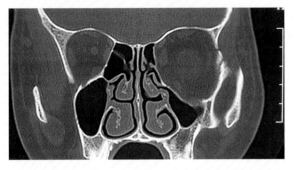

图 39-61　术前双眶冠状位 CT 示左眶内、下壁骨折

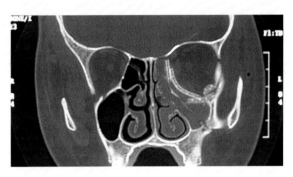

图 39-62　术后双眶冠状位 CT 示左眶内、下壁浅面植入复合羟基磷灰石人造骨片

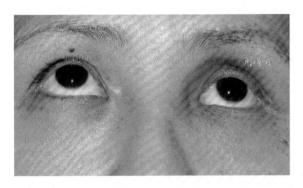

图 39-63　术前外眼像,左侧眼球上转受限

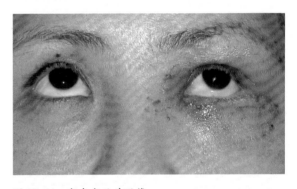

图 39-64　患者术后外眼像

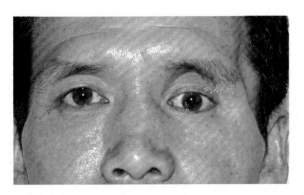

图 39-65　颧骨复合体骨折术后颞部凹陷

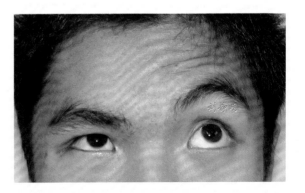

图 39-66　右颧骨复合体骨折内固定术后 3 个月,右侧不能抬眉,同侧额纹消失

（刘静明　陈志远）

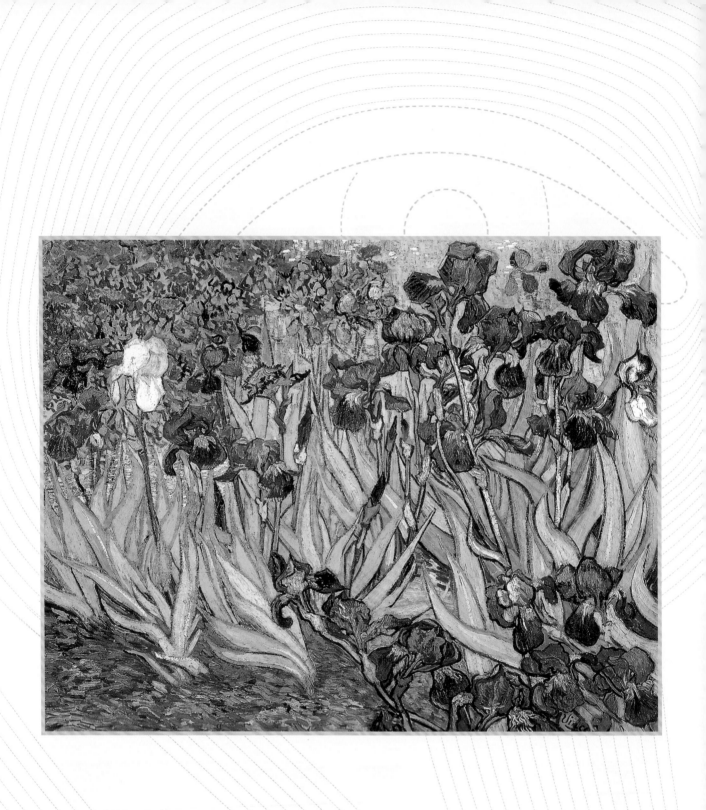

第四十章　眶颧颞区骨塌陷及缺损

人生代代无穷已,江月年年只相似!——题记

人生百年,总会有伤痛,而这些伤痛与整个时间的流程相比虽然微不足道,却是令人无奈。只期望通过我们的努力,能让这个"缺陷"的生命重新绽放美丽的光彩。

由于外伤等原因致眶颧部骨塌陷和缺失严重影响患者外观,目前在计算机辅助设计及辅助制作的帮助下,已使颌面骨计算机三维重建和个性化设计制造成为可能,3D打印技术可还原出个体化缺损骨部位的骨骼结构及重建骨实体模型,大大提高了治疗效果和美学效果,而医学生物材料领域和组织工程学的不断发展,相容性极佳的生物材料的应用亦为畸形修复创造了有利条件。

第一节　眶颧颞区骨塌陷及缺损重建的术前评估

病史的采集

认真细致地采集病史是术前非常关键的步骤,从病史中可得到所有相关的临床资料,从而得出全面周全的诊断,这样方能保证制定合理的手术方案,包括手术入路的选择。从病史的采集中可以了解眶骨缺损为外伤性损伤还是眶区肿瘤术后所致,并要了解相关区域的既往病史和手术史,如既往眼眶手术史、鼻窦疾病以及颅脑的先天后天异常等都可能与眶区的骨性畸形有关。

术前检查

常规眼部检查

视功能检查

常规眼部检查,视力、视功能及视野等检查,眼前节及眼底检查。所有眶区骨塌陷及缺失患者中可能伴有眼球的损伤,即使无眼球的直接破裂也可能有与视功能相关的损害,如眉弓部的骨塌陷可能与视神经管损伤有关,因此所有与眶骨有关的手术术前视功能检查是至关重要的,眶外缘及颞区的骨性损伤可能伴随视野的损害。

眼外肌情况

在很多眶颧颞区骨塌陷病例中伴有眼球缺失,不管是否眼球缺失,眼外肌的检查都是必不可少的,术前要记录是否有上睑下垂或眼睑退缩,眼外肌运动情况,眼球存在的病例要记录眼位及眼球运动情况。

放射学分析

所有眶区骨性损伤术前都应行放射学分析,目前影像学检查已有极大的进展,但 X 线检查仍有其价值,由于 CT 和 MRI 为断层扫描,医师需将每个层面所显示的病理改变在头脑中形成一个整体概念,而 X 线检查则可显示全部情况,X 线平片可有助于了解眶区骨塌陷的位置和范围。目前所采用的利用 CT 行眶区三维重建具有重要意义。

第二节　眶颧颞区骨塌陷及缺损修复与重建的原则

眶颧颞区骨塌陷的手术时机

外伤性眶区骨塌陷者,外伤后 3~6 个月,而且无骨折复位条件者方可考虑行骨充填手术。恶性肿瘤术后畸形者,观察 1 年肿瘤无复发,即可手术。先天畸形者要待颌面骨发育近成熟时方可手术,一般要待患儿 14 岁左右再手术。

眶颧颞区骨缺损修复模型制作

计算机辅助设计和制作眶区骨缺损模型

计算机辅助设计(computer aided design,CAD)、计算机辅助制作(computer aided manufacture,CAM)技

术的普及和快速成形技术(rapid prototyping,RP)的发展,已使颌面骨的计算机三维重建和个性化设计制造成为可能,并可复制出与患者骨缺损部位几何形态高度吻合的颌面骨定制体。

眶区缺损的计算机辅助设计及制作方法

主要方法为通过激光扫描进行数据采集,经三维设计软件处理数据,依据健侧眶部组织设计出缺损区组织外形,从而实现计算机辅助设计(CAD),再将此数据传输至快速成型机进行实体制造,还原出个体化缺损骨部位的骨骼结构及重建骨实体模型。

材料与设备

3D CaMaga 人体三维彩色数字化系统,Cloud Fom 及 Geomagic Studio 6.0 软件,快速成型机。

方法

面部三维数据采集:患者直立于数据采集系统正前方,通过 3D CaMaga 人体三维彩色数字化系统获得患者面部三维点云数据,以 . asc 文件格式存盘(图 40-1)。

面部数据三维重建:在反求工程软件环境中,将扫描数据进行过滤处理,去除噪声点,将文件以 . obj 格式导出存盘。采用 Geomagic Studio 6.0 实体构造软件,根据三角片法,将经预处理后的点云数据构建成三角面片,将所有三角平面曲面化,经再次平滑处理后,构成完整面部曲面图像。

设计缺损处组织表面形态:在 Geomagic Studio 6.0 软件中,以患者面部中线为对称轴,将健侧眶部组织曲面数据构建成修复体的实体模型,数据存储为能被快速成型机识别执行的". stl"格式文件。

计算机辅助制作:LPS 光敏快速成型机认读". stl"格式文件,检验有无错误区域并加以修改,自动逐层制作出树脂修复体(图 40-2)。

眶区缺损材料成型:通过重建树脂模型翻制成石膏阴模,然后在石膏阴模腔中填入羟基磷灰石粉末状材料或羟基磷灰石聚乙烯复合颗粒材料,将材料固化,再脱模后即可制得患者骨修补所需的眶区材料。或形成预塑形的钛板材料。

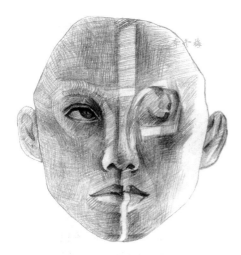

图 40-1 面部三维点云图

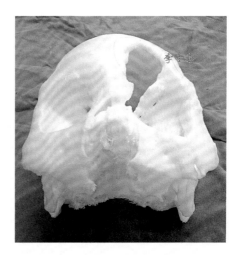

图 40-2 患者的原始三维立体模型

手工预塑模型

因计算机辅助设计及制作受其设备及技术所限,目前临床上仍多采用手工进行修复材料的预塑形。

羟基磷灰石板块状材料

羟基磷灰石材料为板块状(图40-3),术前需预塑形。方法:对照健侧眶缘、额骨及颧突的高度,参考健侧额突、上眶缘及颧突高度以及健侧眶距,做出橡皮泥模型或蜡模模型,然后取大小适宜的板块状材料,用高速磨钻及尖刀打磨出所需形状,再拼合成一个整体材料。

羟基磷灰石/高密度聚乙烯复合材料

此材料为多孔聚乙烯与纳米技术制备的 HA 粉粒在一定的温度、压力条件下通过颗粒掺混,混合物研磨和溶混压制成形。在80℃左右热水中,可任意成形,冷却后不再变形,并且此材料可用剪刀修剪成形,因此术中塑形即可。

其他材料

Medpor 材料:此材料有颌面部每一个部位的成形成品,而且材料可以用刀或剪子来修剪及切割,加热后可任意弯曲变形,因此可于术中修剪或弯曲来塑形,不需术前预塑形。

钛板材料:此材料多用于修复额骨等解剖形态较单一、强度较大的部位,钛板亦可用钛板专用钳子来弯曲,因此术前依据健侧形态行预塑形,也可于术中塑形。

眶颧颞区骨缺损整复的手术入路

眶区骨缺失的整复与其他颌面部手术一样都应采取最小和最隐蔽的切口而达到术后最小瘢痕及术中最大视野的暴露。

冠状入路

切口设计为前额发际内 2cm,相当于连接两耳轮脚的冠状线部位,两侧颞部切口亦隐藏在发际内,切口自耳轮脚开始向上和稍向后转向中间与发际平行。此切口隐蔽,而术野暴露范围大。主要用于修复额骨及眶顶缺损(图40-4)。

颞部发际内入路

切口设计为耳轮角向上和向后转向中间与发际平行,延长切口长约6cm。用于修复眶外缘及颧颞区。

下睑袋入路

经典下睑袋切口设计为:下睑缘下 2mm,自外眦切迹后以 120°斜向下延长 1cm,用于眶下缘及颧突的整复(图40-5)。

口内入路

经上颌骨移行沟做切口至骨面,向上分离黏骨膜瓣,暴露梨状孔、眶下孔、颧牙槽嵴,暴露颧突,主要用于修复眶下缘及颧突缺损(图40-6)。

局部皮肤瘢痕切口

如局部存有皮肤瘢痕可利用其瘢痕做切口,这样既有利于术野暴露,也可于术毕时重新修整瘢痕。

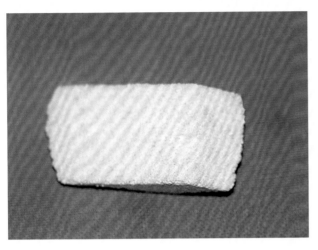

图 40-3　已塑形的羟基磷灰石材料

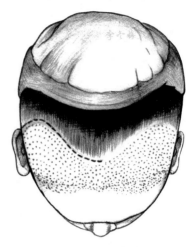

图 40-4　冠状切口示意图

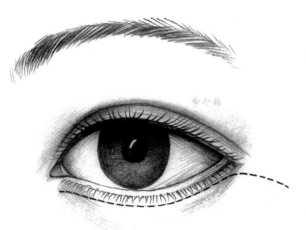

图 40-5　下睑袋切口示意图

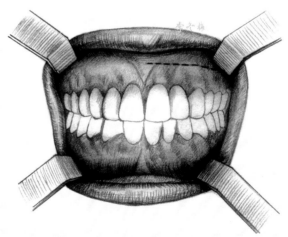

图 40-6　口内入路切口示意图

第三节 眶颧颞区骨塌陷及缺损整复手术技术

眶颧颞区骨充填术

眶缘骨充填

眶外缘充填手术操作

切口：取颞部发际内切口，如局部皮肤瘢痕存在者，也可用局部切口（图40-7）。

麻醉：多数病例采用全身麻醉，局部麻醉者以2%利多卡因及0.75%罗哌卡因（1∶1混合，含1∶100 000）眶外缘、颞区皮下及眶外缘骨膜浸润麻醉。

切开皮肤及皮下组织，暴露颞浅筋膜，并沿其表面向眶外侧缘分离至眶骨膜。分离暴露骨折塌陷两侧断端或骨缺损的边缘。如利用原瘢痕切口者，切开瘢痕，分离深筋膜，此处即为骨折断端。

将已预塑形的HA材料置入塌陷区或骨缺失区，视局部情况行小的改形，使其与骨折断端或骨缺损边缘紧密接合，并与健侧对称（图40-8）。Medpor材料同理。

HA材料充填者可将生物耳脑胶将骨缘处与材料下方进行粘连。Medpor材料可将材料直接与局部的骨膜缝合固定。

以6-0可吸收线分层缝合颞浅筋膜、皮下组织。皮肤以4-0丝线缝合（图40-9，图40-10）。

眶上缘及额骨的整复

对于小范围的眶上缘及额骨骨塌陷及缺失（图40-11）可采用HA或Medpor材料行充填再造，但大面积额骨缺失时，额骨的修复不仅为恢复外观，也要达到对颅脑的保护作用，因此HA及Medpor受到限制，此种情况则行钛网充填（见钛网行额骨缺失整复）。

手术操作

切口设计：此种病例多数情况下眶上缘周围都存在瘢痕，取局部瘢痕切口。

局部麻醉或全身麻醉手术，2%利多卡因及0.75%罗哌卡因（1∶1混合，含1∶100 000肾上腺素）眶上缘及额部皮下浸润麻醉。

切开瘢痕，分离深筋膜，暴露骨塌陷或缺失区。

将Medpor材料修剪后植于骨塌陷区，缝合固定材料（图40-12）。如为人工骨材料则以耳脑胶粘合固定人工骨材料。

分层缝合深筋膜、皮下及皮肤（该患者术前、术后像见图40-13，图40-14）。

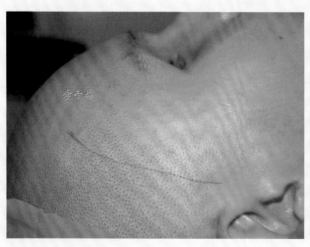

图40-7 颞部发际内切口

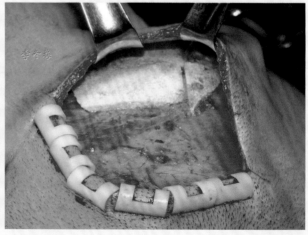

图40-8 羟基磷灰石人工骨充填

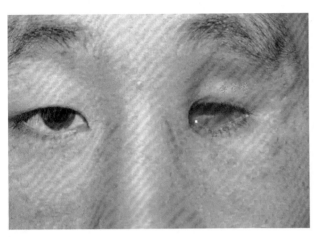

图 40-9　外伤致眶外缘塌陷，术前像

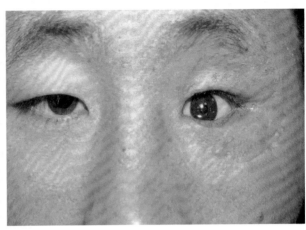

图 40-10　眶外缘充填术后像

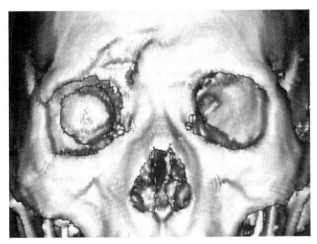

图 40-11　术前三维成像图

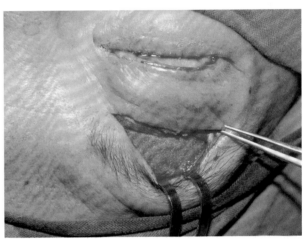

图 40-12　Medpor 材料充填

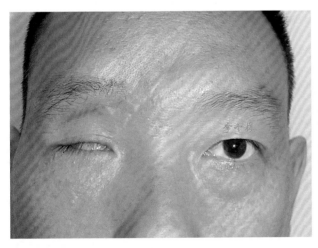

图 40-13　眶上缘塌陷术前像

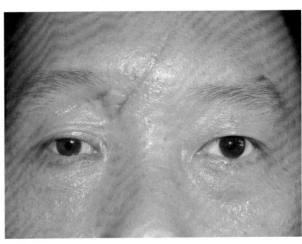

图 40-14　患者术后像

眶下缘及颧突充填

手术操作

切口设计:下睑袋切口或口内切口。

局部麻醉或全身麻醉手术。

下睑袋切口入路:切开皮肤,沿眼轮匝肌与眶隔间向眶下缘分离,不要打开眶隔。分离至眶下缘下1cm,切开眶下缘骨膜,沿骨膜下剥离,暴露整个塌陷的颧突及眶下缘(图40-15)。

口内切口入路:上颌骨移行沟做切口至骨面(图40-16),向上分离黏骨膜瓣,暴露梨状孔、眶下孔、颧牙槽嵴,此时即可暴露颧突,切开颧突塌陷处骨膜,分离暴露塌陷的骨边缘。如行眶下缘充填者,在暴露颧突后沿骨面继续向眶下缘分离,暴露眶下缘骨缺失部位(图40-17)。

行HA板块材料充填,操作方法同上(图40-18)。

尽可能缝合眶下缘骨膜,分层缝合眼轮匝肌及皮肤。如做口内切口者则以3-0可吸收线缝合上颌切口。

眶颧颞区骨塌陷及缺失的充填

在很多病例中都不是单一部位的骨塌陷及缺失,而多涉及眶颧颞区,此种大面积的充填手术可以一期完成,但可能需选择二个手术切口。

手术操作:即为眶下缘及颧突充填联合眶外缘充填术,手术方式见上(患者术前、术后像见图40-19,图40-20)。

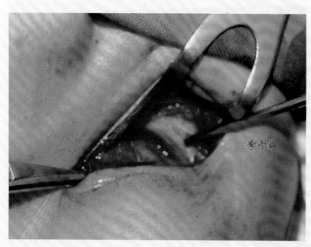

图40-15　下睑袋切口,暴露眶下缘骨塌陷区

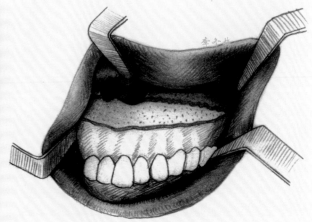

图40-16　口内切口,切开至骨面

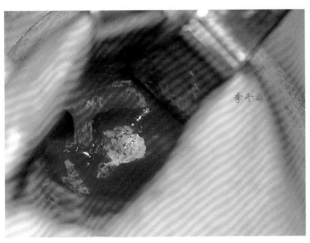

图 40-17　暴露颧突及眶下缘,图中可见眶下神经

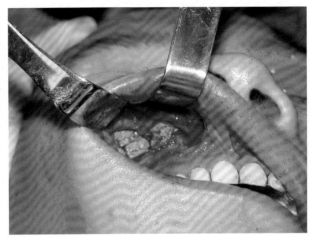

图 40-18　羟基磷灰石材料行颧突及眶下缘充填

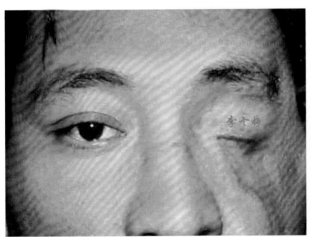

图 40-19　车祸伤后眶颧颞区骨缺失术前像

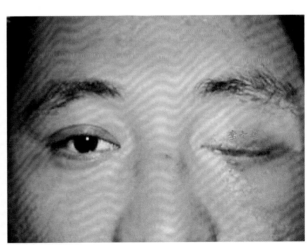

图 40-20　眶颧颞区骨充填术后像

钛网行额骨重建

眶顶及额骨的缺失不仅影响外观,更重要的是失去了颅骨对脑组织的保护,此手术整复的目的不但要恢复其容貌,更要恢复颅骨的保护作用,因此材料要选择有一定载荷能力的材料。钛网为商业纯钛制作,具有骨整合能力,并有较高的强度及载荷能力,对于大范围的额骨重建应首选钛类材料。

3D 打印技术材料预塑形:术前行头颅 CT 扫描,将 CT 原始数据以 DICOM 格式导出,利用 Mimics 图像导入模块将 CT 扫描图像序列导入 Mimics 软件,生成患者原始三维立体模型。再根据镜像技术,将健侧的数据导入患侧,生成患侧正常的三维立体模型。由此可以在软件中生成患侧植入物的三维立体数据。结合手术时分离所能够达到的深度位置,将数据模拟的植入物形状进行微调。

根据患者患侧颅骨缺损处植入物的数据,进行钛网植入物的铸造。将最终的植入物送到医院进行消毒备用。

切口设计冠状切口(图 40-4)。

全身麻醉手术。

沿设计切口线切开头皮后直达帽状腱膜,近骨缺损区时切开骨膜完全暴露额骨缺损区,在缺损区从硬脑膜表面分离至眶上缘,并向下分离开眼睑与深部组织的粘连(图 40-21)。

将预塑形钛板充填于骨缺损区,钻孔后钛钉固定或采用自攻型钛钉沿残存骨边缘固定钛板(图 40-22)。

如没有 3D 打印技术进行材料预塑形者,可采用普通钛板进行充填,术中以钛板专用钳进行修剪后,钛钉固定(图 40-23,图 40-24)。

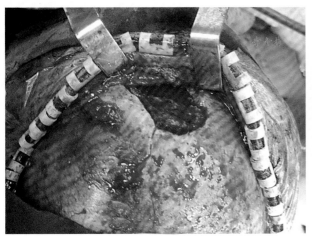

图 40-21 冠状切口分离暴露骨缺损区

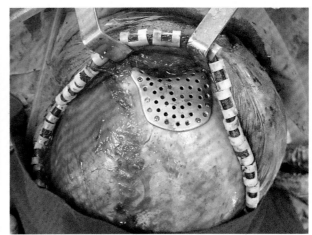

图 40-22 钛板固定

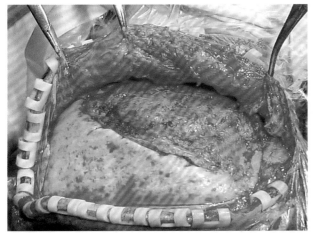

图 40-23 暴露额骨及眶上缘骨缺损区

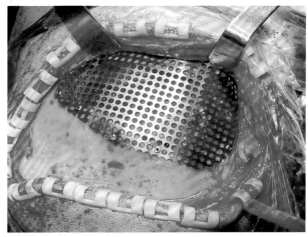

图 40-24 未进行术前预塑形的钛网充填

　　分层缝合帽状腱膜、皮下组织及皮肤（该患者术前、术后 CT 见图 40-25，图 40-26，术前、术后像见图 40-27，图 40-28；另一例患者术前、术后 CT 三维重建见图 40-29，图 40-30，该患者术前、术后像见图 40-31，图 40-32）。

注意

　　手术时冠状切口的位置选择避开植入物，沿着正常骨质分离至颅骨缺损区。取颞肌瓣覆盖在植入物的表面，弥补额部瘢痕下软组织的不足。

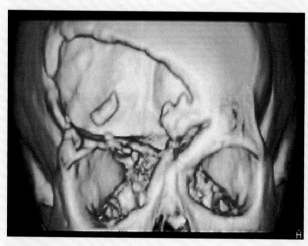

图 40-25　术前 CT 三维成像

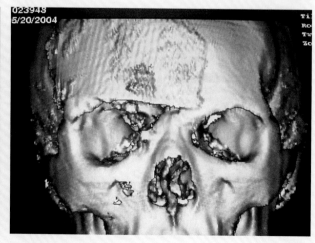

图 40-26　术后 CT 三维成像

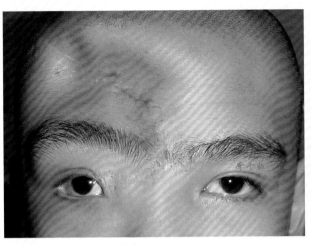

图 40-27　额骨及上缘大面积的骨缺失术前像

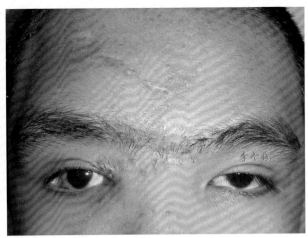

图 40-28　患者术后像

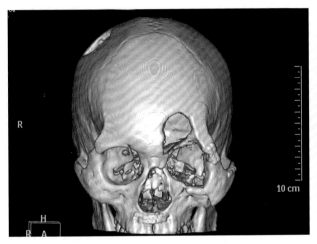

图 40-29　利用 3D 技术术前 CT 三维重建

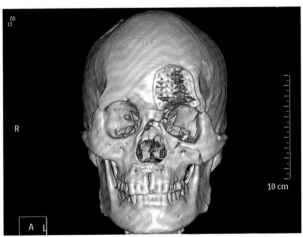

图 40-30　术后 CT 三维重建

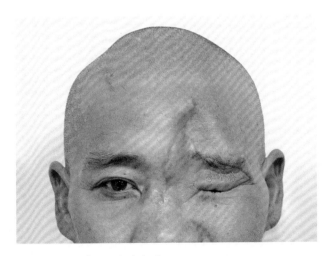

图 40-31　额骨缺损充填术前

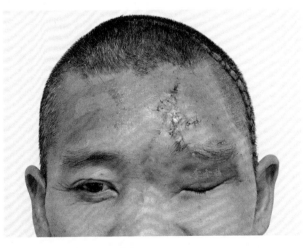

图 40-32　额骨缺损充填术后

视网膜母细胞瘤术后眶颧颞区塌陷整复

视网膜母细胞瘤术后眶颧颞区塌陷的特点

我们现在所接触的患者大多为 20 年前的病例,由于早年没有完善的局部治疗方法或者当时医疗条件所限,加之患者多在疾病的晚期才就诊,因此不宜局部治疗,多采用了眼球摘除后眼前部及颞部放射治疗来治疗视网膜母细胞瘤(RB)。而本病死亡率文献报道在 10% 以下,因此 90% 以上的患儿生命得以保存。但幼年摘除眼球必将影响眼眶及周围骨结构的正常发育,而放射治疗损伤了眶周区的滋养结构和骨骺,使眼眶及眶周骨发育更加不良,所以青春期后继发严重的半侧颜面发育畸形,多表现为:①颧、眶、颞部甚至上颌骨塌陷后缩;②眼窝极度凹陷,眼球缺如;③结膜囊狭窄或闭锁,义眼无法安放;④患侧颞、颧部皮肤菲薄,有色素沉着(图 40-33)。

眶颧颞区骨充填及颞浅筋膜瓣转位手术方法

RB 术后半侧颜面发育畸形的手术整复:此种颜面畸形手术多采用人工材料行眶颧充填及结膜囊再造术来矫正此畸形。第一期手术行眶颧颞区骨充填术,第二期结膜囊再造手术于一期术后 3~6 个月后施行。如前图所见,患者颞部及颧部皮肤菲薄,"皮包骨"样外观,如单纯行骨充填手术,术后将加重其"皮包骨"样感觉,故于术中选择颞浅筋膜瓣转位覆盖颞区来矫正其"皮包骨"样外观。

眶颧颞区骨充填及颞浅筋膜瓣转位

手术操作(眶颧颞区骨充填手术见前)

术前头部备皮:剃除头部毛发。

全部病例采用全身麻醉手术。

行眶颧颞区骨充填。

颞浅筋膜瓣转位术:眶颧颞区骨充填后即行颞浅筋膜瓣的转位手术:

术前用多普勒血管测定仪探明颞浅动脉主干及其额支、顶支的走向,用画线笔作出标记(图 40-34)。大部分年轻人仅以手摸即可探出颞浅动脉主干及额支的走向。

皮肤切口:为眶区骨充填手术切口,切口长度约 6cm,切开皮肤至毛囊层,不可过深以免损坏颞浅动脉。暴露眶颧颞区骨塌陷区,行人工骨充填(图 40-35)。

剥离:平毛囊深层,即颞浅筋膜浅层前,略向两侧分离,露出动脉(图 40-36)。

沿动脉两旁约 5mm 处切开浅筋膜,继续向动脉两侧分离,并使之与颞深筋膜分离。然后沿顶支走行方向分离到预定的筋膜瓣部位后,按预先的设计大小及形状作筋膜瓣。最后剥离出蒂宽约 5mm,中间包含颞浅动脉及颞浅静脉的筋膜瓣预制完毕(图 40-37)。

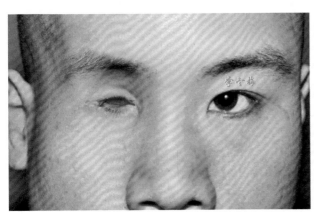

图 40-33 RB 眼球摘除并放疗后,眶颧及颞部塌陷,眼窝凹陷,结膜囊闭锁,颞区"皮包骨"样外观

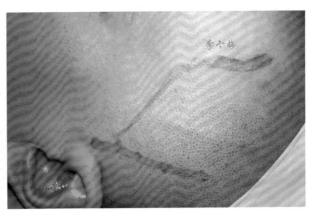

图 40-34 标示出颞浅动脉及分支走向

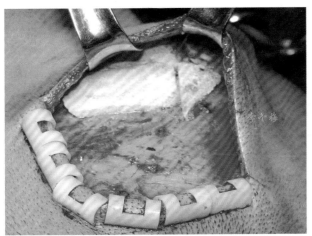

图 40-35 人工骨充填眶外缘

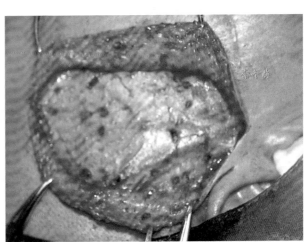

图 40-36 显示颞浅动脉及伴行静脉

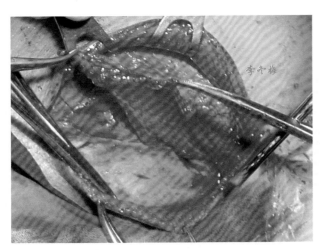

图 40-37 颞浅筋膜瓣已预制完成

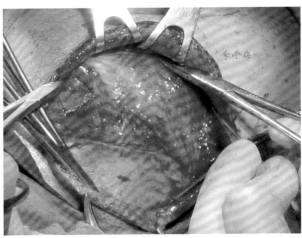

图 40-38 颞浅筋膜瓣转位覆盖 HA 材料

止血：与皮肤相连的细小血管分支——止血，出血点须逐一结扎。

将颞浅筋膜瓣旋转 90°，完全覆盖眶外侧及颞区，将已充填于眶外缘及颞区的 HA 块覆盖（图 40-38）。

以 6-0 可吸收线将颞浅筋膜瓣远侧端缝于外侧眶缘眶骨内侧缘，皮下、皮肤分层缝合（该患者术前、术后像见图 40-39，图 40-40）。

眶颧颞区骨充填术后处理

术后加压包扎 5 天，如行颞浅筋膜瓣转位者，包扎时注意筋膜瓣血管蒂部不能过于加压，以免筋膜瓣回流受阻。如无明显渗血术后第一次换药可于术后第 3～5 天进行，术后静滴抗生素 5 天，口服止血药 3 天。下睑皮肤缝线 6 天后拆除，口内切口不需拆线，头皮切口术后 7～10 天拆除。

眶颧颞区骨塌陷及缺失整复术后并发症及处理

眶区塌陷矫正不足或过矫

发生原因选择不当，厚度不适宜的充填材料。

羟基磷灰石材料

一般 5mm 厚的羟基磷灰石板块材料 8 周可完全血管化，如有过矫或欠矫皆可于 HA 血管化后再次手术，但一般要待局部完全消肿后方可看出是否过矫或欠矫，因此多于术后 3 个月左右行修整手术。手术方法：沿原皮肤切口切开，或采用邻近的皮肤切口，如下眶缘或颧突过矫或欠矫可采用下睑袋切口，然后分离暴露原充填的人工骨，用尖刀或磨钻去除过矫部分，或再次充填欠矫的部位。皮下、皮肤分离缝合。

Medpor 材料

一般 5mm 厚的 Medpor 材料 4～6 周可血管化，术后 3 个月时行修整手术，手术方法同 HA 材料充填者，只是此材料可直接以尖刀去除过矫部分。

钛板材料

多选择钛板行额骨缺损修复，额部相对其他部位形态较单一，故术后外形多较满意，少有需调整者。如有过于翘起或塌陷者则需调整，再次手术时间亦选择术后 3～6 个月。

手术方法：采用邻近隐蔽皮肤切口，分离暴露充填的钛板，将过于翘起部位的固定钛钉拧出，以钛板钳子重新修整其形状，钳夹掉多余部分，然后再以钛钉固定。如为小的塌陷也可修整后再固定，但大范围及较明显的塌陷重新调整后钛板相对面积变小，恐无法固定，因此必要时需重新更换钛板。

下睑外翻

仅见于眶下缘充填者。

发生原因

皮肤切开后应沿眼轮匝肌与眶隔间向眶下缘分离,如紧贴皮下分离,术后皮肤瘢痕收缩可致下睑外翻。

眶骨膜错位缝合也可致下睑外翻。

处理

轻度外翻部分病例可自行恢复,如不恢复者,术后3~6个月视具体情况行下睑外翻矫正手术。

局部皮肤麻木

颧突及眶下缘充填者如损伤或手术刺激眶下神经则致眶下区及患侧口周皮肤麻木,如额部充填者损伤眶上神经及额神经则致额部皮肤麻木。无特殊处理,多于术后3个月左右恢复。主要避免术中眶下神经的损伤。

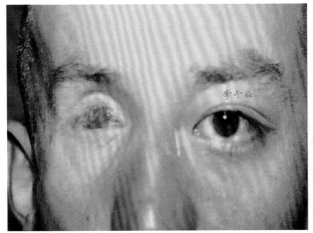

图40-39　RB术后眶颧颞区骨塌陷畸形

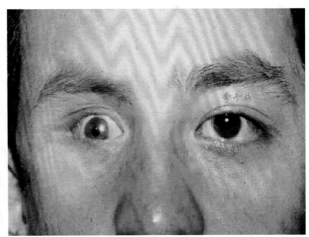

图40-40　眶颧颞区骨充填术后

（李冬梅）

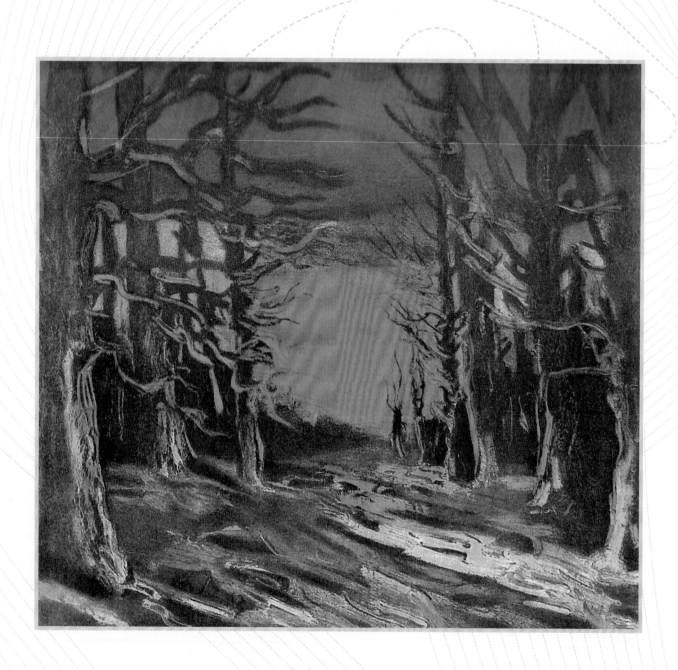

第四十一章　游离皮瓣修复严重眶内容缺失及眼窝闭锁畸形

士不可以不弘毅,任重而道远。——曾子《论语·泰伯章》

第一次接诊重度眼窝畸形-眶窝极度凹陷、结膜囊闭锁患者,遍查国内外文献,其对此所述甚少,寥寥之文献却无法让人看到满意的效果,那一刻确有踌躇而却步之念。然而面对那些患者的无助和无奈,面对那些期盼的目光,一名职业医师的责任不容退却。

经历十余年的探索,亦经历了无数的失败,我们已从最初前臂皮瓣-中国皮瓣,逐渐研究出不同皮瓣眼窝修复的方法,至今应用了较为理想的手术方法:上臂外侧皮瓣-隐蔽而皮瓣质更佳。

非弘不能胜其重,非毅无以致其远!

第一节 严重眶内容缺失及眼窝闭锁畸形的修复原则

重度眼窝畸形的再造

以往的文献有众多眼窝成形的报道,但多局限于单纯的眼窝凹陷矫正或单纯的结膜囊狭窄眼窝成形,如采用羟基磷灰石义眼台、真皮脂肪、Medpor 等眶内植入矫正单纯的眼窝凹陷,采用游离皮片、唇黏膜移植或动脉皮瓣等矫正单纯结膜囊狭窄或闭锁。但对于重度的眼窝畸形,即眼窝或眶窝极度凹陷严重眶内容缺失合并结膜囊狭窄、眼窝闭锁的一期矫正术,目前文献报道甚少。日本的 Higashi K 应用颞浅动脉岛状皮瓣行眼窝成形,一期矫正眼窝凹陷及结膜囊狭窄。中国的穆雄铮等报道颞浅动脉耳后反流岛状皮瓣一期修复眼窝凹陷和结膜囊再造。但上述方法都有极大的局限性:供皮范围有限,如需行全结膜囊的再造,则难以成功。颞浅筋膜层很薄,仅能矫正约 2mm 的眼窝凹陷,对于重度的眼窝凹陷则无法一期矫正。

在眶腔软组织缺失过多或完全缺如、结膜囊闭锁或缺如的病例中,用以往的方法很难同时修复此种畸形,而游离皮瓣供皮范围大,并可制成折叠皮瓣足以行全结膜囊的再造。皮瓣本身有一定的厚度,而且其血循环好,可同时联合羟基磷灰石球状或块状材料的植入,因而可一期修复结膜囊的闭锁畸形及眼窝凹陷畸形。

游离皮瓣眼窝成形的术前评估

病史的采集

认真细致地采集病史是术前非常关键的步骤,从病史中可得到所有相关的临床资料,从而得出全面周全的诊断,这样方能保证制定合理的手术方案。此种病例多数为恶性肿瘤术后,对于既往病史的了解是非常重要的,肿瘤性质、术后放疗史对于选择供区皮瓣及血管吻合区都是有指导意义的。

术前检查

常规全身查体

除术前常规全身查体外,还要检查与既往肿瘤有关的相关检查,并除外肿物复发的可能。

眼部检查

判断眼睑存留情况,眶内容缺失量的判定,眼窝闭锁情况,是否有眶筛交通等情况。

游离皮瓣眼窝再造的适应证和手术时机

恶性肿瘤眶内容摘除术后 2 年以上肿瘤无复发并无全身转移者。

外伤后眶内容缺失或眶内容摘除术后眼窝畸形,眶窝内无或仅有极少量的软组织残存,但保存有上下眼睑者。

视网膜母细胞瘤术后半侧颜面发育畸形伴眼窝畸形患者,眼窝极度凹陷,结膜囊重度狭窄或闭锁,义眼无法安放。

第二节 游离皮瓣眼窝成形

前臂游离皮瓣

概述

前臂游离皮瓣移植术自 1979 年由杨果凡教授发明并推广应用以来,因其手术操作简便,成功率高,效果满意,临床上已广泛地应用于因外伤或肿瘤切除术后的颌面部及机体其他部位缺损的修复,复杂手外伤的修复,以及鼻、舌、拇指、食管等器官缺损的再造,尤其在颌面外科领域的广泛应用。此皮瓣皮肤质量好,色泽协调,厚度适宜,随形性好,可制成折叠皮瓣,手术操作简便,1981 年前臂皮瓣被国际整形界誉为"中国皮瓣"。目前已在世界的众多国家和区域被广泛应用。

前臂游离皮瓣解剖学特点

前臂皮瓣游离移植术之所以能成功地应用于临床,主要是解剖学研究为其提供了丰富的形态学资料。李吉等用乳胶及铅丹灌注了 35 例成人上肢标本,对其进行了解剖学观察。

前臂皮瓣的血供

前臂的动脉血供(图 41-1):皮肤的血液供应来自桡动脉、尺动脉和骨间前、后动脉的微细皮支,这些皮支在皮下组织内有丰富的吻合。桡动脉或尺动脉通过丰富的血管网及吻合支,可以滋养整个前臂皮肤。由于这些皮支口径过于细小,难以进行吻合,因此选用位置较为表浅的桡动脉作为前臂皮瓣的供血动脉。前臂肌肉的 70% 由尺动脉供应,30% 由桡动脉供应,而由桡动脉供应的部分同时有尺动脉的分支双重供应。因此桡动脉被截取后,前臂的桡动脉血供区可通过尺动脉和骨间后动脉肌支获得足够的血供。

桡动脉干在前臂部分的平均长度为 21.5cm,依据与肱桡肌的位置关系,将桡动脉分为上下两部,上部(掩盖部)被肱桡肌所覆盖,平均长度为 11.17cm,下部(显露部)位于肱桡肌腱和桡侧腕屈肌腱之间,平均长度为 10.14cm。

前臂的静脉(图 41-2):桡静脉有两条,相互之间有数量不等的吻合支。头静脉起于手背桡侧,沿前臂桡侧上行,在肘窝处,通过肘正中静脉。前臂血液经贵要静脉回流者最多,占68.2%,而血液通过头静脉回流次之,占 18.2%。

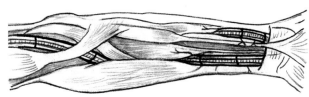

图 41-1 前臂桡动脉解剖

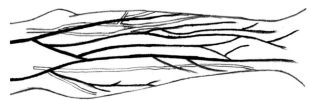

图 41-2 前臂浅静脉和皮神经

前臂游离皮瓣的优点

血管解剖位置恒定,血管变异少,血管口径较粗,吻合易于成功,且与颌面部多数血管相匹配。

皮瓣的皮肤质量好,厚薄适宜,色泽协调,可塑性好,特别适于修复口腔及眼窝内的组织缺损。

皮瓣的手术解剖较简单,便于操作。

前臂皮瓣利用桡动脉主干及其分支动脉供血区域,上达肘关节,下至腕关节,约20cm×10cm,可制成折叠皮瓣,利于修复睑结膜及穹窿结膜的缺损。

皮瓣的血管蒂可长可短,可获取较长的血管蒂。

皮瓣有深浅两组静脉可供吻合,利于回流。

能携带有血运的神经、肌腱进行复合组织游离移植。

前臂游离皮瓣的缺点

供区有明显不隐蔽的皮肤瘢痕。

有学者认为牺牲桡动脉是其最大的缺点。

术后供区可因前上臂外侧皮神经损伤而出现局部皮肤麻木。

皮瓣厚度仅约1cm,其矫正眼窝凹陷的程度有限。

游离肩胛皮瓣

肩胛皮瓣具有部位隐蔽、血管蒂的解剖位置恒定且管径较粗等优点,近年来临床应用较多。Gilbert于1979年首先报道并应用此皮瓣进行远位移植,之后Nassif报道了以旋肩胛皮动脉降支为血管蒂、肩胛骨外侧缘为轴的肩胛旁皮瓣。由于不同术者截取供皮区的设计方案存在差别,文献报道中还出现过肩胛冈下部皮瓣、肩胛横皮瓣、肩胛背皮瓣等,广泛应用于头颈部、上肢远端、胸部等软组织和骨缺损的重建手术。

游离肩胛皮瓣的解剖特点

肩胛皮瓣属于肌间隙皮血管类型皮瓣,血液供应来自于肩胛下动脉的分支旋肩胛动脉。肩胛下动脉从腋动脉发出后延续为两个终末支:旋肩胛动脉和胸背动脉(图41-3,图41-4)。旋肩胛动脉粗大而恒定,沿小圆肌下缘走行,经由小圆肌、大圆肌和肱三头肌长头构成的三边间隙,在肩胛骨腋缘分为深支和浅支。深支为肌支,浅支为旋肩胛皮动脉,它绕过肩胛骨腋缘后分为升支、横支和降支。升支细小,向上分布至肩胛冈附近皮肤;横支向内分布至肩胛骨内侧缘附近皮肤;降支粗大,向下可达肩胛骨下角下方3~4cm处皮肤。各分支间相互沟通并与胸背动脉、肩胛上动脉及邻近的肋间动脉的皮支广泛吻合,构成皮下血管网,共同营养肩胛背区皮肤。

上述动脉分支情况存在个体变异,不过旋肩胛皮动脉总能在三边间隙底部找到,所以这并不影响手术操作。血管的外径和长度是影响手术操作的关键因素,旋肩胛皮动脉始端口径平均2.5mm,皮动脉始端口径平均1.1mm,蒂长平均49mm。肩胛部皮瓣通过旋肩胛动脉伴行静脉引流,伴行静脉为一条时平均外径4.6mm,两条时平均外径3.6mm。

肩胛部皮神经来自第2、第3、第4胸神经后支,在同序列椎间关节附近分为内侧支和外侧支,前者进入脊柱两侧肌肉,后者穿出深筋膜后由肩胛骨内侧缘进入皮瓣。

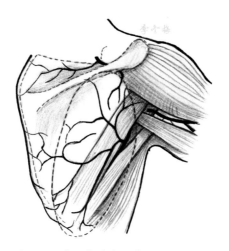

图 41-3　肩胛皮瓣的血供

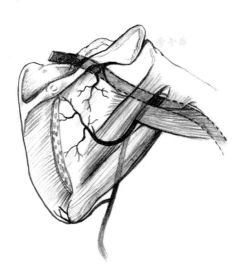

图 41-4　肩胛部动脉走行示意图

游离肩胛部皮瓣的优缺点

优点

肩胛皮瓣质地好,无毛发,供区部位隐蔽,术后皮肤瘢痕隐蔽。

宽度在 10cm 以下的肩胛皮瓣切取后可直接拉拢缝合,且不会影响供区血供。

皮瓣设计灵活,可以根据需要切取不同面积、厚度,并可带一块肩胛骨或(和)带有感觉的皮瓣,用于软组织及骨修复。还可以同时保留胸背动脉的分支角支为血管蒂,建立同时带有一块肩胛下角骨块的双蒂皮瓣,用于复杂的软硬组织缺损的重建。

缺点

术中患者需变换体位,因此无法同时进行皮瓣切取及供区血管的暴露,增加了手术时间。

皮瓣较臃肿,只适用于严重眶内容缺失的病例,或较瘦皮下脂肪少的患者,目前多用于儿童患者中。

游离上臂外侧皮瓣

游离上臂外侧皮瓣最初由 Dolmans(1979)、Song(1982)、Katsaros(1984)等描述,位于上臂外侧,皮瓣血供主要来自桡侧副动脉,属知名血管。此皮瓣具有血管蒂长,血管走行恒定,易于解剖等优点,近年来已广泛应用于四肢和头颈部较小和中等大小组织缺损的修补和微血管重建手术(图41-5,图41-6)。

游离上臂外侧皮瓣的解剖特点

游离上臂外侧皮瓣位于上臂外侧的下部、肱骨上髁之上,属于典型的皮隔型(septocutaneous)皮瓣,以外侧肌间隔为底,血液供应来源于肱深动脉和其终末支桡侧副动脉和桡侧副动脉(PRCA)后支。肱深动脉起自肱动脉近侧段,在桡神经沟内与桡神经紧密伴行,然后分为两支:前支在臂前骨筋膜室内与桡神经伴行,后支穿过筋膜隔后成为皮瓣的营养动脉。后支走行在肱桡肌(前)和三头肌(后)间的筋膜隔中,逐渐浅出,向邻近结构如骨、筋膜、皮下组织和皮肤发出一系列分支,故在此处切取的皮瓣可以包括部分或全部组织结构。桡侧副动脉后支行至肘后外侧沟,与桡侧返动脉吻合,参与肘关节动脉网。以三头肌止点为测点,桡侧副动脉及其桡侧副动脉后支在上臂外侧肌间隔内的平均长度为 61mm,动脉上段的外径为 1.3mm。

皮瓣静脉有深、浅两组,深静脉组与动脉伴行,为肱深静脉和桡侧副静脉,在三角肌止点处其外径约为 1.9mm。浅静脉组为头静脉,位于浅筋膜深面,沿肱二头肌外侧沟上行,进入三角肌、胸大肌沟内,沿途有皮下静脉注入,在三角肌止点处其外径约 3.1mm。皮瓣移植时可依受区条件和需要分别或同时与受区的静脉吻合以保证静脉回流。

皮瓣的感觉神经为前臂后皮神经,与桡侧副动脉后支伴行。

游离上臂外侧皮瓣的优点

皮瓣血管解剖位置恒定,血管变异少,为皮瓣提供了良好可靠的血液供应。

皮瓣的皮肤质量好,厚薄适宜,色泽协调,可塑性好,在眼窝内移植时可折叠。

皮瓣的手术解剖较简单,便于操作。

皮瓣的血管蒂可长可短,桡侧副动脉后支不是臂部的关键供血动脉,可获取较长的血管蒂。

皮瓣有深浅两组静脉可供吻合,利于回流。

能携带有血运的神经、骨、肌腱及肌肉进行复合组织游离移植,适合于修复眼窝内的骨缺损,神经吻合良好者还能保留一定感觉功能。

供区皮肤可一期拉拢缝合，无需游离皮片移植，术后遗留的瘢痕较小而且位置隐蔽。

游离上臂外侧皮瓣的缺点

皮瓣内血管管径小，不利于进行微血管吻合。

术后可因臂后皮神经和前臂后皮神经损伤而出现局部皮肤麻木。

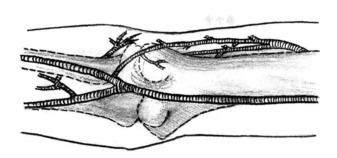

图 41-5　桡侧副动脉与桡侧返动脉的吻合

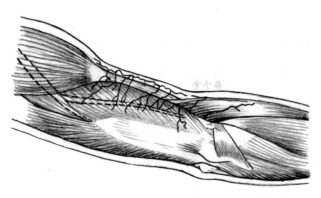

图 41-6　桡侧副动脉发出的肌间隔筋膜穿支

第三节　游离皮瓣眼窝成形手术技术

前臂游离皮瓣眼窝再造手术方法

游离前臂皮瓣的设计

确认尺、桡动脉

除外血管变异和病理情况,可用超声多普勒血管测定仪检查,有经验者可单纯以手触摸来测定,画出桡动脉、头静脉及其分支的走行。

皮瓣范围的确定

理论上游离前臂皮瓣可包括整个前臂皮肤,以桡动脉的远端作为基点,上方可延至肘上,皮瓣范围可达 35cm×14cm,在眼窝成形中,视眼窝畸形状况切取 6cm×6cm 或 7cm×8cm 不等的皮瓣,皮瓣形状可不受限制,眼成形中皮瓣多采用圆形或椭圆形。皮瓣的切取要在第二个腕横纹以上,以免术后瘢痕形成而影响腕部运动功能。

游离前臂皮瓣的切取

麻醉

手术在全身麻醉下进行,由两组医师完成,眼窝分离与前臂皮瓣的切取同时进行。

放置止血带

止血带放置的时间一般不超过 40 分钟,否则会影响前臂及手部的血供。

皮瓣剥离

沿设计线切开皮肤至深筋膜与肌膜之间,结扎皮下小血管。沿深筋膜与肌膜之间锐性分离,内侧至桡侧腕屈肌腱,外侧至肱桡肌腱,逐渐剥离掀起皮瓣(图 41-7,图 41-8)。注意勿损伤桡动脉的细小皮支。

形成皮瓣

从桡动静脉血管的深面掀起皮瓣,结扎桡动脉发出的肌支,形成保留头静脉、桡动脉及其伴行静脉与近端联系的岛状皮瓣(图 41-9)。

结扎

松止血带,结扎出血点后等待断蒂,测量确定所需血管蒂的长度,比实际需要应略长一些,如需与颌外动脉吻合,血管蒂的长度应保留在 12mm 左右。

皮瓣断蒂

已断蒂的皮瓣用温生理盐水纱布包裹,并挤压出血管蒂内的残余血液,立即行皮瓣移植。另一组医师处理供区。

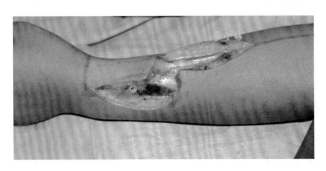

图 41-7　前臂皮瓣设计

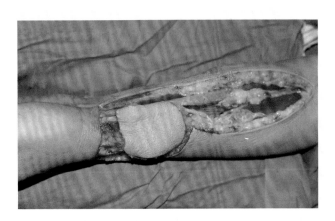

图 41-8　前臂皮瓣剥离

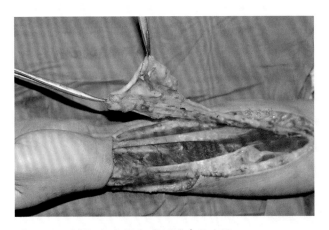

图 41-9　形成保留头静脉、桡动脉岛状皮瓣

眼窝处理

切口

沿睑裂区做水平切口,有结膜残存者则沿结膜下分离,上方至近眶上缘,注意勿损伤提上睑肌,下方深达眶下缘,颞侧分离达外眦韧带后面的眶外缘,鼻侧达内眦韧带后面的眶内缘。在眶内容摘除术后者,于睑裂区切开残存的皮肤,沿骨膜将残存的上下眼睑掀起。如有眶筛交通者,先用大量的妥布霉素盐水冲洗眶筛区,并将此区域的肉芽组织去除,然后行颞浅筋膜瓣移植填塞其眶筛孔洞,充分止血。

眶腔扩大

在 RB 术后的一些患者其眶腔外口狭窄,因此在分离眼窝时可将外眶缘骨部分去除以扩大前眶(图 41-10)。

眶内植入

视眼窝凹陷的程度,在眶深部植入羟基磷灰石半球或羟基磷灰石块,以矫正极度的眼窝凹陷。

皮下隧道

用组织剪在下眶缘至下颌缘处做皮下隧道,隧道宽度为能使皮瓣蒂宽松通过。

压迫止血,等待皮瓣移植

皮瓣移植

解剖显露受区血管:取下颌下腺皮肤切口,切口长约 5cm(图 41-11)。

显露面动脉(颌外动脉)及面总静脉:分层暴露皮肤、皮下及颈阔肌达颈深筋膜浅层,寻找面动脉和面静脉,然后再沿面静脉向近心端分离,寻找面总静脉(图 41-12)。如面动脉或面总静脉与吻合血管不匹配,则可行下颌下腺摘除后显露甲状腺上动脉和颈外静脉(图 41-13)。因颞浅动脉细、壁薄,尤其是经过颞部放疗后的患者,颞浅动脉极其细弱,吻合不易成功,因此此种病例不选用颞浅动脉吻合。

皮瓣置入眼窝:将皮瓣置于眼窝内,皮瓣蒂部穿过皮下隧道至吻合处等待血管吻合。

血管吻合:血管吻合前,先将血管外膜和血管周围的疏松结缔组织去除,但不要去除的过多。可扩大血管腔,以便与供区血管相匹配,有利于血管吻合的操作。在手术显微镜下用 9-0 血管吻合线(尼龙线)行血管吻合,先吻合动脉再吻合静脉,采用端-端吻合,缝线要穿过血管壁全层,一般每根血管缝合 6 针(图 41-14)。

皮瓣移植:皮瓣断端与残存的结膜或皮肤间断缝合,如皮瓣置入眼窝内张力过大则需行暂时性的外眦切开(图 41-15)。

血循环的确认:血运重建后,观察 10~20 分钟,确认血循环良好后缝合下颌处皮肤切口,并放置引流条。

眼部处理:眼部单纯以眼垫覆盖,不需包扎。下颌局部环颈包扎。

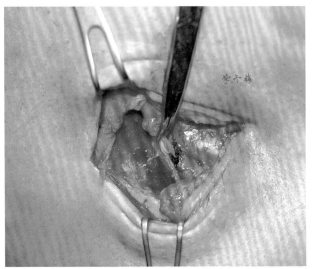

图 41-10 眼窝分离,外眦眶缘部分扩大

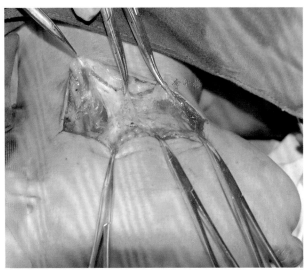

图 41-11 下颌下区切口

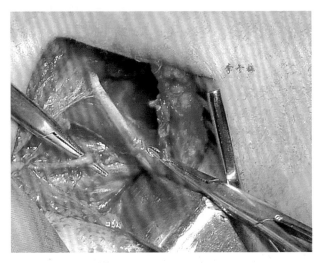

图 41-12 显露下颌下区血管,血管钳挑起者为面动脉(颌外动脉)

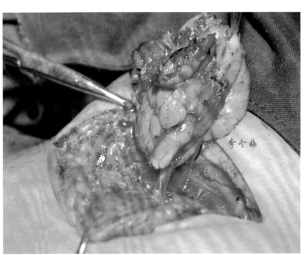

图 41-13 摘除下颌下腺

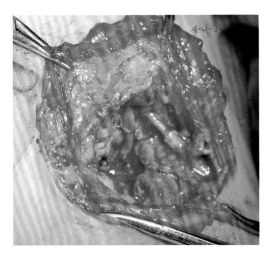

图 41-14 已行血管吻合

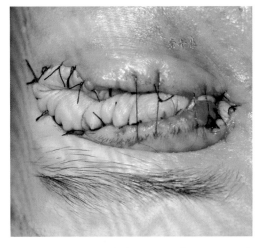

图 41-15 皮瓣移植术毕图,已行外眦切开,睑缘临时缝线两针

供区处理

皮瓣移植的过程中,由另一组医师处理供区。

前臂皮瓣的蒂部处理:蒂部区域行拉拢缝合,为获得更好的美容效果,减少前臂的皮肤瘢痕,皮肤、皮下分层缝合,或皮肤层以 5-0 可吸收线行埋藏缝合。

前臂供区处理:供皮区缺损范围较大,无法拉拢缝合,需行全厚皮片移植。一般取腹部全厚皮片,供皮区选择在髂前上棘前缘和股骨大转子之间,此区域毛发很少或无毛发。腹部供皮区拉拢缝合。

皮片移植:前臂皮肤缺损区行皮片游离移植后(图 41-17),加压包扎。

术后处理

全身处理:全身应用于抗生素、低分子右旋糖酐 500ml 及地塞米松 10mg 静脉滴注,每日 1 次,连用 5 天,口服阿司匹林 40mg,每天 1 次,连用 3 天,头部制动 3 天。术后 10 天拆除所有皮肤缝线。

皮瓣观察:术后 24 小时内,每 1 小时观察皮瓣血运一次,粉白色为正常,苍白色为动脉痉挛,紫色为静脉淤血。如发现皮瓣血运异常,要早期处理,必要时需打开切口重新行血管吻合。

眼部处理

早期处理

由于早期皮瓣不能加压,如皮瓣过于受压则会影响皮瓣的血运,因此术中仅将皮瓣与皮肤或结膜残端缝合,大部分病例中皮瓣部分暴露于睑裂区外,因而待皮瓣血运重建完成后需行眼窝的再次成形。术后 2~3 周时将皮瓣还纳于眼窝腔内,在眼窝内置入适中大小的眼模,如已行外眦切开者,则行外眦缝合,注意恢复外眦角的正常形态。然后行睑缘临时缝合 3 周,眼窝腔形成完好后配制临时义眼,但大多数病例 3 周睑缘缝合无法形成完好的眼窝腔,因此多需睑缘粘连缝合 3 个月,然后行睑裂切开后定制义眼。

眶内容摘除术后患者的眼部处理

眼窝成形:因此种病例其眼睑后层缺失,单纯行前臂皮瓣移植后多继发有下睑退缩、下睑松弛,义眼佩戴不良,因此术后 2 周时将皮瓣还纳于眼窝腔内,眼窝内置入适中大小的眼模,行上下睑缘中 2/3 永久粘连缝合 3 个月,以利眼窝的形成(图 41-16)。

晚期处理

下睑成形:术后 3 个月时,行睑裂切开,同时行下睑异体巩膜或阔筋膜悬吊,或者行 Medpor 下睑插片植入来矫正下睑退缩(图 41-18)。

皮瓣削薄:术后 6 个月,如皮瓣过于臃肿,则行皮瓣削薄(图 41-19)。

内外眦成形及眼窝成形:术后半年后,如内外眦角或眼窝畸形则需手术矫正。

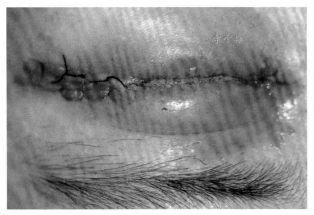

图 41-16 睑缘永久性粘连缝合

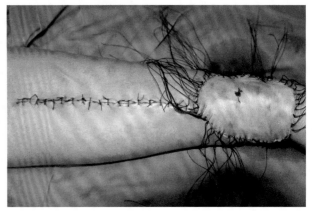

图 41-17 前臂皮肤缺损区皮片移植修复

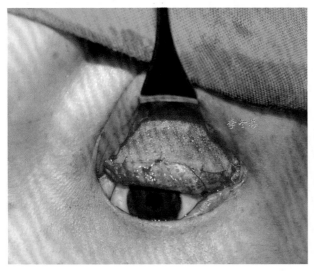

图 41-18 下睑插片植入矫正下睑退缩

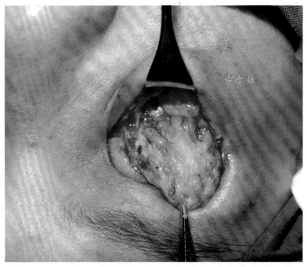

图 41-19 皮瓣削薄术中

眼窝成形

视具体情况,行上下穹窿褥式缝合加深穹窿(图 41-20,图 41-21)。

内外眦畸形矫正

行内眦圆钝矫正,必要时行外眦开大或缝合(图 41-22,图 41-23)。

下睑退缩松弛矫正

如存在下睑退缩或松弛,可行外侧睑板条悬吊或眶颧韧带悬吊术。

义眼配制

下睑退缩矫正术后 3 周,行义眼配制。义眼需特殊定制,部分患者因术前上睑或下睑残存不足,术后外观不良,可做软硅胶的眼睑假体改善外观(图 41-24,图 41-25)。

注意

术中止血带放置的时间一般不超过 40 分钟,否则会影响前臂及手部的血供。

注意勿损伤前上臂外侧皮神经,以免术后出现局部皮肤麻木。我们的 1 例患者即有术后前 3 个月内的手掌感觉障碍,一般不需特殊处理可自行恢复。

前臂游离皮瓣眼窝成形术中皮瓣需折叠,加之眼窝形状的特殊性,需行眼窝腔的成形,但皮瓣移植的早期不能加压,因此需术后的眼窝再成形,由此亦增加了此皮瓣应用于眼窝中的难度。

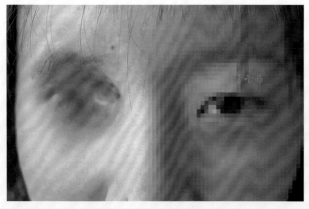

图 41-20　眶内容摘除术后 5 年(眶内容缺失、眼窝闭锁)

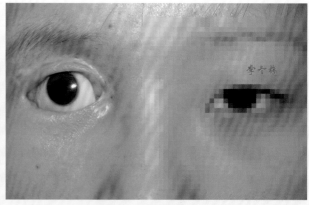

图 41-21　前臂皮瓣移植术后半年(内外眦角畸形、下穹窿浅)

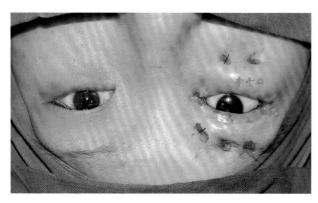

图 41-22　内外眦角修复及眼窝成形术毕图

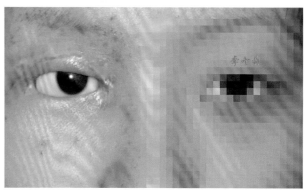

图 41-23　患者二次整复术后半年像

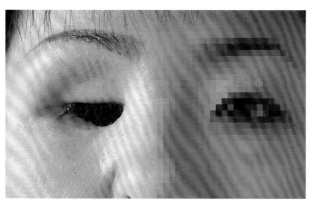

图 41-24　眶内容摘除术后 7 年

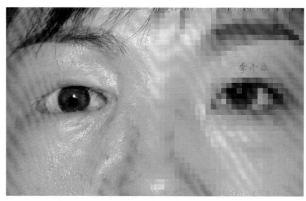

图 41-25　游离前臂皮瓣移植术后两年像

游离肩胛皮瓣眼窝成形

肩胛皮瓣切取

皮瓣设计：嘱患者用力将上臂外展和向内旋转90°角，触及三边间隙的肌性边缘。标记三边间隙，并标出旋肩胛皮动脉的水平支和垂直支。由于肩胛区皮下筋膜层的血供丰富，皮瓣可以设计成各种形状，在眼窝成形中通常设计为横向或斜向的椭圆形皮瓣（图41-26），一头盖过三边间隙。

皮瓣切取：患者取侧卧位，消毒供区一侧整个肩胛区，铺巾。采用由外向内的解剖，解剖在皮瓣的外侧三边间隙的表面作"V"形切口，切口深达深筋膜层，在深筋膜的深面和肌肉表面由外向内侧解剖，此过程中不要切断粗大的血管。到达肩胛骨外侧缘后，找到小圆肌的下缘和大圆肌的上缘，将上述两肌向上下牵开，即可发现血管蒂为疏松脂肪组织包绕。在该间隙内小心解剖，沿途结扎CSA至肌肉和骨膜的小分支，在到达肩胛下动脉前可获得7～10cm的血管蒂。然后沿血管蒂方向小心翻起皮瓣的主体，覆盖冈上肌和冈下肌的肌筋膜不要一并翻起（图41-27）。

眼窝处理

同游离前臂皮瓣移植。

肩胛皮瓣移植

解剖显露受区血管：沿耳屏前向上发际缘处，沿颞浅动脉走行方向做切口，长约8cm；平毛囊深层，即颞浅筋膜浅层前，略向两侧分离，露出颞浅动脉主干及伴行静脉。

皮瓣移植：将皮瓣断蒂，皮瓣置于眼窝内，于内外眦部向颞部作皮下隧道，皮瓣蒂部穿过皮下隧道至吻合处等待血管吻合。

血管吻合：操作同前节（图41-28）。

血循环的确认血运重建后，观察10～20分钟，确认血循环良好后缝合颞部切口。

术中处理：眼部及颞区单纯以眼垫覆盖，不需包扎；肩胛部加压包扎。

供区处理

在眼窝成形中皮瓣切取宽度一般在6～7cm，因此供区局部可拉拢缝合。

术后处理

全身处理及眼部处理同游离前臂皮瓣移植（患者术前、术后像见图41-29～图41-31）。

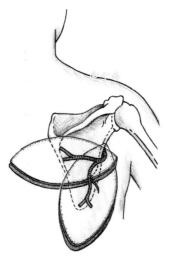

图 41-26 皮瓣设计

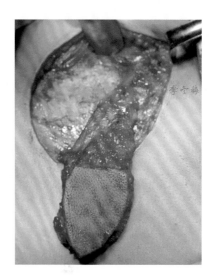

图 41-27 皮瓣切取完成

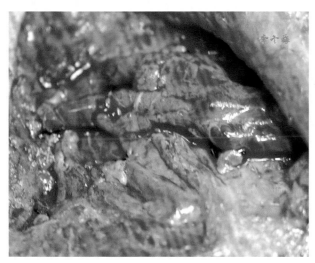

图 41-28 与颞浅动、静脉吻合

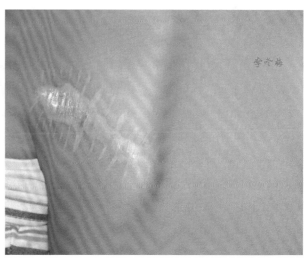

图 41-29 显示术后肩胛部瘢痕较隐蔽

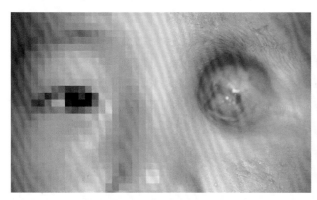

图 41-30 患儿 8 岁,横纹肌肉瘤眶内容摘除术后 2 年

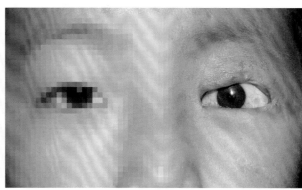

图 41-31 肩胛皮瓣眼窝成形术后 1 年

游离上臂外侧皮瓣眼窝成形

上臂外侧皮瓣切取

皮瓣设计:从三角肌止点至肱骨外上髁画一连线,此线为上臂外侧肌间隔和桡侧副动脉后支的体表面投影,以该线为轴设计皮瓣。皮瓣上界可达三角肌止点上方5cm,下界可达肘部或肘下5cm,前后界宽度在6cm左右。在眼窝成形中,视眼窝畸形状况切取6cm×6cm或7cm×8cm不等的皮瓣,皮瓣多采用圆形或椭圆形(图41-32)。

皮瓣切取:患者取仰卧位,消毒供区一侧整个上肢直至腋窝,铺巾。上臂束上无菌止血带,抬高同侧肩膀并置于软垫上,肘部屈曲位。沿设计线先作皮瓣后侧或远端切口,在深筋膜下向前解剖达上臂外侧肌间隔。分离此肌间隔和肱三头肌,可见肌间隔内的桡侧副动脉后支。沿肌间隔继续向前游离,操作时注意保护桡神经。近端结扎桡侧副动脉的前支。根据皮瓣转移形式决定蒂部位置和长度,一旦达到需求的血管蒂长度,即分离出桡侧副动脉后支和伴行静脉(图41-33)。

注意

供应上臂外侧下部皮瓣的血管神经均从上臂外侧肌间隔出来,作为深筋膜向深部延续的臂外侧肌间隔是术中协助定位的明显标志。

在切取皮瓣时肌间隔皮肤穿支均应保留,以免影响皮瓣的血运,肌间隔外的肌支均应结扎,以防出血。

皮瓣蒂部一般宽2.5cm左右,不可使血管蒂裸露。

当切开上臂外侧肌间隔游离血管束时,应避免损伤桡神经。

眼窝处理

同游离前臂皮瓣移植。

上臂外侧皮瓣移植

解剖显露受区血管:沿耳屏前向上发际缘处,沿颞浅动脉走行方向做切口,长约8cm。平毛囊深层,即颞浅筋膜浅层前,略向两侧分离,露出颞浅动脉主干及伴行静脉。

皮瓣移植及血管吻合同前节

血循环的确认:血运重建后,观察10~20分钟,确认血循环良好后缝合颞部切口。

眼部处理:眼部及颞区单纯以眼垫覆盖,不需包扎。上臂加压包扎。

供区处理

在眼窝成形中皮瓣切取宽度一般在6cm左右,因此供区局部可拉拢缝合(图41-34)。

术后处理

全身处理及眼部处理同游离前臂皮瓣移植(该患者术前、术后像见图41-35~图41-37)。

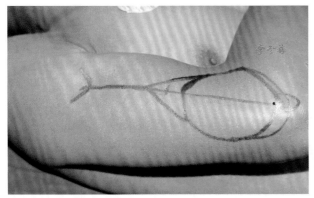

图41-32　上臂外侧皮瓣设计

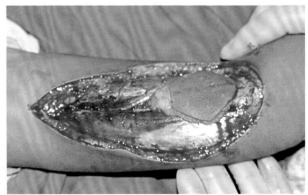

图41-33　上臂外侧皮瓣切取

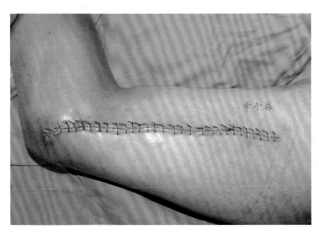

图41-34　供区缝合

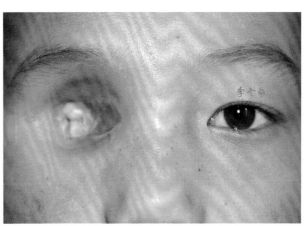

图41-35　横纹肌肉瘤眶内容摘除术后2年

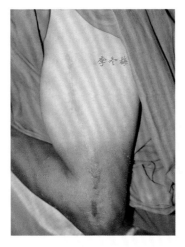

图41-36　上臂功能良好,线性瘢痕

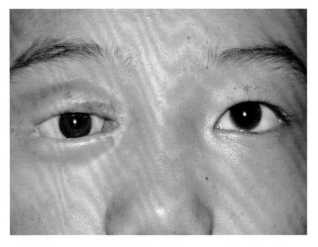

图41-37　游离上臂外侧皮瓣移植及后期眼窝成形术后1年

（李冬梅）

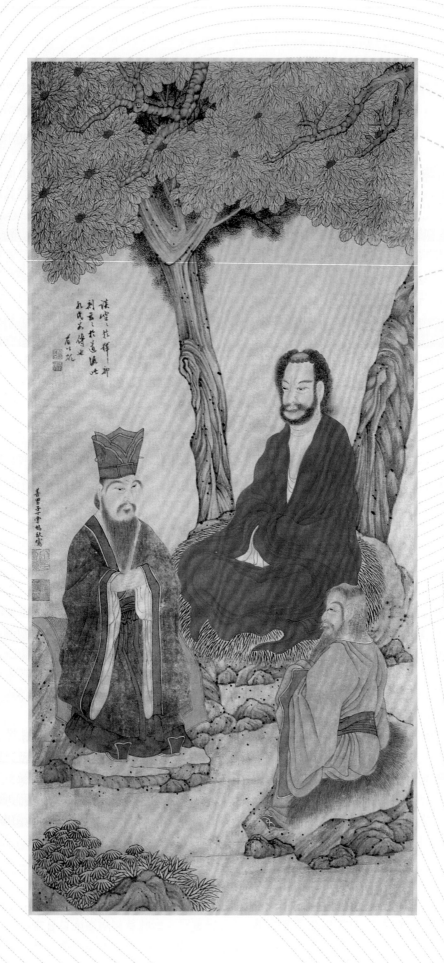

第四十二章 骨整合植入式眶赝复体技术

三人行必有我师焉;择其善者而从之。——《论语·述而》

骨整合种植技术本来源于口腔种植,20 世纪 60 年代由瑞典科学家证实了纯钛种植体具有良好的生物相容性,并提出了骨整合理论,数十年来口腔种植学已经成为一门成熟的学科。受到口腔内种植成功的鼓舞,自 20 世纪 70 年代始一些医生开始尝试口腔外种植体植入,而在 1981 年 Tjellstroin 等人首次报道成功应用骨整合植入支持耳廓假体获得成功。自此眶种植技术亦开始应用于临床,并取得了成功。也正是在与口腔颌面外科等多科合作中,汲取了此理念和技术,并渐摸索出种植体植入的最佳位置和数量。正所谓"三人行必有我师焉"!

第一节 概 述

骨整合种植体技术

从 20 世纪 60 年代起,口腔颌面医生一直致力于寻找到一种合适的材料和技术可以将义齿永久的固定在无齿颌骨上。从不锈钢到钛,人们尝试了各种金属材质的种植体,但是这些材质最终的命运是相同的,终究变成纤维包裹或是最终被压缩。1969 年,在骨髓活体研究中,Branemark 等人发现由金属钛制成的螺旋形的光学腔,植入骨中不易被移动。这些钛植入体固定在骨上不形成纤维包裹,并可耐受高压负载。这种植入方式可以稳定的,直接的将种植体锚定在活体骨组织上,Abrektsson 等人将其称为"骨整合技术"(osseointegration,OII)。

骨整合种植体是用商业纯钛按限定形态制成的螺钉形种植体。这类种植体能和活的骨组织产生直接的、持久性的骨性接触,界面处无纤维组织介入。骨整合种植体由 Branemark 1952 年发明,1967 年首次报道临床应用于牙种植体获得成功,自此临床上广泛应用口腔内种植技术来支持和固位义齿。受到口腔内种植成功的鼓舞,自 1977 年一些医生开始尝试口腔外种植体植入。随后大量文献报告骨整合种植技术口腔外应用获得成功,成功率可达 90% ~99% 。

骨整合种植体的制作材料和组成

骨整合种植体制作材料

目前的骨整合种植体多采用商业纯钛制作。钛具有优良的延展性、韧性、抗疲劳性,是最好的耐腐蚀性金属材料之一。钛的耐腐蚀性是源于氧化膜维持下的钝态。钛是热力学高度活泼的元素,在有氧环境中极易被氧化,表面形成一层厚约 50~100A°稳定而致密的氧化膜,该膜可保护金属防止腐蚀。钛植入骨组织后,在界面处发生复杂的反应,钛离子通过氧化膜向外转运,氧原子从生物环境中通过氧化膜向内转运、氧化膜生长、增厚。

骨整合种植体的组成

由固定装置、桥基和中心螺钉三部分组成。

固定装置是位于骨组织中的部分,为圆柱状螺钉形,长度从 10mm 到 3mm,螺纹沟的跨距约为 0.6mm,尖端 1/3 外径缩小。此种固定装置的长度有多种规格,可根据不同患者颌面骨骨床的厚度来选用。

桥基为骨整合种植体穿出黏膜或皮肤的部分,与固定装置相连接,呈圆柱体形,高度一般为 3mm。

中心螺钉为固定桥基到固定装置上的螺钉。螺钉上段有内螺纹,与修复体接圈螺钉固定。

骨整合的生物学过程

骨整合种植体植入后的初期

首先在植入的骨孔壁下形成与固定装置表面相吻合的螺纹,以使固定装置在愈合初期维持稳定,但是在骨壁螺纹与固定装置表面螺纹间的微小间隙中可充满血块和损伤骨。

骨整合形成期

固定装置植入后 3~6 个月,骨痂形成,血块可转变为新骨。损伤骨经过血管化、脱钙、再钙化过程而初步愈合,此时活的骨组织与固定装置紧密接触,骨整合初步完成。

功能重建期

修复体连接到固定装置后发挥正常功能,使骨组织在结构上作功能性调整。

第二节 骨整合植入支撑眶赝复体技术

经典的赝复体技术

眶内容摘除及颌面肿瘤切除术后,残留严重的眶软组织甚至眶骨组织缺损,以往有采用赝复体来修复此畸形。此型赝复体需要眼镜支架或粘贴方式来固定,患者必须配戴较厚边框的眼镜来掩饰和支持假体,配戴较厚的眼镜增加了患者的不适感。而利用粘贴方式固位假体,这些粘贴胶条固位假体的时间无法超过1天,每天必须更换胶条,患者担心在公共场所假体脱掉,从而丧失参加公共活动的信心。许多患者对粘贴胶条产生极大的不适感甚至过敏。因此此种赝复体支持方法无法获得满意效果。

骨整合种植体支持的赝复体

Tjellstrom A 1989年报告了骨整合种植体支持赝复体取得极好的效果。其临床过程为:

固定装置植入

将固定螺钉植入于骨孔壁下并形成相吻合的螺纹,此临床第一期需历时3~6个月(图42-1)。

桥基及修复体安装

一期手术后3 6个月可考虑安装桥基,桥基安装完善后3周即可安装修复假体。假体靠眶部双向磁钉(假体背面及桥基支架)来准确固位(图42-2)。

虽然此方法亦需2~3步,但所需时间不长,仅需用3~6个月。而且和手术修复不同,应用此方法修复后可随时观察眶内情况,故因恶性肿瘤行眶内容摘除术后者不必像手术修复那样需等待1~2年,直至确认肿瘤无复发后方可手术。眶骨种植可于眶内容摘除术后3个月软组织愈合后即可进行,因此明显缩短了总治疗周期。因假体是靠双向磁钉固位,因而可使赝复体精确在位、固定极其良好,患者从而不必担心赝复体随时脱落的可能,因此极大地提高了患者的满意度及自信心。

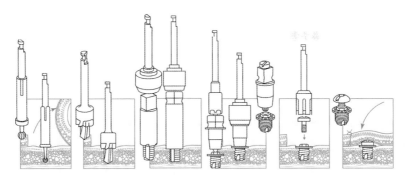

图42-1 固定装置植入示意图

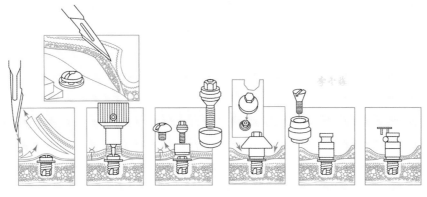

图42-2 桥基及修复体安装示意图

第三节　骨整合植入手术

术前评估

病史的采集

认真细致地采集病史是术前非常关键的步骤,从病史中可得到所有相关的临床资料,从而得出全面周全的诊断,这样方能保证制定合理的手术方案。此种病例多数为恶性肿瘤术后,对于既往病史的了解是非常重要的,肿瘤性质、术后放疗史对于手术时机的选择有重要意义。

术前检查

常规全身查体:除术前常规全身查体外,还要检查与既往肿瘤有关的相关检查,并除外肿物转移的可能。

眼部检查:判断眼睑存留情况,眼眶骨质情况,如眼眶骨已切除或有骨质的破坏则不宜行眶种植体植入。

眶种植的适应证和手术时机

眶肿瘤术后 3~6 个月左右,眶部软组织愈合完成后进行,并且眶骨无炎症。如经历过放射治疗的病例,应在放疗后至少 12 个月后进行种植体植入手术。

恶性肿瘤眶内容摘除术后 1 年以上肿瘤无复发并无全身转移者。

外伤后眶内容缺失或眶内容摘除术后眶窝畸形,眶窝内无或仅有极少量的软组织残存。

手术方法

手术分三步进行。

固定装置植入

于眼眶外上缘、外下缘、内上缘、内下缘标记皮肤切开位置。

采用局部麻醉 2% 利多卡因+0.75% 罗哌卡因(1:1)皮下浸润麻醉。

皮肤做约 6mm 长小切口,切开皮肤、皮下组织,皮肤切口约 5mm。

直切至骨膜,然后切开骨膜,剥离骨膜并形成骨膜瓣。

骨孔形成:首先以慢转速(1200~1500 转/分)圆钻头切割钻来钻一个小的骨孔以评估骨质情况及骨的厚度。如果骨质太薄,此位置将被放弃。如果骨质合适,在圆钻外安置 3~4mm 扩孔钻逐级扩孔制备种植窝(图 42-3)。

固定装置:植入骨孔形成后选择钛植入体,眶部固定装置多选用直径 3mm,长度 3~4mm 的螺旋圆柱体钉(图 42-4),然后慢速旋转固定装置(8~15 转/分)进入并扭紧(图 42-5),然后将螺丝帽旋入固定装置与其内的螺纹相接合(图 42-6)。一般需放置 3~4 个植入体(图 42-7)。

关闭切口:5-0 可吸收线间断缝合骨膜瓣及皮下组织,皮肤用 5-0 尼龙线或丝线间断缝合(图 42-8)。

术后处理:局部涂用抗生素眼药,加压包扎 3~5 天,隔日换药。术后 7 天拆除皮肤缝线。

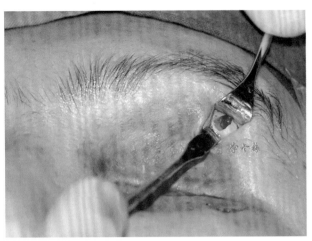

图 42-3　制备完成一个种植窝

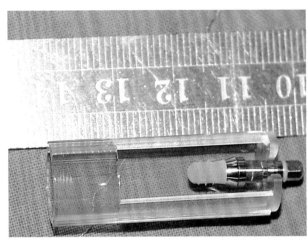

图 42-4　眶种植钉

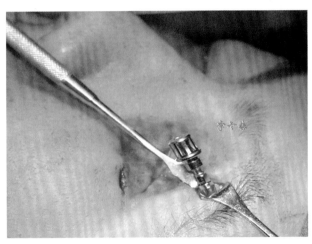

图 42-5　慢速旋转固定装置进入并扭紧种植钉

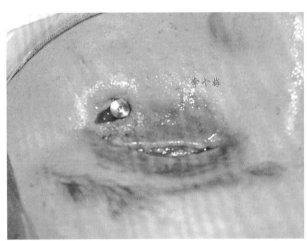

图 42-6　完成一个种植钉的种植

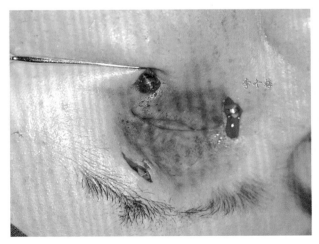

图 42-7　三个眶种植钉植入

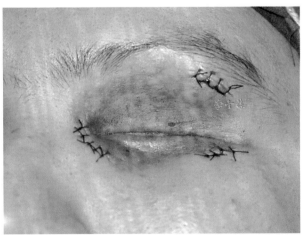

图 42-8　皮肤缝合

桥基安装

至少要在第一步手术 3 个月以后进行,此步骤的目的是要安装桥基来连接已整合的圆柱体钛钉。

首先确认先前种植体位置,用细探针探查来确定其位置。然后在原植入体周围皮下局部浸润麻醉。在原植入体旁切开皮肤暴露固定装置。

植入体表面及周围的皮肤削薄。

将去薄的皮瓣覆于植入体上,在植入体上面的皮肤做切口,将桥基旋入固定装置内(图 42-9)。

将塑料愈合帽旋入桥基顶部,种植体基底部皮肤以 5-0 尼龙线间断缝合。

局部纱布覆盖 24 小时,此后每日清洁,局部涂抗生素眼膏,1 周后拆除皮肤缝线,然后仍用纱布覆盖植入体直到安装赝复体。

注意

上眶缘及外侧及下眶缘处骨质较厚且致密。眶部骨种植体植入多选择此处位置。

在骨孔钻取过程中一直要应用灌注防止骨的热损伤。用钛制螺丝锥代替螺旋钻。螺旋钻仅仅以 8～15 转/分的速度运行,以便在没有热损伤的情况下精准的切割骨。再一次在螺旋穿透过程中使用冲洗方法将骨冷却。

不要将固定装置扭得太紧而损坏骨内的螺纹。如植入体松动,说明此植入体未发生骨整合,应取出,此种植体则废弃。故一般行四个种植体植入以防植入失败。

植入体表面及周围的皮肤要削薄,带有眉毛的皮肤要被无毛的皮肤瓣取代。

眶部假体安装

在桥基安装完成 3 周后可行眶部假体制作。

制作一个金属桥支架,以便更准确适应桥基,将金属支架旋入穿出皮肤外的桥基圆柱体内,支架上安装小的磁钉。

硅胶赝复体制作:首先用通常方法制作赝复体阴模铸型(蜡模),义眼可选用预制义眼也可用丙烯酸树脂定制。义眼位置合适后,以蜡模作为模板来制作组织杆。这个组织杆被蜡封、灌铸来接触桥基。如果必要可切割组织杆直到与桥基完全对应。然后调整整个假体眼部的轮廓及义眼位置,并试着将蜡模安装到眶部。如果蜡模合适,开始用通常方法制作医用硅胶假体。调整硅胶假体颜色,安装上睑睫毛、下睑睫毛于眼睑表面,磁钉装入假体背面组织杆内(图 42-10,图 42-11)。然后将假体安装于眶部双向的磁钉(假体背面及桥基支架上)将假体准确稳定地固位于眶部,固位极其良好。具体方法见第 34 章义眼定制与佩戴。

术后处理

家庭护理:每天用普通清洁剂及清水清洗假体一次,桥基和接触支架用湿盐水纱布每日擦洗干净,清除掉桥基周围的所有废屑。

定期随访:每半年随访一次,随访内容包括骨整合效果的确认,假体功能及位置情况,必要时假体需做适当调整(该患者术前、术后像见图 42-12～图 42-14)。

眶部骨整合种植体的并发症

眶部骨整合植入术并发症类似于其他面部骨整合植入术。

植入体不能达到完全的整合以致植入体脱落

植入体暴露

植入体周围皮肤组织慢性炎性反应

植入体周围皮肤增厚或萎缩变薄

支架及桥基断裂

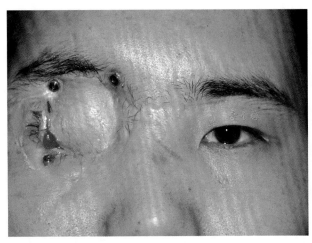

图 42-9　桥基完成

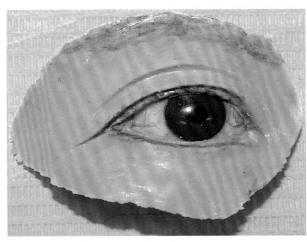

图 42-10　赝复体

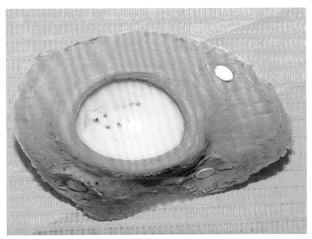

图 42-11　赝复体背面观

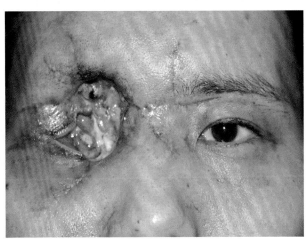

图 42-12　外伤后眶内容严重缺失,眼睑缺损

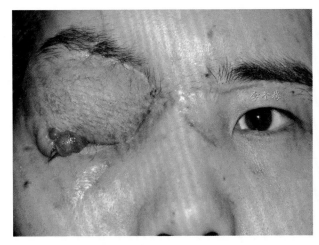

图 42-13　游离皮瓣修复术后

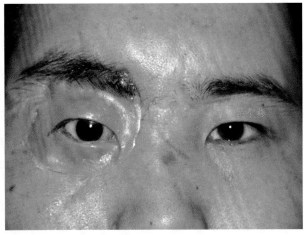

图 42-14　赝复体术后像

（李冬梅）

参 考 文 献

第一篇　眼整形美容外科基础

第一章　眼整形美容外科学概述

1. Korn BS. 眶面部整形手术视频图谱. 李冬梅,主译. 北京:人民卫生出版社,2014

2. 李冬梅. 眼睑手术图谱. 北京:北京科学技术出版社,2006

3. Rocca RCD. 眼整形外科手术与设计. 李冬梅,主译. 北京:人民卫生出版社,2003

4. William PC. Oculoplastic Surgery-the essentials. New York:Thieme Medical Publishers Inc,2001

5. 李勤,吴溯帆. 激光整形美容外科学. 杭州:浙江科学技术出版社,2013

6. 高景恒,曹谊林. 美容外科解剖图谱. 沈阳:辽宁科学技术出版社,2011

7. 于江,吴灿. 微整形注射美容. 北京:人民卫生出版社,2013

8. 范巨峰. 注射美容外科学. 北京:人民卫生出版社,2013

9. Park J. I. 东亚人面部美容手术. 李航,译. 北京:北京大学医学出版社,2009

10. 李京. 微创整形外科学. 北京:人民卫生出版社,2014

11. 齐向东,王炜. 整形美容外科学全书:微创美容外科学. 杭州:浙江科学技术出版社,2013

12. 刘毅,郭树忠. 形体雕塑与脂肪移植外科学. 杭州:浙江科学技术出版社,2012

13. Foad Nahai,Renato Saltz. R. 内镜整形手术学. 陈育哲,译. 北京:人民军医出版社,2011

14. David J. Goldberg. 面部美容技术. 孙家明,译. 北京:人民卫生出版社,2011

15. 王海平,穆雄铮. 面部分区解剖图谱:手术原理与整形实践. 沈阳:辽宁科学技术出版社,2011

16. Thorne CH,Bartlett SP. Grabb and Smith's Plastic Surgery. Sixth. Philadelphia:Lippincott Williams & Wilkins,2006

17. Strauch B, Vasconez LD. Grabb's Encyclopedia of Flaps:Volume I:Head and Neck. Third. Philadelphia:Lippincott Williams & Wilkins:2008

18. 范先群. 眼整形外科学. 北京:北京科学技术出版社,2009

19. Long JA. 眼科手术操作与技巧丛书:眼整形手术操作与技巧. 刘虎,译. 南京:江苏科学技术出版社,2013

20. 何黎. 美容皮肤科学. 北京:人民卫生出版社,2011

21. Cohen SR,Born T. Techniques in Aesthetic Plastic Surgery Series:Facial Rejuvenation with Fillers with DVD. Philadelphia:Saunders Ltd,2009

22. Foad Nahai,Farzad Nahai. Techniques in Aesthetic Plastic Surgery Series:Minimally-Invasive Facial Re-

juvenation with DVD. Philadelphia：Saunders Ltd，2009

23．Guyuron B，Kinney BM. Aesthetic Plastic Surgery Video Atlas. Philadelphia：Saunders Ltd，2011

24．DiBernardo B，Pozner JN. Techniques in Aesthetic Plastic Surgery Series：Lasers and Non-Surgical Rejuvenation with DVD. Philadelphia：Saunders Ltd，2009

25．Claudio Cardoso de Castro，Boehm K. Techniques in Aesthetic Plastic Surgery Series：Midface Surgery with DVD. Philadelphia：Saunders Ltd，2009

26．Cohen SR. 注射填充颜面美容. 谷廷敏，译. 北京：北京大学医学出版社，2011

27．刑新. 美容与再造整形手术实例彩色图谱. 沈阳：辽宁科学技术出版社，2008

28．Urken ML. 头颈部整形. 黄志刚，李冬梅，主译. 北京：人民卫生出版社，2013

第二章 眼整形美容的基本原则和技术

1．Urken ML. 头颈部整形. 黄志刚，李冬梅，主译. 北京：人民卫生出版社，2013

2．Korn BS. 眶面部整形手术视频图谱. 李冬梅，主译. 北京：人民卫生出版社，2014

3．Gregory RD. Evans. 整形外科手术学. 戚可名，主译. 北京：人民卫生出版社，2001

4．William PC. Oculoplastic Surgery-the essentials. New York：Thieme Medical Publishers Inc，2001

5．Cohen SR，Born T. Techniques in Aesthetic Plastic Surgery Series：Facial Rejuvenation with Fillers with DVD. Philadelphia：Saunders Ltd，2009

6．徐乃江，朱惠敏，杨丽，等. 实用眼整形美容手术学. 郑州：郑州大学出版社，2003

7．李冬梅. 眼睑手术图谱. 北京：北京科学技术出版社，2006

8．王淑琴，陈曦，谭谦，等. 改良真皮内缝合法在整形美容外科的应用. 中国美容医学，2009，18（4）：453-455

9．王春梅，聂晶莹. 垂直小切口及减张缝合术在皮肤扩张术中的应用. 整形再造外科杂志，2005，2（3）：159-161

10．李荟元. 自行充填式可渗透性扩张器4年临床应用经验. 整形再造外科杂志，2006，3（2）：124-125

11．Rounert MA，Hofheinz H，Manassa E. The beginning of a new Era in tissue expansion：self-filling osmotic tissue expander-four-year clinical experience. Plastic and Reconstructive Surgery，2004，114（05）：1025-1031

12．后晨蓉，刘祥厦，张有良，等. 自体脂肪移植修复面部凹陷性及萎缩性瘢痕. 中国美容医学，2014，23（24）：2035-2037

13．蔡景龙. 现代瘢痕学. 第2版. 北京：人民卫生出版社，2008

14．史书林，沈新华，魏国祥，等. 微晶磨削术治疗面部凹陷性瘢痕疗效观察. 中国美容医学，2011，20（4）：635-637

15．Yuan XH，Zhong SX，Li SS，et al. Comparison study of fractional carbon dioxide laser resurfacing using different fluences and densities for acne scars in Asians：a randomized split-face trial. Dermatol Surg，2014，40（5）：545-552

16．吴燕虹，程飚，苑凯华，等. 超脉冲 CO_2 激光联合点阵铒激光治疗面部凹陷性瘢痕与增生性瘢痕的疗效比较. 中国美容医学，2010，19（10）：1511-1513

17．Foad Nahai，Farzad Nahai. Techniques in Aesthetic Plastic Surgery Series：Minimally-Invasive Facial Rejuvenation with DVD. Philadelphia：Saunders Ltd，2009

18．Guyuron B，Kinney BM. Aesthetic Plastic Surgery Video Atlas. Philadelphia：Saunders Ltd，2011：10-18

19．Xie Y，Zheng DN，Li QF，et al. An integrated fat grafting technique for cosmetic facial contouring. J Plast Reconstr Aesthet Surg，2010，63（2）：270-276

20．Lu F，Li J，Gao J. et al. Improvement of the survival of human autologous fat transplantation by using

VEGF-transfected adipose-derived stem cells. Plast Reconstr Surg,2009,124(5):1437-1446

21. Yoshimura K,Sato K,Aoi N,et al. Cell-assisted lipotransfer for cosmetic breast augmentation:supportive use of adipose-derived stem/stromal cells. Aesthetic Plast Surg,2008,32(1):48-55

22. Uda H,Sugawara Y,Sarukawa S,et al. Brava and autologous fat grafting for breast reconstruction after cancer surgery. Plast Reconstr Surg,2014,133(2):203-213

23. Fain JN,Tichansky DS,Madan AK. Most of the interleukin 1 receptor antagonist,cathepsin S, macrophage migration inhibitory factor,nerve growth factor,and interleukin 18 release by explants of human adipose tissue is by the non-fat cells,not by the adipocytes. Metabolism,2006,55(8):1113-1121

24. 郭磊磊,张宝林,王小兵,等.横弧线法内眦赘皮矫正术的临床应用.中国美容医学,2014,23(24): 2048-2050

25. 宋建星,孙美庆,陈江萍,等.东方人内眦赘皮的解剖及治疗.中华医学美学美容杂志,2001,7(5): 251-253

26. 禹波.内眦赘皮矫正术的切口设计与手术技巧.中国美容医学,2012,21(1):57-58

27. 李世荣.现代美容整形外科学.北京:人民军医出版社,2006

28. 刘斌,邓辰亮,郑江红,等.内眦赘皮矫正术中常遇到的几个问题讨论.中国美容整形外科杂志, 2014,25(5):312-315

29. 黄岩,洪帆,刘歆,等.单睑的成因、分型与手术方式的选择.中华整形外科杂志,2012,28(5): 371-372

30. 陈辉,张继忠,曹丽娜.重睑术同期非连贯法矫正内眦赘皮的应用体会.中国美容医学,2010,19 (1):1463-1465

31. 徐林海,邢新,李春满,等.改良新月形去皮法矫正内眦赘皮.中国美容整形外科杂志,2008,19 (1):36-38

第三章　眼整形美容外科的组织移植技术

1. 徐乃江,朱惠敏,杨丽,等.实用眼整形美容手术学.郑州:郑州大学出版社,2003

2. Korn BS.眶面部整形手术视频图谱.李冬梅,主译.北京:人民卫生出版社,2014

3. Evans GRD.整形外科手术学.戚可名,主译.北京:人民卫生出版社,2001

4. 史伟云,王婷.谈羊膜移植在角膜和眼表疾病应用中的问题.中华实验眼科杂志,2014,32(09): 769-772

5. Meller D. Pires RT, Mack RJ. et al. Amniotie membrane transplantation for acute chemical or thermal burns. Ophthalmology,2000,107(5):980-989

6. 李冬梅.眼睑手术图谱.北京:北京科学技术出版社,2006

7. 陈士成,徐建江,杨晋,等.异体巩膜移植治疗烧伤后瘢痕性睑内翻.浙江实用医学,2007,12(2): 126-127

8. 崔红光,陈艳红,郦惠燕.义眼座植入同期利用羊膜移植结膜囊重建术的临床观察.中华眼科杂志, 2005,41(11):1005-1008

9. 方严,魏文斌,陈积中.巩膜病学.北京:科学技术文献出版社,2006

10. 郭波,郭祥文,罗清礼.异体巩膜移植替代睑板重建眼睑.中国修复重建外科杂志,2003,17(5): 403-405

11. 刘红英,梁小琼.异体巩膜用于眼科成形术.眼科新进展,2001,21(4):307

12. 秦毅,闵燕,张盛中,等.保存异种巩膜移植的实验研究.眼科,2004,13(4):245-249

13. Shahdadfar A,Haug K,Pathak M,et al. Ex vivo expanded autologous limhal epithelial cells on amniotic

membrane using a culture medium with human serum as single supplement, Exp Eye Res, 2012, 97(1):1-9

14. Rocca RCD. 眼整形外科手术与设计. 李冬梅, 主译. 北京:人民卫生出版社, 2003

15. 周世有, 陈家祺, 陈龙山, 等. 羊膜移植重建静止期眼结膜表面的远期疗效分析. 中华眼科杂志, 2004, 40(11):745-749

16. 周世有, 陈家祺, 刘祖国, 等. 羊膜移植重建急性期严重烧伤眼表的临床研究. 中华眼科杂志, 2004, 40(2):97-100

17. Alio JL, Abad M, Scorsetti DH. Preparation, indications and results of human amniotic membrane transplantation for ocular surface disorders. Expert Rev Med Devices, 2005, 2(2):153-160

18. Goyal R, Jones SM, Espinosa M, et al. Amniotic membrane transplantation in children with symblepharon and massive pannus. Arch Ophthalmol, 2006, 124(10):1435-1440

19. Küçükerdönmez C, Akova YA, Altinörs DD. Vascularization is more delayed in amniotic membrane graft than conjunctival autograft after pterygium excision. Am J Ophthalmol, 2007, 143(2):245-249

20. Parmar DN, Alizadeh H, Awwad ST, et al. Ocular surface restoration using non-surgical transplantation of tissue-cultured human amniotic epithelial cells. Am J Ophthalmol, 2006, 141(2):299-307

21. Seitz B, Resch MD, Schlötzer-Schrehardt U, et al. Histopathology and ultrastructure of human corneas after amniotic membrane transplantation. Arch Ophthalmol, 2006, 124(10):1487-1490

22. Shiffman MA. 自体脂肪移植. 孙家明, 译. 北京:人民卫生出版社, 2012

23. 魏福昌, 孙家明. 皮瓣与重建外科. 北京:人民卫生出版社, 2011

24. 侯春林, 宋达疆. 穿支皮瓣手术图解. 上海:上海科学技术出版社, 2014

25. 侯春林, 顾玉东. 皮瓣外科学. 上海:上海科学技术出版社, 2013

26. 刘毅, 郭树忠. 形体雕塑与脂肪移植外科学. 杭州:浙江科学技术出版社, 2012

27. 楼尧勇, 黄芝英, 徐枫, 等. 下睑缘带蒂皮瓣移植治疗重度下睑倒睫. 江西医药, 2005, 40(08):484-485

28. 杨华莲, 刘攀, 丁华荣, 等. 人工真皮联合自体薄层皮片移植修复难愈性创面的疗效观察. 中国临床新医学, 2014, 05:424-428

29. 陈宇宏, 张金明, 梁伟强, 等. 负压引流结合刃厚皮片移植治疗难治性感染缺损创面的疗效观察. 中国美容医学, 2014, 23(19):1589-1592

30. 马涛, 马少林, 李朝阳, 等. 两种薄中厚皮片治疗皮肤撕脱伤临床效果对比研究. 中国美容医学, 2014, 23(17):1411-1414

第四章　眼整形美容外科的生物材料

1. Kozakiewicz M. Computer-aided orbital wall defects treatment by individual design ultrahigh molecular weight polyethylene implants. J Craniomaxillofac Surg, 2014, 42(4):283-9

2. Al-Sukhun J, Lindqvist C. A comparative study of 2 implants used to repair inferior orbital wall bony defects: autogenous bone graft versus bioresorbable poly-L/DL-Lactide [P(L/DL)LA 70/30] plate. J Oral Maxillofac Surg. 2006, 64(7):1038-1048

3. Wei YH, Liao SL. Frontalis suspension using expanded polytetrafluoroethylene: results of different surgical designs. J Formos Med Assoc. 2009, 108(12):943-949

4. 李冬梅, 闵燕, 朱小青. 羟基磷灰石义眼台置入术. 中华整形烧伤杂志, 1997, 2:102-105

5. Francesco Baino. Biomaterials and implants for orbital floor repair. Acta Biomaterialia, 2011, 7(9):3248-3266

6. Bonfield W, Grynpas MD, Tully AE, et al. hydroxyapatite-reinforced polyethylene-A mechanically compatible implant material for bone replacement. Biomaterials, 1981, 2(3):185-186

7. Kilcuchi M,Itoch S,Ichinose S,et al. Self-organization mechanism in a bone-like hydroxyapatite/collagen nanocomposite synthesized in vitro and its biological reaction in vivo. Biomaterial,2001,22(13):1705-1711

8. Hou Z,Yang Q,Chen T,Hao L,Li Y,Li D. The use of self-inflating hydrogel expanders in pediatric patients with congenital microphthalmia in China. J AAPOS. 2012;16(5):458-63

9. Tabrizi R,Ozkan TB,Mohammadinejad C,et al. Orbital floor reconstruction. J Craniofac Surg. 2010,21(4):1142-1146

10. Di Silvio L,Dalby MJ,Bonfiejd W. Osteoblast behaviour on HA/PE composite surfaces with different HA volumes. Biomaterials,2002,23(1):101-107

11. Zhang W,Zhu C,Wu Y,et al. VEGF and BMP-2 promote bone regeneration by facilitating bone marrow stem cell homing and differentiation. Eur Cell Mater. 2014,27:1-11

12. Venkatesan J,Kim SK. Nano-hydroxyapatite composite biomaterials for bone tissue engineering-a review. J Biomed Nanotechnol. 2014,10(10):3124-3140

第二篇　眼睑、眉

第五章　眼睑的临床解剖

1. Rocca RCD. 眼整形外科手术与设计. 李冬梅,主译. 北京:人民卫生出版社,2003

2. 李凤鸣. 中华眼科学. 北京:人民卫生出版社,2005

3. 刘爽,唐少华. 眼睑刷区域的解剖及组织形态的共聚焦显微镜观察. 中华眼视光学与视觉科学杂志,2014,16(10):610-614

4. 徐乃江,朱惠敏,杨丽. 实用眼整形美容手术学. 郑州:郑州大学出版社,2003

5. Urken ML. 头颈部整形. 黄志刚,李冬梅,主译. 北京:人民卫生出版社,2013

6. Saonanon P. Update on Asian eyelid anatomy and clinical relevance. Curr Opin Ophthalmol,2014,25(5):436-442

7. Kakizaki H,Malhotra R,Selva D,et al. Upper eyelid anatomy:an update. Ann Plast Surg,2009,63(3):336-343

8. Orbay H,Sensöz O. Revisiting upper eyelid anatomy:introduction of the septal extension. Plast Reconstr Surg,2007,119(1):423-425

9. Kakizaki H,Malhotra R,Selva D,et al. Lower eyelid anatomy:an update. Ann Plast Surg,2009,63(3):344-351

10. 杨亚益,李圣利,蒋朝华,等. 眼睑淋巴管分布的显微解剖研究. 组织工程与重建外科杂志,2011,07(02):100-103

11. 杨帅,毕燕龙. 上眼睑解剖学研究进展. 国际眼科纵览,2012,36(02):78-83

12. 赵天兰,程新德,熊绍虎,等. 以睑缘动脉弓为蒂的睑缘复合组织瓣的解剖学及临床应用. 中华医学美学美容杂志,2008,14(03):148-151

13. 赵天兰,程新德,李光早,等. 眼睑复合组织瓣修复眼睑全层缺损. 中华医学美学美容杂志,2003,9(2):72-74

14. 海林,卢丽,陶军,等. 眼科解剖学图谱. 沈阳:辽宁科学技术出版社. 2002

15. 秋明,郑广瑛. 眼科应用解剖学. 郑州:郑州大学出版社. 2010

16. Codner MA,McCord CD,Mejia JD,et al. Upper and lower eyelid reconstruction. PLast Reconstr Surg,2010,126(5):231-245

17. 王玉倩,董诺,吴护平,等.睑板腺形态学的研究进展.中华眼科杂志,2014,50(04):299-302

18. Bron AJ,Tiffany JM,Gouveia SM,et al. Functional aspects of the tear film lipid layer. Exp Eye Res, 2004,78(3):347-360

19. 乔静,晏晓明.睑板腺脂质研究进展.中华眼科杂志,2012,48(1):141-145

20. 朱文卿,徐建江,孙兴怀,等.活体共焦显微镜下观察正常人眼球结膜组织结构.中华眼科杂志, 2009,45(4):344-349

21. Kobayashi A,Yoshita T,Sugiyama K. In vivo findings of the bulbar/palpebral conjunctiva and presumed meibomian glands by laser scanning confoeal microscopy. Cornea,2005,24(8):985-988

22. Efron N,AI-Dossari M,Pritehard N. In vivo confoeal microscopyof the palpebral conjunctiva and tarsal plate. Optom Vis Set,2009,86(11):1303-1308

23. Ibrahim OM,Matsumoto Y,Dogru M,et al. The efficacy,sensitivity,and specificity of in vivo laser confoeal microscopy in the diagnosis of meibomian gland dysfunction. Ophthalmology,2010,117(4):665-672

24. 翁瑞,郑永生,杜建龙,等.外侧眉下垂的解剖力学研究.中国美容医学,2006,15(09):1049-1051

25. 范少光,汤浩,潘伟丰,等.人体生理学(第2版).北京:北京大学医学出版社,2000

26. 卓晓,陈武.眼睑外侧眶缘面神经终末支划切术治疗睑痉挛.眼外伤职业眼病杂志,2002,24(05): 578-579

27. Korn BS.眶面部整形手术视频图谱.李冬梅,主译.北京:人民卫生出版社,2014

第六章　美容性重睑成形术

1. 陈乃理.切开法重睑术并发症的原因分析及对策.中华医学美学美容杂志,2001,7(1):19-21

2. 张为宝,肖斐,谢尚生,等."一"字切口矫正内眦赘皮结合重睑成形术的临床应用.中国美容整形外科杂志,2015,26(01):43-44

3. 申五一,王兰娣,李娜.重睑成形术的设计技巧.中华医学美学美容杂志,2004,10(6):373

4. 陈润芳,李攀登,张远贵,等.黄金分割点单一小切口重睑成形术的临床应用.中国美容整形外科杂志,2015,26(01):35-36

5. Kakizaki H,Malhotra R,Selva D,et al. Upper eyelid anatomy:an update. Ann Plast Surg,2009,63(3): 336-343

6. 徐乃江,朱惠敏,杨丽.实用眼整形美容手术学.郑州:郑州大学出版社,2003

7. Korn BS.眶面部整形手术视频图谱.李冬梅,主译.北京:人民卫生出版社,2014

8. 施文娟,吴锁法.改良三点式重睑术治疗上睑皮肤松弛的近期疗效及安全性分析.组织工程与重建外科杂志,2014,10(6):346-347,354

9. 李铭,谢义德,周亚宽,等.中央小切口微创重睑术与内中外小切口重睑术的前瞻性对照研究.中华整形外科杂志,2014,30(06):409-413

10. 张玮,卢弘.重睑成形术联合泪腺复位术治疗眼睑松弛症的临床效果.中华医学美学美容杂志, 2014,20(03):186-189

11. 王晓刚.改良三点式重睑与传统重睑治疗上睑皮肤松弛的临床疗效对照.中国医药指南,2014,12 (25):191-192

12. 聂丽丽,鲁华.短切口皮下隧道分离压线法重睑术.中国医疗美容,2014,05:32-35

13. 包奎.小切口缝挂点上移重睑术的临床应用.中国医疗美容,2014,1:54-56

14. 肖睿,王拥军,陈素兵,等.改良埋线重睑术的临床疗效分析.中国医疗美容,2014,1:49-49

15. 陈继忠,刘丹丹,靳军华,等.改良切开法重睑成形术56例临床观察.中国美容医学,2014,23 (22):1878-1879

16. 姚翠英,严玲玲,李芸,等.点切缝合埋线法重睑术同期内眦开大术的应用,中国美容医学,2014, 23(8):624-626

17. Lukanova A, Zeleninclr JA, Lundin E, et al. Prediagnostic Level of C-peptide, IGFl, IGFBPl, 2 and 3 and risk of endometrial cancer. Int J Cancer, 2011, 8(2):262-268

18. Cho BC, Byun JS. New technique combined with sutm'e and incision method for creating a more physiologically natural double-eyelid. Hast Reconstr Surg, 2010, 125(1):324-331

19. Kruavit A. Asian blepharoplasty: an 18-year experience in 6215 patients Aesthet. Surg J, 2009, 29(4): 272-283

20. Lee D, Law V. Subbrow blepharoplasty for upper eyelid rejuvenation in Asians. Aesthet Surg J, 2008, 29(4):284-288

21. 孙洁,李冬梅,陈涛,等.眼睑皮肤松弛症及其伴发畸形的手术整复.眼科,2008,17(06):375-378

22. 张雅丽,付杰,张秋丽,等.泪腺脱垂复位重睑成形术.中华医学美学美容杂志,2005,11(3):171

23. Hundal KS, Mearza AA, Joshi N. Lacrimal gland prolapae in blepharochalasis. Eye, 2004, 18(4): 429-430

24. Dozaa A, Korolyi ZS, Degrell P. Bilateral blephamchalasis. J Eur Aead Dermatol Venereol, 2005, 19: 725-728

25. Pool SM, Krabbe-Timmerman IS, Cromheecke M, et al. Improved upper blepharoplasty outcome using an internal intradermal suture technique: a prospective randomized study. Dermatol Surg. 2015, 41(2):246-249

26. Pool SM, van der Lei B. Asymmetry in upper blepharoplasty: A retrospective evaluation study of 365 bilateral upper blepharoplasties conducted between January 2004 and December 2013. J Plast Reconstr Aesthet Surg. 2014:11(20):1748-6815

27. Jindal K, Sarcia M, Codner MA. Functional considerations in aesthetic eyelid surgery. Plast Reconstr Surg. 2014, 134(6):1154-1170

28. Ortiz-Basso T, Vigo R, Prémoli EJ. Horizontal diplopia following upper blepharoplasty. Case Rep Ophthalmol. 2014, 5(3):289-291

29. Macdonald KI, Mendez AI, Hart RD. Eyelid and brow asymmetry in patients evaluated for upper lid blepharoplasty. J Otolaryngol Head Neck Surg. 2014, 43(1):36-39

30. Kiang L, Deptula P, Mazhar M, et al. Muscle-sparing blepharoplasty: a prospective left-right comparative study. Arch Plast Surg. 2014, 41(5):576-583

31. Crosswell EG, Leyngold IM. Atypical Mycobacterial Infection Following Upper Eyelid Blepharoplasty. Ophthal Plast Reconstr Surg. 2014, 9(10):345-348

32. Jansma J, Schepers RH, Schouten HJ, et al. Blepharoplasty in aesthetic facial surgery. Ned Tijdschr Tandheelkd. 2014, 121(7-8):395-400

33. Takahashi Y, Mito H, Nakamura Y, et al. Upper eyelid reconstruction by making a skin defect similar to skin removal in blepharoplasty. J Craniofac Surg. 2014, 25(5):445-446

第七章 美容性下睑成形术

1. 徐乃江,朱惠敏,杨丽.实用眼整形美容手术学.郑州:郑州大学出版社,2003

2. Ritleng P. Lower lid blepharoplasty. J Fr Ophtalmol. 2004, 27(6):651-657

3. Kakizaki H, Malhotra R, Selva D, et al. Lower eyelid anatomy: an update. Ann Plast Surg, 2009, 63(3): 344-351

4. Lee AS, Thomas JR. Lower lid blepharoplasty and canthal surgery. Facial Plast Surg Clin North Am,

2005,13(4):541-551

5. Morax S,Touitou V. Complications of blepharoplasty. Orbit,2006,25(4):303-318

6. Green S,Stemplewitz B,Keserü M. Lateral canthopexy-a simple addition to lower lid blepharoplasty. Klin Monbl Augenheilkd. 2015,232(1):33-36

7. Pascali M,Avantaggiato A,Brinci L,et al. Tarsal sling:an essential stitch to prevent scleral show in lower blepharoplasty. Aesthet Surg J. 2015,35(1):11-19

8. Schwarcz RM,Kotlus B. Complications of lower blepharoplasty and midface lifting. Clin Plast Surg. 2015,42(1):63-71

9. Pepper JP,Baker SR. Transcutaneous lower blepharoplasty with fat transposition. Clin Plast Surg. 2015,42(1):57-62

10. Bae-Harboe YS,Geronemus RG. Eyelid tightening by CO2 fractional laser,alternative to blepharoplasty. Dermatol Surg. 2014,12:137-141

11. Shin JH,Chung CM,Hong IP et al. A new method for forming the pretarsal fullness after lower blepharoplasty. Arch Plast Surg. 2014,41(6):790-792

12. Liao WC,Ma H. Infraeyebrow blepharoplasty incorporated browpexy in an asian population. Plast Reconstr Surg. 2014,134(4):126-127

13. Baker S,LaFerriere K,Larrabee WF Jr. Lower lid blepharoplasty:panel discussion,controversies,and techniques. Facial Plast Surg Clin North Am. 2014,22(1):97-118

14. 刘华生,梁晓琴. 重睑加内眦赘皮矫正术同时联合外切口下睑袋矫正术的疗效及预后分析. 中国医疗美容,2014,01:24-27

15. 李薇薇,刘志飞,曾昂,等. 下睑松垂患者下睑袋整形术改良体会. 中国美容医学,2014,23(23):1969-1972

16. 白华宝,高玉洁,王铭,等. 外眦成形术在矫正下睑错位和下睑退缩的效果观察. 中国美容医学,2014,23(6):444-446

17. 王保健,张跃辉,刘艳伟,等. 下睑成形术联合眶隔重置术修复眼袋合并沟槽畸形. 中国医疗美容,2013,4:15-16

18. 刘志坤,蒋晟,杨锋,等. 多技术综合应用下睑成形术矫正下睑泪槽畸形. 中国美容医学,2013,22(2):251-254

19. Sullivan PK,Drolet BC. Extended lower lid blepharoplasty for eyelid and midface rejuvenation. Plast Reconstr Surg. 2013,132(5):1093-1101

20. Collar RM,Lyford-Pike S,Byrne P. Algorithmic approach to lower lid blepharoplasty. Facial Plast Surg. 2013,29(1):32-39

21. Aakalu VK,Putterman AM. Fat repositioning in lower lid blepharoplasty:the role of titrated excision. Ophthal Plast Reconstr Surg. 2011,27(6):462

22. Yeh CC,Williams EF 3rd. Fat management in lower lid blepharoplasty. Facial Plast Surg. 2009,25(4):234-244

23. Talisman R. Transconjunctival septal suture repair for lower lid blepharoplasty. Plast Reconstr Surg. 2008,122(1):312

24. Kim EM,Bucky LP. Power of the pinch:pinch lower lid blepharoplasty. Ann Plast Surg. 2008,60(5):532-537

25. Atiyeh BS,Hayek SN. Transconjunctival septal suture repair for lower lid blepharoplasty. Plast Reconstr Surg. 2008,121(4):1505-1506

26. Stampos M. Lower lid blepharoplasty：the use of Lockwood's ligament for orbicularis oculi suspension and orbital fat preservation-a new technique. Aesthetic Plast Surg. 2007,31(6):680-687

27. Sadove RC. Transconjunctival septal suture repair for lower lid blepharoplasty. Plast Reconstr Surg. 2007,120(2):521-529

28. Lee AS,Thomas JR. Lower lid blepharoplasty and canthal surgery. Facial Plast Surg Clin North Am. 2005,13(4):541-551

29. Bedrossian EH Jr. Reconstructive lower lid blepharoplasty. Ophthalmol Clin North Am. 2005,18(2):291-300

30. Biesman BS. Noninvasive lower lid blepharoplasty with reply from Dr Ruiz-Esparza. Dermatol Surg. 2004,30(9):1270-1271

第八章　眼睑松弛症

1. Korn BS. 眶面部整形手术视频图谱. 李冬梅,主译. 北京:人民卫生出版社,2014

2. 李冬梅. 眼睑手术图谱. 北京:北京科学技术出版社,2006

3. 张玮,卢弘. 重睑成形术联合泪腺复位术治疗眼睑松弛症的临床效果. 中华医学美学美容杂志, 2014,20(03):186-189

4. Braakenburg A,Nicolai JP. Bilateral eyelid edema：cutis laxa or blepharochalasis? Ann Plast Surg,2000, 45(5):538-540

5. Motegi S,Uchiyama A,Yamada K, et al. Blepharochalasis：possibly associated with matrix metalloproteinases. J Dermatol. 2014,41(6):536-538

6. Gupta R,Gautam RK,Dewan T,et al. Langerhans cell disease of the eyelids masquerading as blepharochalasis. Pediatr Dermatol. 2014,31(1):31-32

7. Sacchidanand SA,Deepak HS,Vishal C,et al. Transcutaneous blepharoplasty in blepharochalasis. J Cutan Aesthet Surg. 2012,5(4):284-286

8. Hallahan KM,Sood A,Singh AD. Acute episode of eyelid oedema. Blepharochalasis. Br J Ophthalmol. 2012,96(6):909,913

9. Karaconji T,Skippen B,Di Girolamo N,et al. Doxycycline for treatment of blepharochalasis via inhibition of matrix metalloproteinases. Ophthal Plast Reconstr Surg. 2012,28(3):76-78

10. 孙洁,李冬梅,陈涛,等. 眼睑皮肤松弛症及其伴发畸形的手术整复. 眼科,2008,17(06):375-378

11. Hundal KS,Mearza AA,Joshi N. Lacrimal gland prolapse in blepharochalasis. Eye,2004,18(4):429-430

12. 廖莺,李冬梅,王开杰,等. 进行性睑皮肤松弛症伴泪腺脱垂的手术治疗. 中国实用眼科杂志, 2008,26(11):1245-1246

13. Kaneoya K,Momota Y,Hatamochi A,et al. Elastin gene expression in blepharochalasis. J Dermatol, 2005,32(1):26-29

14. 李冬梅,陈涛,侯志嘉,等. 眼睑松弛症的临床特征及并发畸形的手术治疗. 中华眼科杂志,2012, 48(08):696-700

15. 林菁,范先群. 13 例眼睑皮肤松弛症手术治疗分析. 中国血液流变学杂志,2008,18(01):136-137

16. Sugamata A,Yoshizawa N. Infraeyebrow excision blepharoplasty for Japanese blepharochalasis：review of 35 patients over 60 years old. Scand J Plast Reconstr Surg Hand Surg. 2010,44(1):17-20

17. Wang G,Li C,Gao T. Blepharochalasis：a rare condition misdiagnosed as recurrent angioedema. Arch Dermatol. 2009,145(4):498-499

18.　Koursh DM, Modjtahedi SP, Selva D, et al. The blepharochalasis syndrome. Surv Ophthalmol. 2009, 54 (2):235-244

19.　Takahashi Y, Zheng X, Mito H, et al. Recurrent ptosis in a patient with blepharochalasis:clinical and histopathologic findings. J Craniofac Surg. 2015, 26(1):52-53

20.　Mercy P, Ghorpade A, Das M, et al. Blepharochalasis. Indian J Dermatol Venereol Leprol. 2009, 75(2): 197-199

21.　Hundal KS, Mearza AA, Joshi N. Lacrimal gland prolapse in blepharochalasis. Eye(Lond). 2004, 18 (4):429-430

22.　Kaneoya K, Momota Y, Hatamochi A, et al. Elastin gene expression in blepharochalasis. J Dermatol. 2005, 32(1):26-29

23.　Huemer GM, Schoeller T, Wechselberger G, et al. Unilateral blepharochalasis. Br J Plast Surg. 2003, 56 (3):293-295

24.　Mark L Urken. 头颈部整形. 黄志刚, 李冬梅, 主译. 北京:人民卫生出版社, 2013

25.　Ohtsuka M, Yamamoto T, Yago K. Blepharochalasis showing prominent infiltration of neutrophils in dermal vessels J Dermatol. 2014, 41(11):1036-1037

第九章　睑内翻及倒睫

1.　陈忠飞, 孙国荣, 徐深, 等. 两种缝线法治疗先天性下睑内翻的疗效观察. 中国斜视与小儿眼科杂志, 2014, 01:55-56

2.　路鹏. 眼轮匝肌缩短术治疗老年性睑内翻的疗效分析. 中国实用医药, 2014, 9(11):107-108

3.　张蕾, 谭荣强, 吴林彬, 等. 异体巩膜矫正甲状腺相关眼病上睑退缩并内翻. 中华眼外伤职业眼病杂志, 2014, 36(06):433-435

4.　乔彤, 环梦佳, 熊娟, 等. 儿童先天性下睑内翻的治疗. 中华眼外伤职业眼病杂志, 2014, 36(02): 140-142

5.　张小战, 李鹏. 眼轮匝肌缩短改良术治疗老年性下眼睑内翻的疗效观察. 国际眼科杂志, 2014, 14 (9):1728-1729

6.　郑波涛, 孙英, 李超, 等. 中青年下睑内翻患者的手术方法探讨. 国际眼科杂志, 2014, 14(8): 1533-1534

7.　蒋琤, 杨勤. 联合手术治疗退行性下睑内翻伴松弛. 国际眼科杂志, 2014, 14(7):1352-1353

8.　雷海珠, 贺珊婷. 睑内翻倒睫 669 例的临床治疗体会. 国际眼科杂志, 2014, 14(1):162-164

9.　罗丽华, 王康, 王伟, 等. 两种手术方法治疗老年性下睑内翻临床对比观察. 中国美容医学, 2013, 22 (05):532-534

10.　黄伟. 老年性下睑内翻矫正术不同术式的疗效比较. 医药前沿, 2013, 10(4):324-325

11.　雷海珠, 涂惠芳, 喻长泰, 等. Grave 眼病下睑退缩并内翻倒睫的手术治疗. 中国实用眼科杂志, 2012, 30(04):470-471

12.　陈涛, 李冬梅, 秦毅, 等. 异体巩膜移植治疗烧伤后瘢痕性眼睑内翻. 中华全科医师杂志, 2010, 9 (04):282-284

13.　Gu J, Wang z, Sun M, el al. Posterior lamelhr eyelid reconstruction with acelhlar dermis allograft in severe cicatricial entropion. Ann Plast Surg, 2009, 62(3):268-274

14.　陈涛, 李冬梅, 秦毅, 等. 自体硬腭黏膜移植治疗下睑退缩. 眼科, 2008, 17(3):175-177

15.　Sakamoto Y, Nakajima H, Imanishi N, et al. A hammock flap:A modified backflip flap for the surgical correction of cicatricial entropion. J Plast Reconstr Aesthet Surg. 2015, 2(7):441-446

16. Shah MM,Steele EA,White KP,et al. Syringoid eccrine carcinoma of the eyelid presenting as cicatricial entropion. Int J Ophthalmol. 2014,7(5):912-913

17. Donnelly KS,Pearce JW,Giuliano EA,et al. Surgical correction of congenital entropion in related Boer goat kids using a combination Hotz-Celsus and lateral eyelid wedge resection procedure. Vet Ophthalmol. 2014,17(6):443-447

18. Takahashi Y,Ikeda H,Ichinose A,et al. Congenital entropion:outcome of posterior layer advancement of lower eyelid retractors and histological study of orbicularis oculi muscle hypertrophy. Orbit. 2014,33(6):444-448

19. Yazici B. Another case of neonatal progeroid syndrome and bilateral congenital upper eyelid entropion. Ophthal Plast Reconstr Surg. 2014,30(4):356-357

20. Jang SY,Choi SR,Jang JW,et al. Long-term surgical outcomes of Quickert sutures for involutional lower eyelid entropion. J Craniomaxillofac Surg. 2014,42(8):1629-1631

21. Ding J,Chen F,Zhai W,et al. Orbicularis oculi muscle transposition for repairing involutional lower eyelid entropion. Graefes Arch Clin Exp Ophthalmol. 2014,252(8):1315-1318

22. Lee H,Takahashi Y,Ichinose A,et al. Comparison of surgical outcomes between simple posterior layer advancement of lower eyelid retractors and combination with a lateral tarsal strip procedure for involutional entropion in a Japanese population. Br J Ophthalmol. 2014,98(11):1579-1582

23. Luzuki Y,Hama Y,Yoshikawa-Kobayashi I,et al. Eyelash line resection for cilial entropion in patients with Down's syndrome. Br J Ophthalmol. 2014,98(10):1442-1447

24. Harder BC,von Balz S,Schlichtenbrede F,et al. Entropion:objective and subjective evaluation of two different surgical procedures. Klin Monbl Augenheilkd. 2014,231(7):729-734

25. Michels KS,Czyz CN,Cahill KV,et al. Age-matched,case-controlled comparison of clinical indicators for development of entropion and ectropion. J Ophthalmol. 2014:231487

26. Rabinovich A,Allard FD,Freitag SK. Lower eyelid involutional entropion repair with lateral tarsal strip and infraciliary rotation sutures:surgical technique and outcomes. Orbit. 2014,33(3):184-188

27. Al-Faky YH,Salih MA,Mubarak M,et al. Bilateral congenital entropion with cutis laxa. Pediatr Dermatol. 2014,31(3):82-84

28. Choi YJ,Jin HC,Choi JH,et al. Correction of lower eyelid marginal entropion by eyelid margin splitting and anterior lamellar repositioning. Ophthal Plast Reconstr Surg. 2014,30(1):51-56

29. Fea A,Turco D,Actis AG,et al. Ectropion,entropion,trichiasis. Minerva Chir. 2013,12(68)

30. Kreis AJ,Shafi F,Madge SN. Transconjunctival entropion repair-the backdoor approach. Orbit. 2013,32(5):271-274

第十章　睑外翻

1. 卿方强.不同手术方法矫正失张性下睑外翻疗效观察.中国实用眼科杂志,2014,32(09):1116-1118

2. 孙英,罗敏,徐乃江.异体阔筋膜兜带术矫正下睑松弛及外翻.中国实用眼科杂志,2002,20(6):458-459

3. 盛永红,叶金星,丁鹤,等.改良异体巩膜提吊法治疗麻痹性睑外翻.吉林医学,2012,33(17):3678-3679

4. 吴冬梅,刘刚,罗娟,等.不同手术方法矫正麻痹性下睑外翻疗效分析.华西医学,2010,25(7):1229-1331

5. 李维娟,雷泽源,王韶亮,等.46例Ⅱ、Ⅲ度瘢痕性睑外翻手术治疗的临床分析.局解手术学杂志,2014,23(6):596-598

6. 李桂芹,王秀英.改良昆一兹术矫正下睑外翻.中华医学美学美容杂志,2006,12(3):176-177

7. 宋海臣,吴小蔚,郑梁,等.悬吊下睑板法辅助修复下睑外翻或退缩.中国美容整形外科杂志,2014,25(06):345-347

8. 陈涛,李冬梅,秦毅,等.自体硬腭黏膜移植治疗下睑退缩.眼科,2008,17(3):175-177

9. 董丽,陈学英,张育敏,等.同种阔筋膜临床应用研究进展.中国修复重建外科杂志,2012,26(7):880-884

10. 赵堪兴.眼科学新进展.北京:中华医学电子音像出版社,2012

11. 谢敏,羊薇,唐晨,等.下睑缩短联合内眦部睑缘缝合矫治麻痹性下睑外翻.临床眼科杂志,2014,22(01):71-72

12. 王秀青,李兰娇,周希瑗,等.两种矫正退行性下睑外翻手术方法效果比较.中国实用眼科杂志,2013,31(11):1479-1481

13. 李月芝,周畅达,张立友,等.老年性下睑外翻手术治疗的探讨.临床眼科杂志,2012,20(04):354-355

14. 孙英,范先群,董洋,等.颞区水平皮瓣修复瘢痕性下睑外翻的临床观察,临床眼科杂志,2010,18(03):233-234

15. Mark L Urken.头颈部整形.黄志刚,李冬梅主译.北京:人民卫生出版社,2013

16. Rocca RCD.眼整形外科手术与设计.李冬梅主译.北京:人民卫生出版社,2003

17. Fea A,Turco D,Actis AG,et al. Ectropion,entropion,trichiasis. Minerva Chir. 2013,68(6 Suppl 1):27-35

18. 董南,孙英,范先群,等.联合术式治疗重度麻痹性眼睑外翻.中国美容医学,2012,21(18):516-516

19. Voigt S,Broer PN,Lorenz S,et al. The hybrid approach for reconstruction of severely destructed lower eyelids:combination of skin grafting,temporary tarsorrhaphy,and autologous fat grafting for cicatricial ectropion after injection of commercial grade silicone. J Craniofac Surg. 2015,26(1):8-10

20. Wright KO,Mohammed AS,Salisu-Olatunji O,et al. Cervical Ectropion and Intra-Uterine Contraceptive Device(IUCD):a five-year retrospective study of family planning clients of a tertiary health institution in Lagos Nigeria. BMC Res Notes. 2014,7:946-946

21. Korteweg SF,Stenekes MW,van Zyl FE,et al. Paralytic ectropion treatment with lateral periosteal flap canthoplasty and introduction of theectropion severity score. Plast Reconstr Surg Glob Open. 2014,2(5):151-152

22. Ghafouri RH,Allard FD,Migliori ME,et al. Lower eyelid involutional ectropion repair with lateral tarsal strip and internal retractor reattachment with full-thickness eyelid sutures. Ophthal Plast Reconstr Surg. 2014,30(5):424-426

23. Vana LP,Isaac C,Alonso N. Treatment of extrinsic ectropion on burned face with facial suspension technique. Burns. 2014,40(8):1713-1719

24. Vinod K,Diaz V. Use of amniotic membrane graft in the surgical management of cicatricial ectropion associated with cetuximab therapy. J Surg Case Rep. 2015,2015(1):143-145

25. Pascali M,Corsi A,Brinci L,et al. The tarsal belt procedure for the correction of ectropion:description and outcome in 42 cases. Br J Ophthalmol. 2014,98(12):1691-1696

26. Kim CY,Oh E,Wu CZ,Yoon JS,et al. Marginal ectropion induced by conjunctival ingrowth after levator resection surgery. Aesthetic Plast Surg. 2014,38(4):749-754

27. Di Stadio A. Eyelid lifting for ectropion and scleral show in facial palsy disease. ORL J Otorhinolaryngol Relat Spec. 2014,76(6):329-335

28. Rath S,Cowan BJ,Dolman PJ. Cicatricial ectropion in grzybowski type of multiple eruptive keratoacan-

thomas. Ophthal Plast Reconstr Surg. 2014,30(2):42-43

29. Craiglow BG,Choate KA,Milstone LM. Topical tazarotene for the treatment of ectropion in ichthyosis. JAMA Dermatol. 2013,149(5):598-600

30. Ziakas NG,Chranioti A,Malamas A,et al. Congenital ectropion uveae presenting as acute glaucoma in a 3-year-old child. Int Ophthalmol. 2014,34(1):97-98

31. Soufi G,Benlahbib M,Slassi N,et al. Severe bilateral ectropion. J Fr Ophtalmol. 2013,36(2):189-190

第十一章　急诊眼睑外伤

1. Rocca RCD. 眼整形外科手术与设计. 李冬梅,主译. 北京:人民卫生出版社,2003

2. 李朝辉. 眼外伤的急救及后期处理. 北京:金盾出版社,2002

3. 秦毅,陈涛,李冬梅,等. 外伤性眼睑缺损的急诊处理. 中华眼外伤职业眼病杂志,2013,35(01):17-21

4. Holds JB,Chang WJ,Dailey RA,et al. Chapter 11,Classification and management of eyelid disorders// Orbit,Eyelids,and Lacrimal System. Basic and Clinical Science Course,2010-2011,section 7:195-200

5. Sa HS,Woo KI,Kim YD. Reverse modified Hughes procedure for upper eyelid reconstruction. Ophthal Plast Reeonstr Surg,2010,26:155-160

6. 梁娜,陈宁,韦敏,等. 异体巩膜联合自体结膜滑行瓣修复眼睑缺损. 中华眼外伤职业眼病杂志,2014,36(03):227-228

7. 李军. 150 例眼睑缺损的手术修复. 中国美容整形外科杂志,2014,25(9):552-554

8. 魏丹,苏九妹,高军,等. 眼睑裂伤 247 例临床分析. 中国实用眼科杂志,2014,32(8):1010-1012

9. 程军英,裴忠宇. 重度眼睑裂伤的急诊处理. 中华眼外伤职业眼病杂志,2013,35(9):708-710

10. 张炜,曹书蕊. 眼睑全层裂伤 122 例的临床特点及手术方法. 中华眼外伤职业眼病杂志,2012,34(5):362-365

11. 冯清霞,曲红. 泪小管断裂吻合术 37 例临床分析. 实用临床医学,2006,7(7):111-112

12. 韩晓晖,冯旺强,董志章. 新型隐匿性泪道支撑管治疗儿童泪小管断裂. 中华显微外科杂志,2014,37(4):408-409

13. 尹娜,周丰,张耀明,等. 难找断端的下泪小管断裂合并鼻泪管阻塞的手术方案及疗效. 中国医学创新,2014,11(25):139-141

14. 林少斌,林坚,刘扬,等. 泪道引流管在泪小管断裂治疗中的应用效果观察. 中国实用医药,2014,9(12):103-110

15. Pushker N,Batra J,Meel R,et al. Lateral eyelid rotation flap:a novel technique for reconstruction of full thickness eyelid defect. . Int Ophthalmol. 2015,35(6):793-799

16. Zilinsky I,Weissman O,Farber N,et al. Reconstruction of a lower eyelid defect with a V to Y island flap. J Drugs Dermatol. 2012,11(8):988-990

17. Lim CH,Figueira EC,Amjadi S,et al. Preseptal epidermal eyelid abscess related to unreported trauma in a patient with schizoaffective disorder. ANZ J Surg. 2014,24:231-235

18. Hafez A. Reconstruction of large upper eyelid defect with two composite lid margin grafts. Middle East Afr J Ophthalmol. 2010,17(2):161-164

19. Gu Y,Guo X,Wang T,et al. Reconstruction of total upper eyelid with prefabricated capsule-lined advancement flaps. J Craniofac Surg. 2013,24(3):1038-1041

20. Osman EA,Al-Akeely A. Luxation of eyeball following trauma:novel simple treatment. Indian J Ophthalmol. 2014,62(7):812-813

21. Kang H,Takahashi Y,Iwaki M,et al Levator aponeurosis sandwich flap for reconstruction of upper eyelid defect. Orbit. 2012,31(5):332-334

22. 杨影,樊映川,罗谦,等.内眦韧带修复在治疗泪小管断裂伴下睑外翻中的疗效观察.国际眼科杂志,2008,8(7):1492-1493

23. Ducic Y. Medial canthal ligament reattachment in skull base surgery and trauma. Laryngoscope. 2001,111(4 Pt 1):734-737

24. Korn BS.眶面部整形手术视频图谱.李冬梅,主译.北京:人民卫生出版社,2014

25. Gulses A,Varol A,Gayretli O,et al. Anthropometry of the medial canthal ligament related to naso-orbito-ethmoidal fractures. J Craniofac Surg. 2012,23(4):1151-1153

26. 李雯霖,席兴华,张莉,等.显微吻合术治疗外伤性下泪小管断裂56例.国际眼科杂志,2008,8(2):431-432

第十二章　上睑下垂

1. 董凯.Marcus-Gunn综合征手术治疗的临床研究.眼外伤职业眼病杂志,2003,25(4):262-263

2. Rocca RCD.眼整形外科手术与设计.李冬梅,主译.北京:人民卫生出版社,2003

3. 李国良.Marcus-Gunn综合征一例.中华医学遗传学杂志,2004,21(5):439

4. Korn BS.眶面部整形手术视频图谱.李冬梅,主译.北京:人民卫生出版社,2014

5. 王言纯,冯光任,文小泉,等.额肌筋膜瓣悬吊术治疗先天性上睑下垂128例.中国实用美容整形外科杂志,2004,15(6):313-314

6. 吴立平,刘安廷,舒化青,等.Marcus-Gunn综合征手术治疗一例.中华整形外科杂志,2002,18(2):127-128

7. 徐虹,周小龙,李新军,等.Marcus-Gunn综合征1例.眼科新进展,2002,22(1):70

8. 徐乃江,朱惠敏,杨丽,等.实用眼整形美容手术学.郑州:郑州大学出版社,2003

9. 徐胜利,沈勤,李海生,等.额肌筋膜瓣悬吊术矫正完全性上睑下垂.中国实用眼科杂志,2001,19(11):865-866

10. Baldwin HC,Manners RM. Congenital Blepharoptosis-A literature review of the histology of levator palpebrae superioris muscle. Ophthal Plast Reconstr Surg,2002,18(4):301-307

11. Bowyer JD,Sullivan TJ. Management of Marcus Gunn jaw winking synkinesis. Ophthal Plast Reconstr Surg,2004,20(2):92-98

12. Davis G,Chen C,Selva D. Marcus Gunn syndrome. Eye,2004,18(1):88-90

13. 李洋,李彬,李冬梅,等.先天性上睑下垂患者提上睑肌腱膜的病理改变.中华实验眼科杂志,2013,31(12):1125-1130

14. 王伟,刘林嶓,王喜梅,等.额肌筋膜复合瓣悬吊术治疗儿童先天性上睑下垂.中华整形外科杂志,2014,30(05):343-345

15. 李冬梅,郝磊,侯志嘉,等.提上睑肌腱膜切断联合额肌腱膜瓣悬吊术矫正中重度下颌瞬目综合征手术简介.中华眼科医学杂志,2012,2(1):58-60

16. Perry JD,Kadakia A,Foster JA. A new algorithm for ptosis repair using conjunctival Mullerectomy with or without tarsectomy. Ophthal Plast Reconstr Surg,2002,18(6):426-429

17. 孙倩,李冬梅,姜虹,等.单纯性先天性上睑下垂患者提上睑肌形态学磁共振测量研究.眼科,2012,21(3):201-205

18. 胡蓉,李冬梅.先天性上睑下垂与屈光状态的关系.国际眼科纵览,2012,36(2):84-88

19. 于淼,刘桂香,郑加庆,等.先天性上睑下垂101例屈光状态分析.中国实用眼科杂志,2014,32

（7）:875-878

20. 李向明,陶涛,唐瑛,等.改良额肌瓣悬吊术术中术后并发症分析.中华眼外伤职业眼病杂志,2014,36(6):462-464

21. Krohn-Hansen D,Haaskjold E,Nicolaissen B. Suspension surgery with autogenous fascia lata via a less invasive modification of the Crawford method on 85 patients with congenital severe eyelid ptosis. J Plast Surg Hand Surg. 2015,49(4):214-219

22. Takahashi Y,Zheng X,Mito H,et al. Recurrent ptosis in a patient with blepharochalasis:clinical and histopathologic findings. J Craniofac Surg. 2015,26(1):52-53

23. Sebastiá R,Fallico E,Fallico M,et al. Bilateral lid/brow elevation procedure for severe ptosis in Kearns-Sayre syndrome,a mitochondrial cytopathy. Clin Ophthalmol. 2014,22(9):25-31

24. Bagheri A,Najmi H,Salim RE,et al. Tear Condition Following Unilateral Ptosis Surgery. Orbit. 2014,34(2):66-71

25. Putterman AM. Botox enhancing eyebrow elevation in external ophthalmoplegia ptosis. Ophthal Plast Reconstr Surg. 2014,30(5):444-445

26. Buttanri IB,Serin D. Levator resection in the management of myopathic ptosis. Korean J Ophthalmol. 2014,28(6):431-435

27. Heude E,Bellessort B,Fontaine A,et al. Etiology of craniofacial malformations in mouse models of blepharophimosis,ptosis,and epicanthus inversus syndrome. Hum Mol Genet. 2014,24(6):1670-1681

28. Kim CY,Son BJ,Lee SY. Functional centre of the upper eyelid:the optimal point for eyelid lifting in ptosis surgery. Br J Ophthalmol. 2014,99(3):305-309

29. Byard SD,Sood V,Jones CA. Long-term refractive changes in children following ptosis surgery:a case series and a review of the literature. Int Ophthalmol. 2014,34(6):1303-1307

第十三章　眼睑退缩

1. Akbari MR,Raygan F,Ameri A,et al. Lower eyelid retractor lysis versus Lockwood advancement to minimize lower eyelid retractionresulting from inferior rectus muscle recession. J AAPOS. 2013,17(4):445-447

2. Rocca RCD. 眼整形外科手术与设计.李冬梅,主译.北京:人民卫生出版社,2003

3. 李冬梅,陈涛,赵颖,等.Medpor下睑插片植入治疗下睑退缩.眼科,2005,14(6):383-385

4. 闵燕,陈涛,李冬梅,等.外伤性眼睑退缩的手术治疗.中华整形外科杂志,2001,17(3):164-165

5. 邹毓超,邹毓美,鞠福娟,等.上下眼睑同时退缩(突眼症)整复术.中国美容整形外科杂志,2012,23(2):103-105

6. 肖利华.眼眶手术学及图解.郑州:河南科学技术出版社,2000

7. 邢新,欧阳天祥,宋建星,等.睑袋整复术后下睑退缩的矫正.中华整形外科杂志,2002,18(6):327-329

8. 徐乃江,朱惠敏,杨丽,等.实用眼整形美容手术学.郑州:郑州大学出版社,2003

9. Acaroglu G,Cetinkaya E,Ileri D,et al. Lower lid retraction:a valuable finding in juvenile Graves' orbitopathy. J Pediatr Ophthalmol Strabismus,2004,42:96-99

10. 武群英,杨俭伟,肖丽,等.下睑缩肌切除术治疗轻中度下睑退缩的临床研究.国际眼科杂志,2011,11(11):2035-2036

11. 邢新,黄勇.外眦锚着术在下睑退缩修复中的应用.中华医学美学美容杂志,2006,12(05):260-263

12. 闵燕,陈涛,李冬梅,等.外伤性眼睑退缩的手术治疗.中华整形外科杂志,2001,17(03):164-165

13. Kim DK,Choi M,Yoon JS. Effect of double-fold surgery on spontaneous resolution of Graves' upper eye-

lid retraction. Can J Ophthalmol. 2015,50(1):49-53

14. Uddin JM,Davies PD. Treatment of upper eyelid retraction associated with thyroid eye disease with sub-conjunctival botulinum toxin injection. Ophthalmology,2002,109(6):1183-1187

15. Litwin AS,Kalantzis G,Drimtzias E,et al. Non-surgical treatment of congenital ichthyosis cicatricial ectropion and eyelid retraction using Restylane hyaluronic acid. Br J Dermatol. 2015,173(2):601-603

16. Kotlus B,Schwarcz RM. Management of postblepharoplasty lower eyelid retraction. Clin Plast Surg. 2015,42(1):73-77

17. Patipa M. The evaluation and management of lower eyelid retraction following cosmetic surgery. Plast Reconstr Surg,2000,106(2):438-453

18. Morton AD,Nelson C,Ikada Y,et al. Porous polyethylene as a spacer graft in the treatment of lower eyelid retraction. Ophthal Plast Reconstr Surg,2000,16(2):146-155

19. Dailey RA,Marx DP,Ahn ES. Porcine Dermal Collagen in Lower Eyelid Retraction Repair. Ophthal Plast Reconstr Surg. 2015,31(3):233-241

20. Patipa M. The evaluation and management of lower eyelid retraction following cosmetic surgery. Plast Reconstr Surg,2000,106(2):438-453

21. Elshafei AM,Abdelrahman RM. Gold weight implants for management of thyroid-related upper eyelid retraction. Ophthal Plast Reconstr Surg. 2014,30(5):427-430

22. McCord CD. Commentary on:New insights into physical findings associated with postblepharoplasty lower eyelid retraction. Aesthet Surg J. 2014,34(7):1005-1007

23. Kohn JC,Rootman DB,Liu W,et al. Hyaluronic acid gel injection for upper eyelid retraction in thyroid eye disease:functional and dynamic high-resolution ultrasound evaluation. Ophthal Plast Reconstr Surg. 2014,30(5):400-404

24. Ueland HO,Uchermann A,Levator recession with adjustable sutures for correction of upper eyelid retraction in thyroid eye disease. Acta Ophthalmol. 2014,92(8):793-797

25. Holweck G,Bruneau S,Laversanne S,et al. Palatal fibromucosal graft to correct lower eyelid retraction. Rev Stomatol Chir Maxillofac Chir Orale. 2014,115(1):51-55

第十四章　常见先天性眼睑畸形

1. Kim JS,Jin SW,Hur MC,et al. The clinical characteristics and surgical outcomes of epiblepharon in korean children:a 9-year experience. J Ophthalmol. 2014:156501

2. 李凤鸣. 中华眼科学. 北京:人民卫生出版社,2005

3. 宋方. 下睑内翻和上睑肥厚性单睑及内眦赘皮一期手术观察. 中国实用眼科杂志,2011,29(11):1183-1184

4. 邵庆,刘庆淮. 儿童下睑赘皮性倒睫的手术矫正. 临床眼科杂志,2014,22(6):517-519

5. 田彦杰,洪惠,王艳玲,等. 双行睫的诊断与手术治疗. 眼外伤职业眼病杂志,2004,26(3):208-209

6. 徐路生. 睑裂狭小、倒转型内眦赘皮和上睑下垂综合征基因的定位和克隆研究进展. 国外医学遗传学分册,2002,25(4):248-250

7. 张为民,施惠平,黄尚志,等. 睑裂狭小、倒转型内眦赘皮和上睑下垂综合征Ⅰ型相关基因的定位. 中华遗传学杂志,2001,18(1):8-10

8. 李冬梅,闵燕. 先天性眼睑缺损修复术. 眼外伤职业眼病杂志,2003,25(1):48-49

9. Crisponi L,Deiana M,Loi A,et al. The putative forkhead transcription factor FOXL2 is mutated in Blepharophimosis-ptosis-epicanthus inversus syndrome. Nat Genet,2001,27(2):159-166

10. De Baere E,Dixon MJ,Small KW,et al. Spectrum of FOXL2 gene mutations in blepharophimosis-ptosis-epicanthus inversus（BPES）families demonstrates a genotype-phenotype correlation. Hum Mol Genet,2001,10（15）:1591-1600

11. 孔宇,梁申芝,杨晓珂,等.上睑提肌-额肌吻合联合 L 形内眦成形术治疗轻度小睑裂综合征.中国实用眼科杂志,2012,30（11）:1364-1366

12. 范佳燕,范先群.睑裂狭小综合征 FOXL2 基因突变及其临床表现.中国实用眼科杂志,2010,28（02）:102-104

13. 樊云葳,于刚,吴倩,等.先天性小睑裂综合征临床手术疗效分析.中华眼视光学与视觉科学杂志,2010,12（03）:229-233

14. 李爽,李冬梅,艾立坤,等.先天性小睑裂综合征患者屈光状态分析及分期手术治疗.眼科,2009,18（06）:388-391

15. 曾沃坦,梁辰,陈小军,等.中国人睑裂狭小综合征 I 型患者大家系 FOXL2 基因突变检测.解放军医学杂志,2008,33（10）:1239-1241

16. 黄明泉,叶婴茀,李世莲,等.松解外眦韧带修复先天性眼睑缺损观察.中国实用眼科杂志,2012,30（04）:475-477

17. 张美珍,汪玉川.毛囊破坏术治疗双行睫及乱生睫的临床疗效.临床眼科杂志,2014,22（6）:527-529

18. 林伟,樊映川,曲超,等.射频技术联合改良 Dortzbach 法治疗双行睫应用分析.中国实用眼科杂志,2012,30（04）:472-474

19. Hermans H,Ensink JM. Treatment and long-term follow-up of distichiasis,with special reference to the Friesian horse:a case series. Equine Vet J. 2014,46（4）:458-462

20. Sarkar S,Bagchi K,Mukherjee G. Congenital distichiasis treated by a time-based cryosurgical technique-a case report. J Indian Med Assoc. 2012,110（10）:747-748

21. De Baere E,Dixon Ⅶ,Small KW,et al. Spectrum of FDXl2 gene mutations in blepharophimosis-ptosis-epicanthus inversus（BPEs）families demonstrates a genotype-phenotype correlation. Hum Mol Genet. 2001,10（15）:1591

22. Heude É,Bellessort B,Fontaine A,et al. Etiology of craniofacial malformations in mouse models of blepharophimosis,ptosis,andepicanthus inversus syndrome. Hum Mol Genet. 2015,24（6）:1670-1681

23. Yamaguchi K,Imai K,Fujimoto T,et al. Cosmetic Comparison Between the Modified Uchida Method and the Mustarde Method for Blepharophimosis-Ptosis-Epicanthus Inversus Syndrome. Ann Plast Surg. 2015,75（5）:518-521

24. Shah BM,Dada T,Panda A,et al. Novel occurrence of axenfeld:Rieger syndrome in a patient with blepharophimosis ptosisepicanthus inversus syndrome. Indian J Ophthalmol. 2014,62（3）:358

25. Sa HS,Lee JH,Woo KI,Kim YD. A new method of medial epicanthoplasty for patients with blepharophimosis-ptosis-epicanthus inversus syndrome. Ophthalmology. 2012,119（11）:2402-2407

26. Wladis EJ. Transconjunctival epiblepharon repair. Ophthal Plast Reconstr Surg. 2014,30（3）:271-272

27. Kim MS,Sa HS,Lee JY. Surgical correction of epiblepharon using an epicanthal weakening procedure with lash rotating sutures. Br J Ophthalmol. 2014,98（1）:120-123

第十五章　眦角畸形

1. Korn BS. 眶面部整形手术视频图谱.李冬梅,主译.北京:人民卫生出版社,2014

2. 宋建星,孙美庆,陈江萍,等.东方人内眦赘皮解剖及治疗.中华医学美学美容杂志,2001,7（5）:

251-253

3. 王越,李冬梅,陈涛,等.自体阔筋膜移植联合钛钉钛板内固定矫正难治性内眦畸形.眼科,2006,15(6):373-376

4. 徐乃江,朱惠敏,杨丽,等.实用眼整形美容手术学.郑州:郑州大学出版社,2003

5. 赵宏武,宋建星.内眦赘皮的解剖成因.中华医学美学美容杂志,2001,10(3):176-177

6. 刘晓静,赵栋,刘建国,等.阔筋膜与钛钉内固定矫正外伤性内眦畸形.中华眼外伤职业眼病杂志,2012,34(07):555-556

7. 帅晖.数字化成形钛网修补颅骨缺损23例临床分析.临床和实验医学杂志,2008,7(8):86

8. 张诚,刘毅,黄鹏,等.骨膜组织瓣加钛网修复额骨缺损一例.中国美容医学,2008,17(7):981-982

9. 秦毅,李冬梅,陈涛,等.钛钉钢丝内固定矫正外伤性远内眦畸形.中华整形外科杂志,2005,21(04):313-314

10. 李冬梅.眼睑手术图谱.北京:北京科学技术出版社,2006

11. Taban M,Nakra T,Hwang C, et al. Aesthetic lateral canthoplasty. Ophthal Plast Reconstr Surg. 2010,26(3):190-194

12. Hussain I,Khan T. Cosmetic outcome of Y-V medial canthoplasty in blepharophimosis syndrome. J Coll Physicians Surg Pak. 2013,23(3):182-185

13. Uckan S,Bayram B,Kecik D,et al. Effects of titanium plate fixation on mandibular growth in a rabbit model. J Oral Maxillofac Surg. 2009,67(2):318-322

14. Fan XQ,Fu Y,Li J,et al. Late management of medial canthal deformities after naso-orbital-ethmoid fractures. Zhonghua Yan Ke Za Zhi. 2006,42(7):611-615

15. Korn BS. 眼整形外科手术与设计.李冬梅,主译.北京:人民卫生出版社,2003

16. Mark L Urken. 头颈部整形.黄志刚,李冬梅,主译.北京:人民卫生出版社,2013

17. 孟秀英,申铁兵,杨秀峰.用钛板钛钉治疗颌面部骨折.内蒙古医学杂志,2002,34(2):176

18. William PC. Oculoplastic Surgery-the essentials. New York:Thieme Medical Publishers Inc,2001:1-20

19. Georgescu D. Surgical preferences for lateral canthoplasty and canthopexy. Curr Opin Ophthalmol. 2014,25(5):449-454

20. Ahn YJ,Jung SK,Paik JS,et al. Lacrimal gland fistula after cosmetic lateral canthoplasty. J Craniofac Surg. 2013,24(4):1317-1318

21. Leelapatranurak K,Kim JH,Woo KI,et al. Lacrimal ductule fistula:a new complication of cosmetic lateral canthoplasty. Aesthetic Plast Surg. 2013,37(5):892-895

22. Bartsich S,Swartz KA,Spinelli HM. Lateral canthoplasty using the Mitek anchor system. Aesthetic Plast Surg. 2012,36(1):3-7

23. Alfano C,Chiummariello S,De Gado F,et al. Lateral canthoplasty-10-year experience. Acta Chir Plast. 2006,48(3):85-88

24. Shin YH,Hwang K. Cosmetic lateral canthoplasty. Aesthetic Plast Surg. 2004,28(5):317-320

25. Lee JC,Raman J,Song DH. TPrimary sternal closure with titanium plate fixation:plastic surgery effecting a paradigm shift. Plast Reconstr Surg. 2010,125(6):1720-1724

第十六章 眼睑肿瘤

1. 黄秀贞.眼科病理基础图谱.北京:人民卫生出版社,2003

2. Rocca RCD. 眼整形外科手术与设计.李冬梅,主译.北京:人民卫生出版社,2003

3. 李凤鸣.中华眼科学.北京:人民卫生出版社,2005

4. Korn BS. 眶面部整形手术视频图谱. 李冬梅,主译. 北京:人民卫生出版社,2014

5. 徐乃江,朱惠敏,杨丽,等.实用眼整形美容手术学.郑州:郑州大学出版社,2003

6. Urken ML. 头颈部整形. 黄志刚,李冬梅,主译. 北京:人民卫生出版社,2013

7. 丁静文,张越,李冬梅,等.Hughes方法修复恶性肿瘤切除术后下睑全层缺损.中华眼科杂志,2014,50(08):579-583

8. 安喜艳,苏九妹.眼睑肿物252例病理分析.中国实用眼科杂志,2014,32(02):235-237

9. 魏楠,林锦镛,王玉川,等.眼睑和眉弓部毛母质瘤的临床病理学观察.中华眼科杂志,2013,49(11):997-1001

10. 韩宜男,钱江,袁一飞,等.眼睑恶性肿瘤切除术后重建方法的选择和长期疗效分析。中华眼视光学与视觉科学杂志,2013,15(11):688-691

11. 范先群,赵莼.眼睑恶性肿瘤诊疗中应关注的几个问题.眼科,2008,17(6):361-363

12. Luu ST,Cannon PS,Selva D. Hypertrophic changes of the lower eyelid margin after Hughes procedure for eyelid reconstruction:the management and outcomes. Ophthal Plast Reeonstr Surg,2010,26(5):344-347

13. Mannor GE. Cheru PL. Barnette D. Eyelid and periorbital skin basal cell carcinoma:Oculoplastic management and surgery. Int Ophthalmol Clin,2009,49(4):1-16

14. Ho M. Liu DL,Chong KL,et al. Eyelid tumors and pseudotumors in Hong Kong:a ten-year experience. Hong Kong Med J,2013,19(2):150-155

15. 陈荣家,肖以钦.2734例眼睑肿物的临床病理分析.中华眼科杂志,2008,44(2):143-146

16. Bernardini FP. Management of malignant and benign eyelid leisions. Curr Opin Ophthalmol,2006,17(5):480-484

17. Moul DK,Chern PL,Shumaker PR,et al. Mohs micrographic surgery for eyelid and periorbital skin cancer. Int Ophthalmol Clin,2009,49(4):111-127

18. Benedetto PX,Poblete Lopez C. Mohs nfierographie surgery technique. Dermatol Clin,2011,29(2):141-151

19. Hashikawa K,Tabara S,Nakahara M,et al. Total lower lid support with auricular cartilage graft. Plast Reeonstr Surg,2005,115(3):880-884

20. 赵素贞,王銮第,张新潍,等.眼睑恶性肿瘤切除术后异体巩膜移植的眼睑再造.中华眼科杂志,2000,36(6):466-467

21. Codner MA,McCord CD,Mejia JD,et al. Upper and lower eyelid reconstruction. PLast Reconstr Surg,2010,126(5):231-245

22. Leibovitch I,Selva D. Modified HuIghes flap:division at 7 days. Ophthalmology,2004.111(12):2164-2167

23. Ooms LS,Beets MR,Gresfeld EC,et al.Reconstruction of the lower eyelid using Hughes' tarsoconjunctival flap:Follow up of 28cases. j Plast Reconstr Aesthet Surg,2014,67(7):177-179

24. Zinkernagel MS,Catalano E. Ammann-Rauch D. Free tarsal graft combined with skin transposition flap for full thickness lower eyelid reconstruction. Ophthal Plast Reconstr Surg,2007,23(3):228-231

25. Hawes MJ,Grove AS,Hink EM. Comparison of free larsoconjunctiVal grafts and Hughes tarsoeonjunetival grafts for lower eyelid reconstruction. Ophthal Plast Reconstr Surg,2011,27(3):219-223

26. Hayano SM,Whipple KM,Korn BS,et al. Principles of periocular reconstruction following excision of cutaneous malignancy. J Skin Cancer,2012,2012:438502

第十七章　眼睑肿物切除及眼睑缺损修复重建

1. 李冬梅.眼睑手术图谱.北京:北京科学技术出版社,2006

2. 贾长伟,李滨,温莉,等.前臂皮瓣联合硬腭黏膜移植修复眼睑缺损的临床观察.临床眼科杂志, 2002,110(4):342-345

3. Rocca RCD.眼整形外科手术与设计.李冬梅,主译.北京:人民卫生出版社,2003

4. 李冬梅,秦毅,陈涛,等.硬腭黏膜移植联合眉上转移皮瓣修复上睑全层缺损.首都医科大学学报, 2006,26(3):283-285

5. 丁静文,张越,李冬梅,等.Hughes方法修复恶性肿瘤切除术后下睑全层缺损.中华眼科杂志,2014, 50(08):579-583

6. 刘桂琴,黎明,应方微,等.硬腭黏膜移植重建眼睑后层半年时角膜变化.中国实用眼科杂志,2014, 32(02):220-222

7. 李军.150例眼睑缺损的手术修复.中国美容整形外科杂志,2014,25(09):552-554

8. 徐乃江,朱惠敏,杨丽,等.实用眼整形美容手术学.郑州:郑州大学出版社,2003

9. BOBBY S. KORN.眶面部整形手术视频图谱.李冬梅,主译.北京:人民卫生出版社,2014

10. 周传德,李森恺,李养群,等.预构眼睑组织修复缺损.中华整形外科杂志,2003,19(3):190-191

11. Hayano SM,Whipple KM,Korn BS,et al. Principles of periocular reconstruction following excision of cutaneous malignancy. J Skin Cancer,2012,2012:438502

12. Ghassemi A,Prescher A,Riediger D,et al. Anatomy of the SMAS revisited. Aesthetic Plast Surg,2003, 27(4):258-264

13. Kakizaki H,Malhotra R,Selva D,et al. Upper eyelid anatomy:an update. Ann Plast Surg,2009,63(3): 336-343

14. 郭波,郭祥文,罗清礼,等.异体巩膜移植替代睑板重建眼睑.中国修复重建外科杂志,2003,17 (5):403-405

15. 刘桂琴,黎明,应方微,等.硬腭黏膜移植重建眼睑后层半年后硬腭黏膜的转归.中国实用眼科杂志,2013,31(04):430-432

16. Orbay H,Sensöz O. Revisiting upper eyelid anatomy:introduction of the septal extension. Plast Reconstr Surg,2007,119(1):423-425

17. 魏福昌,孙家明.皮瓣与重建外科.北京:人民卫生出版社,2011

18. 侯春林,宋达疆.穿支皮瓣手术图解.上海:上海科学技术出版社,2014

19. 侯春林,顾玉东.皮瓣外科学.上海:上海科学技术出版社,2013

20. 杨侃,韦萍,王昀,等.鼻中隔软骨黏膜瓣移植在眼睑肿瘤切除术后眼睑重建中的应用.中国实用眼科杂志,2013,31(03):343-345

21. Luu ST,Cannon PS,Selva D. Hypertrophic changes of the lower eyelid margin after Hughes procedure for eyelid reconstruction:the management and outcomes. Ophthal Plast Reeonstr Surg,2010,26(5):344-347

22. Mannor GE. Cheru PL. Barnette D. Eyelid and periorbital skin basal cell carcinoma:Oculoplastic management and surgery. Int Ophthalmol Clin,2009,49(4):1-16

23. Ho M. Liu DL,Chong KL. et al. Eyelid tumors and pseudotumors in Hong Kong:a ten-year experience. Hong Kong Med J,2013,19(2):150-155

24. 李冬梅,闵燕.先天性眼睑缺损修复术.眼外伤职业眼病杂志,2003,25(1):48-49

25. Pushker N,Batra J,Meel R,et al. Lateral eyelid rotation flap:a novel technique for reconstruction of full thickness eyelid defect. Int Ophthalmol. 2015,35(6):793-799

26. Lim CH,Figueira EC,Amjadi S,et al. Preseptal epidermal eyelid abscess related to unreported trauma in a patient with schizoaffective disorder. ANZ J Surg. 2014,24

27. Hafez A. Reconstruction of large upper eyelid defect with two composite lid margin grafts. Middle East

Afr J Ophthalmol. 2010,17(2):161-164

28. Leibovitch I, Selva D. Modified Hughes flap: division at 7 days. Ophthalmology, 2004, 111 (12): 2164-2167

29. Ooms LS, Beets MR, Gresfeld EC, et al. Reconstruction of the lower eyelid using Hughes' tarsoconjunctival flap: Follow up of 28 cases. J Plast Reconstr Aesthet Surg, 2014, 67(7): e117-e119

30. Zinkernagel MS, Catalano E. Ammann-Rauch D. Free tarsal graft combined with skin transposition flap for full thickness lower eyelid reconstruction. Ophthal Plast Reconstr Surg, 2007, 23(3): 228-231

31. Zilinsky I, Weissman O, Farber N, et al. Reconstruction of a lower eyelid defect with a V to Y island flap. J Drugs Dermatol. 2012, 11(8): 988-990

第十八章　眉畸形矫正

1. Evans GRD. 整形外科手术学. 戚可名,主译. 北京:人民卫生出版社,2001

2. Urken ML. 头颈部整形. 黄志刚,李冬梅,主译. 北京:人民卫生出版社,2013

3. 李雅进,马桂娥,刘珍君,等. 贯穿眉切口眉上提术纠正上睑松弛伴眉下垂. 中国美容整形外科杂志,2013,24(05):278-280

4. 徐乃江,朱惠敏,杨丽,等. 实用眼整形美容手术学. 郑州:郑州大学出版社,2003

5. Dailey RA, Saulny SM. Current treatments for brow ptosis. Curr Opin Ophthalmol, 2003, 14(5): 260-266

6. Finsterer J. Ptosis: causes, presentation, and management. Aesthetic Plast Surg, 2003, 27(3): 193-204

7. Rocca RCD, Bedrossian EH, Arthurs BP. 眼整形外科. 李冬梅,主译. 北京:人民卫生出版社,2003

8. 王继萍,范金财. 毛发单元移植行眉毛美容性修复再造. 中华整形外科杂志,2002,18(2):101-103

9. Arneja JS, Larson DL, Gosain AK. Aesthetic and reconstructive brow lift: current techniques, indications, and applications. Ophthal Plast Reconstr Surg, 2005, 21(6): 405-411

10. Gandelman M, Epstein JS. Hair transplantation to the eyebrow, eyelashes, and other parts of the body. Facial Plast Surg Clin North Am, 2004, 12(2): 253-261

11. Fattahi T. Trichophytic brow lift: a modification. Int J Oral Maxillofac Surg. 2015, 44(3): 371-373

12. Stanek JJ, Berry MG. Endoscopic-assisted brow lift: revisions and complications in 810 consecutive cases. J Plast Reconstr Aesthet Surg. 2014, 67(7): 998-1000

13. Lee JW, Cho BC, Lee KY. Direct brow lift combined with suspension of the orbicularis oculi muscle. Arch Plast Surg. 2013, 40(5): 603-609

14. Jones BM, Lo SJ. The impact of endoscopic brow lift on eyebrow morphology, aesthetics, and longevity: objective and subjective measurements over a 5-year period. Plast Reconstr Surg. 2013, 132(2): 226-238

15. Kurlander DE, Collins AB, Bordeaux JS. Direct brow lift after Mohs-induced temporal nerve transection. Dermatol Surg. 2013, 39(7): 1132-1134

16. 冯薇,骆宁,李泰然,等. 斧形皮瓣在修复眉区软组织缺损中的应用. 中国临床实用医学,2014,5(01):40-42

17. Matsuda K, Shibata M, Kanazawa S, et al. Eyebrow reconstruction using a composite skin graft from sideburns. Plast Reconstr Surg Glob Open. 2015, 3(1): 290-291

18. Marano A, Parcells AL, Peters SR, et al. Eyebrow lesion: an unusual suspect. Eplasty. 2015, 8: 115-117

19. Dlouhy BJ, Chae MP, Teo C. The supraorbital eyebrow approach in children: clinical outcomes, cosmetic results, and complications. J Neurosurg Pediatr. 2015, 15(1): 12-19

20. Costin BR, Perry JD. Small-incision frontalis muscle transposition flap for lateral eyebrow ptosis repair. Ophthal Plast Reconstr Surg. 2015, 31(1): 63-65

21. Moore GH,Rootman DB,Karlin J,et al. Mueller's Muscle Conjunctival Resection With Skin-Only Blepharoplasty:Effects on Eyelid andEyebrow Position. Ophthal Plast Reconstr Surg. 2014,8(8):290-292

22. Putterman AM. Botox enhancing eyebrow elevation in external ophthalmoplegia ptosis. Ophthal Plast Reconstr Surg. 2014,30(5):444-445

23. Kantarci FA,Kantarci MN,Bilgi S. Age estimation using level of eyebrow and eyelash whitening. Med Sci Monit. 2014,20:97-102

24. Delyzer TL,Yazdani A. Characterizing the lateral slope of the aging female eyebrow. Can J Plast Surg. 2013,21(3):173-177

25. Nguyen JV. The biology,structure,and function of eyebrow hair. J Drugs Dermatol. 2014,13(1 Suppl):12-16

26. Yun S,Son D,Yeo H,et al. Changes of eyebrow muscle activity with aging:functional analysis revealed by electromyography. Plast Reconstr Surg. 2014,133(4):455-463

第十九章　A 型肉毒素治疗眼睑及面肌痉挛

1. 吴晓. A 型肉毒毒素在麻痹性内斜视治疗中的应用. 中华眼科杂志,2002,38(8):457-461

2. Rocca RCD. 眼整形外科手术与设计. 李冬梅,主译. 北京:人民卫生出版社,2003

3. 胡刚,王寿宇,王志军,等. A 型肉毒毒素治疗眉外侧段与上睑外侧的老年性皮肤松垂. 中国实用美容整形外科杂志,2005,16(1):3-5

4. 李青峰. A 型肉毒毒素在美容医学中的应用进展及其安全性探讨. 中国美容医学,2005,14(3):264-266

5. 王荫椿,韩义贞. 肉毒素在医学美容中的应用(下). 中国美容医学,2002,11(3):288-290

6. 杨红华,高景恒. A 型肉毒毒素在面部除皱方面的应用. 实用美容整形外科杂志,2000,11(2):89-93

7. 杨卫国,印强. A 型肉毒毒素 V 形对称注射法面部除皱. 实用美容整形外科杂志,2003,14(2):86

8. 余江,崔晓颖,金铸,等. A 型肉毒毒素在下面部及颈部的应用. 中国实用美容整形外科杂志,2005,16(1):6-8

9. 虞瑞尧. A 型肉毒毒素在美容皮肤科的应用. 临床皮肤科杂志,2005,12:858-860

10. Ahn MS,Catten M,Maas CS. Temporal brow lift using botulinum toxin A. Plast Reconstr Surg,2000,105(3):1129-1135

11. Cather JC,Cather JC,Menter A. Update on botulinum toxin for facial aesthetics. Dermatol Clin,2002,20(4):749-761

12. 李田,华雪萍,杨乾军,等. 眶周全肌切除术治疗特发性眼睑痉挛的有效性和安全性. 中华眼视光学与视觉科学杂志,2014,16(1):52-54

13. 赵敏,涂惠芳,许荣,等. 眶周肌肉切除术与 A 型肉毒毒素治疗特发性眼睑痉挛的选择与评估. 国际眼科杂志,2014,14(11):2091-2093

14. Fagien S,Brandt FS. Primary and adjunctive use of botulinum toxin type A(Botox)in facial aesthetic surgery:beyond the glabella. Clin Plast Surg,2001,28(1):127-148

15. 焦永红,王乙迪,潘哲,等. A 型肉毒毒素治疗眼睑痉挛的临床研究. 国际眼科杂志,2014,14(7):1350-1351

16. Kenney C,Jankovic J. Botulinum toxin in the treatment of blepharospasm and hemifacial spasm. J Neural Transm 2008,115(4):585-591

17. Czyz CN,Burns JA,Petrie TP,et al. Long-term botulinum toxin treatment of benign essential blepharospasm,hemifacial spasm,and Meige syndrome. Am J Ophthalmol 2013,156(1):173-177

18. Gil Polo C, Rodríguez Sanz MF, Berrocal Izquierdo N, et al. Blepharospasm and hemifacial spasm: long-term treatment with botulinum toxin. Neurologia 2013, 28(3): 131-136

19. Paloma V, Samper A. A complication with the aesthetic use of Botox: herniation of the orbital fat. Plast Reconstr Surg, 2001, 107(5): 1315

20. Putterman AM. Botox enhancing eyebrow elevation in external ophthalmoplegia ptosis. Ophthal Plast Reconstr Surg. 2014, 30(5): 444-445

21. Kim BW, Park GH, Yun WJ, et al. Adverse events associated with botulinum toxin injection: a multidepartment, retrospective study of 5310 treatments administered to 1819 patients. J Dermatolog Treat 2014, 25(4): 331-336

22. Gamé X, Karsenty G, Ruffion A, et al. Idiopathic overactive bladder and BOTOX®: Literature review. Prog Urol. 2015, 25(8): 461-473

23. Nayyar P, Kumar P, Nayyar PV, et al. BOTOX: Broadening the Horizon of Dentistry. J Clin Diagn Res. 2014, 8(12): 25-29

24. Wabbels B. Botulinum toxin therapy in congenital blepharospasm. Case Rep Ophthalmol. 2014, 10; 5(3): 435-438

25. Wabbels B, Stanzel BV. Unilateral loss of eyebrows and repeated botulinum toxin injections: Questionable correlation in essential blepharospasm. Ophthalmologe. 2015, 112(2): 174-176

26. Martinez-Ramirez D, Giugni JC, Hastings E, et al. Comparable Botulinum Toxin Outcomes between Primary and Secondary Blepharospasm: A Retrospective Analysis. Tremor Other Hyperkinet Mov. 2014, 4: 286

27. Kocabeyoglu S, Sekeroglu HT, Mocan MC, et al. Ocular surface alterations in blepharospasm patients treated with botulinum toxin A injection. Eur J Ophthalmol. 2014, 24(6): 830-834

第二十章 眼周注射美容

1. Video Atlas of Oculofacial Plastic and Reconstructive Surgery. Eds. Korn BS and Kikkawa DO. Philadelphia: Sauders Press, 2010

2. Blindness caused by cosmetic filler injection: a review of cause and therapy. Carruthers JD, Fagien S, Rohrich RJ, Weinkle S, Carruthers A. Plast Reconstr Surg. 2014, 134(6): 1197-201

3. Goldberg RA, Fiaschetti D. Filling the periorbital hollows with hyaluronic acid gel: initial experience with 244 injections. Ophthal Plast Reconstr Surg. 2006, 22(5): 335-41

4. Choi HS, Whipple KM, OHSR, et al. Modifying the upper eyelid crease in Asian patients with hyaluronic acid fillers. Plast Reconstr Surg. 2011, 127(2): 844-9

5. Small R. Botulinum toxin injection for facial wrinkles. Am Fam Physician. 2014, 90(3): 168-175

6. Iozzo I, Tengattini V, Antonucci VA. Multipoint and multilevel injection technique of botulinum toxin A in facial aesthetics. J Cosmet Dermatol. 2014, 13(2): 135-142

7. Ascher B, Talarico S, Cassuto D, et al. International consensus recommendations on the aesthetic usage of botulinum toxin type A (Speywood Unit)--Part I: Upper facial wrinkles. J Eur Acad Dermatol Venereol. 2010, 24(11): 1278-1284

8. Klein AW. The art and science of treating facial wrinkles with botulinum toxin A. J Am Acad Dermatol. 2005, 53(2): 364-365

9. Hexsel D, Dal'forno T. Type A botulinum toxin in the upper aspect of the face. Clin Dermatol. 2003, 21(6): 488-497

10. Flynn TC, Clark RE 2nd. Botulinum toxin type B (MYOBLOC) versus botulinum toxin type A (BO-

TOX）frontalis study：rate of onset and radius of diffusion. Dermatol Surg. 2003,29（5）：519-522

11. Sarrabayrouse MA. Indications and limitations for the use of botulinum toxin for the treatment of facial wrinkles. Aesthetic Plast Surg. 2002,26（4）：233-238

12. Iozzo I,Tengattini V,Antonucci VA. Multipoint and multilevel injection technique of botulinum toxin A in facial aesthetics. J Cosmet Dermatol. 2014,13（2）：135-142

13. Chauhan DS,Cariappa KM,Guruprasad Y. Botulinum toxin type a for the treatment of hyperkinetic lines of the face. J Maxillofac Oral Surg. 2013,12（2）：173-183

14. Stengel G,Bee EK. Antibody-induced secondary treatment failure in a patient treated with botulinum toxin type A for glabellar frown lines. Clin Interv Aging. 2011,6：281-284

15. 王荫椿,韩义贞.肉毒素在医学美容中的应用(下).中国美容医学,2002,11（3）：288-290

16. 池晨.玻璃酸钠美容作用机理及在美容领域的应用.中国美容医学,2011,20（6）：534-535

第三篇 结 膜

第二十一章 结膜解剖

1. 李凤鸣.中华眼科学.北京：人民卫生出版社,2005

2. Korn BS.眶面部整形手术视频图谱.李冬梅,主译.北京：人民卫生出版社,2014

3. 徐乃江,朱惠敏,杨丽,等.实用眼整形美容手术学.郑州：郑州大学出版社,2003

4. Urken ML.头颈部整形.黄志刚,李冬梅,主译.北京：人民卫生出版社,2013

5. Rocca RCD.眼整形外科手术与设计.李冬梅,主译.北京：人民卫生出版社,2003

6. Salceanu SO,Constantin C,Cijevschi I,et al. Human papillomavirus 52 positive squamous cell carcinoma of the conjunctiva. Indian J Ophthalmol. 2015,63（2）：166-169

7. Agnifili L,Mastropasqua R,Fasanella V,et al. In vivo confocal microscopy of conjunctiva-associated lymphoid tissue in healthy humans. Invest Ophthalmol Vis Sci. 2014,55（8）：5254-5262

8. Moloney TP,Ghaznawi M,Cheng S,et al. Rare case of Langerhans cell histiocytosis of the conjunctiva. Clin Experiment Ophthalmol. 2015,43（2）：191-192

9. Duncker G,Geerling G,Maier P. Cornea and conjunctiva. Klin Monbl Augenheilkd. 2015,231（6）：592-593

10. 高景恒,曹谊林.美容外科解剖图谱.沈阳：辽宁科学技术出版社,2011

11. Park J. I.东亚人面部美容手术.李航,译.北京：北京大学医学出版社,2009

12. 齐向东,王炜.整形美容外科学全书：微创美容外科学.杭州：浙江科学技术出版社,2013

13. Strom AR,Cortés DE,Rasmussen CA,et al. In vivo evaluation of the cornea and conjunctiva of the normal laboratory beagle using time and Fourier-domain optical coherence tomography and ultrasound pachymetry. Vet Ophthalmol. 2015,2（10）：327-330

14. David J. Goldberg.面部美容技术.孙家明,译.北京：人民卫生出版社,2011

15. 王海平,穆雄铮.面部分区解剖图谱：手术原理与整形实践.沈阳：辽宁科学技术出版社,2011

16. Doughty MJ. Contact lens wear and the development of squamous metaplasia of the surface cells of the-conjunctiva. Eye Contact Lens. 2011,37（5）：274-281

17. shak B,Mohd-Ali B,Mohidin N. Grading of tarsal conjunctiva of young adults in Malaysia. Clin Exp Optom. 2011,94（5）：458-463

18. 范先群.眼整形外科学.北京：北京科学技术出版社,2009

19. Long JA. 眼科手术操作与技巧丛书:眼整形手术操作与技巧. 刘虎,译. 南京:江苏科学技术出版社,2013

20. 何黎. 美容皮肤科学. 北京:人民卫生出版社,2011

21. Stewart RM,Hiscott PS,Murphy MD,A surgical technique for retrieval of whole human cadaveric conjunctiva. Acta Ophthalmol. 2012,90(5):e415-416

22. Barba-Gallardo LF,Ventura-Juárez J,Kershenobich Stalnikowitz D,et al. Over-expression of human cystatin C in pterygium versus healthy conjunctiva. BMC Ophthalmol. 2013,13:6

23. Guyuron B,Kinney BM. Aesthetic Plastic Surgery Video Atlas. Philadelphia:Saunders Ltd,2011

24. Takahashi Y,Watanabe A,Matsuda H,et al. Anatomy of secretory glands in the eyelid and conjunctiva:a photographic review. Ophthal Plast Reconstr Surg. 2013,29(3):215-219

25. 刑新. 美容与再造整形手术实例彩色图谱. 沈阳:辽宁科学技术出版社,2008

第二十二章　睑球粘连

1. 陈家祺,周世有,黄挺,等. 新鲜羊膜移植治疗严重的急性炎症期及瘢痕期眼表疾病的临床研究. 中华眼科杂志,2000,36(1):13-17

2. 李冬梅,刘楠,李志辉,等. 硬腭黏膜联合唇黏膜移植治疗完全性睑球粘连. 临床眼科杂志,2000,8(1):19-21

3. 史伟云,王富华,谢立信,等. 眼烧伤后重度睑球粘连眼表重建的临床研究. 中华眼科杂志,2005,41(9):791-795

4. 周海孝,刘晓姣,杨安怀,等. 聚四氟乙烯膜治疗睑球粘连的疗效. 国际眼科杂志,2013,13(05):1034-1035

5. 谢立信,王宜强. 角膜疾病应用基础研究的现状和策略. 眼科,2005,14(3):137-139

6. 徐乃江,朱惠敏,杨丽,等. 实用眼整形美容手术学. 郑州:郑州大学出版社,2003

7. Rama P,Bonini S,Lambiase A,et al. Autologous fibrin-cultured limbal stem cells permanently restore the corneal surface of patients with total limbal stem cell deficiency. Transplantation,2001,72(9):1478-1485

8. Han B,Schwab IR,Madsen TK,et al. A fibrin-based bioengineered ocular surface with human corneal epithelial stem cells. Cornea,2002,21(5):505-510

9. Meallet MA,Espana EM,Grueterich M,et al. Amniotic membrane transplantation with conjunctival limbal autograft for total limbal stem cell deficiency. Ophthalmology,2003,110(8):1585-1592

10. 曾远宏,陈家祺,周世有,等. 眼烧伤睑球粘连分离后结膜重建的临床疗效分析. 中国实用眼科杂志,2012,30(11):1304-1307

11. 梁申芝,孔宇,袁军,等. 薄层及全厚口腔黏膜移植术治疗睑球粘连的临床观察. 中国实用眼科杂志,2011,29(07):725-727

12. 陈嘉宁,唐玉花,姜文浩,等. 羊膜移植治疗严重眼烧伤后的睑球粘连. 国际眼科杂志,2011,11(07):1294-1295

13. 高明宏,徐旭,杜春光,等. 眼表重建手术治疗睑球粘连的临床研究. 中国实用眼科杂志,2010,28(08):863-866

14. 陶永健,冯冲,朱立,等. 改良义眼模片联合羊膜移植行全眼表重建预防眼烧伤后睑球粘连. 中国实用眼科杂志,2010,28(02):176-178

15. 刘瑞芳,万新顺. 新鲜羊膜移植治疗重症睑球粘连. 中国实用眼科杂志,2007,25(11):1239-1240

16. 傅瑶,范先群,李瑾,等. 羊膜、自体唇粘膜和结角膜缘移植治疗严重睑球粘连. 中国实用眼科杂志,2007,25(02):187-189

17. Subramanian N, Iyer G, Srinivasan B. Cryptophthalmos: reconstructive techniques-expanded classification of congenital symblepharonvariant. Ophthal Plast Reconstr Surg. 2013, 29(4):243-248

18. Mohammed I. Pre-and intraoperative mitomycin C for recurrent pterygium associated with symblepharon. Clin Ophthalmol. 2013, 7:199-202

19. Patel AP, Satani DR, Singh S, et al. Application of amniotic membrane transplantation in cases of symblepharon. J Indian Med Assoc. 2012, 110(6):388-389

20. Shi W, Wang T, Gao H, Xie L. Management of severe ocular burns with symblepharon. Graefes Arch Clin Exp Ophthalmol. 2009, 247(1):101-106

21. Kheirkhah A, Blanco G, Casas V, et al. Surgical strategies for fornix reconstruction based on symblepharon severity. Am J Ophthalmol. 2008, 146(2):266-275

22. Goyal R, Jones SM, Espinosa M, et al. Amniotic membrane transplantation in children with symblepharon and massive pannus. Arch Ophthalmol. 2006, 124(10):1435-1440

23. Yang H, Xiang Y, Zhang XN. Experimental study on the effects of chitosan on the conjunctiva scar formation andsymblepharon. Zhonghua Yan Ke Za Zhi. 2006, 42(4):313-317

24. Shi WY, Wang FH, Gao H, et al. Ocular surface reconstruction for severe symblepharon resulting from eye burns Zhonghua Yan Ke Za Zhi. 2005, 41(9):791-795

25. Chen SD, Patel CK. Symblepharon as the only external sign of an occult intraocular foreign body. Arch Ophthalmol. 2004, 122(10):1562

26. Rocca RCD. 眼整形外科手术与设计. 李冬梅, 主译. 北京: 人民卫生出版社, 2003

第二十三章　结膜松弛症

1. 张兴儒, 许琰, 李青松, 等. 结膜松弛症临床与基础研究. 中国实用眼科杂志, 2005, 23(01):83-87

2. 林伟, 樊映川, 罗又蓉, 等. 结膜巩膜固定术治疗结膜松弛症的临床观察. 中国实用眼科杂志, 2005, 23(11):1221-1222

3. 刘秋月, 陶海, 贺冰, 等. 结膜松弛症的病理学研究进展. 国际眼科杂志, 2007, 7(05):1420-1422

4. 刘晓林, 于希军, 曹咏梅, 等. 53例结膜松弛症临床分析. 中国实用眼科杂志, 2007, 25(08):885-887

5. 张兴儒, 项敏泓, 李青松, 等. 结膜松弛症的发病机理研究. 国际眼科杂志, 2008, 8(05):1001-1005

6. 张兴儒, 李青松, 项敏泓, 等. 结膜松弛症诊断治疗技术. 国际眼科杂志, 2008, 8(11):2305-2307

7. 许琰, 张兴儒, 李青松, 等. 双极电凝治疗结膜松弛症. 眼外伤职业眼病杂志, 2008, 30(12):935-937

8. 谢冀晖, 许美燕. 结膜松弛症两种术式治疗效果临床分析. 中国实用医药, 2008, 3(21):71-72

9. 李青松, 张兴儒, 项敏泓, 等. 结膜松弛症的治疗研究现状. 国际眼科纵览 2009, 33(01):27-30

10. 周欢明, 张兴儒, 李青松, 等. 结膜松弛症松弛结膜部位的临床观察. 临床眼科杂志, 2009, 17(03):201-205

11. 严雅静, 张兴儒, 项敏泓, 等. 结膜松弛症下睑缘位置及张力观察. 国际眼科杂志, 2009, 09(3):495-497

12. 李轶捷, 李青松, 张兴儒, 等. 结膜松弛症研究新进展. 国际眼科杂志, 2009, 9(05):938-940

13. 刘和忠. 新月形结膜切除联合结膜巩膜固定术前术后泪膜稳定性的观察. 国际眼科杂志, 2009, 9(10):2029-2030

14. 孙琪, 王毅, 周一龙, 等. 结膜固定术治疗结膜松弛症的疗效评价. 中国实用眼科杂志, 2009, 27(2):152-155

15. 陈序, 周善璧. 结膜松弛症治疗进展. 国际眼科杂志, 2010, 10(1):111-114

16. 李青松, 张兴儒, 郑一仁, 等. 结膜松弛症定量定位切除术的临床疗效观察. 国际眼科杂志, 2010,

10(4):683-686

17. 王晓春,杨家干,张前卫,等.结膜松弛症眼表和泪液的改变.中国眼耳鼻喉科杂志,2010,10(02): 87-89

18. 韩竹梅,张兴儒.结膜松弛症研究进展.国际眼科纵览,2011,35(6):394-399

19. 陆慧红,张兴儒,周欢明,等.结膜松弛症新月形切除术与药物治疗临床疗效比较.国际眼科杂志, 2011,11(3):428-432

20. 陆慧红,张兴儒,周欢明,等.结膜松弛症新月形切除术临床疗效观察.中国眼耳鼻喉科杂志, 2011,11(2):103-106

21. 李轶捷,张兴儒,项敏泓,等.结膜松弛症球结膜及筋膜组织的超微结构观察.中华实验眼科杂志, 2012,30(7):638-640

22. 石莹琳,张亚平.结膜松弛症的手术治疗观察.中华眼外伤职业眼病杂志,2012,34(7):539-540

23. 杨雪莉,李才锐.手术治疗结膜松弛症临床疗效观察.国际眼科杂志,2013,13(7):1487-1489

24. 王夏.28 例结膜松弛症手术的疗效观察.中国实用医药,2013,8(32):83-84

25. 韩竹梅,张兴儒,柯梅青,等.基质金属蛋白酶及其组织抑制剂在结膜松弛症成纤维细胞中的表达.中国眼耳鼻喉科杂志,2013,13(6):365-367

26. 符之瑄,张兴儒.睑缘张力改变及其相关疾病的研究进展.国际眼科纵览,2014,38(2):87-92

27. 石志成,王立,吴秀匀,等.结膜新月形切除术治疗结膜松弛症的临床研究.临床眼科杂志,2014, 22(3):252-253

28. 宋晗,韩素珍,王洁,等.结膜新月形切除联合巩膜固定术治疗中重度结膜松弛症的疗效观察.中国临床新医学,2014,7(3):242-244

29. Wang X,Chen F,Tang X. The clinical comparison of conjunctival resection with conjunctival resection and sclera fixation in the treatment of conjunctivochalasis。Zhonghua Yan Ke Za Zhi. 2014,50(9):687-690

30. Le Q,Cui X,Xiang J,et al. Impact of conjunctivochalasis on visual quality of life:a community population survey. PLoS One. 2014,9(10):e110821

31. Balci O. Clinical characteristics of patients with conjunctivochalasis. Clin Ophthalmol. 2014,8:1655-1660

32. Nakasato H,Uemoto R,Meguro A,et al. Treatment of symptomatic inferior conjunctivochalasis by ligation. Acta Ophthalmol. 2014,92(5):e411-412

33. Tong L,Lan W,Sim HS,et al. Conjunctivochalasis is the precursor to pterygium. Med Hypotheses. 2013, 81(5):927-930

34. Zhang XR,Zou HD,Li QS,et al. Comparison study of two diagnostic and grading systems for conjunctivochalasis. Chin Med J(Engl). 2013,126(16):3118-3123

35. Petris CK,Holds JB. Medial conjunctival resection for tearing associated with conjunctivochalasis. Ophthal Plast Reconstr Surg. 2013,29(4):304-307

36. Mimura T,Yamagami S,Kamei Y,et al. Influence of axial length on conjunctivochalasis. Cornea. 2013, 32(8):1126-1130

37. Zhang XR,Zhang ZY,Hoffman MR,et al. The effect of age and conjunctivochalasis on conjunctival thickness. Curr Eye Res. 2013,38(3):331-334

38. Zhang XR,Zhang ZY,Hoffman MR. Electrocoagulative surgical procedure for treatment of conjunctivochalasis. Int Surg. 2012,97(1):90-93

第二十四章　结膜变性及结膜肿瘤

1. Julian D. Gillmore,Ashutosh Wechalekar,et al. Guidelines on the diagnosis and investigation of AL amy-

loidosis. British Journal of Haematology. 2015,168(2):207-218

2. Bouke P. C. Hazenberg. Amyloidisos:A Clinical Overview. Rheum Dis Clin N Am. 2013,39(2):323-345

3. Dania Al-Nuaimi,Priya R. Bhatt. Amyloidosis of the Orbit and Adnexae Orbit. 2012,31(5):287-298

4. Charalambos Tyradellis, Vasileios Peponis. Surgical Management of Recurrent Localized Eyelid Amyloidosis. Ophthal Plast Reconstr Surg,. 2006,22(4):13-14

5. 李娟娟,黎铧.眼睑结膜淀粉样变性的病理分析.中国中医眼科杂志,2009,19(6):362-363

6. 杨忠昆,胡竹.结膜淀粉样变性的手术治疗.眼外伤职业眼病杂志,2008,30(10):808-810

7. Sa HS,Kim HK. Dermolipoma surgery with rotational conjunctival flaps. Acta Ophthalmol. 2012,90(1):86-90

8. 胡定琴,薛艳祯.结膜皮样脂肪瘤术后上睑下垂的临床探讨.医学信息.2008,21(10):1831-1832

9. Saornil Ma,Becerra E,et al. Conjunctival tumors. Arch Soc Esp Oftalmol. 2009,84(1):7-22

10. 杜红艳,金凤琴.羊膜移植治疗结膜色素痣的临床观察.中国斜视与小儿眼科杂志.2008,16(1):18-19

11. 孙宪丽.结膜黑色素性病变(一).眼科.2005,14(3):206-207

12. 博恒太,钱元赞.结膜黑色素痣和结膜黑色素瘤.国外医学眼科学分册.1984,6:339-344

13. N Kenawy,S L Lake,et al. Conjunctival melanoma and melanocytic intraepithelial neoplasia. Eye (Lond). 2013,27(2):142-152

14. 李强.43例结膜黑色素瘤的临床和病理学特点.中国医药指南.2013,11(19):437-438

15. 郭波,马克,等.结膜恶性黑色素瘤的手术治疗.华西医学.2010,25(11):2043-2045

16. 孙宪丽.结膜黑色素性病变(二).眼科.2005,14(6):413-415

第二十五章　美容性全角膜结膜瓣遮盖术

1. 考华婷,王强,雷宁玉.角膜的结膜瓣遮盖术实验研究.眼科新进展,2000,20(4):278-279

2. 高宁,廖伟,刘真,等.睫状体冷凝联合全结膜瓣遮盖术治疗并发角膜溃疡的绝对期青光眼.中华眼外伤职业眼病杂志,2011,33(05):342-344

3. 刘丽丹,余正星.改良结膜瓣遮盖术治疗大泡性角膜病变观察.中国实用眼科杂志,2013,31(06):769-771

4. 刘延东.结膜瓣遮盖联合虹膜嵌顿术治疗全层感染真菌性角膜炎.国际眼科杂志,2012,12(05):911-913

5. 许丹丹,刘海俊,刘子彬,等.荷包状改良结膜瓣遮盖术治疗难治性角膜溃疡.国际眼科杂志,2012,12(05):904-905

6. 唐莉.结膜瓣遮盖术治疗角膜溃疡的临床观察.中国美容医学,2011,20(z2):159-159

7. 高宁,廖伟,刘真,等.睫状体冷凝联合全结膜瓣遮盖术治疗并发角膜溃疡的绝对期青光眼.中华眼外伤职业眼病杂志,2011,33(05):342-344

8. Naviri V. Bilateral corneal perforation following the use of traditional herbal medicine treated with conjunctival flap. Nepal J Ophthalmol. 2014,6(12):237-239

9. Jung JW,Kwon KY,Choi DL,et al. Long-term Clinical Outcomes of Conjunctival Flap Surgery for Calcified Scleromalacia After Periocular Surgery. Cornea. 2015,34(3):308-312

10. Yazc B,Bilge AD,Naqadan F. Lacrimal Punctal Occlusion With Conjunctival Flap. Ophthal Plast Reconstr Surg. 2014,9(16)

11. Dorbandt DM,Moore PA,Myrna KE. Outcome of conjunctival flap repair for corneal defects with and

without an acellular submucosa implant in 73 canine eyes. Vet Ophthalmol. 2014,6(22)

12. Schultz KL, Vajaranant TS, Suhr K, et al. Surgical technique for excisional bleb revision using a rotational conjunctival flap for a large conjunctival defect. Middle East Afr J Ophthalmol. 2013,20(1):98-101

13. Beare J, Das-Bhaumik R, Rajendram R. Early partial division of a hughes tarso-conjunctival flap with secondary intention healing of the anterior. Orbit. 2013,32(1):54-56

14. Ding J, Chen T, Hou Z, et al. Cosmetic shell fitting over a sensitive cornea in mild phthisis bulbi using total conjunctival flap. Aesthetic Plast Surg. 2013,37(2):398-401

15. Kwon HJ, Nam SM, Lee SY, et al. Conjunctival flap surgery for calcified scleromalacia after cosmetic conjunctivectomy. Cornea. 2013,32(6):821-825

第四篇 泪 器

第二十六章 泪器系统解剖

1. Rocca RCD. 眼整形外科手术与设计. 李冬梅,主译. 北京:人民卫生出版社,2003

2. Park J. I. 东亚人面部美容手术. 李航,译. 北京:北京大学医学出版社,2009

3. 孔祥玉,韩德民. 眼耳鼻咽喉科临床解剖学图谱. 济南:山东科学技术出版社,2006

4. 李冬梅. 眼睑手术图谱. 北京:北京科学技术出版社,2006

5. Kamal S, Ali MJ, Gupta A, er al. Lacrimal and nasal masquerades of congenital nasolacrimal duct obstructions:etiology, management, and outcomes. Int Ophthalmol. 2015,2(14)

6. Ohtomo K, Ueta T, Nagahara M. Congenital nasolacrimal duct obstruction with fungal dacryoliths. Can J Ophthalmol. 2015,50(1):7-8

7. Nelson LB. Common management of congenital nasolacrimal duct obstruction. J Pediatr Ophthalmol Strabismus. 2015,52(1):12-14

8. Zhang C, Wu Q, Cui Y, et al. Anatomy of nasolacrimal canal in congenital nasolacrimal duct obstruction-18 cases retrospective study. Acta Ophthalmol. 2014,12(17)

9. Gupta A, Kamal S, Ali MJ, et al. Buried Probe in Complex Congenital Nasolacrimal Duct Obstructions: Clinical Profiles and Outcomes. Ophthal Plast Reconstr Surg. 2014,11(3)

10. Ali MJ, Kamal S, Gupta A, et al. Simple vs complex congenital nasolacrimal duct obstructions:etiology, management and outcomes. Int Forum Allergy Rhinol. 2015,5(2):174-177

11. Dotan G, Nelson LB. Congenital nasolacrimal duct obstruction:common management policies among pediatric ophthalmologists. J Pediatr Ophthalmol Strabismus. 2015,52(1):14-19

12. Perveen S, Sufi AR, Rashid S, et al. Success rate of probing for congenital nasolacrimal duct obstruction at various ages. 2005,53(1):49-51

13. Olitsky SE. Update on congenital nasolacrimal duct obstruction. Int Ophthalmol Clin. 2014,54(3):1-7

14. Jordan DR, Mawn L. Repair of canalicular lacerations. Am J Ophthalmol,2008,146:792-793

15. Ducasse A, Valle D, Schohes F, et al. Palpebral and lacrimal system injuries in children. J Fr Ophtalmol, 2009,32:374-379

第二十七章 泪点及泪小管异常

1. Black EH, Nesi FA, Calvano CJ, et al. Smith and Nesi's Ophthalmic Plastic and Reconstructive Surgery. 3rd Edition. New York:Springer 2012

2.　Cohen AJ, Mercandetti M, Brazzo B. The lacrimal system: diagnosis, management and surgery. 2nd Edition. New York: Springer 2015

3.　Ali MJ. Principles and practice of lacrimal surgery. New Delhi: Springer India, 2015

4.　Schnall BM. Pediatric nasolacrimal duct obstruction. Curr Opin Ophthalmol. 2013, 24: 421-424

5.　Korn BS, Kikkawa DO, Robbins SL. Congenital nasolacrimal duct obstruction in challenging cases in pediatric ophthalmology//Granet DB, Robbins SL, Baber LJ. (eds). American Academy of Pediatrics, 2012

6.　于刚, 蔺琪. 我国儿童先天性泪道疾病治疗现状. 眼科. 2011, 20(5): 292-296

第二十八章　先天性泪道排出系统阻塞

1.　Korn BS, Glasgow BJ, Kikkawa DO. Epiphora as the presenting sign of angioleiomyoma of the lacrimal sac. Ophthal Plast Reconstr Surg. 2007, 23(6): 490-492

2.　Korn BS, Kikkawa DO. Chapter 32. Endoscopic Dacryocystorhinostomy. // Korn BS, Kikkawa DO (eds). Video Atlas of Oculofacial Plastic and Reconstructive Surgery. St Louis, MO: Elsevier, 2010

3.　Madge SN, Chan W, Malhotra R. Endoscopic dacryocystorhinostomy in acute dacryocystitis: a multicenter case series. Orbit. 2011, 30(1): 1-6

4.　Rosen N, Ashkenazi I, Rosner M. Patient dissatisfaction after functionally successful conjunctivodacryocystorhinostomy with Jones tube. Am J Ophthalmol. 1994, 117(5): 636-642

5.　Tarbet KJ, Custer PL. External dacryocystorhinostomy. Surgical success, patient satisfaction, and economic cost. Ophthalmology. 1995, 102(7): 1065-1070

6.　Tsirbas A, Wormald PJ. Mechanical endonasal dacryocystorhinostomy with mucosal flaps. Br J Ophthalmol. 2003, 87(1): 43-47

7.　Cohen AJ, Mercandetti M, Brazzo B. The lacrimal system: diagnosis, management and surgery. 2nd Edition. New York: Springer, 2015

8.　Ali MJ. Principles and practice of lacrimal surgery. New Delhi: Springer India, 2015

9.　Schnall BM. Pediatric nasolacrimal duct obstruction. Curr Opin Ophthalmol. 2013, 24(5): 421-424

10.　Dotan G, Nelson LB Congenital nasolacrimal duct obstruction: Common management policies among pediatric ophthalmologists. J Pediatr Ophthalmol Strabismus. 2015, 52(1): 14-19

11.　Woog JJ, Kennedy RH, Custer PL et al. Endonasal dacryocystorhinostomy: a report by the American Academy of Ophthalmology. Ophthalmology. 2001, 108(12): 2369-2377

12.　Ben Simon GJ, Joseph J, Lee S, et al. External versus endoscopic dacryocystorhinostomy for acquired nasolacrimal duct obstruction in a tertiary referral center. Ophthalmology. 2005, 112(8): 1463-1468

13.　Codère F, Denton P, Corona J. Endonasal dacryocystorhinostomy: a modified technique with preservation of the nasal and lacrimal mucosa. Ophthal Plast Reconstr Surg. 2010, 26(3): 161-164

14.　Devoto MH, Bernardini FP, de Conciliis C. Minimally invasive conjunctivodacryocystorhinostomy with Jones tube. Ophthal Plast Reconstr Surg. 2006, 22(4): 253-255

15.　Dolman PJ. Comparison of external dacryocystorhinostomy with nonlaser endonasal dacryocystorhinostomy. Ophthalmology. 2003, 110(1): 78-84

16.　Hodgson N, Whipple K, Lin JH, et al. Bilateral squamous cell carcinoma of the lacrimal sac. Ophthal Plast Reconstr Surg. 2013, 29(6): e149-151

17.　Hodgson N, Bratton E, Whipple K, Priel A, et al. Outcomes of endonasal dacryocystorhinostomy without mucosal flap preservation. Ophthal Plast Reconstr Surg. 2014, 30(1): 24-27

18.　Khoubian JF, Kikkawa DO, Gonnering RS. Trephination and silicone stent intubation for the treatment of canalicular obstruction:effect of the level of obstruction. Ophthal Plast Reconstr Surg. 2006,22(4):248-252

19. Kikkawa DO,Heinz GW,Martin RT,et al. Orbital Cellulitis and Abscess Secondary to Dacryocystitis. Archives of Ophthalmology. 2002,120(8):1096-1099

20. Kikkawa DO. Chapter 35. Conjunctivodacrycystorhinostomy with Jones tube.//Korn BS,Kikkawa DO (eds). Video Alas of Oculofacial Plastic and Reconstructive Surgery. St Louis,MO:Elsevier,2010

21. 于刚,蔺琪.我国儿童先天性泪道疾病治疗现状.眼科.2011,20 (5):292-296

第二十九章　获得性泪道排出系统阻塞

1. Ben Simon GJ,Joseph J,Lee S,et al. External versus endoscopic dacryocystorhinostomy for acquired naso-lacrimal duct obstruction in a tertiary referral center. Ophthalmology. 2005,112(8):1463-1468

2. Codère F,Denton P,Corona J. Endonasal dacryocystorhinostomy:a modified technique with preservation of the nasal and lacrimal mucosa. Ophthal Plast Reconstr Surg. 2010,26(3):161-164

3. Devoto MH,Bernardini FP,de Conciliis C. Minimally invasive conjunctivodacryocystorhinostomy with Jones tube. Ophthal Plast Reconstr Surg. 2006,22(4):253-255

4. Dolman PJ. Comparison of external dacryocystorhinostomy with nonlaser endonasal dacryocystorhinostomy. Ophthalmology. 2003,110(1):78-84

5. Hodgson N,Whipple K,Lin JH,et al. Bilateral squamous cell carcinoma of the lacrimal sac. Ophthal Plast Reconstr Surg. 2013,29(6):e149-151

6. Hodgson N,Bratton E,Whipple K,et al. Outcomes of endonasal dacryocystorhinostomy without mucosal flap preservation. Ophthal Plast Reconstr Surg. 2014,30(1):24-27

7. Khoubian JF,Kikkawa DO,Gonnering RS. Trephination and silicone stent intubation for the treatment of canalicular obstruction:effect of the level of obstruction. Ophthal Plast Reconstr Surg. 2006,22(4):248-252

8. Kikkawa DO,Heinz GW,Martin RT,et al. Orbital Cellulitis and Abscess Secondary to Dacryocystitis. Archives of Ophthalmology. 2002,120(8):1096-1099

9. Kikkawa DO. Chapter 35. Conjunctivodacrycystorhinostomy with Jones tube.//Korn BS,Kikkawa DO (eds). Video Alas of Oculofacial Plastic and Reconstructive Surgery. St Louis,MO:Elsevier,2010

10. Korn BS,Glasgow BJ,Kikkawa DO. Epiphora as the presenting sign of angioleiomyoma of the lacrimal sac. Ophthal Plast Reconstr Surg. 2007,23(6):490-492

11. Korn BS,Kikkawa DO. Chapter 32. Endoscopic Dacryocystorhinostomy.//Korn BS,Kikkawa DO (eds). Video Alas of Oculofacial Plastic and Reconstructive Surgery. St Louis,MO:Elsevier,2010

12. Madge SN,Chan W,Malhotra R,et al. Endoscopic dacryocystorhinostomy in acute dacryocystitis:a multicenter case series. Orbit,2011,30(1):1-6

13. Rosen N,Ashkenazi I,Rosner M. Patient dissatisfaction after functionally successful conjunctivodacryocystorhinostomy with Jones tube. Am J Ophthalmol. 1994,117(5):636-42

14. Tarbet KJ,Custer PL. External dacryocystorhinostomy. Surgical success,patient satisfaction,and economic cost. Ophthalmology. 1995,102(7):1065-1070

15. Tsirbas A,Wormald PJ. Mechanical endonasal dacryocystorhinostomy with mucosal flaps. Br J Ophthalmol,2003,87(1):43-47

16. Woog JJ,Kennedy RH,Custer PL,et al. Endonasal dacryocystorhinostomy:a report by the American Academy of Ophthalmology. Ophthalmology. 2001,108(12):2369-2377

第五篇 眼窝、眼眶

第三十章 眼眶的解剖

1. Rocca RCD. 眼整形外科手术与设计. 李冬梅,主译. 北京:人民卫生出版社,2003

2. 李凤鸣. 中华眼科学. 北京:人民卫生出版社,2005

3. 肖利华. 眼眶手术学及图解. 郑州:河南科学技术出版社,2000

4. William PC. Oculoplastic Surgery-the essentials. New York:Springer,2001

5. 高景恒,曹谊林. 美容外科解剖图谱. 沈阳:辽宁科学技术出版社,2011

6. Park J. I. 东亚人面部美容手术. 李航,译. 北京:北京大学医学出版社,2009

7. 齐向东,王炜. 整形美容外科学全书:微创美容外科学. 杭州:浙江科学技术出版社,2013

8. Goldberg DJ. 面部美容技术. 孙家明,译. 北京:人民卫生出版社,2011

9. 王海平,穆雄铮. 面部分区解剖图谱:手术原理与整形实践. 沈阳:辽宁科学技术出版社,2011

10. Strauch B,Vasconez LO. Grabb's Encyclopedia of Flaps:Volume I//Head and Neck. Third. Philadelphia:Lippincott Williams & Wilkins,2008

11. 范先群. 眼整形外科学. 北京:北京科学技术出版社,2009

12. John A. Long. 眼科手术操作与技巧丛书:眼整形手术操作与技巧. 刘虎译. 南京:江苏科学技术出版社,2013

13. 何黎. 美容皮肤科学. 北京:人民卫生出版社,2011

14. Guyuron B,Kinney BM. Aesthetic Plastic Surgery Video Atlas. Saunders Ltd,2011:10-18

15. Claudio Cardoso de Castro,Kristin Boehm. Techniques in Aesthetic Plastic Surgery Series:Midface Surgery with DVD. Philadelphia:Saunders Ltd,2009:5-5

16. 刑新. 美容与再造整形手术实例彩色图谱. 沈阳:辽宁科学技术出版社,2008

17. 徐乃江,朱惠敏,杨丽,等. 实用眼整形美容手术学. 郑州:郑州大学出版社,2003

18. Burkat CN,Lemke BN. Anatomy of the orbit and its related structures. Otolaryngol Clin North Am,2005,38(5):825-856

19. Chastain JB,Sindwani R. Anatomy of the orbit,lacrimal apparatus,and lateral nasal wall. Otolaryngol Clin North Am,2006,39(5):855-864

20. Bentley RP,Sgouros S,Natarajan K,et al. Normal changes in orbital volume during childhood. J Neurosurg,2002,96(4):742-746

21. Yang G,Wang J,Chang Q,et al. Digital Evaluation in Orbital Development of Children with Congenital Microphthalmia. Am J Ophthalmol,2012,154(3):601-609

22. 韩永顺,叶强,余强,等. 正常成人骨性眶距三维测量. 中国临床医学,2008,15(5):702-704

23. 杨欢,李冬梅,王振常,等. 儿童眼眶容积发育的多层螺旋 CT 研究. 眼科,2009,18(5):321-323

24. 李冬梅. 眼睑手术图谱. 北京:北京科学技术出版社,2006

25. Chau A,Fung K,Yip L,et al. Orbital development in Hong Kong Chinese subjects. Ophthalmic Physiol Opt,2004,24(5):436-439

第三十一章 先天性小眼球及无眼球

1. Bentley RP,Sgouros S,Natarajan K,et al. Normal changes in orbital volume during childhood. J Neurosurg,2002,96(4):742-746

2. Yang G, Wang J, Chang Q, et al. Digital evaluation of orbital development in Chinese children with congenital microphthalmia. Am J Ophthalmol, 2012, 154 (3):601-609

3. Apt L, Isenberg S. Changes in orbital dimensions following enucleation. Arch Ophthalmol, 1973, 90(5): 393-395

4. Chau A, Fung K, Yip L, et al. Orbital development in Hong Kong Chinese subjects. Ophthalmic Physiol Opt, 2004, 24 (5):436-439

5. Carr M, Posnick JC, Pron G, et al. Cranio-orbito-zygomatic measurements from standard CT scans in unoperated Crouzon and Apert infants: comparison with normal controls. Cleft Palate Craniofac J, 1992, 29(2): 129-136

6. Tse DT, Pinchuk L, Davis S, et al. Evaluation of an integrated orbital tissue expander in an anophthalmic feline model. Am J Ophthalmol, 2007, 143(2):317-327

7. Waitzman AA, Posnick JC, Armstrong DC, et al. Craniofaeial skeletal measurements based on computed tomography: Part 11, Normal values and growth trends. Cleft Palate Craniofac J, 1992, 29(2):118-128

8. Furuta M. Measurement of orbital volume by computed tomography: especially on the growth of the orbit Jpn J Ophthalmol, 2001, 45(6):600-606

9. Osaki TH, Fay A, Mehta M, et al. Orbital development as a function of age in indigenous north American skeletons. Ophthal Plast Reconstr Surg, 2013, 29(2):131-136

10. Bacskulin A, Vogel M, Wiese KG. New osmotically active hydrogel expander for enlargement of the contracted anophthalmic socket. Graefes Arch Clin Exp Ophthalmol, 2000, 238(1):24-27

11. Gundlach KK, Guthoff RF, Hingst VH. Expansion of the socket and orbit for congenital clinical Anophthalmia. Plastic and Reconstructive Surgery, 2005, 116(5):1214-1222

12. Schilter KF, Schneider A, Bardakjian T. OTX2 microphthalmia syndrome: four novel mutations and delineation of a phenotype. Clinical Genetics, 2011, 79(2):158-168

13. Schittkowski MP, Guthoff RF. Systemic and ophthalmological anomalies in congenital anophthalmic or microphthalmic patients. Br J Ophthalmol, 2010, 94(4):487-493

14. McLean CJ, Ragge NK, Jones RB. The management of orbital cysts associated with congenital microphthalmos and anophthalmos. Br J Ophthalmol, 2003, 87(7):860-863

15. Tao JP, LeBoyer RM, Hetzler K. Inferolateral migration of hydrogel orbital implants in microphthalmia. Ophthalmic Plastic & Reconstructive Surgery, 2010, 26(1):14-17

16. Schittkowski MP, Guthoff RF. Injectable self inflating hydrogel pellet expanders for the treatment of orbital volume deficiency in congenital microphthalmos: preliminary results with a new therapeutic approach. Br J Ophthalmol, 2006, 90(9):1173-1177

17. Morrison D, Fitz Patrick D, Hanson I. National study of microphthalmia, anophthalmia, and coloboma (MAC) in Scotland: investigation of genetic aetiology. J Med Genet, 2002, 39(1):16-22

18. Demirci H, Singh AD, Shields JA. Bilateral microphthalmos and orbital cyst. Eye, 2003, 17(2):273-276

19. 陈哲, 郑晓华, 谢宝君, 等. 螺旋 CT 容积测量在眼眶发育中的应用. 医学影像学杂志, 2005, 15(4): 274-276

20. 王育新, 唐友盛, 史俊, 等. 计算机辅助技术测量眼眶容积的实验研究. 上海口腔医学, 2008, 17 (3):297-299

21. 李冬梅. 重视中国人小眼球或无眼球眼眶发育的规范化治疗. 中华眼科杂志, 2013, 49(8): 676-678

22. 李冬梅, 侯志嘉, 李洋. 等. 先天性小眼球的整复疗效观察. 中华眼科杂志, 2011, 47(8):693-697

23. 杨欢,李冬梅,王振常,等.儿童眼眶容积发育的多层螺旋 CT 研究眼科,2009,18(5):321-323

24. Mansour AM,Barber JC,Reinecke RD,et al. Ocular choristomas. Surv Ophthalmol,1989,33(5):339-358

25. Murata T,Ishibashi T,Ohnishi et al. Corneal choristoma with microphthalmos. Arch Ophthalmol,1991,109(8):1130-1133

26. Casey RJ,Garner A. Epibulbar choristoma and microphthalmia:a report of two cases. Br J Ophthalmol,1991,75(4):247-250

27. Huang TY,Tsai YJ,Tan HY,et al. Managing epibulbar choristoma with microphthalmos. J Pediatr Ophthalmol Strabismus,2008,45(3):172-173

28. 陈哲,郑晓华,谢宝君,等.不同年龄正常眼眶容积的 CT 测量.中华眼科杂志,2006,42(3):222-225

第三十二章　结膜囊缩窄

1. 徐乃江,朱惠敏,杨丽,等.实用眼整形美容手术学.郑州:郑州大学出版社,2003

2. Bhattacharjee K,Bhattacharjee H,Kuri G,et al. Comparative analysis of use of porous orbital implant with mucus membrane graft and dermis fat graft as a primary procedure in reconstruction of severely contracted socket. Indian J Ophthalmol. 2014,62(2):145-153

3. Kamal S,Kumar S,Goel R,et al. Serial sub-conjunctival 5-Fluorouracil for early recurrent anophthalmic contracted socket. Graefes Arch Clin Exp Ophthalmol. 2013,251(12):2797-2802

4. 李凤鸣.中华眼科学.北京:人民卫生出版社,2005

5. 肖利华.眼眶手术学及图解.郑州:河南科学技术出版社,2000

6. William PC. Oculoplastic Surgery-the essentials. New York:Springer,2001

7. 庄静宜,欧阳小平,朱健,等.异体巩膜用于无眼球结膜囊成形术的临床观察.中国实用眼科杂志,2003,21(6)442-444

8. 陈钧,黄发明,周国筠,等.眼球摘除术后结膜囊缩窄的病理学研究.眼科新进展,2000,20(3)202-203

9. 陈力,杨吟,黎静,等.无眼球重度结膜囊缩窄和闭锁术式应用分析.中国实用眼科杂志,2012,30(05):612-615

10. 刘静,廖洪斐.结膜囊成形术的研究进展.中国实用眼科杂志,2006,24(11):1108-1111

11. 刘海燕,罗敏,徐乃江,等.口腔黏膜移植结膜囊成形术的临床疗效.中国实用眼科杂志,2003,21(11):873-874

12. Naik MN,Raizada K. Eyelid switch flap technique for the management of congenital anophthalmos associated withcontracted socket. Ophthal Plast Reconstr Surg. 2006,22(6):476-479

13. 范先群.眼眶整复手术存在的问题及对策.中华眼科杂志,2007,43(12):1057-1059

14. 范先群,林明,徐乃江,等.眼窝凹陷结膜囊缩窄的手术方案选择和疗效分析.眼科新进展,2001,21(4):294-295

15. 翟文娟,陈凤菊.结膜囊狭窄98 例治疗体会.中国实用眼科杂志,2008,26(06):601-602

16. 杨蕊,王峰,孙乃学,等.新鲜羊膜移植在结膜囊成形术中的应用.中国修复重建外科杂志,2004,18(4):277-280

17. 刘铁,王丽南,解成志,等.羊膜移植行结膜囊成形术中25 例.国际眼科杂志,2004,4(01):170-171

18. 朱莉,蔡季平,魏锐利,等.羟基磷灰石眼座植入同期结膜囊成形术矫治结膜囊缩窄.中国实用眼科杂志,2002,20(6):469-470

19. 范先群,林明,徐乃江,等.眼窝凹陷结膜囊缩窄的手术方案选择和疗效分析.眼科新进展,2001, 21(4):294-295

20. Lee JH,Sa HS,Woo K,et al. Prepuce mucosal graft for forniceal and conjunctival sac reconstruction in surgically intractable symblepharon. Ophthal Plast Reconstr Surg. 2011,27(4):103-106

21. Mavrikakis I,Malhotra R,Shelley MJ,et al. Surgical management of the severely contracted socket following reconstruction. Orbit. 2006,25(3):215-219

22. 王崇芝,崔红平,贾文伯,等.二期活动义眼植入联合结膜囊成形术探讨.中华眼外伤职业眼病杂志,2013,35(11):851-852

23. 张雷,章锐,危文哲,等.异体巩膜移植治疗结膜囊狭窄17例临床观察.中国实用眼科杂志,2012, 30(09):1102-1103

24. 朱敏,李国培,赵刚平,等.异体巩膜移植治疗眼睑全层缺损的疗效观察.临床眼科杂志,2009,17 (5)437-438

25. Bajaj MS,Pushker N,Singh KK,et al. Evaluation of amniotic membrane grafting in the reconstruction of contracted socket. Ophthal Plast Reconstr Surg. 2006,22(2):116-120

第三十三章　义眼台眶内植入

1. 王小红.骨修复材料的研究进展.生物医学工程杂志,2001,18(4):647-651

2. 李冬梅,张盛忠,陈涛,等.羟基磷灰石/超高分子聚乙烯复合材料的组织相容性及骨传导性实验研究.中华整形外科杂志,2004,20(3):180-183

3. 闵燕,李冬梅,赵颖,等.羟基磷灰石半球植入矫正复发性眼窝凹陷.中国实用眼科杂志,2001,19 (11):863-864

4. Bostman OM,Pihlajamaki HK. Adverse tissue reactions to bioabsorbable fixation devices. Clin Orthop Relat Res,2000,371:216-227

5. Jordan DR,Klapper SR,Gilberg SM. The use of Vicryl mesh in 200 porous orbital implants. Ophthal Plast Reconstr Surg. 2003,19(1):53-61

6. Lee-Wing MW. Amniotic membrane for repair of exposed hydroxyapatite orbital implant. Ophthal Plast Reconstr Surg. 2003,19(5):401-402

7. 杜青卫,王理论.改良巩膜壳内羟基磷灰石义眼台植入术的临床观察.国际眼科杂志,2014,14 (10):1904-1905

8. 韩非,吴燕,任意明,等.羟基磷灰石义眼台栓钉植入术前后对比分析.局解手术学杂志,2013,22 (05):550-551

9. 王磊,黄爱国,杜枫,等.羟基磷灰石义眼台Ⅱ期植入矫正重度眼窝内陷.中华眼外伤职业眼病杂志,2013,35(11):840-842

10. 翟迟,张轶峰,郝义,等.非包裹羟基磷灰石义眼台植入术临床观察.国际眼科杂志,2013,13(05): 1050-1052

11. Lin HY, Liao SL. Orbital development in survivors of retinoblastoma treated by enucleation with hydroxyapatite implant. Br J Ophthalmol. 2011,95(5):630-633

12. Spence G,Phillips S,Campion C,et al. Bone formation in a carbonate-substituted hydroxyapatite implant is inhibited by zoledronate:the importance of bioresorption to osteoconduction. J Bone Joint Surg Br. 2008,90 (12):1635-1640

13. Sarsilmaz F,Orhan N,Unsaldi E,et al. A polyethylene-high proportion hydroxyapatite implant and its investigation in vivo. Acta Bioeng Biomech. 2007,9(2):9-16

14. 翟迟,张轶峰,郝义,等.非包裹羟基磷灰石义眼台植入术临床观察.国际眼科杂志,2013,13(5):1050-1052

15. 王冬梅,施晓江,赵薇,等.双层巩膜帽式覆盖羟基磷灰石义眼台眶内植入术临床观察.临床眼科杂志,2009,17(5):442-443

16. 林福雨,陈清.眼内容摘除61例原因及羟基磷灰石义眼座植入临床分析.中华眼外伤职业眼病杂志,2012,34(1):58-61

17. 赵斐,张达清.巩膜四瓣法包裹羟基磷灰石义眼台植入术的临床疗效观察.中国美容医学,2012,21(z1):163

18. Liao SL,Kao sc's,Tseng JHS,et al. Surgical coverage of exposed hydroxyapatite implant with retmauricularmy operiosteal graft. Br J Ophthalmol,2005,89(1):92-95

19. Aggarwal H,Kumar P,Singh RD,et al. Ocular rehabilitation following socket reconstruction with amniotic membrane transplantation with failed primary hydroxyapatite implant post enucleation. Cont Lens Anterior Eye. 2015,38(1):64-69

20. Chai G,Zhang Y,Ma X,et al. Reconstruction of fronto-orbital and nasal defects with compound epoxied maleic acrylate/hydroxyapatite implant prefabricated with a computer design program. Ann Plast Surg. 2011,67(5):493-497

第三十四章　义眼的定制与佩戴

1. Sara AK. The ideal ocular prosthesis:Analysis of prosthetic volume. Ophth Plast Reconstr Surg,2000,16(5):388-392

2. Schittkowski MP,Guthoff RF. Injectable self inflating hydrogel pellet expanders for the treatment of orbital volume deficiency in congenital microphthalmos:preliminary results with a new therapeutic approach. Br J Ophthalmol. 2006,90(9):1173-1177

3. 吴燕,罗涛,韩非,等.PMMA成品仿真义眼片个性化加工方法及效果观察.局解手术学杂志,2013,22(5):509-510

4. 陶永健,冯冲,朱立,等.改良义眼模片联合羊膜移植行全眼表重建预防眼烧伤后睑球粘连.中国实用眼科杂志,2010,28(2):176-178

5. Jiang Guo,郭疆,司马晶,等.个性化义眼片活动度相关因素分析.国际眼科杂志,2008,8(12):2477-2478

6. Mathew FM,Snfith MR,Sutton JA,et al. The ocular impression:A reviewed the literature and presentation of an alternate technique. J Prostbodont. 2000,9(4):210-216

7. 窦晓燕,司马晶.眶内PMMA材料片状义眼的定制与佩戴.临床眼科杂志,2000,8(4):301-302

8. 董枫,郑固健,韩真真,等.薄形美容义眼的研制和临床应用.眼视光学杂志,2004,6(I):51-52

9. 李兵,张长河.贾乃伟,等.国产羟基磷灰石义眼座的临床应用.眼外伤职业眼病杂志,2000,7(5):546-547

10. Rocca RCD,Bedrossian EH,Arthurs BP.眼整形外科.李冬梅,主译.北京:人民卫生出版社,2003

11. 丁风奎,许雪亮,刘双珍,等.保留萎缩眼球定制个性化义眼.国际眼科杂志,2005,5(3):496-498

12. Andreotti AM,Goiato MC,Moreno A,et al. Influence of nanoparticles on color stability,microhardness,and flexural strength of acrylic resins specific for ocular prosthesis. Int J Nanomedicine. 2014,9:5779-5787

13. Silberstein E,Krieger Y,Rosenberg N,et al Facial Reconstruction of a Mucormycosis Survivor by Free Rectus Abdominis Muscle Flap,Tissue Expansion,and Ocular Prosthesis. Ophthal Plast Reconstr Surg. 2014,9(17)

14. Sethi T,Kheur M,Haylock C,et al Fabrication of a custom ocular prosthesis. Middle East Afr J Ophthalmol. 2014,21(3):271-274

15. Kumar P,Aggrawal H,Singh RD,et al. A simplified approach for placing the iris disc on a custom made ocular prosthesis:report of four cases. J Indian Prosthodont Soc. 2014,14(1):124-127

16. Vercler CJ,Ballard TN,Buchman SR. Conjunctival fat grafting for improved aesthetics of an ocular prosthesis. J Plast Reconstr Aesthet Surg. 2014,67(4):575-576

17. Thirunavukkarasu I,Rai R,R P,et al. Rehabilitation of partially eviscerated eye with custom made ocular prosthesis-a case report. J Clin Diagn Res. 2014,8(1):285-287

18. Anantharaju A,Kamath G,Rao K S,et al. Rehabilitation of an Infected Eye with an Acrylic Ball Implant and a Custom made Scleral Ocular Prosthesis. J Indian Prosthodont Soc. 2013,13(3):343-347

19. McBain HB,Ezra DG,Rose GE,et al. The psychosocial impact of living with an ocular prosthesis. Orbit. 2014,33(1):39-44

20. Gupta L,Aparna IN,Dhanasekar B,et al. Three-dimensional orientation of iris in an ocular prosthesis using a customized scale. J Prosthodont. 2014,23(3):252-255

21. Kamble VB,Kumar M,Panigrahi D. An ocular prosthesis for a geriatric patient:a case report. J Clin Diagn Res. 2013,7(6):1236-1238

22. Gupta RK,Padmanabhan TV. Prosthetic rehabilitation of a post evisceration patient with custom made ocular prosthesis:a case report. J Indian Prosthodont Soc. 2012,12(2):108-112

23. Aggarwal H,Singh K,Kumar P,et al. A multidisciplinary approach for management of postenucleation socket syndrome with dermis-fat graft and ocular prosthesis:a clinical report. J Prosthodont. 2013,22(8):657-660

第三十五章 眶面裂及隐眼

1. Kawamoto HK Jr. The kaleidoscopic world of rare craniofacial clefts:order out of chaos(Tessier classification). Clin Plast Surg. 1976,3(4):529-72

2. 刘伟,归来.面斜裂的病因与治疗.中国美容整形外科杂志,2008,19(3):234-235

3. 周轶群,计菁,穆雄铮,等.先天性颅面裂隙畸形的诊断和分类.中华整形外科杂志,2004,21(4):245-247

4. 邢新,欧阳天祥,周剑红,等.33例颅面裂Tessier分类诊断与治疗体会.中华整形外科杂志,2006,22(4):262-265

5. 王炜.整形外科学,上海:浙江科学技术出版社,1999

6. 张涤生.颅面外科学,上海:上海科学技术出版社,1997

7. 范先群.眶颧整形外科学,杭州:浙江科学技术出版社,2013

8. Allam KA,Lim AA,Elsherbiny A,et al. The Tessier number 3 cleft:a report of 10 cases and review of literature. J Plast Reconstr Aesthet Surg. 2014,67(8):1055-62

9. Abdollahifakhim S,Shahidi N,Bayazian G. A bilateral tessier number 4 and 5 facial cleft and surgical strategy:a case report. Iran J Otorhinolaryngol. 2013,25(73):259-62

10. Da Silva Freitas R,Alonso N,Shin JH,et al. The Tessier number 5 facial cleft:surqical strategies and outcomes in six patients. Cleft Palate Craniofac J,2009,46(2):179-186

第三十六章 神经纤维瘤病

1. Wise JB,Cryer JE,Belasco JB,et al. Management of head and neck plexiformneurofibromas in pediatric

patients with neurofi-bromatosis type 1. Arch Otolaryngol Head Neck Surg,2005,131(8):712-718

2. Sharif S,Ferner R,Birch JM,et al. Second primary tumors in neurofibromatosis 1 patients treated for optic glioma:substantial risks after radiotherapy. Clin Oncol,2006,24(16):2570-2575

3. Kim S,Roh S,Lee N,et al. Radiofrequency ablation and excision of multiple cutaneous lesions in neurofi-bromatosis type 1. Arch Facial Plast S,2013,40(1):57-61

4. Lantieri L,Meningaud J,Grimbert P,et al. Repair of the lower and middle parts of the face by composite tissue allotransplantation in a patient with massive plexiformneurofibroma:a 1-year follow-up study. Lancet,2008,372(9639):639-645

5. Chabernaud C,Mennes M,Kardel PG,et al. Lovastatin regulates brain spontaneous low-frequency brain activity in Neurofibro-matosis type 1. Neurosci Lett,2012,515(1):28-33

6. Robertson KA,Nalepa G,Yang F,et al. Imatinib mesylate for plexiform neurofibromas in patients with neurofibromatosis type 1:a phase 2 trial. Lancet Oncol,2012,13(12):1218-1224

7. Algermissen B,Müller U,Katalinic D,et al. CO2 laser treatment of neurofibromas of patients with neurofi-bromatosis type 1:five years experience. Med Las Applic,2001,16(4):265-274

8. Marchetti M,Franzini A,Nazzi V,et al. Radiosurgical treatment of ulnar plexiformneurofibroma in a neu-rofibromatosis type 1 (NF1) patient. Acta Neurochir,2013,155(3):553-555

9. Van der Vaart T,Plasschaert E,Rietman AB,et al. Simvastatin for cognitive deficits and behavioural problems in patients with neurofibromatosis type 1 (NF1-SIMCODA):a randomised,placebo-controlled trial. Lancet Neurol,2013,12(11):1076-1083

10. Maruta H. Effective neurofibromatosis therapeutics blocking the oncogenic kinase PAK1. Drug Discov T-her,2011,5(6):266-278

11. 郭金才,王玉荣. 神经纤维瘤病 1 型的整形外科治疗. 华中医学杂志,2004,28(1):51-52

12. 李春,刘海鹏,邵丽洁,等. 多种整形外科技术修复头面部巨大神经纤维瘤 16 例. 中国老年医学杂志,2011,31(20):4059-4060

13. 刘学键,张波,秦中平,等. 扩张器治疗头皮巨大神经纤维瘤病 20 例分析. 齐鲁医学杂志,2001,16(1):52

第三十七章 甲状腺相关眼病

1. Korn BS,Kikkawa DO. Video Atlas of Oculofacial Plastic and Reconstructive Surgery:DVD with text. St Louis,MO:Elsvier Health Sciences,2011

2. Pérez-Moreiras JV,Alvarez-López A,Gómez EC. Treatment of active corticosteroid-resistant Graves' orbi-topathy. Ophthal Plast Reconstr Surg,2014,30(2):162-167

3. Bhatti MT,Dutton JJ. Thyroid eye disease:therapy in the active phase. J Neuroophthalmol. 2014,34(2):186-197

4. Prat MC,Braunstein AL,Dagi Glass LR,et al. Orbital fat decompression for thyroid eye disease:retrospec-tive case review and criteria for optimal case selection. Ophthal Plast Reconstr Surg,2015,31(3):215-218

5. Shan SJ,Douglas RS. The pathophysiology of thyroid eye disease. J Neuroophthalmol,2014,34(2):177-185

6. BahnRS. Graves' ophthalmopathy. N Engl J Med,2010,362(8):726-738

7. Garrity JA,Bahn RS. Pathogenesis of graves Ophthalmopathy:implications For prediction,prevention,and treatment. Am J Ophthalmol,2006,142(1):147-153

8. Clauser LC,Galie M,Tieghi R,et al. Endocrine orbitopathy:11 years retrospective study and review of

102 patients & 196 orbits. J Craniomaxillofac Surg,2012,40(2):134-141

9. CakirM. Euthyroid Graves' ophthalmopathy with negative autoantibodies. J Natl Med Assoc,2005,97(11):1547-1549

10. Paunkovic J,Paunkovic N. Doesautoantibody negative Graves' disease exist? A second evaluation of the clinical diagnosis. Horm Metab Res,2006,38(1):53-56

11. Rocca RCD. 眼整形外科手术与技巧. 李冬梅主译. 北京:人民卫生出版社,2003:17-31

12. Pappa A,Lawson JM,Calder VFells P,et al. T cells and fibroblasts in affected Extraocular muscles in early and late thyroid associated ophthaimopathy. Br J Ophthalmol,2000,84(5):517-522

13. Smith TJ,Koumas L,Gagnon A,et al. Orbital fibroblast heterogeneity may determine the clinical presentation of thyroid-associated ophthalmopath. J clin Endocrinol Meta. 2002,87(1):385-392

14. Khoo DH,Eng PH,Ho SC,et al. Graves' ophthalmopathy in the absence of elevated free thyroxine and triiodothyronine levels:prevalence, natural history, and thyrotropin receptor antibody levels. Thyroid,2000,10(12):1093-1100

15. Iyer S,Bahn R. Immunopathogenesis of Graves' ophthalmopathy:the role of the TSH receptor. Best Pract Res Clin Endocrinol Metab. 2012,26(3):281-289

16. Smith TJ,Hegedus L,Douglas RS. Role of insulin-like growth factor-1(IGF-1)pathway in the pathogenesis of Graves' orbitopathy. Best Pract Res Clin Endocrinol Metab,2012,26(3):291-302

17. Nagy EV,Toth J,KaldiI,et al. Graves' ophthaimopathy:eye muscle involvement in patients with diplopia. Eur J Endocrinol,2000,142(6):591-597

18. 胡晴芳,陈欢欢,杨涛,等. 甲状腺相关眼病的免疫治疗. 中华内分泌代谢杂志,2014,30(03):261-264

19. 吴联群,魏锐利. 甲状腺相关眼病眼表损害研究进展. 中国实用眼科杂志,2014,32(09):1048-1051

第三十八章　眶壁骨折修复

1. 范先群. 眼眶骨折整复手术存在的问题及对策. 中华眼科杂志,2007,43(12):1057-1059

2. 宋维贤. 爆裂性眶壁骨折的手术治疗(附352例报告). 中国实用眼科杂志,2001,19(9):715-716

3. 宋维贤. 北京同仁医院眼科专题讲座. 郑州:郑州大学出版社,2005

4. 范先群,周慧芳,陶凯等. 复合性眼眶骨折修复重建术中计算机辅助设计和辅助制造技术的应用. 中华眼科杂志,2005,41(12):1092-1097

5. 李寅炜,范先群. 导航手术系统在眼眶外科中的应用. 中华眼科杂志,2011,47(8):759-761

6. 肖利华. 眼眶爆裂性骨折手术治疗时应注意的几个问题. 眼科,2006,15(6):361-362

7. Joshi S,Kassira W,Thaller SR. Overview of pediatric orbital fractures. J Craniofac Surg. 2011,22(4):1330-1332

8. Brannan PA,Kersten RC,Kulwin DR. Isolated medial orbital wall fractures with medial rectus muscle incarceration. OphthalPlastReconstrSurg,2006,22(3):178-183

9. Chen CT,Chen YR. Update on orbital reconstruction. Curr Opin Otolaryngol Head Neck Surg. 2010,18(4):311-316

10. Lim NK,Kang DH,Oh SA,et al. Orbital wall restoring surgery in pure blowout fractures. Arch Plast Surg. 2014,41(6):686-692

11. Zhuang QW,Zhang XP,Wang X,et al. Coronal approach to zygomaticomaxillary complex fractures. Eur Rev Med Pharmacol Sci. 2015,19(5):703-711

12. Malhotra R,Saleh GM,de Sousa JL,et al. The transcaruncular approach to orbital fracture repair:oph-

thalmic sequelae. J Craniofac Surg,2007,18（2）:420-426

13．Su GW,HarrisGJ. Combined inferior and medial surgical approaches and overlapping thin implants for orbital floor and medial wall fractures. Ophthal Plast Reconstr Surg,2006,22（6）:420-423

14．Yenice O,Ogiit MS,Onal S,et al. Conservative treatment of isolated medial orbital wall fractures. Ophthalmic Surg Lasers Imaging,2006,37（6）:497-501

15．Righi S,Boffano P,Guglielmi V,et al. Diagnosis and imaging of orbital roof fractures:a review of the current literature. Oral Maxillofac Surg. 2015,19（1）:1-4

第三十九章　颌面部骨折

1．陈德敏,刘义荣,刘俊,等.生物活性人工骨结合 CAD/CAM 技术重建颅骨板制作系统.生物医学工程与临床,2005,9（1）:17-19

2．陈勇.计算机辅助技术重建颅颌面骨缺损的应用及展望.国外医学口腔医学分册,2003,30（6）:481-483

3．Urken ML. 头颈部整形.黄志刚,李冬梅,主译.北京:人民卫生出版社,2013

4．李冬梅,刘静明,闵燕,等.视网膜母细胞瘤术后半侧颜面发育畸形的综合整复术.中华眼科杂志,2002,38（10）:614-617

5．李冬梅,刘静明,闵燕,等.眶颧塌陷充填再造术.眼科,2002,11（1）:30-32

6．吴国锋,赵铱民,刘晓芳,等.计算机辅助设计和制作单侧眼眶部缺损的修复.华西口腔医学杂志,2004,22（3）:224-226

7．Rocca RCD,Bedrossian EH,Arthurs BP. 眼整形外科.李冬梅,主译.北京:人民卫生出版社,2003

8．阮建波,方金平,林巧燕,等.16 层螺旋 CT 三维重建对头颅颌面骨骨折的临床应用分析.医学影像学杂志,2014,24（01）:157-159

9．张凯,卢保全,徐涛,等.颅面复杂骨折的手术治疗.中国美容医学,2010,19（05）:648-650

10．张智勇,归来,夏德林,等.严重复杂性颅颌面骨折后继发畸形的修复重建.中国实用美容整形外科杂志,2005,16（6）:333-335

11．张凯,颜雨春,冯大军,等.763 例口腔颌面部损伤的临床流行病学特点.安徽医科大学学报,2007,42（1）:114-115

12．卢萌,倪欢胜,韩翔,等.螺旋 CT 三维重建在颌面部骨折诊断中的价值.上海口腔医学 2007,16（1）:248-250

13．归来,夏德林,张智勇,等.三维模型技术在颅面创伤修复中的应用.中华创伤杂志,2004,20（3）:213-216

14．郑宗梅,马继光,归来,等.电子束 CT 三维重建在颌面部 Le Fort 骨折诊断和治疗中的应用.中华创伤杂志,2005,21（12）:892-894

15．Gosau M,Schöneich M,Draenert FG,et al. Retrospective analysis of orbital floor fractures-complications, outcome,and review of literature. Clin Oral Investig. 2011,15（3）:305-313

16．Tellioglu AT,Tekdemir I,Erdcmli EA,et al. Temporoparietal fascia:an anatomic andhistologic reinvestigation with new potential clinical applications. Plast Reconstr Surg,2000,105:40-45

17．夏德林,归来,张智勇,等.头皮冠状切口并发症分析和防治.中华整形外科杂志,2005,21（4）:255-257

18．陈巨峰,李金,李嘉朋,等.发际缘切口在颧上颌复合体骨折治疗中的应用.中国美容医学,2009,18（6）:792-794

19．周永强,叶文成,唐友盛,等.冠状切口并发症研究.口腔颌面外科杂志,2000,10（1）:77-80

20. 周树夏,刘彦普.进一步提高面中部骨折的治疗质量.中华口腔医学杂志,2004,39(11):2-3

21. Tuncer S1,Yavuzer R,Kandal S,et al. Reconstruction of traumatic orbital floor fractures with resorbable mesh plate. J Craniofac Surg. 2007,18(3):598-605

22. Abiodun A,Atinuke A,Yvonne O. Computerized tomography assessment of cranial and mid-facial fractures in patients following road traffic accident in South-West Nigeria. Ann Afr Med. 2012,11(3):131-138

23. Fenton TW,Stefan VH,Wood LA,et al. Symmetrical fracturing of the skull from midline contact gunshot wounds:reconstruction of individual death histories from skeletonized human remains. J Forensic Sci. 2005,50(2):274-285

24. Bala A,Knuckey N,Wong G,et al. Longitudinal clivus fracture associated with trapped basilar artery:unusual survival with good neurological recovery. J Clin Neurosci. 2004,11(6):660-663

25. Kos M1,Brusco D,Engelke W. Results of treatment of orbital fractures with polydioxanone sheet. Polim Med. 2006,36(4):31-6

第四十章　眶颧颞区骨塌陷及缺损

1. 李冬梅,刘静明,闫燕,等.视网膜母细胞瘤术后半侧颜面发育畸形的综合整复术.中华眼科杂志,2002,38(10):614-617

2. 穆雄铮,董佳生,王毅敏,等.一期结膜囊和眶颧重建术.中华整形外科杂志,2000,16(2):99-101

3. Sterker I,Klapper HU,Wiedemann P,Reiber T. Clinical anophthalmos. Cosmetic outcome after 2 years therapy with an orbital expander for stimulating orbital growth. Klin Monatsbl Augenheilkd,2000:216(4):197-203

4. Rocca RCD,Bedrossian EH,Arthurs BP.眼整形外科.李冬梅,主译.北京:人民卫生出版社,2003

5. Suh IS,Yang YM,Oh SJ. Conjunctival cul-de-sac reconstruction with radial forearm free flap in anophthalmic orbit syndrome. Plast Reconstr Surg,2001,107(4):914-919

6. Hopper RA,Salemy S,Sze RW. Diagnosis of midface fractures with CT:what the surgeon needs to know. Radiographics. 2006,26(3):783-793

7. 李冬梅,刘静明,闫燕,等.眶颧塌陷充填再造术.眼科,2002,11(01):30-32

8. 王育新,杨旭东,文建民,等.三维立体测量及计算机辅助导航技术在颧眶复合体骨折中的应用.中华创伤杂志,2014,30(10):1028-1032

9. Bellamy JL,Mundinger GS,Reddy SK,et al. Le Fort Ⅱ fractures are associated with death:a comparison of simple and complex midface fractures. J Oral Maxillofac Surg. 2013,71(9):1556-1562

10. 陈力,杨家林,樊映川,等.激光快速成形技术用于陈旧性眶颧复合体骨折整复临床探讨.中国实用眼科杂志,2014,32(02):205-209

11. 毕晓萍,周慧芳,范先群,等.眼眶骨缺损修复材料的研究进展.中国实用眼科杂志,2012,30(01):27-30

12. 范先群,王业飞,朱惠敏,等.眼眶外侧壁击入性骨折的临床特征及手术治疗.中华眼科杂志,2011,47(09):806-810

13. Koo L,Hatton MP,Rubin PA. Traumatic blindnees after a displaced lateral orbital wall fracture. J Trauma. 2007,62(5):1288-1289

14. Eski M,Sahin 1,Deveci,et al. A retrospeotive analysis of 101 zygomatie-orbital fractures. J Craninfae Surg. 2006,17(6):1059-1064

15. Obuekwe O,Owotade F,Osaiyuwu O,et al. Etiology and pattern of zygomatic complex fractures. a retrospective study. J Natl Med Assoc,2005,97(7):992-996

16. Hollier LH,Thornton J,Pmanino P,et al. The management of orbitozygomatic fractures. Plant Recomtr Surg,2003,111(7):2386-2392

17. Tanrikulu R,Erol B. Comparison of computed tomography with conventional radiography for midfacial fractures. Dentomaxillofac Radiol. 2001,30(3):141-146

18. Kittle CP,Verrett AJ,Wu J,et al. Characterization of midface fractures incurred in recent wars. J Craniofac Surg. 2012,23(6):1587-1591

19. Lo Casto A,Priolo GD,Garufi A,et al. Imaging evaluation of facial complex strut fractures. Semin Ultrasound CT MR. 2012,33(5):396-409

20. Smith HL,Chrischilles E,Janus TJ,et al. Clinical indicators of midface fracture in patients with trauma. Dent Traumatol. 2013,29(4):313-8

21. Neto IC,Costa FW,Bezerra TP,et al. Alternative and useful method for reducing midface fractures. J Craniofac Surg. 2012,23(4):1222

22. Kim JJ,Huoh K. Maxillofacial(midface)fractures. Neuroimaging Clin N Am. 2010,20(4):581-596

第四十一章　游离皮瓣修复严重眶内容缺失及眼窝闭锁畸形

1. 魏福昌,孙家明. 皮瓣与重建外科. 北京:人民卫生出版社,2011

2. 侯春林,宋达疆. 穿支皮瓣手术图解. 上海:上海科学技术出版社,2014

3. 侯春林,顾玉东. 皮瓣外科学. 上海:上海科学技术出版社,2013

4. Dumont CE,Domenghini C,Kessler J. Donor site morbidity after serratus anterior free muscular flap:a prospective clinical study. Ann Plast Surg,2004,52(2):195-198

5. Haas F,Rappl T,Koch H,et al. Free osteocutaneous lateral arm flap:anatomy and clinical applications. Microsurgery,2003,23(2):87-95

6. 霍然,李森恺,李养群,等. 跨越人体中线的肩胛皮瓣微血管构筑研究. 中华整形外科杂志,2002,18(6):357-359

7. 毛驰,俞光岩. 游离肩胛瓣在头颈部软组织缺损修复中的应用. 现代口腔医学杂志,2002,16(6):555-557

8. 侯春林,顾玉东主编. 皮瓣外科学. 上海:上海科学技术出版社. 2006

9. Dumont CE,Domenghini C,Kessler J,et al. Donor site morbidity after serratus anterior free muscular flap:a prospective clinical study. Ann Plast Surg,2004,52(2):195-198

10. Haas F,Rappl T,Koch H,et al. Free osteocutaneous lateral arm flap:anatomy and clinical applications. Microsurgery,2003,23(2):87-95

11. Hardin JC Jr. Reconstruction of maxilla with free latissimus dorsi-scapular osteomusculocutaneous flap. Plast Reconstr Surg,2003,111(2):965-966

12. 陈志远,刘静明,李冬梅,等. 游离皮瓣在眶窝重建中的应用. 北京医学,2012,34(05):371-373

13. 黄代营,李智勇,冯崇锦,等. 前臂游离皮瓣修复口腔颌面部软组织缺损. 中华显微外科杂志,2012,35(04):319-320

14. 姜蕾,陈蒲卿,石荣华,等. 前臂桡侧游离皮瓣静脉回流障碍的临床观察:附13例报道. 中国口腔颌面外科杂志,2012,10(2):112-114

15. 孙忠亮,汤海萍,安增喜,等. 前臂桡侧游离皮瓣修复头颈部肿瘤术后缺损. 实用医药杂志,2011,28(09):786-787

16. 祝为桥,李冬梅,刘静明,等. 臂外侧皮瓣修复重度眶窝闭锁畸形. 中华显微外科杂志,2014,37(05):461-463

17. Turner AJ,Dabernig J,Malyon A,et al. An extended latissimus dorsi musculocutaneous flap raised on the serratus branch and supercharged with the circumflex scapular pedicle. Plast Reconstr Surg,2007,119(3): 1132-1133

18. 李冬梅,刘静明,朱正宏,等.前臂游离皮瓣眶内移植矫正眶内容缺失和眼窝闭锁.中华眼科杂志, 2004,40(6):373-376

19. Hashikawa K,Terashi H,Tahara S. Therapeutic strategy for the triad of acquired anophthalmic orbit. Plast Reconstr Surg,2007,119(7):2182-2188

20. Warren SM,Borud LJ,Brecht LE,et al. Microvascular reconstruction of the pediatric mandible. Plast Reconstr Surg,2007,119(2):649-661

21. Bi X,Fan X,Zhou H,et al. Reconstruction of sever anophthalmic orbits and atresic eye socket after enucleation and irradiation of retinoblastoma by vascular anastomosed free dorsalispedis flaps' transplantation. J Craniofac Surg,2011,22(3):792-796

22. 毛驰,俞光岩.游离上臂外侧皮瓣在头颈肿瘤缺损修复中的应用.现代口腔医学杂志,2002,16 (5):456-458

23. Altindas M,Yucel A,Ozturk G,et al. The prefabricated temporal island flap for eyelid and eye socket reconstruction in total orbital exenteration patients:A new method. Ann Plast Surg. 2010,65(2):177-82

24. Joseph ST,Thankappan K,Mathew J,et al. Defect components and reconstructive options in composite orbitomaxillary defects with orbital exenteration. J Oral Maxillofac Surg. 2014,72(9):1869. 1-9

25. Li Y,Song H,Liu J,et al. Use of lateral upper arm free flaps for soft-tissue reconstruction of the contracted eye socket. Plast Reconstr Surg. 2014,133(5):675-682

26. Zhang R. Reconstruction of the anophthalmic orbit by orbital osteotomy and free flap transfer. J Plast Reconstr Aesthet Surg. 2007,60(3):232-240

27. Ruhong Z,Xiongzheng M,Ming W,et al. Reconstruction of the anophthalmic orbit by orbital osteotomy and free flap transfer. J Craniofac Surg. 2005,16(6):1091-1098

第四十二章　骨整合植入式眶赝复体技术

1. 郭悦欣.颌面部缺损进行赝复体修复的研究进展.中国医疗前沿,2013,8(5):21-22

2. Ducic Y. An effective, inexpensive, temporary surgicalobturator following maxillectomy. Laryngoscope, 2001,111(2):356-358

3. Leonardi A,Buonaccorsi S,Pellacchia V,et al. Maxillofacial prosthetic rehabilitation using extraoral implants. J Craniofac Surg,2008,19(2):398-405

4. Warren SM,Borud LJ,Brecht LE,et al. Microvascular reconstruction of the pediatric mandible. Plast Reconstr Surg,2007,119(2):649-661

5. 林野,王莺,霍宏燕,等.种植固位赝复体修复面部缺损的研究.中华口腔医学杂志,2006,41(2): 65-68

6. 王莺,林野,霍宏燕.种植体支持的赝复体修复眼眶部的缺损.中国修复重建外科杂志,2005,19 (4):300-303

7. 陈建良,黄冬梅.充气式硅胶橡胶赝复体修复单侧上颌骨缺损的研究.口腔颌面修复学杂志,2009, 10(3):157-161

8. Goiato MC,Fernandes AU,dos Santos DM,et al. Positioning magnets on a multiple/sectional maxillofacial prosthesis. J Contemp Dent Pract,2007,8(7):101-107

9. 杜兵,陈巨峰,符志峰,等.计算机辅助设计与制作在磁性固位分体式上颌骨赝复体修复这种的应

用.中华口腔医学研究杂志电子版,2001,2(5):178-183

10. 温立婷,乔莉,陈福权,等.赝复体钛网同期植入修复上颌骨切除后眶面部缺损.中国组织工程研究,2013,17(21):3968-3974

11. 顾晓宇.数字化口腔颌面缺损赝复技术.中国实用口腔科杂志,2012,05(05):272-276

12. 游素兰,吴伟恂,蒋永林,等.一种新眼眶赝复体与常规眼眶赝复体的比较.口腔颌面修复学杂志,2011,12(05):311-314

13. Shrestha B,Goveas R,Thaworanunta S,et al. Rapid fabrication of silicone orbital prosthesis using conventional methods. Singapore Dent J. 2014,12(35):83-86

14. Vidyasankari N,Ramesh,Kumar CD,et al. Rehabilitation of a total maxillectomy patient by three different methods. J Clin Diagn Res. 2014,8(10):12-4

15. Hatamleh MM,Watson J,Srinivasan D. Closed-eye orbital prosthesis:A clinical report. J Prosthet Dent. 2014,11(20):3912-3913

16. Kumar P,Singh SV,Aggarwal H,et al. Incorporation of a vacuum-formed polyvinyl chloride sheet into an orbital prosthesis pattern. J Prosthet Dent. 2015,113(2):157-159

17. Soni BW,Soni N,Bansal M. Orbital prosthesis:a novel reconstructive approach. Oral Health Dent Manag. 2014,13(3):690-692

18. Sharma N,Thakral GK,Mohapatra A,et al. A simplified technique for fabrication of orbital prosthesis. J Clin Diagn Res. 2014,8(6):ZD10-12

19. Joseph ST,Thankappan K,Mathew J,et al. Defect components and reconstructive options in composite orbitomaxillary defects with orbital exenteration. J Oral Maxillofac Surg. 2014,72(9):1869. 1-9

20. Pruthi G,Jain V,Rajendiran S,et al. Prosthetic rehabilitation after orbital exenteration:a case series. Indian J Ophthalmol. 2014,62(5):629-632

21. Dugad JA,Dholam KP,Chougule AT. Vacuum form sheet as a guide for fabrication of orbital prosthesis. J Prosthet Dent. 2014,112(2):390-392

22. Bi Y,Wu S,Zhao Y,et al. A new method for fabricating orbital prosthesis with a CAD/CAM negative mold. J Prosthet Dent. 2013,110(5):424-428

23. Guttal SS,Akash NR,Prithviraj DR,et al. A unique method of retaining orbital prosthesis with attachment systems-a clinical report. Cont Lens Anterior Eye. 2014,37(3):230-233

24. Pattanaik S,Wadkar AP. Rehabilitation of a patient with an intra oral prosthesis and an extra oral orbital prosthesis retained with magnets. J Indian Prosthodont Soc. 2012,12(1):45-50

25. Veerareddy C,Nair KC,Reddy GR. Simplified technique for orbital prosthesis fabrication:a clinical report. J Prosthodont. 2012,21(7):561-568

26. Rahman I,Cook AE,Leatherbarrow B. Orbital exenteration:a 13 year Manchester experience. Br J Ophthalmol. 2005,89(10):1335-1340

索　引

3D 打印　728

Ⅰ型神经纤维瘤病　638

Ⅱ型神经纤维瘤病　638,640

A

A 型肉毒素　383,384

B

Bitot spot　412

BOTOX　384,386,398

Bowman 泪道探针　498,518

BTX　384,398

BTXA　384,386,387,391,392,394

BUT　440

瘢痕性睑外翻　162,168

半侧面肌痉挛　382,387,388,390

半侧颜面发育畸形　732

半月神经节　536

半月皱襞　410,474

保妥适　398

暴露性角膜炎　152,156,222,276,390,651,653

爆裂性骨折　704,709

爆裂性眶壁骨折　662

杯状耳畸形　276

杯状细胞　412,421,472

鼻-眶-筛骨折　662,664,684

鼻背动脉　414,532

鼻成形术　700

鼻颊沟瓣　338,626

鼻睫神经　477,530,536

鼻眶骨折　694

鼻眶筛复合体骨折　694

鼻眶筛骨折　694

鼻泪管　474,476,477,528

鼻泪管阻塞　494,514

鼻内镜　502,506,508,510,514,672

鼻内镜 DCR　498

鼻黏膜　512

鼻黏膜瓣　510,516

鼻腔泪囊吻合术　510

鼻颧皱襞　12,56

鼻筛骨折　694

鼻中隔　506

毕脱斑　412

闭锁性睑球粘连　420,432,434

表浅肌肉腱膜系统　348

玻璃义眼　600

玻尿酸　404,406

C

CAD　720

CAM　720

CDCR　518,522,524

超薄型义眼　600

尺动脉　739

杵状指　651

唇裂　622

唇黏膜　432,434

丛状神经纤维瘤　641

丛状神经纤维瘤病　638

错构瘤　312,456,638

D

DCR　522

DDT　502

带状疱疹　162

单纯性内眦赘皮　250

单睑　74

胆碱能受体阻滞　383

岛状皮瓣　28

倒睫　132,148

第三眼睑　410

碘海醇泪道造影　506

电解法　148

淀粉样变性　448

蝶骨　528

蝶骨大翼　529,530,640,692

蝶骨发育不良　640

蝶骨小翼　528,692

动眼神经　68,532,534

动眼神经麻痹　202

断层皮片　24

多巴胺受体阻滞药　383

多孔聚乙烯　722

E

ePTFE　44

额骨　528

额骨鼻突　694

额骨颧突　692

额肌　203,212

额肌瓣或阔筋膜悬吊　267

额肌腱膜　214

额肌腱膜瓣　203,212,218,220

额肌腱膜瓣悬吊　267

额颧缝　654

额神经　536

恶性黑色素瘤　314

腭骨　528,530

腭裂　622

F

FOXL2 基因　264

Fraser 综合征　632

Friedenwald-Guyton 法　214

反向型内眦赘皮　262,264,267

非爆裂性骨折　682

分离性垂直偏斜　392

复合性骨折　704

复合性眶壁骨折　662

复合痣　310

复视　390,658

复位试验　133

副睫毛　282

副泪腺　412,421,472

G

Gore-Tex　44

Graves 病　226,394,650,651

高密度多孔聚乙烯　229,666

高密度聚乙烯　240,546

肱桡肌腱　739,744

肱深静脉　742

骨髓基质干细胞　50

骨性泪道　474,476

骨整合　762

骨整合种植体　758

H

HA　404

Hasner 瓣膜　476,496

Hertel 眼球突出计　664

Hess 屏　664,666,709

Horner 肌　476

Horner 综合征　60,198

Hughes 方法　362

hyaluronic　404

海绵窦　472,532

海绵窦综合征　532

海绵状血管瘤　312

含真皮下血管网皮片　23,24

黑色素瘤　310,456,459

后筛管　530

后筛孔　530

滑车神经　532,534

滑行结膜瓣　182

滑行皮瓣　174,321,330,434

黄色瘤　314

黄色瘤病　314

活门样骨折　680

J

Jaw-Winking 综合征　198

Jones I　502

Jones 管　498,518,522,524

击出性骨折　662

肌强直营养不良　226

肌纤维颤搐　392

肌源性上睑下垂　196

基底细胞癌　306,308,340,350,364

基底细胞乳头状瘤　304

畸胎瘤　544

急性泪囊炎　502,504,506,514

计算机辅助设计　720,721

计算机辅助制作　720,721

颊黏膜　420

甲基丙烯酸甲酯　602
甲状腺功能亢进　650
甲状腺上动脉　746
甲状腺相关性眼病　226,228
甲状腺相关性眼睑退缩　226
甲状腺相关眼病　650
肩胛旁皮瓣　740
减瘤　641
睑板滑行瓣　321
睑板结膜　184
睑板结膜瓣　334,336,362
睑板结膜滑行瓣　338,342
睑板条　136
睑板条悬吊　112
睑板下沟　412
睑板腺　308
睑板腺癌　314,336
睑部结膜　410
睑部泪腺　470
睑裂斑　412
睑裂切开　344
睑裂狭小征　264
睑内翻　132
睑球分离　112
睑球粘连　418—420,424,426,430,454,566
睑外翻　152,162,294
睑旋转皮瓣　340
睑缘-映光点距离　200
睑缘粘连　180
睑缘粘连缝合术　434
腱膜性上睑下垂　196,200,206
降眉肌　400
交错皮瓣　30
交界痣　310
胶原蛋白　404
角膜浸润　282
角膜溃疡　152,156
角膜皮样肿　276
节制韧带　58,194,204
结膜瓣遮盖术　462,466
结膜瓣转位　426,428
结膜干燥症　412
结膜黑色素瘤　458
结膜滑行瓣　321,340,352,358
结膜泪囊鼻腔吻合术　522
结膜囊　410,412,430
结膜囊闭锁　562,563
结膜囊成形术　596

结膜囊缩窄　562,563,570
结膜囊狭窄　356,732,738
结膜皮样脂肪瘤　454
结膜双蒂瓣　428
结膜水肿　114
结膜松弛症　438,440,442
结膜天疱疮　140
结膜脱垂　222
睫状长神经　536
睫状后长动脉　531
睫状后动脉　531
睫状后短动脉　531
睫状神经　414
睫状神经节　534,536
筋膜瓣　356,732
筋膜移植　34
经鼻DCR　510
颈动脉　356
颈内动脉　66,348,476
颈神经节　472
颈外动脉　66,348
颈外静脉　746
痉挛性下睑内翻　392
痉挛性斜颈　394
局部皮瓣　28
局限型神经纤维瘤病　638
聚乳酸　46
聚四氟乙烯　44,229
聚乙交酯　46

K

Kerrison 咬骨钳　522
Komoto 综合征　264
Krause 腺　412,472
咖啡牛奶斑　640
可降解型生物材料　46
可吸收生物材料　46
口唇黏膜　282,420,421
口内切口　726
眶-上颌-颧骨骨折　662
眶壁骨折　588,592,662
眶壁骨折整复术　592
眶部泪腺　470
眶底骨折　704
眶骨膜瓣　126,128,300
眶尖综合征　664
眶减压术　228,651,653,658
眶面裂　620,622

眶内容摘除　759,760
眶内植入物　546
眶区骨折　662
眶颧韧带　106
眶颧韧带悬吊　106,108
眶容积　545
眶上动脉　66,531
眶上裂　530
眶上裂综合征　530,664
眶下沟　536,662
眶下管　528,530,662
眶下孔　528,530,536
眶下裂　528,530
眶下神经　536
眶下神经血管束　716
眶缘骨膜瓣　366
眶脂肪减压　654
扩张器　548
阔筋膜　144,156,203,216,292,576,748

L

Langer 线　56
LeFort Ⅰ 型　694
LeFort Ⅰ 型截骨术　705
LeFort Ⅱ 型截骨术　705,706
Lockwood 韧带　60,64,298,470,538
Lockwood 悬韧带　298
泪道结石　502
泪道内镜　508
泪道旁路　296
泪道探通　498,504
泪道阻塞　152,502,504
泪点缺如　276
泪点外翻　152,502
泪点狭窄　502
泪阜　410,474
泪沟　404,406
泪骨　528
泪河　440
泪颌缝　514
泪后嵴　474,476,528
泪膜破裂时间　440
泪膜脂质层　282
泪囊　474,476,477
泪囊泵　477
泪囊鼻腔吻合术　296,684
泪囊筋膜　538
泪囊囊肿　514

泪囊黏膜　514
泪囊黏膜瓣　510,516
泪囊窝　286,476,528
泪前嵴　290,292,294,476,528
泪腺　412
泪腺动脉　414,472,529,531
泪腺静脉　472
泪腺神经　472,529,536
泪腺脱垂　77,118
泪小点　474
泪小点闭锁　622
泪小点外翻　482
泪小管　474
泪小管断裂　486,490
泪小管环钻术　522
泪小管吻合术　174
泪小管炎　502
泪小管阻塞　622
泪液泵　474
泪液镜　282
类天疱疮　282
鳞状细胞癌　304,306,308
鳞状细胞乳头瘤　304
颅骨骨折　709
颅骨缺损　716
颅面裂　620,622
颅中窝　529
螺旋式探针　486

M

Marcus-Gunn 综合征　198,200,202,218
Medpor　44,240,546,574,722,734
Medpor 插片　128
Medpor 下睑插片　240,748
Meibomian 腺　60
Meige 综合征　382,387,388
Mohs 手术法　316
MRD1　200
MRD2　200
Mustardé 内眦成形　268,270
Müller 肌　122,184,194,228,230,236,362,454
麻痹性睑外翻　156,536
麻痹性角膜炎　530
慢性进行性眼外肌麻痹　196
慢性泪囊炎　288,494,502,514
毛细血管瘤　312
帽状腱膜　690,710
眉峰　370

眉间皮瓣　364

眉间皱纹　400

眉上皮瓣　352

眉梢　371,372

眉头　370

眉下垂　372,376

蒙古皱襞　250

迷芽瘤　454

面动脉　477,746

面肌痉挛　382,384,387,388,391

面静脉　746

面神经　68

面神经麻痹　156

面斜裂　622

面中部骨折　704

膜性泪道　474

N

NF1　638

NF2　638

NOE　662

NOE 骨折　694—696

纳米羟基磷灰石　50

囊性眼　632

脑脊液鼻漏　666

脑膜前动脉　532

脑膜中动脉　531

内眦间距　250,698

内眦间距增宽　88,90,262,264,265,267,268

内眦韧带　64,174,252,268,270,286,290,292,294,510,
695

内眦韧带复位　188

内眦韧带离断　286,288

内眦韧带折叠术　262

内眦窝　290

内眦赘皮　88,202,250,252,253,265,267,268

黏膜移植　34

颞侧旋转皮瓣　330

颞结节　682

颞浅动脉　356,358,360,376,710,732

颞浅动脉岛状皮瓣　356,738

颞浅动脉皮瓣　570

颞浅筋膜　348

颞浅筋膜瓣　584,732,734,746

颞浅静脉　356,358,732

颞深筋膜　682,710

颞窝　529

O

OMZ　662

OTE 眼眶扩张器　548

P

Park Z 成形　254

膨体聚四氟乙烯　44

皮-肌瓣　328

皮肤滑行瓣　280,334,336,342

皮内痣　310

皮脂腺癌　308

Q

牵拉试验　133,704

前臂游离皮瓣　739

前额皮瓣　364

前筛管　530

浅层腱膜(SMAS)　102

羟基磷灰石　46,50,546,574,722,734

羟基磷灰石复合材料　666

桥状结膜瓣　428

穹窿部结膜　410

穹窿结膜脱垂　222

球后出血　658

球结膜　410

球囊扩张术　498

球囊泪小管成形术　518

球形水凝胶　552

全厚皮片　23,24

颧额缝　692

颧骨　528

颧骨额突　692

颧骨复合体　700,708,709

颧骨复合体骨折　716

颧骨皱襞　12,56

颧眶复合体　700

颧眶复合体骨折　710

颧眶上颌复合体　700

颧上颌复合体　700

R

Ritleng 泪道引流管　326

染料消失试验　502

桡侧副动脉　742

桡侧副静脉　742

桡侧腕屈肌腱　739,744

桡动脉　739

桡静脉　739

人工泪管　520

人工泪管植入术　522

刃厚皮片　23,24

肉毒素　398

软骨移植　39

软脑膜　534

软质义眼　600,601

弱视　202,267,641

S

SMAS　348,350

SOOF　106

Stallard 双"Z"成形术　268

Stevens-Johnson 综合征　140,162,282

腮腺　356

三叉神经　68,414,472,532

散光　202

色素痣　311,322,456

筛窦气房　656

筛骨　528

筛后动脉　532,670

筛后神经　536

筛前动脉　532,670

筛前神经　530,532

商业纯钛　758

上臂外侧皮瓣　754

上颌动脉　531

上颌骨　528,530

上颌骨额突　514,694

上颌神经　536

上横韧带　538

上睑迟落　203,226,228,651

上睑沟凹陷　588

上睑眶隔　62

上睑内翻　220

上睑双蒂皮瓣　160,354

上睑退缩　220,226,228,230

上睑下垂　77,118,202,203,252,267,294,390,454,558

上睑旋转皮瓣　330

上睑皱襞　12

上皮植入性囊肿　466

射频消融法　148

射频仪　444

射频针　282

神经纤维瘤　312,638,640,644

神经纤维瘤病　312

渗透压依赖　548

渗透压依赖性自行膨胀眶内植入物　44

生物材料　42

湿房眼罩　440

石膏阴模　721

视功能　202

视神经　534

视神经病变　650

视神经胶质瘤　638

视网膜母细胞瘤　600,732

视网膜中央动脉　531

视网膜中央动脉阻塞　406

视轴　202

双侧滑行皮瓣　178

双侧听神经瘤　640

双行睫　282

水晶瓷疏水性硬质义眼　602

水凝胶　550,600,601

T

TAO　650,652,653,656

Tenon 囊　538

Tenzel 半圆形旋转皮瓣　328

trap-door　666,680

Tyndall 反应　406

钛板　682,721,722,728,734

钛钉　290

钛网　48,680,724

糖皮质激素　652,665

陶瓷材料　46

提上睑肌　58,74,118,122,194,203,226,228,230,336,454

提上睑肌-Müller 肌复合体　232,236

提上睑肌腱膜　58,62,74,118,122,184,204,206,218,232,234,362,538

提上睑肌腱膜修补术　294

提上睑肌腱膜折叠　558

提上睑肌折叠　246

透明眼模　421

透明质酸　404

透明质酸酶　406

突触前膜　384

U

U 形泪道引流管　326

V

"V-Y"成形术　30,162

W

Whitnall 韧带　58,64,194

Wolfring 腺　412,472

外路 DCR　510

外直肌棘　529

外眦角　286,298

外眦开大术　267,272

外眦韧带　188,272,286,298,300,321

微型钛板　292,696,712

X

系统性淀粉样变性　448,450

下鼻道　506

下颌-瞬目综合征　212,216

下颌神经　536

下颌瞬目　218

下睑板肌　58,60

下睑袋　102,104

下睑袋切口　726

下睑沟　404

下睑眶隔　62

下睑松弛　748

下睑缩肌　60,110,138,152,227,229,238,240,246,334,
346,392

下睑缩肌复合体　242,244

下睑缩肌后徙术　114

下睑条悬吊术　244

下睑退缩　102,108,128,226—228,238,240,748,750

下睑外翻　112

下睑皱襞　12,56

下睑赘皮　258

下斜肌麻痹　390

先天性鼻泪管阻塞　518

先天性睑内翻　258

先天性囊性眼　544

先天性内眦赘皮　250

先天性上睑下垂　196

先天性下睑赘皮　258

先天性小睑裂综合征　264,267

先天性眼睑缺损　276,320

先天性隐眼症　632

霰粒肿　308

相对性瞳孔传导阻滞　651

小睑裂综合征　203,250,252,253,267

斜视　202,384

新斯的明试验　200

旋转皮瓣　28,321

血管瘤　312,322

Y

"Y-V"成形术　32,268

压迫性视神经病变　653

眼动脉　476,477

眼睑闭合不全　152,156,203,220,222,228,294,402,536,
651

眼睑动脉弓　414

眼睑痉挛　384,387,390,391

眼睑缺损　320,321,328

眼睑四联征　264

眼睑松弛症　118,122,126

眼睑退缩　226,228,294,394,650,651

眼睑外翻　152

眼轮匝肌蒂瓣　332,348

眼轮匝肌下脂肪(SOOF)　102

眼内容摘除　574,575

眼球筋膜　538

眼球内陷　662,665,678,684,709

眼球突出　650,653

眼球萎缩　462,466

眼球摘除　575

眼上静脉　66,532

眼神经　536

眼外肌麻痹　202

眼窝成形　748

眼下静脉　66

眼型 Graves 病　226

眼咽综合征　196

赝复体　610—613,759,762

羊膜　38,420

氧化铝生物陶瓷　46

乙酰胆碱　384

义眼台植入　462

异体巩膜　146,182,229,236,278,280,321,336,338,340,
352,576

异体骨移植　574

异体睑板　321,346

异体硬脑膜　576

异形义眼　600

溢泪　390,440

翼静脉丛　532

翼状胬肉　412

硬腭黏膜　229,282,354,420,434

硬脑膜　534

硬皮病　162

硬质义眼　600

游离肩胛皮瓣　740

游离皮瓣　28,32

游离皮片　174

游离上臂外侧皮瓣　754

鱼鳞癣　162

原发性眼睑痉挛　382,387

远内眦畸形　294

Z

Zeis 腺　308

"Z"成形术　162,254,294,296,300,374,564

展神经　534

枕额肌　690

真皮移植　34

真皮脂肪移植　34

脂肪干细胞　50

脂肪重置　108

脂溢性角化病　304

植入物排斥　667

植入物移位　667

植入性囊肿　596,667

中厚皮片　23,24

中空型义眼　600

中脑背侧综合征　226

中枢神经纤维瘤　640

重度反向内眦赘皮　267

重睑　74,77,194

重症肌无力　196,200,202

轴型皮瓣　32

肘正中静脉　739

皱眉肌　371,400

蛛网膜　534

主泪腺　474

柱状水凝胶　554

转位皮瓣　174

自攻型钛钉　290

自膨胀水凝胶　44,550

自体骨移植　574

自体硬腭黏膜　321

眦角畸形　698

总腱环　540

组织工程　50

图书在版编目（CIP）数据

眼整形美容外科图谱/李冬梅主编. —2 版. —北京：
人民卫生出版社,2016

ISBN 978-7-117-22114-6

Ⅰ.①眼… Ⅱ.①李… Ⅲ.①眼外科手术-美容术-
图谱 Ⅳ.①R779.6-64

中国版本图书馆 CIP 数据核字（2016）第 032008 号

| 人卫社官网 | **www. pmph. com** | 出版物查询，在线购书 |
| 人卫医学网 | **www. ipmph. com** | 医学考试辅导，医学数
据库服务，医学教育资
源，大众健康资讯 |

ISBN 978-7-117-22114-6

9 787117 221146 >

眼整形美容外科图谱
第 2 版

主　　编：李冬梅
出版发行：人民卫生出版社（中继线 010-59780011）
地　　址：北京市朝阳区潘家园南里 19 号
邮　　编：100021
E - mail：pmph @ pmph. com
购书热线：010-59787592　010-59787584　010-65264830
印　　刷：北京盛通印刷股份有限公司
经　　销：新华书店
开　　本：889×1194　1/16　印张：52
字　　数：1647 千字
版　　次：2008 年 6 月第 1 版　　2016 年 4 月第 2 版
　　　　　2021 年 6 月第 2 版第 5 次印刷（总第 7 次印刷）
标准书号：ISBN 978-7-117-22114-6/R · 22115
定　　价：538.00 元

打击盗版举报电话：**010-59787491　E -mail：WQ @ pmph. com**
（凡属印装质量问题请与本社市场营销中心联系退换）

52检

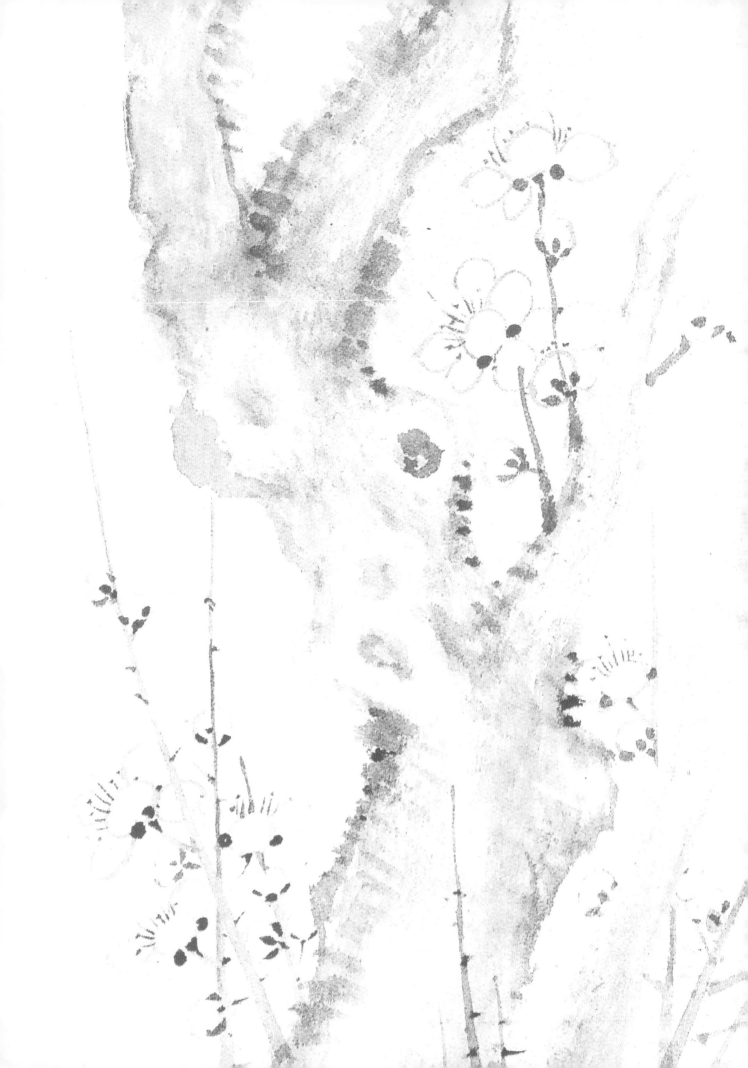